REPRODUÇÃO ANIMAL

Bovinos, caprinos e ovinos

REPRODUÇÃO ANIMAL

Bovinos, caprinos e ovinos

EDITORES
Marcelo Rezende Luz
Eneiva Carla Carvalho Celeghini
Felipe Zandonadi Brandão

manole
editora

EDITORES: Marcelo Rezende Luz, Eneiva Carla Carvalho Celeghini
e Felipe Zandonadi Brandão
PRODUÇÃO EDITORIAL: Retroflexo Serviços Editoriais
CAPA: Ricardo Yoshiaki Nitta Rodrigues
IMAGENS DA CAPA: Acervo dos autores e Luis Miguel Ferrer Mayayo (Universidade de Zaragoza)
PROJETO GRÁFICO: Departamento Editorial da Editora Manole
EDITORAÇÃO ELETRÔNICA: Elisabeth Miyuki Fucuda
ILUSTRAÇÕES: Luargraf Serviços Gráficos

CIP-BRASIL. CATALOGAÇÃO NA PUBLICAÇÃO
SINDICATO NACIONAL DOS EDITORES DE LIVROS, RJ

R336
v. 2

Reprodução animal : bovinos, caprinos e ovinos, vol. 2 / editores Marcelo Rezende Luz, Eneiva Carla Carvalho Celeghini, Felipe Zandonadi Brandão. – 1. ed. – Santana de Parnaíba [SP] : Manole, 2024.
il. ; 24 cm.

Inclui bibliografia e índice
ISBN 9788520465448

1. Medicina veterinária. 2. Animais – Reprodução. I. Luz, Marcelo Rezende. II. Celeghini, Eneiva Carla Carvalho. III. Brandão, Felipe Zandonadi.

23-86836 CDD: 636.082
CDU: 636.082:591.16

Gabriela Faray Ferreira Lopes – Bibliotecária – CRB-7/6643

1ª edição – 2024

Editora Manole Ltda.
Alameda América, 876 – Tamboré
06543-315 – Santana de Parnaíba – SP – Brasil
Tel.: (11) 4196-6000
www.manole.com.br | https://atendimento.manole.com.br/

Impresso no Brasil
Printed in Brazil

Editores

Marcelo Rezende Luz

Médico-veterinário pela Universidade Federal Fluminense (UFF). Residência em Clínica, Cirurgia e Reprodução de Bovinos pela Clínica de Bovinos de Garanhuns – Universidade Federal Rural de Pernambuco (UFRPE). Mestre e doutor em Reprodução Animal pela Universidade Estadual Paulista Júlio de Mesquita Filho (Unesp). Professor associado de Reprodução Animal da Escola de Veterinária da Universidade Federal de Minas Gerais (UFMG). Presidente do Colégio Brasileiro de Reprodução Animal (CBRA) – 2019-2023.

Eneiva Carla Carvalho Celeghini

Médica-veterinária pela UNIFEOB. Mestre e doutora em Reprodução Animal pela Faculdade de Medicina Veterinária e Zootecnia da Universidade de São Paulo (FMVZ-USP). Professora associada do Departamento de Reprodução Animal da FMVZ-USP.

Felipe Zandonadi Brandão

Médico-veterinário pela Universidade Federal Fluminense (UFF). Mestre e doutor em Ciência Animal pela Escola de Veterinária da Universidade Federal de Minas Gerais (UFMG). Professor titular do Setor de Reprodução Animal da Faculdade de Veterinária da UFF. Bolsista em produtividade em pesquisa do CNPq – Nível 1B e Cientista do Nosso Estado da Fundação de Amparo à Pesquisa do Estado do Rio de Janeiro (Faperj).

Coordenadores de seção

Eneiva Carla Carvalho Celeghini

Médica-veterinária pela UNIFEOB. Mestre e doutora em Reprodução Animal pela Faculdade de Medicina Veterinária e Zootecnia da Universidade de São Paulo (FMVZ-USP). Professora associada do Departamento de Reprodução Animal da FMVZ-USP.

Felipe Zandonadi Brandão

Médico-veterinário pela Universidade Federal Fluminense (UFF). Mestre e doutor em Ciência Animal pela Escola de Veterinária da Universidade Federal de Minas Gerais (UFMG). Professor titular do Setor de Reprodução Animal da Faculdade de Veterinária da UFF. Bolsista em produtividade em pesquisa do CNPq – Nível 1B e Cientista do Nosso Estado da Fundação de Amparo à Pesquisa do Estado do Rio de Janeiro (Faperj).

Guilherme Pugliesi

Médico-veterinário. Doutor em Zootecnia. Livre-docente em Reprodução Animal. Professor associado do Departamento de Reprodução Animal da Faculdade de Medicina Veterinária e Zootecnia da Universidade de São Paulo (FMVZ-USP).

Colaboradores

Alejo Menchaca

Instituto de Reproducción Animal Uruguay – Fundación IRAUy. Plataforma de Investigación en Salud Animal, Instituto Nacional de Investigación Agropecuaria, Montevidéu, Uruguai.

Alexandre Rossetto Garcia

Médico-veterinário (FMVZ-USP). Mestre e doutor em Reprodução Animal (FMVZ-USP). Pesquisador Nível A da Empresa Brasileira de Pesquisa Agropecuária (Embrapa). Pesquisador convidado do Laboratório de Andrologia Animal (Universidade da Califórnia, Davis, EUA). Ex-docente (FAEF e Unicesumar). Ex-coordenador do Curso de Graduação em Medicina Veterinária (Unicesumar). Sócio do Colégio Brasileiro de Reprodução Animal (CBRA). Sócio e ex-tesoureiro da Sociedade Brasileira de Tecnologia de Embriões (SBTE). Sócio fundador, ex-secretário e ex-diretor científico da Associação Brasileira de Andrologia Animal (ABRAA). Vice-presidente da Associação Brasileira de Andrologia Animal.

Amanda Guimarães Silva

Médica-veterinária graduada pela Universidade Federal Fluminense. Mestra em Reprodução Animal pela Faculdade de Medicina Veterinária e Zootecnia da Universidade de São Paulo.

Ana Lucia Rosa e Silva Maia

Doutora em Medicina Veterinária na área de Clínica e Reprodução Animal na Universidade Federal Fluminense (UFF).

Ana Paula Ribeiro Rodrigues

Doutora em Ciências Veterinárias pela Universidade Estadual do Ceará (UECE). Pós-doutora pela McGill University, CA. Professora da Faculdade de Medicina Veterinária da UECE. Pró-reitora de Pós-Graduação e Pesquisa na UECE. Pesquisadora 1A do CNPq.

Antônio Guilherme Roncada Pupulim

Doutor em Biotecnologia Animal pela Faculdade de Medicina Veterinária e Zootecnia (Unesp-Botucatu). Mestre em Ciências Biológicas (Farmacologia) pelo Instituto de Biociências de Botucatu – Unesp. Professor das disciplinas de Reprodução Animal do curso de Medicina Veterinária do Centro Universitário Integrado – Campo Mourão/PR.

Athos de Assumpção Pastore

Doutor em Reprodução Animal (Unesp Jaboticabal). CEO Androvet.

Bianca Damiani Marques Silva
Médica-veterinária pela Universidade Federal Fluminense (UFF). Doutora em Ciências Animais com ênfase em Reprodução Animal pela Universidade de Brasília (UnB). Pesquisadora da Embrapa Recursos Genéticos e Biotecnologia.

Carlos Eduardo Cardoso Consentini
Médico-veterinário (Faculdade de Medicina Veterinária e Zootecnia da Universidade de São Paulo – FMVZ-USP). Mestre (Escola Superior de Agricultura Luiz de Queiroz da Universidade de São Paulo – ESALQ-USP). Doutor (ESALQ-USP e University of Wisconsin-Madison).

Claudia Maria Bertan Membrive
Mestrado, doutorado e pós-doutorado em Reprodução Animal pela Universidade de São Paulo. Livre-docente em Reprodução Animal pela Unesp. Responsável pelo Laboratório de Investigação da Fisiologia do Endométrio e Embrião (LIFE), na Unesp, FCAT, Dracena/SP.

Diego Angelo Schmidt Poit
Graduado em Medicina Veterinária pela Universidade de São Paulo (USP-FZEA). Mestre em Reprodução Animal pela Universidade de São Paulo (USP-FMVZ).

Diogo Ribeiro Câmara
Doutor em Biotecnologia pela Rede Nordeste de Biotecnologia (RENORBIO). Pós-doutorado nas Universidades de Calgary e Zurique. Professor do Departamento de Medicina Veterinária da Universidade Federal de Alagoas.

Ed Hoffmann Madureira
Graduado em Medicina Veterinária. Mestrado em Reprodução Animal e doutorado em Patologia Experimental e Comparada (USP). Professor doutor na Faculdade de Medicina Veterinária e Zootecnia da USP, onde exerce atividades de ensino, pesquisa e extensão nas seguintes áreas: Fisiologia, Biotecnologia, Patologia e Clínica Médicas da Reprodução de Fêmeas Bovinas.

Eduardo Kenji Nunes Arashiro
Doutor em Ciência Animal pela UFMG. Mestre em Medicina Veterinária pela UFF. Médico-veterinário pela UFF.

Eliane Vianna da Costa-e-Silva
Doutora em Zootecnia pela FCAV-Unesp. Mestre em Reprodução Animal pela Escola de Veterinária-UFMG. Médica-veterinária pela Escola de Veterinária-UFMG. Docente titular da FAMEZ-UFMS.

Eneiva Carla Carvalho Celeghini
Médica-veterinária pela UNIFEOB. Mestre e doutora em Reprodução Animal pela Faculdade de Medicina Veterinária e Zootecnia da Universidade de São Paulo (FMVZ-USP). Professora associada do Departamento de Reprodução Animal da FMVZ-USP.

Fabio Soares de Lima
Doutor em Ciências Animais com enfoque em Fisiologia da Reprodução pela Universidade da Flórida. Especialista em Reprodução pelo Colégio Americano de Teriogenologia. Professor de Sanidade Pecuária e Teriogenologia na Escola de Veterinária da Universidade da Califórnia, Davis.

Felipe Zandonadi Brandão
Médico-veterinário pela Universidade Federal Fluminense (UFF). Mestre e doutor em Ciência Animal pela Escola de Veterinária da Universidade Federal de Minas Gerais (UFMG). Professor titular do Setor de Reprodução Animal da Faculdade de Veterinária da UFF. Bolsista em produtividade em pesquisa do CNPq – Nível 1B e Cientista do

Nosso Estado da Fundação de Amparo à Pesquisa do Estado do Rio de Janeiro (Faperj).

Fernando Galvani
Médico-veterinário. Mestre em Medicina Veterinária – Reprodução Animal (UFV). Sócio proprietário do Laboratório Vetplus, Marabá/PA.

Graziela da Costa Alves Ferreira
Doutora em Ciências pela Universidade de São Paulo, com especialidade na área de Físico-Química. Técnica de Laboratório da Universidade Federal de Mato Grosso do Sul.

Guilherme Pugliesi
Médico-veterinário. Doutor em Zootecnia. Livre-docente em Reprodução Animal. Professor associado do Departamento de Reprodução Animal da Faculdade de Medicina Veterinária e Zootecnia da Universidade de São Paulo (FMVZ-USP).

Guilherme Rizzoto
Doutor em Medicina Veterinária. Pesquisador de pós-doutorado na Universidade de Gante, Bélgica.

Gustavo Ferrer Carneiro
Médico-veterinário pela Universidade Federal Rural de Pernambuco (UFRPE). Especialista em Reprodução Equina pela Universidade da Califórnia Davis e doutorado em Técnicas de Reprodução Assistida – Universidade da Califórnia Davis – UC Davis. Professor associado da UFRPE das disciplinas de Andrologia Veterinária e Biotecnologia da Reprodução e Biotécnicas da Reprodução na Espécie Equina.

Gustavo Guerino Macedo
Médico-veterinário. Doutor em Reprodução Animal pela UFV-Viçosa, com pós-doutorado em Reprodução Animal pela USP-São Paulo. Especialista em Endocrinologia e Embriologia. Professor de Reprodução Animal na UFMS-Campo Grande.

Huber Rizzo
Docente da disciplina de Clínica Médica de Ruminantes do Curso de Medicina Veterinária da Universidade Federal Rural de Pernambuco. Doutor e mestre em Clínica Médica pela Faculdade de Medicina Veterinária e Zootecnia da USP. Especialista em Clínica e Cirurgia de Grandes Animais e Graduado em Medicina Veterinária pela Universidade de Santo Amaro.

Igor Garcia Motta
Graduação em Medicina Veterinária pela Universidade Estadual do Centro-Oeste do Paraná (Unicentro). Mestrado em Ciências no programa de Reprodução Animal da Faculdade de Medicina Veterinária e Zootecnia da Universidade de São Paulo (FMVZ-USP). Doutorado no mesmo programa.

Isabel Oliveira Cosentino
Médica-veterinária pela UFF. Mestre em Reprodução Animal pela UFF, com ênfase em diagnóstico precoce da gestação em caprinos. Doutora em Reprodução Animal pela UFF, com ênfase em protocolos de ressincronização precoce em caprinos e ovinos.

Izadora Santana de Souza
Graduanda em Medicina Veterinária – UFMS, Campo Grande/MS.

Jeferson Ferreira da Fonseca
Médico-veterinário. Doutor em Zootecnia. Pesquisador A – Empresa Brasileira de Pesquisa Agropecuária (Embrapa). Especialista em Reprodução de Pequenos Ruminantes.

Jéssica Drechmer
Médica-veterinária. Formada pelo Instituto Federal Catarinense – *campus* Concórdia.

Mestre em Ciências Animais com ênfase em Reprodução Animal.

Joanna Maria Gonçalves Souza-Fabjan

Professora adjunta na Faculdade de Veterinária da UFF. Doutora em Ciências Veterinárias pela UECE/INRAE e mestre em Zootecnia pela UFV.

João Carlos Pinheiro Ferreira

Médico-veterinário e doutor em Reprodução Animal pela Unesp. Professor titular do Departamento de Cirurgia Veterinária e Reprodução Animal da Faculdade de Medicina Veterinária e Zootecnia da Universidade Estadual Paulista, Botucatu.

João Henrique Moreira Viana

Médico-veterinário e mestre em Zootecnia (Reprodução Animal) pela Universidade Federal de Viçosa. Doutor em Ciência Animal (Reprodução Animal) pela Universidade Federal de Minas Gerais. Pesquisador na área de Biologia do Desenvolvimento e Reprodução Animal da Embrapa Recursos Genéticos e Biotecnologia.

Júlio César Barboza da Silva

Doutor em Ciências pela Universidade de São Paulo. Profissional atuante nas biotecnologias da reprodução em bovinos, bubalinos e pequenos ruminantes. Proprietário da Embryo Sys Reprodução Animal – Ouro Fino/MG.

Laura Nataly Garcia-Oliveros

Mestre em Reprodução Animal pela USP. Médica-veterinária pela Universidad de la Salle, Bogotá, Colômbia.

Leonardo Batissaco

Médico-veterinário formado pela Faculdade de Medicina Veterinária e Zootecnia da Universidade de São Paulo (FMVZ-USP). Mestrado e doutorado na área de Reprodução Animal pela FMVZ-USP. Docente do curso de Medicina Veterinária da UniFAJ.

Lilian Gregory

Professora livre-docente 3 na Universidade de São Paulo (USP).

Lindsay Unno Gimenes

Professora associada do Departamento de Patologia, Reprodução e Saúde Única (FCAV-Unesp). Docente Permanente do Programa de Pós-Graduação em Ciências Veterinárias (FCAV-Unesp). Mestre e doutora pela FMVZ-USP. Aprimoramento em Reprodução Animal pela FMVZ-Unesp. Médica-veterinária formada pela FMVZ-Unesp.

Lucas Francisco Leodido Correia

Doutor e mestre em Medicina Veterinária (Clínica e Reprodução Animal) pela Universidade Federal Fluminense (UFF). Médico-veterinário graduado pela UFF.

Luiz Carlos Francisco-da-Silva

Auxiliar técnico do Laboratório de Reprodução Animal FAMEZ-UFMS, Campo Grande/MS.

Luiz Sergio de Almeida Camargo

Médico-veterinário. Doutor em Ciência Animal pela Universidade Federal de Minas Gerais (UFMG). Pesquisador em Biotecnologia da Reprodução na Embrapa Gado de Leite, Juiz de Fora/MG.

Marcus Antônio Rossi Feliciano

Residência em Diagnóstico por Imagem pela UFLA. Mestrado em Zootecnia pela UFLA. Doutorado em Medicina Veterinária pela Unesp de Jaboticabal. Três pós-doutorados pela Unesp de Jaboticabal. Jovem Pesquisador Unesp de Jaboticabal/Fapesp. Professor associado de Diagnóstico por Imagem da Universidade de São Paulo (USP-FZEA). Livre-

-docente em Diagnóstico por Imagem em Medicina Veterinária. Bolsista de produtividade CNPq 1-D. Docente do Programa de Pós-graduação – Biociência Animal FZEA-USP e Ciências Veterinárias da FCAV Unesp.

Maria Emilia Franco Oliveira

Doutora em Medicina Veterinária, área de concentração em Reprodução Animal, pela Faculdade de Ciências Agrárias e Veterinárias da Universidade Estadual Paulista, Jaboticabal/SP. Docente permanente do Programa de Pós-graduação em Ciências Veterinárias da mesma instituição. Pós-doutoranda da Universitat Autònoma de Barcelona, Cerdaynola del Vallès, Barcelona, Espanha.

Maria Madalena Pessoa Guerra

Doutora em Ciência Animal pela Escola de Veterinária da UFMG. Especialista em Reprodução Animal pelo INIA, Madrid. Estágio de pós-doutorado na Universidade de Sidney, Austrália. Professora titular da Universidade Federal Rural de Pernambuco, ministrando a disciplina Andrologia e Biotecnologia da Reprodução no curso de Medicina Veterinária. Professora e orientadora nos Programas de Pós-graduação "Biociência Animal" e "Biotecnologia da RENORBIO". Consultora *ad hoc* de diversos periódicos acadêmicos e agências de fomento.

Mário Felipe Alvarez Balaro

Médico-veterinário. Mestre e doutor em Medicina Veterinária pela Universidade Federal Fluminense (UFF).

Neimar Correa Severo

Médico-veterinário pela URCAMP, Bagé. Mestrando em Ciências Veterinárias pela Universidade Federal de Uberlândia. Especialização em Produção e Reprodução de Bovinos pela Universidade Castelo Branco. Consultor da NCSevero Serviços Ltda.

Pascal Mermillod

Pesquisador sênior do Institut National de Recherche pour l'Agriculture, l'Alimentation et l'Environnement (INRAE), Paris, França.

Pedro Henrique Nicolau Pinto

Pós-doutoramento realizado na UFF. Doutorado em Clínica e Reprodução Animal pela UFF. Mestrado em Ciência Animal pela UFPR. Especialista em Clínica e Reprodução de Bovinos pela Universidade Tuiuti do Paraná. Médico-veterinário pela UFPR-Setor Palotina. Atividades profissionais nos Estados Unidos, Cabo Verde e Uruguai.

Pietro Sampaio Baruselli

Professor titular do Departamento de Reprodução Animal da FMVZ-USP. Docente permanente do Programa de Pós-Graduação em Reprodução Animal (FMVZ-USP) e pesquisador nível 1A do CNPq. Mestre e doutor em Reprodução Animal pela FMVZ-USP. Especialista em Reprodução Animal pela Universidade de Turim, Itália. Médico-veterinário formado pela UFMS.

Priscila Assis Ferraz

Médica-veterinária pela Universidade Federal da Bahia. Mestre e doutora em Ciência Animal nos Trópicos pela Universidade Federal da Bahia. Pós-doutora em Reprodução Animal pela Universidade de São Paulo.

Priscila Del Aguila da Silva

Médica-veterinária pela Universidade Federal Rural da Amazônia (UFRA). Mestre e doutora em Reprodução Animal pela Universidade Estadual Paulista (FCAV-Unesp/Jaboticabal).

Ribrio Ivan Tavares Pereira Batista

Doutor em Ciências Veterinárias pela Universidade Estadual do Ceará. Estuda os aspectos fisiológicos, celulares e moleculares da reprodução animal, utilizando como modelo biológico murinos, caprinos, ovinos, suínos e bovinos. Tem experiência também com biotecnologias da reprodução, como produção *in vitro* de embriões, criopreservação e transgênese animal.

Ricarda Maria dos Santos

Doutora em Medicina Veterinária (área de concentração: Reprodução Animal), pela Unesp de Jaboticabal/SP. Professora da Faculdade de Medicina Veterinária da Universidade Federal de Uberlândia (FAMEV-UFU).

Roberta Machado Ferreira Saran

Médica-veterinária. Mestre em Reprodução Animal pela FCAV-Unesp Jaboticabal. Doutora em Ciências e PhD em Reprodução de Bovinos pela FMVZ-USP São Paulo. PhD em Biologia Molecular aplicada à Reprodução de Bovinos pela FZEA-USP, Pirassununga. Sócia-administradora da Repro Saran Consultoria Agropecuária e Reprodução Assistida Ltda.

Roberto Sartori

Médico-veterinário pela FMVZ-Unesp, Botucatu. Doutor em *Dairy Science* pela Universidade de Wisconsin-Madison, EUA. Professor associado do Departamento de Zootecnia da ESALQ-USP, Piracicaba.

Rodolfo Ungerfeld

Graduação e mestrado pela Universidad de la República (Uruguai). Doutorado pela Universidade Sueca de Ciências Agrárias (Suécia). Professor titular de Fisiologia na Facultad de Veterinaria, Universidad de la República (Uruguai).

Rodrigo Silva Goulart

Médico-veterinário pela Universidade Federal de Uberlândia (UFU). Mestrado e doutorado pela Escola Superior de Agricultura "Luiz de Queiroz" (ESALQ/USP). Pós-doutorado pela Faculdade de Zootecnia e Engenharia de Alimentos (FZEA/USP). Professor do Departamento de Zootecnia da Faculdade de Zootecnia e Engenharia de Alimentos (FZEA/USP).

Rodrigo Vasconcelos de Oliveira

Médico-veterinário (FAVET-UFF). Mestre em Ciências Veterinárias (UECE). Doutor em Zootecnia (UFC) com período sanduíche na Mississippi State University (MSU-EUA). Estágio de pós-doutorado na área de Marcadores Moleculares de Fertilidade em Animais de Produção (UFC). Professor adjunto do Departamento de Produção Animal do Instituto de Zootecnia da Universidade Federal Rural do Rio de Janeiro (DPA-IZ-UFRRJ). Coordenador da Comissão de Ética no Uso de Animais do Instituto de Zootecnia da UFRRJ (CEUA-IZ-UFRRJ). Sub-coordenador do Programa de Pós-Graduação em Ciência Animal (PGCA-UENF-UFRRJ).

Sâmara Cristine Costa Pinto

Pós-doutorado em Reprodução Animal pela Universidade de São Paulo. Especialista em Andrologia e Biotecnologia da Reprodução Animal. Médica-veterinária no Centro de Biotecnologia em Reprodução Animal UEG. Professora na UniBrasília de Goiás.

Sildivane Valcácia Silva

Doutora em Ciência Veterinária pela Universidade Federal Rural de Pernambuco. Professora associada do Departamento de Biotecnologia/Centro de Biotecnologia da Universidade Federal da Paraíba, área de Biotecnologia Aplicada à Agropecuária.

Talitha Rocha Ferraz

Graduanda em Medicina Veterinária – UFMS, Campo Grande/MS.

Thiago Kan Nishimura

Médico-veterinário pela Universidade de São Paulo – Faculdade de Zootecnia e Engenharia de Alimentos. Mestre em Ciências pelo Programa de Zootecnia da Universidade de São Paulo – Faculdade de Zootecnia e Engenharia de Alimentos.

Vicente José de Figueirêdo Freitas

Doutor em Ciências da Vida/Reprodução Animal pela Université François Rabelais (Tours, França). Professor associado da Universidade Estadual do Ceará. Bolsista de produtividade em pesquisa do CNPq.

Viviane Lopes Brair

Médica-veterinária. Mestre e doutoranda no Programa de Pós-Graduação em Medicina Veterinária (Clínica e Reprodução Animal) da Universidade Federal Fluminense (UFF).

William Pérez

PhD (doutor em Produção Animal). Professor titular de Anatomia na Faculdade de Veterinária, Montevidéu, Uruguai.

Sumário

Apresentação

O Brasil é um país expoente na Reprodução Animal, tanto no meio produtivo como no acadêmico. A área figura como um componente central para o desenvolvimento e a sustentabilidade do agronegócio, um setor que tem sido historicamente crucial para a sua economia e desenvolvimento. O Brasil possui o maior rebanho bovino do mundo, sendo o maior exportador mundial de carne bovina e de frango, e o 4º maior exportador mundial de carne suína. Além disso, o país detém o 4º maior plantel de equinos do mundo e a 2ª maior população mundial de cães e gatos, movimentando o mercado *pet*. Quanto aos pequenos ruminantes, temos um mercado consumidor ávido por produtos de qualidade. A eficiência reprodutiva desempenha papel vital nesse sucesso.

A Reprodução Animal é um campo de estudo e aplicação em constante evolução. É uma área do conhecimento que pode ser subdividida em diversas subáreas que contemplam as particularidades e os propósitos distintos de cada espécie animal, englobando aspectos relacionados a machos e fêmeas, como a andrologia, ginecologia, obstetrícia e neonatologia, e a aplicação das diversas biotécnicas da reprodução. Portanto, atuar na Reprodução Animal demanda um compromisso substancial com estudo e atualização contínuos.

Nos últimos 30 anos, o campo da Reprodução Animal passou por um avanço notável. No início da década de 1990, o Brasil inseminava (com detecção de cio) aproximadamente 5% a 6% de seu rebanho bovino, em contraste com os atuais 23% (predominantemente por IATF). A técnica de transferência de embriões na espécie bovina evoluiu do método cirúrgico para o transcervical (não cirúrgico), e a produção de embriões migrou predominantemente de embriões produzidos *in vivo*, por superovulação, para embriões produzidos *in vitro* (PIVE). Na área da ultrassonografia reprodutiva, houve um crescimento substancial. O conhecimento foi progressivamente adquirido e aprofundado, de maneira que a Reprodução Animal de qualidade está praticamente indissociável dessa técnica. Congelar sêmen equino com bons resultados pós-descongelação era quase impossível, mas, com o tempo, esse desafio foi superado. A reprodução de cães e gatos, que antes era praticamente inexistente em nosso país, passou a se desenvolver e, em grande parte, se estabeleceu. Graças aos avanços tecnológicos, à internet, à cooperação entre grupos de pesquisa, a técnica da PIVE avançou consideravelmente, e novas conquistas, como sexagem espermática, clonagem e transgenia, foram alcançadas. Foram desenvolvidas ferramentas genômicas e ciências ômicas, como a proteômica, metabolômica, lipidômica e transcriptômica, que vêm ajudando na compreensão dos mecanismos que regem a reprodução. O espermatozoide, que se pensava ter seu papel somente na fertilização com a entrega do DNA, hoje se sabe que também contribui com outras organelas, entre elas os microRNAs, cujas funções são variadas e envolvidas no desenvolvimento embrionário e fetal. Agora, com o lançamento desta obra, estamos testemunhando o surgimento da era da inteligência artificial.

Assim, é com imensa satisfação que apresentamos o livro *Reprodução animal*, que nasceu com a finalidade de entregar ao leitor, estudante ou profissional, conteúdo de alta qualidade, atualizado, versando sobre as diferentes espécies animais, que possibilite o aprendizado e o aperfeiçoamento do conhecimento. *Reprodução animal* se propõe a ser uma referência abrangente para os profissionais da área.

Esta obra é composta por 5 volumes, divididos por temas ou espécie(s) animal(is), cujos conteúdos se complementam. Seus capítulos foram escritos com dedicação e cuidado por especialistas brasileiros e/ou estrangeiros, todos renomados em sua área de atuação e com grande capacidade de gerar e transmitir conhecimentos. O primeiro volume é dedicado à fisiologia reprodutiva, juntamente com os últimos avanços da biotecnologia na área. O segundo volume é uma imersão na reprodução de ruminantes, englobando bovinos, caprinos e ovinos. O terceiro volume abrange a reprodução equina. O quarto volume, por sua vez, refere-se à reprodução de cães e gatos. Por fim, o quinto volume aborda a reprodução de suínos e aves domésticas.

É a primeira obra nacional abrangente na área, no que diz respeito a temas e espécies. Mesmo assim, não seria possível e nem foi pretensão dos autores esgotar o assunto de cada capítulo. De qualquer forma, buscou-se produzir conteúdo sólido, escrito de maneira didática e bem ilustrado, para uma leitura agradável. Desejamos a todos uma boa leitura, e que todos "guardem" com carinho seus conhecimentos.

Os Editores

GUARDAR

Guardar uma coisa não é escondê-la ou trancá-la.
Em cofre não se guarda coisa alguma.
Em cofre perde-se a coisa à vista.

Guardar uma coisa é olhá-la, fitá-la, mirá-la por
admirá-la, isto é, iluminá-la ou ser por ela iluminado.

Guardar uma coisa é vigiá-la, isto é, fazer vigília por
ela, isto é, velar por ela, isto é, estar acordado por ela,
isto é, estar por ela ou ser por ela.

Por isso melhor se guarda o voo de um pássaro
Do que um pássaro sem voos.

Por isso se escreve, por isso se diz, por isso se publica,
por isso se declara e declama um poema:
Para guardá-lo:
Para que ele, por sua vez, guarde o que guarda:
Guarde o que quer que guarda um poema:
Por isso o lance do poema:
Por guardar-se o que se quer guardar.

Antônio Cícero – Poeta (1996)

Prefácio

Esta obra, *Reprodução animal*, foi inicialmente concebida como um único livro-texto, com a abordagem de temas gerais e temas característicos de cada espécie. No entanto, com o evoluir da construção, ela tomou uma proporção de conteúdo e extensão que levou à necessidade de dividi-la em cinco volumes, de acordo com as afinidades dos capítulos. Nesse contexto, para este segundo volume foram agrupados os capítulos contendo informações sobre a reprodução das espécies bovina, caprina e ovina, tendo como público alvo alunos de graduação, pós-graduação e profissionais da área de Medicina Veterinária.

Para a autoria de cada capítulo, tomou-se o cuidado de convidar profissionais com conhecimentos consolidados no assunto e de reconhecimento nacional e internacional. Destacamos que esse cuidado fez toda a diferença no resultado final da obra.

Em vista da importância que a bovinocultura de corte e leite, bem como a ovinocultura e a caprinocultura têm para o agronegócio brasileiro, temos a convicção de que o desenvolvimento do conhecimento contínuo da reprodução nessas espécies tem um papel fundamental para o crescimento da pecuária nacional. Embora muita pesquisa e artigos científicos sejam produzidos e disponibilizados de forma ampla, sabe-se que, para aplicar os conhecimentos gerados, são necessárias algumas etapas até sua consolidação; além disso, nem todos têm acesso a informações em outros idiomas. Dessa forma, um capítulo preparado por autores que dominam o assunto, capazes de filtrar o vasto conteúdo em cada tema e apresentar de forma didática, pode contribuir para a construção do conhecimento daqueles alunos ou profissionais em início de carreira ou mesmo para aqueles que desejam entender melhor um assunto que ainda não dominam.

Este volume foi dividido em duas seções, sendo que na primeira seção está contemplada a espécie bovina, e na segunda seção as espécies caprina e ovina. Cada seção é constituída por capítulos que oferecem abordagens da anatomia, fisiologia, patologia, clínica, manejo e biotecnologia da reprodução, tanto de machos como de fêmeas. Neste volume o leitor terá acesso aos conhecimentos da reprodução de ruminantes de forma atualizada, aplicada e didática.

O presente volume resultou numa obra grandiosa, que somente foi possível graças aos conhecimentos teóricos e práticos de cada colaborador, aliados à disponibilidade, dedicação e amor para escreverem e compartilharem seus conhecimentos. Gratidão!

Os Coordenadores

SEÇÃO I

REPRODUÇÃO DE BOVINOS

Coordenadores da Seção

Eneiva Carla Carvalho Celeghini
Guilherme Pugliesi

CAPÍTULO 1

Ciclo estral de fêmeas bovinas

Lindsay Unno Gimenes
Roberta Machado Ferreira Saran
Carlos Eduardo Cardoso Consentini
Pietro Sampaio Baruselli
Roberto Sartori

INTRODUÇÃO

Historicamente, a espécie bovina foi uma das pioneiras a serem estudadas quanto aos aspectos anatômicos e fisiológicos, sendo utilizada até a atualidade como base para a compreensão da fisiologia reprodutiva de outras espécies e para o desenvolvimento das biotécnicas vigentes.

Neste capítulo serão apresentados conceitos clássicos sobre o ciclo estral de bovinos, acrescidos de novas descobertas que complementam a literatura conhecida até então.

COMPONENTES ESSENCIAIS NA REPRODUÇÃO DE FÊMEAS BOVINAS

Para que o ciclo estral da fêmea bovina possa ser compreendido, é necessário conhecer os componentes anatômicos que participam desse processo. O sistema reprodutor feminino é formado pelos órgãos reprodutivos internos (ovários, tubas uterinas, útero e vagina) e pela genitália externa (vestíbulo, clitóris e vulva). Entretanto, o controle dos eventos reprodutivos não ocorre de forma exclusiva pelo sistema reprodutor, mas depende da inter-relação entre os órgãos desse trato e estruturas localizadas no encéfalo, como o hipotálamo e a hipófise, constituindo o eixo hipotalâmico-hipofisário-gonadal. Aspectos morfológicos dos componentes desse eixo serão descritos a seguir.

ANATOMIA DAS ESTRUTURAS QUE COMPÕEM O EIXO REPRODUTIVO

Os ovários ou gônadas femininas são órgãos abdominais simétricos e com dupla função: gametogênese (produção de gametas) e controle endócrino das funções reprodutivas (produção de hormônios). Nos bovinos, os ovários têm formato ovalado e medem, em geral, entre 3 e 4 cm de comprimento, dependendo da categoria animal (novilha pré-púbere < vaca), da raça (Nelore < Holandesa), do *status* reprodutivo (acíclica < cíclica), de estímulos hormonais (ovulação simples < superestimulação para promover ovulações múltiplas) ou da presença de afecções (cistos ovarianos e neoplasias podem aumentar consideravelmente as dimensões ovarianas). Dentre as estruturas identificadas na zona cortical ovariana (periferia), destacam-se os folículos e o corpo lúteo (CL), que são estruturas produtoras principalmente de estradiol (E2) e progesterona (P4), respectivamente, importantes hormônios reprodutivos descritos a seguir; e na zona medular ovariana (central) concentram-se os vasos sanguíneos e linfáticos, nervos e tecido conjuntivo.

As tubas uterinas são estruturas sinuosas que medem entre 15 e 25 cm, sendo responsáveis pelo transporte (por meio dos movimentos ciliares e das contrações musculares) dos gametas até o local da fecundação e do embrião até o útero. Além disso, secretam substâncias que contribuem para a sobrevivência do oócito recém-ovulado, para a capacitação espermática e para o desenvolvimento inicial do embrião. São compostas, assim como outras porções tubulares do sistema reprodutor, como o útero e a vagina, por serosa (camada mais externa), duas camadas musculares (a externa longitudinal e a interna circular), submucosa e mucosa. Cada tuba uterina é dividida em três porções: infundíbulo, ampola e istmo. O infundíbulo, em formato de funil, é a porção mais larga das tubas uterinas e possui fímbrias na extremidade próxima aos ovários, as quais facilitam a captação do oócito durante a ovulação. Em contiguidade, a ampola constitui a maior parte da tuba uterina e é o local da fecundação, terminando no istmo, que é a região mais estreita e próxima ao útero.

O útero é dividido macroscopicamente em dois cornos, um corpo e uma cérvix (cérvice ou colo uterino). Os cornos uterinos são longos (entre 15 e 40 cm) e, dependendo da fase do ciclo estral, podem apresentar-se com diferentes graus de flacidez ou turgidez. O corpo uterino é curto e mede entre 3 e 4 cm, conectando-se caudalmente à cérvix, a qual é formada por uma camada circular de musculatura lisa bem desenvolvida e 3 a 5 anéis cartilaginosos transversais, totalizando cerca de 10 cm de comprimento. A cérvix é a via natural de acesso do útero à vagina e vice-versa, formando, na porção mais caudal, uma projeção na vagina que delimita o fundo do saco vaginal ou fórnix. Em fêmeas não gestantes, o útero localiza-se na cavidade pélvica e, à medida que a gestação evolui, direciona-se ventralmente para a cavidade abdominal. É constituído pela serosa (perimétrio), pelas camadas musculares circular e longitudinal (miométrio) e pela mucosa (endométrio), havendo nesta última áreas especializadas, conhecidas como carúnculas, que formam a porção materna dos placentomas, estruturas características da placenta cotiledonária nessa e em outras espécies de ruminantes. A principal função do útero é albergar a gestação, fornecendo nutrição ao embrião antes da implantação, por meio da secreção (histotrofo) das glândulas endometriais e, após a implantação, pela placenta cotiledonária. Além disso, o endométrio secreta compostos para a regulação do ciclo estral como as prostaglandinas (PGF). Já a cérvix secreta muco pelas células caliciformes durante fases fisiológicas específicas, a fim de lubrificar o canal vaginal durante o estro e de formar reservatórios de espermatozoides próximo ao momento da ovulação. Além disso, protege o útero gravídico do ambiente externo por constituir uma barreira física e química via anéis cervicais e tampão mucoso, produzido por sua secreção durante a gestação.

A vagina é dividida em porções cranial (ou vagina propriamente dita), com 25 a 30 cm, cuja mucosa é formada por epitélio colunar secretor e epitélio colunar ciliado; e caudal (ou vestíbulo), com cerca de 10 cm e constituído por epitélio estratificado escamoso, sendo delimitada pela prega himenal e pelo meato urinário. O canal vaginal é um órgão copulatório, onde ocorre a deposição seminal durante a monta natural na espécie bovina, e via para passagem do feto durante o parto, tendo como outras funções a proteção dos espermatozoides durante o trânsito até a cérvix e a proteção contra infecções, por meio da microbiota natural.

A vulva é a parte mais externa da genitália feminina, identificada por uma comissura margeada por dois lábios compostos por tegumento com folículos pilosos, glândulas sebáceas e sudoríparas e tecido adiposo entremeado com feixes de musculatura lisa. Alojado na comissura ventral da vulva, encontra-se o clitóris, o qual apresenta duas raízes, um corpo e uma glande, sendo um tecido erétil de mesma origem embrionária que o pênis.[1,2] As estruturas anatômicas do sistema reprodutor de fêmeas bovinas estão representadas na Figura 1.

Com relação às estruturas encefálicas que participam do controle reprodutivo, a maior relevância pode ser atribuída ao hipotálamo e à hipófise, embora outros componentes, como a glândula pineal ou epífise, sejam extremamente importantes nas espécies de reprodução sazonal, como búfalos e pequenos ruminantes. A título de recordação, o encéfalo é dividido em cérebro, cerebelo e tronco encefálico. O tronco encefálico é subdividido em diencéfalo, mesencéfalo, ponte e bulbo ou medula oblonga. O diencéfalo é constituído pelo tálamo (centro de fibras nervosas que conectam os hemisférios cerebrais com tronco encefálico, cerebelo e medula espinhal), epitálamo (dorso-caudal ao tálamo e que inclui a glândula pineal), hipotálamo e terceiro ventrículo (cavidade por onde o fluido cerebroespinhal se comunica com os ventrículos laterais do cérebro e com o quarto ventrículo – Figura 2).

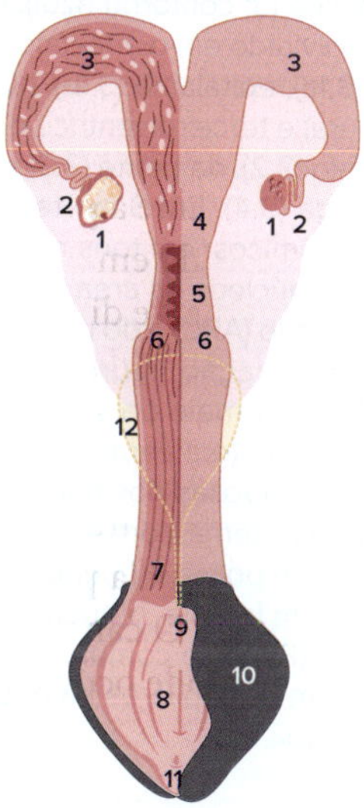

FIGURA 1 Representação esquemática do sistema reprodutor feminino de bovinos: 1) ovários, 2) tubas uterinas, 3) cornos uterinos, 4) corpo do útero, 5) cérvix, 6) fórnix, 7) vagina, 8) vestíbulo vaginal, 9) meato urinário, 10) vulva, 11) clitóris, 12) bexiga urinária.

Fonte: Roberta F. Leite, 2021.

O hipotálamo situa-se ventralmente ao tálamo e envolve o terceiro ventrículo, formando as paredes e o assoalho dessa cavidade, e contém muitos núcleos relacionados a atividades nervosas autônomas e comportamentais. Dentre os núcleos hipotalâmicos com relevância em reprodução animal, pode ser citado o núcleo arqueado (também conhecido como centro tônico do hormônio liberador de gonadotrofinas, *Gonadotropin-releasing hormone* – GnRH), que é uma região de convergência de diversos sinais metabólicos e endócrinos com outras áreas hipotalâmicas e do sistema nervoso central. Outro importante núcleo localizado cranialmente ao hipotálamo e que também regula a liberação de GnRH, apenas em fêmeas, é a área pré-óptica (também conhecida como centro de pico pré-ovulatório de GnRH). Os axônios de ambos os núcleos terminam em uma região hipotalâmica denominada eminência média.

A hipófise, também conhecida como pituitária, é uma glândula endócrina localizada na sela túrcica, uma depressão óssea localizada na base do cérebro, ventral ao hipotálamo. Essa glândula é dividida anatômica e funcionalmente em duas partes: um lobo anterior, denominado adeno-hipófise, e um lobo posterior, a neuro-hipófise. A neuro-hipófise pode ser considerada uma extensão do hipotálamo, uma vez que armazena e secreta hormônios por ele produzidos, dentre os quais se destacam a ocitocina e o hormônio antidiurético (ADH). De maneira mais detalhada, os corpos de neurônios de alguns núcleos hipotalâmicos, dentre eles o núcleo paraventricular e o núcleo supraóptico (onde a ocitocina e o ADH são produzidos, respectivamente), liberam os conteúdos sinápticos nos capilares que se comunicam com a neuro-hipófise, por meio dos axônios que se estendem pelo infundíbulo ou pedúnculo hipofisário, de modo que esses neurotransmissores irão atuar de forma sistêmica, em locais distantes de onde foram produzidos.

Ademais, o infundíbulo também está associado com um importante sistema capilar – o sistema porta-hipotalâmico-hipofisário –, no qual o sangue oriundo da artéria hipofisária superior entra no plexo portal primário localizado na eminência média e flui por vasos porta venosos, caindo no plexo portal secundário na adeno-hipófise. Dessa maneira, alguns núcleos hipotalâmicos lançam neurotransmissores que chegam diretamente à adeno-hipófise por esse sistema porta, sem que sejam dispersos via sistêmica (Figura 2).

A adeno-hipófise é responsável pela síntese e secreção de diversos hormônios, dentre os quais se dará foco aos hormônios gonadotróficos, como o hormônio folículo-estimulante (*follicle stimulating hormone* – FSH) e o hormônio luteinizante (*luteinizing hormone* – LH), os quais são fundamentais no controle ovariano do desenvolvimento dos folículos e do CL.[3]

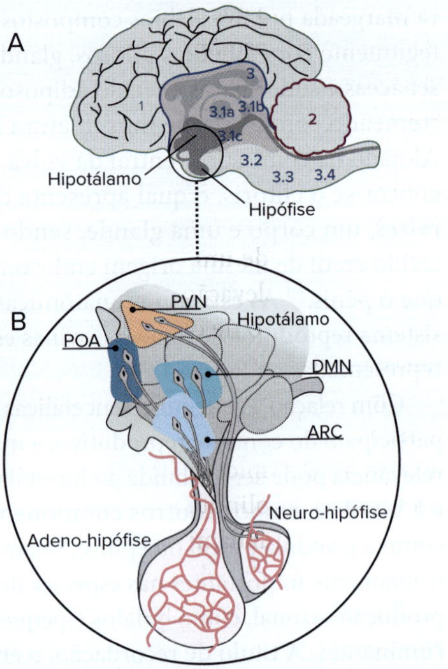

FIGURA 2 Em A são representadas as divisões anatômicas do encéfalo em corte sagital na linha média. O encéfalo é dividido em cérebro (1 – contorno verde), cerebelo (2; contorno vermelho) e tronco encefálico (3; contorno azul). O tronco encefálico é subdividido em diencéfalo – constituído pelo tálamo (3.1a), epitálamo (3.1b), hipotálamo (indicado na figura) e terceiro ventrículo (3.1c) –, além do mesencéfalo (3.2), da ponte (3.3) e do bulbo ou medula oblonga (3.4). Em B, corte ampliado dos núcleos hipotalâmicos: em tons de azul estão representados os núcleos da área pré-óptica (POA), do núcleo arqueado (ARC) e do núcleo dorsomedial (DMN) em inter-relação neuroendócrina com a adeno-hipófise por meio do sistema porta-hipotalâmico-hipofisário (em vermelho). O local onde as terminações nervosas dos núcleos hipotalâmicos alcançam o sistema porta-hipotalâmico-hipofisário na adeno-hipófise é conhecido como eminência média. Em laranja, o núcleo hipotalâmico paraventricular (PVN) se comunica por via neural diretamente com os capilares na neuro-hipófise.

Fonte: Roberta F. Leite, 2021.

Eixo hipotalâmico-hipofisário-gonadal

Uma vez apresentadas as estruturas anatômicas que controlam as funções reprodutivas, é importante saber que os hormônios sintetizados e/ou armazenados nesses órgãos atuam por mecanismo de regulação denominado *feedback* ou retroalimentação, que, na maioria dos casos, é negativa, mas em uma condição específica do organismo – a ovulação – atua por *feedback* positivo. *Feedback* negativo significa que a elevação nas concentrações de um hormônio induz uma resposta biológica (direta ou mediada por outros hormônios ou metabólitos) que inibe a liberação adicional desse ou outro hormônio, de modo a manter a homeostase. Já no *feedback* positivo, ao invés de inibição, o aumento nas concentrações de um hormônio estimula ainda mais sua elevação ou estimula a síntese e/ou liberação de outros. É importante ressaltar que *feedback* positivo não é um mecanismo usual do organismo para alcançar a homeostase, mas sim uma exceção, e, no caso do eixo hipotalâmico-hipofisário-gonadal, o processo se autolimita quando a ovulação ocorre, o que é fundamental para não exaurir o sistema endócrino desse eixo.

Em biologia reprodutiva, a inter-relação entre os hormônios se dá pelo eixo hipotalâmico-hipofisário-gonadal. Nesse eixo, o hipotálamo produz o GnRH, liberado no sistema porta-hipotalâmico-hipofisário para atuar na adeno-hipófise estimulando a secreção de LH e FSH. Nos ovários, o FSH estimula a produção intrafolicular de E2 e o crescimento inicial dos folículos, enquanto o LH atua sinergicamente com o FSH, induzindo a síntese de E2, além de ser peça-chave no desenvolvimento folicular final, ovulação e produção de P4 pelo CL. Os esteroides atuam por *feedback* negativo ou positivo para alterar o padrão de secreção do GnRH e das gonadotrofinas.[2,3] Esses mecanismos serão abordados mais adiante e estão representados na Figura 3.

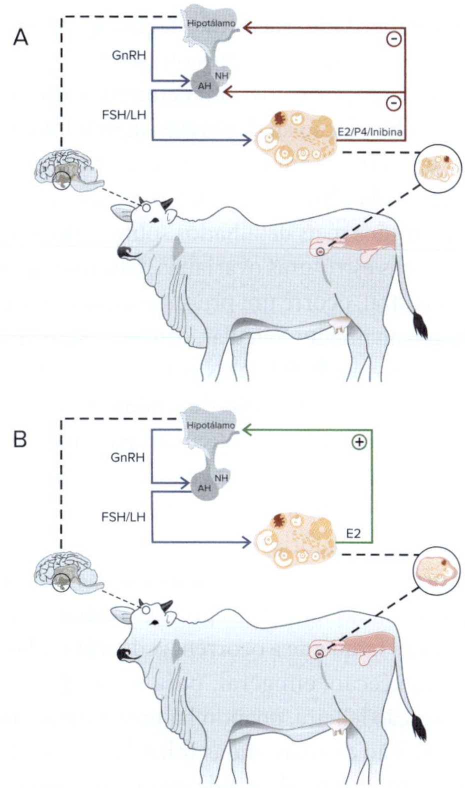

FIGURA 3 Mecanismos de *feedback* negativo (A) e positivo (B) do eixo hipotalâmico-hipofisário-gonadal. No esquema A, a secreção de hormônio liberador de gonadotrofinas (GnRH) pelo hipotálamo estimula a liberação de hormônio folículo-estimulante (FSH) e hormônio luteinizante (LH) pela adeno-hipófise, os quais estimulam o desenvolvimento folicular (FSH e LH) e luteínico (LH). Os folículos produzem inibina e estradiol (E2), os quais promovem *feedback* negativo tanto em nível hipotalâmico como sobre a adeno-hipófise (AH), reduzindo a liberação de FSH. O CL produz P4, que por sua vez inibe a liberação do pico de LH pela AH via inibição hipotalâmica da secreção do pico de GnRH (ocorre apenas a liberação pulsátil intermitente). Em B, quando o corpo lúteo (CL) sofre lise e a concentração de P4 cai, o E2 produzido em grande quantidade pelo FD (folículo dominante) promove *feedback* positivo no hipotálamo, aumentando a secreção de GnRH (pico) e, consequentemente, de FSH e LH (pico pré-ovulatório de gonadotrofinas). Setas azuis ilustram a ocorrência de estímulo, setas vermelhas ilustram a ocorrência de *feedback* negativo e a seta verde ilustra a ocorrência de *feedback* positivo. A espessura das setas azuis indica a intensidade de estimulação.
Fonte: Roberta F. Leite, 2021.

CICLO ESTRAL DA FÊMEA BOVINA

O ciclo estral em bovinos apresenta duração média de 21 dias, com variação de 17 a 25 dias. Ele é regido pelo eixo hipotalâmico-hipófisário-gonadal, como previamente mencionado, e apresenta diferenças e semelhanças entre as fêmeas zebuínas e taurinas e entre as categorias animais (novilhas pré ou pós-puberdade, vacas não lactantes ou em lactação, fêmeas gestantes ou não).

Grande parte dos conhecimentos adquiridos em relação ao desenvolvimento folicular e luteínico em bovinos ocorreu com o advento da ultrassonografia, o que possibilitou estudos mais detalhados sobre a dinâmica dessas estruturas ovarianas. Durante cada ciclo estral, ocorre um processo dinâmico de desenvolvimento folicular, com o crescimento e a atresia de folículos antrais se assemelhando ao movimento de ondas. Assim, a denominação "onda folicular" passou a ser utilizada para identificar cada evento isolado de crescimento folicular seguido de atresia (onda anovulatória) ou ovulação (onda ovulatória). Em bovinos, há variação de uma a quatro ondas foliculares por ciclo estral, sendo mais frequente a ocorrência de três ondas, com exceção, em geral, para vacas de alta produção leiteira, quando há predominância do padrão de duas ondas foliculares. Via de regra, há uma tendência de que, quanto maior a quantidade de ondas foliculares, maior seja a duração do ciclo estral. No entanto, diversos fatores, como raça, categoria e nutrição, podem influenciar o número de ondas de crescimento folicular em bovinos, sendo o mais importante a duração da fase luteínica. Assim, enquanto o CL não sofrer lise, novas ondas irão se desenvolver e, somente com o decréscimo de P4, torna-se possível que o folículo atinja o máximo desenvolvimento e ocorra a ovulação. Já com relação à ingestão de alimentos, animais com alta ingestão de matéria seca e energia, como vacas leiteiras de alta produção, apresentam maior fluxo sanguíneo e metabolização hepática, o que aumenta o catabolismo dos hormônios esteroides (E2 e P4), podendo aumentar a duração de cada onda folicular e, portanto, diminuir o número de ondas foliculares por ciclo estral.

Didaticamente, cada onda de crescimento folicular pode ser dividida em três fases de desenvolvimento: (1) emergência ou recrutamento folicular, (2) desvio ou divergência folicular e (3) dominância folicular, seguida ou não de ovulação (Figura 4).

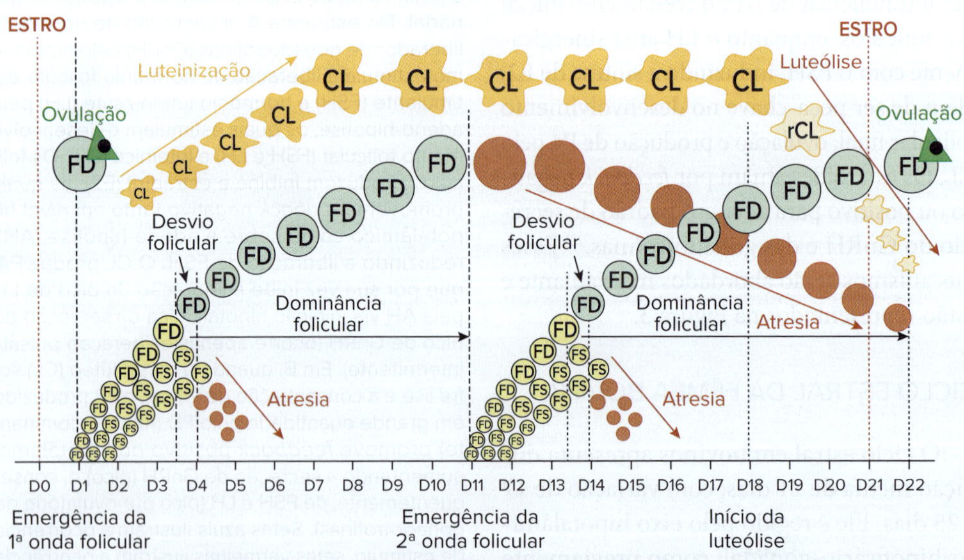

FIGURA 4 Esquema ilustrado das três fases de desenvolvimento das ondas foliculares durante um ciclo estral com duas ondas de fêmea bovina: emergência ou recrutamento folicular, desvio ou divergência folicular e dominância folicular, seguida ou não de ovulação.

CL: corpo lúteo; FD: folículo dominante; FS: folículo subordinado; rCL: CL em regressão.

De forma resumida, a cada onda folicular, um grupo (*pool*) de folículos antrais com diâmetro entre 2 e 4 mm é recrutado (emergência folicular), e inicia-se uma fase de crescimento comum por cerca de 3 dias. Desses folículos, geralmente apenas um continua seu desenvolvimento, o folículo dominante (FD), enquanto os demais decrescem de tamanho, entrando em atresia (folículos subordinados, FS), estabelecendo-se então o fenômeno do desvio folicular. O FD pode seguir dois caminhos: 1) crescer por um período até chegar ao ponto de desenvolvimento, que é limitado pela baixa frequência de pulsos de LH, entrando em atresia simultaneamente ao início de nova onda folicular, fato que ocorre durante as ondas não ovulatórias da fase luteínica (quando existe um CL ativo) ou 2) se desenvolver até atingir o diâmetro máximo e culminar na ovulação (onda ovulatória). Essa situação ocorre quando há baixas concentrações de P4 (após a regressão do CL ou luteólise), situação hormonal que favorece o aumento da pulsatilidade de LH, o aumento do diâmetro folicular e a elevação na produção de E2, possibilitando a ocorrência do pico pré-ovulatório desse esteroide, consequente pico de GnRH/LH e, por fim, a ovulação entre 26 e 32 horas após o pico de GnRH. Em ambos os casos, atresia ou ovulação do FD, uma nova onda de crescimento folicular é iniciada, e todos esses eventos se repetem.[4-6]

Para melhor compreensão do ciclo estral bovino, a seguir serão detalhados os hormônios a ele relacionados, bem como as características das ondas foliculares que o compõem.

Hormônios relacionados à fisiologia reprodutiva

Hormônio hipotalâmico

Como mencionado anteriormente, o hipotálamo rege diversas funções orgânicas por ser uma interface entre os sistemas nervoso e endócrino e produz o GnRH, um importante componente do eixo hipotalâmico-hipofisário-gonadal.

O GnRH é um neuropeptídeo composto por 10 aminoácidos (pGlutamato-Histidina-Triptofano-Serina-Tirosina-Glicina-Leucina-Arginina-Prolina-Glicina), cuja meia-vida varia entre 2 e 4 minutos. Sua liberação ocorre na eminência média (Figura 2B), e, ao alcançar a adeno-hipófise, esse hormônio controla a liberação de FSH e, principalmente, de LH.[7,8] Embora essa informação seja conhecida em murinos, ovinos e bezerros, até o momento o perfil de GnRH em bovinos adultos não foi documentado devido à dificuldade em acessar diretamente o sistema porta-hipotalâmico-hipofisário, sendo utilizados outros métodos para avaliar a liberação de LH em resposta ao GnRH, como avaliação da atividade elétrica em áreas cerebrais de interesse ou mensuração de GnRH no líquido cefalorraquidiano.[8,9]

O padrão de liberação do GnRH é modulado pela secreção de esteroides gonadais (E2 e P4) e pode ocorrer de duas maneiras: pulsátil/tônico ou em pico. No primeiro caso, é ativado o núcleo arqueado (ou centro tônico de liberação de GnRH), devido ao *feedback* negativo do E2 e da P4 sobre o hipotálamo durante a maior parte do ciclo estral, e, em consequência, ocorre liberação pulsátil (ou tônica ou basal) de GnRH, o que significa que pequenas quantidades desse hormônio são liberadas de forma intermitente. Em decorrência disso, o LH também é liberado de maneira pulsátil na adeno-hipófise. No segundo caso, a área pré-óptica (ou centro de pico de liberação de GnRH) é estimulada devido ao *feedback* positivo promovido pelas elevadas concentrações de E2 no período pré-ovulatório, associadas ao declínio ou ausência da P4. Nessa ocasião, grandes quantidades de GnRH são liberadas por um curto período, caracterizadas por aumento de frequência de pulsos, desencadeando o pico pré-ovulatório de GnRH e, consequentemente, de LH e de FSH pela adeno-hipófise[2,9] (Figura 5).

Moduladores de GnRH

Embora o conceito clássico sobre o eixo hipotalâmico-hipofisário-gonadal seja centrado no GnRH e nos mecanismos de *feedback* envolvendo os esteroides sexuais, não há expressão de receptores para P4 e E2 nos neurônios liberadores de GnRH. Assim, a estimulação ou inibição desse neuropeptídeo é mediada por outros moduladores (Figura 6).

Entre os moduladores estimulatórios, o principal e mais potente é a kisspeptina, sugerida como um dos mediadores-chave da ação dos esteroides sobre a atividade neurossecretora do GnRH. Esse neuropeptídeo, pertencente à superfamília de peptídeos relacionados à amida RF (*RFamide-related peptide* – RFRP), contém 54 aminoácidos (KP-54) ou frações menores (KP-14, KP-13, KP-10), com uma porção C-terminal de 10 aminoácidos bastante conservada entre diversas espécies animais. Os neurônios produtores desse neurotransmissor localizam-se em duas áreas diencefálicas distintas: 1) núcleo arqueado (ARC), que atua sobre os axônios dos neurônios do centro tônico de GnRH, e 2) área pré-óptica (POA), onde exerce ação sobre os corpos dos neurônios do centro de pico de GnRH. Alguns estudos *in vitro* indicam que a kisspeptina também atua diretamente sobre a liberação de LH na adeno-hipófise, embora na espécie ovina – a única em que essa hipótese foi testada *in vivo* – não se tenha comprovado essa ação.

Os mecanismos de *feedback*, embora ainda não totalmente elucidados, parecem estar relacionados não apenas à expressão de receptores de esteroides nos neurônios produtores de kisspeptina, localizados na POA (E2) e no ARC (E2 e P4), mas também a dois outros neuropeptídeos (neuroquinina-B e dinorfina) que a regulam de forma parácrina. Grupos de neurônios de kisspeptina no ARC coexpressam receptores para neuroquinina-B – um modulador estimulatório

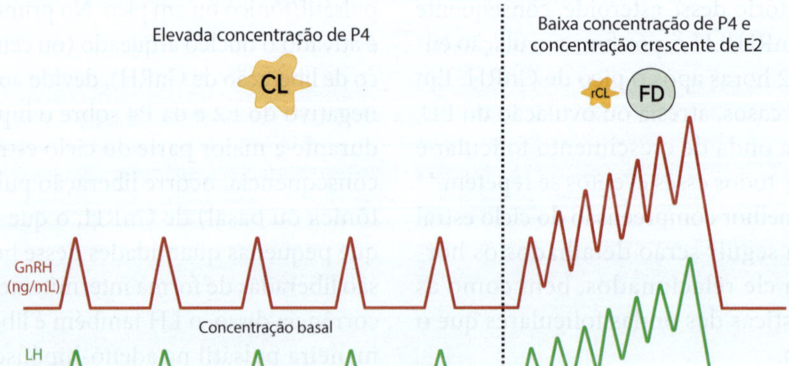

FIGURA 5 Esquema ilustrativo da regulação da frequência da pulsatilidade do LH (hormônio luteinizante) pelo GnRH (hormônio liberador de gonadotrofinas), de acordo com a concentração circulante de P4 (progesterona), em animais cíclicos.

Fonte: Roberta F. Leite, 2021.

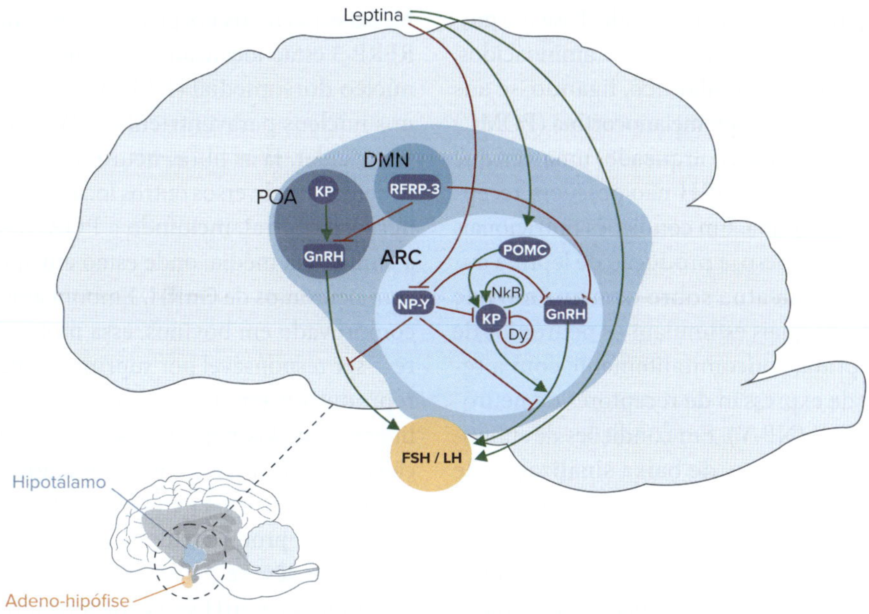

FIGURA 6 Moduladores da liberação de hormônio liberador de gonadotrofinas (GnRH) em bovinos. A kisspeptina (KP) estimula os corpos dos neurônios de GnRH na área pré-óptica (POA) e os axônios dos neurônios de GnRH no núcleo arqueado (ARC). No ARC, a KP é mediada de forma estimulatória pela neuroquinina-B (NkB) e inibitória pela dinorfina (Dy), regulando a pulsatilidade de GnRH. A leptina é um hormônio sintetizado e liberado majoritariamente pelos adipócitos e que indica o estado nutricional do animal, atuando de maneira estimulatória nos neurônios de proopiomelanocortina (POMC) no núcleo arqueado (ARC) ou diretamente sobre a adeno-hipófise para a liberação de gonadotrofinas. Outro modo de ação da leptina é inibindo a liberação de neuropeptídeo Y (NP-Y). O NP-Y atua sobre os corpos dos neurônios e axônios de GnRH no ARC e nos axônios de GnRH da POA, bem como nos corpos de neurônios de KP no ARC, inibindo a secreção de GnRH em ambos os núcleos. Por fim, o peptídeo relacionado à amida RF-3 (RFRP-3), também conhecido como hormônio inibidor de gonadotrofinas (GnIH), tem corpos neuronais no núcleo dorsomedial (DMN) e age inibindo o GnRH na POA e no ARC. A liberação de GnRH ocorre na região hipotalâmica conhecida como eminência média e, por meio do sistema porta-hipotalâmico-hipofisário, alcança a adeno-hipófise, onde as gonadotrofinas são liberadas. No esquema, as linhas verdes e vermelhas indicam mediadores estimulatórios e inibitórios, respectivamente. Ainda, as figuras geométricas com as siglas dos moduladores representam os corpos neuronais e as linhas que saem delas representam os axônios desses moduladores, os quais têm sua extremidade em barra quando são inibitórios ou setas quando estimulatórios.

Fonte: Roberta F. Leite, 2021.

que inicia o potencial de ação para a liberação de kisspeptina – e para dinorfina – um opioide inibitório que interrompe a liberação de kisspeptina –, determinando o padrão pulsátil na liberação de GnRH (também conhecido como centro gerador de pulsos de GnRH) e, consequentemente, LH durante a maior parte do ciclo estral. No ARC, esses neurônios estão colocalizados e são conhecidos como KNDy (*kisspeptin/neurokinin B/dynorphin*), sendo associados ao mecanismo de *feedback* negativo. Na POA, os neurônios de kisspeptina não são do tipo KNDy e parecem estar relacionados ao *feedback* positivo.

Outro importante hormônio estimulatório, sintetizado e secretado primariamente pelos adipócitos, é a leptina, que apresenta importante função na sinalização de reserva energética e está associado à relação entre condição corporal e ciclicidade. Esse hormônio proteico, composto por 167 aminoácidos, age em nível hipotalâmico, ligando-se aos receptores de proopiomelanocortina (POMC) presentes no núcleo arqueado, uma vez que os neurônios de GnRH não possuem receptores para leptina. Em condições nutricionais de ganho de peso, a produção de leptina aumenta, e esta atua sobre os neurônios de POMC, os quais estimulam os neurônios de kisspeptina, concomitantemente com a redução da expressão de receptores de neuropeptídeo Y (NP-Y). Em condições de subnutrição e, portanto, de baixa sinalização de leptina, a expressão de receptores para NP-Y aumenta, inibindo os neurônios de kisspeptina. Ademais, a leptina também pode atuar em nível hipofisário, estimulando a liberação de LH.

Quanto aos agentes inibitórios, podem ser citados o NP-Y e o hormônio inibidor de gonadotrofinas (*gonadotropin-inhibitory hormone* – GnIH). O NP-Y é um neuropeptídeo orexigênico que contém 36 aminoácidos, produzido por corpos de neurônios localizados no núcleo arqueado, apresentando ação inibitória sobre a liberação de GnRH. Essa ação ocorre tanto por via direta, sobre os neurônios de GnRH, quanto indireta, sobre os neurônios de kisspeptina. A liberação de NP-Y deve ser suprimida para que a ciclicidade ocorra, e, como mencionado anteriormente, a leptina é um dos hormônios capazes de inibir a expressão de NP-Y. Assim, o NP-Y e a leptina são mediadores da influência do balanço energético sobre a reprodução. Não há evidências de ação hipofisária do NP-Y sobre a liberação de gonadotrofinas.

O GnIH foi inicialmente descoberto em codornas, porém há um peptídeo ortólogo a esse hormônio em mamíferos pertencente à superfamília RFRP (assim como a kisspeptina), sendo reconhecido em bovinos o RFRP-3. Nessa espécie, os corpos dos neurônios de RFRP-3 estão localizados principalmente no núcleo dorsomedial (DMN), mas também nos núcleos paraventricular (PVN) e periventricular. Já as fibras neuronais estão distribuídas em diversos outros locais do sistema nervoso central, incluindo a POA, o ARC e a eminência média, onde estão em aposição com neurônios de GnRH. Embora ainda não comprovado em bovinos, essa molécula parece ser responsável por suprimir as funções reprodutivas em diversos níveis, inibindo a liberação de kisspeptina, a síntese e a liberação de GnRH, bem como de gonadotrofinas, e atuando de forma parácrina/autócrina suprimindo a produção de esteroides gonadais e a gametogênese.

Embora o GnIH seja caracterizado como neuropeptídeo, ainda não está claro se essa molécula é o fator inibidor da liberação de gonadotrofinas (*gonadotropin surge-inhibiting factor* – GnSIF) descrito em primatas (e outros mamíferos, como os suínos) ou, alternativamente, fator atenuante da liberação de gonadotrofinas (*gonadotropin surge-attenuating factor* – GnSAF) em humanos, é secretado pelos ovários e tem como propriedade a inibição hipofisária do pico pré-ovulatório de LH sem afetar a secreção basal de gonadotrofinas.[10-20]

Cabe ressaltar que há diversos outros moduladores estimulatórios (dentre eles, catecolaminas, glutamato) e inibitórios (ácido gama-aminobutírico – Gaba –, opioides endógenos, corticoides, dopamina, serotonina) não mencionados neste capítulo, cujas informações podem ser encontradas em diversos artigos científicos sobre neuroendocrinologia. O principal intuito neste caso foi contextualizar o leitor quanto à lacuna de conhecimento entre a teoria clássica sobre o eixo hipotalâmico-hipofisário-gonadal e as recentes descobertas que melhor explicam o controle endócrino durante o ciclo estral.

Hormônios hipofisários

O FSH e o LH são hormônios gonadotróficos, secretados pela adeno-hipófise, que atuam nos ovários exercendo papel fundamental no crescimento folicular, na esteroidogênese, na ovulação e na formação e manutenção do CL. Embora ambas as gonadotrofinas sejam produzidas pelo mesmo tipo celular, o LH é secretado de forma pulsátil sob estímulo do GnRH e o FSH é secretado de forma constitutiva, ou seja, a maior parte é liberada na velocidade em que é produzida, embora uma parcela possa ser armazenada para ser liberada em resposta ao GnRH. Assim, majoritariamente, o controle da síntese e liberação de FSH é realizado diretamente pela ação combinada do E2 e da inibina, produzidos pelos folículos, via mecanismo de *feedback* negativo sobre a adeno-hipófise. Já o LH tem a regulação realizada por maior influência hipotalâmica.

Hormônio folículo-estimulante

O hormônio folículo-estimulante (FSH) é uma glicoproteína secretada pelas células gonadotróficas da adeno-hipófise. É constituído por duas subunidades de polipeptídios (alfa e beta), com presença de ácido siálico em pontos específicos de cada subunidade. A subunidade alfa apresenta a mesma constituição química em todas as espécies, porém a subunidade beta apresenta composição diferente e determina a atividade biológica dessa molécula. Tal diferença ocorre devido às variações na composição das 4 cadeias de carboidratos, em especial quanto ao teor de ácido siálico ligado às 2 subunidades proteicas (alfa e beta), gerando assim diferentes isoformas, as quais diferem quanto aos pesos moleculares, potência biológica, meia-vida de eliminação e imunorreatividade. O conteúdo de ácido siálico é o principal determinante da meia-vida do FSH, e, quanto maior o teor de ácido siálico, maior a acidez da isoforma e maior a meia-vida biológica. No entanto, dados variáveis sobre a meia-vida do FSH são encontrados na literatura, com variação de 30 minutos até 5 horas.

Os receptores de FSH (rFSH) são expressos exclusivamente nas células da granulosa (CG) e já estão presentes em todos os folículos com uma única camada de CG; a quantidade desses receptores aumenta com o desenvolvimento dos folículos. Acreditava-se que a ligação do FSH fosse restrita às CG, entretanto foi demonstrado que o oócito também possui rFSH.

O FSH age em sinergismo com o E2 para aumentar o número de rFSH nas CG, desempenha papel na formação do antro e estimula a proliferação das CG, a expressão de fator de crescimento epidérmico (EGF), a expressão de receptores de LH (rLH) e a esteroidogênese. Ainda, durante as ondas foliculares, as elevações das concentrações de FSH estimulam a emergência de nova onda de crescimento folicular, e sua secreção contínua dá suporte ao desenvolvimento dos folículos recrutados até o momento do desvio folicular, quando o FSH retorna a seu nadir, ou seja, concentração mais baixa, mas não necessariamente zero. Durante toda essa fase inicial, o crescimento folicular é FSH-dependente (Figura 7).

Dessa forma, concentrações basais de FSH são essenciais para a sobrevivência tanto dos FS quanto do FD, e a supressão de FSH a concentrações inferiores às basais normais predispõe à atresia desses folículos, exceto nos casos em que haja outra fonte estimulatória (LH, no caso dos FD). Assim, quando há declínio das concentrações de FSH, os folículos FSH-dependentes (pré-desvio) sofrem redução da atividade estrogênica e perda da expressão dos rFSH (redução dos níveis de RNA mensageiro – RNAm), que culmina com a apoptose das CG. Após o pico de LH também ocorre diminuição drástica na concentração dos rFSH.[21-25]

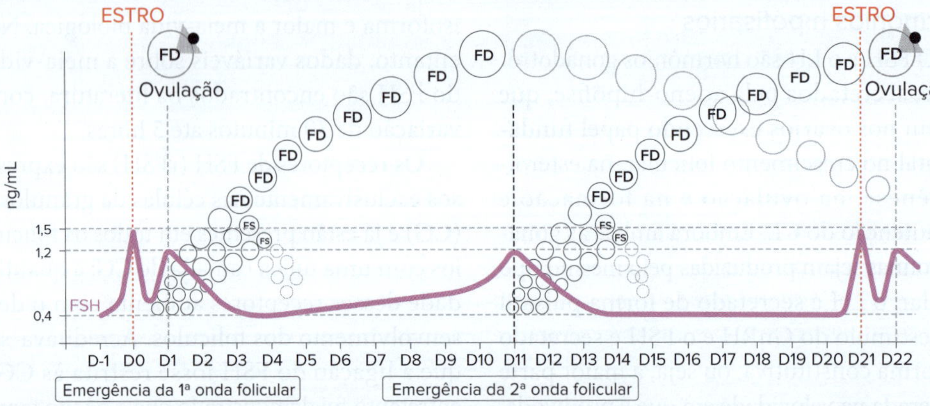

FIGURA 7 Perfil de FSH (hormônio folículo-estimulante) circulante durante um ciclo estral com duas ondas foliculares em fêmeas bovinas. Durante o estro (baixa concentração de progesterona e alta concentração de estradiol), ocorre a secreção de um pico de GnRH hipotalâmico, o qual estimula a liberação de um pico de FSH pela adeno-hipófise, concomitante ao pico de LH e à ovulação do folículo dominante (FD). Após a ovulação ocorre diminuição drástica da concentração de estradiol, o que estimula a ocorrência de nova elevação da concentração de FSH e a emergência de uma nova onda de crescimento folicular. Com o crescimento folicular, há aumento da secreção de inibina e estradiol pelos próprios folículos, os quais fazem *feedback* negativo à secreção de FSH, com consequente queda dos níveis séricos desse hormônio. Assim, os folículos subordinados (FS) entram em processo de atresia e o crescimento do FD passa a ser estimulado por outro hormônio. No entanto, em alta progesterona, o FD cessa o crescimento e entra em atresia, havendo nova redução da concentração de estradiol e nova elevação de FSH para que ocorra a emergência da subsequente onda folicular.

Obs.: os valores de concentração hormonal são estimados com base na literatura consultada, podendo haver variações por influência de raça, ordem de parto, nutrição, produção leiteira, fatores ambientais, alterações metabólicas, presença de afecções, administração de fármacos, momentos de coleta da amostra/avaliação, modelo experimental, método laboratorial de análise, entre outros.

Hormônio luteinizante

O hormônio luteinizante (LH) é uma glicoproteína composta de uma subunidade alfa e uma beta com peso molecular de 30.000 daltons e meia-vida biológica de 30 minutos. Concentrações tônicas ou basais de LH atuam sinergicamente com o FSH induzindo a secreção de E2 do folículo ovariano em desenvolvimento. Nesse contexto, pequenas elevações das concentrações de LH são capazes de estimular o aumento de RNAm de enzimas-chave na esteroidogênese (17-alfa-hidroxilase e C17-20 desmolase), além de estimular a expressão de rLH, os quais estão presentes tanto nas CG quanto nas células da teca (CT). Aumentos pequenos e contínuos da concentração circulante de LH na fase de crescimento folicular final são necessários e suficientes para estimular o crescimento e o desenvolvimento do FD até o estágio pré-ovulatório. Já o pico pré-ovulatório desse hormônio é responsável pela ovulação.

A liberação de LH pela adeno-hipófise é induzida por pulsos de GnRH, cuja secreção é hipotalâmica e influenciada pelas concentrações circulantes de E2 e P4, conforme descrito no item "Hormônio hipotalâmico". Em suma, quando há a presença de um CL funcional e de elevadas concentrações de P4, o LH é suprimido ou liberado em pulsos de baixa frequência (Figura 5), o que faz com que o FD cresça pouco e entre em atresia, dando início a uma nova onda de crescimento folicular. Já o decréscimo da P4 após a luteólise, associado ao aumento das concentrações de E2 pelo FD, estimula o aumento da frequência dos pulsos de LH, que é responsável por estimular o aumento nas dimensões do folículo ovulatório e na produção de E2, a ruptura da parede desse folículo (ovulação no pico pré-ovulatório de LH) e a formação do CL (luteinização) (Figura 8). O pico pré-ovulatório de LH é também responsável pela retomada da meiose, uma vez que até esse momento o oócito se encontra na fase de vesícula germinativa, com a meiose bloqueada em prófase I.[20,25,26]

É interessante pontuar que, apesar de os mecanismos de interação hormonal no controle do ciclo estral descritos serem semelhantes para animais *Bos indicus* (zebuínos) e *Bos taurus* (taurinos), diferenças fisiológicas entre esses grupos genéticos podem ocorrer e influenciar a intensidade de resposta entre os hormônios. Em ambos os grupos genéticos, a amplitude do pico de LH em resposta ao GnRH é maior e o pico de LH ocorre mais cedo em animais com baixa concentração de P4 em comparação aos que possuem maior concentração circulante desse hormônio. O que difere entre taurinos e zebuínos é que as concentrações hormonais do LH no pico, sob mesmo estímulo de GnRH, é superior (maior amplitude) em taurinos, tanto em alta quanto em baixa concentração de P4. Esses dados são indicativos de que a hipófise de zebuínos é menos responsiva em termos de liberação de LH em resposta ao GnRH do que de taurinos.

Hormônios ovarianos

Os principais hormônios esteroides ligados à reprodução da fêmea bovina são o E2 e a P4, sendo o primeiro produzido principalmente pelos folículos em desenvolvimen-

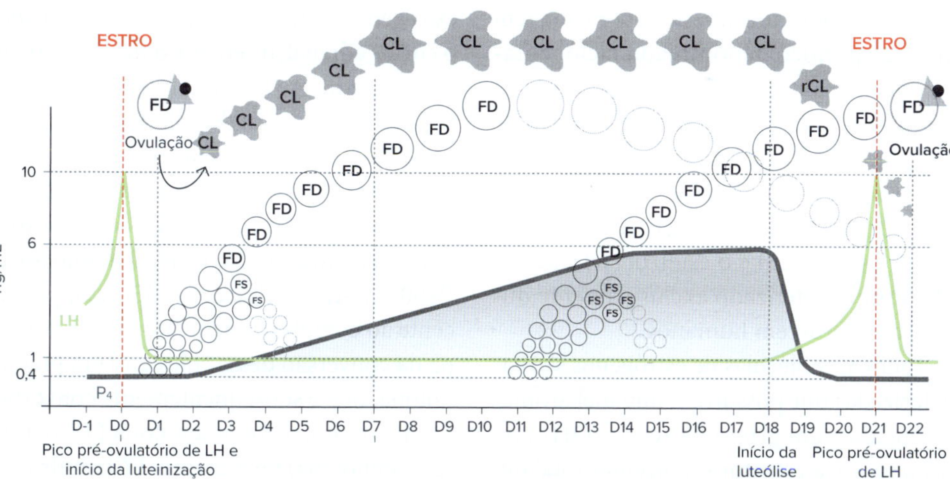

FIGURA 8 Perfil de LH (hormônio luteinizante) circulante durante um ciclo estral com duas ondas foliculares em fêmeas bovinas. Durante o estro (baixa concentração de progesterona e alta concentração de estradiol), ocorre a secreção de um pico de GnRH hipotalâmico, o qual estimula a liberação de um pico de LH pela adeno-hipófise e subsequente ovulação do folículo dominante (FD). Com a formação do corpo lúteo (CL), ocorre a produção crescente de progesterona (P4), a qual inibe a liberação de LH, especialmente na forma de pico, e, com isso, o crescimento do FD das ondas intermediárias é interrompido e ele entra em atresia, ocorrendo a emergência da subsequente onda folicular. Quando a luteólise ocorre e o CL regride (rCL), a concentração circulante de P4 diminui e ocorre a liberação do pico de GnRH, seguido por pico de LH e nova ovulação, dando início a um novo ciclo estral.

FS: folículo subordinado.

Obs.: *vide* nota na Figura 7 deste capítulo.

to (em especial o FD) e o segundo pelo CL. O hormônio proteico com maior destaque no controle reprodutivo é a inibina, também produzida pelas células foliculares. Além desses hormônios, o ovário secreta outros esteroides, como os andrógenos, e outros proteicos, como a ativina, a folistatina, a relaxina e o GnSIF/AF. Neste capítulo serão exploradas com maior detalhe as funções do E2, da P4 e da inibina, uma vez que tais hormônios exercem funções elementares e bem definidas na regulação do ciclo estral da fêmea bovina. No entanto, cabe a observação de que a folistatina possui ação inibitória da liberação de FSH, enquanto a ativina aumenta a atividade de GnRH.

Estradiol

Os estrogênios ou estrógenos, também conhecidos como hormônios femininos, são um grupo de hormônios lipídicos formados por 18 carbonos, caracterizados por conterem um anel químico denominado ciclopentanoperidrofenantreno, que é o núcleo central de todos os esteroides. Há quatro formas de estrógenos produzidas naturalmente, as quais possuem estrutura química e atividade biológica distintas: a estrona (E1), o estradiol (E2), o estriol (E3) e o estetrol (E4), sendo este último sintetizado exclusivamente durante a gestação em humanos.

Todas as moléculas de estrógenos são caracterizadas por possuírem um anel aromático ligado a um grupo hidroxila (OH–) no carbono 3, e a estrutura molecular total determina sua atividade biológica. A distância entre os átomos de oxigênio na posição do carbono 3 e 17 e o grupo químico conectado ao anel aromático são fatores determinantes. O estrógeno predominante, tanto em termos de concentração plasmática como de atividade estrogênica, é o 17-beta-estradiol, o mais potente entre os estrógenos (2 vezes mais potente que a estrona, e cerca de 10 vezes mais potente que o estriol). A estrutura molecular também determina a meia-vida do E2 na corrente sanguínea, que é mais influenciada pela polaridade de sua molécula. Assim, moléculas menos polares (menos hidrofílicas) ficam presentes por maiores períodos na corrente sanguínea (maior meia-vida). A polaridade de um composto químico depende do tamanho da molécula (moléculas maiores tendem a ser menos polares), da simetria das ligações covalentes presentes na molécula (moléculas mais simétricas em geral são menos polares) e da presença de anéis aromáticos (anéis tendem a diminuir a polaridade da molécula).

Em bovinos, o E2 é sintetizado por uma cascata enzimática que converte o colesterol em pregnenolona, andrógenos e então em E2. Tal síntese ocorre principalmente nos folículos ovarianos (em maior quantidade no FD), porém outros tecidos podem produzir estrógenos, entre eles a placenta, os testículos, o córtex adrenal, o cérebro, o fígado, os ossos, o tecido adiposo e a pele. Nos ovários, o LH estimula a captação do colesterol circulante nas CT. A enzima proteína reguladora aguda da esteroidogênese (StAR) transporta esse colesterol para o interior da mitocôndria, onde a enzima 20-22 colesterol desmolase ou P450 *side-chain cleavage* (P450scc), pertencente ao complexo enzimático P450, participa da conversão desse colesterol em pregnenolona, que é subsequentemente convertida em 17-α-hidroxipregnenolona (17-α-OH-pregnenolona) pela enzima 17-α-hidroxilase/17,20-liase (P450c17) pela via denominada Δ-5, ou em P4 pela 3-β-hidroxidesidrogenase (3-β-HSD) pela via Δ-4. A P4 pode exercer suas funções biológicas ou ser convertida em 17-α-hidroxiprogesterona (17-α-OH-P4); no entanto, em bovinos, ovinos e primatas, inclusive humanos, estas não podem ser utilizadas como substrato para a produção de androstenediona. Assim, a via de produção de E2 em bovinos ocorre exclusivamente com a conversão da 17-α-OH-pregnenolona em deidroepiandosterona (DHEA) pela enzima P450c17, e subsequentemente em androstenediona por ação da enzima 3-β-HSD.

A androstenediona pode atuar diretamente em funções orgânicas ou ser convertida em outro andrógeno, a testosterona, sob ação da 17-β-redutase (17β-HSD). Esse hormônio, por sua vez, pode atuar no organismo, ser convertido em di-hidrotestosterona pela enzima 5-α-redutase ou penetrar nas CG e ser convertido em 17-β-E2 pela enzima aromatase (P450arom), que tem a atividade estimulada pela ação do FSH nas CG. A produção de E2 também pode ser feita por uma segunda via, na qual a androstenediona sofre aromatização nas CG, é convertida em estrona pela enzima aromatase, e esta, em 17-β-E2 pela 17-β-HSD (Figura 9).

Durante toda a fase de crescimento folicular, há oscilações na produção de E2, que atua no sistema nervoso central, modulando a síntese e a liberação de hormônios como o GnRH, o FSH e o LH, que por sua vez controlam o desenvolvimento folicular e luteal. Como o FD possui concentrações superiores de E2 no fluido folicular em relação aos FS da mesma onda, ele é considerado o grande responsável pela produção desse hormônio durante as ondas foliculares do ciclo estral. A produção de E2 pelo *pool* folicular após a emergência de onda depende se ele está crescendo em uma onda folicular não ovulatória (desenvolvimento do *pool* e do FD durante a fase luteínica, ou seja, em alta concentração de P4) ou em uma onda folicular ovulatória (desenvolvimento do FD em onda na qual ocorrem a luteólise e redução da P4 circulante).

Nas ondas foliculares não ovulatórias, o perfil de E2 também depende da fase luteínica em questão, já que a inibição da produção de E2 é proporcional à redução da pulsatilidade de LH, a qual é regulada pela concentração circulante de P4. Assim, na primeira onda folicular após a ovulação, como a produção de P4 ainda está começando a aumentar, a concentração de E2 aumenta gradativamente com o crescimento folicular até o quarto ou quinto dia do ciclo estral, próximo ao momento do desvio folicular e o nadir de FSH. A partir de então, passa por acentuada redução, chegando ao nadir por volta do sétimo dia, período em que inicia a fase estática do FD anovulatório e a subsequente fase de atresia folicular. Com a diminuição do E2 e da inibina, há aumento transitório da concentração de FSH, que estimula a emergência de nova onda folicular, seja esta ovulatória ou não.

Em fêmeas com padrão de 3 ondas foliculares por ciclo, a elevação de E2 durante a segunda onda é irrisória, uma vez que esta se desenvolve em ambiente de alta concentração de P4 e reduzida pulsatilidade de LH. No entanto, se a luteólise ocorre durante o desenvolvimento do FD (onda ovulatória), a capacidade esteroidogênica folicular aumenta de forma marcante devido à diminuição na P4 circulante e ao aumento na pulsatilidade de LH, promovendo aumento rápido e contínuo da concentração de E2 até que atinja o pico pré-ovulatório (Figura 10).

De forma mais detalhada, ao mesmo tempo que promove a diminuição das concentrações circulantes de FSH na onda ovulatória (*feedback* negativo), o E2 liberado em maior quantidade pelo FD é responsável por estimular positivamente (*feedback* positivo) a liberação central de GnRH e LH, este último fundamental para a continuidade do crescimento do folículo pré-ovulatório, para a esteroidogênese e para a ovulação. Conforme mencionado anteriormente, é importante salientar que o E2 tem a ação modulada pela presença de P4, seja ela endógena ou exógena. Assim, a ovulação natural apenas ocorre quando o E2 é produzido pelo folículo

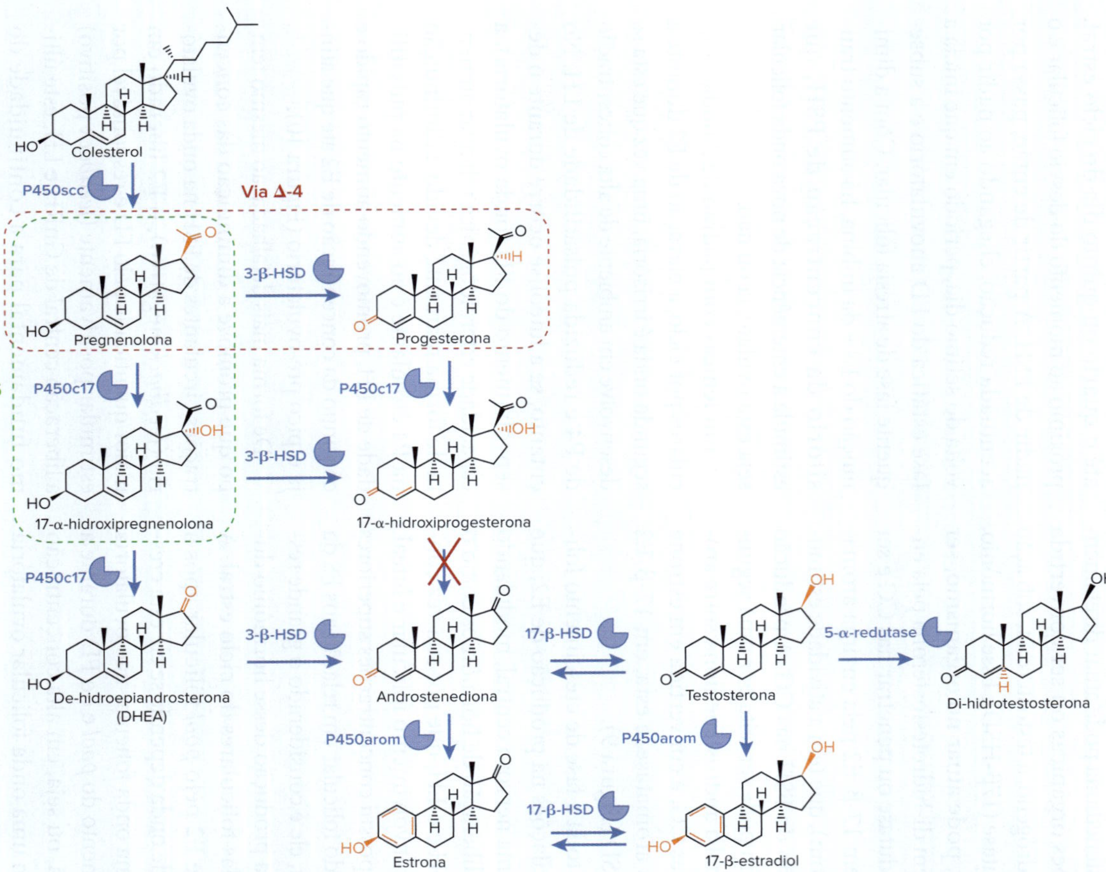

FIGURA 9 Síntese de 17-β-estradiol e da progesterona (P4) a partir do colesterol (esteroidogênese) em bovinos. Em azul estão representados os complexos enzimáticos/enzimas responsáveis pelas etapas de conversão de moléculas. Em laranja estão representadas as alterações que as moléculas sofreram na última conversão pela qual passaram. Os retângulos pontilhados representam as duas vias de síntese de 17-β-estradiol, sendo que em bovinos, ovinos e primatas ela ocorre exclusivamente pela via Δ-5.

3-β-HSD: 3-β-hidroxidesidrogenase; P17-β-HSD: 17-β-redutase; P450arom: P450 aromatase; P450c17: 17-α-hidroxilase/17,20-liase; P450scc: P450 *side-chain cleavage* ou 20-22 colesterol desmolase.

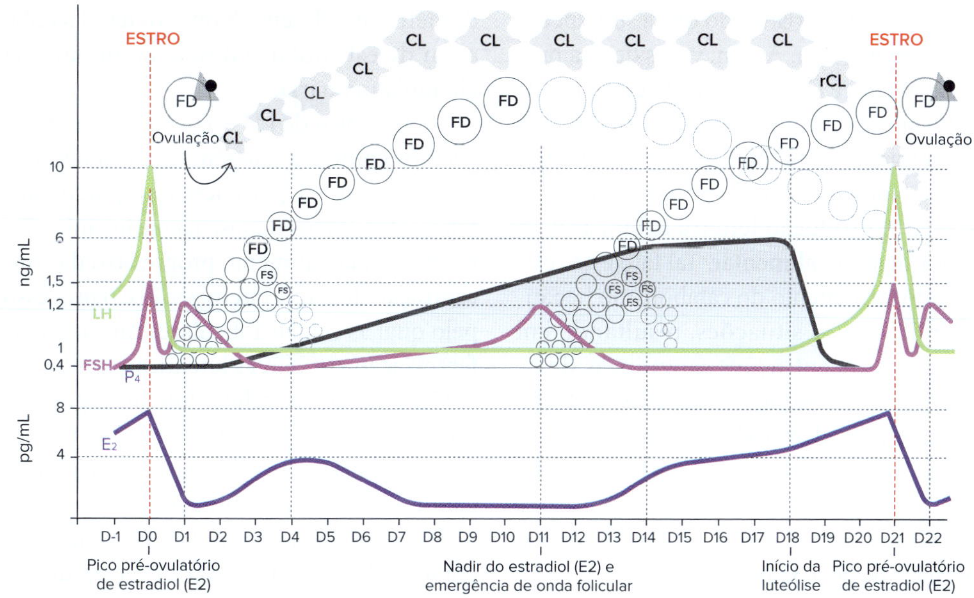

FIGURA 10 Perfil de secreção do 17-β-estradiol (E2) durante um ciclo estral com duas ondas foliculares em fêmeas bovinas. Após a emergência de onda, a concentração de E2 circulante aumenta até o quarto ou quinto dia do ciclo estral, com posterior diminuição até atingir o nadir por volta do sétimo dia do ciclo. Com a diminuição do E2, há aumento transitório da concentração de FSH, que estimula a emergência da segunda onda folicular. O novo *pool* de folículos em crescimento secreta E2 de forma modesta até que ocorra a luteólise. Com a diminuição da concentração circulante de P4 e o aumento na pulsatilidade de LH durante o desenvolvimento do FD (onda ovulatória), a capacidade esteroidogênica folicular aumenta de forma marcante, promovendo aumento rápido e contínuo da concentração de E2 até que atinja o pico pré-ovulatório, estimulando a liberação dos picos de GnRH, FSH e LH e a subsequente ovulação.

Obs.: *vide* nota na Figura 7 deste capítulo.

pré-ovulatório em baixas concentrações de P4, o que estimula a liberação de GnRH pelo hipotálamo, que por sua vez induz a produção e a secreção de um pico de LH pela adeno-hipófise (Figura 10).

O E2 também é responsável por estimular o desenvolvimento das características sexuais secundárias, o desenvolvimento do sistema de ductos da glândula mamária, o comportamento estral e promover importantes alterações morfológicas e fisiológicas na vulva, vagina, útero e tuba uterina, as quais são fundamentais para o transporte e a maturação de gametas masculino (espermatozoide) e feminino (oócito), para viabilizar a fecundação e o desenvolvimento embrionário inicial. Nesse contexto, o E2 estimula a produção de muco genital e a motilidade do trato genital, aumentando o número de contrações uterinas em direção à tuba uterina, fatores essenciais ao adequado transporte espermático no sistema reprodutor feminino até o sítio de fecundação.

O estro ou cio é um evento de receptividade sexual da fêmea, caracterizado pela aceitação de monta de outro bovino, seja macho ou outra fêmea, sendo sua expressão (comportamento de estro) altamente associada e dependente da concentração sanguínea de E2, embora fatores como a quantidade de matéria seca/energia consumida, por exemplo, possam exercer maior influência sobre essa característica do que a subespécie, propriamente dita. Assim, vacas de alta produção leiteira e fêmeas com alto consumo de matéria seca e/ou recebendo altos níveis de energia na dieta total apresentam menor intensidade e duração do estro do que vacas de menor produção leiteira e fêmeas com menor ingestão alimentar. Tal fato está relacionado ao aumento do catabolismo hepático do E2 nessas situações, resultando em menores concentrações sanguíneas desse esteroide e, consequentemente, na redução de seus efeitos, dentre eles o comportamento sexual. Apesar dessas particularidades, o intervalo entre o início do estro e a ovulação é semelhante em ambas as subespécies, variando de 26 a 32 horas.

Outra importante função do E2 no controle reprodutivo está relacionada ao estímulo do desencadeamento da luteólise no final de cada ciclo estral da fêmea não gestante. Tal ação relaciona-se ao aumento da secreção de E2 pelo FD associada ao progressivo aumento da responsividade endometrial ao E2, que ocorre após o 12º dia do ciclo, culminando em luteólise espontânea em torno do 17º ao 19º dia do ciclo estral (podendo se prolongar até o 22º dia).[21,25-27] O mecanismo pelo qual o E2 estimula o início da luteólise está relacionado com o aumento do número de receptores endometriais de ocitocina e da ligação da ocitocina a tais receptores, ativando a liberação pulsátil de prostaglandina F2-α (PGF2-α) pelas células endometriais, conforme detalhado no subitem "Participação do útero (PGF2-α)" deste capítulo.

Progesterona

A P4 é um hormônio esteroide que atua no eixo hipotalâmico-hipofisário-gonadal modulando a secreção de GnRH e das gonadotrofinas e, consequentemente, o crescimento folicular, a ovulação e a luteinização. No útero, a P4 influencia a diferenciação do endométrio e o desenvolvimento da placenta, além de estimular o desenvolvimento da glândula mamária.

Após o pico de LH e a ovulação, ocorrem eventos como a angiogênese, a proliferação das CG e das CT pertencentes à parede dos folículos ovulados e consequente luteinização, resultando em aumento progressivo da concentração de P4. A luteinização é o processo pelo qual as células foliculares iniciam a diferenciação em células luteínicas, sendo que as CG originam as células luteínicas grandes e as CT originam as células luteínicas pequenas, caracterizando a formação do CL, uma glândula reprodutiva transitória, produtora de P4. A produção hormonal ovariana passa então de E2 (fase folicular) a ser predominantemente de P4 (fase luteínica).

A síntese de P4 é feita a partir da pregnenolona, um precursor esteroide formado pela quebra da cadeia lateral do colesterol, mediante o estímulo de LH, angiotensina II e hormônio corticotrófico (Figura 9). Os receptores de LH estão presentes apenas nas células luteínicas pequenas, portanto apenas estas possuem capacidade de captar o colesterol. A modulação da produção de P4 depende da interação de diversos fatores. Nesse contexto, os fatores de crescimento, principalmente o fator de crescimento endotelial vascular (*vascular endothelial growth fator* – VEGF) e o fator de crescimento fibroblástico básico (*basic fibroblast growth factor* – bFGF), contribuem de forma parácrina e autócrina para a produção de P4, além de serem responsáveis pelo desenvolvimento e manutenção da densa rede de capilares neoformados. O LH e o hormônio do crescimento (*growth hormone* – GH), por sua vez, atuam na regulação dos fatores de crescimento para modular indiretamente o estímulo à produção de P4. Outros agentes, como peptídeos, esteroides e PGF, também desempenham papel na modulação da função luteínica. A P4 também pode ser sintetizada por outros tecidos, como a placenta e a região cortical das glândulas adrenais, porém o CL é a principal fonte produtora de P4. A metabolização da P4, assim como do E2, é realizada principalmente no fígado e a excreção pela urina e fezes. A síntese de P4 pelo CL é interrompida quando ocorre luteólise, evento desencadeado ao final de cada ciclo estral em fêmeas não gestantes, conforme descrito com maior detalhamento no subitem "Participação do útero (PGF2-α)" deste capítulo e no capítulo 2, "Formação do corpo lúteo, luteólise e reconhecimento materno da prenhez".

A principal função da P4 é preparar o ambiente uterino para o desenvolvimento ideal do embrião, ou seja, garantir a receptividade uterina ao concepto, o crescimento deste e o aumento das secreções endometriais necessárias para o desenvolvimento inicial do embrião. Posteriormente, a P4 é fundamental para a adesão placentária, além de atuar nas glândulas endocervicais e de regular a contratilidade miometrial, fatores essenciais para a manutenção adequada da gestação. Os efeitos da P4 no ovário são mediados via interação direta com seus receptores ou indiretamente, via eixo hipotalâmico-hipofisário, sendo essencial no controle do crescimento folicular e na qualidade oocitária. No hipotálamo, a resposta fisiológica ao aumento da concentração circulante de P4 é a diminuição da frequência dos pulsos de GnRH pelo mecanismo de *feedback* negativo, com consequente redução da secreção de LH pela adeno-hipófise (Figura 5). Nesse cenário, ocorre ausência da ovulação (ausência de pico de LH nas ondas foliculares não ovulatórias).

Em condições fisiológicas normais, a concentração circulante de P4 aumenta progressivamente de menos de 1 ng/mL no 2º ao 3º dia após a ovulação para 1 a 6 ng/mL ao redor do 7º dia do ciclo estral e segue se elevando até atingir o pico de concentração plasmática (6-12 ng/mL*) próximo ao momento do início da luteólise. O decréscimo nas concentrações circulantes desse hormônio somente ocorre após a lise do CL induzida pela PGF2-α liberada pelo endométrio de fêmeas não gestantes (Figura 11).

A P4 é essencial para o desenvolvimento dos gametas; ambientes de crescimento folicular com P4 muito baixa podem levar ao desenvolvimento de folículos com reduzida qualidade oocitária, conforme observado em fêmeas taurinas leiteiras. No período periovulatório, concentrações séricas mínimas de P4 são fundamentais para garantir resposta ovulatória adequada, uma vez que tanto em gado de corte quanto em gado leiteiro a magnitude do pico de LH em resposta ao GnRH depende da concentração de P4 ao qual o animal está exposto. Concentrações residuais de P4 ($\geq$ 0,4 ng/mL**) próximas à ovulação também estão associadas à diminuição na fertilidade devido a potenciais prejuízos no transporte de gametas e no preparo do ambiente uterino para sustentar o futuro embrião.

Concentrações circulantes adequadas de P4 no início do diestro (ou primeiros dias após a ovulação; 3º ao 9º) são necessárias para proporcionar um ambiente uterino propício ao desenvolvimento embrionário, resultando em um concepto mais alongado e com maior capacidade de produção de proteínas trofoblásticas, dentre as quais o interferon tau (IFN-τ). O IFN-τ atua como molécula antiluteolítica, ou seja, inibe a secreção de PGF2-α pelo endométrio, com consequente manutenção do CL e das elevadas concentrações de P4 na corrente sanguínea, necessários para a manutenção da gestação. Tal fato pode estar associado positivamente com o estabe-

* *Vide* nota na Figura 7 deste capítulo.

** *Vide* nota na Figura 7 deste capítulo.

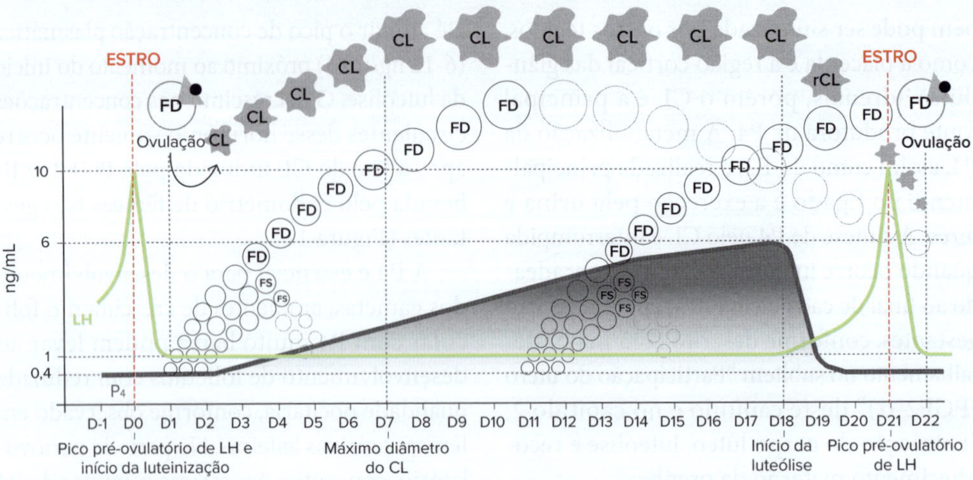

FIGURA 11 Perfil de secreção da progesterona (P4) durante um ciclo estral com duas ondas foliculares em fêmeas bovinas. Após a ovulação ocorre a diferenciação das células foliculares em células luteínicas e a produção de progesterona (P4) tem início, aumentando progressivamente até atingir o pico de concentração plasmática próximo ao momento do início da luteólise. Após a lise do corpo lúteo (CL) induzida pela PGF2-α endometrial, ocorre rápido decréscimo nas concentrações circulantes de P4, permitindo que ocorra o pico pré-ovulatório de LH e consequente ovulação.

FD: folículo dominante; FS: folículo subordinado.

Obs.: *vide* nota na Figura 7 deste capítulo.

lecimento da prenhez (para maior compreensão, consultar o capítulo 2, “Formação do corpo lúteo, luteólise e reconhecimento materno da prenhez”). A concentração de P4 luteínica se mantém elevada até cerca do 180º dia de gestação, quando a placenta assume a produção de P4 em maior escala. Assim, pode-se notar que o perfil de P4, com as oscilações durante o ciclo estral, exerce influência importante desde a qualidade do oócito em desenvolvimento até o estímulo ovulatório e o estabelecimento e manutenção da gestação. Desbalanços na concentração desse hormônio podem afetar fases distintas do ciclo e reduzir a fertilidade.

A concentração circulante de P4 é uma das principais diferenças fisiológicas observada entre taurinos e zebuínos do ponto de vista reprodutivo. Maiores concentrações séricas de P4 são geralmente descritas em animais *Bos indicus*. Essa diferença pode ser explicada pela provável maior capacidade esteroidogênica dos CL de zebuínos e pelo diferente catabolismo hepático desses animais (utilização de diferentes vias metabólicas). A concentração circulante da P4, assim como do E2, depende do equilíbrio entre a produção e a degradação destes e é fortemente influenciada pela nutrição dos animais. Conforme pontuado anteriormente, vacas em alta produção leiteira apresentam maior consumo de matéria seca, particularmente de energia, e tal fato está associado ao aumento significativo do fluxo sanguíneo para o fígado e da catabolização dos hormônios esteroides por esse órgão, com consequente redução das concentrações circulantes de E2 e P4. Em fêmeas com menor ingestão de energia, a catabolização hepática dos hormônios esteroides é menor, o que colabora para a manutenção de maior concentração circulante de E2 e P4 nesses animais. Tais aspectos ajudam a explicar o fato de que as vacas leiteiras apresentam maior diâmetro do folículo ovulatório e do CL, porém menores concentrações circulantes de E2 e P4 do que novilhas ou vacas de corte.[21,25-28]

Inibina

A inibina é um hormônio glicoproteico gonadal, produzido pelas CG (fêmea) e pelas células de Sertoli (machos) sob influência do FSH, cuja função é inibir seletivamente a produção de FSH pela adeno-hipófise. É um heterodímero composto por uma subunidade alfa comum (18 kDa), mas diferentes subunidades beta (14 kDa), e ambas as formas (α/β_A e α/β_B) de inibina (A e B, respectivamente) possuem propriedades fisiológicas semelhantes. Apesar de ambas as isoformas serem expressas nos ovários de bovinos, apenas a inibina A foi isolada do fluido folicular até o momento.

Possui rápido *clearance*, com meia-vida em torno de 51 minutos (dado obtido para novilhas pré-púberes), e, apesar do marcante efeito inibitório na secreção de FSH, a inibina (tanto no fluido folicular quanto purificada) não tem efeito algum sobre a concentração plasmática, a frequência pulsátil e a amplitude de secreção de LH.

Após o pico de pré-ovulatório de LH, a inibina A cai rapidamente até o nadir (ponto mais baixo; cerca de 50 pg/mL* em novilhas taurinas), bem como o E2, fato que coincide com a segunda elevação de FSH (o primeiro pico ocorre junto ao pico pré-ovulatório de GnRH e LH) e a emergência de onda folicular. Durante os dias subsequentes, a inibina produzida pelo *pool* de folículos em crescimento na nova onda folicular aumenta gradualmente até atingir concentrações máximas nessa onda não ovulatória após cerca de 3 dias (4º dia do ciclo estral), promovendo, em sinergia com o E2, supressão da síntese e liberação de FSH pela adeno-hipófise por um mecanismo de *feedback* negativo, o que, próximo ao processo de desvio folicular, gera nos ovários um efeito transitório de impedimento do crescimento dos FS do *pool* recrutado. Posteriormente, apesar de o FD continuar crescendo, a concentração de inibina cai progressivamente (acompanhada pelo aumento da concentração de FSH), simultaneamente ao aumento da P4 circulante e à diminuição da frequência de pulsos de LH, atingindo o nadir por volta do 8º ao 10º dia do ciclo estral, quando ocorre nova elevação máxima do FSH e uma nova onda folicular emerge (Figura 12).

Portanto, há fortes evidências de que a inibina seja o hormônio-chave na regulação da secreção de FSH, havendo uma relação inversa entre eles, ou seja, o aumento da inibina promove inibição na secreção de FSH, enquanto sua diminuição está associada ao aumento da secreção dessa gonadotrofina. Apesar do E2 atuar sinergicamente à inibina no *feedback* negativo ao FSH, a inibina é considerada o hormônio fundamental para o estabelecimento desse processo. Tanto é que, em fêmeas com padrão de três ondas foliculares no ciclo estral, a inibição da liberação de FSH após a emergência da segunda onda folicular ocorre essencialmente pela elevação da inibina, uma vez que nessa onda intermediária há elevação insignificante de E2 devido à alta concentração circulante de P4 e consequente baixa pulsatilidade de LH.

Na onda ovulatória, o período de elevação da concentração de inibina é estendido, sem que haja o decréscimo observado nas ondas não ovulatórias. Essa manutenção da produção de inibina pelo FD da onda ovulatória durante o período de maturação final (e não apenas até o desvio folicular) coincide com a diminuição da P4 circulante após a luteólise, associada ao aumento da pulsatilidade de LH e aumento do E2 circulante, e parece ser um

* *Vide* nota na Figura 7 deste capítulo.

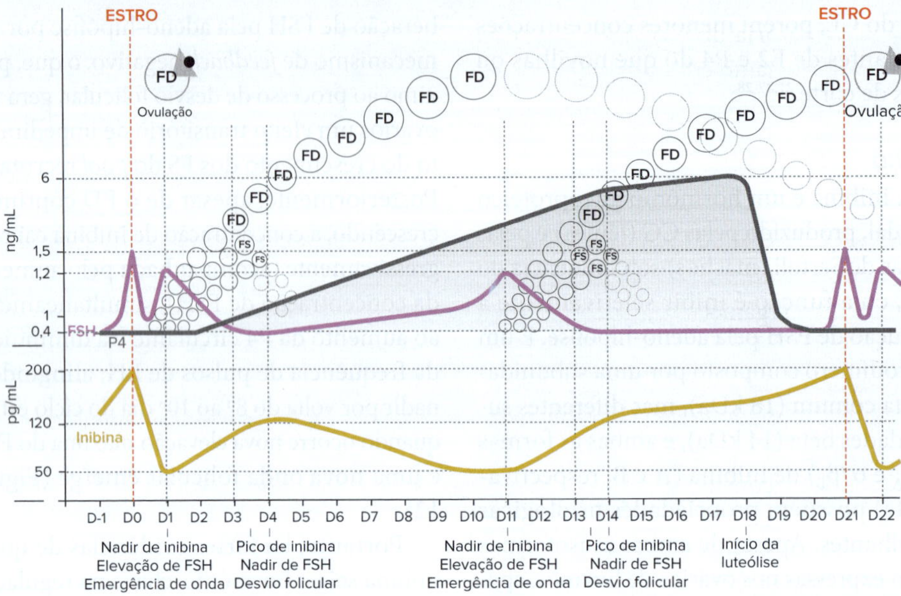

FIGURA 12 Perfil de secreção da inibina A durante um ciclo estral com duas ondas foliculares em fêmeas bovinas. Após o pico pré-ovulatório de LH, a inibina A cai rapidamente até o nadir, o que coincide com a segunda elevação de FSH e a emergência de onda folicular. A inibina produzida pelo *pool* de folículos em crescimento aumenta gradualmente até atingir concentração máxima na onda não ovulatória por volta do 4º dia do ciclo estral, promovendo supressão da liberação de FSH por *feedback* negativo na adeno-hipófise e atresia dos folículos subordinados (FS) após o desvio folicular. Apesar de o folículo dominante (FD) continuar crescendo, a concentração de inibina cai progressivamente (acompanhada por aumento da concentração de FSH), simultaneamente ao aumento da P4 circulante e diminuição da frequência de pulsos de LH, atingindo o nadir por volta do 8º ao 10º dia do ciclo estral, quando ocorre nova elevação do FSH e uma nova onda folicular emerge. Na onda ovulatória, não há decréscimo da concentração de inibina após o desvio folicular, mas sim aumento progressivo, especialmente após a luteólise (diminuição da P4 circulante), alcançando concentração máxima no momento em que ocorre o pico pré-ovulatório de E2, GnRH, FSH e LH, culminando em ovulação, momento em que esses hormônios ovarianos (inibina e E2) retornam ao nadir no novo ciclo pós-ovulatório.

Obs.: *vide* nota na Figura 7 deste capítulo.

mecanismo necessário para dar suporte ao rápido crescimento folicular que precede a ovulação, bem como para prevenir a ocorrência da emergência de uma nova onda de crescimento folicular antes de a ovulação ser concluída. Assim, nas ondas ovulatórias ocorre aumento progressivo das concentrações de inibina circulante, a qual se eleva consideravelmente após a luteólise, alcançando concentração máxima (em torno de 125 pg/mL em novilhas taurinas e de 450 pg/mL em vacas holandesas). Nesse mesmo momento ocorre o pico pré-ovulatório de E2, que promove o pico de GnRH e consequente pico das gonadotrofinas (FSH e LH), culminando em ovulação, momento em que esses hormônios ovarianos (inibina e E2) retornam ao nadir do novo ciclo pós-ovulatório (Figura 12).

Aparentemente, vacas com três ondas foliculares apresentam menores concentrações de inibina A na primeira e segunda ondas foliculares do que vacas com duas ondas foliculares, o que também reflete em menores concentrações de FSH. Na onda ovulatória, as concentrações de inibina A e FSH são semelhantes em vacas de duas ou três ondas. Isso porque nas vacas com ciclos de três ondas a concentração desses hormônios é maior na onda ovulatória do que nas ondas não ovulatórias, enquanto em vacas com ciclo de duas ondas esses hormônios atingem concentrações semelhantes nas ondas ovulatória e não ovulatória.[21,25,26,29-32]

Participação do útero (PGF2-α)

As prostaglandinas, entre elas a PGF2-α, são compostos orgânicos lipídicos da família dos eicosanoides. Do ponto de vista molecular, são ácidos graxos hidroxilados não saturados de 20 carbonos, com um anel ciclopentano, derivados do ácido araquidônico. Essas substâncias são consideradas mensageiros químicos que se assemelham a hormônios, porém não são secretados por glândulas especializadas, e geralmente possuem ação parácrina (a molécula sinalizadora é liberada e atua diretamente nas células vizinhas), em vez de serem transportados pela circulação sistêmica até a célula-alvo.

A PGF2-α tem como principal função no ciclo estral o desencadeamento da luteólise, sendo liberada após a redução da expressão dos receptores de P4 e ativação/exposição dos receptores de ocitocina no endométrio por ação do E2 circulante. A ocitocina, produzida no hipotálamo e armazenada na neuro-hipófise, é liberada na circulação sistêmica e se liga aos receptores endometriais, iniciando a cascata de produção local de PGF2-α. A PGF2-α atinge os ovários pelo sistema de contracorrente existente entre a veia uterina e artéria ovariana, antes de ter acesso à circulação sistêmica. No CL, a PGF2-α causa vasoconstrição e consequente lise das células luteínicas por hipóxia. Além disso, estimula a produção de ocitocina pelo próprio CL, a qual também participa da contínua ativação dos receptores no endométrio, potencializando a produção de PGF2-α durante o processo de luteólise. Além da produção de ocitocina, quando a cascata da luteólise tem início, o CL também é capaz de produzir certas quantidades de PGF2-α, intensificando o processo da luteólise.

A metabolização da PGF2-α ocorre majoritariamente nos pulmões. Como em uma única passagem por esse órgão mais de 90% desse composto é metabolizada, a avaliação do perfil de liberação de PGF2-α durante o ciclo estral é realizada pela mensuração de seu metabólito 13,14-di-hidro-15-keto-PGF-F2-α (PGFM). Nesse contexto, durante o período pré-luteolítico a PGFM é mantida em concentração basal (~ 10 a 60 pg/mL), havendo pelo menos um pico que ultrapassa 100 pg/mL. Esses picos, no entanto, são menores do que aqueles que ocorrem durante o período luteolítico, que podem chegar a 600 pg/mL e geralmente são de 1 a 4. É nesse período que a concentração de P4 diminui acentuadamente, chegando a concentrações próximas de 1 ng/mL*. Quando a P4 cai abaixo desse valor, inicia-se o período pós-luteolítico, no qual ainda ocorrem cerca de dois picos de PGFM, porém eles são significativamente menores do que os picos do período luteolítico, sendo muitas vezes similares aos do período pré-luteolítico (Figura 13).[33-39]

Todo o processo de luteólise, síntese e transporte de PGF2-α está elegantemente discutido no capítulo 2, "Formação do corpo lúteo, luteólise e reconhecimento materno da prenhez".

Os principais hormônios relacionados ao ciclo estral de bovinos, bem como sua classificação química, local de produção e principais funções, estão sumarizados na Tabela 1.

Desenvolvimento folicular ovariano

Emergência ou recrutamento folicular

A emergência de uma onda folicular é caracterizada pelo recrutamento de um gru-

* *Vide* nota na Figura 7 deste capítulo.

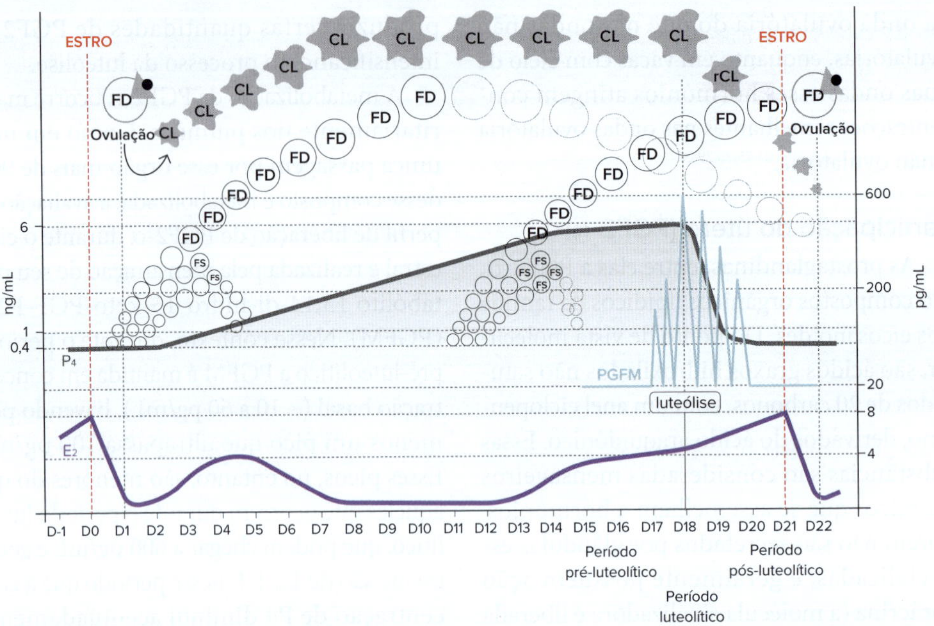

FIGURA 13 Perfil de secreção da PGF2-α, representado por seu metabólito, a PGFM, durante um ciclo estral com duas ondas foliculares em fêmeas bovinas. No período pré-luteolítico a PGFM permanece em concentração basal, com pelo menos um pico. No período luteolítico, os picos de PGFM são maiores e mais frequentes (geralmente de 1 a 4), levando à diminuição acentuada da concentração de P4. Quando a P4 cai abaixo de 1 ng/mL, inicia-se o período pós-luteolítico, no qual ocorrem cerca de dois picos de PGFM, porém eles são significativamente menores do que os picos do período luteolítico, podendo se assemelhar aos do período pré-luteolítico.

Obs.: *vide* nota na Figura 7 deste capítulo.

TABELA 1 Sumário dos principais hormônios relacionados aos processos de controle do ciclo estral das fêmeas bovinas, classificação química e respectivos locais de produção e funções reprodutivas

Hormônio	Classificação química	Local de produção	Funções
GnRH	Peptídeo	Hipotálamo	Liberação de FSH e LH
Kisspeptina	Peptídeo	Hipotálamo	Estímulo da secreção/liberação de GnRH
Leptina	Peptídeo	Tecido adiposo	Atuação nos receptores de kisspeptina para estímulo da secreção/liberação de GnRH
Neuropeptídeo Y	Peptídeo	Hipotálamo	Inibição da secreção/liberação de GnRH
GnIH	Peptídeo	Hipotálamo	Inibição da secreção/liberação de GnRH, gonadotrofinas e esteroides ovarianos
FSH	Glicoproteína	Hipófise	Emergência folicular, estímulo do desenvolvimento folicular inicial e da secreção de E2
LH	Glicoproteína	Hipófise	Estímulo ao desenvolvimento folicular final, à maturação do oócito, indução da ovulação e luteinização e estímulo da esteroidogênese (secreção de E2 e P4)

(continua)

TABELA 1 Sumário dos principais hormônios relacionados aos processos de controle do ciclo estral das fêmeas bovinas, classificação química e respectivos locais de produção e funções reprodutivas *(continuação)*

Hormônio	Classificação química	Local de produção	Funções
E2	Esteroide	Folículos ovarianos	Estímulo da liberação do pico pré-ovulatório de GnRH, indução dos sinais do estro, estímulo do desenvolvimento de ductos endometriais e da glândula mamária
P4	Esteroide	Corpo lúteo/ placenta	Inibição da liberação de GnRH e de LH, estímulo do desenvolvimento glandular endometrial e mamário, manutenção da gestação
Inibina	Glicoproteína	Folículos ovarianos	Inibição da secreção/liberação de FSH
PGF2-α	Eicosanoide	Endométrio	Estímulo à luteólise

E2: estradiol; FSH: hormônio folículo-estimulante; GnIH: hormônio inibidor de gonadotrofinas; GnRH: hormônio liberador de gonadotrofinas; LH: hormônio luteinizante; P4: progesterona; PGF2-α: prostaglandina F2-α.

po de pequenos folículos, com diâmetro de 2 a 4 mm, para iniciarem um processo de crescimento simultâneo sob estímulo do FSH. Toda emergência de onda de crescimento folicular é precedida por uma elevação transitória na secreção de FSH pela adeno-hipófise quando há baixa concentração de E2 e inibina, ou seja, logo após a atresia folicular ou ovulação, já que esses dois hormônios são produzidos pelos folículos (Figuras 14 e 15).

Maior número de folículos recrutados no momento da emergência de onda folicular é observado em fêmeas *Bos indicus* em comparação a *Bos taurus* (30-60 *vs.* 15-35, respectivamente). Esse fato pode estar relacionado à maior população de folículos menores que 5 mm encontrada em seus ovários, que, por sua vez, deve estar relacionada às maiores concentrações plasmáticas de insulina e IGF1 detectadas em zebuínos. A contagem desses folículos (antrais; CFA) por ultrassonografia apresenta alta repetibilidade no mesmo indivíduo, porém elevada variação entre indivíduos. Essa característica é positivamente correlacionada com as concentrações circulantes de hormônio anti-mülleriano (*anti-Müllerian hormone* – AMH), que pode ser considerado um marcador endócrino tanto em fêmeas zebuínas como taurinas (média de 0,6 ng/mL *vs.* 0,24 ng/mL*, respectivamente). Em condições experimentais contemporâneas, fêmeas *Bos indicus* apresentam maiores CFA e AMH circulante do que as *Bos taurus*. No entanto, independentemente do grupo genético, animais com alta CFA apresentam maiores concentrações de AMH do que animais com baixa CFA.[40-47] Assim, tanto a CFA como a concentração de AMH podem ser utilizadas como preditores do número de folículos recrutados por onda folicular e podem ser úteis na seleção de doadoras de oócitos e embriões tanto em programas de produção *in vivo* como *in vitro* de embriões.

Desvio ou divergência folicular

Em bovinos, bubalinos e equinos, apenas um folículo é selecionado para a dominância a cada onda de crescimento folicular, por isso são espécies classificadas como monovulatórias. O evento relacionado a essa seleção é denominado desvio ou divergência folicular, sendo definido como a mudança na taxa de

* *Vide* nota na Figura 7 deste capítulo.

crescimento entre o FD e o maior FS, ocorrendo entre 2,5 e 3 dias após a ovulação.

Durante os 3 primeiros dias em fase de crescimento comum ocorre aumento na expressão de receptores de gonadotrofinas (FSHr e LHr) e de RNAm para enzimas esteroidogênicas-chave (P450scc e P450arom em células da granulosa e P450c17 em células da teca), seguido de aumento do tamanho folicular e das concentrações de E2. O *pool* de folículos em desenvolvimento produz também inibina, que é o principal hormônio responsável por iniciar a ativação do mecanismo de *feedback* negativo sobre a hipófise, suprimindo gradualmente as concentrações de FSH. Diante do declínio desse hormônio, os folículos FSH-dependentes (FS) entram em atresia, enquanto o folículo que primeiro expressa rLH nas CG (FD) muda a dependência gonadotrófica, mantendo o crescimento mesmo com concentrações circulantes de LH basais. Além da habilidade de suprimir o FSH, o futuro FD também desenvolve a habilidade de utilizar reduzidas concentrações desse hormônio para continuar seu crescimento. Desse modo se estabelece o desvio folicular, pois as taxas de crescimento entre FD e FS, que eram similares até esse momento, passam a diferir, sendo mantidas no FD e decrescendo nos FS. O momento do desvio folicular coincide com o nadir de FSH e o início da elevação das concentrações de E2. Após o desvio, a supressão do FSH é reforçada pelo aumento das concentrações de E2 produzido pelo FD e, na onda ovulatória, também pelo aumento significativo da concentração de inibina A por esse mesmo folículo. O desenvolvimento folicular e as inter-relações hormonais durante a dominância folicular serão abordados no subitem seguinte.

Além da aquisição de rLH associada ao desvio folicular, relata-se que o futuro FD, na maioria das vezes, emerge em torno de 6 a 8 horas antes dos demais, apresentando vantagem no diâmetro no momento do recrutamento (ao redor de 0,5 mm) e do desvio. Assim, no momento médio em que ocorre a emergência da onda folicular, o futuro FD já se apresenta com maior diâmetro folicular em relação ao maior FS e mantém essa diferença até o momento do desvio, já que a taxa de crescimento folicular de ambos é semelhante (em torno de 0,5 mm a cada 8 horas em fêmeas *Bos taurus*) durante esse período. Outros fatores associados ao FD são maior concentração intrafolicular de E2, bem como maior disponibilidade intrafolicular de IGF1 e de uma das proteases, a proteína plasmática associada à prenhez – A (*plasma associated pregnancy protein*-A – PAPP-A), a qual mantém IGF1 na forma livre. Em contrapartida, o maior FS apresenta, após o desvio, maior concentração intrafolicular de proteína ligante de fator de crescimento semelhante à insulina-2 (*insulin-like growth factor biding protein-2*; IGFBP-2), que torna IGF1 indisponível e, portanto, menor concentração intrafolicular de IGF1 livre. Receptores do fator morfogenético ósseo 2 e 1B (*bone morphogenetic factor receptor-2 and 1B* – BMPR2 e BMPR1B) também são mais expressos em FS no momento do desvio, sendo marcadores de atresia folicular.

A despeito dos indícios de que o futuro FD já seja pré-selecionado, os outros folículos da onda também apresentam potencial para a dominância no início do declínio do FSH, fato este comprovado pela ablação do FD ou, de forma aplicada, no caso de tratamentos hormonais que estimulam o crescimento de múltiplos folículos (superestimulação e ovulações múltiplas para transferência de embriões *in vivo*), "burlando" a seleção de apenas um FD em espécies monovulatórias.

Como mencionado em outras partes deste capítulo, há diferenças marcantes entre taurinos (da raça Holandesa) e zebuínos (da raça Nelore), e esse também é o caso de algumas características do desvio. A taxa de crescimento do FD em taurinos é de 1,5 a 2 mm por dia e em zebuínos é de 1 a 1,2 mm por dia. Já no FS essa taxa decresce após o desvio para cerca de 0,1 a 0,15 mm por dia, respectivamente. Tendo em vista que o momento do desvio é similar entre as subespécies, as diferenças nas taxas de crescimento folicular resultam em diâmetros maiores em taurinos (8-9,8 mm para o FD e 7,2-8 mm para o maior FS) do que em zebuínos (5,8-7,5 para o FD e 5,3-6,5 mm para o maior FS) no momento do desvio.[6,48-57]

Dominância folicular e possíveis desfechos: atresia ou ovulação

Após o desvio folicular, o FD de qualquer onda folicular (ovulatória ou não) tem o desenvolvimento mais dependente da secreção de LH do que de FSH. Dessa forma, o destino do FD (atresia ou ovulação) depende do padrão de pulsatilidade de LH, o qual é ditado pela fase do ciclo estral em que a onda folicular está se desenvolvendo (alta ou baixa P4 circulante).

Nas ondas foliculares que se desenvolvem em ambiente com alta concentração de P4 (metaestro e diestro, descritos no item "Particularidades reprodutivas de fêmeas *Bos indicus* e *Bos taurus*" deste capítulo), o FD mantém o crescimento pós-desvio e alcança diâmetro semelhante (primeira onda de animais com duas ou três ondas foliculares) ou inferior (segunda onda de animais com três ondas foliculares) ao pré-ovulatório. Nas ondas não ovulatórias, mesmo havendo certo crescimento do FD e elevação da concentração de E2 intrafolicular, o centro de pico de GnRH não é ativado, apenas o centro tônico e, consequentemente, não há liberação de pico de GnRH e LH, não há ovulação e o FD entra em processo de atresia. Com a diminuição e subsequente perda de função do FD, há marcante declínio das concentrações de E2 e inibina, o que estimula o aumento transitório do FSH, responsável pela emergência da nova onda folicular. Por outro lado, quando o FD se desenvolve em uma onda ovulatória, ou seja, na qual ocorre a luteólise e subsequente diminuição da concentração de P4, a exposição à maior frequência de pulsos de LH leva ao aumento da esteroidogênese no FD, que produz concentrações crescentes de E2 até que atinja o pico pré-ovulatório desse hormônio. Como consequência, os picos de GnRH e LH pré-ovulatório são estimulados, culminando em ovulação.

A aquisição de capacidade ovulatória pelo FD, ou seja, a capacidade de o FD ovular após estimulação com LH, ocorre após um período adicional de crescimento depois do desvio folicular e, apesar de ser semelhante temporalmente entre fêmeas zebuínas e taurinas, ocorre em diâmetros menores nas fêmeas *Bos indicus* (≥ 8,5 mm) do que em *Bos taurus* (≥ 10 mm, valores a partir dos quais pelo menos 80% das fêmeas ovulam após estimulação com LH). Diferenças nos diâmetros foliculares máximos também diferem entre os grupos genéticos, variando de 9 a 14 mm em *Bos indicus* e de 12 a 20 mm em *Bos taurus*.

A ovulação envolve uma sequência de eventos que resulta na ruptura da parede do FD com liberação do complexo *cumulus*-oócito (CCO) para o interior da tuba uterina e o início do desenvolvimento do CL. O hormônio-chave para que o processo ovulatório se inicie é o LH, e sua atividade depende da ligação a seus receptores, os quais estão presentes tanto nas CG quanto nas CT. Durante a ovulação, existe a necessidade da degradação do epitélio ovariano, e muitos fatores parácrinos, citocinas pró-inflamatórias e proteases agem em conjunto, levando à degradação da matriz extracelular e à ruptura do folículo. Duas enzimas, cuja síntese é induzida pelo pico de LH, lideram esse processo: as metaloproteinases e os ativadores de plasminogênio. A heparanase (HPSE), enzima que cliva os glicosaminoglicanos de sulfato de heparano durante remodelação da matriz extracelular, também parece desempenhar um papel importante na ruptura do folículo.[53,56-61]

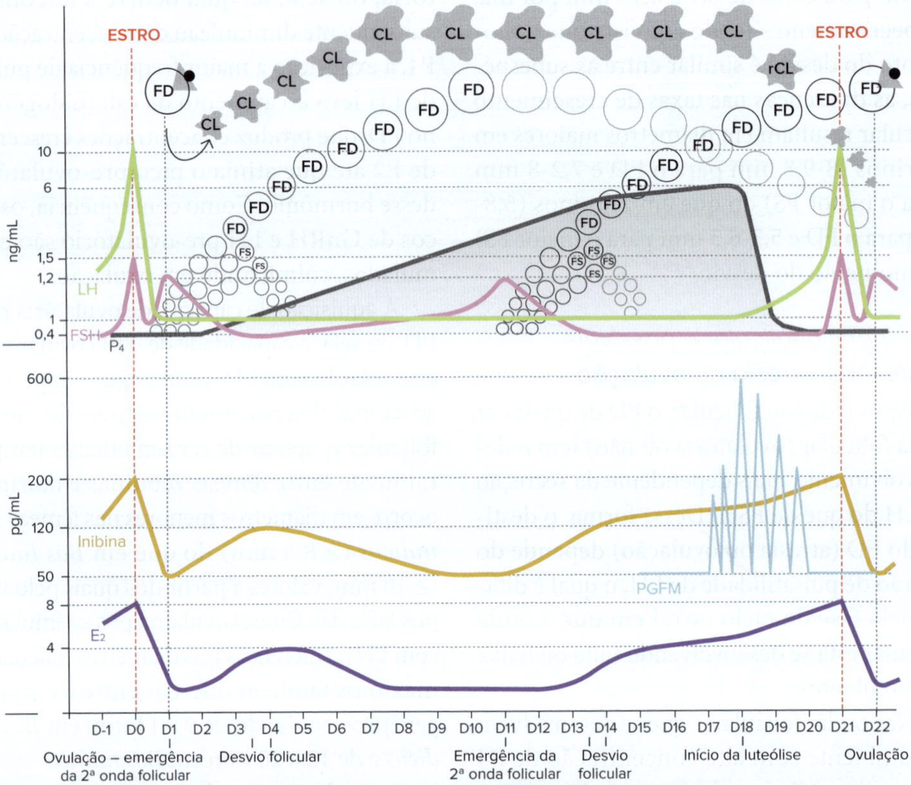

FIGURA 14 Padrão de desenvolvimento folicular e luteínico e perfil endócrino em animais com duas ondas de crescimento folicular. No início de um novo ciclo, ocorre a emergência de um grupo de pequenos folículos antrais em decorrência da elevação das concentrações circulantes de hormônio folículo-estimulante (FSH; linha rosa). Essa gonadotrofina estimula o crescimento conjunto desses folículos (fase de crescimento comum), o que eleva gradativamente as concentrações de inibina (linha laranja) e estradiol (E2; linha azul-escura) e, consequentemente, por *feedback* negativo sobre a hipófise, levam à diminuição de FSH. No momento do declínio do FSH, os folículos que apresentam receptores somente para essa gonadotrofina entram em atresia (folículos subordinados – FS), enquanto o folículo dominante (FD) mantém o crescimento, por apresentar receptores para hormônio luteinizante (LH), caracterizando o desvio folicular. Na primeira onda de crescimento folicular, o ambiente endócrino é marcado por concentrações crescentes de progesterona (P4 – área cinza sombreada), produzida pelo corpo lúteo (CL) formado a partir da ovulação, e por concentrações basais de LH (linha verde). O FD da primeira onda folicular cresce até o diâmetro máximo, produzindo E2, porém entra em atresia devido às baixas concentrações de LH. Desse modo, com a perda da dominância, a concentração circulante de E2 diminui e a nova elevação de FSH dá início à segunda onda de crescimento folicular (onda ovulatória), caracterizada pelas mesmas fases descritas para a primeira onda folicular (emergência, desvio e dominância). Entretanto, a partir do 18º dia do ciclo estral, ocorre a liberação de pulsos de prostaglandina F2-alfa (PGF2-α, cujo metabólito mensurável é a PGFM; linha azul-clara), que acarreta a luteólise. Segue-se a regressão do CL (rCL), com o declínio da P4 concomitante ao crescimento do FD até o diâmetro pré-ovulatório, culminando com o pico pré-ovulatório de E2 e, consequentemente, picos pré-ovulatórios de GnRH, FSH e LH, o que ocasiona nova ovulação.

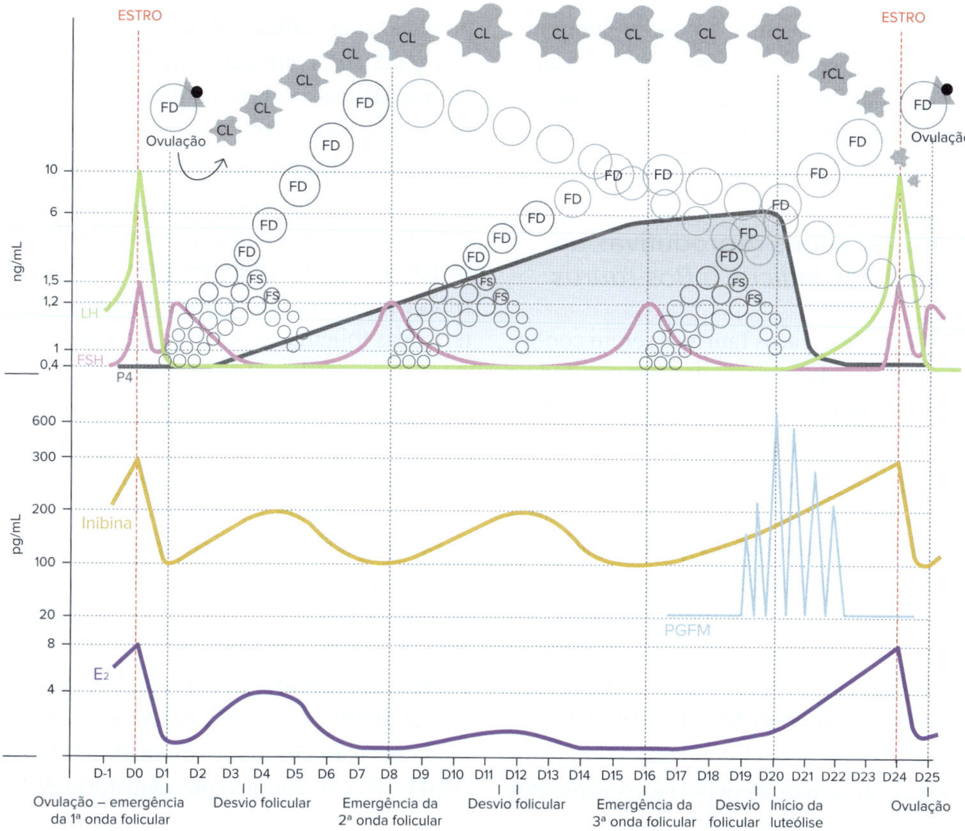

FIGURA 15 Padrão de desenvolvimento folicular e luteínico e perfil endócrino em animais com três ondas de crescimento folicular. No início de um novo ciclo, ocorre a emergência de um grupo de pequenos folículos antrais em decorrência da elevação das concentrações circulantes de hormônio folículo-estimulante (FSH; linha rosa). Essa gonadotrofina estimula o crescimento conjunto desses folículos (fase de crescimento comum), o que eleva gradativamente as concentrações de inibina (linha laranja) e estradiol (E2; linha azul-escura) e, consequentemente, por *feedback* negativo sobre a hipófise, levam à diminuição de FSH. No momento do declínio do FSH, os folículos que apresentam receptores somente para essa gonadotrofina entram em atresia (folículos subordinados; FS), enquanto o folículo dominante (FD) mantém o crescimento, por apresentar receptores para hormônio luteinizante (LH), caracterizando o desvio folicular. Na primeira onda de crescimento folicular, o ambiente endócrino é marcado por concentrações crescentes de progesterona (P4; área cinza sombreada), produzida pelo corpo lúteo (CL) formado a partir da ovulação, e por concentrações basais de LH (linha verde). O FD da primeira onda folicular cresce até o diâmetro máximo, produzindo E2, porém entra em atresia devido às baixas concentrações de LH. Desse modo, com a perda da dominância, a concentração circulante de E2 cai e a nova elevação de FSH dá início à segunda onda de crescimento folicular (não ovulatória), caracterizada pelas mesmas fases descritas para a primeira onda folicular (emergência, desvio e dominância). No entanto, na segunda onda a elevação de E2 é insignificante e o diâmetro máximo do folículo dominante (FD) é menor do que o da primeira e o da terceira ondas, tendo em vista o maior bloqueio da pulsatilidade de LH promovido pela P4, que está com as concentrações máximas. Na terceira onda (ovulatória), a partir do 18º dia do ciclo estral, ocorre a liberação de pulsos de prostaglandina F2-alfa (PGF2-α, cujo metabólito mensurável é a PGFM; linha azul-clara), que acarreta a luteólise. Segue-se a regressão do CL (rCL), com o declínio da P4 concomitante ao crescimento do FD até o diâmetro pré-ovulatório, culminando com o pico pré-ovulatório de E2 e, consequentemente, picos pré-ovulatórios de GnRH, FSH e LH, o que ocasiona nova ovulação.

A interrelação entre o desenvolvimento folicular e o perfil endócrino durante o ciclo estral em animais cíclicos de duas ou três ondas de crescimento folicular está ilustrada nas Figuras 14 e 15.

Particularidades reprodutivas de fêmeas *Bos indicus* e *Bos taurus*

Apesar de as raças taurinas serem conhecidas e desejadas pela maior precocidade e por importantes características produtivas como a intensidade de marmoreio da carne e a alta produção leiteira, essas raças são também mais exigentes do ponto de vista nutricional e ambiental. Nesses quesitos, as raças zebuínas destacam-se pela rusticidade em climas tropicais, sendo mais resistentes ao calor e aos ectoparasitas. Dessa forma, as raças puras *Bos indicus* (ex. Nelore, Gir, Guzerá) e *Bos taurus* (Aberdeen, Red Angus, Hereford, Simental, Holandesa), compostos de raças (Brahman, Senepol) e cruzamentos industriais entre taurinos e zebuínos, são de grande interesse e valor econômico, sendo utilizadas em todo o Brasil de acordo com o sistema de produção e os objetivos a serem alcançados.

Ao longo de todo o capítulo foram descritas diversas diferenças entre fêmeas zebuínas e taurinas, com especial foco aos atributos reprodutivos. Tais diferenças ocorrem mesmo quando os animais são mantidos em condições ambientais e nutricionais semelhantes, e esse conhecimento é fundamental para a adequada interpretação de avaliações ultrassonográficas (CFA, diâmetros foliculares e luteínico) e laboratoriais (concentrações hormonais) e para a implementação de manejos reprodutivos personalizados (características do ciclo estral e adaptação de protocolos reprodutivos).

De forma bastante sucinta, a duração do ciclo estral e o número de ondas foliculares por ciclo assemelham-se entre ambos os grupos genéticos, com maior predominância do padrão de três ondas, seguido pelo de duas ondas foliculares. Ainda, o momento em que ocorrem alguns importantes eventos do ciclo estral, como a emergência de onda folicular, o desvio folicular, a indução da luteólise e a ovulação, são semelhantes entre fêmeas taurinas e zebuínas. No entanto, algumas características foliculares, luteínicas e hormonais diferem entre elas. Do ponto de vista folicular, fêmeas *Bos indicus* apresentam maior CFA, porém menor taxa de crescimento do FD, menor diâmetro do FD e do FS no momento do desvio folicular, menor diâmetro do FD para aquisição de capacidade ovulatória e menor diâmetro máximo do FD em relação às fêmeas *Bos taurus*. Como consequência, menor diâmetro máximo do CL é observado em fêmeas zebuínas. Do ponto de vista hormonal, as fêmeas *B. indicus* apresentam maior concentração circulante de insulina, IGF1, AMH e P4 e maior pico pré-ovulatório de E2, porém menor concentração circulante de FSH ao redor da emergência folicular e durante o crescimento folicular pré-desvio. As principais diferenças estão sintetizadas na Tabela 2 e na Figura 16.

A idade à puberdade também pode diferir entre fêmeas taurinas e zebuínas, ocorrendo normalmente de forma mais precoce nas taurinas (Tabela 2). No entanto, apesar de diferenças inerentes à genética dos animais, a pressão de seleção (melhoramento genético com foco nas características de precocidade sexual) e a nutrição desempenham papel fundamental na determinação do momento em que as novilhas atingem a puberdade. Mais detalhes sobre a aquisição de puberdade serão descritos adiante no subitem "Novilhas pré-púberes".

Finalmente, a duração do estro também pode ser influenciada pelo grupo genético. Fêmeas *Bos indicus* parecem apresentar menor

TABELA 2 Diferenças de características relacionadas à fisiologia reprodutiva entre fêmeas *Bos indicus* e *Bos taurus*

Característica reprodutiva	*Bos indicus*	*Bos taurus*
Idade à puberdade (meses)	16-40	9-12
Duração do estro (horas)	10-13	5-18
Número de folículos recrutados por onda	30-60	15-33
Concentração de AMH (ng/mL)	0,41-1,06	0,13-0,54
Diâmetro do folículo dominante no desvio (mm)	5,8-7,5	8-9,8
Diâmetro do maior folículo subordinado no desvio (mm)	5,3-6,5	7,2-8
Diâmetro relacionado à aquisição de capacidade ovulatória (mm)*	8,5	10
Diâmetro máximo do folículo dominante (mm)	11,3-14	13,9-17,1
Diâmetro do corpo lúteo (mm)	17-21	20-30

AMH: hormônio antimülleriano; FD: folículo dominante; LH: hormônio luteinizante.

* Diâmetro mínimo do FD considerado para ≥ 80% de ovulação em resposta ao estímulo com LH. Em zebuínos, FD a partir de 7 mm pode ovular em resposta ao LH, porém a taxa de resposta é baixa (cerca de 33,3%).

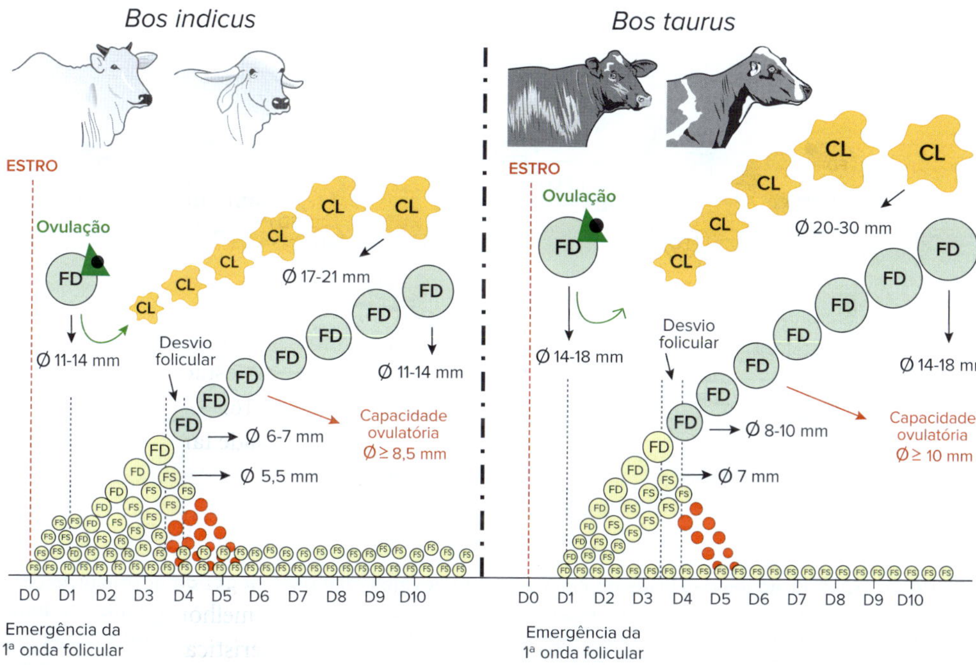

FIGURA 16 Representação esquemática do desenvolvimento folicular em fêmeas *Bos indicus* (Nelore) e *Bos taurus* (Holandesa). Fêmeas *Bos indicus* têm maior população de folículos antrais pequenos (2-5 mm) nos ovários ao longo de todo o ciclo estral, menor diâmetro do folículo dominante (FD) e subordinados (FS) no desvio folicular, menor diâmetro do FD para atingir capacidade ovulatória (com resposta de pelo menos 80% de ovulação quando estimulado por LH), menor diâmetro máximo do FD ao final de cada onda folicular e menor diâmetro máximo do corpo lúteo (CL) do que fêmeas *Bos taurus*. O diâmetro máximo do FD da primeira onda é igual ao diâmetro máximo do folículo ovulatório. Em ambos os grupos genéticos o momento da emergência folicular, desvio folicular e ovulação é semelhante.

período de receptividade sexual do que fêmeas *Bos taurus*. No entanto, não se deve ignorar que outros fatores, como o nível de produção leiteira, a nutrição, a idade e o estresse térmico, também são capazes de alterar de forma mais significativa o tempo de expressão dos sinais de estro. Assim, quanto maior a produção de leite e quanto maior o CMS (que refletem em maior catabolismo de esteroides), menor a intensidade e o tempo de duração do estro, independentemente do grupo genético (Tabela 2). Apesar dessas diferenças, o intervalo estro-ovulação varia de 26 a 32 horas e é semelhante para ambos os grupos genéticos.[44-46,63-66]

Fases do ciclo estral

O ciclo estral pode ser dividido em diferentes fases, as quais são caracterizadas por particularidades da dinâmica hormonal e ovariana que ocorrem durante esse período. Duas classificações podem ser utilizadas; uma delas tem maior subdivisão (quatro fases) dos eventos que compõem o ciclo (proestro, estro, metaestro e diestro), e a outra reúne os eventos em duas fases, enfatizando a estrutura ovariana e o respectivo hormônio esteroide predominante (fase folicular ou estrogênica e fase luteínica ou progesterônica – Figura 17).

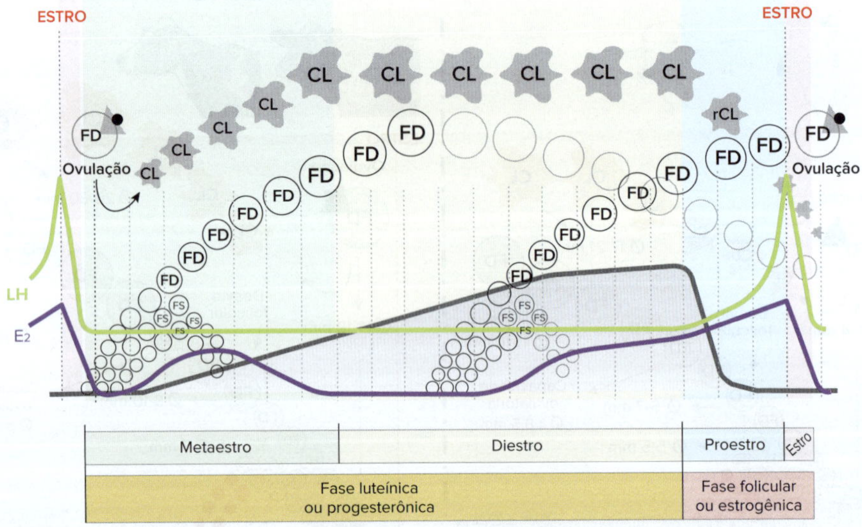

FIGURA 17 Classificações das fases do ciclo estral de bovinos com duas ondas de desenvolvimento folicular. O ciclo estral pode ser classificado em fases, de acordo com o hormônio esteroide predominante, sendo luteínica ou progesterônica (aproximadamente 85% do ciclo) e folicular ou estrogênica (aproximadamente 15% do ciclo). Nessa classificação, pode haver ainda uma subdivisão, caracterizando duas fases progesterônicas (metaestro e diestro) e duas estrogênicas (proestro e estro), representadas pelas faixas coloridas. O metaestro (faixa verde), quando o corpo lúteo (CL) ainda está em formação, apresenta duração média de 7 dias e é marcado pelo aumento das concentrações de progesterona (P4), tendo início ao final do estro e término quando o CL atinge o diâmetro máximo e maior responsividade à prostaglandina F2-alfa (PGF2-α). O diestro (faixa amarelada), com duração média de 10 dias, é caracterizado por concentrações de P4 em elevação até alcançar a concentração máxima e se encerra com a luteólise. O proestro (faixa azul), com duração média de 4 dias, é identificado pelas concentrações crescentes de estradiol (E2) e se encerra com o estro. O estro (faixa rosa), com média de 10 a 14 horas, é o momento conhecido como "cio", em que as concentrações de E2 são máximas e diversas manifestações comportamentais são evidenciadas, como a aceitação de monta, presença de muco vulvar, vocalização, micção frequente, entre outros.

Na primeira classificação, o proestro é definido como o período que tem início com a luteólise, quando há diminuição da concentração circulante de P4 e aumento da pulsatilidade de LH, ocorrendo maior desenvolvimento do folículo pré-ovulatório e aumento da produção de E2 por este. A fase seguinte, o estro, é caracterizada por concentração de P4 circulante mínima, desenvolvimento máximo do folículo pré-ovulatório e pico de E2 circulante, que antecede a ovulação, quando são expressos os sinais associados ao cio, como aceitação de monta, edema de vulva, presença de muco, micção frequente, vocalização e aumento de atividade dos animais. A duração do estro, em média de 10 a 14 horas, pode variar entre indivíduos e ser influenciada por fatores como raça, produção leiteira, estado nutricional, ingestão de matéria seca, conforto térmico, entre outros, podendo ser reduzida em animais de alta metabolização hepática de hormônios esteroides (5-10 horas). Após o pico de LH e o final do estro, inicia-se a fase de metaestro, que tem duração média de 7 dias e é marcada pela luteinização das células foliculares, com início da formação do CL e da produção de P4. No metaestro ocorre a ovulação (cerca de 26-32 horas após o início do estro) e emergência da primeira onda folicular não ovulatória do ciclo estral. As concentrações de P4 são crescentes devido ao desenvolvimento do CL formado após a ovulação. Essa fase se encerra quando o CL atinge a máxima dimensão (em torno do 7º dia do ciclo estral) e adquire maior responsividade à PGF2-α. O diestro, com duração média de 10 dias, é a fase caracterizada pela presença permanente de um CL ativo, entretanto o pico de produção de P4 só vai ocorrer próximo à luteólise, evento que encerra essa fase (Figura 17).

De forma mais simples, o ciclo estral das fêmeas bovinas pode ser dividido em duas fases: folicular e luteínica. A fase folicular é mais curta, durando de 3 a 6 dias, e tem início após a luteólise, com a regressão do CL e a diminuição das concentrações circulantes de P4, e se prolonga até o término do cio. Durante essa fase, que compreende o proestro e o estro, ocorre aumento da frequência de pulsos de LH, crescimento folicular final até a fase pré-ovulatória (aumento da produção de E2), receptividade sexual (regida pela alta concentração de E2) e pico de pré-ovulatório de E2, de GnRH e de LH. Como essa fase é marcada pela diminuição da P4 circulante devido à lise do CL e à predominância do E2 advindo do folículo pré-ovulatório em desenvolvimento, ela também pode ser chamada de fase estrogênica. A fase luteínica é mais longa e tem início após o término do cio, momento em que a concentração de E2 está em declínio, ocorre a ovulação e inicia-se a luteinização das células foliculares para a formação do CL, com início da produção de P4. Essa fase se prolonga por todo o período de presença de um CL ativo (produzindo P4) e termina com a luteólise, dando início à fase folicular subsequente.

Assim, durante a fase luteínica, que compreende o metaestro e o diestro, ocorre o desenvolvimento completo das ondas foliculares não ovulatórias (primeira e em alguns casos também a segunda e a terceira, dependendo de variações individuais entre os animais) e o início do desenvolvimento da onda folicular ovulatória, que é a última onda de cada ciclo estral. Como essa fase é marcada pelo aumento gradual da P4, ela também é chamada de fase progesterônica (Figura 17). No entanto, apesar de a P4 ser o hormônio majoritário durante todo esse período, é válido ressaltar que há flutuações da concentração de E2, que, em geral, se encontra basal, porém aumentos podem ser observados durante o desenvolvimento do FD de cada onda não ovulatória. Contudo, essas elevações não alcançam as mesmas concentrações de E2 observadas no pico pré-ovulatório.

CONDIÇÕES ESPECIAIS DE DESENVOLVIMENTO FOLICULAR OVARIANO

O desenvolvimento folicular em fêmeas cíclicas já foi descrito, porém em outros estágios da vida produtiva do animal observam-se padrões distintos, descritos a seguir e ilustrados nas Figuras 18 a 20.

Novilhas pré-púberes

Em fêmeas bovinas, a puberdade pode ser definida como a aquisição da capacidade de se reproduzir. Seu início é marcado pela primeira ovulação da vida de uma fêmea, ou seja, relaciona-se ao primeiro estro seguido por uma fase luteínica fisiológica. Esse evento caracteriza o momento de transição de um período de baixa atividade ovariana para uma fase de ovulações regulares (ciclicidade) e depende de um processo gradual de desenvolvimento e amadurecimento tanto do sistema reprodutor em si quanto de todo o eixo hipotalâmico-hipofisário-gonadal, que se inicia antes do nascimento e se estende até o período peripúbere. Portanto, a puberdade não deve ser interpretada como um evento isolado, mas como a etapa final de uma série de alterações morfofisiológicas que culminam com a primeira ovulação.

Ao passo que a puberdade pode ser caracterizada como um marco do início da vida reprodutiva da fêmea, a maturidade sexual é um processo gradual que se sucede à puberdade, no qual a fertilidade aumenta nos ciclos subsequentes. Geralmente são necessários dois a quatro ciclos estrais com fases luteínicas normais (40-120 dias sucessivos à puberdade) para que a novilha adquira maturidade sexual, aumentando a capacidade de conceber e levar a gestação a termo.

Por volta do 1º ao 3º mês de idade as novilhas apresentam um sistema hipotalâmico-hipofisário-gonadal funcionalmente maduro, o que faz com que fêmeas jovens sejam capazes de secretar FSH em resposta à baixa frequência de pulsos de GnRH hipotalâmico muito antes da puberdade e, assim, apresentar padrão de crescimento de ondas foliculares. No entanto, em novilhas pré-púberes, pequenas quantidades de E2 produzidas pelo folículo em crescimento parecem inibir tanto a quantidade quanto a frequência de liberação de GnRH, o que resulta na inibição da liberação pulsátil de LH ou na liberação em baixa frequência de pulsatilidade desse hormônio, fazendo com que os folículos cresçam apenas até o momento do desvio folicular (já que após esse evento os folículos se tornam LH-dependentes) e entrem em atresia. Em outras palavras, o eixo hipotalâmico-hipofisário de novilhas pré-púberes apresenta hipersensibilidade ao E2, o qual exerce efeito de *feedback* negativo na liberação de GnRH, impossibilitando o aumento de sua frequência de liberação que seria necessária para estimular a secreção de LH e não ocorrendo, portanto, o crescimento folicular pós-desvio, a manifestação de estro e a ovulação.

Esse efeito é gradualmente reduzido com o aumento da idade dessas fêmeas, e somente com a chegada da puberdade o número de receptores de E2 no hipotálamo diminui, reduzindo o efeito inibitório na pulsatilidade de LH. O subsequente aumento da pulsatilidade de LH permite que o folículo cresça não apenas até o momento do desvio folicular, mas até o tamanho ovulatório, e produza quantidades cada vez maiores de E2, suficientes para induzir o pico de GnRH, de LH e ovulação.

É comum que a primeira ovulação de novilhas seja precedida pela ocorrência de cio silencioso, ou seja, a ausência de manifestação evidente dos sinais externos de estro, fazendo com que esse momento seja de difícil detecção. Possivelmente essa lacuna comportamental é resultante da condição refratária do hipotálamo ao estímulo pelo E2 e normalmente é revertida após a primeira exposição à P4 na fase luteínica que se segue ou pelo provável baixo pico pré-ovulatório de E2 antes da primeira ovulação da vida desse animal. A falta de exposição prévia à P4 também impede que ocorra a redução da expressão dos receptores de ocitocina endometriais, favorecendo a liberação antecipada de PGF2-α e a luteólise prematura (entre 7-10 dias pós-ovulação), caracterizando o primeiro ciclo estral pós-ovulatório da novilha como um ciclo estral de curta duração ou, simplesmente, ciclo curto (Figura 18). Após essa experiência, é esperado que as novilhas púberes ingressem em um período de ciclos de duração regular e com manifestação natural de cio, salvo condições que desfavoreçam esse processo (falhas nutricionais, patológicas ou ambientais).[67-71]

Gestação

A gestação é o período delimitado pela fecundação e o parto subsequente, tendo duração média de 280 a 290 dias em fêmeas taurinas e zebuínas, respectivamente. Há

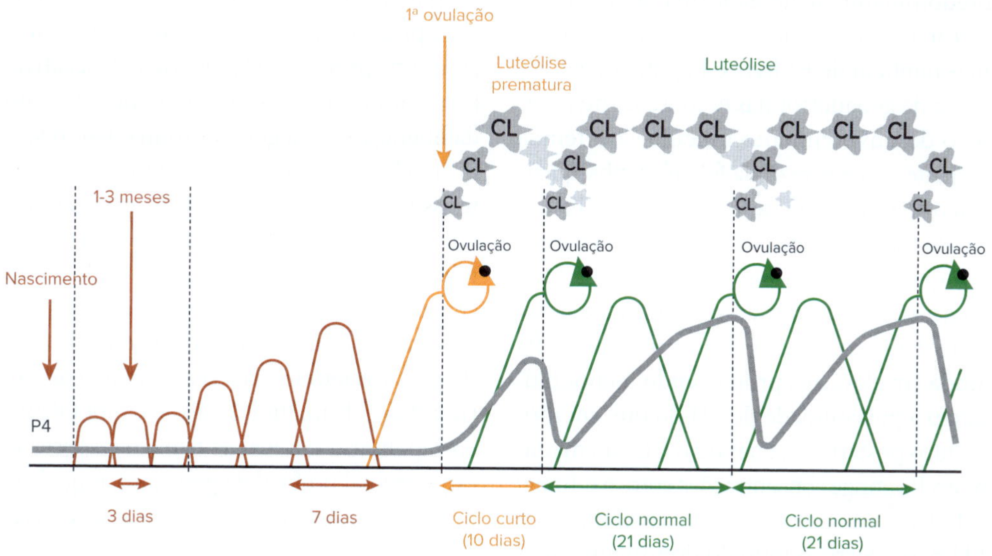

FIGURA 18 Representação esquemática do desenvolvimento folicular em novilhas pré-púberes (adaptado de Driancourt, 2001). Entre 1 e 3 meses após o nascimento é evidenciado o crescimento folicular, caracterizado por ondas com folículos de diâmetro inferior ao do desvio folicular e que entram rapidamente em atresia (3 dias de duração). Ao longo da maturação do eixo hipotalâmico-hipofisário-gonadal, o diâmetro folicular e a duração de cada onda vão aumentando progressivamente até alcançar 7 dias de duração (cor vermelha). Na maioria dos animais, subsequente à primeira ovulação é identificado um ciclo de curta duração (7-10 dias) devido à luteólise prematura (cor laranja). A partir de então, os ciclos estrais passam a apresentar duração normal, entre 20 e 24 dias (cor verde). A linha cinza representa as concentrações de P4 ao longo do período pré-púbere.

Obs.: o número de ondas foliculares até a ovulação pode variar em função de raça, estado nutricional, condições patológicas, entre outros fatores.

evidências da ocorrência de ondas foliculares durante praticamente todo o período gestacional, porém com algumas alterações em relação aos ciclos de fêmeas não gestantes. O conhecimento acerca do desenvolvimento folicular em bovinos durante a gestação é oriundo de estudos conduzidos em fêmeas da raça Holandês. Até o momento não há tais informações disponíveis para zebuínos. Pressupõe-se que o mecanismo fisiológico seja o mesmo, diferindo essas subespécies quanto aos diâmetros foliculares.

Durante a gestação, o padrão de crescimento folicular em ondas é mantido de maneira rítmica até as 3 últimas semanas que precedem o parto, quando cessa completamente. As alterações no perfil principalmente de hormônios esteroides (P4 e estrógenos, predominantemente na forma de sulfato de estrona durante a maior parte da gestação, mas também de E1 livre e E2) afetam a liberação de gonadotrofinas e, consequentemente, o desenvolvimento folicular. Na fêmea gestante, a primeira onda folicular subsequente à ovulação é a que apresenta maior diâmetro do folículo dominante (entre 15-16 mm) comparado às ondas subsequentes (12-14 mm). Nesse momento o CL está em desenvolvimento e com concentrações de P4 ainda em elevação, promovendo menor bloqueio à pulsatilidade de LH do que em momentos posteriores, quando o CL está maduro e a P4 atinge concentrações entre 6 e 10 ng/mL. Uma vez que o pico pré-ovulatório de LH não ocorre, o folículo dominante entra em atresia e uma nova onda de crescimento folicular tem início, caracterizando intervalos entre ondas foliculares de 8 a 10 dias. Desse momento até o 4º mês de gestação, os diâmetros do FD se mantêm relativamente constantes, percebendo-se redução a partir do 5º mês (11 *vs.* 9,5 mm, respectivamente), bem como do maior FS (8 *vs.* 7,0 mm*). Esse período é coincidente com a produção placentária de P4 e estrógenos, suprimindo de maneira mais intensa a pulsatilidade e as concentrações de LH, bem como as concentrações de FSH. Outra característica afetada após o 5º mês de gestação é o intervalo entre as ondas foliculares, que é reduzido para 4 a 7 dias, quando, por conseguinte, observa-se aumento no número de ondas foliculares dentro de um período específico em animais gestantes.

No terço final da gestação, a P4 e os estrógenos exercem intenso *feedback* negativo sobre o eixo hipotalâmico-hipofisário, levando à grande redução das concentrações de ambas as gonadotrofinas (FSH e LH). Ao final da gestação, em torno de 30 dias antes do parto, a maior produção de estrógenos pela placenta acarreta maior redução das concentrações de FSH por *feedback* negativo, bem como verifica-se aumento no intervalo da liberação desta gonadotrofina. Isso resulta em elevações de FSH não necessariamente associados à emergência folicular, e culminam na supressão do desenvolvimento de folículos maiores do que 6,0 mm de diâmetro cerca de 21 dias pré-parto (Figura 19).

Por fim, durante o processo de sinalização do parto, o feto inicia a secreção de cortisol (resultante da maturação do eixo hipotalâmico-hipofisário-adrenal do feto em resposta ao estresse fetal no final da gestação), o qual estimula a diminuição de produção placentária

* Valores estimados com base nas literatura consultada, podendo haver variações por influência de raça, ordem de parto, nutrição, produção leiteira, fatores ambientais, alterações metabólicas, presença de afecções, administração de fármacos, momentos de coleta da amostra/avaliação, modelo experimental, método laboratorial de análise, entre outros.

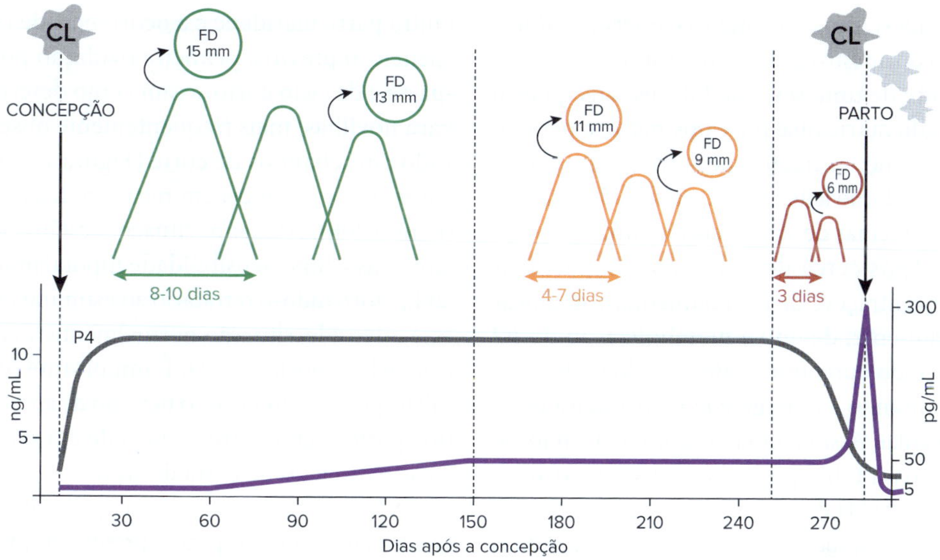

FIGURA 19 Representação esquemática do desenvolvimento folicular (adaptado de Ginther et al., 1989 e 1996) e perfil de esteroides (adaptado de Patel et al., 1999, e Nguyen et al., 2012) em fêmeas taurinas da raça Holandês no período gestacional. O crescimento folicular é gradativamente reduzido no decorrer da gestação pela produção de progesterona (P4, linha cinza) pelo corpo lúteo (CL) e placenta. O folículo dominante (FD) que se desenvolve na primeira onda após a concepção é o que detém maior diâmetro (entre 15-16 mm), comparado às ondas subsequentes (entre 12-14 mm), e essas ondas têm duração aproximada de 8 a 10 dias (cor verde). A partir do 5º mês de gestação, observa-se maior redução no diâmetro folicular (11-9,5 mm) e, também, na duração de cada onda (entre 4-7 dias, cor laranja), até a completa supressão do desenvolvimento de folículos maiores do que 6 mm cerca de 21 dias antes do parto (cor vermelha). Quanto à produção de estradiol (E2, linha roxa), esta se mantém no nadir (≤ 5 pg/mL) até 60 dias após o parto, aumentando progressivamente até 10 pg/mL ao redor do 80º dia de gestação e novamente até 50 pg/mL por volta do 140º dia, concentração que é mantida até cerca de 10 dias antes do parto, quando se inicia o pico de E2 (próximo a 300 pg/mL) que antecede a parição (valores descritos para gestação não gemelar).

Obs.: o número de ondas foliculares até o parto pode variar em função de indivíduo, estado nutricional, condições patológicas, entre outros fatores.

de P4 e o pico da produção de estrógenos de 2 a 5 dias pré-parto, havendo uma mudança de predominância do padrão conjugado (sulfato de estrona) para formas livres de E1, além de E2, o que parece ser importante para o preparo das vias fetais para o parto. Os estrógenos por sua vez aumentam a expressão de receptores de ocitocina endometriais, estimulando a secreção de PGF2-α e culminando em luteólise, seguida de declínio ainda maior da concentração circulante de P4. Apesar de fazer parte do processo de sinalização do parto, a secreção maciça de estrógenos durante esse período estimula a liberação exaustiva de LH pela adeno-hipófise, acarretando depleção do estoque desse hormônio e levando a um período de ciclicidade limitada no pós-parto, conforme será descrito a seguir.[5,71-75]

Pós-parto

O anestro pós-parto é uma condição fisiológica que abrange o período necessário para a involução uterina e o restabelecimento das condições normais para a reprodução, compreendendo o período do parto até a manifestação do primeiro cio fértil. A duração do anestro é altamente variável e dependente de uma série de fatores, tais quais o estado nutricional pré e pós-parto, o período de balanço energético negativo (bem), o nível de produção leiteira, a ocorrência de distocias e problemas de saúde, entre outros.

Após cerca de 5 dias após o parto, as concentrações de FSH aumentam significativamente, devido à metabolização do E2 liberado durante a sinalização do parto, possibilitando a emergência da primeira onda folicular. Assim, observa-se um FD em torno de 10 a 14 dias pós-parto. Além disso, o estoque de LH da adeno-hipófise é reposto com relativa rapidez no período puerperal, estando restabelecido cerca de 15 a 30 dias pós-parto. Esse primeiro FD pode ovular, entrar em atresia e iniciar o crescimento de um novo FD subsequente (nova onda folicular) ou continuar a crescer e tornar-se cístico. Conforme explanado anteriormente neste capítulo, a ovulação de um FD ocorre somente quando a produção de E2 é suficiente para estimular um pico pré-ovulatório de LH sob baixas concentrações circulantes de P4.

O padrão de ondas em vacas no pós-parto é caracterizado pelo aumento gradual no diâmetro folicular a cada onda, até que ocorra a primeira ovulação. O número de ondas necessário para o restabelecimento da ciclicidade depende de fatores como a nutrição, a raça, a amamentação, a presença do bezerro, a idade da vaca, o número de partos, o efeito macho (presença de touro), o atraso da involução uterina e a ocorrência de distocias. Assim, o período de condição anovulatória pós-parto pode ter uma grande variação de duração (de 20 dias a mais de 150 dias) dependendo da influência de todos esses fatores. A proporção de vacas que não ciclam em até 60 dias pós-parto varia entre os rebanhos, sendo de 5% a mais de 40% em rebanhos leiteiros, e de 67% a 93% em rebanhos de corte. Outra particularidade é a ocorrência de cio silencioso prévio à primeira ovulação pós-parto e de ciclo curto, assim como descrito para novilhas, mais frequentemente observado em rebanhos de corte (Figura 20A) e em menor incidência em rebanhos leiteiros (Figura 20B). Ambas as situações estão relacionadas à hipersensibilidade hipotalâmica ao E2, tornando-o refratário ao estímulo por esse esteroide, situação normalmente revertida pela exposição à P4. É importante ressaltar que, quanto maior o período de anestro pós-parto, maior a frequência de cio silencioso e de ciclos de curta duração.

Quanto à nutrição, sabe-se que animais criados em regiões tropicais apresentam comprometimento na atividade ovariana pós-parto devido ao inadequado conteúdo energético fornecido pelas pastagens. A energia ingerida pelo animal é priorizada para funções vitais de manutenção e de produção de leite em detrimento das funções reprodutivas. Dessa forma, o comprometimento nutricional pode levar à supressão na liberação de GnRH e consequente diminuição na frequência dos pulsos de LH, reduzindo o diâmetro máximo do FD e impossibilitando a ovulação. Adicionalmente, a amamentação e a presença do bezerro também são fatores importantes na inibição da ovulação pós-parto e determinantes da duração da condição anovulatória pós-parto. Nesse contexto, o estímulo dos órgãos dos sentidos maternos como o olfato, a visão, a audição e o estímulo tátil, que são responsáveis pelo vínculo entre a mãe e o bezerro especialmente durante a amamentação, induz a liberação de endorfinas maternas, as quais inibem a liberação de GnRH e consequente secreção de LH, afetando negativamente a maturação final do FD e a ovulação. Por esses motivos, o anestro se caracteriza por ser mais marcante em gado de corte do que leiteiro, uma vez que grande parte do rebanho de corte é criado de forma

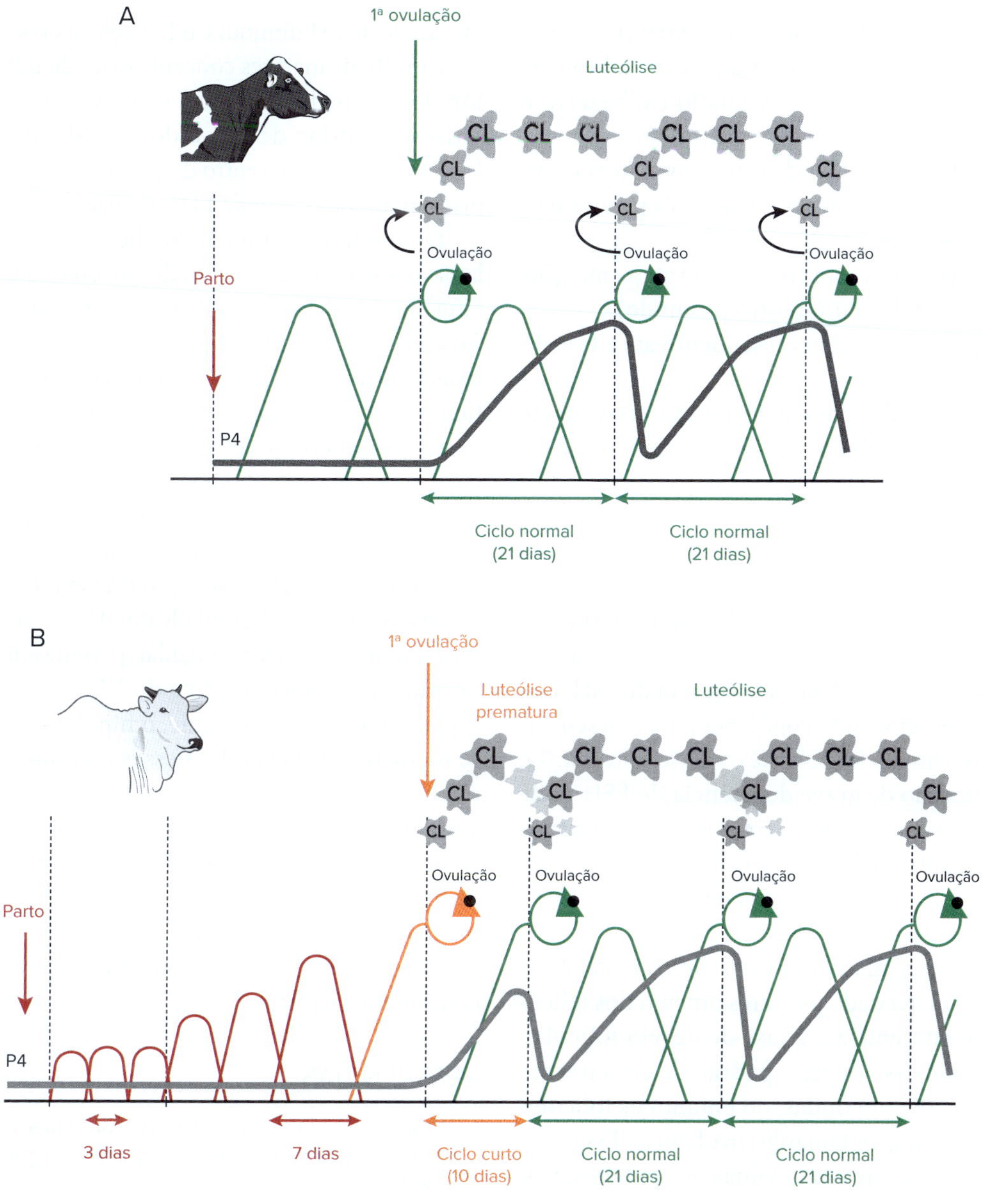

FIGURA 20 Representação esquemática do desenvolvimento folicular em fêmeas no período pós-parto (adaptado de Driancourt, 2001, e Forde et al., 2011). A partir da primeira semana pós-parto tem início o crescimento folicular e, a depender das condições (presença do bezerro, estado nutricional, raça, condições patológicas, entre outras), pode-se observar a primeira ovulação em torno de 20 dias pós-parto (como observado em rebanhos leiteiros confinados – A) ou ultrapassar os 150 dias (comum em rebanhos de corte ou leiteiros a pasto – B). Neste último caso, identifica-se o desenvolvimento de várias ondas foliculares, caracterizadas pelo aumento gradativo do diâmetro (cor vermelha), bem como da duração de cada onda folicular até que ocorra a primeira ovulação (cor laranja). O ciclo curto pode ocorrer (frequente em rebanhos de corte a pasto, figura B – cor laranja) ou não (pouco frequente em rebanhos leiteiros – A) em função das condições mencionadas. Após o ciclo curto, a duração do ciclo estral se normaliza (cor verde). A linha cinza representa as concentrações de P4 ao longo do período pós-parto.

extensiva (nutrição mais restrita) e com a presença de bezerro, enquanto o gado leiteiro é muitas vezes confinado e o bezerro é removido logo após o nascimento.

Dentre as condições anovulatórias em bovinos, podem ser citados três panoramas:

1. Folículos com crescimento até a emergência folicular (anestro profundo).
2. Folículos com crescimento até a fase do desvio.
3. Folículos anovulatórios que crescem até o tamanho ovulatório ou além desse tamanho (cistos).

O cenário de vacas com desenvolvimento folicular somente até a emergência folicular (~ 4 mm) é o mais raro de acontecer (menos de 0,3% em vacas leiteiras), e a causa está relacionada à deficiência severa de FSH, não proporcionando condições para o desenvolvimento do folículo até o desvio folicular. Tal situação de grave deficiência de FSH pode ocorrer em animais em condições de severa subnutrição, como é o caso de fêmeas zebuínas lactantes mantidas em pastos de baixa qualidade e quantidade.

O segundo tipo de condição anovulatória é caracterizado pelo crescimento dos folículos somente até a fase de desvio folicular. Nesse caso existe o padrão de crescimento folicular em ondas, no entanto os folículos não atingem tamanho ovulatório. Essa condição ocorre em novilhas pré-púberes, mas também no pós-parto de vacas lactantes com bezerro ao pé e em vacas leiteiras. Essa condição anovulatória ocorre pela interação entre o inadequado estado energético e a hipersensibilidade ao E2 advindo dos pequenos folículos em crescimento.

A partir do momento em que o balanço energético negativo (BEN) de vacas no pós-parto diminui e o estado energético positivo começa a ser estabelecido, a inibição da pulsatilidade de LH diminui e o FD volta a crescer e produzir maiores concentrações de E2. Em determinado momento, quando é atingido um limiar de E2, é desencadeado *feedback* positivo no centro do pico de GnRH, proporcionando pico de LH e ovulação.

Em um terceiro tipo de condição anovulatória, ocorre o crescimento dos folículos até tamanhos ovulatórios fisiológicos ou maiores (os considerados cistos ovarianos), no entanto as fêmeas não ovulam. Animais nessa situação podem não apresentar manifestação do estro por períodos prolongados (anestro) ou, inversamente, apresentar comportamento ninfomaníaco (constante manifestação de estro) ou masculinização. Essa condição ocorre após período sem exposição prévia à P4, o que aumenta a pulsatilidade de LH, levando a maior crescimento folicular, porém sem promover *feedback* positivo do E2 sobre o hipotálamo. Aparentemente, o hipotálamo se torna insensível ao E2 nesses animais e somente volta a ser responsivo após exposição à P4. Ou seja, a etiologia dessa condição anovulatória é, muito provavelmente, em nível de hipotálamo e não de ovário. Um aspecto interessante a ressaltar é que, mesmo na presença de cistos ovarianos, as ondas foliculares continuam a ocorrer.[76-80]

REFERÊNCIAS

1. Getty R. Sisson/Grossman: Anatomia dos Animais Domésticos. 5.ed. Rio de Janeiro: Guanabara Koogan; 1986.
2. Senger PL. Pathways to pregnancy and parturition. 2.rev.ed. Pulmann: Current Conceptions; 2005.
3. Frandson RD, Wilke WL, Fails AD. Anatomy and physiology of farm animals. 7.ed. Ames: Wiley-Blackwell; 2009
4. Ginther OJ, Knopf L, Kastelic JP. Temporal associations among ovarian events in cattle during oestrous cycles with two and three follicular waves. J Reprod Fertil 1989;87:223-30.
5. Driancourt MA. Regulation of ovarian follicular dynamics in farm animals. Implications for manipulation of reproduction. Theriogenology 2001;55:1211-39.

6. Ginther OJ. The theory of follicle selection in cattle. Dom Anim Endocrinol 2016;57:85-99.
7. Cunningham JG. Tratado de fisiologia veterinária. 2.ed. Rio de Janeiro: Guanabara Koogan; 1999.
8. Clarke IJ. Two decads of measuring GnRH secretion. Reprod Suppl 2002;59:1-13.
9. Gazal OS, Leshin LS, Stanko RL, Thomas MG, Keisler DH, Anderson LL, et al. Gonadotropin-releasing hormone secretion into third-ventricle cerebrospinal fluid of cattle: correspondence with the tonic and surge release of luteinizing hormone and its tonic inhibition by suckling and neuropeptide Y. Biol Reprod 1998; 59:676-83.
10. Clarke IJ. Control of GnRH secretion: one step back. Frontiers in Neuroendocrinology 2011;32:367-75.
11. Okamura H, Yamamura T, Wakabayashi Y. Kisspeptin as a master player in the central control of reproduction in mammals: An overview of kisspeptin research in domestic animals. Anim Sci J 2013; 84: 369-81.
12. Leonardi CEP. Kisspeptin function in female bovine Reproduction. [Tese]. Saskatoon: University of Saskatchewan; 2018.
13. Daniel JA, Foradori CD, Whitlock BK, Sartin JL. Reproduction and beyond, kisspeptin in ruminants. J Anim Sci Technol 2015;6(1):23.
14. Ubuka T, Tsutsui K. Reproductive neuroendocrinology of mammalian gonadotropin-inhibitory hormone. Reprod Med Biol 2019;18:225-33.
15. Cardoso RC, West SM, Maia TS, Alves BRC, Williams GL. Nutritional control of puberty in the bovine female: prenatal and early postnatal regulation of the neuroendocrine system. Dom Anim Endocrinol 2020;73: 106434.
16. Macedo GG. Axônios contendo neuropeptídeo Y em proximidade à neurônios contendo kisspeptina no hipotálamo de ovelhas. [Dissertação]. Viçosa: Universidade Federal de Viçosa; 2011.
17. Maeda K-I, Ohkura S, Uenoyama Y, Wakabayashi Y, Oka Y, Tsukamura H, et al. Neurobiological mechanisms underlying GnRH pulse generation by the hypothalamus. Brain Res 2010;1364:103-15.
18. Hassaneen ASA, Naniwa Y, Suetomi Y, Matsuyama S, Kimuri K, Ieda N, et al. Immunohistochemical characterization of the arcuate kisspeptin/neurokinin B/ dynorphin (KNDy) and preoptic kisspeptin neuronal populations in the hypothalamus during the estrous cycle in heifers. J Reprod Dev 2016;62:471-7.
19. Scott CJ, Rose JL, Gunn AJ, McGrath BM. Kisspeptin and the regulation of the reproductive axis in domestic animals. J Endocrinol 2019;240:R1-16.
20. Tanco VM, Whitlock BK, Jones MA, Wilborn RR, Brandebourg TD, Foradori CD. Distribution and regulation of gonadotropin-releasing hormone, kisspeptin, RF-amide related peptide-3, and dynorphin in the bovine hypothalamus. Peer J 2016;4:e1833.
21. Hafez ESE, Hafez B. Reprodução Animal. 7 ed. São Paulo: Manole; 2004.
22. Kulick LJ, Kot K, Wiltbank MC, Ginther OJ. Follicular and hormonal dynamics during the first follicular wave in heifers. Theriogenology 1999;52:913-21.
23. Haughian JM, Ginther OJ, Kot K, Wiltbank MC. Relationships between FSH patterns and follicular dynamics and the temporal associations among hormones in natural and GnRH-induced gonadotropin surges in heifers. Reproduction 2004;127:23-33.
24. Rose MP, Gaines RE, Das G, Balen AH. Definition and measurement of follicle stimulating hormone. Endocrine Reviews 2000;21:5-22.
25. Martin O, Friggens NC, Dupont J, Salvetti P, Freret S, Rame C, et al. Data-derived reference profiles with corepresentation of progesterone, estradiol, LH, and FSH dynamics during the bovine estrous cycle. Theriogenology 2013;79:331-343.
26. Adashi EY. Endocrinology of the ovary. Human Reproduction 1994;9:815-827.
27. Conley AJ, Bird IM. The Role of Cytochrome P450 17ot-hydroxylase and 31-hydroxysteroid dehydrogenase in the integration of gonadal and adrenal steroidogenesis via the A5 and A4 pathways of steroidogenesis in mammals. Biol Reprod 1997;56:789-99.
28. Sartori R, Haughian JM, Shaver RD, Rosa GJ, Wiltbank MC. Comparison of ovarian function and circulating steroids in estrous cycles of Holstein heifers and lactating cows. J Dairy Sci 2004;87:905-20.
29. Bleach ECL, Glencross RG, Feist SA, Groome NP, Knight PG. Plasma inhibin A in heifers: relationship with follicle dynamics, gonadotropins, and steroids during the estrous cycle and after treatment with bovine follicular fluid. Biol Reprod 2001;64:743-52
30. Kaneko H, Noguchi J, Kikuchi K, Todoroki J, Hasegawa Y. Alterations in peripheral concentrations of inhibin A in cattle studied using a time-resolved immunofluorometric assay: relationship with estradiol and follicle-stimulating hormone in various reproductive conditions. Biol Reprod 2002;67:38-45.
31. Parker KI, Robertson DM, Groome NP, Macmillan KL. Plasma concentrations of inhibin A and follicle--stimulating hormone differ between cows with two or three waves of ovarian follicular development in a single estrous cycle. Biol Reprod 2003;68:822-8.
32. Taya K, Kaneko H, Takedomi T, Kishi H, Watanabe G. Role of inhibin in the regulation of FSH secretion and folliculogenesis in cows. Anim Reprod Sci 1996;42:563-70.
33. Mezera MA, Hamm CS, Gamarra CA, Gennari RS, Prata AB, Sartori R, et al. Profiles of prostaglandin F2α metabolite in dairy cattle during luteal regression and pregnancy: implications for corpus luteum maintenance. Biol Reprod 2019;101(1):76-90.

34. Ginther OJ, Fuenzalida MJ, Shrestha HK, Beg MA. The transition between preluteolysis and luteolysis in cattle. Theriogenology 2011;75:164-71.
35. Ginther OJ, Araujo RR, Palhão MP, Rodrigues BL, Beg MA. Necessity of sequential pulses of prostaglandin F2alpha for complete physiologic luteolysis in cattle [published correction appears in Biol Reprod. 2009 Jun;80:1307]. Biol Reprod 2009;80:641-8.
36. Ginther OJ, Shrestha HK, Fuenzalida MJ, Shahiduzzaman AK, Hannan MA, Beg MA. Intrapulse temporality between pulses of a metabolite of prostaglandin F 2α and circulating concentrations of progesterone before, during, and after spontaneous luteolysis in heifers. Theriogenology 2010;74:1179-86.
37. Jonczyk AW, Piotrowska-Tomala KK, Skarzynski DJ. Effects of prostaglandin F2α (PGF2α) on cell-death pathways in the bovine corpus luteum (CL). BMC Vet Res 2019;15:416.
38. Greco LF, Neves Neto JT, Pedrico A, Lima FS, Bisinotto RS, Martinez N, et al. Effects of altering the ratio of dietary n-6 to n-3 fatty acids on spontaneous luteolysis in lactating dairy cows. J Dairy Sci 2018;101:10536-56.
39. Ginther OJ, Shrestha HK, Fuenzalida MJ, Shahiduzzaman AK, Beg MA. Characteristics of pulses of 13,14-dihydro-15-keto-prostaglandin f2alpha before, during, and after spontaneous luteolysis and temporal intrapulse relationships with progesterone concentrations in cattle. Biol Reprod 2010;82:1049-56.
40. Sirois J, Fortune JE. Ovarian follicular dynamics during the estrous cycle in heifers monitored by real-time ultrasonography. Biol Reprod 1988;39:308-17.
41. Bergfelt DR, Kastelic JP, Ginther OJ. Continued periodic emergence of follicular waves in non-bred progesterone-treated heifers. Anim Reprod Sci 1991;24:193-204.
42. Gibbons JR, Wiltbank MC, Ginther OJ. Functional interrelationships between follicles greater than 4 mm and the follicle-stimulating hormone surge in heifers. Biol Reprod 1997;57:1066-73.
43. Kulick LJ, Kot K, Wiltbank MC, Ginther OJ. Follicular and hormonal dynamics during the first follicular wave in heifers. Theriogenology 1999;52:913-21.
44. Gimenes LU, Ferraz ML, Fantinato-Neto P, Chiaratti MR, Mesquita LG, Sá Filho MF, et al. The interval between the emergence of pharmacologically synchronized ovarian follicular waves and ovum pickup does not significantly affect in vitro embryo production in Bos indicus, Bos taurus, and Bubalus bubalis. Theriogenology 2015;83:385-93.
45. Baldrighi JM, Sá Filho MF, Batista EOS, Lopes RNVR, Visintin JA, Baruselli PS, et al. Anti-Mullerian hormone concentration and antral ovarian follicle population in Murrah heifers compared to Holstein and Gyr kept under the same management. Reprod Domest Anim 2014;49:1015-20.
46. Batista EOS, Guerreiro BM, Freitas BG, Silva JCB, Vieira LM, Ferreira RM, Rezende RG, Basso AC, Lopes RNVR, Rennó FP, Souza AH, Baruselli PS. Plasma anti-Müllerian hormone as a predictive endocrine marker to select Bos taurus (Holstein) and Bos indicus (Nelore) calves for in vitro embryo production. Dom Anim Endocrinol 2016;54:1-9.
47. Silva-Santos KC, Santos GMG, Siloto LS, Santos JT, Oliveira ER, Machado FZ; et al. The correlation between the number of antral follicles and ovarian reserves (preantral follicles) in purebred Bos indicus and Bos taurus cows. Anim Reprod Sci 2014;151:119-25.
48. Fortune JE. Ovarian follicular growth and development in mammals. Biol Reprod 1994;50:225-32.
49. Fortune JE, Rivera GM, Evans AC, Turzillo AM. Differentiation of dominant versus subordinate follicles in cattle. Biol Reprod 2001;65:648-54.
50. Fortune JE, Rivera GM, Yang MY. Follicular development: the role of the follicular microenvironment in selection of the dominant follicle. Anim Reprod Sci 2004;82-83:109-26.
51. Ginther OJ, Beg MA, Kot K, Meira C, Bergfelt DR. Associated and independent comparisons between the two largest follicles preceding follicle deviation in cattle. Biol Reprod 2003;68:524-9.
52. Ginther OJ, Bergfelt DR, Kulick LJ, Kot K. Selection of the dominant follicle in cattle: role of estradiol. Biol Reprod 2000 Aug;63(2):383-9.
53. Gasperin BG, Ferreira R, Rovani MT, Bordignon V, Duggavathi R, Buratini J, et al. Expression of receptors for BMP15 is differentially regulated in dominant and subordinate follicles during follicle deviation in cattle. Anim Reprod Sci 2014;144:72-8.
54. Sartori R, Fricke PM, Ferreira JC, Ginther OJ, Wiltbank MC. Follicular deviation and acquisition of ovulatory capacity in bovine follicles. Biol Reprod 2001;65:1403-9.
55. Castilho C, Garcia JM, Renesto A, Nogueira GP, Brito LFC. Follicular dynamics and plasma FSH and progesterone concentrations during follicular deviation in the first post-ovulatory wave in Nelore (Bos indicus) heifers. Anim Reprod Sci 2007;98:189-96.
56. Sartorelli ES, Carvalho LM, Bergfelt DR, Ginther OJ, Barros CM. Morphological characterization of follicle deviation in Nelore (Bos indicus) heifers and cows. Theriogenology 2005;63:2382-94.
57. Gimenes LU, Sá Filho MF, Carvalho NA, Torres-Júnior JR, Souza AH, Madureira EH, et al. Follicle deviation and ovulatory capacity in Bos indicus heifers. Theriogenology 2008;69:852-8.
58. Sartori R, Pursley JR, Wiltbank MC. The estrous cycle of heifers and lactating dairy cows: Ovarian and hormonal dynamics and estrous cycle abnormalities. Large Dairy herd Management 2017;1375p.
59. Gomez-León VE, Ginther OJ, Araujo ER, Guimarães JD, Wiltbank MC. Hormonal mechanisms regulating follicular wave dynamics I: Comparison of follicle growth profiles under different physiological conditions in heifers. Theriogenology 2019;123:194-201.

60. Gomez-León VE, Ginther OJ, Guimarães JD, Wiltbank MC. Hormonal mechanisms regulating follicular wave dynamics II: Progesterone decreases diameter at follicle selection regardless of whether circulating FSH or LH are decreased or elevated. Theriogenology 2020;143: 148-156.
61. Ginther OJ, Bergfelt DR, Kulick LJ, Kot K. Pulsatility of systemic FSH and LH concentrations during follicular-wave development in cattle. Theriogenology 1998;50:507-519.
62. Gomez-León VE, Ginther OJ, Domingues RR, Guimarães JD, Wiltbank MC. Necessity for LH in selection and continued growth of the bovine dominant follicle. Reproduction 2020; 159:559-69.
63. Baruselli PS, Gimenes LU, Sales JNS. Fisiologia reprodutiva de fêmeas taurinas e zebuínas. Ver Bras Reprod Anim 2007;31:205-211.
64. Sartori R, Bastos MR, Baruselli PS, Gimenes LU, Ereno RL, Barros CM. Physiological differences and implications to reproductive management of Bos taurus and Bos indicus cattle in a tropical environment. Reprod Fertil Suppl 2010;67:357-75.
65. Sartori R, Gimenes LU, Monteiro Jr PLJ, Melo LF, Baruselli PS, Bastos MR. Metabolic and endocrine differences between Bos taurus and Bos indicus females that impact the interaction of nutrition with reproduction. Theriogenology 2016;86:32-40.
66. Sartori R, Monteiro Jr PLJ, Wiltbank MC. Endocrine and metabolic diferences between Bos taurus and Bos indicus cows and implications form reproductive management. Anim Reprod 2016;13:168-181.
67. Almeida OM, Pinho RO, Lima DMA, Martins LF. Endocrinologia da puberdade em fêmeas bovinas. Revista Científica Eletrônica de Medicina Veterinária 2013;20.
68. Gonzalez-Padilla E, Wiltbank JN, Niswender GD. Puberty in heifers. 1. The interrelashionship between pituitary, hypothalamic and ovarian hormones. J Anim Sci 1975;40:1091-1104.
69. Schillo KK, Dierschke DJ, Hauser ER. Regulation of luteinizing hormone secretion in prepubertal heifers: increased threshold to negative feedback action of estradiol. J Anim Sci 1982;54:325-336.
70. Bragança JFM. Estratégias hormonais de indução/sincronização de estro em novilhas de corte entre 12 e 14 meses de idade. [Tese]. Santa Maria: Universidade Federal de Santa Maria; 2007.
71. Ginther OJ, Knopf L, Kastelic JP. Ovarian follicular dynamics in heifers during early pregnancy. Biol Reprod 1989;41:247-54.
72. Thatcher WW, Driancourt MA, Terqui M, Badinga L. Dynamics of ovarian follicular development in cattle following hysterectomy and during early pregnancy. Dom Anim Endocrinol 1991;8:223-34.
73. Ginther OJ, Kot K, Kulick LJ, Martin S, Wiltbank MC. Relationships between FSH and ovarian follicular waves during the last six months of pregnancy in cattle. J Reprod Fertil 1996;108:271-9.
74. Nguyen PTT, Conley AJ, Soboleva TK, Lee RSF. Multilevel regulation of steroid synthesis and metabolism in the bovine placenta. Mol Reprod Dev 2012;79:239-54.
75. Patel OV, Takenouchi N, Takahashi T, Hirako M, Sasaki N, Domeki I. Plasma oestrone and oestradiol concentrations throughout gestation in cattle: relationship to stage of gestation and fetal number. Res Vet Sci 1999;66:129-33.
76. Forde N, Beltman ME, Lonergan P, Diskin M, Roche JF, Crowe MA. Oestrous cycles in Bos taurus cattle. Anim Reprod Sci 2011;124:163-9.
77. Wiltbank MC, Gümen A, Sartori R. Physiological classification of anovulatory conditions in cattle. Theriogenology 2002;57(1):21-52.
78. Walsh RB, Kelton DF, Duffield TF, Leslie KE, Walton JS, LeBlanc SJ. Prevalence and risk factors for postpartum anovulatory condition in dairy cows. J Dairy Sci 2007;90(1):315-24.
79. Sartori R, Rosa GJM, Wiltbank MC. Ovarian structures and circulating steroids in heifers and lactating cows in summer and lactating and dry cows in winter. J. Dairy Sci 2002;85:2813-2822.
80. Lopez H, Sartori R, Wiltbank MC. Reproductive hormones and follicular growth during development of one or multiple dominant follicles in cattle. Biol Reprod 2005;72:788-95.

CAPÍTULO 2

Formação do corpo lúteo, luteólise e reconhecimento materno da prenhez

Claudia Maria Bertan Membrive
Carlos Eduardo Cardoso Consentini
Roberto Sartori

INTRODUÇÃO

O ciclo estral é orquestrado por um complexo conjunto de mecanismos endócrinos e moleculares que ocorrem no período compreendido entre o início de um estro e o início do estro subsequente. Conforme ilustrado na Figura 1, o ciclo estral compreende quatro fases distintas, denominadas estro, metaestro, diestro e proestro. Na fase de estro (Figura 1A), que dura em média 12 horas (podendo variar de 1 a 24 horas), evidencia-se no ovário a presença de um folículo pré-ovulatório no auge de sua plenitude na produção de 17-β-estradiol (E2) e a ausência de um corpo lúteo (CL) funcional. Tal condição determina concentrações circulantes altas de E2 e baixas ou nulas de progesterona (P4), promovendo alterações físicas e comportamentais na fêmea, especialmente a receptividade ao macho e ao acasalamento.

A fase de metaestro (Figura 1B) compreende nas fêmeas bovinas a ovulação, evento que determina a ruptura do folículo ovulatório e o extravasamento de grande parte do conteúdo folicular, inclusive o oócito. Contudo, as células da granulosa e da teca interna remanescentes do folículo recém-ovulado iniciam uma intensa multiplicação e diferenciação, acompanhadas por uma vasta reconstrução vascular. Tal reorganização tecidual é determinada por vários fatores mitogênicos e angiogênicos, caracterizando nessa fase a presença de um corpo hemorrágico, que ao longo de sua estruturação apresenta um aumento progressivo na capacidade de síntese de P4. Cinco dias após a ovulação, momento em que o corpo hemorrágico passa a ser denominado CL, encerra-se a fase de metaestro. O metaestro caracteriza-se por concentrações circulantes decrescentes de E2 e crescentes de P4 ao longo de sua duração.

A fase de diestro (Figura 1C), que se estende até o momento anterior à luteólise, caracteriza-se pela presença de um CL que atinge o auge de sua plenitude estrutural e funcional, capacitado a produzir altas concentrações de P4. Além disso, o diestro caracteriza-se por concentrações circulantes baixas de E2, que apresentam pequenos aumentos (menores, obviamente, do que o E2 circulante no proestro e no estro) de acordo com o desenvolvimento folicular durante as ondas foliculares.

Na fase de proestro (Figura 1D), compreendida nos dias subsequentes ao diestro, evidencia-se a falência funcional e estrutural do CL, no processo denominado luteólise. O proestro caracteriza-se por concentrações

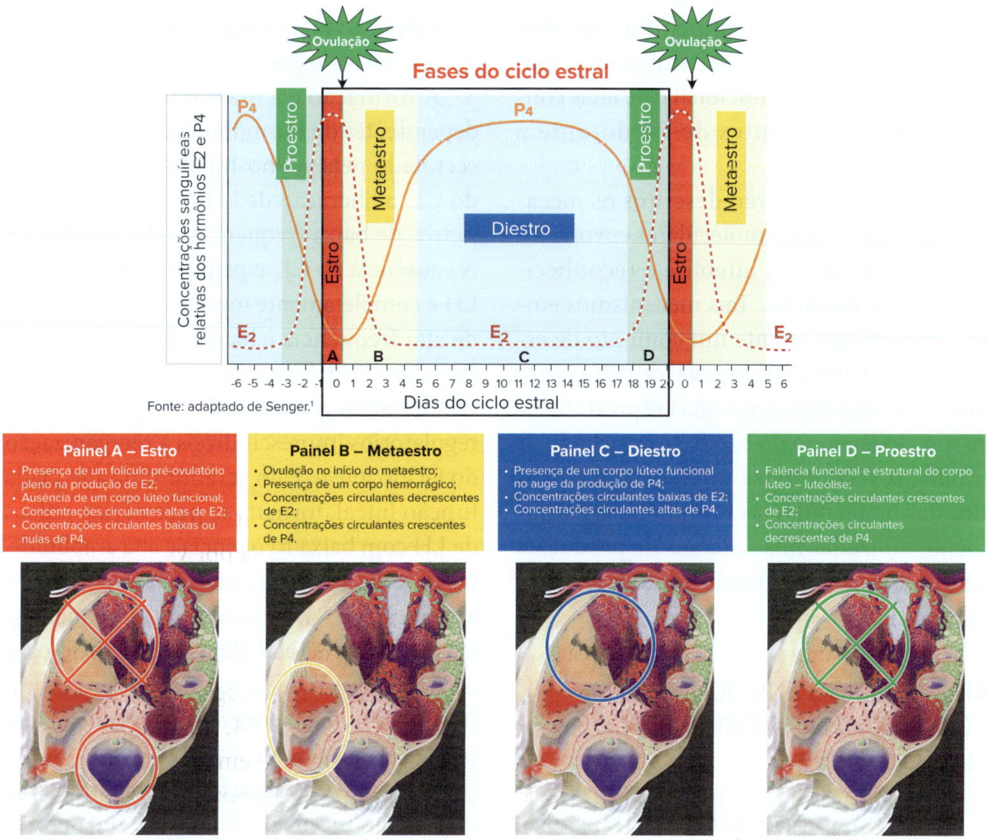

FIGURA 1 Principais características ovarianas nas diferentes fases do ciclo estral em fêmeas bovinas. Painel A – No estro evidencia-se a presença de um folículo pré-ovulatório pleno na produção de 17β-estradiol (E2), ausência de um corpo lúteo (CL) funcional, concentrações circulantes altas de E2 e baixas ou nulas de progesterona (P4). Painel B – O metaestro compreende nas fêmeas bovinas inicialmente a ovulação, formação de um corpo hemorrágico que ganha capacidade crescente na síntese e secreção de P4 atingindo grande plenitude nessa função cinco dias após a ovulação, caracteriza-se por concentrações circulantes decrescentes de E2 e crescentes de P4 ao longo de sua duração. Painel C – O diestro caracteriza-se pela presença de um CL estrutural e funcional no auge da produção de P4, concentrações circulantes baixas de E2 e altas de P4. Painel D – No proestro, evidencia-se a falência funcional e estrutural do CL, processo denominado luteólise, concentrações circulantes crescentes de E2 e decrescentes de P4.

circulantes decrescentes de P4 e crescentes de E2. A destruição do CL torna-se obrigatória para a ocorrência de um novo estro e assim uma nova chance de acasalamento, para o início de um novo ciclo estral e a ovulação.

A cada ciclo estral ocorrem padrões repetitivos e sequenciados que compreendem ondas foliculares, ovulação, desenvolvimento do CL e regressão do CL. O estabelecimento da prenhez rompe esse ciclo recorrente e repetitivo, determinando a ausência da luteólise e do proestro, processo denominado *reconhecimento materno da prenhez*. Para tanto, o concepto (embrião e membranas anexas) existente no ambiente uterino deve produzir de forma competente um conjunto de moléculas que irão impedir a luteólise, prevenindo o proestro e determinando a manutenção de um CL funcional e de altas concentrações circulantes de P4 durante a prenhez.

Neste capítulo serão descritos os mecanismos endócrinos e moleculares envolvidos na formação do CL, luteólise e reconhecimento materno-fetal. Tais mecanismos embasam fisiologicamente um conjunto de estratégias farmacológicas comumente utilizadas nas biotecnologias reprodutivas. Assim, ao término do capítulo, os princípios fisiológicos descritos serão associados à prática das biotecnologias reprodutivas comumente utilizadas nos sistemas de produção, com ênfase na inseminação artificial em tempo fixo (IATF).

MECANISMOS ENVOLVIDOS NA FORMAÇÃO DO CORPO LÚTEO – LUTEOGÊNESE

O CL é um órgão endócrino transitório com uma vida útil de aproximadamente 18 dias na fêmea bovina, que inicia seu desenvolvimento no ovário imediatamente após a ovulação. O termo "corpo lúteo" deriva de *corpus luteum*, que significa "corpo amarelo", cor conferida pela grande quantidade de colesterol e betacaroteno existente no CL. O tecido luteal é constituído por diferentes tipos celulares, que incluem células esteroidogênicas luteais pequenas (*small luteal cells* – SLC), células esteroidogênicas luteais grandes (*large luteal cells* – LLC), células endoteliais que formam os capilares sanguíneos, fibroblastos, células musculares lisas e células pertencentes ao sistema imune (monócitos, macrófagos, leucócitos e linfócitos T). A síntese e a secreção de P4 são realizadas pelas LLC e SLC, formadas após a ovulação. Os fibroblastos estão associados aos componentes estruturais do CL. Os macrófagos têm uma importante participação fagocítica na resposta imune, que envolve a regressão do CL.

A formação e a manutenção do CL são dependentes do hormônio luteinizante (LH), secretado pela adeno-hipófise. Na presença do CL, a liberação de LH caracteriza-se por pulsos de baixa frequência e alta amplitude. Na ausência do CL, o padrão de liberação do LH é completamente modificado para pulsos de alta frequência e baixa amplitude. O LH participa da luteinização, induzindo a expressão de vários genes que dão origem a fatores regulatórios imprescindíveis à reorganização do tecido luteal. Para garantir uma adequada função luteal, tornam-se necessários pulsos de LH com baixa frequência e alta amplitude. O CL tem como principal função a síntese e a secreção de P4, função iniciada no metaestro e que ganha total plenitude do meio para o fim do diestro. As fases de metaestro e diestro são comumente referenciadas como a fase progesterônica do ciclo estral.

Após a ovulação, o tecido remanescente do folículo recém-ovulado sofre uma remodelação, cessando a produção de E2 e iniciando uma produção crescente de P4. Tal processo, denominado luteinização, compreende mudanças morfológicas e bioquímicas que se referem à multiplicação, diferenciação e reorganização das células remanescentes da teca e da granulosa, que darão origem às SLC e às LLC, respectivamente, acompanhadas por uma intensa reconstrução vascular. As mudanças bioquímicas referem-se ao término da produção de E2 e ao início da síntese de P4.

Como ilustrado na Figura 2A, o folículo pré-ovulatório da última onda de crescimento folicular apresenta plenitude máxima na produção de E2. A vascularização exuberante do folículo dominante é fundamental para que as células da teca e granulosa possam encontrar facilidade na captação de colesterol, precursor do E2. Além disso, uma vez que o E2 é produzido pelo folículo, tal vascularização favorece a rápida passagem de E2 para a circulação sistêmica, onde exercerá sua função nos tecidos alvo.

A Figura 2B mostra que no momento da ovulação ocorre a ruptura da membrana folicular seguida da expulsão do oócito. Na sequência, a parede do folículo recém-ovulado é colapsada e se projeta em direção à parte central desse folículo, momento em que a cavidade deste é invadida por linfa e sangue provenientes da vascularização intensa que havia no folículo e que foi abruptamente interrompida com a ovulação. Agora, esse conjunto de elementos (células remanescentes da teca e granulosa, sangue e linfa) formará inicialmente uma estrutura denominada corpo hemorrágico. Em tal estrutura, inicia-se uma hiperplasia (multiplicação celular) das células remanescentes da teca, fibroblastos e células endoteliais, e uma hipertrofia (aumento de volume celular) das células remanescentes da teca e especialmente da granulosa.

As LLC também sintetizam e secretam ocitocina, que exerce um papel importante na síntese de prostaglandina F2-α (PGF2-α), portanto na luteólise. A velocidade de crescimento tecidual do CL é comparável a um tecido tumoral, sempre acompanhada por uma reconstrução vascular intensa.

O CL é um dos tecidos mais vascularizados do organismo, em razão do altíssimo consumo de oxigênio por grama de tecido, perdendo apenas para o cérebro. Estima-se que, durante a fase de diestro, das células totais do CL, aproximadamente 30% representam as LLC e SLC e 50% as células endoteliais. Tal organização tecidual garante que as LLC e as SLC estejam seguramente margeadas por um ou dois capilares. Segundo Berisha et al.[2], as modificações celulares pertinentes a essa reorganização são regidas por um conjunto de fatores angiogênicos e mitogênicos, especialmente o fator de crescimento endotelial vascular tipo A (VEGF-A), B (VEGF-B), C (VEGF-C) e D (VEGF-D), o fator de crescimento dos fibroblastos tipo 1 (FGF-1) e 2 (FGF-2), o fator de crescimento semelhante à insulina tipo 1 (IGF1) e 2 (IGF2), a angiopoietina tipo 1 (ANPT-1) e 2 (ANPT-2) e o fator indutor da hipóxia (HIF). Os VEGFs e FGFs estimulam a vascularização inicial do CL. A expressão de IGF1 e IGF2 é maior durante a fase luteínica inicial, entre os dias 1 e 4 do ciclo estral de bovinos. A ANPT-1 mantém a estabilidade dos vasos sanguíneos, enquanto a ANPT-2 tem efeito contrário, e a ação depende da relação de ANPT-1 e ANPT-2 existente no tecido. Quanto a tal relação entre ambas, durante a formação e a manutenção do CL prevalece ANPT-1, e, durante a luteólise, ANPT-2. O HIF, embora com denominação de conotação negativa, ativa genes envolvidos na angiogênese. Deve-se salientar que todos os fatores mencionados também são encontrados em grande quantidade no folículo pré-ovulatório, justamente para garantir sua vascularização abundante. Nos 5 primeiros dias subsequentes à ovulação, tais fatores são mantidos em grande quantidade na estrutura remanescente do folículo recém-ovulado, promovendo a reconstrução vascular do corpo hemorrágico.

Como ilustrado na Figura 2C, quando tal estrutura completa sua remodelação e torna-se apta a sintetizar e secretar grandes quantidades de P4, esta caracteriza-se como CL. A vascularização exuberante do CL é fundamental para que as LLC e as SLC possam encontrar facilidade na captação de colesterol, precursor da P4, além de favorecer a rápida passagem da P4 sintetizada para a circulação sistêmica, onde exercerá sua função nos órgãos alvo, especialmente no hipotálamo e no útero.

O número de corpos lúteos (CLs) formados é proporcional ao número de folículos ovulados. Na grande maioria das fêmeas bovinas evidencia-se a presença de um único CL, proveniente da ovulação de apenas

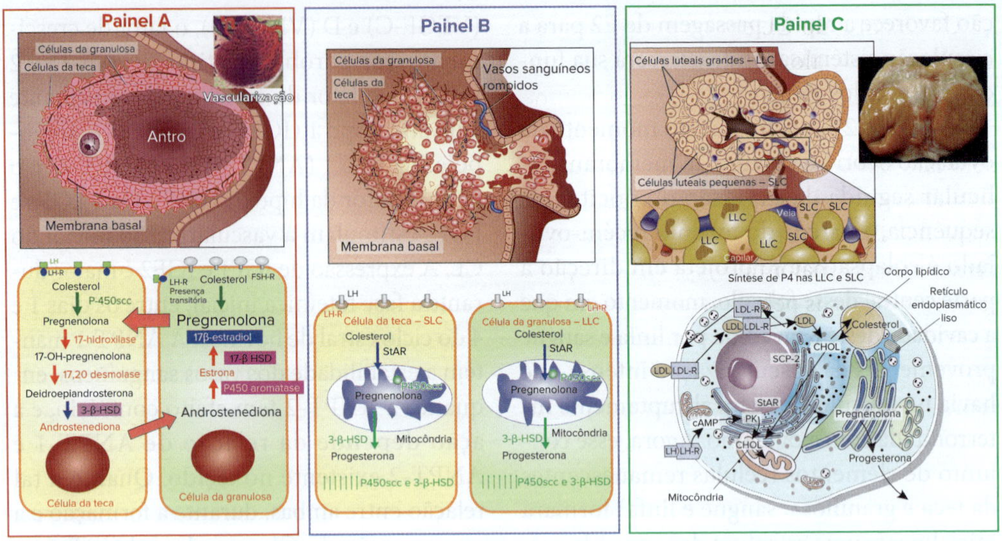

FIGURA 2 Painel A – Síntese de E2 pelo folículo pré-ovulatório. Conversão do colesterol em pregnenolona pela enzima P-450scc; conversão da pregnenolona em 17-OH-pregnenolona pela enzima 17-hidroxilase; conversão da 17-OH-pregnenolona em deidroepiandrosterona pela enzima 17,20-desmolase; transformação da deidroepiandrosterona em androstenediona pela enzima 3-β-hidroxi-desidrogenase-Δ4,5-isomerase (3-β-HSD); transformação da androstenediona em estrona pela enzima P450 aromatase e transformação da estrona em 17β-estradiol (E2) pela enzima 17β-hidroxiesteroide-desidrogenase (17-β-HSD). Painel B – Luteinização. Após a ovulação as células da teca e granulosa remanescentes do folículo ovulatório, que até então secretavam E2, são reorganizadas para formarem o corpo hemorrágico e iniciarem a síntese de P4. Após a ovulação, a produção de P4 é progressivamente aumentada. As células da granulosa originam as grandes células luteais (LLC – *large luteal cells*) e as células da teca, as pequenas células luteais (SLC – *small luteal cells*); nessas células ocorre um aumento na expressão das enzimas necessárias para a conversão do colesterol em progesterona (P450scc e 3-β-HSD). Painel C – Células esteroidogênicas e síntese de P4 pelo CL. Nas LLC e SLC: a) o LDL liga-se a receptores específicos na membrana celular, especialmente a apoproteína D, presentes nas SLC e LLC; b) o LDL ligado ao seu receptor entra na célula através de um mecanismo de endocitose; c) no citosol, o LDL, agora contido em uma vesícula, se combina com o lisossomo que constitui uma pequena vesícula contendo enzimas, especificamente esterases; d) a fusão do lisossomo com as vesículas contendo LDL faz com que o LDL seja dissociado liberando moléculas de colesterol; e) o colesterol presente no citosol da célula passa a ser disponibilizado como substrato para a esteroidogênese; f) na membrana mitocondrial interna, o colesterol é convertido pela enzima P-450scc em pregnenolona; g) agora no retículo endoplasmático liso, a pregnenolona é convertida pela enzima 3-β-HSD em P4. A *sterol carrier protein*-2 (SPC-2) interage com o citoesqueleto celular facilitando o transporte do colesterol no citosol da célula, e a *steroidogenic acute regulatory protein* (StAR) transporta o colesterol do citosol para a membrana mitocondrial interna.

Fonte: adaptada de Senger.[1]

um folículo durante o ciclo estral. Entretanto, em algumas fêmeas, especialmente em vacas leiteiras de alta produção, pode ocorrer dupla ou múltipla ovulação, determinando a presença de dois ou mais CLs. Deve-se salientar que, quando se emprega a superovulação em fêmeas bovinas, por exemplo, por meio da administração de várias aplicações consecutivas de hormônio folículo-estimulante (FSH), para colheita de embriões produzidos *in vivo*, observa-se especificamente nessa circunstância a ovulação de vários folículos e, consequentemente, a formação de vários CLs.

O tamanho do CL é proporcional ao tamanho do folículo que o originou; quanto maior o folículo ovulatório, maior o volume do CL originado. Tal relação se estabelece pelo fato de o folículo ovulatório de maior diâmetro possivelmente apresentar maior número de células da teca e da granulosa que darão origem a maior número de LLC e SLC, estas responsáveis pela síntese de P4. Admite-se que, quanto maior o volume luteal, maior seja a produção de P4. Na prática veterinária, com o uso da ultrassonografia na avaliação dos ovários, rotineiramente se correlaciona a área e/ou o volume total do CL, avaliação exclusivamente morfológica, à competência do CL em produzir P4.

Na última década, com a possibilidade do emprego de ultrassonografia com Doppler, técnica que permite avaliar o fluxo sanguíneo de determinado tecido, tornou-se possível também mensurar o fluxo sanguíneo do CL, condição que permite uma análise funcional do CL, além da morfológica tradicionalmente realizada. Considerando que uma adequada função luteal é essencial para promover o êxito do reconhecimento materno-fetal e o estabelecimento da prenhez, medir o fluxo sanguíneo do CL para predizer sua competência funcional torna-se importante.

O tempo de permanência do CL no ovário em fêmeas bovinas ciclando é de aproximadamente 17 a 18 dias, considerando o período de metaestro (corpo hemorrágico) e diestro (CL propriamente dito). Quando as fêmeas se tornam prenhes, a permanência do CL no ovário persiste ao longo da prenhez até por volta de 5 dias antes do parto. Durante a prenhez, a placenta adquire uma capacidade crescente de sintetizar P4 e assume o papel de maior mantenedora aproximadamente a partir dos 120 dias de prenhez. A produção de P4 pela placenta complementa a P4 produzida pelo CL, garantindo altas concentrações plasmáticas de P4, que serão fundamentais na manutenção da prenhez. A síntese de P4 pelo CL é bastante complexa e será apresentada a seguir.

SÍNTESE DE PROGESTERONA NO CORPO LÚTEO

Para entender a síntese de P4 no CL, é necessário voltar aos mecanismos esteroidogênicos do folículo pré-ovulatório no máximo de sua plenitude para produzir E2. A síntese do E2 resulta de um trabalho coordenado entre as células da teca e da granulosa. O substrato para a produção de E2, e também da P4, é o colesterol, sintetizado principalmente no fígado e transportado na corrente sanguínea pelas lipoproteínas. Estas caracterizam-se por ser de alta (HDL – *high density lipoprotein*) ou baixa densidade (LDL – *low density lipoprotein*). O LDL constitui a maior fonte de colesterol para a produção de E2 e P4. Conforme representado na Figura 2A, o clássico e mais aceitável modelo de esteroidogênese para a síntese de E2 foi proposto por Fortune e Quirk.[3] Nesse modelo, as células da teca apresentam receptores para LH e as células da granulosa, receptores para LH e para o FSH. Tais hormônios, ao se ligarem ao receptor específico acoplado à proteína G, ativam a proteína transmembrana adenilato ciclase, que transforma ATP em AMPc. Esse evento ocasiona um aumento de AMPc na célula, que assume o papel de segundo mensageiro. O AMPc se liga e ativa várias proteínas, que são enzimas presentes no citosol. A ativação das enzimas agora promove um conjunto de etapas sequenciais:

a. Conversão do colesterol em pregnenolona pela enzima P450scc (*side chain clivage*);
b. Conversão da pregnenolona em 17-OH-pregnenolona pela enzima 17-hidroxilase;

c. Transformação da 17-OH-pregnenolona em deidroepiandrosterona pela enzima 17,20-desmolase;
d. Transformação da deidroepiandrosterona em androstenediona pela enzima 3-β-hidroxi-desidrogenase-Δ-4,5-isomerase (3-β-HSD);
e. Transformação da androstenediona em estrona pela enzima P450 aromatase;
f. Transformação da estrona em E2 pela enzima 17-β-hidroxiesteroide-desidrogenase (17-β-HSD).

A etapa *a* ocorre em células da teca e granulosa; as etapas *b*, *c* e *d* ocorrem com exclusividade nas células da teca, e as etapas *e* e *f* com exclusividade nas células da granulosa. Assim, as enzimas específicas produzidas em cada tipo celular determinam obrigatoriamente a cooperação de ambos os tipos celulares para a produção de E2. Quanto maior o diâmetro do folículo ovulatório, maior a capacidade deste para sintetizar e secretar E2.

A Figura 2B mostra que, após a ovulação, as células da teca e granulosa remanescentes do folículo ovulatório, que até então secretavam E2, são reorganizadas para formar o CL e sintetizar P4. Para tal mudança na rota esteroidogênica, ocorre uma drástica diminuição na expressão de todas as enzimas que participavam das diferentes etapas na transformação de pregnenolona em E2. Esse evento determina o início da luteinização das células da teca e da granulosa. Ainda, para que a P4 seja sintetizada ocorre um aumento na expressão das enzimas P450scc e 3-β-HSD, ambas necessárias para a síntese de P4 a partir do colesterol.

As SLC se caracterizam por medirem menos que 20 μm, liberarem baixas concentrações de P4 e apresentarem receptores para LH. As LLC medem de 20 a 30 μm, produzem altas quantidades de P4 e não apresentam receptores de LH. Assim, a síntese de P4 nas SLC requer LH, enquanto a produção de P4 nas LLC independe de LH. A síntese de P4 nas LLC contempla a participação de outros hormônios, como hormônio de crescimento (GH), IGF1 e prostaglandina E2 (PGE2). Existem evidências de que algumas SLC são transformadas em LLC e em CLs maduros. As LLC representam minoria na porcentagem de células esteroidogênicas totais, entretanto se responsabilizam por aproximadamente 80% da produção total de P4 pelo CL. As SLC representam maioria na porcentagem de células esteroidogênicas totais, mas se responsabilizam por aproximadamente 20% da produção total de P4 pelo CL.

Pode-se ver na Figura 2C que a síntese de P4 compreende um conjunto de etapas sequenciais:

a. O LDL, produzido no fígado, constitui a maior fonte de disponibilidade de colesterol na corrente sanguínea para a produção dos hormônios esteroides no CL;
b. O LDL liga-se a receptores específicos na membrana celular, especialmente a apoproteína D, presentes nas SLC e nas LLC;
c. O LDL ligado ao seu receptor entra na célula por meio de um mecanismo de endocitose;
d. No citosol, o LDL, agora contido em uma vesícula, combina-se com o lisossomo, que constitui uma pequena vesícula contendo enzimas, especificamente esterases;
e. A fusão do lisossomo com as vesículas contendo LDL faz com que o LDL seja dissociado, liberando moléculas de colesterol;
f. o colesterol presente no citosol da célula passa a ser disponibilizado como substrato para a esteroidogênese;
g. Na membrana mitocondrial interna, o colesterol é convertido pela enzima P450scc em pregnenolona;
h. agora no retículo endoplasmático liso, a pregnenolona é convertida pela enzima

3-β-HSD em P4. Ambas as enzimas necessárias para a síntese de P4 estão presentes nas LLC e nas SLC.

Observe que, tanto nas LLC como nas SLC, cada etapa da esteroidogênese ocorre em compartimentos celulares distintos. Assim, torna-se necessário o transporte do colesterol à membrana mitocondrial interna. Tal transporte é realizado por algumas proteínas transportadoras específicas, especialmente a *sterol carrier protein-2* (SCP-2) e a *steroidogenic acute regulatory protein* (StAR). A SPC-2 interage com o citoesqueleto celular, facilitando o transporte do colesterol no citosol da célula. A StAR transporta o colesterol do citosol para a membrana mitocondrial interna. A StAR possui dois sítios de fosforilação, um fosforilado pela proteína quinase A (PKA) e outro pela proteína quinase C (PKC). Quando a StAR se torna fosforilada pela PKA, sua agilidade no transporte é aumentada, entretanto a StAR fosforilada pela PKC tem sua agilidade no transporte diminuída, efeitos marcadamente opostos.

Na SLC, o LH estimula a PKA, que fosforila a StAR, agilizando imediatamente o transporte do colesterol para a membrana mitocondrial interna, resultando em maior síntese de P4. Nas LLC os mecanismos que regulam a síntese de P4 são menos conhecidos, considerando que essas células não possuem receptores para LH, mas apresentam receptores na membrana para GH, IGF1 e PGE2. Acredita-se que o GH atuaria nas LLC, estimulando a síntese de IGF1, que, por uma ação parácrina e autócrina, promoveria maior síntese de P4. Sugere-se que os efeitos do GH, IGF1 e PGE2 nas LLC sejam semelhantes à ação do LH nas SLC, ações que em conjunto promovem um aumento na síntese de P4.

Alguns trabalhos tentaram desvendar a capacidade superior das LLC de sintetizar P4 quando comparadas às SLC. Fitz et al.[4] verificaram que as LLC apresentavam maior concentração da proteína StAR (34%) quando comparada às SLC. Esse estudo permite sugerir que as SLC poderiam produzir menos P4 quando comparadas às LLC por apresentarem menores concentrações de proteínas requeridas para o transporte do colesterol à membrana mitocondrial interna.

As concentrações circulantes de P4 são determinadas pela quantidade de P4 produzida pelo CL subtraída da quantidade de P4 metabolizada, especialmente pelo fígado. Sabe-se que vacas leiteiras de alta produção ovulam folículos de maior diâmetro e formam CL com maior volume quando comparadas às novilhas leiteiras e às novilhas ou vacas de corte. Considerando que a quantidade de P4 metabolizada no fígado é proporcional à quantidade de matéria seca ingerida, vacas de alta produção de leite apresentam maior consumo de matéria seca, maior fluxo sanguíneo hepático por unidade de tempo e, portanto, maior taxa de metabolização hepática de P4 quando comparadas às novilhas leiteiras e às novilhas ou vacas de corte. Assim, a concentração de P4 circulante em vacas leiteiras em lactação é menor do que em fêmeas leiteiras não lactantes ou fêmeas de corte.[5,6]

FUNÇÕES DA PROGESTERONA

Durante o ciclo estral, maiores concentrações circulantes de P4 promovem *feedback* negativo para a liberação de GnRH, impedindo o pico de LH e caracterizando uma condição impeditiva para a ovulação. Tal ação determina que os folículos dominantes de ondas anteriores à última onda do ciclo estral fiquem impossibilitados de ovular, entrando em atresia. A ovulação torna-se possível somente se for precedida pelo decréscimo abrupto nas concentrações circulantes de P4 determinado pela luteólise, condição que determina pulsos de LH de alta frequência e baixa amplitude, ideal para a ovulação. Assim, a luteólise prosseguida pelas baixas concentrações circulantes de P4 torna-se imprescindível para que o folículo dominante da última onda finalize seu crescimento, para que a fêmea manifeste as características físicas e comportamentais de estro, e para que ocorra a ovulação.

Na fase luteal, caracterizada por altas concentrações de P4, os pulsos de LH se caracterizam por baixa frequência e alta amplitude, condição favorável para a manutenção do CL e a estimulação da síntese de P4 nas SLC. A cada ciclo estral, a P4 sintetizada e secretada em grande quantidade no diestro prepara o microambiente uterino para que o embrião, e posteriormente o concepto, possa se desenvolver e estabelecer a prenhez. Durante o ciclo estral, muitas ações da P4 circulante ocorrem no útero, especialmente no miométrio e no endométrio.

No miométrio, a P4 promove o decréscimo na captação de cálcio extracelular por promover *downregulation* na expressão dos genes que regulam os canais dependentes de cálcio e também previne a síntese de receptores α-adrenérgicos, que, estimulados pelo E2, promovem contrações no miométrio. Tais ações associadas garantem o relaxamento do miométrio durante a fase luteal e na prenhez.

No endométrio, a P4 inibe a proliferação de células da mucosa uterina e estimula o desenvolvimento das glândulas endometriais, promovendo aumento na síntese e secreção de proteínas que irão constituir o ambiente uterino. Esse conjunto de secreções elaboradas pelo endométrio e lançadas na luz uterina é denominado histotrofo. O histotrofo é o único elemento nutritivo para o embrião e posterior concepto até que se estabeleça a placentação.

Maiores concentrações circulantes de P4 no diestro foram associadas positivamente a maior taxa de prenhez e sobrevivência embrionária, justamente por favorecer o ambiente uterino e o desenvolvimento do concepto, assim favorecendo o reconhecimento materno-fetal. A P4 também suprime uma resposta imune materna em resposta aos antígenos fetais e gera condições favoráveis para o desenvolvimento do concepto.

SÍNTESE E TRANSPORTE DA PROSTAGLANDINA F2-α ENDOMETRIAL

Em bovinos, a PGF2-α, sintetizada pelo endométrio, é a principal molécula que promove a regressão funcional e estrutural do CL, evento denominado luteólise. A P4 e o E2 circulantes, em padrões diferenciados a cada fase do ciclo estral, orquestram a expressão de receptores endometriais de P4 (PR), E2 (ER) e ocitocina (OXTR), todos essenciais na síntese de PGF2-α.

É possível ver na Figura 3A que no diestro inicial se observa alta concentração de PR e baixa concentração de ER e OXTR no endométrio. Antes do início da síntese de PGF2-α, o endométrio sofre mudanças importantes na composição de receptores, havendo um decréscimo de PR seguido pelo aumento de ER e na sequência pelo aumento de OXTR, condição que obrigatoriamente precede a síntese de PGF2-α. O estímulo exercido pelo E2 na expressão de ER e especialmente sobre os OXTR é o passo-chave para a ativação da via de síntese de PGF2-α. A ligação da OT aos OXTR, localizados na membrana da célula endometrial, aciona uma complexa e coordenada via de síntese de PGF2-α. Durante a luteólise, os pulsos de ocitocina são prosseguidos pelos pulsos de PGF2-α.

Conforme representado na Figura 3B, a OT primeiramente liberada pela neuro-hipófise aciona o *start* na síntese de PGF2-α endometrial. Na sequência, a PGF2-α sintetizada no endométrio chega ao CL e estimula as LLC a liberarem ocitocina, que se liga aos OXTR na célula endometrial, estimulando ainda mais a liberação de PGF2-α.

Como visto na Figura 3C, o mecanismo de síntese de PGF2-α foi descrito por Burns et al.[7] Nesse modelo, os OXTR fazem parte da família de receptores acoplados à proteína G, onde sua ativação estimula a fosfolipase C (PLC), que atua na membrana celular hidrolisando fosfatidil-inositol bisfosfato (PIP2) em inositol 1,4,5 trifosfato (IP3) e 1,2 diacilglicerol (DAG). O IP3 causa a liberação de Ca^{2+} armazenado no retículo endoplasmático, aumentando as concentrações de Ca^{2+} no citosol.

Algumas enzimas componentes da cascata de síntese de PGF2-α, tais como proteínas quinases (PKC) e fosfolipases A (PLA), são dependentes do Ca^{2+} para sua ativação. Assim, o DAG na presença de Ca^{2+} ativa sequencialmente as proteínas quinases (PRKC-α, PRKC-α, PRKC-γ) e a fosfolipase A2 (PLA2). A PLA2 cliva o ácido araquidônico (AA) da membrana plasmática e o AA livre no citosol é convertido, pela ação da cicloxigenase 2 (PTGS2), em prostaglandina reduzida (PGH2). A PGH2, por meio da ação de enzimas sintases (AKR1B1, AKR1C1, AKR1C2 e AKR1C3), é convertida finalmente em PGF2-α. Evidenciou-se que o estímulo do E2 na expressão de receptores endometriais de E2 e especialmente de OT é ponto crítico na ativação da via de síntese de PGF2-α. O provável efeito do E2 sobre outros componentes da via de síntese de PGF2-α endometrial durante a luteólise permanece desconhecido. Vê-se na Figura 3D que a luteólise é determinada pela ocorrência de 4 a 7 pulsos de PGF2-α, cada um com duração de 3 a 6 horas, compreendidos em um período de 2 a 3 dias, entre 14 e 19 dias do ciclo estral (D0 = dia do estro).

A Figura 3E ilustra como a PGF2-α produzida nas células endometriais é liberada dentro dos capilares sanguíneos presentes na camada submucosa da parede uterina. A PGF2-α é incorporada ao sangue venoso que sai do útero pela veia útero-ovariana, externamente enovelada pela artéria ovariana, que por sua vez encaminha o sangue arterial ao ovário. Tal arranjo vascular existente é caracterizado de forma independente para o corno uterino e ovário direitos e para o corno uterino e ovário esquerdos.

A PGF2-α lançada no interior da veia útero-ovariana liga-se a proteínas do sangue circulante denominadas "proteínas carreadoras de PGF2-α-PGT". Tais proteínas ligadas à PGF2-α atravessam a parede da veia útero-ovariana e na sequência passam através da parede da artéria ovariana, caracterizando um "mecanismo de transporte por contra-corrente", onde moléculas transitam através dos vasos sanguíneos adjacentes que conduzem o fluxo sanguíneo em sentidos opostos. A PGF2-α, agora no interior da artéria ovariana, é imediatamente encaminhada ao ovário e ao CL, onde exercerá sua função luteolítica. Em razão dessa especificidade vascular, a PGF2-α sai do útero e vai direto para o ovário e para o CL, escapando da circulação sistêmica.

Estudos de anatomia envolvendo histerectomias uni e bilaterais permitiram observar que a PGF2-α produzida no corno uterino esquerdo é direcionada apenas ao ovário esquerdo e vice-versa, caracterizando uma relação ipsilateral entre ambos. A característica importante do transporte contra-corrente é que a PGF2-α alcança primeiramente os ovários e só depois chega aos pulmões, onde é metabolizada em 95% em sua primeira passagem, quando se transforma em 13,14-di-

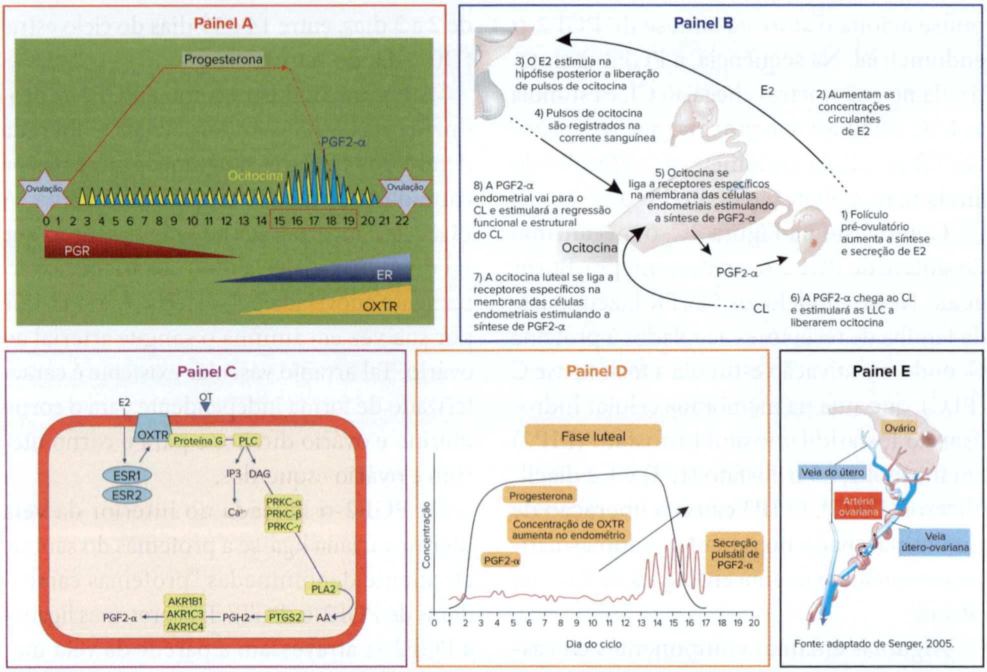

FIGURA 3 Painel A – No diestro inicial observa-se no endométrio alta concentração de receptores de P4 (PGR) e baixas concentrações de receptores de E2 (ER) e ocitocina (OXTR). Antes do início da síntese de PGF2-α endometrial ocorrem mudanças bruscas na composição de tais receptores, havendo um decréscimo de PGR procedido pelo aumento de ER e pelo aumento de OXTR. Painel B – A ocitocina, primeiramente liberada pela neuro-hipófise, aciona o *start* na síntese de PGF2-α endometrial. Na sequência, a PGF2-α endometrial chega ao CL e estimula as LLC a liberarem ocitocina; essa ocitocina luteal se liga aos OXTR na célula endometrial estimulando ainda mais a liberação de PGF2-α. Painel C – Mecanismo de síntese de PGF2-α: os OXTR fazem parte da família de receptores acoplados à proteína G, sua ativação estimula a fosfolipase C (PLC) que atua na membrana celular hidrolisando fosfatidil-inositol bisfosfato (PIP2) em inositol 1,4,5 trifosfato (IP3) e 1,2 diacilglicerol (DAG). O IP3 causa a liberação de Ca^{2+} armazenado no retículo endoplasmático, aumentando as concentrações de Ca^{2+} no citosol. O DAG na presença de Ca^{2+} ativa sequencialmente as proteínas quinases (PRKC-α, PRKC-β, PRKC-γ) e a fosfolipase A2 (PLA2). A PLA2 cliva o ácido araquidônico (AA) da membrana plasmática e o AA livre no citosol é convertido, pela ação da cicloxigenase 2 (PTGS2), à prostaglandina H2 (PGH2). A PGH2, através da ação de enzimas sintases (AKR1B1, AKR1C3 e AKR1C4), é convertida finalmente à PGF2-α. Painel D – A luteólise é determinada pela ocorrência de aproximadamente 4 a 7 pulsos de PGF2-α, cada um com uma duração de aproximadamente 3 a 6 horas, compreendidos em um período de 2 a 3 dias, entre 14 e 19 dias do ciclo estral (D0 = dia do estro). Painel E – A PGF2-α é incorporada ao sangue venoso que sai do útero pela veia útero-ovariana, que é externamente enovelada pela artéria ovariana que encaminha o sangue arterial ao ovário. Tal arranjo vascular existente é caracterizado de forma independente para o corno uterino e ovário direito e corno uterino e ovário esquerdo. A PGF2-α lançada no interior da veia útero-ovariana liga-se a proteínas do sangue circulante denominadas “proteínas carreadoras de PGF2-α – PGT”. Tais proteínas ligadas à PGF2-α atravessam a parede da veia útero-ovariana e na sequência passam através da parede da artéria ovariana, caracterizando um “mecanismo de transporte por contra-corrente”, em que moléculas transitam através dos vasos sanguíneos adjacentes que conduzem o fluxo sanguíneo em sentidos opostos. A PGF2-α, agora no interior da artéria ovariana, é imediatamente encaminhada ao ovário e ao CL, onde exercerá sua função luteolítica.

Fonte: Painéis A a D – acervo dos autores. Painel E – Senger.[1]

-hidro-15-keto-PGF2-α (PGFM), principal metabólito da PGF2-α. A mensuração das concentrações circulantes de PGF2-α pode ser realizada apenas com o sangue colhido diretamente da veia uterina ou artéria ovariana, enquanto as concentrações de PGFM podem ser mensuradas na circulação sistêmica. Considerando que a PGFM mantém elevada correlação com a concentração de PGF2-α, comumente se utiliza mensurar a PGFM.

MECANISMOS ENDÓCRINOS E MOLECULARES ENVOLVIDOS NA LUTEÓLISE FUNCIONAL

A luteólise é determinada pela falência funcional e estrutural do CL, sendo caracterizada por uma redução abrupta do fluxo sanguíneo para o CL, seguida pela inibição da síntese de P4 e pelo decréscimo de suas concentrações circulantes. Conforme representado na Figura 4A-1, segundo Ginther et al.,[8] a luteólise funcional pode ser subdividida em três fases:

1. A "pré-luteólise", que se caracteriza pelo período antes do início da redução nas concentrações plasmáticas de P4;
2. O "período luteolítico", caracterizado pela drástica diminuição das concentrações plasmáticas de P4;
3. O "período pós-luteolítico", no qual as concentrações de P4 tornam-se menores que 1 ng/mL. Durante esse período, os primeiros pulsos correspondem à liberação de picos com concentrações menores que 100 pg/mL de PGFM e posteriormente aumentam até atingir picos de aproximadamente 500 pg/mL de PGFM, que determinam a regressão funcional e estrutural do CL.[9]

A PGF2-α sintetizada no endométrio (Figura 4A-2 e A-3) é encaminhada ao CL, e, nas células endoteliais dos vasos sanguíneos que irrigam a periferia do CL, estimula a liberação de óxido nítrico (ON), induzindo uma vasodilatação das arteríolas localizadas na periferia do CL. Tal circunstância, observada imediatamente antes da luteólise, possibilita a chegada de maior quantidade de PGF2-α à região periférica do CL. Na sequência, a PGF2-α se liga a receptores nas células endoteliais dos vasos sanguíneos de todo o CL (região periférica e central), onde estimula a síntese de endotelina 1 (ET-1) e angiotensina II (ANG-II), ambas potencialmente vasoconstritoras, momento em que também se observa uma redução na liberação de ON, diminuindo sua ação vasodilatadora.

Entre os dias 17 e 21 do ciclo estral, a ET-1 aumenta em torno de 30 vezes quando comparada aos dias 5 e 6 do ciclo estral. Assim, a diminuição de ON e o aumento de ET-1 e ANG-II são eventos necessários para o desencadeamento da falência vascular no CL (Figura 4A-4), determinando uma drástica redução do suprimento de substratos energéticos, oxigênio, LDL e do suporte luteotrófico de LH. Nas SLC e nas LLC, a PGF2-α inibe as enzimas esteroidogênicas (P450scc e 3-β-HSD), essenciais para a síntese de P4, tornando a síntese de P4 no CL completamente falida (Figura 4A-5).

Sabe-se que a PGF2-α estimula nas LLC e nas SLC a enzima PKC, que se liga à StAR, reduzindo drasticamente sua agilidade no transporte de colesterol à membrana mitocondrial interna. A PGF2-α também promove um rápido decréscimo dos receptores de LH nas SLC e de GH nas LLC. E a PGF2-α também se liga a receptores presentes nas LLC, onde promove uma grande diminuição na síntese de P4 e um aumento na secreção de OT. A vasoconstrição instalada no CL e a hipóxia estimulam ainda mais a secreção de ET-1, que agora determina em uma próxima instância a morte das células endoteliais e es-

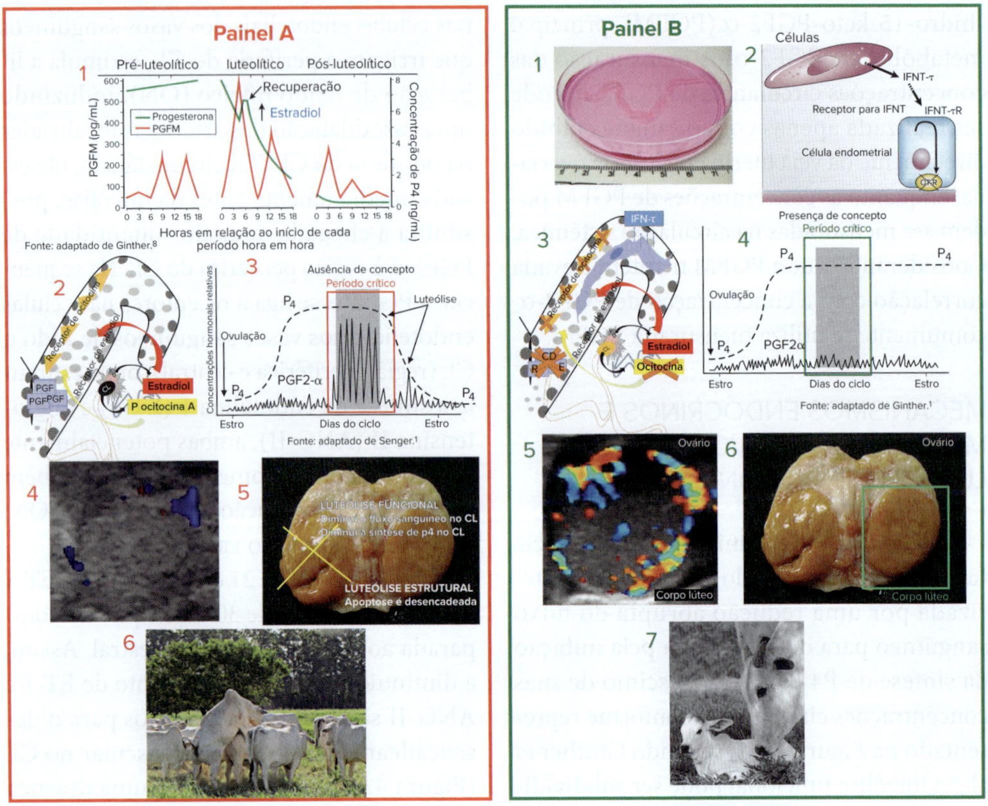

FIGURA 4 Painel A – Fisiologia da luteólise: 1) A “pré-luteólise” é caracterizada pelo período antes do início da redução nas concentrações plasmáticas de P4; o “período luteolítico” se caracteriza pela drástica diminuição das concentrações plasmáticas de P4; já no “período pós-luteolítico”, as concentrações de P4 tornam-se menores que 1 ng/mL. Durante esse período, os primeiros pulsos correspondem à liberação de picos com concentrações menores que 100 pg/mL de PGFM e posteriormente aumentam até atingir picos de aproximadamente 500 pg/mL de PGFM, que determinam a regressão funcional e estrutural do CL (Ginther et al., 2010); 2) O E2 e a ocitocina agem nas células endometriais estimulando a síntese de PGF2-α; 3) A luteólise é determinada pela ocorrência de 4 a 7 pulsos de PGF2-α, cada um com uma duração de 3 a 6 horas compreendidos em um período de 2 a 3 dias, entre 14 e 19 dias do ciclo estral (D0 = dia do estro); 4) A luteólise é caracterizada por uma abrupta redução do fluxo sanguíneo no CL (imagem do ovário e CL por meio de ultrassom Doppler – o baixíssimo fluxo sanguíneo é marcado pela presença de poucos pontos coloridos); 5) A falência vascular no CL é prosseguida pela inibição da síntese de P4 e decréscimo nas concentrações circulantes de P4; 6) A luteólise é fundamental para proporcionar na fêmea um novo estro e uma nova chance de acasalamento, possibilitando a ocorrência de consecutivos ciclos estrais. Painel B – Fisiologia do reconhecimento materno da prenhez: 1) O concepto deve ser suficientemente competente para produzir moléculas que possam estabelecer um “diálogo” com as células endometriais, dessa forma bloqueando a síntese de PGF2-α endometrial; 2) O interferon-tau (IFNT-τ) inibe o aparecimento dos receptores de ocitocina nas células endometriais; 3) O concepto sofre um elongamento intenso entre D14-D19, produzindo IFNT-τ, que previne a secreção dos pulsos de PGF2-α; 4) Ausência dos pulsos de PGF2-α necessários para a luteólise, entre 14 e 19 dias do ciclo estral (D0 = dia do estro) preservando o CL da luteólise e mantendo a síntese e secreção de P4, permitindo que a P4 permaneça em altas concentrações circulantes; 5) A vascularização e o fluxo sanguíneo do CL são preservados, mantendo a sua funcionalidade (imagem do ovário e CL por meio de ultrassom Doppler – o alto fluxo sanguíneo é caracterizado pela presença de muitos pontos coloridos); 6) O CL mantém a produção de P4; 7) O reconhecimento materno da prenhez é realizado com êxito, estabelecendo a prenhez e a sua manutenção.

teroidogênicas. Esse processo é acompanhado por um influxo de monócitos, macrófagos e citocinas inflamatórias produzidas por células imunes, entre elas o fator de necrose tumoral tipo alfa (TNF-α) e o interferon-gama (IFT-γ), ambos reconhecidamente citotóxicos e fundamentais na luteólise estrutural.

MECANISMOS ENDÓCRINOS E MOLECULARES ENVOLVIDOS NA LUTEÓLISE ESTRUTURAL

A luteólise estrutural, que segue à funcional, é determinada por alterações morfológicas na integridade das células luteais. Após a falência funcional, inicia-se a remoção das estruturas que em conjunto constituíam o CL. Observa-se diminuição do tamanho e peso da glândula 24 a 36 horas após o tratamento com PGF2-α, por exemplo.

O desaparecimento das células do CL resulta de um complexo e coordenado processo que envolve a participação de várias células do sistema imune, as quais determinam a morte celular do tecido, mecanismo conhecido como apoptose. As quimiocinas e citocinas contribuem para a migração de células imunes para o CL, que são essenciais na regressão estrutural.

A involução do CL é uma condição semelhante a um processo inflamatório, no qual macrófagos, leucócitos e linfócitos-T migram e se acumulam no CL. As células endoteliais estimuladas pela PGF2-α promovem o recrutamento e a migração de monócitos para o CL. Essa migração é induzida pela proteína quimiotática de monócitos 1 (MCP-1), uma quimiocina com elevada capacidade de estimular a migração de monócitos, macrófagos e linfócitos T. O TNF-α foi indicado como o fator de "gatilho" para a luteólise estrutural, sendo o aumento de TNF-α registrado no momento ou após a diminuição das concentrações de P4. As citocinas produzidas, especialmente do TNF-α e do IFT-γ, aumentam os níveis de PGF2-α e de leucotrienos C4 (LTC4) no CL, ambos indutores da apoptose.

As células luteais apresentam receptores específicos do tipo I para o TNF α, que, quando ativados, agem junto ao ON, modulando a expressão de genes da família BCL-2 e ainda estimulando a expressão e a atividade da caspase-3, imprescindíveis no mecanismo apoptótico. Na apoptose, as células sofrem uma fragmentação do núcleo e DNA e se observa a formação de vesículas ligadas à membrana contendo material citoplasmático.

MECANISMOS ENDÓCRINOS E MOLECULARES ENVOLVIDOS NO BLOQUEIO DA LUTEÓLISE – RECONHECIMENTO MATERNO-FETAL

A permanência do CL e uma produção adequada de P4 são absolutamente essenciais para o estabelecimento e a manutenção da prenhez. Assim, o bloqueio da produção de PGF2-α endometrial entre o D14 e o D19 (D0 = dia do estro) torna-se imprescindível para o reconhecimento materno da prenhez (RMP), período esse referenciado como "período crítico". Durante tal período, a simples existência de um concepto no útero não assegura o êxito no RMP. O concepto (Figura 4B-1) deve ser suficientemente competente para produzir moléculas que possam estabelecer um "diálogo" com as células endometriais, dessa forma bloqueando a síntese de PGF2-α endometrial, processo mencionado como "diálogo materno-fetal". Falhas no processo de RMP, por incompetência do concepto em realizar tal sinalização, determinam a "mortalidade embrionária precoce".[10]

A principal molécula envolvida no RMP em fêmeas ruminantes, identificada em 1987, é o Interferon-tau (IFN-τ). As isoformas de IFN-τ, expressas somente nas células trofoblásticas do concepto, representam uma das 5 famílias relacionadas como interferons do tipo I. O IFN-τ, constituído por 172 aminoácidos, é secretado no período compreendido entre o D10 e o D22-D25 (D0 = dia do estro). O embrião bovino inicia o seu desenvolvimento na ampola do oviduto e por volta do dia 5 vai para a cavidade uterina, onde atinge sequencialmente o estágio de mórula e blastocisto. Por volta do dia 9, o blastocisto eclode da zona pelúcida, formando um concepto ovoide próximo ao D14, passando por um alongamento intenso após esse dia. A capacidade de alongamento do concepto é altamente dependente da quantidade e composição das moléculas que constituem o ambiente uterino (histotrofo). Já a produção de histotrofo depende diretamente das concentrações circulantes de P4. Quanto maior o alongamento e o comprimento do concepto, possivelmente maior será sua produção de IFN-τ, condição altamente favorável para o êxito no RMP.

O IFN-τ se liga a receptores IFNR1 e IFNR2, quando ativa as vias JAK-STAT e MAP quinases. As ações do IFN-τ nas células endometriais compreende inibir a transcrição para receptores de OT em fêmeas bovinas (Figura 4B-2 e 4B-3). Em ovelhas, além de exercer tal ação, ainda inibe a transcrição para receptores de E2 tipo alfa, ações que previnem a secreção de PGF2-α e a luteólise (Figura 4B-4).

As ações do IFN-τ no RMP foram relacionadas por Arosh et al.[11] e Pate.[12] Nas células endometriais, o IFN-τ inibe os pulsos de PGF2-α requeridos para a luteólise, preservando a estrutura vascular e o fluxo sanguíneo do CL (Figura 4B-5), assim como a função das PGT, que mediavam o transporte da PGF2-α da veia útero-ovariana para a artéria ovariana. O IFN-τ também aumenta a síntese de PGE2 nas células do estroma e do epitélio endometrial, despriorizando a via que forma PGF2-α e priorizando a via de síntese da PGE2. O IFN-τ entra na circulação materna e chega ao CL, onde estimula genes que promovem um aumento na síntese de P4 (Figura 4B-6) e de outros genes que protegem o CL da lise. O IFN-τ no CL reduz o RNAm de proteínas que medeiam a apoptose e aumenta o RNAm de proteínas envolvidas na angiogênese, promovendo a sobrevivência das células endoteliais (Figura 4B-5). O IFN-τ aumenta a proliferação celular no CL e diminui a abundância de RNAm nas células endoteliais de forma a prevenir a luteólise.

Sabe-se que existe um influxo de neutrófilos no CL durante o RMP, no qual o IFN-τ altera a funcionalidade das células imunes, desfavorecendo a luteólise funcional e estrutural. A PGE2 demonstrou ter ação luteotrófica, exercendo ação protetora na manutenção do CL e diminuindo a sensibilidade do CL à ação da PGF2-α, além de estimular o aumento da produção de P4 nas células luteais. A PGE2 aumenta no tecido luteal as concentrações de AMPc e a ativação da PKA, que estimularia a síntese de P4. Assim, no RMP, a prevenção da luteólise é reconhecidamente determinada pelo IFN-τ e pela PGE2 (Figura 4B-7).

Estratégias farmacológicas e nutricionais objetivando impedir a síntese de PGF2-α endometrial foram desenvolvidas para aumentar o sucesso do RMP. Entre elas se inclui o uso de substâncias anti-inflamatórias durante o período crítico, uma vez que inibem as cicloxigenases, inclusive a COX-2, fundamental na síntese de PGF2-α. Ácidos graxos poli-insaturados como suplemento alimentar foram utilizados em vacas com o objetivo de alterar o *pool* de lipídios da membrana das células endometriais, reduzindo a quantidade de ácido araquidônico, principal precursor da PGF2-α, e dessa forma também limitando a síntese de PGF2-α.

ASPECTOS RELACIONADOS AO CORPO LÚTEO, PROGESTERONA CIRCULANTE E LUTEÓLISE NO MANEJO REPRODUTIVO DE VACAS E NOVILHAS

Quando se fala sobre manejo reprodutivo em bovinos, utilizando biotécnicas, tais como a IATF, um dos aspectos que influenciam os resultados de fertilidade é a presença de CL em diferentes momentos do protocolo, e obviamente a concentração circulante de P4. Em vacas leiteiras é bem estabelecida a relação entre produção de leite e concentração de hormônios esteroides (E2 e P4), em que vacas com alta produção de leite apresentam menores concentrações circulantes desses hormônios devido ao alto consumo de matéria seca, o que aumenta o fluxo sanguíneo hepático e a catabolização de E2 e P4.

Diante desse desafio, o impacto da concentração de P4 no início, durante e após o protocolo de IATF em vacas leiteiras foi e é extensamente estudado. Vacas sem CL ou com baixas concentrações de P4 no início e durante o protocolo de IATF até o momento do tratamento com PGF2-α ao final do protocolo apresentam menor prenhez por IA (P/IA), como representado na Figura 5A. Essa menor fertilidade de vacas nas quais os folículos pré-ovulatórios se desenvolvem sob baixa P4 circulante está associada a uma redução na qualidade/competência oocitária e no desenvolvimento embrionário inicial.

A baixa P4 circulante durante o crescimento folicular, seja devido a uma condição anovulatória ou devido ao maior catabolismo desse hormônio em vacas de alta produção, está associada à maior frequência de pulsos de LH, o que pode resultar na retomada prematura da meiose oocitária e na quebra da vesícula germinativa, diminuindo a fertilidade.

Outro aspecto importante da presença de CL e da concentração circulante de P4 durante os programas de IATF em vacas leiteiras está relacionado com a ocorrência de ovulações duplas ou múltiplas e gestações gemelares. A ovulação dupla é mais frequente quando há baixa circulação de P4 durante o protocolo[13] e em vacas com maior produção de leite.[14]

Gestações gemelares em bovinos são indesejáveis, pois estão associadas a maior perda gestacional após 30 dias da fecundação.[15] Além disso, gestações gemelares aumentam problemas de parto, mortalidade das progênies e estão associadas à geração de indivíduos *freemartin* e com pior desenvolvimento. Portanto, pensando em vacas leiteiras, as estratégias de manejo reprodutivo devem garantir o maior número de vacas com CL presente e/ou altas concentrações de P4 durante o desenvolvimento do folículo pré-ovulatório, objetivando aumentar a P/IA e diminuir a perda gestacional.

Quando se trata de fêmeas de corte, vacas com CL presente ao início do protocolo de IATF também apresentam maior P/IA em relação àquelas sem CL (Figura 5B), mas por razões diferentes do que ocorre em vacas leiteiras. No caso de vacas de corte, a presença de CL e a maior fertilidade podem ser um reflexo de melhor condição nutricional e metabólica ao início da lactação pós-parto. De fato, o escore de condição corporal (ECC; em escala de 1 a 5, sendo 1 muito magra e 5 obesa) das vacas com CL (3,2) foi maior ($P < 0,05$) comparado àquelas sem CL (2,9) ao início do protocolo de IATF. No entanto, principalmente em vacas zebuínas paridas, da mesma forma que a presença de CL reflete um melhor estado geral da vaca e está associada a maior P/IA, P4 circulante elevada demais durante o protocolo de IATF pode comprometer sua eficiência.

O metabolismo de uma vaca de corte é diferente do de uma vaca leiteira, assim como seu consumo de matéria seca. Além disso, a maioria dessas vacas é mantida em sistemas de produção a pasto, com menor aporte energético, em geral. Comparadas a *Bos taurus*, fêmeas *Bos indicus* (Zebu) aparentemente têm um catabolismo de hormônios esteroides mais lento e maior produção de P4 e E2, apesar de ovularem folículos menores e produzirem CL menores.[16]

Outra diferença entre *Bos indicus* e *Bos taurus* é que fêmeas zebuínas têm menor frequência de pulsos de LH, o que pode diminuir ainda mais sob elevada concentração circulante de P4, resultando em crescimento comprometido do folículo pré-ovulatório e falha de ovulação ao final de um protocolo de IATF. Além disso, folículos pequenos ao final do protocolo de IATF produzem pouco E2, promovendo menor expressão de estro, o que está associado a falhas de ovulação e/ou menor P/IA. A formação de CLs menores com menor produção de P4 também é decorrente desse processo, contribuindo ainda mais para resultados subótimos do manejo reprodutivo. Portanto, prevenir que haja alta P4 circulante durante o protocolo de IATF em fêmeas de corte, especialmente zebuínas, pode ser uma estratégia interessante. Nesse sentido, estudos que avaliaram o efeito de um tratamento com PGF2-α ao início do protocolo de IATF em vacas e novilhas da raça Nelore demonstraram aumento na P/IA, obviamente naquelas com CL ao início do protocolo de IATF, como apresentado na Figura 5C.

Independentemente de serem as vacas e novilhas leiteiras ou de corte ou de serem *Bos indicus* ou *Bos taurus*, é fundamental que ocorra luteólise total ao final de um protocolo de IATF para que não haja P4 residual no momento da inseminação. Caso contrário, a fertilidade é comprometida, como demonstrado na Figura 5D. Esse efeito negativo da P4 residual próximo à IATF provavelmente está associado a um comprometimento na ovulação, no transporte de gametas e na fecundação. Portanto, é necessário garantir uma regressão completa de um CL que esteja presente ao final do protocolo de IATF, fato que não ocorre em 13% a 44% das vacas[17,18] e que é mais problemático quando CLs jovens estão presentes no momento do tratamento com PGF2-α, o que ocorre, por exemplo, quando há ovulação no início de um protocolo.

Sabe-se que CLs são mais responsivos a um tratamento único com PGF2-α somente após 7 dias de idade.[19] Entre as estratégias para contornar o problema de luteólise incompleta e P4 residual no momento da inseminação em protocolos de IATF, duas administrações de PGF2-α com 24 horas de intervalo têm sido recomendadas, pois aumentam a taxa de luteólise completa, assim como a P/IA. Uma metanálise com 7 estudos que avaliaram o efeito de um tratamento adicional com PGF2-α durante o protocolo *Ovsynch* em vacas leiteiras reportou um aumento de 11,6 pontos percentuais (6 a 14) na luteólise completa quando duas doses de PGF2-α foram administradas e de 4,6 pontos percentuais (3 a 9) de incremento na P/IA.[20]

CONSIDERAÇÕES FINAIS

A fase luteal ou progesterônica contempla o período entre a ovulação e a regressão do CL. Após a ovulação, a estrutura remanescente do folículo recém-ovulado se reorganiza e forma inicialmente um corpo hemorrágico (fase de metaestro) e posteriormente um CL (fase de diestro). Para tanto, ocorre uma grande remodelação tecidual e funcional, conferindo ao CL competência para a síntese e secreção de P4. Durante o diestro, a estrutura do CL é mantida e a síntese de P4 é sustentada. A P4 produzida pelo CL durante

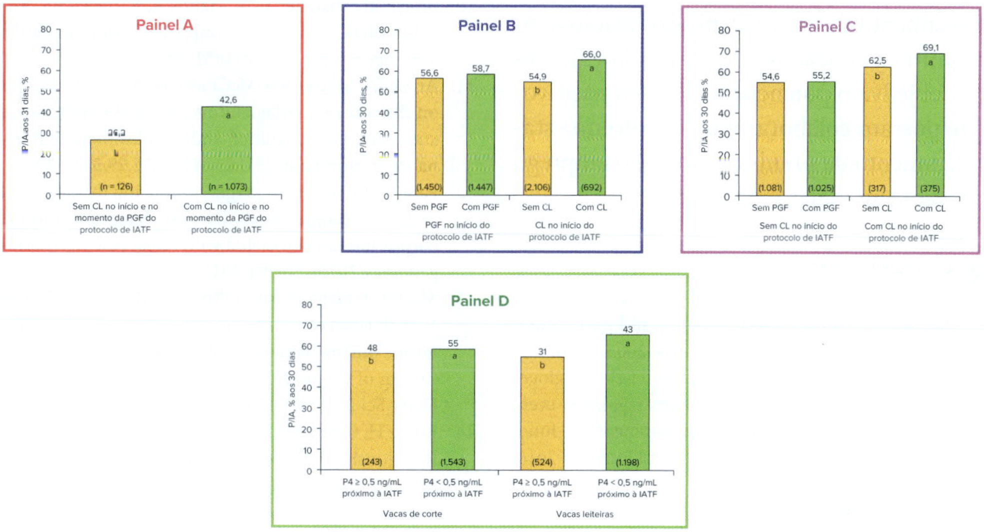

FIGURA 5 Painel A – Efeito da presença de corpo lúteo (CL) durante protocolos de inseminação artificial em tempo fixo (IATF) na prenhez por IA (P/IA) de vacas leiteiras em lactação. a,b: letras diferentes representam diferenças (P < 0,05). Abreviações: prostaglandina F2α (PGF). Dados de 3 experimentos do Laboratório de Reprodução Animal da ESALQ/USP nos quais as vacas foram submetidas a protocolos IATF que incluíam implante de progesterona e iniciavam com benzoato de estradiol, GnRH ou ambos, e incluíam duas administrações de PGF, uma no D7 e outra no D8, concomitante com a retirada do implante de P4 e administração do indutor de ovulação cipionato de estradiol, com a IATF acontecendo 48 horas após a retirada (Consentini et al., 2021 – dados não publicados). Painel B – Efeito principal do tratamento com prostaglandina F2α (PGF) e da presença de corpo lúteo (CL) no início do protocolo de inseminação artificial em tempo fixo (IATF) na prenhez por IA (P/IA) de vacas Nelore paridas (adaptado de Alves et al., 2019). Painel C – Interação entre o tratamento com PGF e a presença de CL no início do protocolo de IATF em vacas Nelore paridas. a,b: letras diferentes representam diferenças (P < 0,05). Houve um efeito principal da presença de CL e efeito do tratamento com PGF somente em vacas com CL no início do protocolo (adaptado de Alves et al., 2019). Painel D – Efeito da concentração de progesterona (P4) próximo à inseminação artificial em tempo fixo (IATF) na prenhez por inseminação (P/IA) de vacas leiteiras e de corte. Vacas com concentração de P4 < 0,5 ng/mL 48 a 72 horas após a PGF do protocolo de IATF foram consideradas como apresentando luteólise completa. a,b: letras diferentes representam diferenças (P < 0,05).

Fonte: adaptada de Stevenson e Lamb (2016).

o diestro gera um *feedback* negativo com o hipotálamo, impedindo a ocorrência de um pico de LH e a ovulação e caracterizando a P4 como uma importante molécula reguladora do ciclo estral.

A P4 prepara o ambiente uterino para o desenvolvimento do embrião e posteriormente concepto, gerando uma relação de simbiose entre o CL e o concepto. A finalização do diestro é determinada pela síntese de PGF2-α endometrial, que promove uma falência funcional e estrutural do CL, resultando em uma drástica redução das concentrações circulantes de P4. A luteólise é fundamental para proporcionar à fêmea um novo estro e uma nova chance de acasalamento, possibilitando a ocorrência de consecutivos ciclos estrais. Com o acasalamento e o RMP sucedido com êxito entre o D14 e o D19 (D0 = dia do estro), a luteólise é prevenida e a função luteal é mantida, criando no útero condições para a manutenção da prenhez. O domínio do conhecimento de tais mecanismos fisiológicos permitiu a criação de estratégias hormonais que objetivam potencializar efeitos positivos que possam colaborar para o êxito no estabelecimento da prenhez durante o emprego das biotecnologias reprodutivas.

REFERÊNCIAS

1. Senger PL. Pathways to pregnancy and parturition. 2ed. Pullman: Current Conceptions; 2005. 373p.
2. Berisha B, Schams D, Rodler D, Pfaffl MW. Angiogenesis in the ovary: the most important regulatory event for follicle and corpus luteum development and function in cow – an overview. Anat Histol Embryol 2016; 45:124-30.
3. Fortune JE, Quirk SM. Regulation of steroidogenesis in bovine preovulatory follicles. J Anim Sci 1988;66:1-8.
4. Fitz A, Mayan MH, Sawyer HR. Characterization of two steroidogenic cell types in the ovine corpus luteum. Biol Reprod 1982;27:703-22.
5. Sangsritavong S, Combs DK, Sartori R, Armentano LE, Wiltbank MC. High feed intake increases liver blood flow and metabolism of progesterone and estradiol-17beta in dairy cattle. J Dairy Sci 2002;85:2831-42.
6. Sartori R, Haughian JM, Shaver RD, Rosa GJ, Wiltbank MC. Comparison of ovarian function and circulating steroids in estrous cycles of Holstein heifers and lactating cows. J Dairy Sci 2004;87:905-20.
7. Burns PD, Graf GA, Hayes SH, Silvia WJ. Cellular mechanisms by which oxytocin stimulates uterine PGF2α alpha synthesis in bovine endometrium: roles of phospholipases C and A2. Dom Anim Endocrinol 1997;14:181-91.
8. Ginther OJ, Shrestha HK, Fuenzalida MJ, Shahiduzzaman AK, Beg MA. Characteristics of pulses of 13,14-dihydro-15ketoprostaglandin F2α before, during, and after spontaneous luteolysis and temporal intrapulse relationships with progesterone concentrations in cattle. Biology of Reproduction 2010;82:1049-56.
9. Ginther OJ, Shrestha HK, Beg MA. Circulating concentrations within a pulse of a metabolite of prostaglandin F2α during preluteolysis and early luteolysis in heifers. Anim Reprod Sci 2010;122:253-8.
10. Binelli M, Thatcher WW, Mattos R, Baruselli PS. Anti-luteolytic strategies to improve fertility in cattle. Theriogenology 2001;56:1451-63.
11. Arosh JA, Sakhila KB, McCrackent JA. Novel concepts on the role of prostaglandins on luteal maintenance and maternal recognition and establishment of pregnancy in ruminants. J Dairy Sci 2016;99:5926-40.
12. Pate JL. Roadmap to pregnancy during the period of maternal recognition in the cow: changes within the corpus luteum associated with luteal rescue. Theriogenology 2020;150:294-301.
13. Martins J, Wang D, Mu N, Rossi G, Martini A, Martins V, et al. Level of circulating concentrations of progesterone during ovulatory follicle development affects timing of pregnancy loss in lactating dairy cows. J Dairy Sci 2018;101:10505-25.
14. López H, Caraviello D, Satter L, Fricke P, Wiltbank M. Relationship between level of milk production and multiple ovulations in lactating dairy cows. J Dairy Sci 2005;88:2783-93.
15. Silva-Del-Río N, Colloton JD, Fricke PM. Factors affecting pregnancy loss for single and twin pregnancies in a high-producing dairy herd. Theriogenology 2009;71:1462-71.
16. Sartori R, Gimenes LU, Monteiro PL Jr, Melo LF, Baruselli PS, Bastos MR. Metabolic and endocrine differences between Bos taurus and Bos indicus females that impact the interaction of nutrition with reproduction. Theriogenology 2016;86:32-40.
17. Heidari F, Dirandeh E, Ansari Pirsaraei Z, Colazo MG. Modifications of the G6G timed-AI protocol improved pregnancy per AI and reduced pregnancy loss in lactating dairy cows. Animal 2017;11:2002-9.
18. Barletta RV, Carvalho PD, Santos VG, Melo L, Consentini C, Netto A, et al. Effect of dose and timing of prostaglandin F2α treatments during a Resynch protocol on luteal regression and fertility to timed artificial insemination in lactating Holstein cows. J Dairy Sci 2018;101:1730-6.
19. Carvalho PD, Santos VG, Giordano JO, Wiltbank MC, Fricke PM. Development of fertility programs to achieve high 21-day pregnancy rates in high-producing dairy cows. Theriogenology 2018;114:165-72.
20. Borchardt S, Pohl A, Carvalho PD, Fricke PM, Heuwieser W. Short communication: effect of adding a second prostaglandin F2α injection during the Ovsynch protocol on luteal regression and fertility in lactating dairy cows: a meta-analysis. J Dairy Sci 2018;101:8566-71.

CAPÍTULO 3

Avaliação clínico-reprodutiva das fêmeas bovinas

Guilherme Pugliesi
Igor Garcia Motta
Amanda Guimarães Silva
Thiago Kan Nishimura

INTRODUÇÃO

O exame clínico do sistema reprodutor é fundamental para o diagnóstico e tratamento das afecções reprodutivas, assim como para detectar as fases do ciclo estral, a gestação e causas de infertilidade. O exame do sistema reprodutor da fêmea bovina pelo médico-veterinário deve ser baseado em informações obtidas considerando o histórico e a anamnese realizados junto ao proprietário ou cuidador do animal e as avaliações durante o exame físico interno e externo, além de exames complementares realizados com o animal. O exame clínico deve ser realizado preferencialmente no local onde o animal é criado, visto que as condições ambientais podem afetar de diversas formas o estado reprodutivo da fêmea bovina. A avaliação do ambiente pode ser um diferencial para o diagnóstico e definições de tratamentos.

EXAME CLÍNICO-REPRODUTIVO DA FÊMEA BOVINA NÃO GESTANTE

Histórico e anamnese

Com a anamnese objetiva-se coletar dados que possam auxiliar ou direcionar na condução do exame. Os principais pontos que precisam de atenção na obtenção do histórico e anamnese são inerentes ao potencial de fertilidade e ocorrência do último parto dessa fêmea antes do exame.[1] Em relação ao potencial de fertilidade, deve-se averiguar se o número de partos prévios é compatível com a idade do animal, se houve anotações de alguma alteração de comportamento, sinais, abortamentos ou outras intercorrências que indicam baixo potencial de fertilidade ou infertilidade e, por fim, como é a alimentação do animal. Mais especificamente, em relação ao último parto, é necessário averiguar se este ocorreu dentro da normalidade, sem nenhuma intervenção (parto eutócico), ou se houve distocia/alterações constatadas após o parto, como retenção das membranas placentárias, doenças uterinas, dentre outros.

Caso seja relatado que a fêmea não demonstra estro e que foi exposta a reprodução, seja por monta natural ou inseminação artificial, é necessário que o médico-veterinário direcione o exame para a avaliação de possíveis indicativos de prenhez. Durante a realização da anamnese, a obtenção de informações pelo histórico relatado ou por perguntas direcionadas é importante tanto para a avaliação de um animal individualmente quanto para a avaliação de um lote ou rebanho de uma propriedade.

Exame físico geral

O exame físico do sistema reprodutor é constituído de avaliações externas e internas, que compreendem a avaliação da genitália externa e interna, como também do estado geral e condição do animal inerentes a outros sistemas.[1]

Exame externo

A realização do exame físico externo se baseia principalmente na inspeção e palpação externa. A inspeção de forma individual ou de um lote de fêmeas é a primeira avaliação que precisa ser feita quando o médico-veterinário se aproxima do animal (ou dos animais). A inspeção permite a constatação principalmente de sinais como secreções na região perineal e vulvar e na condição corporal do animal, mas também a presença de ectoparasitas ou outros sinais externos no corpo do animal que podem já direcionar o restante do exame físico.

A avaliação da condição corporal pode ser feita por meio da classificação em "escores de condição corporal". Existem diversos critérios e classificações descritos na literatura, com diferenças de acordo com a aptidão e a raça do animal; entretanto, todas se baseiam em escores progressivos (1 a 5 ou 1 a 9), conforme o maior grau de deposição de massa muscular e gordura em regiões específicas do animal ou a maior visualização de estruturas ósseas como costelas e tuberosidades pélvicas. Essa avaliação reflete o grau de reserva corporal, podendo indicar uma deficiência ou excesso na nutrição do animal.

Independentemente do método de avaliação utilizado, é importante constatar se o animal está em situação de baixa, moderada ou excessiva condição corporal. Os extremos são indesejados e podem comprometer a reprodução dessa fêmea. Um animal com baixa condição corporal (p. ex., com escore 2 em uma escala até 5) geralmente está em condição de anestro devido a deficiências de suprimento de sua demanda nutricional/energética para a reprodução. Por outro lado, um animal com elevada condição corporal (p. ex., com escore 8 em uma escala até 9) pode apresentar também comprometimento de processos reprodutivos devido ao excesso de deposição de gordura visceral e alterações hormonais em seu ciclo reprodutivo.

Na região perineal e vulvar devem ser observadas alterações de posição, forma, grau de dilatação, relaxamento dos ligamentos sacroisquiáticos, fechamento e tamanho da vulva, edemas, abcessos, hematomas e ferimentos. A presença de secreções externas à vulva ou região perineal são também de suma importância para indicar processos reprodutivos fisiológicos ou alterações patológicas nas fêmeas. Na secreção, deve-se avaliar coloração, odor, consistência e transparência, podendo ser indicação de um processo fisiológico ou patológico. Comumente se observa a presença de muco translúcido parecido com clara de ovo na fêmea em estro (cio). Também sendo uma característica fisiológica, algumas fêmeas, principalmente novilhas, podem apresentar secreção sanguinolenta devido ao rompimento de pequenos vasos sanguíneos na genitália tubular durante o estágio de metaestro. Por outro lado, secreções alteradas com presença de pus ou muco esbranquiçado geralmente indicam possíveis alterações inflamatórias na vagina, cérvix e/ou útero. A glândula mamária deve ser inspecionada e avaliada quanto ao formato do úbere e dos tetos, tamanho, pele, coloração; na palpação, observar se há presença de nódulos ou alterações.

Exame interno

O exame ginecológico interno é realizado por meio da palpação transretal e da vaginoscopia, além de exames complementares, como ultrassonografia, exames citológico, histológico, microbiológico, sorológico e dosagem hormonal. A palpação transretal tem como objetivo principal avaliar a cérvix, os cornos uterinos e os ovários, mas também pode detectar algumas alterações nas tubas uterinas. Por meio desse exame é possível verificar o tamanho, espessura, simetria, contratilidade, consistência e se há presença de conteúdo no útero. A palpação dos ovários permite avaliar a presença de folículos, corpo lúteo, cistos e tumores. O tamanho pode variar de acordo com a idade, raça e fase do ciclo estral (mais detalhes no capítulo 1, "Ciclo estral de fêmeas bovinas").

A vaginoscopia é fundamental para complementar o exame de palpação transretal. A observação da cavidade vaginal e da entrada da cérvix é realizada por meio de um espéculo tubular estéril. A forma da cérvix, o grau de abertura do canal cervical, a coloração da mucosa, o grau de umidade da mucosa e a característica do muco cervical e vaginal podem ser avaliados, assim como anormalidades anatômicas congênitas (encurtamento no comprimento da vagina – novilhas Freemartin; hímen persistente – *White Heifer disease*; orifício externo duplo) ou causadas por trauma.

Avaliação por palpação transretal do útero e ovários da fêmea não gestante

Os ovários bovinos são estruturas esféricas ou oblongas com 2 a 5 cm de comprimento, 1,5 a 4 cm de altura e 1,5 a 3 cm de largura. Os folículos e corpos lúteos são estruturas fisiológicas normais, enquanto os cistos luteinizados ou foliculares e, menos frequentemente, aderências, cistos parovarianos, abscessos e tumores são anormais.

Características palpáveis das estruturas fisiológicas

Durante o proestro e o estro, o folículo normal é palpável como uma estrutura arredondada e lisa, de consistência bastante firme e diâmetro variando de 10 a 20 mm. Exceto para nulíparas, o folículo geralmente representa apenas uma pequena porção do ovário. As flutuações podem ser palpadas e, à medida que a ovulação se aproxima, o folículo torna-se mais flutuante (amolecido). O aumento do tônus do útero e a presença de muco auxiliam no reconhecimento dos estágios do ciclo estral (proestro, estro, metaestro e diestro).

Após a ovulação, durante o metaestro, o folículo colapsado é palpável como uma depressão, mas contém pouco sangue. A menos que uma fêmea bovina seja palpada diariamente e o examinador saiba exatamente onde o folículo está localizado, a depressão causada pela ovulação pode ser difícil de reconhecer. Quando a depressão ovulatória não pode ser palpada, os ovários podem ser classificados como "sem estruturas notáveis", e nesse momento a presença do útero ainda túrgido devido ao edema é o diferencial para determinar o estágio do ciclo estral. O corpo hemorrágico (corpo lúteo em desenvolvimento) é bastante difícil de identificar, especialmente nos 3 primeiros dias após a ovulação. Uma papila mole < 1 cm de altura pode ser sentida como uma estrutura crepitante e pode ser diferenciada de um folículo porque sua superfície é menos firme e lisa, e é menor que um folículo maduro ou um corpo lúteo maduro.

Durante o diestro, o corpo lúteo atinge um tamanho máximo de 20 a 30 mm entre os dias 6 e 18 após a ovulação. A consistência do corpo lúteo é descrita como "semelhante ao fígado". Uma papila ou coroa da ovulação se projeta da superfície do ovário, podendo ocupar um grande volume (protusão), mas muitos *corpora lutea* são mais inclusos que protusos. No estágio de desenvolvimento máximo, o corpo lúteo geralmente ocupa mais espaço do que o restante do tecido ovariano, deixando o ovário com formato mais globoso. Os folículos geralmente podem ser palpados na presença do corpo lúteo. No diestro o útero tem pouco tônus. A presença de cavidade no corpo lúteo (corpo lúteo cavitário) é uma condição fisiológica e observada em quase 50% dos *corpora lutea* no início do diestro; entretanto, sua detecção pela palpação é difícil. O corpo lúteo em regressão, ao final do diestro (15-18 dias após a ovulação), torna-se cada vez mais firme e pode ser palpado até 1 a 3 dias após a luteólise; a partir de então, é denominado *corpus albicans*.

Avaliação ultrassonográfica da fêmea não gestante

A ultrassonografia transretal tem sido adotada como técnica clínica de rotina para acessar estruturas do trato reprodutivo na fêmea bovina não gestante (Figura 1). O exame ultrassonográfico possibilita a obtenção de diversas informações sobre o ciclo estral do animal de forma não invasiva, bem como de possíveis patologias presentes no trato reprodutivo feminino.[2] Apesar de ser considerada muitas vezes um exame complementar, a avaliação ultrassonográfica tem sido cada dia mais inserida como avaliação obrigatória para um bom exame clínico.

As principais estruturas fisiológicas visíveis na ultrassonografia são: espessura da parede uterina, edema, acúmulo de líquido intrauterino e intravaginal e avaliação das estruturas ovarianas (folículos, corpo lúteo, cistos foliculares e cistos luteínicos). No ovário, os folículos são facilmente observados como estruturas anecogênicas (anecoicas) em formato circular ou ovoide e o corpo lúteo como estrutura hipoecogênica ovoide ou arredondada (Figura 2).

No útero, durante a fase de diestro, devido à ação da progesterona, não é possível observar as pregas endometriais. O útero então se encontra flácido, sem líquido e apresenta uma ecogenicidade homogênea na imagem ultrassonográfica. Já nos estágios de proestro e estro, sob ação do estradiol, o útero apresenta um aumento da espessura da parede uterina 3 a 4 dias antes da ovulação, podendo ser observa-

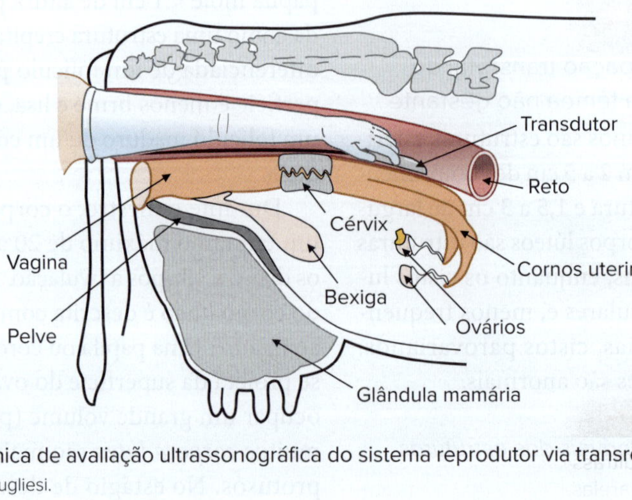

FIGURA 1 Técnica de avaliação ultrassonográfica do sistema reprodutor via transretal na fêmea bovina.
Fonte: Guilherme Pugliesi.

da na imagem ultrassonográfica a presença das pregas endometriais mais ecogênicas em conjunto com áreas anecoicas, que indica a presença de líquido intrauterino em alguns casos (Figura 3). Outra característica que pode ser observada é uma imagem com ecogenicidade heterogênea, indicando o edema uterino, que pode ser observado na ultrassonografia

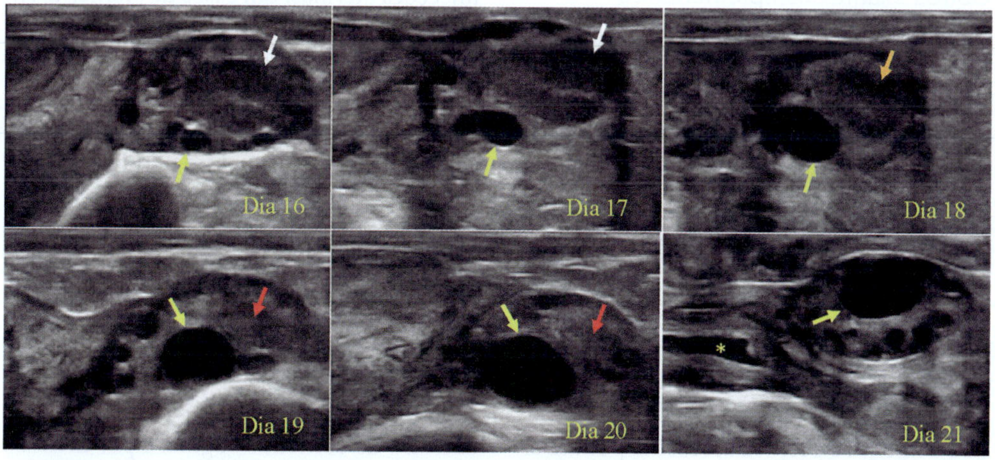

FIGURA 2 Imagem ultrassonográfica em modo B do ovário de uma vaca entre os dias 16 e 21 do ciclo estral. As setas amarelas indicam o folículo dominante (estrutura circular ou ovoide anecogênica) desde sua emergência até antes da ovulação. As setas brancas, laranja e vermelhas indicam, respectivamente, o corpo lúteo ativo (estrutura arredondada hipoecogênica), em regressão (estrutura arredondada hipoecogênica de menor tamanho) e após a luteólise completa (estrutura arredondada pequena e mais ecogênica).

* Bexiga.

Fonte: Gilmar Arantes Ataíde Júnior.

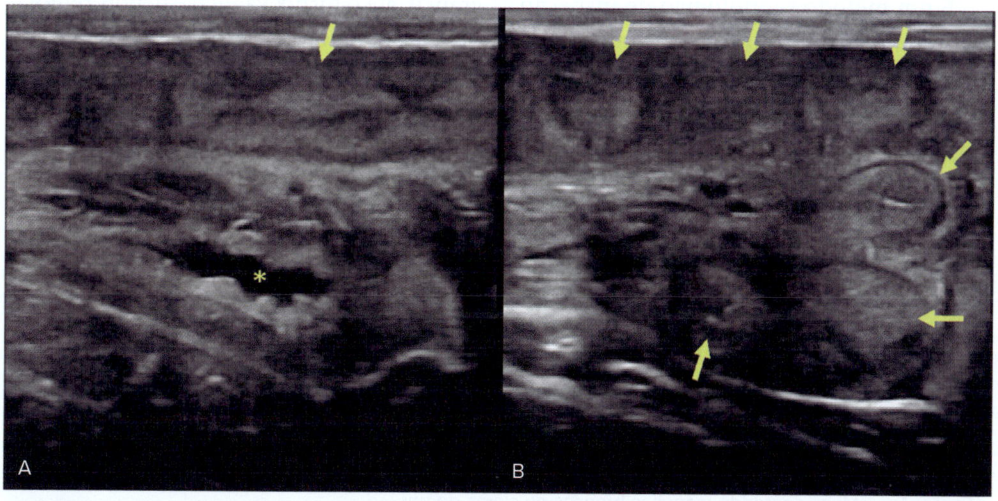

FIGURA 3 Imagem ultrassonográfica em modo B do útero de uma vaca não gestante no estágio de proestro. As setas amarelas indicam um corte longitudinal (painel A) ou cortes transversais e oblíquos (painel B) dos cornos uterinos.

* Urina presente na bexiga (região anecogênica).

aproximadamente 4 a 5 dias antes da ovulação, retornando a sua ecotextura homogênea, característica do diestro, por volta do 5º a 6º dia após a ovulação.

Outros exames complementares

O exame complementar do sistema reprodutor bovino é de suma importância em situações em que o médico-veterinário não é capaz de realizar um diagnóstico por meio dos principais exames clínicos feitos a campo, como palpação transretal, palpação vaginal e ultrassonografia. Parte dos baixos índices de fertilidade pode ser causada por processos inflamatórios do útero. Assim, a rapidez no diagnóstico e no tratamento contribui para melhorar os índices de fertilidade da fêmea bovina. Em casos em que a infecção uterina não é intensa e a fêmea apresenta poucos sinais clínicos, como no caso da endometrite "subclínica", os exames complementares (vaginoscopia, citologia e histologia uterina) são fundamentais para a obtenção de um diagnóstico consistente e confiável.

Vaginoscopia

É um método semiológico de inspeção indireta, no qual se faz uma dilatação da vulva e do vestíbulo vaginal com o auxílio de um espéculo vaginal e uma fonte de luz. Permite avaliar todas as estruturas da vagina e da cérvix, como: coloração da mucosa vaginal, grau e forma de umidade da cérvix (fluxo cervical) e da cavidade vaginal (acúmulo de secreções provenientes do útero), bem como possíveis doenças uterinas, tumores e lacerações de vagina.

As secreções vaginais observadas na vaginoscopia podem ser classificadas em escores de 0 a 3 (Quadro 1).

Todavia, a vaginoscopia não permite identificar todas as fêmeas bovinas que estão com infecções uterinas. Em casos de piometra, em que a cérvix se encontra fechada, não é possível observar a presença de pus na cavidade vaginal. No entanto, esse conteúdo pode ser observado na imagem ultrassonográfica ou sentido por meio da palpação transretal.[3]

Em grandes propriedades, principalmente de bovinos leiteiros, o tempo e os equipamentos exigidos para a realização de vaginoscopia, exame ultrassonográfico ou citológico podem limitar a utilização dessas técnicas por motivos de logística e também econômicos. Uma alternativa para obter uma amostra do conteúdo vaginal é por meio da verificação do muco na cavidade vaginal usando um dispositivo do tipo Metricheck.[4] Esse dispositivo é bastante prático e consiste em uma haste metálica por volta de 500 mm com uma semiesfera de silicone na ponta da haste. Após a limpeza da vulva, o dispositivo é inserido na vagina do animal, em sentido cranial, até o fórnix vaginal e depois removido. O conteúdo vaginal pode ser visualizado na superfície da semiesfera e pode ser classificado por meio de escores (Quadro 1).

Exame histopatológico

A biópsia uterina permite uma análise representativa de toda a mucosa endometrial e demais camadas, podendo ser relacionada com a infertilidade bovina.[5] Esse método,

QUADRO 1 Classificação por escores de conteúdo vaginal obtido por dispositivo Metricheck

Escore 0	Muco limpo ou translúcido
Escore 1	Muco contendo manchas brancas ou claras de pus
Escore 2	Secreção vaginal contendo até 50% de material mucopurulento branco ou claro
Escore 3	Secreção vaginal contendo mais que 50% de material purulento, branco ou sanguinolento

apesar de ser considerado definitivo para classificações de processos inflamatórios, exige um laboratório e um técnico especialista para realizar o procedimento e analisar as amostras. Na avaliação histológica de um processo inflamatório uterino, pode-se encontrar diversas características no tecido indicativas da doença e da baixa fertilidade, como infiltração de células relacionadas ao processo inflamatório, células de defesa (linfócitos, monócitos e macrófagos), áreas necrosadas, hiperemia, congestão e também a presença de dilatação cística ou atrofia de glândulas uterinas.

Citologia uterina

A citologia do trato reprodutivo em bovinos pode ser realizada por meio de *swab* de algodão ou escova ginecológica, lavado ou biópsia uterina.[5,6] É importante a recuperação íntegra das células, e que seja representativa da superfície uterina como um todo, sem que provoque danos ao trato reprodutivo. O lavado uterino possibilita a obtenção de amostras de células de uma grande área da superfície do útero e fornece uma elevada representatividade da superfície luminal, o que não ocorre quando a colheita material é realizada por *swab* ou biópsia. No entanto, na técnica por lavado uterino, nem sempre é possível recuperar todo o conteúdo do lavado, ficando um pouco de fluido no útero, o que pode aumentar a resposta inflamatória. Por outro lado, a citologia por escova ginecológica remove a camada superficial de células do epitélio endometrial e pode ser realizada com maior rapidez quando comparada ao lavado uterino.[6] Essa técnica também tem sido mais eficiente em diagnosticar animais com endometrite do que o lavado uterino.

MÉTODOS DE DIAGNÓSTICO DE GESTAÇÃO

Desde o início da civilização, os criadores de gado têm se interessado em determinar se uma novilha ou vaca está gestante ou não.[7] Diversos sinais ou superstições foram usados no passado para diagnosticar a prenhez na fêmea bovina.[8] Entretanto, ao longo do tempo, métodos mais acurados para determinar o *status* gestacional foram desenvolvidos em bovinos, compreendendo observações visuais, exames físicos, testes químicos ou o uso de instrumentos eletrônicos.[9] Neste capítulo, os principais métodos são divididos em duas classes conforme seu uso direto no campo (propriedade) ou a necessidade de suporte laboratorial.

Métodos de campo

Os métodos de campo são aqueles que não demandam estrutura laboratorial ou se baseiam em testes químicos para diagnosticar o *status* gestacional. Serão abordados aqui os três principais métodos usados atualmente, mas o próprio histórico reprodutivo e a observação visual do abdome e da glândula mamária podem ser usados de forma auxiliar a esses métodos.

Retorno ao cio

Considerando que o estro (cio) ocorre na fêmea bovina cíclica em média a cada 21 dias (variando de 17 a 25 dias), a observação do retorno ao cio pode ser usada como uma técnica simples, não onerosa, para identificar as fêmeas não gestantes. Entretanto, a acurácia da técnica é baixa, seja por falha humana na observação ou pelo fato de grande parte das fêmeas apresentar estro de curta duração e predominantemente noturno. Além disso, a duração do estro varia entre as raças, sendo mais curto em fêmeas zebuínas do que em fêmeas taurinas (12,9 *vs.* 16,3 horas).

Um estudo em novilhas zebuínas demonstrou que 53,8% das fêmeas apresentaram comportamento estral à noite e 30,7% destas iniciaram e terminaram o estro durante a noite. Outro ponto que deve ser levado em consideração é a produção de leite: quanto maior a produção leiteira, menor a duração do estro, devido ao maior aporte de sangue para o fígado e à metabolização dos hormônios esteroides. Essas características culminam na baixa acurácia da técnica e a inviabilizam como método principal de diagnóstico de gestação, mas pode ser um método auxiliar para identificar parte das fêmeas vazias que retornam e são identificadas em cio antes dos métodos mais acurados.

Palpação transretal

A palpação do sistema reprodutor pela parede do reto (via transretal) tem sido usada como método para diagnosticar a gestação desde o início do século XIX e permaneceu como o principal método de diagnóstico por mais de 50 anos. Dependendo da habilidade do examinador e da idade e tamanho da fêmea, a palpação transretal pode ser realizada para diagnosticar a gestação a partir de 30 dias até o final da gestação; entretanto, é um método que apresenta maior acurácia a partir de 35 a 40 dias de gestação, sendo a partir de 40 dias o mais indicado para iniciantes.

Diversas características do útero, placenta e concepto podem ser avaliadas durante a palpação transretal para diagnosticar a gestação, como tamanho, localização, textura e tônus uterino, presença de conteúdo no útero e simetria ou assimetria entre os cornos. Entretanto, 4 sinais positivos de gestação são fundamentais para o diagnóstico:

1. Palpação das membranas placentárias.
2. Palpação da vesícula amniótica.
3. Palpação dos placentônios.
4. Palpação ou balotamento do feto.

Para um diagnóstico de gestação positivo, o examinador precisa necessariamente detectar pelo menos um desses 4 sinais, mas outros são importantes para dar suporte e determinar melhor a idade gestacional. Dentre estes, destaca-se a presença de corpo lúteo, assimetria entre os cornos uterinos, resistência ou flutuação da parede uterina e diâmetro e palpação do frêmito da artéria uterina média.

Sinais positivos de gestação

Em relação aos 4 sinais positivos fundamentais, um dos mais precoces seria a palpação das membranas placentárias, que é comumente verificado por meio da compressão com o dedo maior e o indicador da parede uterina na curvatura maior do corno uterino (Figura 4). Esse teste é também conhecido como "teste do beliscamento". No caso do diagnóstico positivo (gestante), verifica-se o deslizamento do corioalantoide no interior da parede uterina do corno gestante a partir de 30 dias e no corno não gestante a partir de 70 dias de gestação.

A vesícula amniótica contém o embrião em desenvolvimento e o fluido amniótico, e pode ser detectada pela palpação a partir dos 28 dias em novilhas e dos 32 dias em vacas. A vesícula é reconhecida com uma estrutura de formato esférico, túrgida e repleta de fluido com aproximadamente 1 cm de diâmetro aos 28 dias de gestação. Essa estrutura aumenta de volume conforme o avanço da gestação. Para melhor detecção, o examinador deve segurar o corno uterino com o dedo polegar de um lado e os demais dedos do outro lado da vesícula. A vesícula é uma estrutura flutuante dentro do útero, porém é mais comumente encontrada no limite cranial

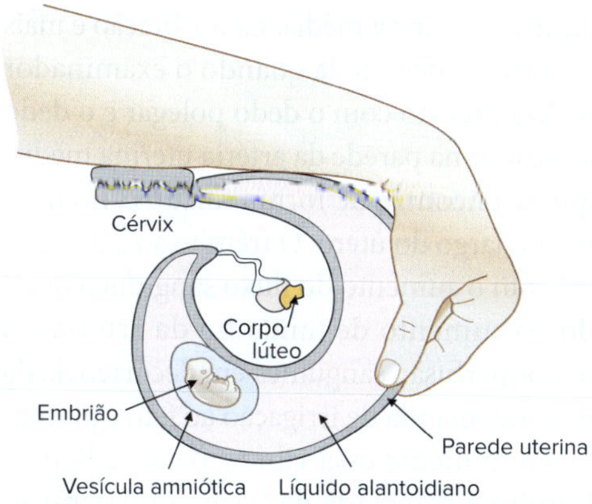

FIGURA 4 Ilustração da técnica de beliscamento para verificação do sinal positivo de gestação na fêmea bovina a partir de 30 dias. Observa-se que o examinador pressiona a parede uterina na região da curvatura maior e distante da vesícula amniótica para sentir o deslizamento das membranas do corioalantoide em seu interior.

Fonte: Guilherme Pugliesi.

do ligamento intercornual. A vesícula vai se tornando cada dia mais túrgida e aos 65 dias de gestação já se torna difícil de ser detectada. O cuidado deve ser extremo durante a palpação da vesícula até os 45 dias de gestação para evitar que se pressione e promova algum dano ao embrião.

Os placentônios, que são estruturas formadas pela carúncula (porção materna) e pelo cotilédone (porção fetal), estão presentes em todo o útero. Entre 70 e 120 carúnculas estão presentes no útero bovino, e os placentônios começam a ser palpáveis a partir de 75 a 80 dias de gestação. O tamanho dos placentônios varia conforme o estágio de gestação e sua localização em relação ao feto, sendo maiores próximo à parte média do corno uterino gestante e menores nos polos da cérvix e dos ovários. Os placentônios são palpáveis por meio da pressão e deslizamento de uma dobra longitudinal da parede uterina e entre o dedo polegar e os demais dedos da mão. Em gestações acima de 6 meses, os placentônios são mais facilmente detectáveis simplesmente passando a palma da mão sobre a parede uterina.

A presença de placentônios pode ainda ser detectada depois de algum tempo após a morte do feto, e, assim, em alguns casos sua detecção pode levar a um resultado falso-positivo, já que a viabilidade fetal não é determinada por essa característica. Por outro lado, um diagnóstico falso-negativo pode ocorrer entre 5 e 7 meses de gestação, quando muitas vezes o útero bastante volumoso e pesado se encontra no assoalho da cavidade abdominal e os placentônios não são detectados. Para tanto, é importante associar outras características que indicam uma gestação nessa fase, como um útero não contornável e a presença de frêmito da artéria uterina média uni ou bilateral.

O feto pode ser detectável pela palpação a partir de 60 dias de gestação por meio do "teste de balotamento" fetal. Isso acontece porque a parede uterina perde sua turgidez e o feto pode ser percebido por seu balanço dentro do útero. Assim, o teste de balotamento consiste em o examinador avaliar o movimento dos fluidos fetais pelo balanço da parede uterina com a palma da mão e detectar o retorno do feto na mão do examinador. O feto é facilmente palpado diretamente ou por balotamento até 4 meses de gestação. A partir desse momento, com seu desenvolvimento e peso, o feto começa a se insinuar para o assoalho do abdome, não sendo detectável por volta de 6 meses de gestação. Depois disso, ele começa a ser palpado novamente subindo para a parte superior da cavidade abdominal e, por fim, para a cavidade pélvica. Fetos mumificados, apesar de raros em bovinos, podem ser confundidos com um feto normal; entretanto, fetos mumificados são reconhecidos por terem ausência de fluido fetal e placentônios.

Sinais de suporte para detecção da gestação

Diversas mudanças detectáveis pela palpação do sistema reprodutor da fêmea bovina sugerem a gestação, mas podem ocorrer por outras causas. Assim, essas mudanças constituem um suporte para o diagnóstico, mas não são sinais específicos de gestação. O primeiro sinal importante é a *presença de um corpo lúteo e de cornos uterinos assimétricos*. Em gestações iniciais, nas quais o útero se encontra ainda na cavidade pélvica, o exame deve se iniciar pela palpação dos cornos uterinos e ovários para detecção de uma possível assimetria dos cornos uterinos, com o corno mais desenvolvido ipsilateral ao ovário contendo o corpo lúteo. Se é verificada a presença de um corno uterino maior (assimetria), deve-se examinar se há presença de vesícula amniótica ou detectar as membranas placentárias pelo teste de beliscamento. Outras condições podem levar a uma assimetria entre os cornos uterinos, como mucometra, piometra ou retardo no processo de involução uterina após o parto, mas nenhuma delas estaria associada à presença de vesícula amniótica ou teste de beliscamento positivo.

Um segundo sinal de suporte é a *imobilidade da cérvix*. A cérvix é facilmente movimentada e tracionada até 70 dias de gestação; entretanto, a partir de 90 dias de gestação, o peso e o fluido dentro do útero dificultam a movimentação da cérvix pelo examinador. Outras condições, como a ocorrência de mucometra, piometra ou aderência do sistema reprodutor advindas de processos inflamatórios, também podem promover essa imobilidade (fixação) da cérvix.

Um sinal de suporte bastante importante que já foi citado é a detecção de *frêmito da artéria uterina média pela palpação*. O frêmito nada mais é que um som estrepitoso que promove uma vibração perceptível na parede da artéria uterina média. Essa vibração é mais facilmente detectada quando o examinador realiza pressão com o dedo polegar e o dedo indicador na parede da artéria uterina média, que se encontra de forma tortuosa no ligamento largo do útero. O frêmito só é detectável com o aumento do fluxo sanguíneo devido ao aumento de tamanho da artéria e à maior perfusão sanguínea em decorrência da maior demanda de irrigação ao feto e placenta. Geralmente essa vibração causada pelo frêmito é detectada de forma unilateral ao corno gestante aos 4 meses e bilateral entre 5 e 6 meses de gestação. Na palpação das artérias uterinas em gestações < 4 meses pode-se detectar apenas pulsos conforme o ciclo cardíaco do animal, mas não a vibração causada pelo frêmito. Apesar de ser frequentemente associado com a gestação, o sinal de frêmito persiste por alguns dias após o abortamento ou parto, e também pode estar presente em outras situações que promovem um grande aumento de fluxo sanguíneo para o útero.

Estimativa da idade gestacional pela palpação transretal

O estágio e a idade gestacional podem ser estimados com base nas diversas características descritas para o útero e feto. A determinação da idade gestacional é mais assertiva quando realizada na metade inicial da gestação. Nos estágios iniciais da gestação, a idade gestacional pode ser estimada considerando o tamanho dos cornos uterinos e o diâmetro da vesícula amniótica. Em gestações mais avançadas (> 4 meses), a idade gestacional é estimada com base no tamanho dos placentônios na base do corno gestante, no tamanho do feto, no comprimento da nuca ao nariz do feto, na posição do útero e no tamanho e frêmito da artéria uterina média. Essas características principais e a idade gestacional estão sumarizadas no Quadro 2.

QUADRO 2 Principais características gestacionais avaliadas pela palpação e ultrassonografia transretal

Estágio da gestação	Vesícula amniótica (cm)	Comprimento do placentônio (cm)	Distância nuca-garupa (cm)	Posição do útero	Largura (cm) e frêmito da AUM	Sinais positivos de gestação
30 dias	0,8-1	–	0,8-1	Pélvico, contornável	0,4-0,6	VA
40 dias	2-3	–	1,75-2,5	Pélvico, contornável	0,4-0,6	VA; BM+
50 dias	3,5-5	–	3,5-5,5	Pélvico, contornável	0,4-0,6	VA; BM+
60 dias	6-7,5	–	6-8	Pélvico, contornável	0,4-0,6	VA; BM+ e balotamento fetal
70 dias	–	0,5-0,75	7-10	Pélvico--abdominal, contornável	0,5-0,7	BM+; balotamento fetal; placentônios
80 dias	–	0,5-1	8-13	Abdominal (descendente), contornável	0,5-0,7	BM+; balotamento fetal; placentônios
90 dias	–	1-1,5	13-17	Abdominal (descendente), contornável	0,5-0,7	Feto; placentônios
120 dias	–	1,5-2,5	22-32	Abdominal (descendente), contornável	0,7-0,9; frêmito unilateral (uni)	Feto; placentônios
150 dias	–	2,5-4	30-45	Abdominal (assoalho), não contornável	0,7-1; frêmito uni ou bilateral (bi)	Feto (difícil de ser palpado); placentônios
180 dias	–	4-5	40-60	Abdominal (assoalho), não contornável	0,9-1,25; frêmito bi	Feto (difícil de ser palpado); placentônios
210 dias	–	5-7,5	55-75	Abdominal (ascendente)	> 1,25; frêmito bi	Feto; placentônios
240 dias	–	6-9	60-85	Abdominal (ascendente)	> 1,25; frêmito bi	Feto; placentônios
270 dias	–	8-12	70-100	Abdominal--pélvico	> 1,5; frêmito bi	Feto; placentônios

AUM: artéria uterina média; BM+: beliscamento das membranas positivo; VA: vesícula amniótica.

Ultrassonografia em modo B

A ultrassonografia em modo B vem sendo amplamente utilizada para o diagnóstico da gestação em bovinos desde a década de 1980, e já nessa época foi considerada um dos avanços tecnológicos mais profundos no campo da pesquisa e da clínica reprodutiva de grandes animais.[7-9] Essa técnica tem como vantagens o diagnóstico de gestação mais precoce quando comparada à palpação transretal, a possibilidade de avaliação da viabilidade embrionária/fetal por meio da visualização dos batimentos cardíacos e da avaliação da frequência cardíaca do embrião/feto, a detecção de prenhez gemelar e a identificação do sexo fetal.

O uso da ultrassonografia em modo B como método de diagnóstico gestacional tem maior acurácia a partir de 28 dias de gestação. É possível detectar a gestação por meio da ultrassonografia já com 24 ou 25 dias, principalmente em fêmeas nulíparas; entretanto, há maior dificuldade para diferenciar o embrião da parede uterina nessa fase. Assim, a técnica apresenta maior acurácia e aplicabilidade como método diagnóstico a campo a partir dos 28 até cerca de 90 dias, já que com o avanço da gestação ocorre o crescimento do feto, fazendo com que o útero se torne cada vez mais pesado e passe então a se localizar na região abdominal baixa, dificultando a manipulação do transdutor em direção ao feto.

Durante os 3 primeiros meses de gestação, o embrião/feto pode ser acessado nas apresentações anterior e posterior. Após esse período, é predominante a apresentação anterior, sendo a cabeça a região do corpo acessível em todas as fases da gestação.

Gestação de 21 a 30 dias

Entre 21 e 25 dias de gestação, a visualização do embrião junto à parede uterina (endométrio) não é facilmente realizada (Figura 5, painéis A a D). Em alguns animais pode ser visualizado o início da formação do fluido na região do ápice do corno uterino. Já entre 28 e 30 dias, o embrião mede cerca de 9,5 a 14 mm de comprimento e é visualizado envolto por líquido amniótico e pela membrana amniótica (Figura 5, painéis E a H). Os botões dos membros anteriores podem ser vistos como áreas de ecogenicidade aumentada acima e abaixo da linha média do embrião.

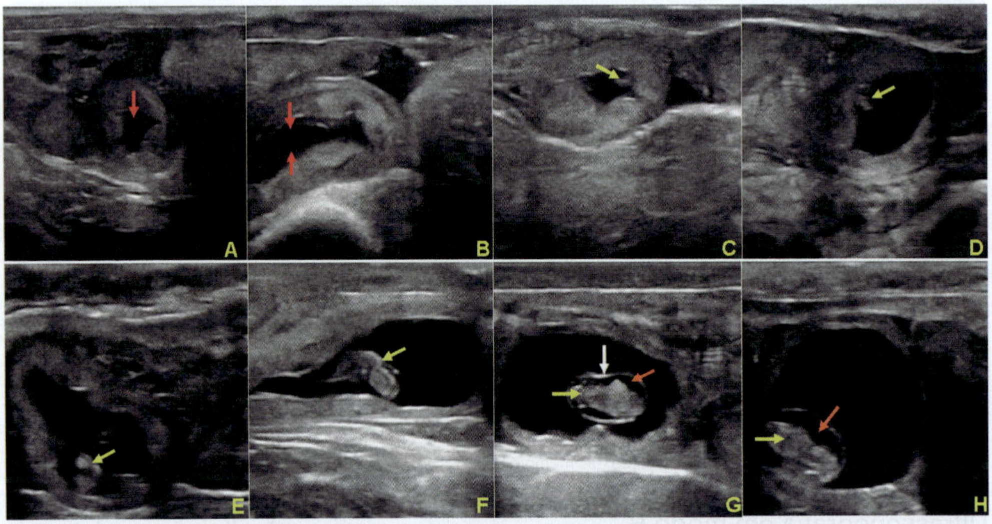

FIGURA 5 Imagens ultrassonográficas em modo B de corno uterino. As setas vermelhas indicam o acúmulo de fluido no lúmen uterino (imagem anecogênica) de fêmeas bovinas aos 20 dias de gestação (painéis A e B). As setas amarelas indicam embriões bovinos (estrutura hiperecogênica) aos 25 dias (painéis C e D), aos 26 (painéis E e F), 28 (painel G) e 30 (painel H) dias de gestação. As setas laranja indicam o líquido amniótico (estrutura anecogênica), e a seta branca indica a membrana amniótica (estrutura hiperecogênica).

Fonte: Guilherme Pugliesi.

Gestação de 35 a 45 dias

Compreende o final do período embrionário e o início do período fetal (organogênese completa). Assim, o volume de fluido uterino aumenta, o embrião pode ser visualizado medindo de 16,5 até 25 mm de comprimento no centro do líquido amniótico e é possível visualizar também o cordão umbilical, um indicativo de que a gestação está se desenvolvendo adequadamente (Figura 6, painéis A a C).

Gestação de 45 a 55 dias

Aos 45 dias é o momento em que a organogênese já se completou, e é possível identificar os primeiros sinais de movimentação fetal. Por isso, a partir desse momento denomina-se feto. Os placentônios podem ser identificados, apresentando cerca de 5 mm e localizados próximos ao embrião. Com essa idade gestacional o líquido vitelínico já não é observado. Em torno de 50 dias de gestação ocorre a ossificação do crânio e das costelas (Figura 7, painéis A e B).

Gestação de 55 a 75 dias

Nesse período pode-se realizar a sexagem fetal por meio da identificação do posicionamento do tubérculo genital, um precursor comum das genitálias externas feminina e masculina. Inicialmente, o tubérculo genital forma-se na superfície caudoventral da parede abdominal. O momento mais recomendado para a realização da sexagem fetal é entre 55 e 65 dias de gestação, pois nesse período já houve migração do tubérculo genital e se tem um bom acesso ao feto para ultrassonografia. Nos machos, o tubérculo genital posiciona-se próximo do cordão umbilical, enquanto nas fêmeas se localiza próximo à base da cauda (Figura 7, painéis C e D). Contudo, a sexagem fetal pode ser realizada até a fase de descida do feto para o abdome, sendo influenciada por características como raça e idade dos animais. A identificação de regiões do feto como posição dos membros anteriores e posteriores, cabeça, tórax, abdome e cordão umbilical previamente à identificação da localização do tubérculo é fundamental para uma boa acurácia e eficiência no diagnóstico de sexagem fetal.

Gestação de 76 a 90 dias

Nesse estágio da gestação o feto já tem um tamanho que impede sua total visualização em corte longitudinal em uma única

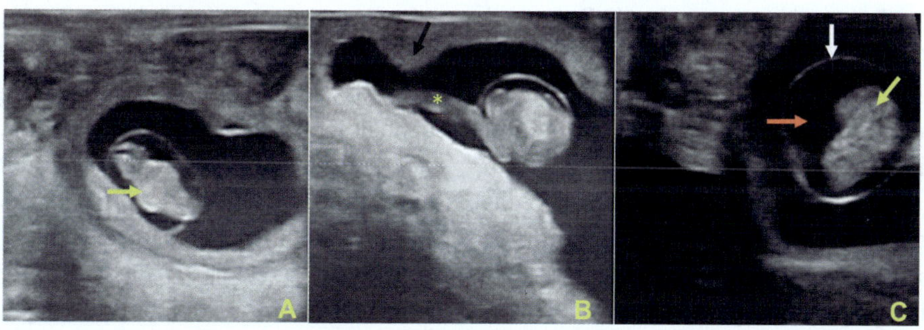

FIGURA 6 Imagens ultrassonográficas em modo B de útero de vaca aos 35 (painel A), 40 (painel B) e 45 (painel C) dias de gestação. As setas amarelas indicam o embrião/feto bovino. A seta laranja indica o líquido amniótico (estrutura anecogênica), e a seta branca indica a membrana amniótica (estrutura hiperecogênica). A seta preta indica o placentônio (estrutura hiperecogênica).

* Cordão umbilical.

Fonte: Guilherme Pugliesi.

imagem ultrassonográfica. Assim, a avaliação ultrassonográfica é realizada em diversas regiões do feto de forma separada. É possível verificar a presença dos placentônios com maior facilidade devido a seu tamanho, assim como estruturas ossificadas como crânio, costelas, coluna vertebral e membros, que aparecem como estruturas hiperecogênicas nas imagens ultrassonográficas (Figura 7, painéis G e H).

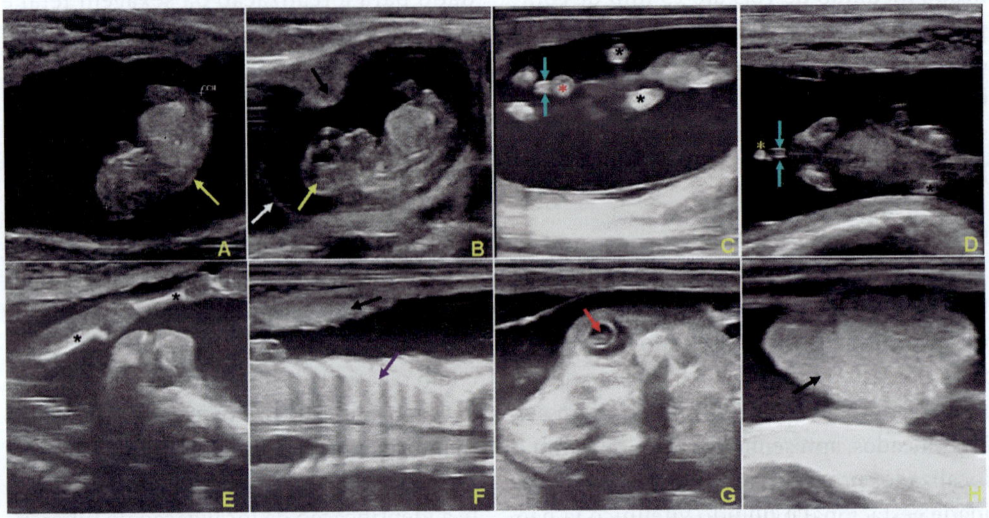

FIGURA 7 Imagens ultrassonográficas em modo B de útero de vacas gestantes. As setas amarelas indicam fetos bovinos aos 46 (painel A) e 47 (painel B) dias de gestação. A seta branca indica a membrana amniótica (estrutura hiperecogênica). As setas azuis indicam o tubérculo genital masculino (estrutura hiperecogênica), próximo ao cordão umbilical, indicado pelo asterisco vermelho (painel C), e o tubérculo genital feminino (estrutura hiperecogênica), próximo à cauda, indicada pelo asterisco amarelo (painel D), em fetos bovinos aos 60 dias de gestação. Os asteriscos pretos indicam o membro anterior do feto aos 60 (painéis C e D) e aos 75 dias de gestação (painel E). A seta roxa indica o tórax do feto aos 90 dias de gestação (painel F). A seta vermelha indica o cristalino do globo ocular em feto bovino aos 107 dias de gestação (painel G). As setas pretas indicam placentônios (estruturas hiperecogênicas) aos 47 (painel B), 90 (painel F) e 130 (painel H) dias de gestação.

Fonte: Guilherme Pugliesi.

Gestações mais avançadas (> 3 meses)

Nas gestações mais avançadas a imagem ultrassonográfica pode ser utilizada para a visualização dos placentônios. Entretanto, nessa fase a palpação transretal é o método mais indicado de diagnóstico, por meio das características descritas no tópico anterior (acesso ao feto, frêmito da artéria uterina média e palpação de placentônios).

Ultrassonografia em modo Doppler

A ultrassonografia Doppler possibilita avaliar detalhadamente a hemodinâmica do útero, folículos e corpo lúteo e indiretamente inferir o estado funcional do tecido.[10] A técnica consiste na diferença entre a frequência das ondas refletidas em estruturas que estão se movimentando e a frequência emitida pelo transdutor, resultando no deslocamento de frequência Doppler ou "Doppler *shift*". Na circulação sanguínea, isso ocorre devido à movimentação das células vermelhas em sentido favorável ou contrário ao transdutor, que promovem uma diferença positiva (maior frequência) ou negativa (menor frequência). Existem 3 modos de avaliação da perfusão sanguínea: espectral, *power*-Doppler e modo *color-Doppler*. No modo espectral, a onda Doppler é formada durante o ciclo cardíaco na avaliação do fluxo sanguíneo de artérias e gera um gráfico bidimensional em função do tempo com a diferença da frequência detectada. O modo *power*-Doppler possibilita a mensuração da intensidade do fluxo sanguíneo, vista por meio da imagem, que apresenta coloração de diferente intensidade de acordo com a intensidade do fluxo. No modo *color*-Doppler, as diferenças da frequência são codificadas na forma de sinais coloridos na tela do equipamento sobre uma imagem em modo B (escala de cinza) convencional. Diferenças positivas (fluxo sanguíneo em sentido ao transdutor) e negativas (fluxo sanguíneo em sentido contrário ao transdutor) são indicadas por cores diferentes, que são geralmente em tons de vermelho a amarelo e azul a verde.

Os modos *color* e *power*-Doppler promovem detalhes anatômicos e informações da perfusão sanguínea em tempo real dos tecidos e órgãos reprodutivos por meio de mensurações subjetivas ou objetivas. As mensurações subjetivas consistem na avaliação da proporção do tecido com sinais coloridos, ou por meio de uma escala de 0 a 4, de acordo com a quantidade de fluxo sobre a área avaliada. Outra possibilidade é a avaliação objetiva, na qual a quantidade de *pixels* coloridos é calculada por programas computacionais.

Detecção do corpo lúteo funcional

Os estudos com a ultrassonografia Doppler possibilitaram a caracterização da perfusão sanguínea, bem como a estimativa da funcionalidade nos órgãos e tecidos reprodutivos ao longo do ciclo estral e da gestação em bovinos e equinos. Vem sendo amplamente utilizada para avaliar a funcionalidade do corpo lúteo, o que possibilitou o desenvolvimento de uma ferramenta de diagnóstico gestacional na espécie bovina.

Embora haja uma correlação positiva entre o tamanho luteal e a concentração de progesterona circulante, essa correlação é menor se comparada à perfusão sanguínea do corpo lúteo. Vários estudos caracterizaram a perfusão sanguínea do corpo lúteo entre fêmeas bovinas gestantes e não gestantes, o que possibilitou a criação de critérios para identificar um corpo lúteo afuncional e indiretamente diagnosticar as fêmeas não gestantes com alta acurácia (90%-100%), 20 a 22 dias após a inseminação.[11,12] Os primeiros trabalhos consideraram vazias as fêmeas que não apresentassem sinais coloridos indicando perfusão sanguínea na região central do corpo lúteo (fêmeas leiteiras) e aquelas com sinais coloridos indicando perfusão ≤ 25% em relação à área total luteinizada e uma área menor que 2 cm^2 (fêmeas de corte).

Com o intuito de facilitar a avaliação, a porcentagem da perfusão foi substituída por uma escala de escores que varia de 1 a 4, tornando a técnica mais prática.[13] Atualmente, todos os critérios são baseados somente em uma menor perfusão no corpo lúteo afuncional; assim, todas as fêmeas que não apresentam sinais coloridos indicando perfusão sanguínea na região central do corpo lúteo são consideradas não gestantes, independentemente do tamanho deste (Figura 8).

Perfusão sanguínea no feto e placentônios

Os placentônios são constituídos pela aposição do endométrio (carúnculas, parte materna) ao concepto (cotilédone, parte fetal), formando várias áreas de interação na superfície coriônica, as quais são responsáveis pelo suporte nutricional e pela retirada de resíduos metabólicos do feto. Essa estruturação é exclusiva da placenta de ruminantes do tipo sinepteliocorial. Durante a gestação ocorre o desenvolvimento e aumento da vascularização dos vilos placentários, que é capaz de suprir as demandas de nutrientes e gases do feto. O remodelamento da vascularização materno-

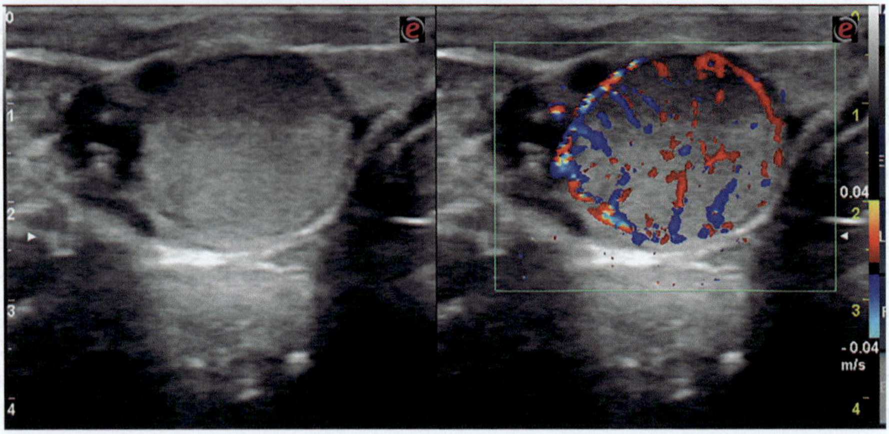

FIGURA 8 Imagem ultrassonográfica em modo B e Doppler colorido indicando a ecotextura e sinais coloridos indicativos de perfusão sanguínea no corpo lúteo ativo (secretando progesterona) de uma fêmea bovina.
Fonte: Igor Garcia Motta.

-placentária ocorre de forma contínua e paralelamente ao aumento gradual da demanda fetal por nutrientes, gases respiratórios e excretas durante o avanço da gestação.

A vascularização deficitária durante a prenhez está relacionada com falhas na gestação e com desenvolvimento fetal debilitado ou anormal, sendo o aumento de suprimento sanguíneo um importante mecanismo para aumentar o transporte transplacentário durante a prenhez. Na segunda metade da gestação, a mensuração do fluxo sanguíneo nas artérias uterinas mostrou um aumento de aproximadamente 4,5 vezes, quando comparada com a primeira metade.

Em imagens de modo B, os placentônios são observados como elevações na superfície interna do útero, projetando-se para os fluidos da placenta; os placentônios são primeiramente observados nos dias 33 a 38 da gestação apenas na área ao redor do próprio embrião; por volta do dia 60 são encontrados além da área do feto, no entanto em tamanhos menores. Na ultrassonografia em modo Doppler é possível observar a perfusão sanguínea nos placentônios e aumento gradual da perfusão com o decorrer do desenvolvimento da gestação.

Apesar de a ultrassonografia em modo B possibilitar a determinação da viabilidade embrionária a partir do dia 21, não permite avaliar a perfusão sanguínea do concepto. Em contrapartida, tal avaliação é possível ao utilizar a ultrassonografia Doppler. Com o desenvolvimento da gestação, é possível visualizar a perfusão sanguínea no feto (por meio de sinais coloridos na imagem ultrassonográfica), assim como coração, batimentos cardíacos fetais, câmaras cardíacas e os principais vasos sanguíneos (aorta, veia cava, artéria umbilical, veia umbilical, veia jugular e artéria carótida). Em casos de morte embrionária ou fetal, será observada ausência de batimento cardíaco; consequentemente, a perfusão sanguínea no feto será inexistente.

Perfusão e volume de fluxo sanguíneo na artéria uterina média

Na ultrassonografia vascular Doppler transretal em grandes animais, a velocidade do fluxo uterino durante os pulsos arteriais é exibida qualitativamente em cores no modo Doppler colorido e qualitativamente e quantitativamente em formato de gráficos do ciclo cardíaco no modo pulsado (espectral). Uma avaliação em modo Doppler pulsado requer um posicionamento adequado do transdutor sobre o vaso de interesse, o que requer conhecimento sobre a disposição dos vasos que compõem a cavidade abdominal e pélvica sob a ótica do acesso transretal. As velocidades calculadas pelo *software* do equipamento ultrassonográfico são dependentes do ângulo de transecção do vaso pelos feixes ultrassonográficos, o que limita a técnica a grandes vasos.

O fluxo em determinado vaso sanguíneo envolve diversos fatores, incluindo a regulação e a funcionalidade do coração, a elasticidade da parede dos vasos, a regulação e a função da musculatura lisa dos vasos, a variação nas dimensões dos vasos e em sua estrutura, a interconexão entre pequenos vasos e a distância do coração. O circuito da distribuição do sangue está sob efeito das leis de Newton e envolve todas as formas de energia (térmica, e cinética).

No passado eram utilizadas técnicas invasivas para mensurar o fluxo sanguíneo na artéria uterina, que tem grande relação com a perfusão sanguínea no útero em vacas e éguas, no entanto essas técnicas foram substituídas pelas avaliações da artéria uterina por meio da ultrassonografia por Doppler via transretal. A ultrassonografia Doppler vem sendo utilizada para mensurar as variações do fluxo sanguíneo em vacas cíclicas, assim como para quantificar o fluxo uterino em vacas e éguas gestantes.

Com base no estudo de Bollwein et al., que avaliaram a perfusão nas artérias ipsilateral e contralateral do útero gestante de três novilhas inseminadas, o índice de resistência (IR) diminuiu gradativamente do primeiro mês até o oitavo mês de gestação. Os valores do IR na artéria ipsilateral ao concepto se mantiveram baixos comparados à artéria contralateral. A velocidade máxima média por tempo (VMMT) aumentou constantemente com o desenvolvimento da gestação. O volume de fluxo sanguíneo foi baseado na seguinte fórmula: Volume = VMMT * π *(mm diâmetro × 0,1/2) 2 * 60. Considerando que o diâmetro aumenta exponencialmente e o VMMT se mantém, o aumento do calibre da artéria uterina se torna o fator mais importante que impacta no aumento do volume de fluxo sanguíneo nos últimos meses de gestação. Interações significativas entre diâmetro e volume demonstraram efeitos positivos na artéria uterina em bovinos. Esse estudo pioneiro com Doppler espectral demonstrou as vantagens da tecnologia para estudar a dinâmica das artérias uterinas durante a gestação em grandes animais.

Métodos laboratoriais (moleculares)

Dosagem de progesterona

A progesterona é o hormônio responsável pela manutenção da gestação na maioria das espécies domésticas. Na vaca, a manutenção da gestação depende da presença de um corpo lúteo ativo, e, até a formação da placenta, o corpo lúteo é a principal fonte de progesterona. A mensuração das concentrações circulantes de progesterona é um método indireto de diagnóstico de gestação, já que não é possível identificar por meio desse teste a presença do concepto. Além disso, para ser um exame acurado, a dosagem de progesterona deve ser realizada entre 18 e 24 dias após a cobertura/inseminação artificial. Dessa forma, as fêmeas que não se tornaram gestantes estarão próximas do momento de retorno ao cio, quando a progesterona deve estar em baixas concentrações circulantes (< 1 ng/mL no soro, plasma ou leite). Já nas fêmeas que se tornaram gestantes, a sinalização do concepto ao endométrio bovino pela secreção de interferon-τ promove o bloqueio do desencadeamento da luteólise, fazendo com que o corpo lúteo permaneça produzindo progesterona.

A acurácia desse método para diagnosticar a prenhez varia de 75% a 90% pois uma vaca com a progesterona elevada não necessariamente estará gestante. Contudo, sua sensibilidade é de 100% para diagnosticar os animais que não se tornaram gestantes, já que não há possibilidade de uma vaca com concentração de progesterona < 1 ng/mL estar gestante.

A progesterona pode ser dosada a partir de amostras de plasma, soro ou leite, utilizando radioimunoensaio (RIA) ou testes imunoenzimáticos (*Enzyme-Linked Immunosorbent Assay* – Elisa). No RIA geralmente se utiliza o radioisótopo iodo^{125}, que, apesar de ser um método que exige cautela em sua manipulação e de oneroso descarte devido ao uso de reagentes radioativos, é bastante usado, pois apresenta altas sensitividade e especificidade. Com o passar dos anos e o avanço das pesquisas acerca dos métodos moleculares de diagnóstico de gestação, o RIA vem sendo gradualmente substituído por ensaios imunoenzimáticos.

Dosagem de PAG

As glicoproteínas associadas à gestação (PAG, do inglês *Pregnancy Associated Glycoproteins*) são produzidas pelas células trofoblásticas bi e trinucleadas da placenta e são secretadas no estroma uterino, atingindo a circulação materna entre os dias 22 e 24 de gestação e chegando a níveis detectáveis para um acurado diagnóstico de gestação aos 28 dias de gestação.[14] Assim, a dosagem das PAG é um método de diagnóstico de gestação que vem sendo utilizado como ferramenta para detectar mortalidade embrionária ou fetal, já que as concentrações circulantes de PAG diminuem em animais que passaram por perda gestacional entre os dias 28 e 100 de gestação. A mensuração das PAG pode ser realizada por meio de RIA ou ensaios imunoenzimáticos, e estes últimos têm sido mais difundidos por apresentarem resultados satisfatórios quando realizados a partir do período recomendado (entre 28 e 35 dias de gestação).

Potenciais marcadores gestacionais

O sulfato de estrona é produzido pelo concepto, e é a principal estrona presente nos fluidos fetais e no plasma materno, podendo ser detectado a partir de 52 dias da gestação. No entanto, a detecção confiável para diagnóstico de gestação em bovinos só é possível após o centésimo dia da gestação. Apesar de ser um marcador específico de gestação, sua detecção tardia limita o uso em animais domésticos.

O fator de gestação precoce (EPF) é uma proteína que está presente no soro de fêmeas mamíferas gestantes. Foi inicialmente um candidato a teste de diagnóstico gestacional, sendo seu tempo de amostragem de 2 a 7 dias após a concepção. Em bovinos acredita-se que o EPF suprima o sistema imunológico e prepare o útero para a implantação, iniciando 48 horas após a cobertura. Entretanto, os testes comerciais não são confiáveis na identificação das fêmeas não gestantes. Isso, somado à alta incidência de morte embrionária que ocorre após o segundo dia de gestação, limita seu uso como opção para o diagnóstico gestacional em bovinos.

Durante o desenvolvimento embrionário, é fundamental que o embrião sinalize sua presença para a mãe a fim de que ocorra o reconhecimento materno da gestação. Em bovinos, o reconhecimento ocorre pela secreção de uma glicoproteína denominada interferon-τ pelo embrião, responsável por bloquear a liberação pulsátil de prostaglandina F2α pelo endométrio. Além da ação parácrina, o interferon-τ induz a expressão de vários genes estimulados por interferons (ISG), no útero, células sanguíneas, corpo lúteo, entre outros tecidos extrauterinos, indicando uma ação endócrina.

A mensuração do próprio interferon-τ poderia ser uma alternativa para o diagnóstico gestacional, se os níveis dessa glicoproteína não fossem extremamente baixos nos tecidos extrauterinos e na circulação. Entretanto, como a expressão de ISG sinaliza indiretamente a presença do concepto, a determinação da abundância de transcritos para ISG em células imunes circulantes tem apresentando grande potencial para uso como marcador para fins de diagnóstico de gestação em ruminantes.

Entre os ISG clássicos, estão o 2',5' oligoadenilato sintetase (OAS1), o gene de resistência ao *myxovirus* 1 e 2 (MX1 e MX2) e o gene estimulado por interferon 15 (ISG15). Fêmeas bovinas gestantes apresentam maior abundância desses transcritos em amostras de sangue, quando comparadas a fêmeas não gestantes. No entanto, infecções virais podem também aumentar a expressão de alguns ISG, levando a resultados falso-positivos e comprometendo a acurácia desse método de diagnóstico, principalmente em gado de leite. A acurácia da expressão dos transcritos clássicos de ISG em células imunes mononucleares para detecção de gestação no dia 20 após a inseminação artificial em tempo fixo (IATF) variou de 60% a 83% em vacas de corte. Outro limitante no uso desse método é o fato de não haver testes ou *kits* comerciais utilizando ISG como marcadores de gestação, sendo o uso restrito à pesquisa, por meio da utilização de PCR (proteína C-reativa) quantitativo.

CONSIDERAÇÕES FINAIS

A análise em conjunto das diversas características determinadas por avaliações visuais, palpação e exames complementares é fundamental para a definição do diagnóstico e prognóstico do *status* reprodutivo da fêmea bovina. Para isso, o treinamento prático aliado ao bom conhecimento teórico da fisiopatologia do ciclo estral e da gestação é imprescindível. Ademais, a acurácia e confiança no diagnóstico são consequência do grau de experiência do médico-veterinário, e por isso o treinamento em situações diversas é fundamental durante sua formação e em cursos de especialização.

REFERÊNCIAS

1. Grunert E, Birgel EH, Vale WG. Patologia e clínica da reprodução dos animais mamíferos domésticos. São Paulo: Livraria Varela; 2005.
2. Pierson RA, Ginther OJ. Ultrasonographic appearance of the bovine uterus during the estrus cycle. Journal of the American Veterinary Medical Association 1987;190-8.
3. Willians EL, Fisher DP, England GCW, Dobson H, Pfeiffer DU, Sheldon IM. Clinical evaluation of the postpartum vaginal mucus reflects on bacterial infection and the inflammatory response to endometritis in cattle. Theriogenology 2005;63:102-17.
4. Sheldon IM, Gregory SL, LeBlanc S, Gilbert RO. Defining postpartum uterine disease in cattle. Theriogenology 2006;65:1516-30.
5. Bonnett BN, Martin SW, Gannon VP, Miller RB, Etherington WG. Endometrial biopsy in Holstein Friesian dairy cow II: correlations between histological criteria. Canadian Journal of Veterinary Research 1991;55:162-7.
6. Kasimanickam R, Duffiekd TF, Foster RA, Gartley CJ, Leslie E, Walton JS, et al. A comparison of the cytobrush and the uterine lavage techniques to evaluate endometrial cytology in clinically normal postpartum dairy cows. Canadian Journal of Veterinary Research 2005;46:255-9.
7. Balhara AK, Gupta M, Singh S, Mohanty AK, Singh I. Early pregnancy diagnosis in bovines: current status and future directions. Scientific World Journal 2013;2013:958540.
8. Lucy M, Green J, Poock S. Pregnancy determination in cattle: a review of available alternatives. Proceedings, Appl Reprod Strateg Beef Cattle 2011;(Figure 1):367-76.
9. Pohler KG, Franco GA, Reese ST, Dantas FG, Ellis MD, Payton RR. Past, present and future of pregnancy detection methods. Applied Reproductive Strategies in Beef Cattle 2016:7-8.
10. Ginther OJ. Ultrasonic imaging and cattle; 2007. Equiservices. 200, 258 p.
11. Siqueira LGB, Areas VS, Ghetti AM, Fonseca JF, Palhao MP, Fernandes CAC, et al. Color Doppler flow imaging for the early detection of nonpregnant cattle at 20 days after timed artificial insemination. Journal of Dairy Science 2013;96(10):6461-17.

12. Pugliesi G, Miagawa BT, Paiva YN, França MR, Silva LA, Binelli M. Conceptus-induced changes in the gene expression of blood immune cells and the ultrasound--accessed luteal function in beef cattle: how early can we detect pregnancy? Biology of Reproduction 2014; 91(4):95-1.
13. Pugliesi G, Rezende RG, Silva JCBd, Lopes E, Nishimura TK, Baruselli PS, et al. Uso da ultrassonografia Doppler em programas de IATF e TETF em bovinos. Rev Bras Reprod Anim 2017;41(1):140-50.
14. Reese ST, Pereira MHC, Edwards JL, Vasconcelos JLM, Pohler KG. Pregnancy diagnosis in cattle using pregnancy associated glycoprotein concentration in circulation at day 24 of gestation. Theriogenology 2018; 106:178-85.

CAPÍTULO 4

Diagnóstico e tratamento das afecções reprodutivas em fêmeas bovinas

Fabio Soares de Lima

INTRODUÇÃO

As principais doenças do trato reprodutivo que afetam bovinos são a retenção de membranas fetais (RMF), a metrite, a endometrite, a piometra, e a doença ovariana cística. Etiopatogenia, diagnóstico, sinais clínicos, tratamento e prevenção dessas doenças variam consideravelmente, portanto cada doença precisa ser compreendida e manejada de forma específica para minimizar seus impactos negativos.

RETENÇÃO DE MEMBRANAS FETAIS

A retenção de membranas fetais (RMF) em bovinos é uma condição caracterizada pela falha da liberação das membranas fetais após 24 horas do parto. A incidência de RMF reportada varia entre 5% e 15%, com custos estimados entre 318 e 415 dólares devido a perdas econômicas causadas por produção de leite reduzida, risco aumentado de comorbidades (p. ex., metrite), descarte precoce e desempenho reprodutivo reduzido. A afecção também é conhecida pela retenção de placenta, e uma multitude de fatores de risco foi identificada no decorrer dos anos. O tratamento da RMF é um tópico controverso, e o uso de antibiótico somente é recomendado em casos nos quais os animais têm concomitantemente lacerações vulvovaginais ou metrite puerperal com febre.

Definição, sinais clínicos e diagnóstico

Em torno de 66% das vacas liberam as membranas fetais dentro de 6 horas e em torno 95% liberam as membranas fetais dentro de 12 horas pós-parto, com uma pequena porcentagem das vacas liberando entre 12 e 24 horas.[1] Portanto, na maioria da literatura e nas rotinas de fazendas leiteiras, a RMF é confirmada quando a inspeção visual revela a presença das membranas fetais depois de 24 horas do momento do parto. Em casos esporádicos a inspeção visual não permite a identificação da RMF, porém a palpação transretal revela que membranas não visualizáveis ainda estão presentes. Casos de RMF podem ou não ser acompanhados de febre e desenvolvimento de secreção vulvar e sintomatologia típica de metrite puerperal, descrita adiante neste capítulo.

Patogenia e fatores de risco

Os mecanismos que levam ao desenvolvimento de RMF ainda não foram completamente elucidados. Porém, inúmeros fatores de risco, incluindo abortamento, distocia, parto gemelar, indução de parto com corticosteroides e prostaglandina F2-α (PGF2-α), hidroalantoide, torção uterina e hipocalcemia clínica, foram associados com o risco aumentado de desenvolvimento de RMF. Deficiências nutricionais de vitamina E, selênio e betacaroteno, além de doenças infeciosas como brucelose, vírus da diarreia viral bovina (BVD), campilobacteriose e aspergilose, também foram associadas com risco aumentado para o desenvolvimento de RMF em bovinos.

Muitas das deficiências nutricionais e a hipocalcemia sugerem que a imunossupressão talvez seja um fator importante para o desenvolvimento de RMF. A manutenção de prenhez em geral requer supressão da resposta imune para prevenir a rejeição da unidade fetal-placentária, e se especulou que casos de RMF podem resultar de uma falha em modular mecanismos imunoprotetores, seja por causa de imunossupressão ou de uma interrupção das alterações hormonais necessárias no pré-parto para liberação de membranas fetais.

Relatos de estudos funcionais revelam que vacas com RMF têm atividade fagocítica e quimiotaxia de leucócitos diminuída antes do parto. A interleucina-8 (IL-8), um importante fator para quimiotaxia de neutrófilos, é diminuída em vacas com RMF. Por isso foi sugerido que a diminuição de atividade de neutrófilos na placenta pode ser parte do mecanismo que leva à retenção placentária. Outros contribuintes para o mecanismo de desenvolvimento de RMF incluem diminuição na capacidade enzimática e antioxidante da placenta durante a prenhez, níveis mais baixos de superóxido dismutase e estrógenos plasmáticos. Uma sequência de eventos propostos para a RMF foi o desequilíbrio da capacidade antioxidante na placenta, seguido por uma diminuição na produção de estrógenos, podendo resultar na diminuição da produção de PGF2-α seguida por acúmulo de ácidos araquidônicos e linoleicos dentro do tecido placentário. Vacas com RMF também têm a função de proteases alterada, como colagenase diminuída no cotilédone, colágeno tipo III persistente e atividade de metaloproteinase 2 e 9 diminuída ou ausente.

Tratamento

Como mencionado anteriormente, o tratamento de RMF é um assunto controverso. A remoção manual continua uma prática comum, apesar de estudos mostrarem riscos aumentados de desenvolvimento de doença uterina mais severa, perdas maiores de produção de leite e risco de morte aumentado. Considerando a evidência científica, a remoção de membranas fetais não é recomendada. O uso de antibiótico também é controverso porque benefícios com terapia intrauterina não são corroborados pelos resultados de estudos. A infusão de oxitetraciclina pode reduzir a incidência de febre subsequente, mas não afeta o desempenho reprodutivo e leva à presença de resíduos no leite detectáveis que podem persistir por 144 horas após a última infusão.

É importante realçar que a terapia com antibióticos, especialmente com tetraciclinas, que têm a capacidade de inibir metaloproteinases, podem prolongar o tempo de RMF. A "negligência benigna", sem remoção manual, e administração sistêmica de antibióticos para vacas com febre ou outros sinais de metrite é pelo menos tão eficaz quanto tratamentos mais invasivos.

Estudos prospectivos recentes comparando remoção manual e antibioticoterapia intrauterina juntamente com o tratamento sistêmico de vacas febris com RMF não encontraram diferença em desempenho reprodutivo quando comparados com o uso de terapia sistêmica de vacas febris isoladamente. A implicação desses estudos é que tratamentos intrauterinos com remoção manual podem resultar em tempo, custo, riscos e uso desnecessário de antibióticos sem melhorar a reprodução. Além disso, o tratamento de vacas com RMF com hormônio liberador de gonadotrofinas (GnRH), PGF2-α ou a ocitocina não é benéfico em termos de liberação placentária ou desempenho reprodutivo. Da mesma forma, a administração oral de gel de cloreto de cálcio não teve efeito na incidência de metrite e desempenho reprodutivo.

Prevenção

Garantir que as vacas tenham acesso contínuo à alimentação durante o período pré-parto, evitar o reagrupamento e outras formas de estresse social durante esse período e garantir que o selênio dietético e a vitamina E estão adequados pode contribuir para a prevenção de RMF. As estratégias nutricionais para prevenir a hipocalcemia também podem contribuir para a redução da incidência de RMF. O tratamento de rotina de vacas ao parto com PGF2-α ou ocitocina não é eficaz na prevenção de RMF.

A alimentação com monensina diminuiu a incidência da doença em vacas multíparas, mas os achados não foram consistentes em diferentes estudos. Já a suplementação com betacaroteno pode reduzir a incidência de RMF em vacas multíparas.

METRITE

A metrite é uma doença polimicrobiana, prevalente, que ocorre nas 2 primeiras semanas pós-parto. Resultados de um estudo em múltiplos estados combinando dados de 16 fazendas em 4 regiões diferentes dos EUA revelaram uma incidência de metrite variando de 20,5% a 34,9%.[2] O custo estimado da metrite variou de 240 a 884 dólares em vários estudos contemporâneos.[3-5] Os contribuintes significativos para as perdas da metrite são o aumento do descarte, o desempenho reprodutivo reduzido e a diminuição da produção de leite.[3-5]

Recentemente foi demonstrado que as taxas de abate aumentaram de 29% para 39%, e a proporção de vacas prenhes aos 300 dias de lactação reduziu de 72% para 61% em vacas com metrite não tratadas em comparação com vacas sem metrite. A produção de leite aos 300 dias de lactação em vacas diagnosticadas com metrite diminuiu de 10.277 kg para 9.463 kg em vacas multíparas, e de 8.914 kg para 8.208 kg em vacas primíparas, ressaltando o legado negativo da metrite para a produtividade e a sustentabilidade da cadeia leiteira. Além do impacto negativo na produção de leite e no desempenho reprodutivo, a metrite é reconhecida como uma afecção que acomete o bem-estar animal. Um estudo recente mostra um aumento da substância P, um marcador de dor.[6]

A metrite tem duas apresentações clínicas, chamadas metrite puerperal aguda e metrite clínica. A definição atual usada é resultado de um estudo histórico de pesquisadores de diversos países que definiu critérios para melhorar a consistência do diagnóstico de doenças uterinas usadas nas propriedades leiteiras e por pesquisadores.[7]

Definição e sinais clínicos

A metrite puerperal aguda, também denominada metrite tóxica, é caracterizada por um útero aumentado e flácido, com uma secreção fétida e aquosa, de coloração variando de avermelhado a amarronzado (Figura 1E). Vacas diagnosticadas com metrite puerperal aguda podem também apresentar simultaneamente (ou não) febre (> 39,5 °C), anorexia, depressão, diminuição da produção de leite e inapetência, entre outros sinais sistêmicos.[7] O segundo tipo é denominado metrite clínica, caracterizada por útero aumentado e secreção uterina purulenta (Figura 1C e 1D), detectáveis na vagina, no prazo de 21 dias após a parturição. A distinção entre metrite puerperal e clínica é fundamental, porque a metrite puerperal requer tratamento, enquanto a clínica não.

Diagnóstico

A metrite pode ser diagnosticada com base na observação visual da secreção característica na área perineal ou por recuperação de secreção durante o exame de palpação retal. Um dispositivo denominado *metricheck* também pode ser usado para coletar a secreção acumulada na região cranial da vagina. Estudos baseados em observações de rebanhos comerciais de pessoas que avaliam as vacas leiteiras no pós-parto imediato (2 primeiras semanas pós-parto) revelaram que 70% das fazendas realizam palpação retal para recuperar a secreção para diagnóstico de metrite, enquanto outras 28% só a observação na área perineal para o diagnóstico de metrite, e 2% não realizam o diagnóstico de metrite.[8]

Patogênese e fatores de risco

A metrite ocorre nas 2 primeiras semanas pós-parto quando os mecanismos de infecção de patógenos envolvidos não são plenamente entendidos. Estudos dependentes da cultura sugeriram a contribuição de *Escherichia coli*, seja como patógeno primário ou como um patógeno pioneiro que estabelece um ambiente favorável para outros patógenos associados com o desenvolvimento de metrite, como a *Trueperella pyogenes*, e Gram-negativos anaeróbios, com o *Fusobacterium necrophorum*. Com o resultado dos avanços nas técnicas independentes de cultura e o uso

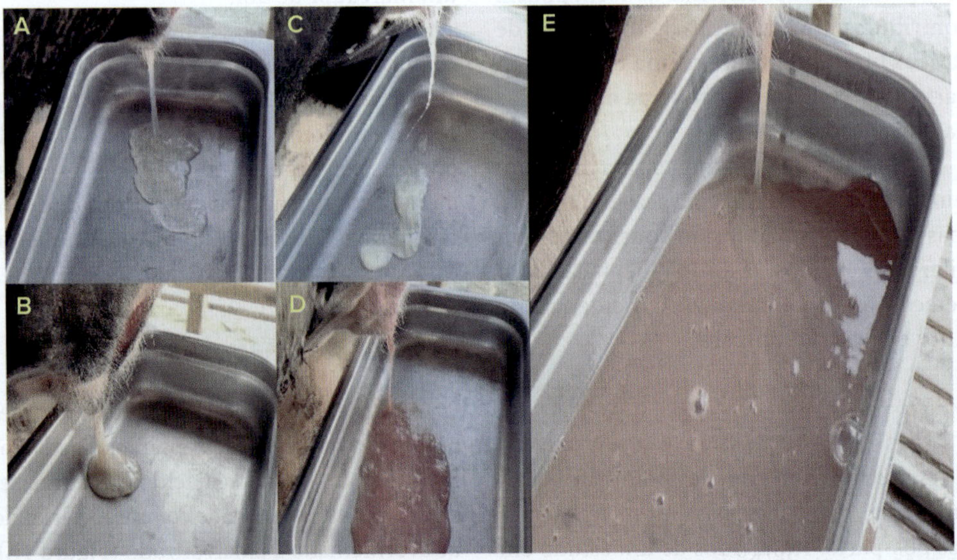

FIGURA 1 Sistema de classificação de secreção vaginal para vacas leiteiras no pós-parto. A: secreção translúcida. B: secreção nublada com traços de pus. C: secreção purulenta. D: secreção purulenta sanguinolenta. E: secreção fétida, aquosa, avermelhada-amarronzada.

Fonte: cortesia de Jessica Prim, Klibs Galvão e Segundo Casaro.

rotineiro de sequenciamento, entende-se agora que o microbioma uterino das vacas que desenvolvem metrite desvia-se em favor de maior abundância relativa de *Bacteroides* e *Fusobacterium* e menor abundância relativa de *Proteobacterias* e *Tenericutes*.

A mudança no microbioma uterino nas vacas que desenvolvem metrite tem sido sugerida como uma disbiose caracterizada pela perda de heterogeneidade e diminuição da riqueza bacteriana com *Bacteroides, Porphyromonas* e *Fusobacterium*, tendo uma associação mais forte com a metrite.[9] Porém, estudos que revelem o mecanismo de infecção específico causado por um ou múltiplos patógenos que leve à ocorrência da secreção típica de metrite puerperal ainda não estão disponíveis na literatura.

Os fatores de risco associados à ocorrência de metrite incluem bezerros natimortos, parto gemelar, distocia, retenção de membranas fetais, bezerro macho, primiparidade, ingestão de matéria seca reduzida 2 a 3 semanas antes do parto, hipocalcemia subclínica, aumento de ácido graxo não esterificado, beta-hidroxibutirato e haptoglobina na primeira semana pós-parto e má higiene perineal da área.

Tratamento

Os casos de metrite puerperal são aqueles em que se recomenda terapia com antibióticos e, dependendo de sinais clínicos simultâneos, terapia de suporte e anti-inflamatórios. O principal antibiótico usado para tratar a metrite em vacas é o ceftiofur. Existem duas formulações disponíveis no mercado: cloridrato de ceftiofur e ceftiofur cristalino de ácido livre. O cloridrato de ceftiofur é usado na dose de 2,2 mg/kg intramuscular (IM) durante 5 dias, enquanto a formulação de ácido livre é usada na dose de 6,6 mg/kg, aplicada na almofada de gordura atrás da orelha, em 2 doses, administradas com 72 horas de intervalo. Outros antibióticos que têm sido usados para tratar metrite com eficácia semelhante ao ceftiofur incluem a penicilina procaína G (22.000 unidades/kg/IM por 5 dias), a oxitetraciclina (11 mg/kg intravenoso – IV – ou subcutâneo – SC – 1 vez no diagnóstico ou 1 dose de 6 g intrauterina, 2 vezes por semana) e o tri-hidrato de ampicilina (11 mg/kg/IM por 5 dias). Apenas as duas formulações, ceftiofur e oxitetraciclina, são aprovadas para serem usadas nos EUA. Vacas que enfrentam sinais clínicos mais graves, como depressão, anorexia e febre, podem se beneficiar do uso de dextrose (500 mL a 50%/IV), solução hipertônica (500 mL a 7,2%/IV) e anti-inflamatórios como flunixina meglumina (2,2 mg/kg), cetoprofeno (3 mg/kg) e aspirina – ácido acetilsalicílico (5 bólus de 15,6 gramas cada/dia). Em fazendas orgânicas, as terapias alternativas utilizadas incluem o iodo povidone (200 mL diluído em 2 L de água destilada) e óleo essencial à base de carvacrol (3,75 mL diluído em 117 mL de água destilada).

Prevenção

Há uma série de novos preventivos em desenvolvimento que têm demonstrado reduzir a incidência de metrite. Os preventivos incluem uma vacina baseada em cepas de *Escherichia coli, Fusobacterium necrophorum* e *Trueperella pyogenes* e fatores de virulência dessas bactérias, uma formulação de interleucina-8 recombinante para bovinos e probióticos baseados em uma combinação de *Lactobacillus sakei*, e cepas de *Pediococcus acidilactici*.

Outras medidas que podem ajudar a reduzir a incidência de metrite incluem manter a área da maternidade limpa, usar touros que geram bezerros pequenos e alimentos com antioxidantes para otimizar o sistema imunológico. Entre os antioxidantes, vitamina E, selênio e betacaroteno têm demonstrado reduzir a incidência de retenção de membranas fetais, o que pode ajudar a reduzir a incidência de metrite.

ENDOMETRITE

A endometrite é a principal causa de redução da fertilidade em vacas leiteiras, resultando em redução da concepção por inseminação, aumento da perda de prenhez, aumento do intervalo parto-concepção e aumento das taxas de abate devido à infertilidade.[7,10,11] Essa doença uterina compromete múltiplos elementos reprodutivos, incluindo regulação endócrina, qualidade do embrião, desenvolvimento do concepto e reconhecimento materno da prenhez.[12]

Definição, classificação e sinais clínicos

A endometrite é subdividida em apresentações clínicas e subclínicas, com a endometrite clínica definida pela presença de secreção vaginal purulenta (> 50% pus) detectável 21 dias ou mais após o parto (Figura 1C), ou secreção mucopurulenta (aproximadamente 50% pus + 50% muco) detectável na vagina 26 dias pós-parto. Já a endometrite subclínica é caracterizada pela inflamação exclusiva do endométrio, medida pela presença relativa de leucócitos polimorfonucleares (PMN) em uma amostra uterina (coletada por secreção uterina ou *cytobrush*) na ausência de doença clínica.[7]

Considerando que o artigo "Defining postpartum uterine disease in cattle", de Sheldon et al.,[7] foi citado 1.620 vezes até setembro de 2022, é justo supor que melhorou a consistência da definição de doenças uterinas usada por pesquisadores. Apesar do sucesso no ambiente acadêmico, algumas críticas se seguiram desde sua publicação. Em primeiro lugar, o termo "endometrite clínica" tem sido questionado, porque grande proporção de vacas que apresentam pus na secreção vaginal não possui infiltração de neutrófilos simultaneamente e pus no endométrio; assim, a terminologia "secreção vaginal purulenta" foi sugerida como nome alternativo para a endometrite clínica.[13] Além disso, o termo "endometrite citológica" tem sido proposto como definição "universal" de endometrite com base na presença de PMN no lúmen uterino em vacas com ou sem secreção vaginal purulenta.[13]

Importância e fatores de risco

A endometrite tem impactos prejudiciais significativos na fertilidade. Vacas diagnosticadas com essa doença têm uma taxa de concepção por inseminação 20% menor,[11] 30 dias mais de tempo médio para a prenhez e 70% maior risco de descarte precoce quando comparadas às vacas sem endometrite.[14] A enfermidade tem sido associada à brucelose, leptospirose, campilobacteriose e tricomonose.

Muitas vezes a endometrite é resultado de infecções não específicas, mas sua apresentação clínica tem sido associada a distúrbios relacionados ao parto, como abortamento, distocia, retenção de membranas fetais, metrite e outros distúrbios, como balanço energético negativo exacerbado, cetose e aumento de haptoglobina na primeira semana pós-parto.

Patogenia

A patogênese da endometrite ainda não é entendida, mas está cada vez mais claro que as doenças uterinas pós-parto, particularmente em vacas leiteiras de alta produção, são mediadas por uma resposta imune prejudicada, provavelmente relacionada ao balanço energético negativo. Nas vacas, o microrganismo dominante ligado à endometrite é a *Trueperella pyogenes*. Vacas que desenvolvem endometrite podem retardar a diferenciação entre o microbioma da vagina e o útero necessária para eliminar ocorrência de infecção crônica no endométrio. Patógenos oportunistas da flora vaginal normal ou do ambiente podem invadir o útero de tempos em tempos. Uma vaca com resposta imunológica adequada pode eliminar infecções transitórias, mas vacas com *status* imunológico inadequado podem desenvolver endometrite crônica.

Recentes revisões de literatura focadas no desenvolvimento de endometrite postularam que células endometriais e até mesmo células da granulosa são capazes de estimular uma resposta imune.[12,15,16] O sistema imunológico reconhece e elimina microrganismos com base em um padrão molecular associado ao patógeno (PAMP). Células endometriais e células da granulosa são equipadas com uma série de receptores chamados receptores de reconhecimento de patógenos (PRR), capazes de reconhecer PAMP. O receptor *toll-like* TLR4 é um dos PRR que se ligam aos PAMP, ativando uma cascata molecular que leva à produção de interleucina-1-beta (IL-1-β), interleucina-6 (IL-6) e fator de necrose tumoral alfa (TNF-α), quimiocina (motivo CXC) ligante 1 (CXCL1), quimiocina (motivo CXC) ligante 20 (CCL20) e IL-8, que fazem parte de uma resposta imune eficaz. A perturbação metabólica no cálcio, ácido graxo não esterificado e beta-hidroxibutirato tem sido associada a maiores chances de desenvolver endometrite.

A literatura recente sugere que o estresse metabólico dificulta a resposta inflamatória aos patógenos, e a glicose e a glutamina, duas das principais fontes de energia para as células, têm sua abundância reduzida em vacas leiteiras pós-parto provavelmente devido a algumas doenças metabólicas, como hipocalcemia, hipercetonemia ou inflamação excessiva.[15] As respostas inflamatórias agravam o estresse metabólico, com vacas e tecidos usando glicose em quantidades mais significativas quando desafiados por PAMP.[15]

Um segundo conceito proposto é o de que a capacidade das vacas de se defender contra patógenos por meio da tolerância e da resistência está comprometida naquelas que desenvolvem endometrite. Tolerância é a capacidade do sistema imunológico da vaca para limitar a gravidade da doença causada por uma carga patógena, enquanto resistência é a capacidade de limitar a carga patógena, e geralmente é a função da imunidade.[16]

Diagnóstico

A endometrite clínica pode ser diagnosticada por meio de *metricheck*, vaginoscopia ou visualização de secreção purulenta na área perineal. A presença de mais de 50% na amostra coletada após 21 dias pós-parto pode ser utilizada como critério para determinar se há endometrite clínica. A endometrite subclínica é diagnosticada por meio da coleta de uma amostra de conteúdo do lúmen uterino para citologia usando uma escova endocervical, o *cytotape*, ou por lavagem uterina. Um limiar identificado por estudos para caracterizar endometrite subclínica foi > 18% de PMN em amostras coletadas em 20 a 33 dias pós-parto ou > 10% de PMN em amostras coletadas em 34 a 47 dias pós-parto.

Tratamento

O tratamento da endometrite que melhora o desempenho reprodutivo é a infusão intrauterina com 500 mg de cefapirina benzantina. Todas as outras terapias sistêmicas e intrauterinas devem ser desencorajadas.

Além disso, o conjunto de evidências da literatura científica mostra que a administração do PGF2-α não é eficaz para o tratamento da endometrite clínica ou subclínica.

Prevenção

O controle da endometrite inclui proporcionar conforto adequado, gestão sanitária e nutricional durante o período de transição para minimizar o risco de problemas relacionados ao parto e de distúrbios de saúde pós-parto. Alguns nutracêuticos, como o propionato de cromo e o OmniGem, têm sido associados à redução da incidência de endometrite.

PIOMETRA

A piometra é caracterizada pelo acúmulo de exsudato purulento ou mucopurulento no útero. Nas vacas, é invariavelmente acompanhada pela persistência de um corpo lúteo ativo e pela interrupção do ciclo estral. Em geral, os animais afetados não apresentam sinais sistêmicos de doença, e a piometra deve ser distinguida cuidadosamente da prenhez antes da realização do tratamento. A incidência de piometra foi estimada em cerca de 4% em vacas leiteiras, mas sua incidência pode ser aumentada pelo uso rotineiro de GnRH e outro indutores de ovulação nas primeiras semanas pós-parto ou em rebanhos altamente infectados por *Tritrichomonas foetus*, um protozoário que é sexualmente transmissível em rebanhos usando monta natural.

Em geral, a ocorrência de ovulação tende a ser retardada em vacas com significativa carga patógena uterina, mas, se as vacas são induzidas a ovular nessa fase da contaminação uterina contínua, o risco de desenvolvimento de piometra tem supostamente aumentado. O mecanismo sugerido seria a provocação de um dano endometrial que prejudica a liberação endógena de PGF2-α. Tradicionalmente, *Trueperella pyogenes* tem sido a bactéria mais comumente isolada em casos de piometra, com menções para a presença de *Fusobacterium necrophorum*.

Tratamento

Nas vacas, o tratamento de escolha é a administração da PGF2-α ou seus análogos em doses luteolíticas normais. A expulsão do exsudato e da liberação bacteriana do útero segue em aproximadamente 80% dos casos tratados. Embora a taxa de concepção ao primeiro serviço após o tratamento possa ser baixa, a maioria das vacas se torna prenhe dentro de 3 ou 4 inseminações. O tratamento pode precisar ser repetido em ~ 20% das vacas. Nenhum tratamento intrauterino é recomendado em conjunto com a prostaglandina.

DOENÇA OVARIANA CÍSTICA

A doença ovariana cística em bovinos é caracterizada por um desenvolvimento folicular sem ocorrência de ovulação que resulta na presença de uma estrutura folicular persistente que compromete a ciclicidade e o desempenho reprodutivo. Perdas econômicas entre 137 a 687 dólares devido a cada caso de doença ovariana cística foram estimadas em diferentes estudos.[17,18] As causas das perdas econômicas incluem custos com tratamento, aumento do risco de descarte, baixo desempenho reprodutivo associado com intervalo maior do parto ao primeiro serviço, aumento do número de serviços e maior número de dias abertos. Um estudo em gado leiteiro demonstrou que vacas com doença ovariana cística levaram de 6 a 11 dias a mais para chegar ao primeiro serviço e levaram 20 a 30 dias a mais para a concepção do que as vacas controle, claramente demonstrando o impacto econômico dessa condição.[19] Numerosos termos e definições têm sido usados para descrever doença ovariana cística, incluindo virilismo adrenal, ninfomania, cistos ovarianos, degeneração ovariana cística e ovários císticos, entre outros. A incidência de doença ovariana cística é muito maior em vacas leiteiras em comparação com bovinos de corte e novilhas leiteiras. A incidência média em gado leiteiro em lactação é estimada entre 10% e 12%, com ampla variedade na incidência (3% a 32%) entre estudos. O momento do diagnóstico impacta significativamente a incidência aparente, e já foi demonstrado que até 60% dos casos em vacas leiteiras recuperam-se espontaneamente antes de primeira ovulação pós-parto, muitas vezes não sendo diagnosticados na rotina de fazendas leiteiras.

Definição, classificação e sinais clínicos

Vanholder e colegas[20] sugeriram uma nova definição para doença ovariana cística para representar com mais precisão essa condição e seus efeitos. A nova definição sugerida foi a presença de folículo(s) com diâmetro de pelo menos 20 mm, presente(s) em um ou ambos os ovários na ausência de qualquer tecido luteal ativo, que claramente interfere(m) com ciclicidade ovariana normal. A definição clássica proposta baseada na presença de uma estrutura anovulatória no ovário com mais 25 mm de diâmetro que persistiu por pelo menos 10 dias na ausência de um corpo lúteo foi revisada por duas razões consideradas arbitrárias, sem fundamento na fisiologia de vacas. Primeiramente, vacas normalmente ovulam um folículo dominante entre 16 e 19 mm, o que excluía da classificação todos os folículos císticos entre 20 e 25 mm. Em segundo lugar, a exigência de que a estrutura cística fosse presente por no mínimo 10 dias não era suportada por evidências, já que estruturas císticas são dinâmicas tanto em ocorrência natural como em casos induzidos por esteroides, sofrendo renovação frequente e substituição por uma estrutura nova e semelhante em outro local no mesmo ovário ou no ovário oposto. Definições mais antigas também exigiam a ausência de um corpo lúteo, outro fator não universalmente presente, pois é evidente que alguns cistos não são esteroidogênicos e, portanto, são hormonalmente inativos e não necessariamente influenciam o ciclo estral. A subclassificação da condição cística em folicular ou luteal é baseada no grau de luteinização e nas concentrações de progesterona no sangue ou no leite. O uso da largura da borda lútea para classificação de doença ovariana cística como lútea é uma prática comum, com *cut-off* ≥ 3 mm comumente relatado na literatura.[20-22] No entanto, resultados de pesquisa indicaram que o uso de uma borda lútea ≥ 3 mm pode resultar em erros de classificação de 40% e 50% no diagnóstico de uma doença ovariana cística como lútea e folicular, respectivamente, ao usar ≥ 1 ng/mL de progesterona sérica sanguínea (P4) como padrão ouro. O diagnóstico errôneo pode levar ao tratamento terapêutico incorreto porque cistos lúteos são tratados com o hormônio luteolítico prostaglandina (PGF2-α), enquanto os cistos foliculares são tipicamente tratados com gonadorelina (GnRH). Recentemente pesquisadores da Universidade da Califórnia integraram o uso de ultrassonografia Doppler e revelaram que o uso do Doppler colorido na discriminação entre cistos ovarianos lúteos e foliculares em vacas leiteiras resultou em maior acurácia quando comparado ao uso da ultrassonografia modo B isoladamente.[23]

Patogênese e fatores de risco

A patogênese de doença ovariana cística permanece um enigma, mas desequilíbrios hormonais, imunológicos e metabólicos têm sido associados ao seu desenvolvimento.[20] Vacas diagnosticadas com doença ovariana cística têm uma assinatura disfuncional do eixo hipotálamo-hipófise-ovários que inclui concentração parabasal de progesterona, aumento das concentrações periféricas de estradiol, aumento da frequência e amplitude do pulso de LH e redução dos receptores de LH e FSH que se traduzem em ausência de pico de LH e ovulação. A esteroidogênese folicular e a proliferação de células foliculares são moduladas por hormônios metabólicos, como insulina e fator de crescimento de insulina-1 (IGF-1), e estudos relacionaram o desenvolvimento de doença ovariana cística com a interrupção da sinalização da insulina, outros marcadores metabólicos críticos e a intensidade de um balanço energético negativo em vacas leiteiras. Vacas que desenvolvem doença ovariana cística têm insulina e ácidos graxos não esterificados (NEFA) reduzidos e aumento de IGF-1 no plasma durante as semanas anteriores ao desenvolvimento do cisto. Vacas leiteiras no pós-parto precoce sofrem um balanço energético negativo e têm maiores chances de ter distúrbios do metabolismo, e um estudo indicou que vacas com doença ovariana cística nos primeiros 60 dias pós-parto apresentaram distúrbios nos marcadores esteroidogênicos e metabólicos, enquanto vacas com doença ovariana cística no meio da lactação ou mais tardiamente apresentaram desregulações esteroidogênicas, imunológicas e metabólicas, sugerindo que a patogênese da doença ovariana cística pode variar entre vacas leiteiras no início e no meio para o final da lactação.[24] Fatores de risco associados à formação de doença ovariana cística inclui vacas parindo nos meses de verão, alta produção, número de lactações e aumentar a condição corporal imediatamente antes do parto.[25] A presença de doença ovariana cística no período pós-parto precoce foi o maior fator de risco individual para a presença de doença ovariana cística no momento da inseminação em vacas leiteiras (36,6% maior para vacas que desenvolveram doença ovariana cística no início do período pós-parto).[25] Vacas leiteiras identificadas como tendo puerpério anormal tiveram 1,9 vezes mais chances de desenvolver doença ovariana cística no período pós-parto, e vacas com aumento de 1 unidade no escore de condição corporal no período pré-parto tiveram 8,4 vezes mais chances de desenvolver doença ovariana cística. Vacas leiteiras parindo gêmeos foram 2,0 a 2,7 vezes mais propensas a desenvolver doença ovariana cística. Fatores adicionais que se mostraram associados à formação de doença ovariana cística mas sem uma relação causal clara incluem estresse térmico, utilização de touros com alto mérito genético para gordura e proteína, altas taxas de lotação e predisposição genética em gado leiteiro (herdabilidade entre 0,07-0,12).

Tratamento

Atualmente, os tratamentos mais eficazes e amplamente utilizados envolvem terapia hormonal para causar a ovulação de um folículo dominante ou restabelecer a resposta do hipotálamo ao *feedback* positivo do estrógeno. Terapias mais antigas que não são mais recomendadas incluem ovariectomia, infusões uterinas de antibióticos ou antissépticos e esmagamento do cisto ovariano. Quando comparado com as terapias hormonais, o esmagamento manual não apresenta vantagem, podendo causar traumas e aderências associadas ao seu uso com relatos de hemorragia fatal associada a tentativas de esmagamento ou ruptura manual de cistos ovarianos. Essa forma de tratamento, embora ainda encontrada em vários textos, nunca deve ser utilizada como método primário de tratamento devido aos potenciais efeitos colaterais, bem como à disponibilidade de tratamentos mais seguros, confiáveis e eficazes.

Os tratamentos eficazes de doença ovariana cística incluem GnRH, gonadotrofina coriônica humana (hCG), progesterona, prostaglandina e o protocolo OvSynch. O GnRH geralmente é o tratamento de escolha devido ao seu custo, eficácia, e, quando comparado ao hCG, possui baixo peso molecular e tamanho, o que reduz a probabilidade de uma reação. A dose padrão de 100 µg mostrou-se em um estudo farmacocinético ser mais do que adequada para a produção de um pico de LH capaz de desencadear a ovulação de um folículo dominante em vacas diagnosticadas com doença ovariana cística. Após uma aplicação de GnRH, uma onda de LH da hipófise anterior ocorre em duas horas, e o pico de LH causa luteinização do cisto folicular, que geralmente sofre luteólise espontânea em 18 a 20 dias, seguida por um ciclo estral normal. No entanto, é comum que a aplicação de GnRH cause a ovulação de um folículo dominante também presente em um dos ovários no momento do tratamento. Com essa situação, ocorrerá a ovulação, bem como o início de uma nova onda folicular, seguida de uma fase lútea normal. O aumento subsequente das concentrações de progesterona do cisto luteinizado dura de 15 a 18 dias e permite o restabelecimento do eixo hipotálamo-hipófise-ovários normal, com a retomada do *feedback* positivo do estradiol para o hipotálamo. Isso leva à retomada da ciclicidade normal em 72% a 85% das vacas, com retorno ao estro geralmente dentro de três semanas. Entretanto, o intervalo entre a aplicação de GnRH e o estro pode ser reduzido com o uso de prostaglandinas administradas 7 a 10 dias após o tratamento com GnRH, causando luteólise e estro subsequente.

O hCG é um hormônio proteico que tem sido usado para tratar cistos refratários que não respondem ao GnRH. O hCG tem propriedades semelhantes ao LH, que muitas vezes fazem com que o cisto ou outros folículos presentes luteinizem e, posteriormente, comecem a produzir progesterona. Uma vez luteinizado, o cisto pode então ser tratado com prostaglandinas para induzir a regressão das estruturas lúteas funcionais e reiniciar os ciclos estrais normais. A dosagem mais comum usada é de 10.000 UI/IM. Seu uso tem sido ocasionalmente observado por estimular uma reação imune que leva à refratariedade, embora a importância dessa reação seja pouco compreendida. É um tratamento mais caro que o GnRH, e sabe-se que ocasionalmente causa reação anafilática após o tratamento.

O uso de progesterona como tratamento, com dispositivos intravaginais controlados de liberação de drogas impregnados de progesterona, reduz a secreção de LH, resulta na regressão da estrutura cística e inicia uma nova onda folicular após a remoção do implante. Demonstrou-se que a progesterona restabelece os mecanismos normais de *feedback* envolvendo o eixo hipotálamo-hipófise-ovariano e estabelecimento da ciclicidade normal. O mecanismo sugerido é que a progesterona liberada pelos dispositivos intravaginais aumenta as concentrações circulantes de progesterona para níveis comparáveis aos da fase lútea normal. Essa concentração elevada de progesterona induz a atresia dos folículos císticos ao diminuir a frequência de pulso de LH. Isso, então, permite o alívio dos efeitos inibitórios do estradiol e da inibina elevados produzidos pelo folículo cístico para que possa ocorrer a emergência de uma nova onda folicular. Além disso, a progesterona previne o crescimento excessivo do folículo dominante emergente e permite a renovação dos folículos em intervalos normais, suprimindo a secreção de LH. Acredita-se que a progesterona seja capaz de restaurar o eixo hipotálamo-hipófise-ovariano para produzir um aumento adequado de LH em resposta à produção elevada de estradiol pelo folículo dominante após a remoção da fonte de progesterona. A duração do tratamento com progesterona, que é suficiente para restabelecer o mecanismo normal de *feedback* envolvendo o eixo hipotálamo-hipófise-ovariano, parece ser tão curta quanto três dias. A progesterona pode ser usada como único tratamento ou combinada com os protocolos de sincronização de ciclo estral como o Ovsynch.

As prostaglandinas são limitadas ao tratamento de cistos lúteos, pois seu uso não tem efeito sobre os cistos foliculares. Uma vez que um cisto folicular sofre luteinização, ele se tornará um cisto lúteo e então se tornará responsivo às prostaglandinas. A ineficácia do uso de prostaglandinas no manejo de cistos foliculares enfatiza a importância do diagnóstico preciso antes do uso de prostaglandinas como uma única modalidade de tratamento. O protocolo clássico Ovsynch tem sido utilizado no tratamento de vacas com doença ovariana cística. A justificativa e o benefício do uso do protocolo Ovsynch é que funciona independentemente do tipo de cisto específico e deve fornecer uma oportunidade de inseminar a vaca sem a necessidade de detecção de cio, independentemente do tipo de cisto específico.

REFERÊNCIAS

1. Vanwerven T, Schukken YH, Lloyd J, Brand A, Heeringa HT, Shea M. The effects of duration of retained placenta on reproduction, milk-production, postpartum disease and culling rate. Theriogenology 1992; 37(6):1191-203.
2. Pinedo P, Santos JEP, Chebel RC, Galvão KN, Schuenemann GM, Bicalho RC, et al. Early-lactation diseases and fertility in 2 seasons of calving across US dairy herds. J Dairy Sci 2020;103(11):10560-76.
3. Lima FS, Vieira-Neto A, Snodgrass JA, De Vries A, Santos JEP. Economic comparison of systemic antimicrobial therapies for metritis in dairy cows. J Dairy Sci 2019;102(8):7345-58.
4. Silva TV, de Oliveira EB, Perez-Baez J, Risco CA, Chebel RC, Cunha F, et al. Economic comparison between ceftiofur-treated and non treated dairy cows with metritis. J Dairy Sci 2021.
5. Perez-Baez J, Silva TV, Risco CA, Chebel RC, Cunha F, De Vries A, et al. The economic cost of metritis in dairy herds. J Dairy Sci 2021;104(3):3158-68.
6. Barragan AA, Lakritz J, Carman MK, Bas S, Hovingh E, Schuenemann GM. Short communication: assessment of biomarkers of inflammation in the vaginal discharge of postpartum dairy cows diagnosed with clinical metritis. J Dairy Sci 2019;102(8):7469-75.
7. Sheldon IM, Lewis GS, LeBlanc S, Gilbert RO. Defining postpartum uterine disease in cattle. Theriogenology 2006;65(8):1516-30.
8. Espadamala A, Pereira R, Pallares P, Lago A, Silva-Del-Rio N. Metritis diagnosis and treatment practices in 45 dairy farms in California. J Dairy Sci 2018;101(10): 9608-16.
9. Galvao KN, Bicalho RC, Jeon SJ. Symposium review: the uterine microbiome associated with the development of uterine disease in dairy cows. J Dairy Sci 2019; 102(12):11786-97.
10. Gilbert RO, Shin ST, Guard CL, Erb HN, Frajblat M. Prevalence of endometritis and its effects on reproductive performance of dairy cows. Theriogenology 2005;64(9):1879-88.
11. Lima FS, Bisinotto RS, Ribeiro ES, Greco LF, Ayres H, Favoreto MG, et al. Effects of 1 or 2 treatments with prostaglandin F(2)alpha on subclinical endometritis and fertility in lactating dairy cows inseminated by timed artificial insemination. J Dairy Sci 2013;96(10): 6480-8.
12. Bromfield JJ, Santos JE, Block J, Williams RS, Sheldon IM. Physiology and Endocrinology Symposium: Uterine infection: linking infection and innate immunity with infertility in the high-producing dairy cow. J Anim Sci 2015;93(5):2021-33.
13. Dubuc J, Duffield TF, Leslie KE, Walton JS, LeBlanc SJ. Definitions and diagnosis of postpartum endometritis in dairy cows. J Dairy Sci 2010;93(11):5225-33.
14. LeBlanc SJ, Duffield TF, Leslie KE, Bateman KG, Keefe GP, Walton JS, et al. Defining and diagnosing postpartum clinical endometritis and its impact on reproductive performance in dairy cows. J Dairy Sci 2002; 85(9):2223-36.
15. Sheldon IM. Metabolic stress and endometritis in dairy cattle. Vet Rec 2018;183(4):124-5.
16. Sheldon IM, Cronin JG, Bromfield JJ. Tolerance and innate immunity shape: the development of postpartum uterine disease and the impact of endometritis in dairy Cattle. Annu Rev Anim Biosci 2019;7:361-84.
17. Bartlett PC, Ngategize PK, Kaneene JB, Kirk JH, Anderson SM, Mather EC. Cystic follicular disease in Michigan Holstein-Friesian cattle: Incidence, descriptive epidemiology and economic impact. Preventive Veterinary Medicine 1986;4:15-33.

18. Kim KD, Ki KS, Kang HG, Kim IH. Risk factors and the economic impact of ovarian cysts on reproductive performance of dairy cows in Korea. J Reprod Dev 2005;51, 491-498.
19. 19. Fourichon, C., Seegers, H., and Malher, X. Effect of disease on reproduction in the dairy cow: a meta-analysis. Theriogenology 2000;53:1729-1755.
20. Vanholder T, Opsomer G, de Kruif A. Aetiology and pathogenesis of cystic ovarian follicles in Dairy Cattle: A Review. Reprod Nutr Develop 2006;46:105-119.
21. Garverick HA. Ovarian follicular cysts in dairy cows. J Dairy Sci 1997;80:995-1004.
22. Jeengar K, Chaudhary A, Raiya S, Gaur M, Purohit GN. Ovarian cysts in dairy cows: Old and new concepts for definition, diagnosis and therapy. An Reprod 2014;11:63-73.
23. Turner Z, Lima FS, Conley AJ, McNabb B, Dean-Rowe J, Pereira RVV. Cystic ovarian disease in cattle: diagnosis and differentiation using color Doppler ultrasound and hormone assay; 2022. Proceedings Annual Conference Society for Theriogenology, Bellevue, WA. Clin Theriogenology 14.
24. Lima FS, Acosta DAV, Egan TR, Skenandore C, Sulzberger S, French DD, Cardoso FC. Characterization of steroidogenic, metabolic, and immunological markers in dairy cows diagnosed with cystic ovarian follicles at early and mid-late lactation. Frontiers Vet Sci 2019;26(6):324.
25. Lopez-Gatius F, Santolaria P, Yaniz J et al. Risk factors for postpartum ovarian cysts and their spontaneous recovery or persistence in lactating dairy cows. Theriogenology 2002;58:1623-32.

CAPÍTULO 5

Parto e distocias em bovinos

Ricarda Maria dos Santos

INTRODUÇÃO

Eutocia ou parto normal pode ser definido como parto espontâneo de duração normal. O parto dos mamíferos após uma gestação normal é um processo fisiológico que resulta no fim da vida intrauterina e início da vida extrauterina, e para que isso ocorra o feto tem de ter maturidade compatível com a sobrevivência extrauterina, e a mãe tem de passar por alterações fisiológicas para a lactação pós-parto. Uma vez iniciado o trabalho de parto, o processo deve prosseguir até o seu término, ou seja, a expulsão do feto e dos anexos fetais.

Os sinais de que o parto da vaca está próximo são o relaxamento dos ligamentos pélvicos, o edema vulvar, o aumento do úbere e o preenchimento dos tetos por colostro. As vacas mantidas em sistema de pastejo continuam com o rebanho, e procuram se isolar somente momentos antes do parto. Para bovinos leiteiros, estudos com dispositivos de monitoramento automático de atividade estão sendo desenvolvidos na tentativa de determinar as mudanças de comportamento que indicam a proximidade do parto.

Para a ocorrência do parto normal, uma série de eventos fisiológicos deve ocorrer de forma coordenada, dentre eles a rotação do feto para a estática de nascimento (apresentação longitudinal anterior, posição superior e atitude estendida – Figura 1) e as mudanças endócrinas que culminam na expulsão do feto e dos anexos fetais. Embora as variações hormonais, alterações fisiológicas e anatômicas que precedem o parto sejam semelhantes entre as fêmeas domésticas, cada espécie tem sua própria relação temporal entre os eventos que coordenam o parto.

Os estudos para entender e descrever melhor os mecanismos associados com o parto em humanos e nos animais domésticos se concentraram na endocrinologia do eixo hipotalâmico-hipófise-adrenal fetal (HHAF) e na contribuição endócrina dos anexos fetais. As ovelhas têm sido o modelo animal mais usado nos estudos, e os dados gerados com esse modelo têm contribuído significativamente para esse campo da biologia reprodutiva, porém deve ser levado em conta que, apesar de a ovelha ser um ruminante como a vaca, existe uma diferença bastante significativa na gestação das duas espécies. A fonte de progesterona (P4) na gestação da ovelha é a placenta, enquanto na gestação da vaca a fonte principal de P4 é o corpo lúteo (CL), com pequena participação da placenta.[1] Essa diferença deve ser considerada quando se estuda os mecanismos de desencadeamento do parto.

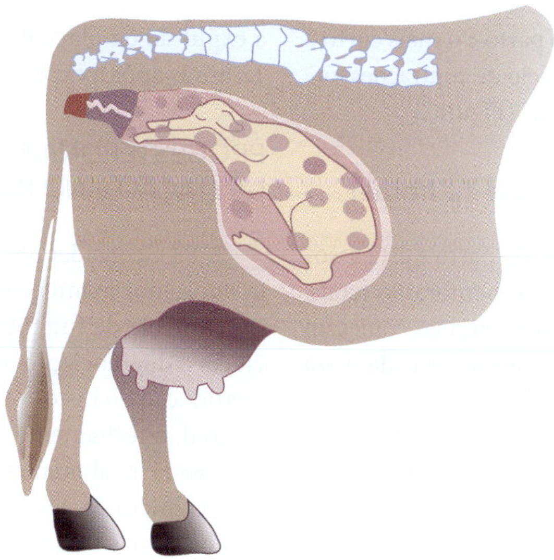

FIGURA 1 Estática fetal normal para o nascimento dos bovinos (apresentação longitudinal anterior, posição superior e atitude estendida).
Fonte: Ana Augusta Pagnano Derussi.

Existe um consenso de que o parto nos animais domésticos é iniciado pelo feto, mas pode ser adiado temporariamente pela mãe, quando ela sofre alguma perturbação. Ansiedade, estresse e medo podem prolongar o parto devido à redução da contratilidade do miométrio. Rotinas de manejo, como o fornecimento do alimento, podem alterar o momento do parto em ovelhas e vacas. Sabe-se que a mãe e o feto contribuem significativamente para os eventos associados ao parto.

A seguir serão apresentadas as alterações fisiológicas e anatômicas, bem como a evolução temporal do processo do parto da vaca.

ESTÁGIOS DO PARTO DA VACA

O parto é dividido em três estágios,[2] e existem grandes variações na duração dessas fases entre as espécies.

Estágio I (duração de 2 a 6 horas)

O estágio I é descrito como o início do trabalho de parto e da dilatação da cérvix. Contrações uterinas começam a ocorrer de forma mais rítmica e continuam até que a cérvix esteja totalmente dilatada e contínua com a vagina. Esse período é acompanhado pelo aumento da inquietação, elevação da temperatura corporal, pulso e frequência respiratória da vaca. A alteração da posição e da postura fetal ocorre nesse estágio.

Estágio II (duração de 30 minutos a 4 horas, com média de 70 minutos)

Esse estágio é definido como o intervalo do aparecimento do saco amniótico na vulva até a expulsão completa do feto. Durante essa fase do parto a vaca geralmente fica em decúbito e começa a contrair, o que resulta na ruptura do alantocórion e na liberação de fluido coriônico pela vulva. Momentos depois, a bolsa amniótica é exposta na vulva, sendo observada como uma membrana esbranquiçada cheia de líquido. Isso é seguido pelo aparecimento dos membros anteriores e do focinho do feto, e acompanhado por fortes contrações uterinas e abdominais, resultando na expulsão do feto. O estágio II do parto é o mais curto e está associado com o início de contrações fortes do útero e do abdome (Figura 2).

Estágio III (duração 6 a 12 horas)

Este é o estágio final do parto e está associado com a expulsão das membranas fetais. No estágio III as contrações uterinas começam a diminuir em frequência e amplitude. Para a expulsão bem-sucedida da placenta, deve ocorrer o afrouxamento das ligações entre as vilosidades coriônicas fetais e as criptas das carúnculas endometriais maternas. A contração uterina facilita esse processo. Na vaca a expulsão da placenta deve ocorrer em até 12 horas após a expulsão do feto.

PROGESTERONA E ESTRÓGENOS NA GESTAÇÃO E NO PARTO

A P4 é considerada indispensável para a gestação dos mamíferos, pois está envolvida no controle de funções essenciais, que incluem a diferenciação inicial do endométrio, a produção do histotrofo, a quiescência miometrial, o fechamento da cérvix e a imunotolerância local no útero gestante.[3]

No início da gestação o CL é a fonte de P4 em todos os mamíferos. Em algumas es-

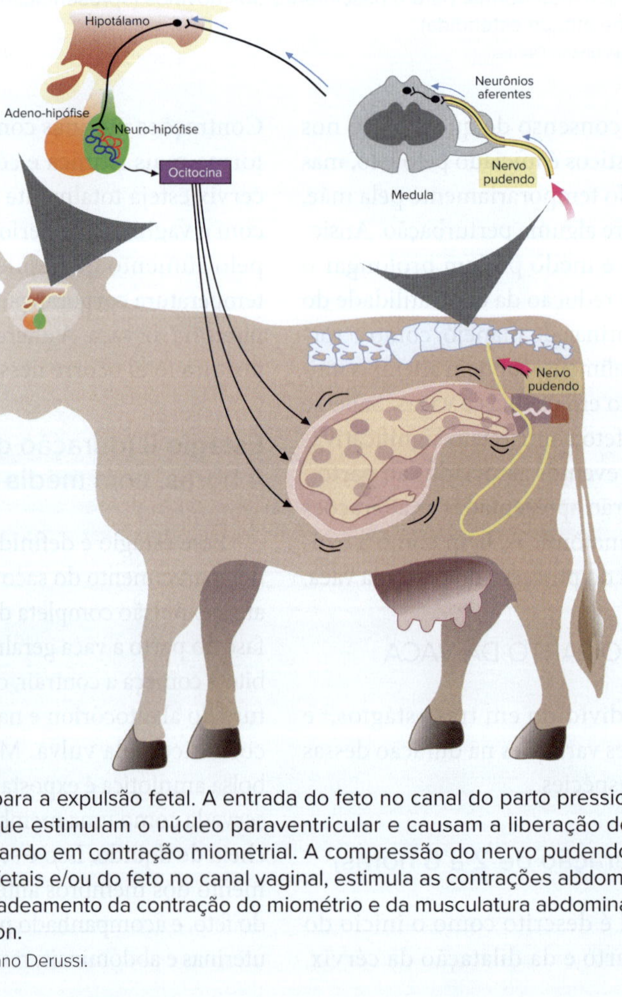

FIGURA 2 Reflexo para a expulsão fetal. A entrada do feto no canal do parto pressiona terminações nervosas da cérvix que estimulam o núcleo paraventricular e causam a liberação de ocitocina pela neuro-hipófise, resultando em contração miometrial. A compressão do nervo pudendo, realizada pela presença das bolsas fetais e/ou do feto no canal vaginal, estimula as contrações abdominais. Esses dois processos de desencadeamento da contração do miométrio e da musculatura abdominal são chamados de reflexo de Ferguson.
Fonte: Ana Augusta Pagnano Derussi.

pécies o CL continua sendo a única fonte relevante de P4 durante toda a gestação com mínima (cabra, porca) ou sem (cadela) contribuição placentária, enquanto em outras espécies a placenta adota esse papel depois de um tempo específico de gestação (ovelha, égua e mulher). Na vaca a relevância da produção de P4 luteal e placentária é intermediária.[1] Ao longo da gestação a placenta bovina contribui apenas em menor proporção para a concentração materna de P4, sendo a produção do CL predominante.

No entanto, a P4 placentária é geralmente capaz de manter a gestação quando a produção de P4 luteal é interrompida entre os dias 180 e 240 de gestação por aplicação de agentes luteolíticos (prostaglandina) ou remoção cirúrgica dos ovários. Após esse período, esses procedimentos levam ao abortamento imediato, à redução da duração da gestação, ou a gestação pode continuar normalmente até o final. Com base nessas observações, a síntese placentária de P4 na gestação bovina é considerada transitória.[1] O papel da P4 placentária em espécies com síntese predominantemente luteal ao longo da gestação permanece incerto, mas pode ser importante para a manutenção de alta concentração local na interface materno-fetal, o que poderia ser necessário para alguns efeitos da P4 que são dependentes da concentração. Ou ainda a P4 placentária poderia apenas ser um produto intermediário para a síntese de outros esteroides, especialmente estrógenos.

Para a compreensão do processo de desencadeamento do parto bovino é importante saber da existência dessas duas fontes de P4 (CL e placenta), pois dois mecanismos distintos têm de ser ativados para a redução da concentração de P4 (Figura 3). Durante a gestação a P4 mantém o estado quiescente do útero, que facilita o crescimento e o desenvolvimento do feto. Na vaca, o início de trabalho de parto é associado a mudança do estado de dominância progesterônica para o aumento da influência dos estrógenos. A redução da concentração de P4 circulante, junto com a elevação da concentração circulante de estrógenos, estimula a produção de prostaglandina e a formação das junções do tipo *gap* no miométrio, causando a sensibilização do útero aos agentes uterotônicos como prostaglandina e ocitocina, e a remodelação da cérvix para o começo do trabalho de parto.

Em muitas espécies de mamíferos, especialmente em primatas e ungulados, a placenta produz quantidades significativas de estrógenos. Diferentemente da esteroidogênese folicular, em que o 17-β-estradiol geralmente é o único estrógeno, durante a gestação da fêmea bovina a estrona é o principal estrógeno, e os estrógenos sulfonados frequentemente excedem as concentrações plasmáticas maternas em comparação às formas livres.[1]

A placenta bovina é capaz de produzir estrógeno autônomo a partir de colesterol,[4] com a participação dos dois tipos celulares que compõem o trofoblasto, as células trofoblásticas uninucleadas (CTU) e as células trofoblásticas gigantes (CTG). Nas vacas o papel dos estrógenos placentários tem sido predominantemente relatado no desencadeamento do parto, como na preparação do canal do parto, na excitabilidade miometrial e no desenvolvimento da glândula mamária. Os níveis de estrógenos maternos começam a aumentar significativamente entre os dias 120 e 150, e nos fluidos fetais já aos 30 dias de gestação, no entanto as funções fisiológicas dos estrógenos nas fases iniciais da gestação bovina ainda não são bem conhecidas.

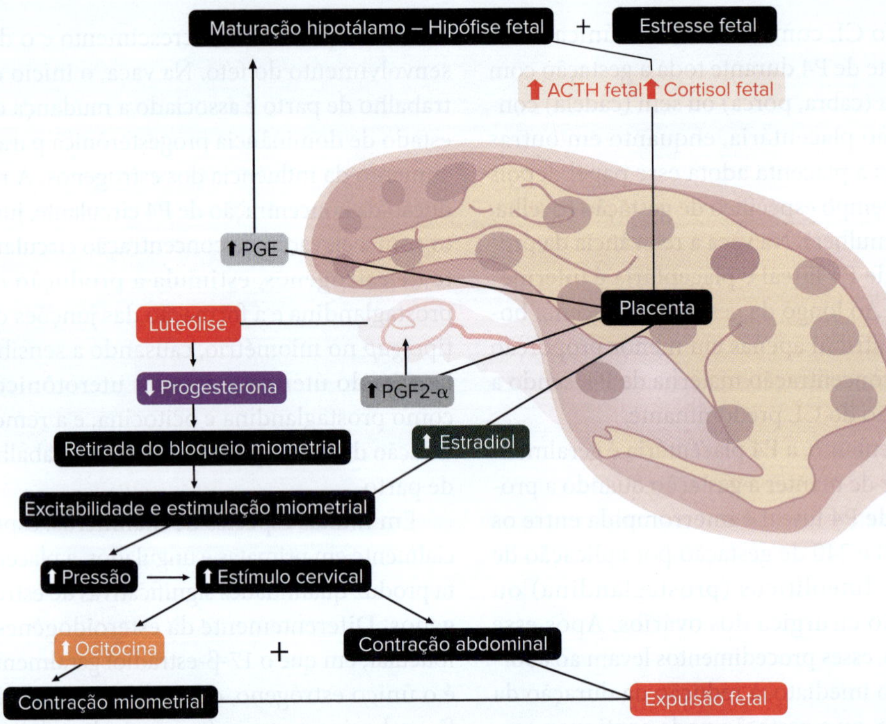

FIGURA 3 Esquema proposto para o desencadeamento do parto. O amadurecimento do eixo HHAF associado ao estresse fetal resulta na liberação do ACTH. O ACTH estimularia a produção de cortisol fetal, que desencadeia a cascata de eventos envolvendo o feto, a mãe e a placenta. A placenta produz PGE2, que contribui para o amadurecimento do HHAF e estimula a regulação da enzima-chave para a esteroidogênese. O aumento dos estrogênios e a diminuição da P4 resulta em aumento da produção de prostaglandina F2α (PGF2-α), que causa luteólise, reduzindo ainda mais a concentração de P4. Os efeitos induzidos pela retirada do bloqueio progesterônico e o aumento de estrogênios placentários resultam na excitabilidade e estimulação da atividade miometrial, o que vai resultar na expulsão do feto, com participação da contração miometrial e abdominal.

ACTH: hormônio adrenocorticotrófico; HHAF: eixo hipotalâmico-hipofisário-adrenal fetal; P4: progesterona; PGE2: prostaglandina E2; PGF2-α: prostaglandina F2α.

Fonte: Ana Augusta Pagnano Derussi.

MECANISMOS DE DESENCADEAMENTO DO PARTO

Eixo hipotalâmico-hipofisário-adrenal fetal, final do bloqueio progesterônico, início das contrações e remodelação da cérvix

O início do parto está associado ao aumento espontâneo da atividade do HHAF. Para o parto, uma complexa interação endócrina, eventos neurais e mecânicos devem acontecer. A descoberta na década de 1960 de que a hipofisectomia de fetos ovinos impede o início do parto da ovelha demonstrou que o feto desempenha papel fundamental no processo de parto. É fácil compreender que o feto seja responsável por determinar o momento do parto, uma vez que é essencial que o nascimento ocorra quando o feto está maduro o suficiente para sobreviver fora do útero.

O final da gestação é acompanhado por aumento significativo na concentração plasmática de cortisol fetal devido a estímulos no eixo HHAF.[5] A teoria proposta para explicar o início da função hipotalâmica do feto preconiza que a maturação do hipotálamo fetal, geneticamente programada, resultaria do desenvolvimento de sinapses no núcleo paraventricular, permitindo um aumento na função neuroendócrina fetal. Associado a isso, fatores estressantes fetais como hipóxia, mudanças na pressão sanguínea e na disponibilidade de glicose resultariam na liberação do hormônio adrenocorticotrófico (ACTH) pela adeno-hipófise fetal, então o ACTH estimularia o córtex da adrenal do feto a produzir cortisol. A elevação do cortisol fetal iniciaria a cascata de eventos complexos envolvendo o feto, a mãe e a placenta (Figura 3).

O cortisol fetal estimula o aumento da regulação da expressão da cicloxigenases 2 (PTGS2) nas CTU, causando a síntese de PGE-2. Além de a PGE-2 contribuir para a continuação do amadurecimento do eixo HHAF por *feedback* positivo, a PGE-2 placentária também estimula a regulação da enzima-chave para a esteroidogênese, a CYP17A1, colocalizada com a PTGS2 nas CTU.[6] Devido à atividade mínima da CYP17A1 na via delta-4 da esteroidogênese em ruminantes, a redução da síntese de P4 placentária não resulta de uma conversão direta de P4 em estrógenos, mas sim da canalização do precursor comum, a pregnenolona, para a síntese de estrógenos por meio da via delta-5 da esteroidogênese.[1] O aumento dos estrógenos e a diminuição simultânea da P4 levam à regulação da síntese de prostaglandinas, resultando em aumento da produção de PGF2-α no trofoblasto da vaca.

Devido ao fato de que em muitos mamíferos a PGF2-α de origem endometrial tem sido identificada como o sinal luteolítico durante o ciclo estral, assume-se que, em espécies com produção luteal de P4 até o final da gestação, a luteólise nesse momento também seria induzida pela PGF2-α. Embora aparentemente óbvio, a confirmação definitiva ainda não existe, e informações sobre a fonte do agente luteolítico pré-parto ainda são escassas.

O aumento pré-parto dos estrógenos placentários é considerado um sinal importante para a regulação de proteínas associadas à contração (p. ex., receptores de ocitocina, receptores de prostaglandina e junções do tipo *gap*) no miométrio e a produção de prostaglandinas uterotônicas. Em conjunto com efeitos induzidos pela retirada do bloqueio progesterônico, o aumento de estrógenos placentários resulta na excitabilidade e estimulação da atividade miometrial, o que vai resultar na expulsão do feto.[5]

Perto do parto, as prostaglandinas são consideradas fatores importantes envolvidos na estimulação do relaxamento cervical e na atividade miometrial, e essa característica parece ser conservada entre as espécies de mamíferos. O aumento da concentração de prostaglandina na circulação materna concomitante com o início do trabalho de parto é um traço comum entre os mamíferos. No entanto, a contribuição definitiva de prostaglandinas placentárias *vs.* prostaglandinas de outras fontes, como do endométrio e miométrio para o aumento maciço pré e intraparto da prostaglandina materna, é atualmente incerta e pode diferir entre espécies.

Durante a maior parte da gestação, o miométrio não é excitável e quase não responde a agentes uterotônicos como prostaglandinas e ocitocina. Esse aumento na capacidade do miométrio para realizar contrações é referido como ativação miometrial, e uma vez ativado pode responder à estimulação parácrina e endócrina das concentrações crescentes de agentes uterotônicos. A ativação e estimulação concomitantes permitem ao miométrio gerar contrações intensas de alta amplitude e frequência, que são necessárias para a dilatação da cérvix e a expulsão do feto.

A ocitocina não é efetiva na atividade miometrial até que os receptores uterinos sejam expressos. Esse é um evento dependente de estrógenos em ovelhas. Existem padrões semelhantes de atividade miometrial antes do parto nas ovelhas, cabras e vacas. A P4 pode regular a atividade miometrial por regulação negativa da síntese de receptores de ocitocina, receptores de prostaglandina e proteínas das junções do tipo *gap*, bem como inibir a liberação de ocitocina hipofisária e suprimir produção de prostaglandinas. A P4 bloqueia as contrações miometriais de alta amplitude, mas contrações de baixa amplitude e alta frequência persistem durante a gestação.

Existem outros fatores endócrinos que regulam a atividade miometrial. Por exemplo, a relaxina, um hormônio polipeptídico, que é capaz de inibir contrações miometriais espontâneas. Embora o gene e a proteína da relaxina bovina ainda não tenham sido identificados, há evidências imuno-histoquímicas da presença desse hormônio proteico no CL de vacas gestantes, mas pouca ou nenhuma atividade foi encontrada na placenta. Outras substâncias uterotônicas inibitórias, incluindo prostaciclina e óxido nítrico, têm um efeito inibidor semelhante ao da relaxina. A progesterona, em associação com relaxina, óxido nítrico e prostaciclina, suprimem a atividade miometrial espontânea e estimulada, portanto impedindo a expulsão espontânea do feto.

Durante a gestação dos mamíferos, a cérvix é uma estrutura relativamente firme e inextensível que protege o feto do ambiente externo e evita o parto espontâneo. Essa firmeza se deve ao arranjo organizado das fibras de colágeno em densas faixas paralelas. Conforme o final da gestação se aproxima, a cérvix começa a "amolecer" e as fibras de colágeno tornam-se dispersas e orientadas de forma aleatória, como aumento da matriz extracelular de proteoglicanas. Esse processo é acompanhado por um aumento na captação de fluidos.

A remodelação do tecido cervical é necessária para acomodar a expulsão do feto e das membranas fetais. Esse "amolecimento" ou remodelação e o aumento da distensibilidade da cérvix são regulados endocrinamente. Vários hormônios, incluindo estrógenos, relaxina, prostaglandina e ocitocina, têm sido relacionados com a estimulação da distensibilidade da cérvix. Em bovinos, a proporção entre o peso fetal ao nascer e o peso materno é considerada alta (aproximadamente 11%, e pode ser maior quando se realiza o cruzamento entre raças). Por isso a cavidade pélvica tem de se expandir rapidamente durante os últimos 4 dias antes do parto para facilitá-lo. Provavelmente a relaxina contribui para afrouxar os ligamentos pélvicos e facilitar o relaxamento da cérvix.

A entrada do feto no canal do parto eleva a pressão sobre a cérvix e estimula terminações nervosas, que estimulam o núcleo paraventricular e causam a liberação de ocitocina pela neuro-hipófise. A ocitocina, em sinergia com a PGF2-α, causa contração do miométrio, já que com a retirada do bloqueio da P4 os receptores de ocitocina e PGF2-α são expressos. Ao mesmo tempo, quando toda a cascata de eventos que desencadeiam o parto está pronta, ocorre um reflexo para a expulsão fetal, que se caracteriza pela compressão do nervo pudendo realizada pela presença das bolsas fetais e/ou do feto no canal vaginal, estabelecendo-se um estímulo na medula espinhal, que resulta na ocorrência dos esforços expulsivos por meio das contrações abdominais. Esses dois processos de desencadeamento da contração do miométrio e da musculatura abdominal são chamados de reflexo de Ferguson, e resultam na expulsão do feto[7,8] (Figura 2).

ESTÁTICA FETAL NO PARTO NORMAL

Com a aproximação do momento do parto, o feto gira no útero para ficar na estática fetal (apresentação, posição e postura/atitude) de nascimento. Durante a maior parte da gestação, o feto geralmente repousa em seu dorso, voltado ventralmente, com os membros voltados para cima. Após a rotação para se colocar na estática normal do parto, o feto repousa em seu abdome ou tórax com a cabeça entre os membros anteriores, que se estendem em direção à cérvix (Figura 1). A estática fetal correta permite que o parto prossiga mais facilmente, enquanto a estática fetal anômala predispõe a um parto difícil, chamado de distocia, que pode levar, em casos graves, à perda tanto do feto como da mãe. A estática fetal anormal ocorre em 5% dos partos de vacas leiteiras e é observada com mais frequência em partos gemelares. Tais estáticas anormais podem variar da flexão de um membro ou ambos e/ou cabeça, ou outras apresentações, posições e posturas/atitudes mais complicadas de serem corrigidas.

DISTOCIA

O termo "distocia" vem do grego *dys*, que significa difícil, e *tokos*, que significa nascimento. A distocia ocorre quando há uma falha em um ou mais dos principais componentes do parto: forças expulsivas, adequação do canal de parto e tamanho e estática fetal. A distocia pode ser definida como dificuldade de parto resultante de parto espontâneo prolongado ou extração assistida severa.[9]

Tomando a aparência da bolsa amniótica como o momento do início, o estágio II do parto normalmente leva entre 30 minutos e 4 horas, com duração média de 70 minutos, sendo mais demorado em novilhas do que em vacas.[2] O "parto assistido" pode ser definido como um parto no qual a assistência ocorre, embora isso possa não estar relacionado com casos de distocia. Nas fazendas, qualquer parto que necessite de assistência é considerado um caso de distocia. A prevalência de distocia em bovinos está entre 4,1% e 13,7%, enquanto a taxa de assistência ao parto nas fazendas fica entre 10% e 50%, ou mais.[9]

A fim de quantificar essa característica, sistemas de pontuação foram criados, e são usados para descrever a "facilidade de parto" ou "dificuldade de parto". A escala de classificação da facilidade de parto mais usada, e também usada nas avaliações genéticas da característica facilidade de parto, é a seguinte.[10]

1. Eutocia (parto normal) sem assistência.
2. Assistência leve, prolongamento do tempo normal do parto (mais de 2 horas desde o aparecimento dos membros até o parto) ou parto assistido por 1 pessoa sem uso de tração mecânica, com força moderada.
3. Assistência média, necessária tração por 2 pessoas.
4. Assistência maior, força de tração considerável ou auxílio de extração mecânica, geralmente realizada por um veterinário.
5. Dificuldade extrema, com necessidade de procedimento cirúrgico, como cesariana ou fetotomia.

SEQUELAS DA DISTOCIA

A assistência ao parto antes da hora pode prejudicar a saúde da vaca no pós-parto e comprometer a sobrevivência do bezerro. A dificuldade de parto aumenta mais a taxa de descarte das primíparas do que das pluríparas, e reduz a vida produtiva da vaca em 10%.[11]

Além dos efeitos da distocia no descarte e mortalidade das vacas e da ocorrência de natimortos, a distocia aumenta a probabilidade de a vaca e o bezerro terem distúrbios respiratórios e digestivos, bem como de a vaca apresentar retenção de placenta, doença uterina, mastite, hipocalcemia, atraso na involução uterina, início retardado da atividade cíclica ovariana e perfis pós-parto de P4 anormais.[10] Vacas com histórico de distocia têm maior probabilidade de apresentá-la novamente em um parto subsequente.[9]

FATORES DE RISCO PARA DISTOCIA

Embora todos os tipos de distocia possam ocorrer tanto em primíparas quanto em pluríparas, os tipos predominantes e os fatores de risco diferem de acordo com a paridade. Nas primíparas, os principais tipos de distocia, em ordem decrescente de importância, são desproporção pélvico-fetal (DPF), estática fetal anormal e estenose vulvar. Já nas pluríparas, são estática fetal anormal, DPF, fetos múltiplos, inércia uterina, torção uterina e estenose cervical. A taxa de distocia pode ser até três vezes maior em primíparas em comparação com pluríparas.[9]

PRINCIPAIS CAUSAS DE DISTOCIA

- Desproporção pélvica-fetal (DPF): é o tipo mais comum de distocia em animais domesticados, principalmente vacas leiteiras, e a principal razão para as cesarianas. Em ungulados selvagens, a DPF é rara, pois foi eliminada pela seleção natural, podendo ser considerada uma consequência de domesticação. Os dois principais determinantes da DPF são, em ordem de importância, peso ao nascer do bezerro e tamanho da pelve materna. A DPF passou a ser uma preocupação nos rebanhos Nelore que fazem seleção para precocidade, e as primíparas Nelore precoces têm apresentado aumento de distocias devido à DPF. Para a raça Holandês, a seleção para a característica facilidade de parto tem sido efetiva, e nos últimos anos a taxa de distocias na raça diminuiu consideravelmente.
- Estática fetal anormal (5% em bovinos): estáticas anormais podem variar da flexão do membro ou ambos e/ou cabeça, ou estáticas mais complicadas de serem corrigidas, como apresentação posterior.
- Partos gemelares: ambos os fetos podem estar mal posicionados. O primeiro feto a se insinuar pode estar mal posicionado, o que bloqueia o canal do parto.
- Inércia uterina: é definida quando a cérvix apresenta dilatação suficiente, mas a contração miometrial não é suficiente para expulsar o feto. Quando primária, pode ser resultado de hipocalcemia, hipomagnesemia, idade avançada da fêmea, debilidade, excesso de gordura corporal e falta de exercícios (confinamentos tipo *tie-stall*). Quando secundária, geralmente é devida a contração excessiva por tempo prolongado, sem progresso do parto, resultando em exaustão do miométrio.
- Falta de dilatação do canal do parto (cérvix e/ou vulva): pode ser de origem congênita ou adquirida. A dilatação incompleta da vulva é mais comum em primíparas, e a dilatação incompleta da cérvix é mais comum em pluríparas. Essas condições estão relacionadas com confinamento (falta de exercícios), estresse, assistência prematura ao parto e alterações hormonais no desencadeamento do parto.
- Síndrome do feto gigante (SFG): essa síndrome foi bastante relatada no início do uso da produção *in vitro* de embriões, porém, com a modificação dos meios de cultivo utilizados, a ocorrência da SFG passou a ser bem pequena.
- Torsão uterina: essa condição é rara. Os fatores de risco são fetos grandes, debili-

dade da mãe, falta de exercícios e profundidade abdominal das raças leiteiras de grande porte.

- Fêmeas obesas: essa causa de distocia é bastante alta em rebanhos leiteiros. Novilhas e vacas que concebem tardiamente tendem a ganhar muito peso corporal ao final da gestação, e isso aumenta o risco de distocias.
- Novilha muito jovem ou muito velha ao parto (o peso na concepção é determinante): é recomendado que as novilhas tenham 65% do peso adulto característico para a raça no momento da concepção. Pesos inferiores a isso podem levar a distocia por DPF, e pesos muito superiores a essa porcentagem podem levar a distocia por excesso de peso corporal ao parto.
- Gestação prolongada: a gestação mais longa permite que o feto cresça mais, resultando em maior chance de distocia. O prolongamento da gestação é mais comum de ocorrer em gestações de embriões produzidos *in vitro* e clones. Com a evolução do processo de produção *in vitro* de embriões, as gestações de duração aumentada estão cada vez menos frequentes.
- Outros fatores menos frequentes que podem causar distocia são: má-formação fetal, pelve juvenil, estenose do canal do parto (anomalias congênitas ou adquiridas de cérvix, vagina e vulva), luxação sacroilíaca, fraturas, osteodistrofia etc.

CONSIDERAÇÕES FINAIS

É importante o conhecimento da fisiologia do parto e da progressão dos eventos para a melhor intervenção, quando necessária. Sugere-se que o auxílio ao parto deva começar 70 minutos após a visualização da bolsa amniótica ou 65 minutos após a visualização dos membros do feto na vulva da vaca (com base em nascimentos eutócicos).[12] Em condições de campo, a visualização da bolsa amniótica ou os membros do feto na vulva da vaca, bem como o progresso do parto, são eventos de fácil identificação. A intervenção precoce tem o potencial de prevenir natimortos, mas também o potencial para lesionar o canal do parto devido à falta de dilatação adequada do canal. Portanto, o conhecimento sobre o processo do parto e o treinamento da pessoa responsável pelo acompanhamento do processo é essencial para a saúde da vaca e do bezerro.

REFERÊNCIAS

1. Schuler G, Fürbass R, Klisch K. Placental contribution to the endocrinology of gestation and parturition Anim Reprod 2018;15 (Suppl.1):822-42.
2. Noakes DE, Parkinson TJ, England GCW. Arthur's veterinary reproduction and obstetric. 8.ed. Philadelphia: Saunders; 2001.
3. Spencer TE, Johnson GA, Burghardt RC, Bazer FW. Progesterone and placental hormone actions on the uterus: insights from domestic animals. Biol Reprod 2004;71:2-10.
4. Schuler G, Ozalp GR, Hoffmann B, Harada N, Browne P, Conley AJ. Reciprocal expression of 17α-hydroxylase-C17,20-lyase and aromatase cytochrome P450 during bovine trophoblast differentiation: a two-cell system drives placental oestrogen synthesis. Reproduction 2006;131:669-79.
5. Whittle WL, Patel FA, Alfaidy N, Holloway AC, Fraser M, Gyomorey S, et al. Glucocorticoid regulation of human and ovine parturition: the relationship between fetal hypothalamic-pituitary-adrenal axis activation and intrauterine prostaglandin production. Biol Reprod 2001;64:1019-32.
6. Shenavai S, Preissing S, Hoffmann B, Dilly M, Pfarrer C, Gozde RO, et al. Investigations into the mechanisms controlling parturition in cattle. Reproduction 2012; 144:279-92.
7. Prestes NC, Landim-Alvarenga FC. Obstetrícia veterinária. 2.ed. Rio de Janeiro: Guanabara Koogan; 2017.
8. Senger PL. Pathways to pregnancy and parturition. 2.ed. Pullman: Current Conception; 2003.
9. Mee JF. Prevalence and risk factors for dystocia in dairy cattle: a review. The Vet J. 2008;176:93-101.
10. Lombard JE, Garry FB, Tomlinson SM, Garber LP. Impacts of dystocia on health and survival of dairy calves. J Dairy Sci 2007;90:1751-60

11. Lopez de Maturana E, Ugarte E, Gonzalez-Recio O. Impact of calving ease on functional longevity and herd amortization costs in Basque Holsteins using survival analysis. J Dairy Sci 2007;90:4451-57.

12. Schuenemann GM, Nieto I, Bas S, Galvao KN, Workman J. Assessment of calving progress and reference times for obstetric intervention during dystocia in Holstein dairy cows. J Dairy Sci 2011;94:5494-501.

CAPÍTULO 6

Inseminação artificial em bovinos

Priscila Assis Ferraz
Pietro Sampaio Baruselli

INTRODUÇÃO

O agronegócio brasileiro representa importante segmento da economia do país e ocupa uma posição de destaque no cenário mundial. O Brasil possui o maior rebanho comercial do mundo e ocupa a posição de um dos maiores produtores e exportadores mundiais de carne bovina. A crescente demanda mundial pela produção de proteína de origem animal tem favorecido o grande crescimento das exportações de carne e contribuído para a busca por maior competitividade da cadeia produtiva da carne e melhor qualidade dos produtos oferecidos a fim de atender às exigências do mercado internacional.

Nesse contexto, a produção de carne bovina do Brasil, apesar dos grandes avanços nos últimos anos, apresenta ainda grandes desafios a serem superados, como questões ambientais, padrões sanitários, o bem-estar animal e os custos de produção. A maioria dos rebanhos de corte é composto de animais *Bos taurus indicus* (*B. indicus*) ou cruzamentos entre *B. indicus* e *Bos taurus taurus* (*B. taurus*). Nesses rebanhos, frequentemente é observada elevada incidência de anestro pós-parto em razão de atrasos na retomada da ciclicidade. Essa característica está associada ao aumento do intervalo entre o parto e a concepção e, consequentemente, do intervalo entre partos, com redução nas taxas de prenhez e aumento de perdas econômicas. Além disso, verifica-se a necessidade de maior controle sanitário dos rebanhos e melhora no manejo nutricional, os quais contribuem significativamente para aumento da eficiência das biotécnicas da reprodução e dos índices zootécnicos.

Sendo assim, torna-se necessária a incorporação de biotécnicas da reprodução animal nos sistemas de produção pecuária para promover o melhoramento genético baseado na seleção de indivíduos com maior desenvolvimento ponderal, rendimento de carcaça, produção de leite, capacidade de conversão alimentar, habilidade materna, fertilidade e precocidade sexual.

Entre as biotecnologias da reprodução, destaca-se a inseminação artificial (IA) como a biotécnica mais utilizada em todo o mundo. A IA é importante ferramenta para promover o melhoramento genético dos sistemas de produção. Atualmente, a IA é considerada a biotécnica de reprodução assistida que causa o maior impacto nos programas de melhoramento animal por multiplicar e difundir a genética de reprodutores de elevado mérito genético. Além disso, viabiliza o cruzamento entre raças, permite a utilização de sêmen de touros que não possuem condições de adaptação ao clima e ao manejo das propriedades, permite a utilização de touros de alto valor zootécnico que possam ter adquirido problemas que impossibilitem a monta, além de promover ganhos genéticos e econômicos em decorrência da utilização de reprodutores geneticamente superiores, aumentando a produção de carne por hectare. A IA também impede a transmissão de doenças venéreas e permite melhor controle do rebanho, aumentando a uniformidade dos bezerros.

Além da IA proporcionar maior aproveitamento de animais superiores pela possibilidade de gerar maior número de descendentes de um mesmo reprodutor, verifica-se também a redução de gastos com a manutenção dos reprodutores na propriedade, o nascimento de descendentes após a morte dos reprodutores e o estabelecimento de bancos de sêmen para preservação de germoplasma. A técnica da IA permite também a seleção do sexo da cria pelo uso de sêmen sexado nos rebanhos bovinos. Entretanto, para o sucesso dos programas de IA, deve-se considerar alguns fatores como a importância do inseminador, o treinamento adequado da mão de obra, as instalações e o manejo da propriedade.

Essa técnica é bastante difundida em todo o mundo. Estima-se que 22% das matrizes em idade reprodutiva sejam inseminadas globalmente. No entanto, apesar do elevado número de doses de sêmen comercializadas, essa biotécnica ainda é pouco empregada e estima-se que aproximadamente 80% dos bezerros produzidos no Brasil são oriundos de monta natural. A baixa eficiência de detecção do estro, a puberdade tardia e a alta incidência de anestro pós-parto são considerados fatores limitantes para o crescimento da utilização da tecnologia. As falhas na detecção do estro são o maior fator limitante para a eficiência dos programas de IA. O comprometimento na detecção do estro é maior em rebanhos *Bos indicus* por causa de particularidades do comportamento reprodutivo. Fêmeas zebuínas apresentam estro de curta duração e elevado percentual de manifestação durante o período noturno.

O uso de sêmen de touros provados é de grande importância para se obter o melhoramento genético dos rebanhos e o aumento da produtividade. Além disso, a IA reduz riscos de acidentes proporcionados pelos touros nas fazendas que optam pelo método de reprodução natural. Os riscos de acidente também diminuem para as vacas. Existem inúmeros relatos de casos de vacas que sofreram lesões após a monta pelos touros.

INSEMINAÇÃO PROPRIAMENTE CONVENCIONAL

A técnica da IA é definida como a deposição mecânica do sêmen no aparelho reprodutivo da fêmea por meio de instrumentos especialmente desenvolvidos para esse propósito. O primeiro relato científico de uso da IA ocorreu em 1784, quando o italiano Lazzaro Spallanzani obteve sucesso após inseminar artificialmente cadelas. A técnica de IA iniciou sua difusão para uso comercial com base nos avanços em procedimentos de manipulação do sêmen e, principalmente, após a demonstração de que espermatozoides poderiam ser conservados a baixas temperaturas por longos períodos.

A ampla aplicação e difusão da IA foi possível com base na tecnologia de processamento e congelamento do sêmen bovino, que atualmente encontra-se muito bem desenvolvida e permitiu acelerar o processo de melhoramento genéticos dos rebanhos de gado de corte e de leite em todo o mundo. A tecnologia de criopreservação de sêmen de animais possibilitou a maximização do número de fêmeas inseminadas com um único

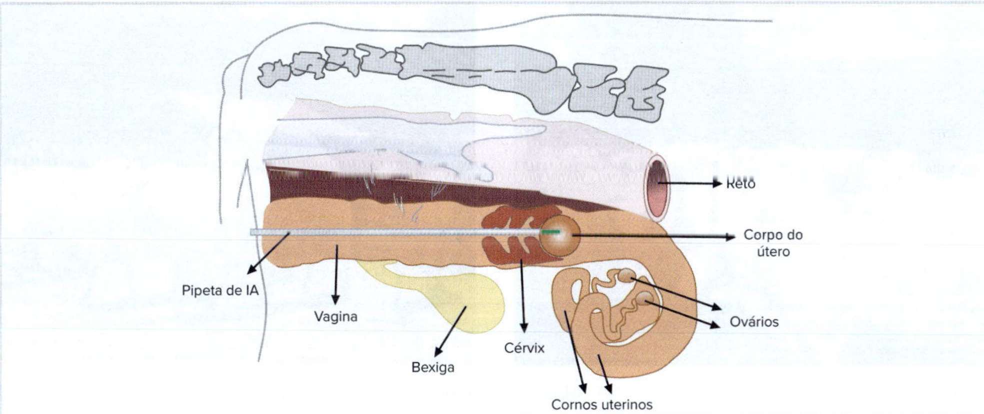

FIGURA 1 Técnica de inseminação artificial (IA) no trato reprodutivo da fêmea bovina.
Fonte: acervo dos autores.

ejaculado e o armazenamento desse material por um período indeterminado.

PREPARO DA FÊMEA APTA A INSEMINAÇÃO E INTERVALO ENTRE A INSEMINAÇÃO ARTIFICIAL E A OVULAÇÃO

Para a realização da IA, é fundamental o conhecimento sobre a fisiologia do ciclo estral das fêmeas bovinas e sobre algumas características do comportamento de estro. O início do estro ocorre simultaneamente com a elevação na concentração de estradiol sob baixas concentrações de progesterona. Essa elevação estimula o aumento na frequência dos pulsos de LH, induzindo o surgimento do pico pré-ovulatório de LH e, consequentemente, a ovulação do folículo dominante. Dessa forma, o estradiol é importante regulador do eixo hipotalâmico-hipofisário-gonadal e desempenha papel fundamental no desencadeamento do comportamento de estro e da ovulação.

O estro é o período de receptividade sexual das fêmeas, em que a aceitação da monta é o sinal mais evidente. Além disso, a fêmea bovina apresenta algumas modificações fisiológicas e comportamentais que caracterizam o estro, como tentativa de monta em outras fêmeas, mugidos frequentes, inquietação, cheirar e lamber a vulva de outra fêmea, vulva edemaciada, descarga de muco cervical cristalino, aumento da frequência de micção, além de diminuição da ingestão de alimento e da produção de leite.

O estro é caracterizado também pela duração e pela intensidade, sendo variável entre fêmeas *B. taurus* e *B. indicus*. O comportamento de estro em fêmeas *B. taurus* dura em média de 17,6 ± 0,8 horas, variando de 8,4 a 36,3 horas, enquanto em *B. indicus* a média é de 10,3 ± 4,5 horas, variando de 1 a 20,9 horas. A intensidade do estro é caracterizada pelo número de montas recebidas por hora por uma fêmea em estro, sendo o comportamento de estro em animais zebuínos menos intenso em comparação com os animais taurinos. Entretanto, estudos demonstram que a duração do estro pode ser influenciada pelo manejo nutricional. Fêmeas submetidas a dietas com elevada ingestão de matéria seca para produção de leite ou para ganho de peso podem apresentar redução da duração do estro.

Outro ponto importante que pode afetar a eficiência da detecção do estro é o período em que ocorre a manifestação do comportamento de estro. Estudos descrevem que mais

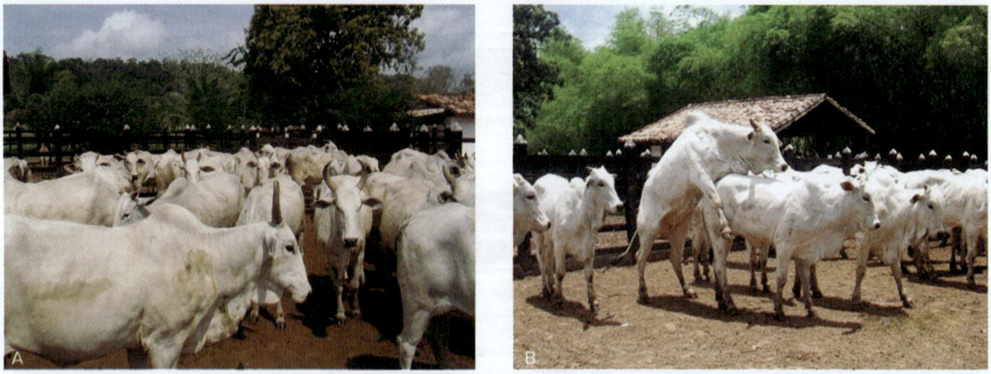

FIGURA 2 A: observação de estro em rebanho bovino; B: manifestação de estro com uma fêmea, permitindo a monta.
Fonte: acervo dos autores.

de 50% das fêmeas Nelore iniciam a manifestação do estro no período da noite e 30% iniciam e terminam o estro no período noturno. Além disso, a intensidade do estro pode estar relacionada com o momento do dia em que ocorre sua expressão. Fêmeas que manifestam estro pela manhã apresentam maior quantidade de montas em comparação com as fêmeas que manifestam estro pela noite. Um fato importante também a ser considerado é que algumas fêmeas apresentam cios silenciosos, ou seja, ovulação não precedida de manifestação de estro.

Diversos métodos foram desenvolvidos objetivando auxiliar na detecção do estro, sendo os mais tradicionais: a observação visual, uso de rufiões como touros preparados cirurgicamente por desvio lateral do pênis ou por aderência da curvatura caudal da flexura sigmoide do pênis ou fêmeas androgenizadas pela aplicação de testosterona para induzir a atividade sexual semelhante ao macho com buçal marcador (Figura 3), que é um equipamento acoplado ao pescoço do macho que contém um reservatório com uma mistura de tinta apropriada, marcando as fêmeas durante a monta.

Dentre os dispositivos eletrônicos, destacam-se o pedômetro, os colares monitores de atividade, as sondas de resistência intravaginal (que medem a condutibilidade do muco vaginal) e o sistema de detecção de monta por radiotelemetria (HeatWhatch®), composto de transmissores sensíveis à pressão colocados na região do osso sacro da fêmea. Quando o sistema é pressionado pela atividade de monta, os transmissores emitem um sinal de radiofrequência que é captado por uma antena, transferido e armazenado em um computador contendo um *software* que irá fornecer em tempo real dados sobre o tempo e a duração de cada monta. Além disso, podem ser utilizados outros métodos, como os dispositivos detectores de monta com sensibilidade a pressão como o Kamar®, à base de tinta – *tailpaint* –, o bastão marcador e o adesivo marcador (Estrotect®) (Figura 3).

A detecção do estro por observação visual tem sido por muitas décadas o método de escolha para identificação de uma vaca em cio e para determinação do momento ideal da inseminação. Esse método requer a observação do rebanho, pelo menos duas vezes por dia durante 1 hora por um funcionário da fazenda, geralmente no início da manhã e no final da tarde para obter melhores resultados. No entanto, a observação visual apresenta uma taxa de eficiência que varia de 50%

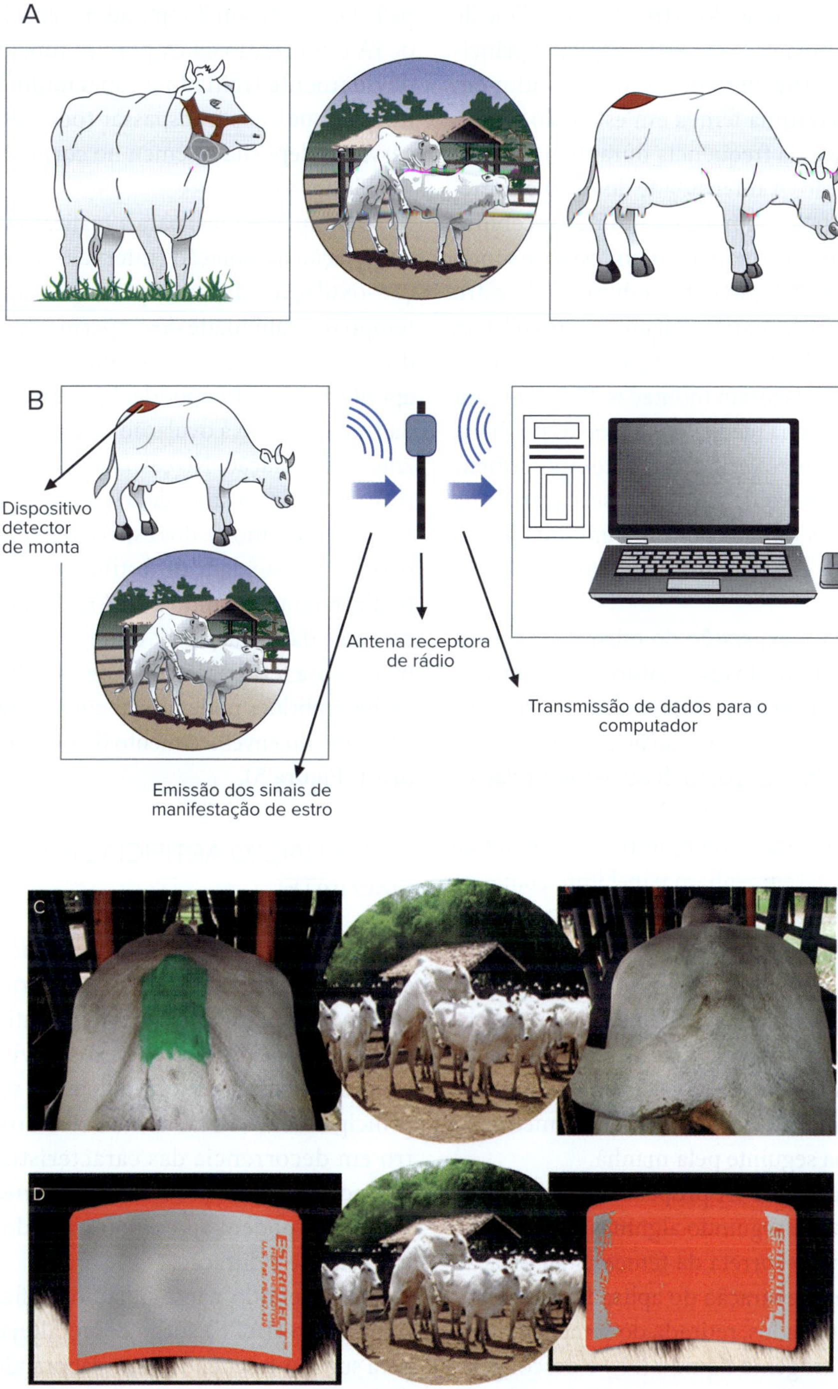

FIGURA 3 A: uso de rufião ou fêmea androgenizada com buçal marcador; B: sistema de detecção de monta por radiotelemetria; C: dispositivo detector de monta adesivo marcador (Estrotect®); D: bastão marcador à base de tinta – *tailpaint*.

Fonte: acervo dos autores.

a 70% de detecção do estro. A capacidade de detectar uma vaca em estro depende principalmente da experiência do observador em reconhecer uma fêmea em estro, do tempo investido e da frequência durante o período de detecção. A intensidade do estro é caracterizada pelo número de montas recebidas por hora por uma fêmea em estro, e ainda existe uma relação entre a duração do estro e o número de montas. Alguns autores relatam que, pela observação visual e com auxílio de rufiões, vacas foram montadas 28,8 vezes por estro, com uma média de 2,8 montas por hora. Outros autores verificaram o comportamento reprodutivo de vacas e observaram uma média de 8 montas por hora em uma fêmea em estro, obtendo um intervalo de 1 a 58 montas.

Ainda, a expressão do estro pode ser influenciada por diversos fatores relacionados à fêmea, como raça, anestro pós-parto, número de lactações, produção de leite e tamanho do rebanho. Além disso, fatores relacionados ao ambiente (estação do ano e temperatura), manejo, nutrição e genética também desempenham papel importante na expressão do estro.

Para a realização da IA, tradicionalmente utiliza-se a metodologia proposta por Trimberger (1948), que recomenda que vacas observadas em cio pela manhã sejam submetidas à IA pela tarde, e vacas observadas em cio durante a tarde devem ser submetidas à IA no dia seguinte pela manhã.

A técnica de IA propriamente dita deve ser realizada seguindo algumas etapas como a contenção correta da fêmea, higienização da vulva, preparação do aplicador e dos materiais utilizados, retirada do sêmen do botijão de nitrogênio líquido (N_2) e descongelamento da palheta à temperatura de 37 °C por 30 segundos. Logo em seguida, procede-se à secagem da palheta com papel e ao corte do lacre com auxílio de tesoura ou cortador de palheta, montagem do aplicador com a bainha de IA e realização da IA por um funcionário devidamente treinado e capacitado para a função, que após transpassar todos os anéis cervicais deposita o sêmen no corpo do útero (Figura 4).

O momento ideal para a realização da IA em relação à ovulação (intervalo inseminação-ovulação) depende principalmente do tempo de viabilidade dos espermatozoides e do oócito no trato genital feminino. Estudos apontam que o tempo ideal para realização da IA em relação à ovulação é de 6 a 24 horas antes da ovulação. No caso de inseminações realizadas muito antes da ovulação (> 24 horas), ocorre a morte dos espermatozoides e a perda da capacidade de fertilização do oócito. Entretanto, quando a IA é realizada pouco antes da ovulação (< 6 horas) ou após a ovulação, a fertilização ou o desenvolvimento dos embriões podem estar comprometidos em razão do envelhecimento do oócito (Quadro 1; Figura 5).

INSEMINAÇÃO ARTIFICIAL EM TEMPO FIXO (IATF)

O anestro pós-parto, a puberdade tardia e a falha na detecção do estro são os principais fatores limitantes do sucesso reprodutivo dos programas de IA em rebanhos bovinos. A baixa eficiência na detecção do estro se deve, principalmente, às falhas na detecção do estro em decorrência das características do comportamento reprodutivo das fêmeas bovinas, que podem apresentar estro de baixa intensidade e duração.

Nesse sentido, a inseminação artificial em tempo fixo (IATF) surge como alternativa para superar esses entraves, colaborando para aumentar o número de bezerros produzidos por IA. Além disso, a IATF melhora a eficiência reprodutiva dos rebanhos, reduzindo o intervalo entre partos, programando as ati-

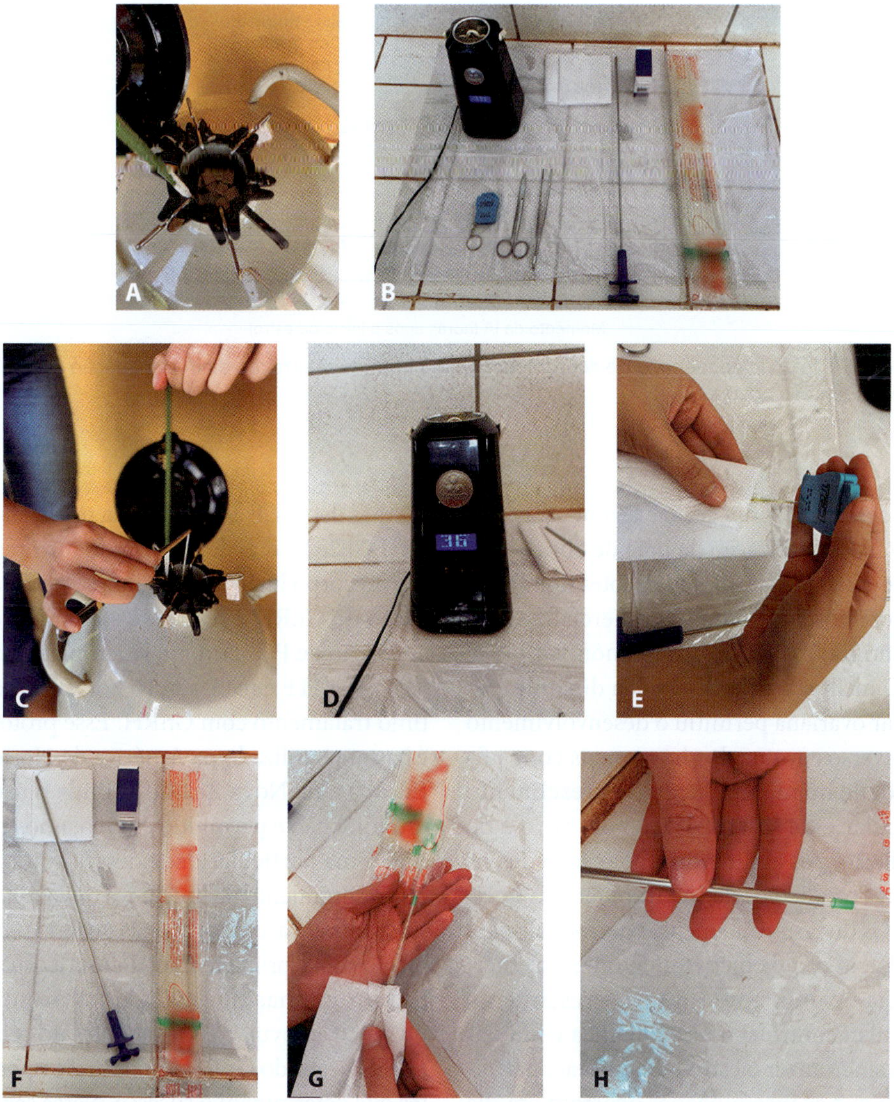

FIGURA 4 A e B: botijão de N_2 e material necessário para realização da inseminação artificial (IA); C e D: etapas da IA, descongelamento de sêmen; E: corte da palheta de sêmen com cortador de palheta; F: preparação do aplicador de sêmen; G: colocação da palheta de sêmen dentro da bainha de IA; H: montagem do aplicador na bainha de IA.

Fonte: acervo dos autores.

QUADRO 1 Momento ideal para realização da inseminação artificial (IA) para obtenção de bons resultados

Observação do estro	Momento ideal para a IA	Atraso na realização da IA
Manhã	Mesmo dia à tarde	Dia seguinte
Tarde	Dia seguinte pela manhã	Tarde do dia seguinte

Fonte: adaptado de Trimberger (1948).

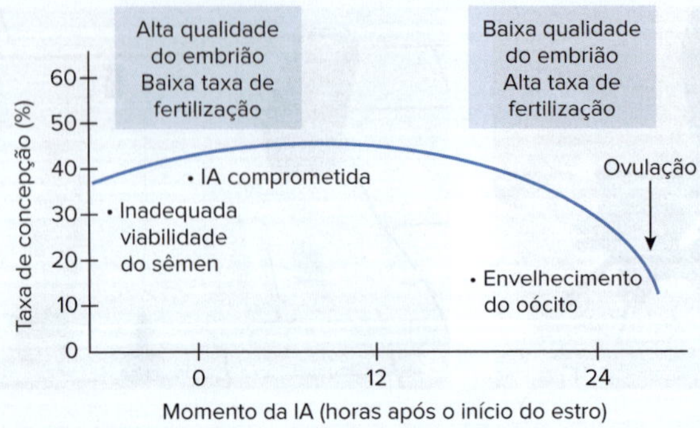

FIGURA 5 Taxa de concepção de acordo com o momento de realização da IA em relação ao início do estro em fêmeas bovinas.

Fonte: adaptada de Saacke (2008).

vidades de reprodução nas fazendas, racionalizando a utilização da mão de obra e contribuindo para a formação de lotes uniformes de bezerros, facilitando a comercialização e garantindo maior retorno econômico.

O melhor entendimento da dinâmica folicular ovariana permitiu o desenvolvimento de diversos protocolos hormonais com a finalidade de manipulação do crescimento folicular e de sincronização do estro e da ovulação, possibilitando a aplicação de eficientes protocolos de IATF em fêmeas bovinas. Os diversos tratamentos hormonais para IATF têm como objetivo sincronizar a emergência de uma nova onda de crescimento folicular, controlar a fase luteínica e induzir e/ou sincronizar o estro e a ovulação, permitindo que as inseminações ocorram em dia e horário predeterminados, dispensando assim a necessidade de detecção do estro.

Os protocolos pioneiros de IATF são à base de hormônio liberador de gonadotrofinas (GnRH) e prostaglandina, denominado protocolo Ovsynch, desenvolvido nos meados da década de 1990 por Pursley et al. (1995) (Figura 6). O tratamento consiste na administração de GnRH para induzir a liberação de LH e a ovulação do folículo dominante quando presente, com surgimento de uma nova onda de crescimento folicular aproximadamente 1,5 a 2 dias depois. É administrada prostaglandina (PGF2α) 7 dias depois para induzir regressão do corpo lúteo (CL), e uma segunda aplicação do GnRH é realizada 48 horas após a aplicação de PGF2α para sincronizar a ovulação. A IATF é realizada 16 horas após o último tratamento com GnRH. Esse protocolo é bastante utilizado na América do Norte, na Europa e na Nova Zelândia, onde o uso do estradiol não é permitido em rebanhos bovinos. Uma particularidade desse protocolo é que o surgimento de uma nova onda folicular sincronizada acontece apenas quando o tratamento com o primeiro GnRH causa a ovulação. Em programas que utilizam o protocolo Ovsynch, as ovulações resultantes do primeiro e do segundo GnRH são fatores importantes que determinam o sucesso. Nesse sentido, recentemente foram estudados novos protocolos para aumentar a taxa de ovulação ao primeiro GnRH do protocolo Ovsynch (duplo Ovsynch, G6G).

Existem outros protocolos de sincronização que associam progesterona (P4) e estradiol (E_2) (Figura 6). Esses protocolos consistem na introdução de um dispositivo intravaginal de P4 e a administração de 2 mg de benzoato de estradiol no dia zero (D0), em dia aleatório do ciclo. Esse tratamento induz a atresia folicular e sincroniza a emergência da onda folicular. No momento da retirada do dispositivo intravaginal de P4 (de 6 a 9 dias), é realizado o tratamento com PGF2α para garantir a luteólise. Nesse mesmo momento, também é administrado o indutor de ovulação (0,5 ou 1 mg de cipionato de estradiol) e a IATF é realizada de 48 a 56 horas após a remoção do dispositivo de P4 (Figura 7).

Existe também a possibilidade de induzir a ovulação com benzoato de estradiol (BE) administrado 24 horas após a retirada do dispositivo de P4. A IATF é também realizada de 48 a 56 horas após a remoção do dispositivo de P4. Nesse caso, as fêmeas necessitam de manejo adicional para receberem esse tratamento. Estudos evidenciaram que o intervalo entre a retirada do dispositivo de P4 e a ovulação para fêmeas que receberam o CE no momento da retirada do dispositivo de P4 foi semelhante para fêmeas que receberam o BE administrado 24 horas após a retirada do dispositivo de P4, e não há variação na dispersão das ovulações e nas taxas de ovulação e de concepção à IATF entre os tratamentos. Alternativamente, a ovulação pode ser induzida com GnRH, hormônio luteinizante (LH) ou gonadotrofina coriônica humana (hCG), administradas 12 horas antes ou concomitantemente com a IATF.

Diversas pesquisas têm sido conduzidas com a finalidade de buscar estratégias para melhorar os índices reprodutivos na IATF.

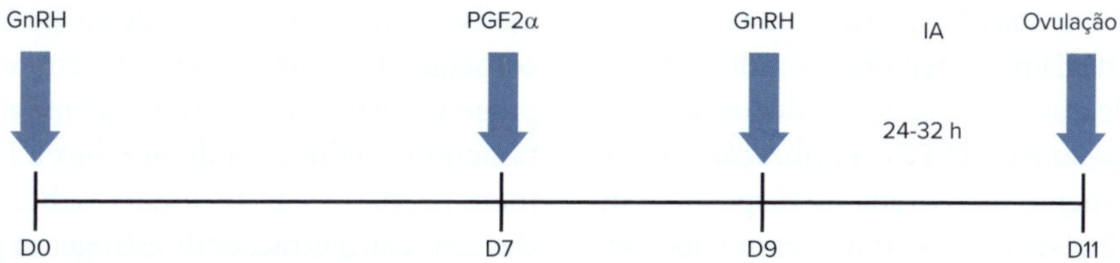

FIGURA 6 Esquema do protocolo de sincronização Ovsynch.
Fonte: acervo dos autores.

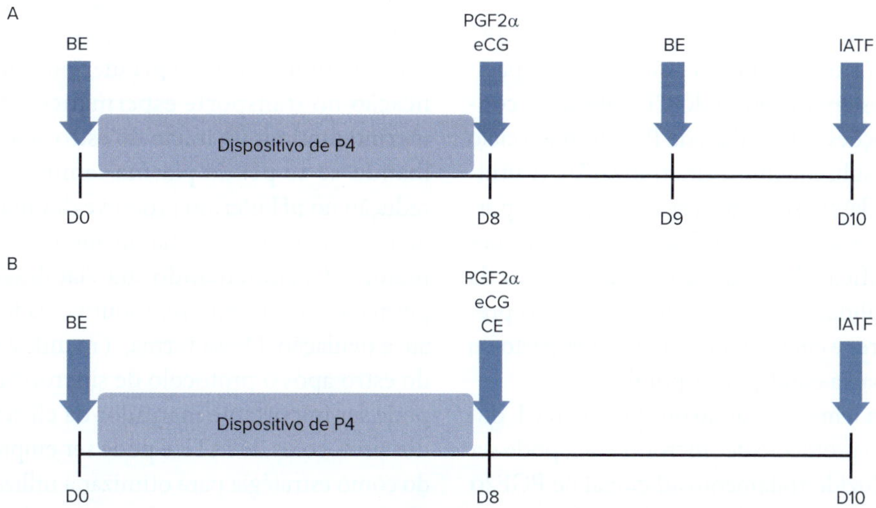

FIGURA 7 Esquema de protocolos de sincronização que associam progesterona (P4) e estrógeno (E2). A: utilização de benzoato de estradiol (BE); ou B: utilização de cipionato de estradiol (CE).
Fonte: acervo dos autores.

Foram estudados ajustes nos protocolos de sincronização, como a introdução do tratamento com gonadotrofina coriônica equina (eCG) no momento da retirada do dispositivo de P4, aumento da duração do proestro, modificação na duração do dispositivo intravaginal de progesterona, ajustes no momento da IATF para otimizar a utilização do sêmen sexado e controle da taxa de expressão do estro entre a retirada da fonte de progesterona e a inseminação artificial em fêmeas submetidas à IATF.

A eCG é um fármaco de meia-vida longa (até 3 dias), produzida nos cálices endometriais da égua prenhe (40 a 130 dias) que se liga aos receptores foliculares de FSH e de LH e aos receptores de LH do corpo lúteo. Em vacas e novilhas em anestro, uma importante estratégia para melhorar os índices de fertilidade e a eficiência dos protocolos de sincronização para IATF é a utilização da eCG no momento da retirada do dispositivo intravaginal de P4. Esse tratamento tem como objetivo promover suporte de gonadotrofinas para aumentar o crescimento folicular, proporcionando maiores taxas de ovulação e de concepção. Além disso, a eCG possui a capacidade de aumentar o diâmetro do folículo ovulatório, aumentar o tamanho e a capacidade esteroidogênica do CL e elevar as concentrações plasmáticas de P4 durante o ciclo estral subsequente à sincronização. A utilização dessa estratégia farmacológica proporciona resultados significativos em situações específicas de inadequada modulação da pulsatilidade de LH como em novilhas pré-púberes e em vacas em anestro pós-parto ou com baixa condição corporal.

Em fêmeas ciclando que possuem CL durante o protocolo de sincronização, pode ser introduzido tratamento adicional de PGF2α 2 ou 3 dias antes da retirada do dispositivo de P4, visando reduzir as concentrações de P4 durante a fase de crescimento do folículo dominante. Por sua vez, também é possível aplicar PGF2α no dia zero (D0) do protocolo e na retirada do dispositivo de P4 (3 manejos de animais), causando luteólise em animais com presença de CL responsivo no início da sincronização, reduzindo as concentrações de P4 durante o protocolo, promovendo assim aumento nas taxas de crescimento folicular, ovulação e concepção.

A expressão do estro pode ser utilizada como importante indicador de melhor resposta folicular ao protocolo de sincronização. Fêmeas que manifestam estro no final do protocolo de sincronização apresentam maior folículo no momento da IA, maiores taxa de ovulação, maior diâmetro de corpo lúteo e consequentemente elevada concentração de progesterona no diestro subsequente aos tratamentos, maior taxa de prenhez à IATF e menores perdas gestacionais. Sabe-se que elevadas concentrações de estrógenos próximo à inseminação estão relacionadas à maior fertilidade em fêmeas bovinas, influenciando no transporte espermático e promovendo mudanças positivas no ambiente uterino. Dessa forma, sob influência de estrógenos, ocorrem diminuição no pH uterino e modificação no transporte espermático. O pH uterino diminui no início do estro, assemelhando-se ao pH do plasma seminal. Essa redução no pH uterino promove diminuição da motilidade e do metabolismo do espermatozoide, aumentando sua viabilidade e permanência no trato reprodutivo da fêmea até a ovulação. Dessa forma, a manifestação do estro após o protocolo de sincronização pode ser importante marcador da eficiência dos protocolos de IATF e pode ser empregado como estratégia para otimizar a utilização do sêmen sexado em programas reprodutivos.

FATORES QUE INFLUENCIAM NOS RESULTADOS DA INSEMINAÇÃO ARTIFICIAL EM TEMPO FIXO

Atualmente a IATF apresenta-se como técnica bastante difundida em todo o mundo, os protocolos hormonais alcançaram um nível avançado de desenvolvimento. No entanto, apesar dessa significativa evolução, os resultados ainda necessitam ser melhorados e os índices reprodutivos apresentam elevada variação (entre 35% e 60% de P/IATF). Inúmeros aspectos podem interferir na eficiência da IATF, como fatores relacionados à fertilidade da fêmea (condição corporal, idade, genótipo, paridade, precocidade sexual, habilidade materna da vaca, bem como dias pós-parto e produção de leite), à fertilidade do macho, como qualidade do sêmen, número de espermatozoides por dose inseminante (10×10^6 sptz/dose), motilidade e porcentagem de anormalidades espermáticas, ao ambiente (instalações, estresse térmico, estação do ano, efeitos sazonais, condições de manejo nutricional e sanitário do rebanho), aos protocolos hormonais (administração dos fármacos, quantidade de usos do dispositivo de P4, horários e doses) e aos aspectos relacionados à técnica de IA (habilidade do inseminador, manuseio e descongelamento correto do sêmen, local de deposição de sêmen, momento da IA em relação ao estro e à ovulação).

A seleção dos animais que receberão a IATF deve levar em consideração alguns pontos, sendo a avaliação do escore de condição corporal (ECC) um dos requisitos importantes que está altamente relacionada ao desempenho reprodutivo. A avaliação do ECC reflete o estado nutricional dos bovinos e o grau de armazenamento de energia do animal, que estão altamente relacionados à ciclicidade ovariana. O ECC pode ser mensurado em escala de pontuação que varia de 1 a 5 ou de 1 a 9, sendo 1 muito magra e 5 ou 9 obesa. Estudos têm demonstrado que as fêmeas que apresentam adequado ECC apresentam maior probabilidade de concepção em comparação às fêmeas que apresentam baixo ECC. Por sua vez, as fêmeas que apresentam excesso de ECC também podem apresentar desempenho reprodutivo abaixo do ideal.

A seleção dos reprodutores deve levar em consideração o mérito genético, o potencial de produção de sêmen, as características raciais, o comportamento e a fertilidade. Existe forte evidência de diferenças na fertilidade entre reprodutores. O processo biológico de desenvolvimento dos espermatozoides é afetado por inúmeros fatores relacionados, como idade, nutrição, temperatura, métodos de colheita de sêmen e intervalo entre as colheitas. Todos esses fatores podem afetar a produção de espermatozoides e a fertilidade à IATF.

A EVOLUÇÃO DA INSEMINAÇÃO ARTIFICIAL E DA INSEMINAÇÃO ARTIFICIAL EM TEMPO FIXO NO BRASIL

O Departamento de Reprodução Animal da Faculdade de Medicina Veterinária e Zootecnia da Universidade de São Paulo (FMVZ-USP) elabora, desde 2002, um estudo sobre a evolução do número e da metodologia das inseminações no Brasil (Figura 8).

Esses dados são elaborados levando em consideração informações divulgadas pela Associação Brasileira de Inseminação Artificial (Index Asbia), quanto ao número de doses de sêmen comercializado, buscando estimar a evolução da IATF no mercado de inseminação artificial no Brasil.

Os resultados demonstram que a comercialização de doses de sêmen e o emprego da IATF vêm crescendo significativamente nos últimos anos. Em 2002, o mercado nacional de IA comercializou 7,1 milhões de doses de

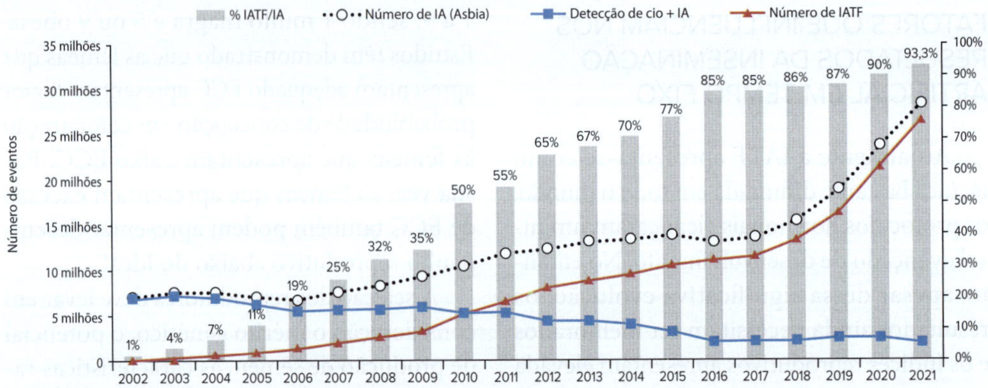

FIGURA 8 Número de inseminações artificiais efetuadas (IA; número de doses de sêmen comercializado, levando em consideração o Index Asbia de 2002 a 2021, corrigido para 100% do mercado), número de IATF realizadas (informações disponibilizadas pela indústria de produtos farmacêuticos veterinários) e proporção de IATF em relação ao número de inseminações efetuadas no Brasil de 2002 a 2021. Em 2021, 93,3% das inseminações em bovinos foram realizadas por IATF e 6,7% por detecção de cio.
Fonte: Departamento de Reprodução Animal (FMVZ-USP).

sêmen para um rebanho estimado de 74,9 milhões de matrizes (vacas e novilhas; Anualpec). Em 2021, com rebanho semelhante de matrizes, o mercado atingiu 28,4 milhões de doses de sêmen comercializadas, com crescimento de 400% nesse período. Em 2002, apenas 5,8% das matrizes de leite e de corte do rebanho brasileiro eram inseminadas artificialmente. Em 2021, foram inseminadas 23,4% das fêmeas do total das matrizes do rebanho nacional. No início dessas avaliações (2002), 4,4 milhões de matrizes bovinas foram inseminadas artificialmente no Brasil, atingindo 17,5 milhões de matrizes em 2021. Entre 2002 e 2021, a taxa de crescimento anual composta (*compound annual growth rate* – CAGR) do número de protocolos de sincronização comercializados para IATF foi de 34,1%, passando de 100 mil (1% das inseminações) para 26,5 milhões (93% das inseminações) de protocolos. Essas informações demonstram a significativa evolução da utilização da IA e a consolidação da tecnologia pelo setor produtivo.

Segundo esses estudos, a IATF foi a grande responsável pelo aumento da comercialização de doses de sêmen no país e pelo percentual de fêmeas bovinas inseminadas, trazendo grandes avanços e benefícios para toda a cadeia de produção de carne e leite, contribuindo para aumentar ganhos genéticos, produtivos e econômicos dos rebanhos bovinos.

USO DO SÊMEN SEXADO

Nos últimos anos, a utilização do sêmen sexado vem aumentando gradativamente. A possibilidade de aumentar a produção de bezerros do sexo desejado tem implicações econômicas importantes para as produções bovina tanto de carne como de leite em todo o mundo. Os produtores de leite podem utilizar o sêmen sexado para produzir fêmeas de reposição, e os produtores de carne bovina, para aumentar de forma eficiente a proporção de bezerros machos.

O processo de sexagem é um procedimento lento que pode causar alguns danos aos espermatozoides. A concentração de espermatozoides por dose inseminante é reduzida (entre 2 e 4 milhões de células) e se verifica frequentemente menores taxas de concepção após a IA em comparação com o sêmen convencional. Essa redução depende do touro utilizado para sexagem, uma vez que existe forte efeito individual na fertilidade à IA utilizando sêmen sexado.

Existem relatos na literatura que relacionam certos comprometimentos na fertilidade com o menor número de espermatozoides por dose nos grupos inseminados com sêmen sexado (2×10^6 sptz/dose) em comparação com a quantidade de espermatozoides utilizados com sêmen convencional tanto na IA após a detecção do estro como na IATF.

O sêmen sexado apresenta normalmente 80 a 90% da fertilidade verificada com a utilização do sêmen convencional. Recentes avanços no processo de separação dos espermatozoides pela citometria de fluxo melhoraram significativamente o processo de separação dos gametas X e Y. Apesar da capacitação precoce e da diminuição da viabilidade de espermatozoides sexados no trato genital uterino, é possível ajustar o momento de inseminação em relação à ovulação para obtenção de melhores resultados. Verificou-se que um atraso de aproximadamente 6 horas no momento da IA convencional pode melhorar as taxas de concepção tanto da IA após a detecção do estro como da IATF. A diminuição do intervalo inseminação-ovulação pode ser fundamental para alcançar maiores taxas de concepção à inseminação artificial com sêmen sexado.

PROTOCOLOS DE RESSINCRONIZAÇÃO

A ressincronização das fêmeas não gestantes é outra ferramenta importante para aumentar o número de fêmeas gestantes por IA. Inclusive, existem protocolos de ressincronização desenvolvidos para reduzir o intervalo entre as inseminações para acelerar a concepção pós-parto, reduzindo o intervalo entre partos e melhorando a eficiência reprodutiva. Um programa de ressincronização da ovulação objetiva identificar vacas não gestantes o mais cedo possível após a IATF, aumentando a taxa de serviço e, consequentemente, as taxas de concepção.

A gestação bovina é diagnosticada tradicionalmente entre 28 e 30 dias pela ultrassonografia transretal, que possibilita a visualização da vesícula embrionária. A ressincronização tradicional é iniciada no mesmo momento do diagnóstico de gestação (28 a 32 dias após a IATF anterior). A identificação das fêmeas não gestantes no momento do diagnóstico de gestação possibilita o início de um novo protocolo de sincronização, que proporciona intervalo entre inseminações em torno de 40 dias. Com essa tecnologia, é possível realizar três inseminações com intervalo de 80 dias.

No entanto, é possível realizar a ressincronização precoce com início 22 dias após a IA anterior, sem o conhecimento do *status* gestacional. No início dessa metodologia de ressincronização, todas as fêmeas recebem um dispositivo intravaginal de P4 associado ao tratamento com BE para sincronizar a emergência de uma nova onda de crescimento folicular. No dia 30, todas as fêmeas são submetidas ao diagnóstico de gestação com base na presença ou ausência da vesícula embrionária no útero (ultrassonografia convencional) e apenas as não gestantes continuam o protocolo de IATF, recebendo a próxima IA no dia 32. Com esse método, é possível realizar três inseminações com intervalo de 64 dias.

Mais recentemente, um protocolo de ressincronização superprecoce foi desenvolvido, possibilitando o início da ressincronização aos 13 ou 14 dias após a IATF. As fêmeas recebem o tratamento com um dispositivo intravaginal de P4 e 1 mg de BE para induzir a sincronização de uma nova onda de crescimento folicular sem prejudicar a gestação estabelecida na IA anterior. Entretanto, nessa metodologia de ressincronização, a gestação é diagnosticada pela ultrassonografia Doppler, que avalia a perfusão sanguínea do CL. As vacas diagnosticadas como não gestantes 22 dias após a IATF continuam o tratamento de ressincronização e são inseminadas 24 dias após a IATF anterior, resultando em intervalo entre inseminações de 24 dias. Com essa metodologia, é possível realizar três inseminações em 48 dias.

CONSIDERAÇÕES FINAIS E PERSPECTIVAS FUTURAS

Os avanços científicos alcançados nas últimas duas décadas com a tecnologia da IA e da sincronização do estro e da ovulação para a IATF impulsionaram o uso dessas importantes ferramentas de melhoramento genético no Brasil. Diante desse cenário, a crescente disseminação de material genético de reprodutores de alto valor zootécnico favorece a produtividade do rebanho e proporciona maior retorno econômico para a cadeia de produção de carne e de leite. Além disso, o contínuo crescimento da IATF tem movimentado o mercado, favorecendo a indústria de produtos veterinários e aumentando a demanda de mão de obra especializada na área de reprodução de bovinos.

LITERATURA SUGERIDA

Andrade JPN, Gomez-Leon VE, Andrade FS, Carvalho BP, Lacouth KL, Garcia FZ, et al. Development of a novel 21-day reinsemination program ReBreed21 in Bos indicus heifers. Theriogenology 2020;155:125-31.

Associação Brasileira de Inseminação Artificial. Manual de inseminação artificial em bovinos. Uberaba: Asbia; 2005.

Baruselli PS, Ferreira RM, Colli MHA, Elliff FM, Sá Filho MF, Vieira L et al. Timed artificial insemination: current challenges and recent advances in reproductive efficiency in beef and dairy herds in Brazil. Animal Reproduction 2017;14(3):558-71.

Baruselli PS, Reis EL, Marques MO, Nasser LF, Bó GA. The use of hormonal treatments to improve reproductive performance of anestrous beef cattle in tropical climates. Animal Reproduction Science 2004;82-3:479-86.

Baruselli PS, Sales JNS, Sala RV, Vieira LM, Sá Filho MF. History, evolution and perspectives of timed artificial insemination programs in Brazil. Animal Reproduction 2012; 9(3):139-52.

Bó GA, Adams GP, Caccia M, Martinez M, Pierson RA, Mapletoft RJ. Ovarian follicular wave emergence after treatment with progestogen and estradiol in cattle. Animal Reproduction Science 1995;39:193-204.

Bó GA, Baruselli PS, Martínez MF. Pattern and manipulation of follicular development in Bos indicus cattle. Animal Reproduction Science 2003;78:307-26.

Bó GA, Huguenine1 E, Mata JJL, Núñez-Olivera R, Baruselli PS, Menchaca A. Programs for fixed-time artificial insemination in South American beef cattle. Animal Reproduction 2018;15:952-62.

Bó GA, Mata JJL, Baruselli PS, Menchaca A. Alternative programs for synchronizing and resynchronizing ovulation in beef cattle Review article. Theriogenology 2016;86:388-96.

Colazo MG, Mapletoft RJ. A review of current timed-AI (TAI) programs for beef and dairy cattle. Can Vet J 2014;55:772-80.

Crepaldi GA, Sales JNS, Girottod RW, Carvalho JGS, Baruselli PS. Effect of induction of ovulation with estradiol benzoate at P4 device removal on ovulation rate and fertility in Bos indicus cows submitted to a TAI protocol. Animal Reproduction Science 2019;209:106-41.

Diskin MG, Mackey DR, Roche JF, Sreenan JM. Effects of nutrition and metabolic status on circulating hormones and ovarian follicle development in cattle. Animal Reproduction Science 2003;78:345-70.

Galina CS, Orihuela A. The detection of estrus in cattle raised under tropical conditions: what we know and what we need to know? Horm Behav 2007;52:32-8.

Hall JB, Kasimanickam RK, Glaze Jr. JB, Roberts-Lew MC. Impact of delayed insemination on pregnancy rates to gender selected semen in a fixed-time AI system. Theriogenology 2017;102:154e161.

Lamb GC, Dahlen CR, Larson JE, Marquezini G, Stevenson JS. Control of the estrous cycle to improve fertility for fixed-time artificial insemination in beef cattle: A review. J Anim Sci 2010;88:181-92.

Lamb GC, Mercadante VRG. Synchronization and artificial insemination strategies in beef cattle. Vet Clin Food Anim 2016;32:335-47.

Mizuta K. Estudo comparativo dos aspectos comportamentais do estro e dos teores plasmáticos de LH, FSH, progesterona e estradiol que precedem a ovulação em fêmeas bovinas Nelore (Bos taurus indicus), Angus (Bos taurus taurus) e Nelore x Angus (Bos taurus x

Bos taurus taurus). 2003. 98 f. Tese (doutorado) – Universidade de São Paulo, São Paulo.

Nebel RL, Dransfield MG, Jobst SM, Bame JH. Automated electronic systems for the detection of oestrus and timing of AI in cattle. Animal Reproduction Science 2000;60:713-23.

Orihuela A. Some factors affecting the behavioural manifestation of oestrus in cattle: a review. Appl Anim Behav Sci 2000;70:1-16.

Pugliesi G, Rezende RG, Silva JCB, Lopes E, Nishimura TK, Baruselli PS, et al. Uso da ultrassonografia Doppler em programas de IATF e TETF em bovinos. Rev Bras Reprod Anim 2017;41(1):140-50.

Pursley JR, Mee MO, Wiltbank MC. Synchronization of ovulation in dairy cows using PGF2α and GnRH. Theriogenology 1995;44:915-23.

Roelofs JB, Van Eerdenburg FJCM, Soede NM, Kemp B. Various behavioral signs of estrous and their relationship with time of ovulation in dairy cattle. Theriogenology 2005;63:1366-77.

Sá Filho MF, Ayres H, Ferreira RM, Nichi M, Fosado M, Campos Filho EP, Baruselli PS. Strategies to improve pregnancy per insemination using sex-sorted semen in dairy heifers detected in estrus. Theriogenology 2010;74:1636-42.

Sá Filho OG, Meneghetti M, Peres RFG, Lamb GC, Vasconcelos JLM. Fixed-time artificial insemination with estradiol and progesterone for Bos indicus cows II: strategies and factors affecting fertility. Theriogenology 2009;72:210-8.

Sá Filho MF, Penteado L, Siqueira GR, Soares JG, Mendanha MF, Macedo GG et al. Timed artificial insemination should be performed early when used norgestomet ear implants are applied for synchronizing ovulation in beef heifers. Theriogenology 2013;80:642-47.

Sá Filho MF, Santos JEP, Ferreira RM, Sales JNS, Baruselli PS. Importance of estrus on pregnancy submitted to estradiol/progesterone – based timed insemination protocols. Theriogenology 2011;76:455-63.

Sá Filho MF, Torres-Júnior JRS, Penteado L, Gimenes LU, Ferreira RM, Ayres H, et al. Equine chorionic gonadotropin improves the efficacy of a progestin-based fixed-time artificial insemination protocol in Nelore (Bos indicus) heifers. Anim Reprod Sci 2010;118:182-7.

Sales JNS, Carvalho JBP, Crepaldi GA, Cipriano RS, Jacomini JO, Maio JRG, et al. Effects of two estradiol esters (benzoate and cypionate) on the induction of synchronized ovulations in Bos indicus cows submitted to a timed artificial insemination protocol. Theriogenology 78:510-6.

Sales JNS, Neves K. AL, Souza AH, Crepaldi GA, Sala RV, Fosado M et al. Timing of insemination and fertility in dairy and beef cattle receiving timed artificial insemination using sex-sorted sperm. Theriogenology 2011;76:427-35.

Senger P. Pathways to pregnancy and parturition. 2.ed. Washington: Current Conceptions; 2003. 368p.

Souza AH, Viechnieski S, Lima FA, Silva FF, Araújo R, Bó GA et al. Effects of equine chorionic gonadotropin and type of ovulatory stimulus in a timed-AI protocol on reproductive responses in dairy cows. Theriogenology 2009;72:10-21.

Trimberger GW, Breeding Efficiency in Dairy Cattle from Artificial Insemination at Various Intervals Before and After Ovulation. 1948. Historical Research Bulletins of the Nebraska Agricultural Experiment Station (1913-1993). 117.hwanath R. Artificial insemination: the state of the art. Theriogenology 2003; 59:571-84.

CAPÍTULO 7

Tecnologia de embriões bovinos

João Henrique Moreira Viana
Luiz Sergio de Almeida Camargo

INTRODUÇÃO

Até o início do século passado, o estudo da embriologia era basicamente limitado à pesquisa básica, sem uma perspectiva clara de uso aplicado. Ao longo das últimas décadas, contudo, possibilidades concretas de uso clínico, na medicina humana, ou comercial, em animais de produção, alavancaram o desenvolvimento de um grande número de tecnologias de reprodução assistida (ART), em especial aquelas relacionadas a procedimentos de coleta, geração, manipulação, transferência ou criopreservação de embriões – chamadas conjuntamente de "tecnologias de embriões". Essas tecnologias envolviam inicialmente apenas a coleta, manipulação e transferência de embriões gerados naturalmente (*in vivo*) mas, ao longo das décadas, evoluíram para a possibilidade de produzir embriões em ambiente de laboratório (*in vitro*), envolvendo procedimentos cada vez mais elaborados. Nas últimas duas décadas, houve um crescimento significativo no uso comercial de embriões produzidos em laboratório, o que não apenas alavancou o uso (Figura 1), mas também vem transformando o mercado da transferência de embriões bovinos em todo o mundo.

O desenvolvimento das diversas tecnologias de embriões teve um enorme impacto no melhoramento e, consequentemente, na produtividade de espécies de interesse zootécnico, como bovinos, equinos, caprinos, ovinos e suínos. Também foi essencial para a preservação, intercâmbio e comércio de germoplasma de diversas espécies animais, além de proporcionar uma plataforma para o desenvolvimento de tecnologias como a transgenia, a edição gênica e a geração de células-tronco. Na medicina humana, as tecnologias de embriões foram fundamentais para contornar problemas de fertilidade e proporcionar a milhares de casais a chance de terem filhos – estima-se que mais de 100 mil crianças já tenham sido geradas em todo mundo com auxílio da fertilização *in vitro*. Na área animal o impacto foi ainda maior, e mais de 20 milhões de embriões bovinos foram produzidos nos últimos 20 anos. Neste capítulo, faremos uma descrição das principais tecnologias de embriões disponíveis na espécie bovina.

TERMINOLOGIA EM TECNOLOGIAS DE EMBRIÕES

A notável evolução das tecnologias de embriões nos últimos 100 anos foi seguida pelo contínuo surgimento de novos termos técnicos e, em alguns casos, por mudanças de conceito ou abrangência dos termos já

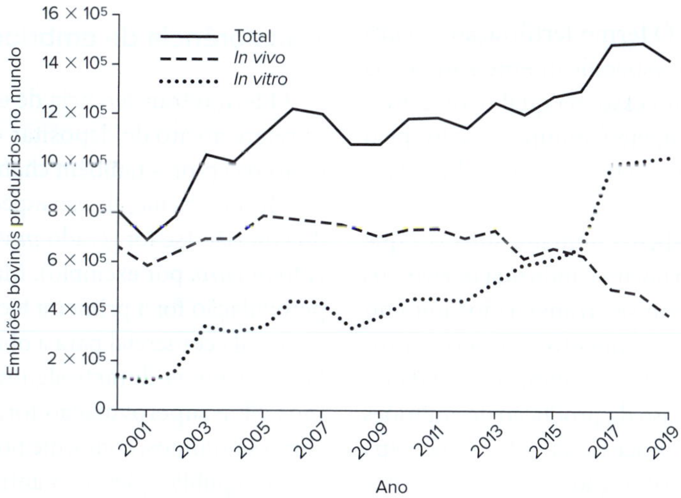

FIGURA 1 Produção mundial de embriões bovinos nas últimas duas décadas. *In vivo*: embriões gerados naturalmente e coletados das doadoras; *in vitro*: embriões produzidos em laboratório.
Fonte: adaptada de Viana, 2020.

existentes. Por outro lado, alguns termos acabaram consagrados pelo uso rotineiro, mas seu significado implícito frequentemente transcende o literal. Dessa forma, é importante definir alguns dos termos que serão utilizados neste capítulo, explicando possíveis diferenças técnicas. O uso correto da terminologia técnica garante clareza, objetividade e precisão na comunicação técnico-científica, além de facilitar o registro e a interpretação de dados estatísticos. Para mais detalhes, revisões sistemáticas da terminologia utilizada na embriologia de animais domésticos estão disponíveis na literatura.

Gerado *in vitro* ou produzido *in vitro*?

O termo *in vivo* é utilizado para embriões nos quais a fecundação e as etapas iniciais do desenvolvimento ocorreram no organismo materno. Comercialmente, a forma mais usual de obter embriões gerados *in vivo* é pelo uso de um tratamento hormonal (superovulação) seguido de um procedimento de coleta (lavagem uterina), e os termos são comumente utilizados como sinônimos, ainda que embriões gerados *in vivo* possam ser coletados, por exemplo, após a inseminação artificial. Já o termo *in vitro* refere-se a embriões gerados em ambiente de laboratório, com a fecundação e as etapas iniciais do desenvolvimento embrionário ocorrendo em sistemas de cultivo. Da mesma forma, é comum utilizar o termo genericamente para se referir a embriões gerados por fecundação *in vitro*, ainda que outras técnicas, como a clonagem, também sejam realizadas em ambiente artificial de cultivo. Na literatura internacional, por exemplo, utilizam-se os termos *in vivo*-derived (IVD) e *in vitro*-produced (IVP) para se referir a embriões gerados por superovulação ou produzidos por fecundação *in vitro*, respectivamente.

Produção *in vitro* de embriões ou fecundação *in vitro*?

O termo mais correto para definir o processo de produção de embriões em laboratório em bovinos é produção *in vitro* de embriões (PIVE). O termo fertilização *in vitro* (FIV) refere-se especificamente a uma das etapas desse processo, na qual ocorre a fecundação do gameta feminino (oócito) pelo espermatozoide. O uso do termo FIV para designar o processo como um todo foi consagrado na medicina humana, uma vez que a maturação do oócito é induzida *in vivo* e os embriões podem ser transferidos logo no início do desenvolvimento – ou seja, o processo praticamente se resume à etapa da fecundação. No caso da produção de embriões em bovinos, o processo envolve uma etapa preliminar de maturação *in vitro* dos oócitos (MIV) e um maior período de cultivo *in vitro* dos embriões (CIV), sendo, portanto, mais adequado utilizar PIVE para designar o processo como um todo.

Aspiração folicular ou OPU?

O acrônimo OPU é comumente utilizado para se referir ao processo de coleta de oócitos por aspiração folicular orientada por ultrassonografia transvaginal (*ultrasound-guided transvaginal follicle aspiration*, ou TVFA). O termo OPU deriva da expressão em inglês *ovum pick-up* (literalmente coleta de oócitos) e tecnicamente é menos preciso, uma vez que a coleta de oócitos pode ser feita utilizando ovários obtidos em matadouro, ou mesmo em doadoras vivas por outras vias (transcutânea, transretal). Contudo, o termo OPU acabou sendo consagrado pelo uso na medicina humana e, posteriormente, também na medicina veterinária. Além disso, na medicina veterinária a abreviação TVFA tem outros significados, como ácidos graxos voláteis totais, e na reprodução acabou caindo em desuso. Na literatura, o termo L-OPU é utilizado para designar a aspiração folicular orientada por laparoscopia.

Transferência de embriões

O termo transferência de embriões (TE) se refere ao ato de depositar o embrião no útero receptor – também chamado inovulação. Tecnicamente, ele não especifica a origem do embrião (se foi gerado *in vivo* ou produzido *in vitro*, por exemplo). Mas, como a superovulação foi a primeira técnica utilizada em escala comercial para a obtenção de embriões bovinos, durante algum tempo os termos TE e superovulação foram utilizados como sinônimos, conforme pode ser constatado em publicações mais antigas. À medida em que a produção *in vitro* de embriões começou a ganhar importância comercial, o termo TE passou a ser utilizado apenas para se referir a transferência em si, independentemente da origem do embrião.

HISTÓRICO (LINHA DO TEMPO)

Nos últimos 130 anos, o avanço do conhecimento e o subsequente desenvolvimento das tecnologias de embriões ocorreu de forma progressiva – inicialmente mais lento, e de maneira mais acelerada a partir dos anos 1970. Alguns eventos históricos e marcos temporais nos ajudam a compreender como esses avanços ocorreram no Brasil e no mundo (Tabela 1). Um relato do desenvolvimento das tecnologias de embriões no século XX foi publicado por Betteridge. Da primeira prova de conceito da possibilidade de se transferir embriões de mamíferos, feita em coelhos por Willian Heape no fim do século XIX, ao uso comercial em larga escala nos anos 2000, uma série de desafios técnicos foi superada, e ocorreu um notável avanço na fronteira do conhecimento em áreas como embriologia básica, fisiologia, endocrinologia e biologia molecular.

TABELA 1 Marcos temporais no desenvolvimento da tecnologia de embriões, com ênfase na espécie bovina

Ano	Tecnologia	Evento	Referência
1890	*In vivo*	1º mamífero (coelho) gerado por TE	W. Heape
1930	*In vitro*	Gestação de embriões fertilizados *in vivo*, mas cultivados *in vitro*	Pincus & Enzmann
1932	*In vivo*	1º animal de produção (ovino) gerado por TE	Warwick & Berry
1943	*In vivo*	Uso de gonadotrofinas na superovulação	Casida et al.
1949	*In vivo*	Desenvolvimento da coleta não cirúrgica em bovinos	Rowson & Dowling
1950	*In vivo*	1º bovino gerado por transferência de embriões	Willet et al.
1959	*In vitro*	1º mamífero gerado por fertilização *in vitro*	Chang et al.
1973	*In vivo*	1º bovino gerado por TE criopreservados	Wilmut & Rowson
1974	Ambas	Criação da International Embryo Transfer Society*	www.iets.org
1975	*In vivo*	1º bovino gerado de embrião sexado	Hare et al.
1978	*In vitro*	Nascimento de Louise Brown (1º "bebê de proveta")	Steptoe & Edwards
1979	*In vivo*	1º bovino gerado por TE no Brasil	W. Becker
1979	*In vivo*	Desenvolvimento da bipartição embrionária	Willadsen et al.
1981	*In vitro*	1º bovino gerado por fertilização *in vitro*	Brackett et al.
1985	Ambas	Criação da Sociedade Brasileira de Transferência de Embriões**	www.sbte.org.br
1986	*In vitro*	1º bovino gerado por transferência nuclear	Robl et al.
1988	*In vitro*	Desenvolvimento da aspiração folicular (OPU) em bovinos	Pieterse et al.
1993	*In vitro*	1ºs bovinos gerados por fertilização *in vitro* no Brasil	Y. Watanabe
1996	*In vitro*	1º mamífero gerado por TNCS	Campbell et al.
2000	*In vitro*	1º bovino gerado por transferência nuclear no Brasil	Rumpf et al.
2002	*In vitro*	1º bovino gerado por TNCS	J.A. Visintin
2003	Ambas	Produção mundial de embriões bovinos supera 1 milhão	M. Thibier
2006	*In vitro*	Produção de embriões bovinos *in vitro* supera a *in vivo* no Brasil	J. Viana
2009	*In vitro*	1º clone bovino registrado na Associação Brasileira de Criadores de Zebu (ABCZ)	R. Rumpf
2016	*In vitro*	Produção de embriões bovinos *in vitro* supera a *in vivo* no mundo	J. Viana
2018	*In vitro*	Mais de 1 milhão de embriões produzidos *in vitro* no mundo	J. Viana

OPU: *ovum pick-up*; TE: transferência de embriões; TNCS: transferência nuclear com células somáticas.
* Posteriormente renomeada como International Embryo Technology Society.
** Posteriormente renomeada como Sociedade Brasileira de Tecnologia de Embriões.

SUPEROVULAÇÃO E COLETA DE EMBRIÕES *IN VIVO*

A coleta de embriões *in vivo* após a indução da superovulação foi a primeira tecnologia de embriões usada comercialmente em bovinos, e, apesar de atualmente a maior parte dos embriões transferidos no mundo ser produzida *in vitro*, até hoje é a tecnologia adotada pelo maior número de países. Na evolução dessa tecnologia em bovinos, houve dois desafios principais: o desenvolvimento das técnicas de indução de múltiplas ovulações (superovulação) pelo uso de gonadotrofinas exógenas e o do método de coleta não cirúrgica.

Superovulação

Os bovinos são uma espécie unípara, ou seja, em condições fisiológicas, têm apenas uma ovulação e, consequentemente, um concepto por gestação. Essa característica é determinada por um mecanismo fisiológico, a dominância folicular, que determina que apenas um folículo possa se desenvolver até o estágio compatível com a ovulação. Falhas nesse mecanismo são pouco frequentes, tanto que a ocorrência de gestações de gêmeos ou trigêmeos são raras, correspondendo a apenas cerca de 0,5% e 0,01% dos partos, respectivamente.

Ainda que seja possível coletar e transferir o embrião formado após uma ovulação simples, para que a transferência de embriões seja economicamente viável é necessária a obtenção de um maior número de embriões por coleta. Isso pode ser alcançado pela indução de múltiplas ovulações, utilizando-se um tratamento com hormônios exógenos – a chamada "superovulação". Fisiologicamente, o mecanismo da dominância folicular está associado ao aumento na produção de estradiol e inibina, o que determina a redução nas concentrações circulantes de hormônio folículo-estimulante (FSH). Como folículos em início de fase antral são dependentes de FSH, o estabelecimento de um folículo dominante resulta na atresia dos demais folículos presentes. Para contornar esse mecanismo e possibilitar que os folículos presentes no início de uma onda de crescimento tenham condições de se desenvolver e ovular (ou seja, obter ovulações múltiplas), o tratamento superovulatório utiliza aplicações de FSH exógeno ou de outro hormônio com ação de FSH, como a gonadotrofina coriônica equina (eCG).

A pesquisa com superovulação teve início na década de 1930, inicialmente com o uso de eCG e, posteriormente, utilizando FSH purificado de hipófise suína. Ao longo das décadas seguintes, e com base principalmente na tentativa e erro, chegou-se a um protocolo que, com pequenas variações, tornou-se padrão para a superovulação comercial de bovinos (Figura 2). Após a observação de um cio natural ou induzido da doadora (chamado cio-base ou dia 0), o tratamento era iniciado entre os dias 9 e 12 do ciclo, e consistia em 8 doses de FSH, administradas a cada 12 horas e em doses decrescentes. Entre a 6ª e a 7ª doses de FSH, induzia-se a regressão do corpo lúteo pela administração de algum análogo da prostaglandina F2-α, e a doadora era inseminada 12 e 24 horas após a manifestação de cio.

A partir do final da década de 1980, o advento da ultrassonografia na prática veterinária de grandes animais possibilitou a compreensão dos padrões de dinâmica do crescimento folicular e da função luteal e, consequentemente, melhor compreensão das bases fisiológicas da superovulação para obter respostas a diversas questões, como exemplificado a seguir.

Por que iniciar o tratamento entre os dias 9 e 12 do ciclo?

A atresia folicular é um processo irreversível. Dessa forma, o ideal é iniciar o tratamento próximo ao momento da emergência de uma onda de crescimento folicular, ou seja, antes que o estabelecimento de um folículo dominante cause a atresia dos demais (Figura 3). Em vacas de raças taurinas existe uma predominância do padrão de duas ondas de crescimento folicular por ciclo estral, com a segunda onda emergindo aproximadamen-

Dom	Seg	Ter	Qua	Qui	Sex	Sáb
					0 Cio-base	1
2	3	4	5	6	7	8
9	10 6h FSH (20%) 18h FSH (20%)	11 6h FSH (15%) 18h FSH (15%)	12 6h FSH (10%) 18h FSH (10%) *	13 6h FSH (5%) * 18h FSH (5%)	14 Cio 1ª IA	15 2ª IA
16	17	18	19	20	21 Coleta	

FIGURA 2 Exemplo de calendário com protocolo clássico de superovulação, mostrando o percentual da dose total a ser aplicado a cada 12 horas. O 1º dia do tratamento geralmente ocorria entre o 9º e o 12º dias do ciclo estral, e a cada dia se utilizava uma dose menor de FSH. No exemplo, caso a dose total utilizada fosse de 200 mg de FSH, as doses a cada 12 horas seriam de 40, 40, 30, 30, 20, 20, 10 e 10 mg.

FSH: hormônio folículo-estimulante; IA: inseminação artificial.

* Aplicação de análogo sintético da prostaglandina F2-α.

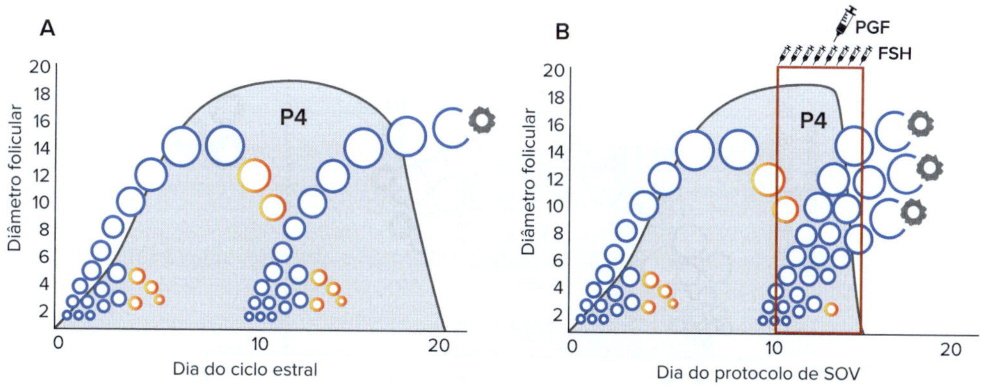

FIGURA 3 A: representação esquemática da dinâmica do crescimento folicular em um animal com duas ondas de crescimento. O mecanismo de dominância folicular induz a atresia dos folículos subordinados da mesma onda. Na presença de concentrações crescentes de progesterona (P4) produzida pelo corpo lúteo, o folículo dominante entra em atresia, possibilitando a emergência da segunda onda. B: o tratamento superovulatório iniciado próximo à emergência da segunda onda de crescimento possibilita que vários folículos se desenvolvam e, após a indução da luteólise pela aplicação de um análogo da prostaglandina F2-α (PGF), ovulem de forma sincronizada.

FSH: hormônio folículo-estimulante; P4: progesterona; PGF: análogo da prostaglandina F2-α.

Fonte: acervo dos autores.

te no meio do ciclo (ou seja, entre os dias 9 e 12).

Uma limitação do tratamento baseado na observação de cio da doadora é o fato de que novilhas e animais de raças zebuínas apresentam com maior frequência ciclos com três ou até mais ondas de crescimento folicular, o que impossibilita determinar o momento da emergência de uma onda de crescimento. A partir da década de 1990, a adaptação dos protocolos de sincronização de ovulação para inseminação artificial em tempo fixo (IATF) para uso na superovulação possibilitou contornar esta limitação. A possibilidade de sincronizar a emergência da onda de crescimento folicular pelo uso de GnRH ou benzoato de estradiol, de controlar a concentração plasmática de progesterona pelo uso de implantes auriculares ou intravaginais e de sincronizar as ovulações ao final do tratamento permitiu que a superovulação fosse iniciada em momentos aleatórios do ciclo, minimizando também os problemas relacionados à observação de cio. Além do aumento na eficiência dos tratamentos, houve um ganho em termos de simplificação de logística tanto do tratamento da doadora quanto da sincronização de receptoras. Dessa forma, hoje a maioria das superovulações é realizada utilizando estratégias de sincronização de onda ou de ovulação (Figura 4). Paralelamente, surgiram diversas variações do tratamento, seja no momento da administração ou da remoção dos hormônios utilizados, seja no tipo de droga utilizada para superovulação, como associação de formulações comerciais de FSH com maior ou menor contaminação com LH, ou de FSH com eCG, ou de FSH administrado em veículos de liberação lenta.

Por que 4 dias de tratamento?

Os folículos que emergem em determinada onda de crescimento tem entre 2 e 4 mm de diâmetro. Durante a superovulação, esses folículos crescem a uma taxa aproximada de 1,5 mm/dia. Dessa forma, 4 dias é o

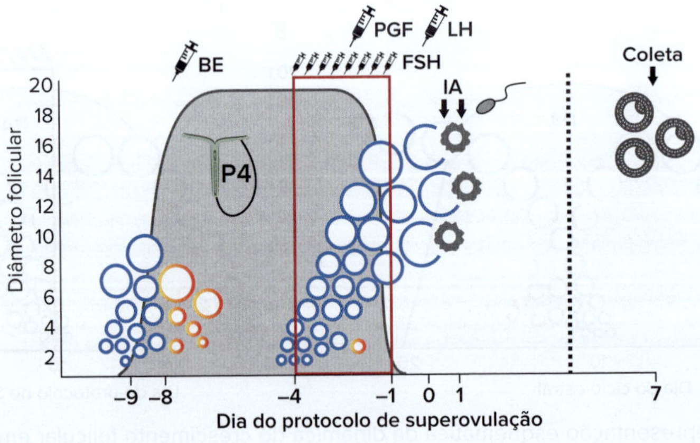

FIGURA 4 Representação esquemática de um protocolo de superovulação com sincronização de onda de crescimento folicular. O protocolo pode ser iniciado em um dia aleatório do ciclo, portanto os eventos são definidos em relação ao dia da ovulação (dia 0). A sincronização da onda é induzida por injeção de benzoato de estradiol (BE). Para garantir a concentração de progesterona (P4) durante o tratamento, utiliza-se um dispositivo intravaginal, que é removido na 6ª ou 7ª aplicação de FSH. Após a indução das ovulações pela aplicação de hormônio luteinizante (LH), são realizadas duas inseminações artificiais (IA), com intervalo de 12 horas. A coleta dos embriões é realizada no dia 7.

FSH: hormônio folículo-estimulante; LH: hormônio luteinizante; P4: progesterona; PGF: análogo da prostaglandina F2-α.

Fonte: acervo dos autores.

tempo necessário para que esses folículos alcancem entre 8 e 10 mm e adquiram capacidade de ovular sob estímulo do LH. Evidentemente esse tempo pode variar em função de fatores como método de sincronização da onda, dose e resposta individual, e a opção pelo protocolo de 4 dias está mais relacionado à dificuldade logística de monitorar dia a dia a superovulação do que à impossibilidade de customizar o tratamento. Existem, por exemplo, protocolos de superovulação de 5 dias.

Por que doses decrescentes de hormônio folículo-estimulante?

O crescimento de folículos antrais pequenos é primariamente dependente do estímulo pelo FSH. À medida que os folículos crescem e atingem o diâmetro associado à divergência (estabelecimento da dominância), existe uma transição da dependência de FSH para LH, ou seja, os folículos se tornam progressivamente menos dependentes do FSH. Ao longo da superovulação, o *pool* de folículos pequenos (com 2-4 mm de diâmetro) presentes no início do tratamento se desenvolve em folículos médios (5-6 mm) e, posteriormente, folículos grandes (> 8mm), ou seja, menos dependentes de FSH (Figura 5). Dessa forma, a proporção da dose total de FSH aplicada a cada dia leva em conta o tamanho esperado (e consequentemente a maior ou menor dependência de FSH) dos folículos em cada dia da superovulação. O LH endógeno (ou seja, da própria doadora) é suficiente para permitir o crescimento final e a maturação dos folículos ao final do tratamento.

Variações na resposta à superovulação

A despeito de ser uma técnica que vem sendo desenvolvida há décadas, e dos avanços recentes nos protocolos hormonais utilizados, a superovulação ainda é caracterizada por uma alta variação nos resultados, e o fato é que as médias de embriões viáveis coletados por superovulação pouco mudaram em todo o mundo nas últimas duas décadas. Devido à grande variação individual na resposta ao tratamento, cerca de 1/3 dos animais produzem 70% dos embriões coletados, enquanto uma proporção semelhante dos animais não responde ao tratamento. Essa variação individual também dificulta o estabelecimento de doses de referência para o tratamento (*i.e.*, mg ou UI de FSH por quilograma de peso), como ocorre com outros fármacos, e a dose utilizada a cada superovulação normalmen-

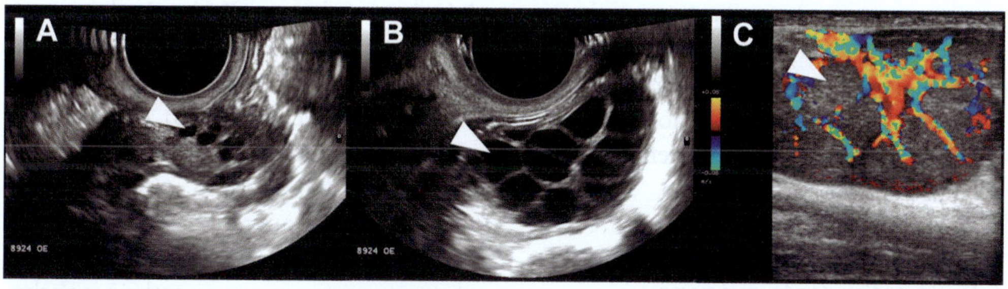

FIGURA 5 Imagens ultrassonográficas demonstrando as alterações nos ovários decorrentes do tratamento superovulatório. A: ovário no 1º dia da superovulação. Apenas folículos pequenos (2-3 mm – seta) estão presentes. B: ovário no último dia da superovulação. Diversos folículos grandes (> 9 mm – seta) são visíveis. C: ovário no último dia da coleta dos embriões. Vários corpos lúteos foram formados (seta), indicando a ocorrência de múltiplas ovulações. A vascularização ovariana, demonstrada pela função Doppler colorido, ajuda a caracterizar a delimitação entre os corpos lúteos.

Fonte: acervo dos autores.

te é ajustada com base na experiência do médico veterinário com cada produto comercial e rebanho. Duas causas importantes de variação, ambas associadas às doadoras, merecem destaque a seguir: diferenças na população folicular ovariana e variação na sensibilidade ao FSH exógeno.

Diferenças na população folicular ovariana

Uma causa importante de variação nas respostas superovulatórias é a variação individual na população de folículos antrais presente nos ovários. A cada onda de crescimento folicular, um número variável de folículos é recrutado e emerge nos ovários, podendo ser detectados por ultrassonografia. Esse número pode variar entre doadoras de menos de 10 a mais de algumas centenas, e, na média, raças zebuínas têm contagens de folículos antrais (CFA) maiores que raças zebuínas. Durante a superovulação não há uma variação significativa no número de folículos presentes nos ovários, ou seja, os folículos desenvolvidos no fim do tratamento são aqueles presentes no início do tratamento. Dessa forma, animais com maior população folicular (ou seja, com mais folículos emergindo a cada onda de crescimento) tendem a ter mais folículos desenvolvidos ao fim do tratamento e, consequentemente, mais ovulações e embriões produzidos. Contudo, animais com CFA muito alta podem ter um crescimento exagerado dos ovários em resposta ao FSH, deslocando as fímbrias e comprometendo a captação dos oócitos após a ovulação.

Variação na sensibilidade ao hormônio folículo-estimulante exógeno

Existe uma variação grande na sensibilidade ao tratamento com FSH exógeno, tanto entre indivíduos como entre raças. De maneira geral, raças taurinas respondem melhor à superovulação que raças zebuínas, particularmente a Gir. Da mesma forma, há uma grande variação entre indivíduos da mesma raça. A falta de resposta ao tratamento caracteriza a chamada "síndrome da má respondedora", e ocorre mesmo em animais que têm função ovariana e concentrações hormonais normais (Figura 6). As razões dessa síndrome não são bem conhecidas, mas parecem incluir diferenças na expressão de receptores de FSH ou LH pelas células da granulosa folicular. Por outro lado, animais com respostas muito exacerbadas ao tratamento tendem a ter maior percentual de falhas de ovulação ou a produzir mais estruturas não fecundadas ou degeneradas.

Coleta de embriões

As primeiras coletas de embriões em bovinos foram realizadas pelo método cirúrgico, com abertura da cavidade abdominal e exposição do útero. Além da complexidade da intervenção, da necessidade de anestesia geral e do alto custo, a coleta cirúrgica acarretava maior risco e probabilidade de sequelas para a doadora, o que limitava a realização de coletas sucessivas em um mesmo animal. A coleta de embriões em bovinos só se tornou economicamente viável com o desenvolvimento da técnica não cirúrgica.

A coleta de embriões pelo método não cirúrgico envolve a cateterização dos cornos uterinos e a infusão e recuperação alternadas do meio de coleta (solução tamponada com fosfato de Dulbecco – DPBS), de forma que os embriões livres na luz uterina são arrastados pelo fluxo do meio até um filtro de coleta, no qual ficam retidos. A coleta geralmente é realizada entre os dias 6 e 7 após o estro, momento em que os embriões já chegaram ao útero, mas ainda não ocorreu a eclosão. A técnica é de execução relativamente rápida e pouco traumática para a doadora, mas sua eficiência depende da habilidade do técnico, da docilidade do ani-

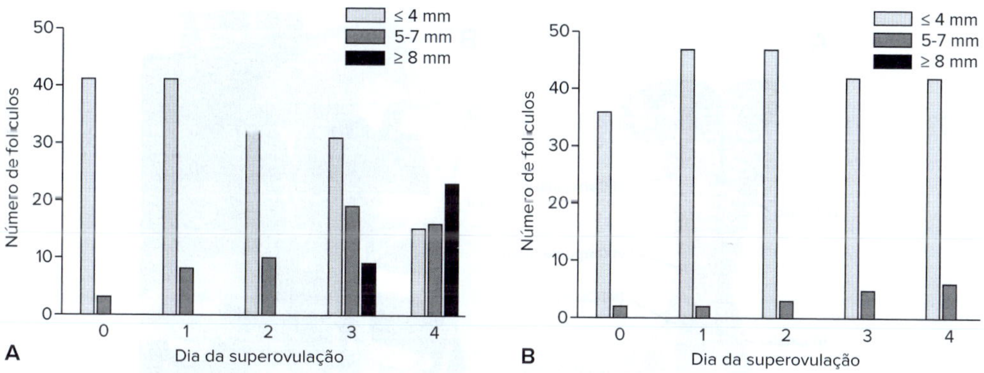

FIGURA 6 Variação na resposta à superovulação em novilhas da raça Gir, pertencentes ao mesmo rebanho e superestimuladas com a mesma dose e partida de FSH. A: animal com boa resposta à superovulação. Observa-se uma progressiva transição dos folículos pequenos (cinza claro) presentes no 1º dia do tratamento em folículos médios (cinza escuro) até o 3º dia, e em folículos grandes (preto) no 4º dia. B: animal sem resposta (má respondedora). Não há alteração na distribuição dos folículos por classe de tamanho em resposta ao tratamento.

FSH: hormônio folículo-estimulante.

Fonte: acervo dos autores.

mal, da eficiência do bloqueio anestésico e das características morfológicas da cérvix e do útero. Por ser um procedimento relativamente simples, pode ser executado a campo, sem a necessidade de infraestrutura sofisticada, requerendo basicamente instalações cobertas para contenção das doadoras durante a coleta, e um local adequado para a posterior avaliação e manipulação de embriões.

O procedimento de coleta começa com a contenção da doadora, limpeza do reto e higienização da região perineal com sabão neutro, seguida da antissepsia e realização de anestesia epidural baixa com solução de lidocaína 2%. O passo a passo do procedimento de cateterização e lavagem uterina está ilustrado na Figura 7.

Ao término do procedimento, o cateter é removido e o filtro desconectado do circuito é encaminhado para o laboratório. A doadora deve receber uma dose de análogo da prostaglandina F2-α ao final da coleta ou preferencialmente 3 a 4 dias depois, para garantir a involução dos corpos lúteos formados e o retorno à atividade luteal cíclica. Existe uma série de adequações possíveis no procedimento, como tipo (borracha, silicone) e calibre do cateter (geralmente ns. 16 a 22) utilizado, volume de DPBS total e volume infundido a cada ciclo, posição do cateter (corno ou corpo uterino) etc. Esses ajustes são determinados principalmente pelas características do sistema reprodutor (facilidade de passagem da cérvix, tamanho do útero) e pela experiência do técnico. Em função da quantidade de materiais, meios e medicamentos necessários para a coleta de embriões, é recomendável que os profissionais de campo façam um *checklist*, para conferência antes do deslocamento ao local de coleta.

Manipulação, identificação e classificação de embriões

Após a coleta, é necessário identificar, classificar e definir se os embriões recuperados serão transferidos a fresco ou congelados.

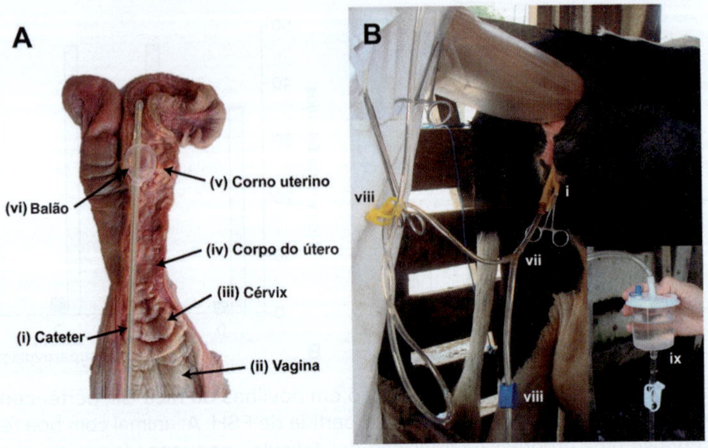

FIGURA 7 Coleta de embriões em bovinos. Inserção da sonda ou cateter (i) de coleta via vaginal (ii), transposição da cérvix (iii) e posicionamento no corpo (iv) ou corno uterino (v) com auxílio de manipulação retal. Para fixação do cateter na posição desejada, o balão (vi) é inflado com ar ou meio de coleta. Posicionamento do circuito de coleta (vii) e infusão e recuperação alternadas de pequenas quantidades de meio de coleta (DPBS), previamente aquecido a 37 °C. O controle da entrada ou saída do meio é feito por presilhas (viii), posicionadas nas vias de entrada e saída do circuito. Passagem do meio recuperado em filtro apropriado (ix), no qual os embriões são retidos. O filtro deve ser mantido sempre com algum volume de meio.

Fonte: acervo dos autores.

O processamento dos embriões coletados *in vivo* pode ser feito próximo ao local de coleta, exigindo apenas um ambiente limpo, iluminado (mas protegido da radiação solar direta) e com uma bancada ou local no qual possam ser colocados os equipamentos necessários. No caso dos "Centros de Coleta e Processamento de Embriões", as normas especificas são definidas pelo Ministério da Agricultura, Pecuária e Abastecimento (https://www.gov.br/agricultura/pt-br/assuntos/insumos-agropecuarios/insumos-pecuarios/material-genetico/estabelecimentos/produtor/produtor-de-semen-e-embrioes).

O filtro de coleta é lavado com DPBS e seu conteúdo vertido em uma placa de Petri com fundo quadriculado, que é então examinada em microscópio estereoscópio (lupa) para a busca dos embriões. As estruturas embrionárias identificadas são então transferidas para uma placa menor contendo meio de manutenção (*holding*) ou DPBS acrescido de 10% de soro fetal bovino, para a classificação em função do estágio de desenvolvimento (Figura 8) e da qualidade morfológica (Figura 9). A International Embryo Technology Society (IETS) estabeleceu o padrão de classificação de embriões que é adotado hoje em todo o mundo, segundo o qual as estruturas podem ser classificadas quanto à qualidade, em: excelente ou bom (grau I), regular (grau II), pobre (grau III), degenerado (grau IV) ou não fecundado, e, quanto ao estágio de desenvolvimento, em: mórula (código 3), mórula compacta (código 4), blastocisto inicial (código 5), blastocisto (código 6), blastocisto expandido (código 7), blastocisto eclodindo ou eclodido (código 8).

O estágio de desenvolvimento deve ser compatível com o tempo após a inseminação. Por exemplo, coletas realizadas no dia 6 resultam na recuperação de embriões mais jovens, como mórulas ou blastocistos iniciais, enquanto coletas realizadas no dia 7, em maior recuperação de blastocistos e blastocistos expandidos. De maneira geral, os embriões de graus I, II e III são considerados transferíveis, mas apenas os de graus I e II são indicados para o congelamento.

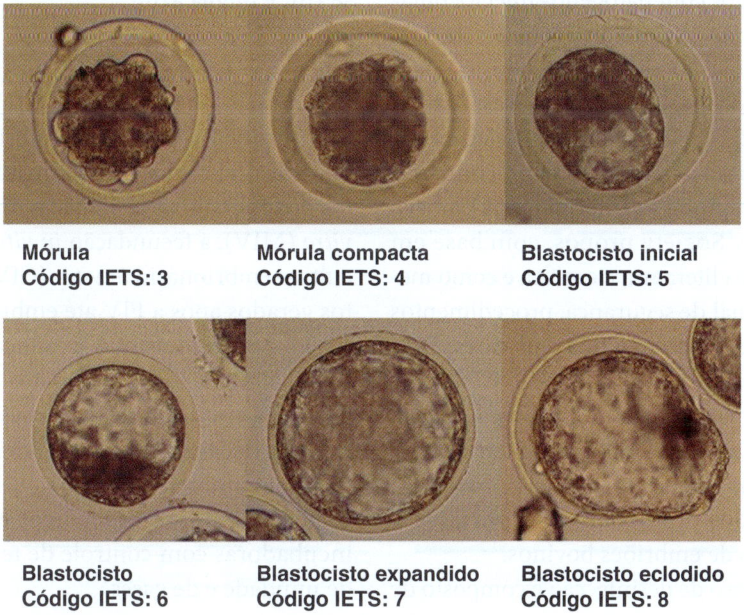

FIGURA 8 Classificação de embriões conforme o estágio de desenvolvimento.
IETS: International Embryo Technology Society.
Fonte: adaptada de Viana, 2009.[5]

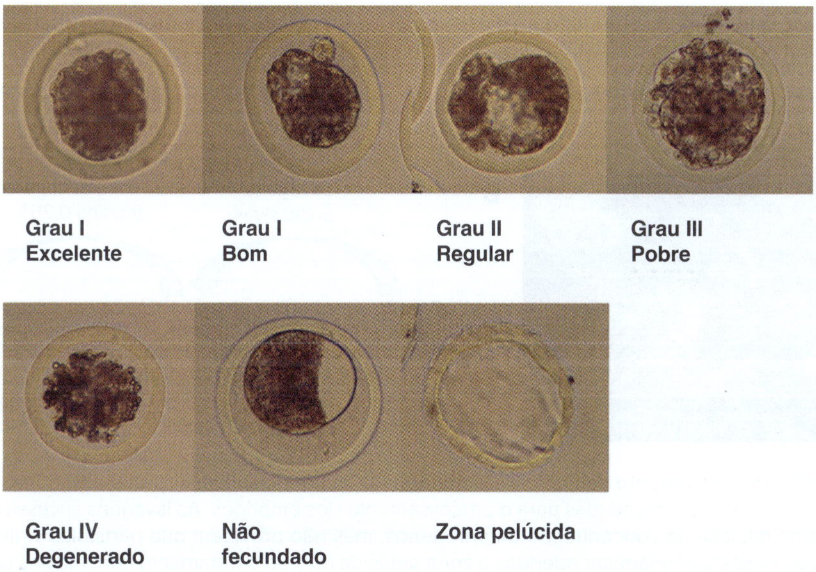

FIGURA 9 Classificação de embriões conforme a qualidade morfológica.
Fonte: adaptada de Viana, 2009.

Recomendações sanitárias para o processamento de embriões

Embriões coletados *in vivo* podem estar contaminados com patógenos infectocontagiosos, mesmo quando provenientes de doadoras assintomáticas, e a transferência para receptora soronegativa poderia resultar em veiculação de doenças. Além da testagem das doadoras para as principais enfermidades infectocontagiosas, a International Embryo Technology Society propôs, com base em evidências na literatura científica e como medida adicional de segurança, procedimentos visando à desinfecção dos embriões. Essa recomendação foi incorporada ao Código de Saúde Animal Terrestre (*Terrestrial Animal Health Code*) da Organização Internacional de Epizootias (OIE), tornando-se base para a maioria dos protocolos de exportação e importação de embriões bovinos.

O processo de desinfecção é composto de duas etapas: 10 lavagens sucessivas do embrião em meio de manutenção estéril, e exposição do embrião durante 60 a 90 segundos a solução de tripsina 0,25%. Como a zona pelúcida de embriões coletados *in vivo* é uma barreira eficaz contra a penetração de patógenos, esse processo mostrou-se capaz para a eliminação da maioria dos contaminantes de maior importância para bovinos, como a *Brucella* sp. e os vírus da febre aftosa, leucose IBR e língua azul.

PRODUÇÃO *IN VITRO* DE EMBRIÕES

A produção *in vitro* de embriões (PIVE) envolve a coleta dos oócitos imaturos presentes nos folículos ovarianos, a maturação *in vitro* (MIV), a fecundação *in vitro* (FIV) e o cultivo embrionário *in vitro* (CIV) dos zigotos gerados após a FIV até embriões em estágios de blastocisto. A produção dos embriões entre a coleta do oócito e o final da CIV leva em torno de 8 a 9 dias. Nesse período os oócitos, zigotos e embriões são mantidos em ambiente artificial, utilizando-se meios de cultivos específicos e dentro de incubadoras com controle de temperatura, de umidade e de gases.

Coleta e classificação dos complexos *cumulus*-oócito

Os oócitos presentes nos folículos ovarianos estão circundados por um conjunto de células derivadas da granulosa, formando o

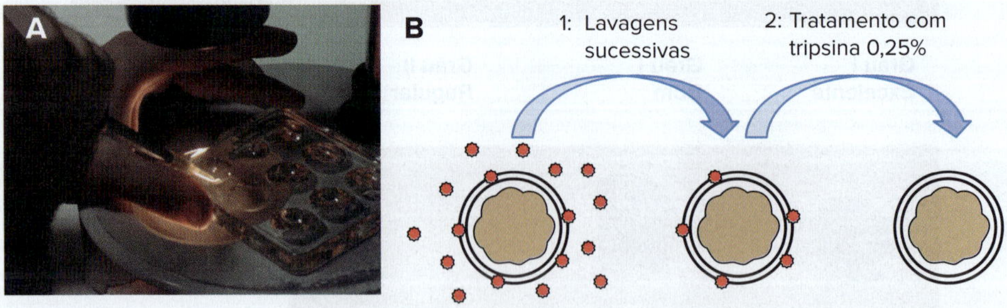

FIGURA 10 Processamento sanitário de embriões. A: lavagens sucessivas dos embriões em placa escavada. B: etapas recomendadas para o processamento dos embriões. As lavagens sucessivas (1) têm um efeito de diluição na concentração de patógenos, mas não previnem que partículas virais, fungos ou bactérias possam permanecer aderidos à zona pelúcida (ZP). Já o tratamento com tripsina (2) elimina patógenos eventualmente aderidos à ZP, minimizando a chance de transmissão de doenças pela transferência de embriões.

Fonte: acervo dos autores.

complexo *cumulus*-oócito (COC). Os COC podem ser obtidos pela aspiração de folículos em ovários coletados de animais recém-abatidos (Figura 11A), ou coletados de doadoras vivas por aspiração folicular orientada por ultrassonografia transvaginal (OPU – Figura 11B), ou por aspiração folicular por laparoscopia (LOPU – Figura 11C). No caso de ovários obtidos em abatedouro, a aspiração pode ser feita com o uso de agulhas (19-22 g) acopladas a seringas ou a tubos conectados à bomba de vácuo. São aspirados preferencialmente folículos entre 3 e 8 mm de diâmetro, que dão origem a oócitos com maior capacidade de se desenvolver após a MIV e FIV. Esse método em geral resulta na recuperação de 3 a 5 oócitos viáveis por ovário. Uma alternativa para a aspiração é o fatiamento (*slicing*) do ovário com o uso de bisturi cirúrgico, o que permite recuperar mais oócitos por ovário, mas com maior heterogeneidade de desenvolvimento, uma vez que os oócitos são obtidos de uma população também heterogênea de folículos.

Tanto a aspiração com agulhas como o fatiamento do ovário são boas opções para produzir embriões de animais recém-abatidos ou de animais abatidos em frigoríficos comerciais com a finalidade de produzir embriões para o desenvolvimento de pesquisas. Contudo, comercialmente a maior demanda é pelo uso de oócitos obtidos de doadoras vivas, o que permite explorar o potencial da PIVE em animais de alto valor genético ou comercial, ou ainda de raças de interesse para conservação de germoplasma. Essa demanda levou à adaptação para o uso em grandes animais da técnica de OPU, originalmente desenvolvida para uso na reprodução assistida humana.

A OPU é considerada uma técnica pouco invasiva, o que permite que a mesma doadora seja coletada várias vezes, e em intervalos tão curtos como 3 a 4 dias, maximizando o número de descendentes gerados de determinada doadora, quando comparada à inseminação ou mesmo à superovulação. O número de oócitos recuperados por sessão de aspiração é altamente variável, sendo determinado principalmente pela população folicular ovariana das doadoras, mas também pela presença ou não de um folículo dominante funcional no momento da coleta. Dessa forma, ainda que a aspiração possa ser realizada em um momento aleatório do ciclo, é comum o uso de protocolos de sincronização de onda e até mesmo de superestimulação para garantir a recuperação de oócitos com maior potencial de desenvolvimento para PIVE.

A OPU é um tipo de sistema de biópsia orientada por imagem, no qual uma probe

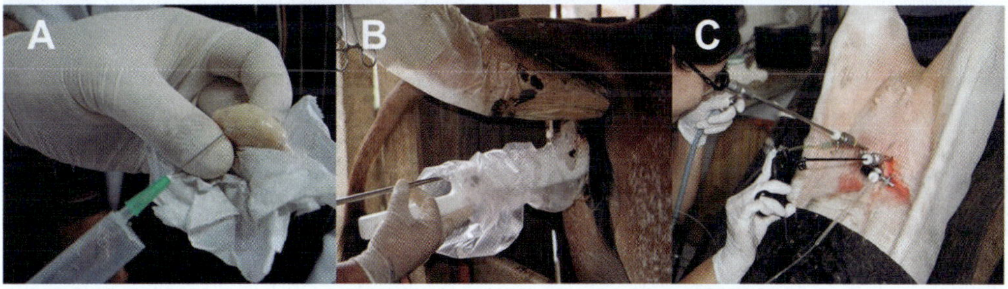

FIGURA 11 Métodos de coleta de oócitos para a produção *in vitro* de embriões. A: aspiração de folículos em ovários obtidos em abatedouro. B: aspiração folicular orientada por ultrassonografia transvaginal (OPU). C: aspiração folicular por laparoscopia (LOPU).
Fonte: acervo dos autores.

vaginal é montada em um dispositivo-guia de agulha. A mecânica do procedimento está ilustrada na Figura 12A e B. Após a devida higienização da região perineal e o bloqueio anestésico epidural, o dispositivo com a probe (i) é inserido no canal vaginal (ii). A agulha (iii) é então movimentada para atravessar a parede da vagina e chegar ao ovário (iv), que é posicionado por manipulação retal, orientada pela imagem ultrassonográfica (B). Dessa forma, nem a cérvix (v) nem o útero (vi) ficam no trajeto da agulha. A agulha de aspiração é conectada por um tubo de Teflon ao sistema com pressão negativa gerada por bomba de vácuo, de forma que, uma vez puncionado, o conteúdo folicular contendo o COC é aspirado e transferido para um tubo contendo meio de coleta com anticoagulante e aquecido. Ao final da aspiração, esse tubo é enviado ao laboratório de campo, para a identificação e seleção dos COC viáveis, que são enviados ao laboratório de PIVE.

De maneira geral, o resultado da OPU depende da combinação de fatores biológicos, relacionados à fisiologia ovariana da doadora, e mecânicos, como pressão de vácuo, tipo de agulha, tipo e frequência da probe, habilidade do operador etc. Como o processo não depende da ocorrência de ovulações (como na superovulação) nem interfere no útero, a OPU é uma técnica versátil e pode ser realizada em animais pré-púberes, gestantes ou com problemas adquiridos na porção tubular do sistema reprodutor. No caso de bezerras até aproximadamente 6 meses de idade, o desenvolvimento corporal não permite a manipulação retal ou o uso de probes vaginais, e nesse caso a opção é a realização da aspiração por via laparoscópica.

Os oócitos imaturos são separados do restante do aspirado folicular em filtro semelhante ao utilizado na coleta de embriões, e avaliados quanto à qualidade com base no aspecto (coloração e homogeneidade) do citoplasma do oócito e no número e disposição (compactação) das células do *cumulus*. A avaliação das células do *cumulus* é importante devido ao papel dessas células na matura-

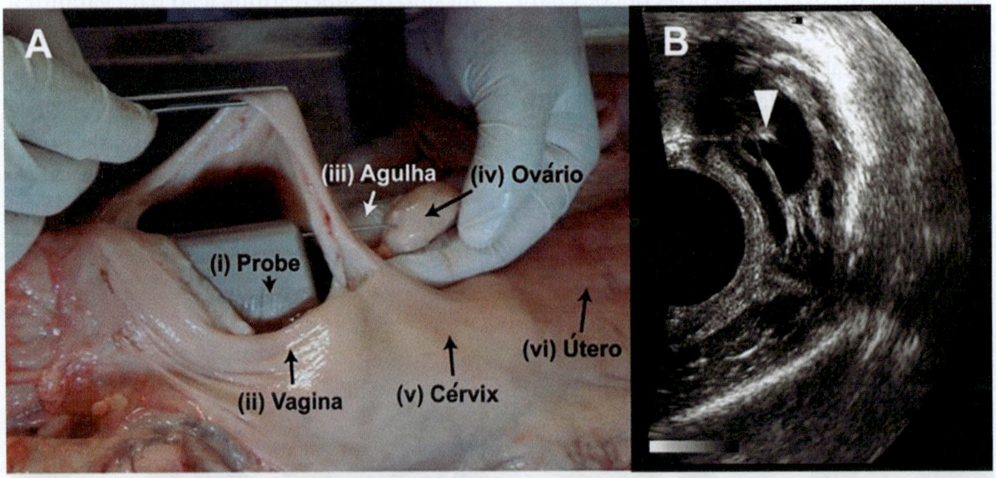

FIGURA 12 Procedimento de aspiração folicular orientada por ultrassonografia transvaginal (OPU). A: disposição da guia de aspiração e do sistema reprodutor durante a OPU: (i): dispositivo-guia com a probe, (ii) vagina, (iii) agulha de aspiração, (iv) ovário, (v) cérvix, (vi) útero. B: imagem ultrassonográfica durante a aspiração. A ponta da agulha já no interior do folículo está demonstrada pela seta.

Fonte: acervo dos autores.

ção do oócito. Elas secretam fatores e servem como ponte de comunicação com o oócito, tendo efeito positivo em seu potencial de desenvolvimento. Por outro lado, os oócitos secretam fatores, como o fator morfogenético ósseo (BMP15), que tem efeito sobre as células do *cumulus* e impacto na maturação. A avaliação morfológica é feita com os COC em meio tamponado aquecido, em microscópio estereoscópio (lupa) com aumentos de 8 a 40 vezes. Não existe um padrão universal para a classificação de qualidade morfológica dos COC. As Tabelas 2 e 3 mostram exemplos de classificação de qualidade morfológica com maior ou menor número de graduações. Na rotina das aspirações comerciais, contudo, é comum utilizar apenas uma classificação simplificada em viáveis (grau I, II e parcialmente desnudos) e não viáveis (desnudos, degenerados e expandidos). Importante ressaltar que a classificação morfológica de qualidade é subjetiva e por vezes é opção do técnico selecionar ou descartar algum COC de baixa qualidade.

Maturação *in vitro*

Uma vez avaliados e selecionados, os COC imaturos (Figura 13A) seguem para a maturação *in vitro*. Nessa etapa os oócitos devem recomeçar a meiose, progredindo da prófase I para a metáfase II, caracterizando a maturação nuclear. A manutenção dos oócitos em prófase I da meiose ocorre por meio de fatores

TABELA 2 Classificação detalhada de complexos *cumulus*-oócito (COC) bovinos

Classificação	Característica do citoplasma do oócito	Característica das células do *cumulus*
Grau 1	Oócito com coloração homogênea do citoplasma	Células do *cumulus* compactas, com mais de três camadas de células
Grau 2	Oócito com coloração levemente heterogênea do citoplasma	Células do *cumulus* compactas, com três ou menos camadas de células
Parcialmente desnudo	Oócito com coloração homogênea ou levemente heterogênea do citoplasma	Parte das células do *cumulus* (1/3) está ausente, expondo a superfície da zona pelúcida
Desnudos	Oócito com coloração levemente heterogênea ou com vacuolização ou encolhimento do citoplasma	Ausência completa de células do *cumulus*
Degenerados	Oócito com vacuolização ou encolhimento do citoplasma	Pode haver ou não haver a presença de células do *cumulus*
Expandidos	Oócito com coloração levemente heterogênea ou com vacuolização ou encolhimento do citoplasma	Células do *cumulus* expandidas

Fonte: adaptada de Viana et al. (2004).

TABELA 3 Classificação simplificada de complexos-*cumulus*-oócito (COC) bovinos

Classificação	Característica do citoplasma do oócito	Característica das células do *cumulus*
Ótimo/bom	Oócito com coloração homogênea do citoplasma	Células do *cumulus* compactas, com mais de três camadas de células
Regular	Oócito com coloração levemente heterogênea	Células do *cumulus* compactas, com três ou menos camadas de células
Ruins	Oócito com vacuolização ou encolhimento do citoplasma, algumas vezes com citoplasma escurecido ou descolorido	Pode haver ou não a presença de células do *cumulus*; quando presentes, podem estar expandidas

presentes do líquido folicular que inibem a meiose, também chamados de fatores inibidores da maturação. Uma vez que os oócitos são aspirados dos folículos e, portanto, liberados dos efeitos dos fatores inibitórios, a meiose pode ter reinício e progredir para a metáfase II. Na MIV, essa progressão da meiose pode ser favorecida com o uso de hormônios como FSH e LH e fatores de crescimento como fator de crescimento epidermal (EGF) e fator de crescimento semelhante à insulina I (IGF-1) adicionado aos meios de maturação.

Entretanto, a maturação nuclear não é suficiente para se produzir um oócito com a melhor capacidade de desenvolvimento após a FIV. É ainda necessário que o oócito passe pela maturação citoplasmática, que envolve a reorganização das organelas intracelulares como mitocôndrias, retículo endoplasmático e grânulos corticais, e molecular, que envolve o estoque de RNA mensageiros (RNAm), micro-RNA e proteínas que serão necessários para o desenvolvimento inicial pós-fertilização. Tais fatores de origem materna são de fundamental importância para o bom desenvolvimento embrionário.

Um fator a considerar na produção *in vitro* é a heterogeneidade dos oócitos obtidos pela aspiração folicular, uma vez que são obtidos de folículos em diferentes fases de crescimento e diferentes diâmetros e que, portanto, podem apresentar diferentes capacidades de sofrer maturação citoplasmática e molecular. Uma alternativa para reduzir essa heterogeneidade é evitar uma maturação nuclear prematura e permitir tempo suficien-

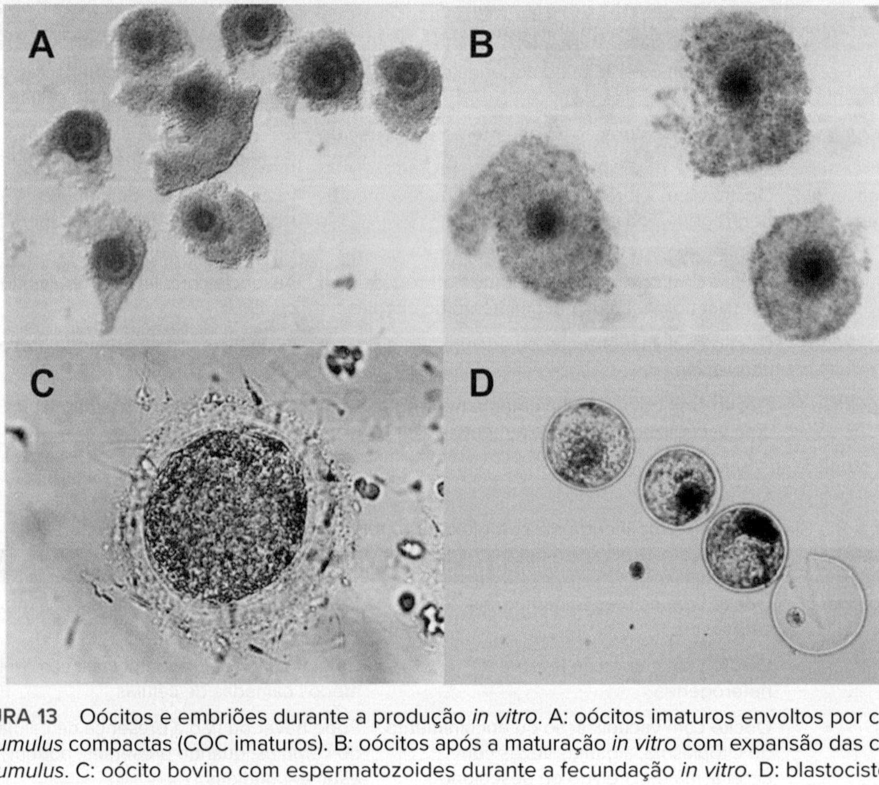

FIGURA 13 Oócitos e embriões durante a produção *in vitro*. A: oócitos imaturos envoltos por células do *cumulus* compactas (COC imaturos). B: oócitos após a maturação *in vitro* com expansão das células do *cumulus*. C: oócito bovino com espermatozoides durante a fecundação *in vitro*. D: blastocistos expandidos após 8 dias da fecundação *in vitro*.

Fonte: acervo dos autores.

te para que a maioria dos oócitos possa sincronizar a maturação nuclear com a maturação citoplasmática e molecular e assim tornar-se mais competente para o desenvolvimento. Isso pode ser alcançado com o uso de inibidores reversíveis da meiose, como forsklin, em uma fase pré-MIV. Contudo, apesar de efeitos positivos na maturação, os resultados em termos de melhora na produção de embriões têm sido inconsistentes.

Os meios para a MIV são enriquecidos com aminoácidos e vitaminas, que têm papel de nutrição e proteção, principalmente contra o estresse oxidativo causado pelo excesso da produção de espécies reativas de oxigênio (ROS). O meio geralmente usado é o meio de cultivo de tecido 199 (*tissue culture medium* – TCM-199), mas outras alternativas estão disponíveis com fluido sintético do oviduto (*synthetic oviductal fluid* – SOF) ajustado para MIV ou mesmo formulações prontas comerciais desenvolvidas para maturação de oócitos bovinos. Os meios de MIV podem ainda ser suplementados com alguma fonte de proteína, como soro fetal bovino ou albumina sérica bovina. Por ter uma diversidade de componentes, como antioxidantes e fatores de crescimento, o soro contribui para a maturação do oócito.

A MIV pode ser conduzida por 20 a 24 horas, quando a maioria dos oócitos já deve ter atingido a metáfase II. Contudo, não se deve prolongar mais que 25 horas de MIV, uma vez que os oócitos tornam-se envelhecidos, perdem a qualidade e ficam sujeitos a uma ativação precoce. A temperatura da incubadora deve ser mantida entre 38,5 e 39 °C, com 100% de umidade. A tensão de gases em geral é 5% CO_2 em ar atmosférico, o que representa aproximadamente 18% a 20% de O_2. Contudo, a maturação pode também ser conduzida sob baixa concentração de O_2, com uma mistura de gases com 5% CO_2, 5% O_2 e 90% N_2, com eficiência semelhante. A MIV pode ser feita em placas com 500 μL ou em microgotas com volumes tão baixos como 100 μL. A opção por microgotas exige uma cobertura com óleo mineral para evitar a rápida troca de gases e de temperatura entre o meio de cultivo e o ambiente quando expostos fora da incubadora, o que pode alterar o pH e a temperatura do meio. Ao final da MIV os COC apresentam uma expansão das células do *cumulus* (Figura 13B), que pode ser considerada um indicador de maturação, apesar de a expansão não ser uma condição indispensável. Os oócitos maturados *in vitro* irão permanecer em metáfase II até que ocorra a fertilização *in vitro*.

Fecundação *in vitro*

Para a FIV em bovinos utiliza-se principalmente sêmen descongelado, obtido comercialmente de empresas comerciais de inseminação artificial, porém sêmen fresco pode também ser utilizado. A preferência é pelo uso de sêmen de touros provados com melhor valor genético, visando ao progresso da genética do rebanho. Independentemente da origem, o sêmen precisa passar por um processo de lavagem e separação espermática, objetivando remover plasma seminal, diluentes, células somáticas e espermatozoides mortos, para assim obter uma população espermática com alto vigor e motilidade em uma solução sem contaminantes. Existem diferentes métodos para esse fim, desde a simples lavagem por centrifugação em solução tamponada aquecida (como meio de Dulbecco fosfatado tamponado mantido a 37 °C) a procedimentos que envolvem a migração ascendente de espermatozoides (chamado de *swim-up*) e centrifugações em diferentes gradientes de densidade. Este último método tem sido o mais comum com sêmen bovino, por possibilitar a recuperação de uma população maior de espermatozoides com alta motilidade e vigor, mesmo quando se trabalha com palhetas de baixa concentração espermática.

O meio mais utilizado para obter diferentes gradientes de densidade é o Percoll, que consiste em partículas de sílica coloidal envoltas por polivinilpirrolidone (PVP), porém existem outros meios que podem ser usados e que estão disponíveis comercialmente para uso com sêmen humano. Nesse método, são geralmente usados dois gradientes, de 90% e 45% de Percoll, sendo disposta a menor sobre a maior concentração em um tubo de centrífuga. O sêmen descongelado é depositado no topo dessa solução e centrifugado para que os espermatozoides de maior viabilidade fiquem no fundo (no sedimento ou *pellet*) e o restante, como os contaminantes e espermatozoides mortos, fique no sobrenadante. O sedimento é então recuperado e lavado uma ou duas vezes em solução tamponada para remover possíveis resíduos do Percoll. Após esse procedimento o sêmen é reavaliado e ajustado à concentração espermática para a fecundação *in vitro*.

Para que a fecundação ocorra com maior sucesso é necessário que o espermatozoide sofra a capacitação espermática, isto é, passe por modificações bioquímicas que permitam a reação do acrossoma quando em contato com o oócito e assim ocorra a penetração para promover a fecundação. A capacitação *in vivo* é induzida por substâncias presentes na secreção da tuba uterina das fêmeas em cio. Entre essas substâncias estão glicosaminoglicanos, como sulfato de condroitina e de heparina. A capacitação espermática *in vitro* pode ser obtida com o uso de heparina nos meios de fecundação. Existem diferenças individuais entre touros quanto à melhor dose para capacitação espermática, mas em geral se usa entre 5 e 50 μg/mL de heparina.

A FIV propriamente dita é conduzida em meios de cultivo apropriados, com o cocultivo entre espermatozoides e os COC (Figura 13C) em temperatura e condições de gases semelhantes às da MIV. Os meios são enriquecidos com ingredientes que promovem a atividade espermática e que reduzem o estresse oxidativo proporcionado pelo ambiente *in vitro*. As substâncias mais comuns adicionadas ao meio de fertilização são a penicilamina, a hipotaurina e a epinefrina, chamadas no conjunto de PHE. A cafeína é outra substância adicionada ao meio FIV que tem o papel de estimular a atividade espermática. A FIV pode ser conduzida de 6 a 20 horas, mas em geral são entre 12 e 18 horas de duração, cujos resultados de penetração espermática e produção de embriões são semelhantes. A concentração de espermatozoides é um importante fator no sucesso da FIV; concentrações elevadas acima de 2×10^6 espermatozoides/mL aumentam a taxa de polispermia, com maior proporção de oócitos penetrados por mais de um espermatozoide. Zigotos poliespérmicos podem sofrer a ativação oocitária e passar pelas primeiras divisões celulares, mas dificilmente vão gerar um embrião viável. Portanto, em geral se adotam concentrações entre 0,5 e 2×10^6 espermatozoides/mL; nessas concentrações, para as fecundações realizadas em microgotas de 100 uL contendo 20 oócitos, a proporção de espermatozoides para cada oócito será de 2.500 a 10.000:1, respectivamente.

Variações de fertilidade *in vivo* entre touros são comuns, e o mesmo ocorre *in vitro*, resultando em diferenças na produção de embriões; para alguns sêmens uma fertilidade menor pode ser melhorada ajustando-se as condições da FIV, como a concentração de heparina e de espermatozoides. A eficiência da fertilização *in vitro* em bovinos somente pode ser determinada nas primeiras clivagens celulares que ocorrem já no cultivo embrionário. Isso porque a visualização dos pronúcleos não é possível em zigotos bovinos devido à coloração escurecida do citoplasma, causada pelo acúmulo de lipídeos, diferentemente do que ocorre com zigotos de humanos e camundongos.

Uma das vantagens da PIVE é o uso mais eficiente do sêmen sexado, cujo custo da dose é maior e a viabilidade menor que os do sêmen convencional. Palhetas de sêmen com 2×10^6 espermatozoides/dose podem ser usadas na FIV para fertilizar vários oócitos e de diferentes vacas. A produção de embriões pode ser reduzida em 10% a 30% com sêmen sexado quando comparada com sêmen convencional, devido às injúrias espermáticas causadas pelo processo de seleção dos espermatozoides e pelo longo tempo de processamento. Contudo, tal efeito não é significativo para sêmen de todos os touros, e alguns animais apresentam mínima diferença entre sêmen convencional e sexado. Mesmo com uma menor produção de embriões, o fato de ter 80% a 90% dos embriões com o sexo desejado representa melhor relação custo-benefício, de modo que atualmente a maior parte da produção *in vitro* de embriões é realizada com sêmen sexado, principalmente quando aplicado para gado de leite.

Cultivo *in vitro* de embriões

Após o final do período de FIV os presumíveis zigotos (COC após a FIV) são então transferidos para um novo meio de cultivo para serem cultivados na mesma temperatura da MIV e FIV. As primeiras divisões celulares, até o estágio de 8 a 16 células, são críticas para o desenvolvimento embrionário e ocorrem até 96 horas após o início da FIV. Nesse período acontecem mudanças importantes no embrião, como a ativação do genoma embrionário (AGE). Essa ativação envolve modificações na cromatina e na metilação do DNA embrionário que permitem a transcrição de RNA mensageiros (RNAm) para que ocorra a síntese de proteínas que atendam às necessidades do embrião que se desenvolve. Embora alguns genes possam ser ativados logo no início, no embrião bovino com 2 células (chamado de ativação menor) a principal ativação ocorre no embrião entre os estágios de 8 a 16 células. Portanto, até esses estágios o embrião é dependente de RNAm, micro-RNA e proteínas armazenados durante o crescimento e a maturação do oócito. Esse material armazenado no oócito vai ter papel importante na AGE, providenciando elementos para a ativação do genoma, como RNA polimerase e fatores de transcrição, entre outros.

A Figura 14 ilustra a variação da quantidade de RNAm de origem materna (oócito) e embrionária ao longo do desenvolvimento até o estágio de blastocisto e o momento da principal AGE. Por esses motivos, o embrião até 8 a 16 células é mais sensível a mudanças no ambiente, apresentando plasticidade limitada quando desafiado, uma vez que não será capaz de transcrever novos RNAm para sintetizar proteínas necessárias para enfrentar o novo desafio. Esse aspecto da fisiologia embrionária inicial ressalta a importância de obter oócitos competentes para ter sucesso no desenvolvimento embrionário (competência de desenvolvimento).

No período inicial do cultivo pode ocorrer o bloqueio do desenvolvimento embrionário, caracterizado principalmente por embriões parados entre estágios de 2 a 8 células, mesmo após dias de cultivo. Esse bloqueio está associado a falhas na AGE e pode ser devido à baixa qualidade do oócito e/ou do meio de cultivo ao não atender a demanda para a correta nutrição celular. O metabolismo embrionário é menor durante as clivagens iniciais, mas aumenta após a ativação do genoma, o que está associado a maior demanda de energia para a formação da blastocele, por exemplo.

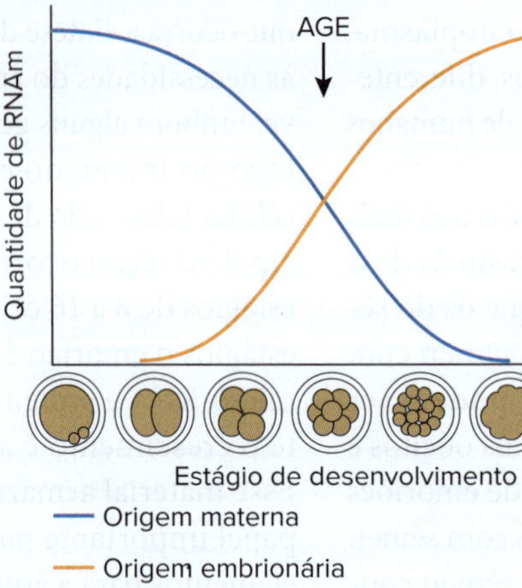

FIGURA 14 Variação na quantidade de RNA mensageiros (RNAm) de origem materna (transcritos do oócito) e embrionária (transcritos do embrião) acumulados ao longo do desenvolvimento, desde o oócito maturado em metáfase II (oócito MII) até o blastocisto.

AGE: principal ativação do genoma embrionário.

Fonte: acervo dos autores.

Atender às diferentes necessidades metabólicas ao longo do desenvolvimento embrionário pré-implantacional, até os 7 a 8 dias de cultivo *in vitro*, é um dos grandes desafios para obter embriões de maior qualidade. No ambiente *in vivo* o embrião até os 7 dias de desenvolvimento passa por diversos ambientes, como regiões da tuba uterina e do útero, cada qual com suas diferentes secreções. Para o ambiente *in vitro* foram desenvolvidas diversas formulações de meio de cultivo embrionário na tentativa de mimetizar essas diferenças. Um meio comumente utilizado é o SOF, baseado em secreções da tuba uterina e que por isso apresenta certa complexidade em sua formulação. Existem ainda meios mais simples, como CR-1 e CR-2, e meios desenvolvidos e comercializados por empresas desenvolvedoras. Em comum esses meios têm o enriquecimento com aminoácidos, vitaminas e antioxidantes. O uso desses meios pode ainda ser associado à suplementação com fonte de proteína, como soro fetal bovino e albumina sérica, e/ou a cocultura com células somáticas.

Inicialmente os meios eram adicionados com 10% de soro fetal bovino, o que resultava em elevadas taxas de produção de embriões, mas diversos estudos indicaram posteriormente que o uso do soro estava associado a efeitos deletérios no embrião que refletiam no desenvolvimento fetal, resultando em recém-nascidos em geral 10% a 15% mais pesados, gerando a “síndrome do bezerro grande”. O tamanho maior do bezerro também contribuiu para maiores índices de partos distócicos. Uma alternativa foi reduzir a suplementação de soro fetal bovino para 2,5% a 5% no meio de cultivo ou até mesmo eliminar seu uso.

A cocultura ainda tem sido empregada em alguns laboratórios e geralmente é feita com as células do *cumulus* originadas dos próprios COC. As células somáticas têm o papel de secretar fatores embriotróficos, ao mesmo tempo que removem aqueles embriotóxicos, e têm resultado em bons índices de produção de embriões, porém não há um controle do que é removido ou secretado, e pode haver ainda uma variação de acordo com a origem dessas células e dos animais que as forneceram.

Sistema de cultivo com meios quimicamente definidos, sem fonte de proteínas e cocultivo com células, tem sido uma alternativa para melhor controle dos componentes de cultivo, sendo apontado como um sistema ideal; contudo, exige grande atenção em sua condução e está sujeito a variações de resultados entre rotinas e laboratórios, uma vez que nem todas as demandas embrionárias e suas variações estão conhecidas.

A tensão de gases é um fator importante no desenvolvimento embrionário. Em todos os sistemas de cultivo se requer 5% CO_2, mas a tensão de O_2 pode variar. A maior tensão de O_2 está associada a maior produção de ROS, como radicais livres e peróxidos de hidrogênio, que em excesso promovem injúrias aos embriões, comprometendo o desenvolvimento e a qualidade. Por isso existe a recomendação de usar baixas tensões de O_2, mas isso pode variar dependendo do sistema de cultivo.

Como um dos papéis do soro e da cocultura é atuar como redutor do estresse oxidativo, os efeitos deletérios da elevada tensão de O_2 são atenuados pela presença desses dois componentes no cultivo. Por outro lado, cultivos com meios definidos requerem 5% CO_2, 5% O_2 e 90% N_2, a fim de reduzir a produção de ROS, mesmo que alguma substância antioxidante tenha sido adicionada ao meio.

Outra estratégia no sistema de cultivo embrionário é a suplementação em etapas, à medida que os embriões se desenvolvem. Isto é, em vez de usar uma única formulação por todo o cultivo, pequenas modificações podem ser inseridas ou toda a solução de cultivo pode ser trocada. Um exemplo é a introdução de soro no cultivo somente após dia 4 ou 5 da CIV, quando embriões atingem o estágio de mórula e aumentam seu metabolismo. Outra alternativa é a renovação da metade do meio de cultivo também com 4 a 5 dias a fim de remover o excesso de resíduos metabólicos e de repor nutrientes.

Existem ainda meios comerciais desenvolvidos para serem usados em cada fase do desenvolvimento de embriões humanos, e que podem ser uma alternativa para embriões bovinos. Entretanto, apesar de todos os estudos conduzidos e as variações possíveis para o cultivo *in vitro*, mimetizar o ambiente *in vivo* e suas secreções tem sido tarefa difícil; por isso os sistemas de cultivo *in vitro* têm ainda sido considerados subótimos, gerando embriões de qualidade inferior à dos gerados no ambiente *in vivo*. Um reflexo dessa condição subótima é a geração de embriões com aparência mais escurecida quando comparados com embriões gerados *in vivo*, devido às modificações metabólicas embrionárias impostas pelo cultivo *in vitro*, que resultam em maior conteúdo lipídico.

No cultivo *in vitro* os embriões vão permanecer até o dia 7 ou 8 a contar do início da FIV, quando a maioria deve atingir o estágio de blastocisto, porém alguns blastocistos iniciais podem surgir com 6 dias. No 8º dia a maior parte deve estar em estágio de blastocisto expandido (Figura 13D) e alguns iniciando o processo de eclosão. A avaliação da qualidade morfológica dos blastocistos segue a recomendada pela IETS (ver Figura 9), porém existem alguns aspectos nos embriões produzidos *in vitro* que podem dificultar a avaliação da qualidade do embrião, como a menor compactação celular e o maior escurecimento do citoplasma, quando comparado com embriões produzidos *in vivo*. Deve-se considerar a coloração e a granulação do citoplasma, a presença de extrusões celulares (no espaço perivitelino ou na blastocele), a presença de vacúolos e a compactação da massa celular interna (Figura 15 e Tabela 4). Em geral, blastocistos de baixa qualidade apresentam também desenvolvimento mais atrasado.

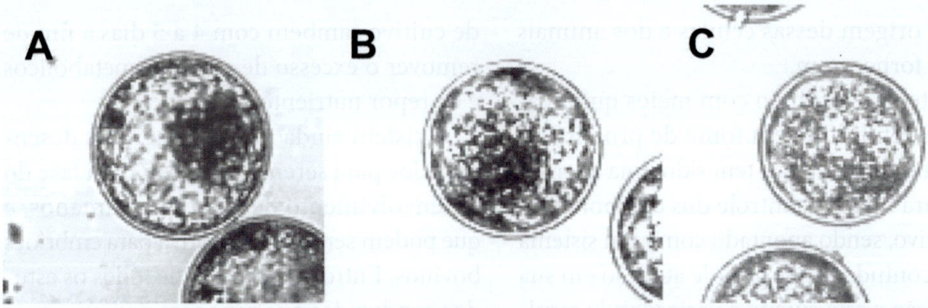

FIGURA 15 Imagens de blastocistos produzidos com diferentes classificações de qualidade. A: grau 1 – blastocisto expandido com massa celular interna compacta e definida, com poucas extrusões celulares. B: grau 2 – blastocisto produzido *in vitro* com massa celular interna pouco compacta e com pouca definição. C: grau 3 – blastocisto expandido sem massa celular interna definida.
Fonte: acervo dos autores.

TABELA 4 Qualidade morfológica de embriões bovinos produzidos *in vitro*

Classificação da qualidade	Característica dos embriões
Grau 1: Excelente/bom	Blastocistos de coloração e granulação homogênea do citoplasma, com massa celular interna compacta e ausência de ou poucas extrusões celulares, sem vacúolos
Grau 2: Regular	Blastocistos com pequenas irregularidades de forma e cor, com poucas extrusões celulares, poucos e pequenos vacúolos e massa celular interna menos compacta
Grau 3: Pobre	Blastocistos de forma irregular, sem padrão de coloração ou granulação, presença de muitos ou de grandes vacúolos e sem massa celular interna definida

A produção esperada de blastocistos (taxa de blastocistos calculada sobre o número total de embriões em cultivo) está entre 20% e 40%. Variações na produção podem estar relacionadas à origem do sêmen e do oócito (efeito individual ou de raça, estado nutricional e sanitário dos animais), ao ambiente (estresse térmico), aos procedimentos de coleta dos oócitos (intervalos entre coletas e ao uso de hormônios, experiência do técnico) e ao laboratório (sistemas de cultivo e qualidade de meios, experiência do técnico).

CRIOPRESERVAÇÃO DE EMBRIÕES

Embriões bovinos podem ser conservados congelados por grandes períodos a baixas temperaturas, mantendo a viabilidade e a capacidade de dar origem a uma gestação, utilizando-se um conjunto de técnicas chamadas de criopreservação. A congelação de embriões tem grande importância econômica e zootécnica, apresentando diversas vantagens sobre a transferência a fresco:

- Possibilita otimizar o uso de receptoras, uma vez que não há necessidade de que hajam receptoras sincronizadas para todos os embriões produzidos.
- Possibilita a formação de bancos de embriões, seja para a utilização em momento mais apropriado (p. ex., na estação de monta) ou posterior comercialização, seja para fins de conservação de material genético.

- Viabiliza o comércio internacional de embriões, tanto em função do longo tempo de transporte como pela necessidade de cumprir exigências sanitárias.

A criopreservação requer a suspensão do metabolismo celular, mas, ao mesmo tempo, a manutenção da integridade das estruturas internas das células do embrião. Para tanto, é necessário associar a redução da temperatura ao uso de estratégias, como a adoção de curvas de resfriamento e o uso de substâncias crioprotetoras que previnam a formação de gelo intracelular.

Crioprotetores

Crioprotetores são substâncias capazes de manter a sobrevivência celular durante os processos de congelação e descongelação. Os crioprotetores podem ser divididos em intracelulares, como o glicerol, o dimetilsulfóxido (DMSO), o etilenoglicol e o propanediol, e em extracelulares, como a sacarose, a rafinose e os polímeros. A função desses crioprotetores é diminuir a formação de cristais de gelo intracelular e estabilizar a membrana celular. O principal mecanismo envolvido é a remoção de água livre (não ligada a proteínas formando coloides) presente no citoplasma (Figura 16). Contudo, os crioprotetores também são tóxicos para a célula, e o sucesso da congelação depende do equilíbrio entre o tempo de exposição ao crioprotetor e a velocidade do resfriamento. Os crioprotetores mais utilizados comercialmente para a congelação são o glicerol e o etilenoglicol.

Métodos para congelação e descongelação

Os dois principais métodos utilizados comercialmente na criopreservação de embriões bovinos são a congelação lenta (mé-

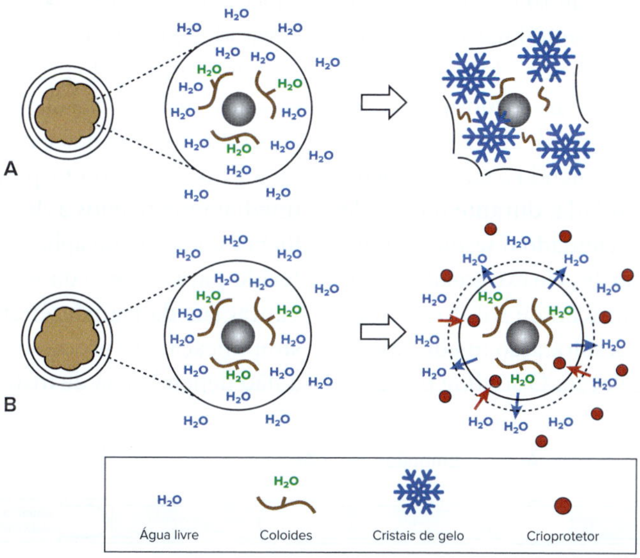

FIGURA 16 Representação esquemática do mecanismo de ação dos crioprotetores nas células embrionárias. A: na ausência de crioprotetores, a congelação leva à formação de cristais de gelo intracelulares, danificando organelas e membranas. B: os crioprotetores causam a desidratação da célula, reduzindo a água livre e minimizando a formação de cristais de gelo.

Fonte: acervo dos autores.

todo clássico) e a vitrificação ou congelação ultrarrápida. Cada um utiliza não apenas velocidades diferentes de resfriamento, mas também formulações próprias de crioprotetores e formas de envase dos embriões.

Congelação lenta

Os embriões são desidratados por exposição a concentrações crescentes do crioprotetor. O processo geralmente é realizado em três etapas, em gotas contendo 0%, 5% e 10% de solução de glicerol 1,4 M em meio DPBS com 0,4% de albumina sérica bovina (BSA), ou em duas etapas, com o uso de solução de etilenoglicol. Após a última etapa, o embrião é envasado em palheta de 0,25 mL devidamente identificada (Figura 17), lacrado e colocado na máquina de congelação pré-programada com a curva específica para esse método.

Na congelação lenta, a curva tem três etapas: o resfriamento inicial à velocidade de 1 °C/minuto, até uma temperatura entre –6 e –7 °C, um período de 10 minutos de estabilização, e o resfriamento final à velocidade de 0,3 a 0,5 °C/minuto até –32 °C, quando os embriões podem ser transferidos para o botijão de nitrogênio líquido. Para que a congelação da coluna contendo o embrião ocorra de forma controlada, durante o período de estabilização é efetuado o *seeding*, ou indução da formação de gelo extracelular, o que aumenta concentração de solutos fora da célula e acelera a desidratação imediatamente antes da congelação. O *seeding* pode ser realizado com o toque de uma pinça, previamente resfriada em nitrogênio líquido, na extremidade da coluna onde se encontra o embrião na palheta.

A descongelação das palhetas é realizada em banho-maria a 37 °C. Para evitar a exposição prolongada aos efeitos tóxicos dos crioprotetores, após a descongelação o embrião deve passar por um processo de reidratação e remoção das substâncias crioprotetoras. Assim como durante a preparação para a congelação, essa remoção deve ser gradual, de forma a evitar um choque osmótico decorrente da entrada excessiva de água nas células antes da saída do crioprotetor. Para tanto, os embriões são colocados em gotas com soluções de meio com concentrações decrescentes do crioprotetor. Também podem ser utilizadas substâncias como a sacarose, que não penetra nas células e mantém a pressão osmótica extracelular alta, proporcionando uma reidratação mais lenta. Após a descongelação, os embriões são reavaliados e aqueles considerados transferíveis podem ser envasados e transferidos para a receptora.

Uma variação do processo de descongelação é o método *one-step* ou de transferência direta, no qual não é necessária a reidratação do embrião em placa de cultivo, e imediatamente após a descongelação a palheta é colocada no aplicador de TE e transferida para o útero da receptora. Entre as vantagens da transferência direta estão a simplificação do processo de transferência, a não dependência de instalações e equipa-

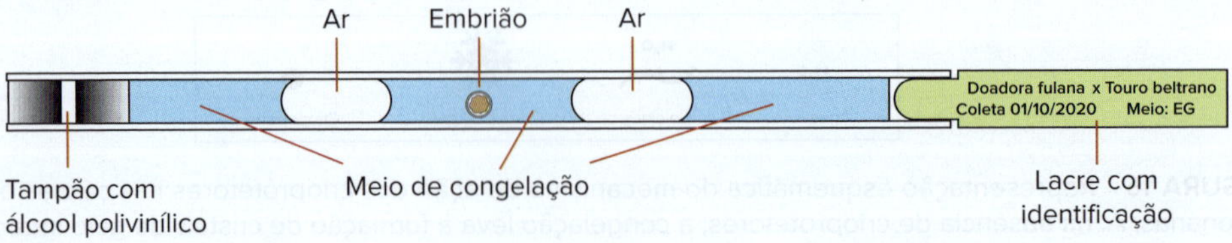

FIGURA 17 Representação esquemática de embrião envasado em palheta de 0,25 mL.
Fonte: acervo dos autores.

mentos adequados para manipular, reavaliar e envasar os embriões e o menor gasto com mão de obra.

Vitrificação

A vitrificação ou congelação ultrarrápida é um método que utiliza altíssimas taxas de resfriamento, pela imersão direta em nitrogênio líquido (N_2). Como a desidratação do embrião deve estar completa antes do início do resfriamento, são utilizadas maiores concentrações dos crioprotetores (10%-50%) e, devido à maior toxicidade dos mesmos, menor tempo de exposição dos embriões. Existem diferentes protocolos de vitrificação, geralmente utilizando combinações de glicerol e etilenoglicol. Após a última passagem (com maior concentração de crioprotetores), os embriões são transferidos para o dispositivo de vitrificação e imersos em N_2. Para garantir a alta taxa de transferência de calor, os embriões são vitrificados em um pequeno volume de meio (cerca de 1 μL), utilizando-se dispositivos como *open pulled straw* (OPS), *cryotop* ou *cryoloop* (Figura 18).

Equipamentos para a congelação

Os primeiros equipamentos de congelação eram cilindros de aço com aberturas para a inserção das palhetas, que eram resfriados por exposição ao vapor de N_2. A taxa de resfriamento era controlada manualmente, utilizando-se um termômetro digital. Posteriormente surgiram as máquinas de congelação com sistemas de resfriamento por banho em metanol e, mais recentemente, os equipamentos com controle eletrônico de temperatura em que as palhetas são colocadas em um dispositivo imerso em N_2, que permite o resfriamento controlado seguindo curvas programáveis, ajustadas conforme o crioprotetor utilizado e a espécie dos embriões.

MICROMANIPULAÇÃO DE EMBRIÕES

A produção de embriões em sistemas de cultivo *in vitro* permitiu o desenvolvimento e A agregação de novas técnicas como a bióp-sia embrionária e a injeção espermática intracitoplasmática (ICSI), por permitir o acesso rápido e seguro para a micromanipulação. Mesmo antes do surgimento da PIVE, porém, já era possível proceder à micromanipulação de embriões produzidos *in vivo*, obtidos de lavagem uterina de vacas superovuladas e inseminadas, com a finalidade de promover a bipartição embrionária.

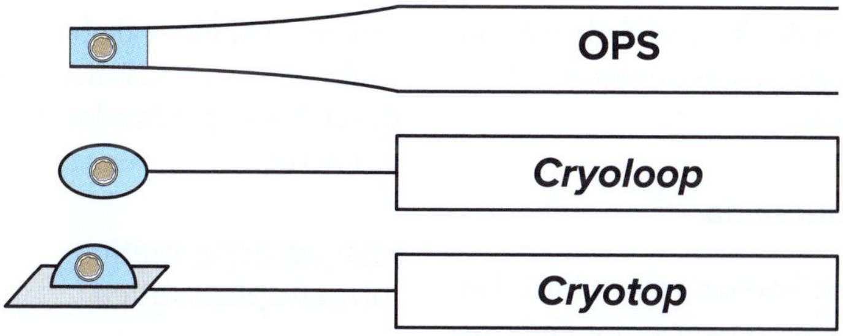

FIGURA 18 Representação esquemática de dispositivos para vitrificação de embriões. Em todos os casos, o embrião é mantido em uma pequena gota de meio de vitrificação (1 μL), que é transferida para o dispositivo por capilaridade ou tensão superficial.

OPS: open pulled straw.

Fonte: acervo dos autores.

Bipartição embrionária

O objetivo da bipartição embrionária é duplicar o número de transferências embrionárias para aumentar as chances de obter gestação e bezerro nascido de um mesmo embrião. Duas partes do embrião (dois hemiembriões) são transferidas para diferentes receptoras, com taxas de gestação esperadas próximas de 50% para cada uma delas. Apesar de a taxa de gestação ser inferior à de embriões inteiros, as chances de obter um bezerro nascido se aproximam de 100%, como resultado de duas transferências embrionárias. A bipartição é mais comumente aplicada em embriões produzidos *in vivo* para aumentar a quantidade de transferências embrionárias, pois o número de embriões coletados pela lavagem uterina é limitado. Ainda, por terem melhor qualidade, os embriões produzidos *in vivo* possuem maiores chances de sobreviver à bipartição do que os embriões produzidos *in vitro*. Para a bipartição são usados micromanipuladores acoplados a lupas de modo que seja possível visualizar e manipular os embriões, e a bissecção é realizada com microlâminas cirúrgicas (Figura 19A).

Os estágios embrionários recomendados são mórula e blastocistos iniciais, por estarem no início da diferenciação celular, sem exigir orientação espacial durante a bissecção, o que facilita a manipulação. Importante que os embriões sejam de alta qualidade para aumentar as chances de sobrevivência embrionária após a bissecção.

Biópsia embrionária

A biópsia embrionária tem a finalidade de identificar características dos embriões antes de serem transferidos para as receptoras, por meio da análise do material celular coletado no procedimento. Em humanos tem sido usado para diagnóstico genético pré-implantacional com o objetivo de identificar alterações cromossômicas e genéticas específicas. Em bovinos pode ser aplicada para obter amostras de células para genotipagem embrionária a fim de estimar valores genéticos para a seleção genômica. A seleção genômica embrionária permite que somente os embriões de maior valor genético estimado sejam transferidos, reduzindo o número de receptoras necessárias para a transferência e aumentando o número de nascimentos de animais com maior capacidade de produção. Isto é, a seleção dos animais com a melhor genética pode ser feita antes mesmo de seu nascimento.

A biópsia embrionária para a seleção genômica pode ser adotada para embriões produzidos *in vivo* e *in vitro* sem reduzir as taxas de gestação em embriões transferidos a fresco, porém seu uso ainda não é comum na maior parte dos laboratórios comerciais. O procedimento é semelhante ao executado para bipartição, mas com o objetivo de remover somente 15% a 25% da massa celular, suficiente para obter amostras de células para a genotipagem (Figura 19B). Esse procedimento pode também ser realizado a mão, com o auxílio de uma lupa para a visualização dos embriões, sem a necessidade de um micromanipulador, e resulta em taxas de gestação e nascimento semelhantes às de embriões não biopsiados. Esse procedimento é relativamente simples e de baixo custo, porém ainda é necessário avaliar a congelabilidade dos embriões produzidos *in vitro* e seguidos da biópsia.

Injeção espermática intracitoplasmática

A injeção espermática intracitoplasmática (ICSI) é um procedimento comum em clínicas de reprodução assistida humana e é recomendada para casais cujo parceiro apre-

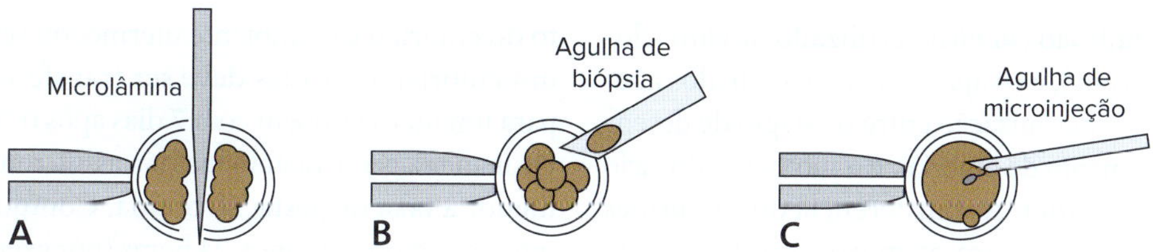

FIGURA 19 Representação esquemática de procedimentos de micromanipulação. A: bipartição embrionária. A massa celular é dividida em duas, que darão origem a dois embriões. B: biópsia embrionária. Células do embrião são retiradas para análises. C: ICSI. O espermatozoide é injetado no citoplasma do oócito previamente maturado.

ICSI: injeção espermática intracitoplasmática.

Fonte: acervo dos autores.

senta problemas na qualidade espermática ou na quantidade de espermatozoides disponíveis para a fertilização ou para casais que não conseguem conceber após a FIV por outros problemas, como falha na interação espermatozoide-oócito. Em bovinos, a ICSI pode ser útil para suprir falhas na fertilização com sêmen de touros que apresentam baixa fertilidade por motivos adquiridos. O procedimento começa pela lavagem e separação espermática usando métodos como o de *swim-up* ou de diferentes gradientes de densidade. Após essa primeira separação, os espermatozoides podem ser submetidos a capacitação espermática, porém a necessidade dessa capacitação é ainda controversa, uma vez que na ICSI não há a interação espermatozoide-oócito, pois o espermatozoide é microinjetado diretamente no citoplasma do oócito maturado. Após a capacitação, os espermatozoides são transferidos para um meio de elevada viscosidade a fim de reduzir a motilidade e possibilitar a captura por aspiração pela microagulha de microinjeção acoplada a um micromanipulador. O espermatozoide selecionado deve ter movimento retilíneo e não deve apresentar alterações morfológicas. O movimento do espermatozoide pode ser interrompido antes da captura pela quebra da cauda usando a ponta da microagulha. O espermatozoide é então microinjetado no citoplasma de um oócito maturado previamente desnudado, isto é, sem a presença das células do *cumulus* (Figura 19C).

Diferentemente do procedimento em humanos, em que a ativação do oócito ocorre espontaneamente após a microinjeção, no oócito bovino tem sido realizada a ativação com agentes químicos como etanol, cálcio ionofóro ou ionomicina. Os oócitos recém-microinjetados são então cultivados até o estágio de blastocisto, seguindo os mesmos procedimentos de zigotos fecundados *in vitro*. Apesar de existirem bovinos nascidos de embriões produzidos pela ICSI, a eficiência é ainda limitada, sem disponibilidade pela maior parte de laboratórios comerciais, ao contrário do que ocorre com humanos.

TRANSFERÊNCIA DE EMBRIÕES (INOVULAÇÃO)

Transferência de embriões é a técnica pela qual embriões coletados *in vivo* ou produzidos *in vitro* são transferidos para o útero receptor – no caso de bovinos, o útero de uma novilha ou vaca, chamada de "receptora" dos embriões (na medicina humana, o mais comum é transferir os embriões para o útero da própria doadora dos oócitos). De maneira geral, o procedimento utilizado em bovinos é o mesmo, independentemente da origem do embrião (*in vivo*, fertilizado *in vitro*, clonado etc.), e os ajustes são relacionados apenas à sincronização entre o estágio de desenvolvimento do embrião e o momento do ciclo da receptora. A transferência dos embriões permite que um número grande de embriões seja gestado simultaneamente, o que seria impossível no útero da própria doadora, e também possibilita que a doadora continue sendo utilizada para a geração/produção de mais embriões.

Seleção e sincronização das receptoras

Tanto vacas como novilhas podem ser utilizadas como receptoras de embrião, desde que atendam a requisitos como sanidade geral e do sistema reprodutor (com especial atenção para a profilaxia de doenças como brucelose, leptospirose, rinotraqueíte infecciosa bovina - IBR - e diarreia viral bovina - DBV), boa condição corporal, regularidade dos ciclos estrais e adequação das condições gerais de manejo. A triagem das receptoras potenciais deve incluir o exame ginecológico completo, e animais com quaisquer anormalidades no sistema reprodutor devem ser excluídas do programa.

As novilhas têm, em geral, menor incidência de problemas reprodutivos que vacas adultas, mas seu uso deve levar em consideração o tamanho esperado ao nascimento da raça do embrião a ser transferido, de forma a evitar problemas futuros de distocia. Da mesma forma, embriões produzidos *in vitro* têm maior peso médio ao nascimento que aqueles coletados *in vivo*, e a PIVE está associada à ocorrência da síndrome do bezerro grande, caracterizada pelo nascimento de bezerros com peso superior à faixa considerada normal para a raça.

O estabelecimento da gestação requer a sincronia entre o estágio de desenvolvimento do embrião e o ambiente uterino, ou seja, um embrião de 7 dias deve ser transferido para um útero também com 7 dias após o cio. De maneira geral, quanto maior a assincronia, menor a taxa de gestação obtida. Contudo, uma assincronia de até ± 24 horas (por exemplo, um embrião do D7 sendo transferido para um útero em D6 ou D8) não reduz significativamente as taxas de gestação subsequentes. No caso da coleta de embriões *in vivo* (por superovulação), as receptoras de embrião devem ser sincronizadas para que a ovulação coincida com o dia da ovulação das doadoras. No caso de embriões produzidos *in vivo*, utiliza-se como referência o dia da fecundação *in vitro*. Existem três estratégias principais para a sincronização das receptoras:

1. Uso de cio natural: nos casos de rebanhos grandes e que têm observação regular de cio (visual ou por meio de dispositivos eletrônicos), uma alternativa é não utilizar nenhum protocolo de sincronização, e utilizar como receptoras os animais que manifestaram cio no período desejado. Essa estratégia geralmente é adotada por fazendas especializadas (centrais de receptoras), e sua eficiência depende principalmente da capacidade de detectar corretamente os animais em cio.
2. Sincronização de cio pelo uso de análogos da prostaglandina F2-α (PGF2-α): em bovinos em diestro, a PGF2-α induz a regressão do corpo lúteo, possibilitando o desenvolvimento final e a ovulação do folículo dominante. Apesar de barata, essa estratégia é limitada pela necessidade de que os animais estejam em diestro, pela menor sensibilidade à PGF2-α em corpos lúteos em desenvolvimento (entre os dias 5 e 11), e pela maior dispersão da manifestação do cio, o que resulta em baixo número de animais efetivamente sincronizados (< 50%).

3. Sincronização da ovulação pelo uso de protocolos de transferência de embriões em tempo fixo (TETF): esses protocolos usam os mesmos princípios básicos dos protocolos de IATF, reduzindo a dependência da fase do ciclo estral no momento da sincronização e aumentando a sincronia das ovulações, e resultam em maior disponibilidade (> 80%) de receptoras aptas à transferência (Figuras 20 e 21).

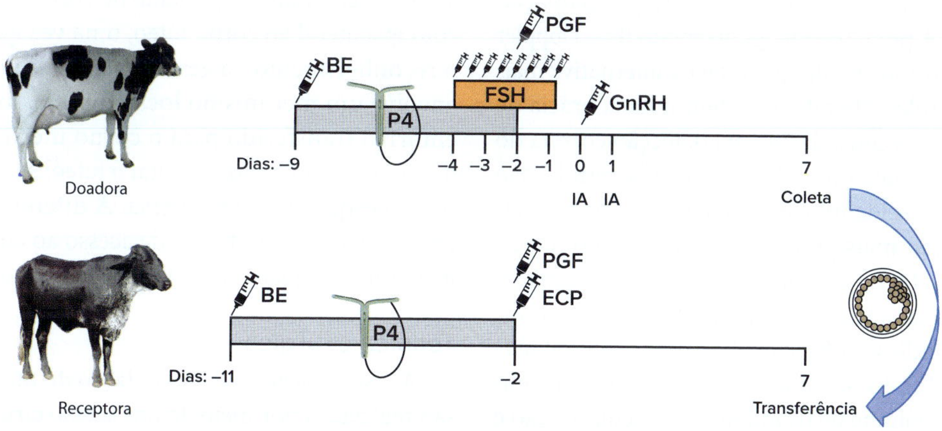

FIGURA 20 Exemplo de protocolo de TETF em um programa de geração de embriões por superovulação. O dia estimado da ovulação foi definido como dia 0 (D0).

BE: benzoato de estradiol; ECP: cipionato de estradiol; FSH: hormônio folículo-estimulante; GnRH: análogo do hormônio liberador de gonadotrofinas; IA: inseminação artificial; P4: implante intravaginal de progesterona; PGF: análogo da prostaglandina F2-α; TETF: transferência de embriões em tempo fixo.

Fonte: acervo dos autores.

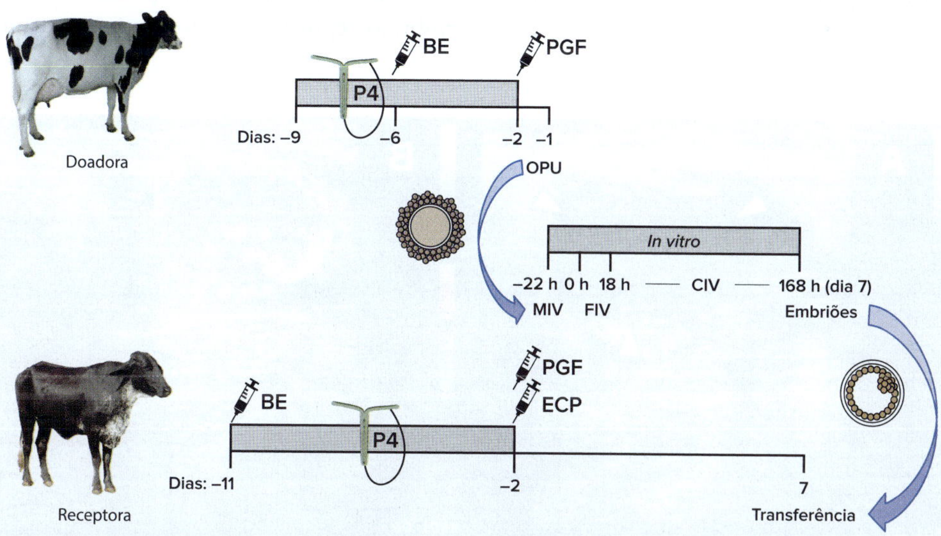

FIGURA 21 Exemplo de protocolo de TETF em um programa de produção de embriões *in vitro* (PIVE). O dia da fertilização *in vitro* foi definido como dia 0 (D0).

BE: benzoato de estradiol; CIV: cultivo *in vitro*; ECP: cipionato de estradiol; FIV: fertilização *in vitro*; MIV: maturação *in vitro*; OPU: ovum *pick-up*; P4: implante intravaginal de progesterona; PGF: análogo da prostaglandina F2-α; TETF: transferência de embriões em tempo fixo.

Fonte: acervo dos autores.

Independentemente da estratégia utilizada, as receptoras potenciais devem ser avaliadas antes da transferência, para confirmar a presença, avaliar a qualidade e a posição (ovário direito ou esquerdo) do corpo lúteo. Essa avaliação pode ser feita por palpação retal, por ultrassonografia modo B ou Doppler colorido. A palpação retal é a alternativa mais simples e barata, mas tem uma acurácia de apenas cerca de 70% na detecção correta do corpo lúteo. Já a ultrassonografia permite não apenas identificar mas realizar uma mensuração mais precisa do tamanho do tecido luteal e, no caso do Doppler colorido, também avaliar a vascularização, que é um importante indicador funcional do corpo lúteo (Figura 22). Existe uma associação moderada entre volume de tecido luteal, vascularização e produção de progesterona, e a avaliação preliminar é útil não apenas para selecionar quais receptoras estão aptas à transferência, mas também estabelecer um *ranking* de prioridade no uso das receptoras (quais devem ser utilizadas primeiro ou receber os embriões mais importantes).

Técnicas para transferência de embriões

Existem duas técnicas principais utilizadas para a transferência de embriões bovinos. Em ambas, o embrião é depositado no corno uterino ipsilateral ao corpo lúteo, uma vez que o reconhecimento da gestação em bovinos envolve um mecanismo local, ou seja, um embrião transferido para o corno uterino direito não será capaz de evitar a luteólise no ovário esquerdo, e vice-versa. A diferença entre as técnicas é a forma de acesso ao corno uterino no qual o embrião será depositado.

Técnica cirúrgica

A visualização e A manipulação do útero são realizadas por meio de um acesso cirúrgico, utilizando incisão no flanco (fossa paralombar) direito. A preparação para a laparotomia segue as recomendações gerais de antissepsia, tricotomia e bloqueio anestésico. A parede do corno uterino é então perfurada com algum instrumento de ponta romba e o embrião depositado na luz uterina com uma

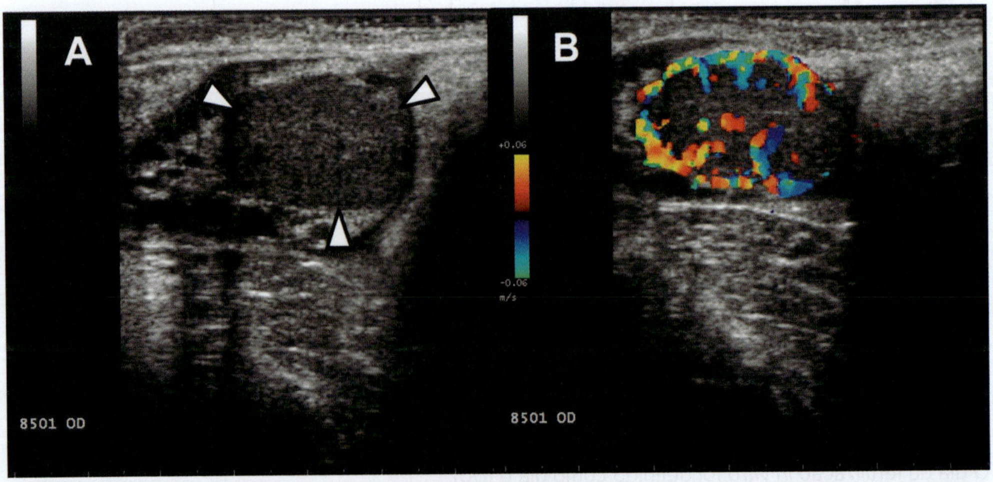

FIGURA 22 Imagem ultrassonográfica do corpo lúteo bovino. A: imagem em modo B. O corpo lúteo está delimitado pelas setas brancas. B: imagem do mesmo corpo lúteo utilizando a função Doppler colorido. A vascularização periférica característica aparece em tons de vermelho a azul.

Fonte: acervo dos autores.

pipeta ou cateter. Após a deposição do embrião, o acesso cirúrgico é fechado com suturas apropriadas.

Técnica não cirúrgica

O acesso ao corno uterino é feito por via transcervical. O embrião é envasado em uma palheta de 0,25 mL, que é montada em um aplicador (inovulador) específico. Após a higienização da região perineal e a realização de anestesia epidural baixa, o aplicador é introduzido na vagina e guiado através da cérvix até o corno uterino por manipulação retal.

A técnica cirúrgica, inicialmente a mais utilizada, foi sendo gradualmente substituída pela técnica não cirúrgica, que é mais rápida, menos traumática, tem menos restrições relacionadas ao bem-estar das receptoras e resulta em taxas de gestação semelhantes.

LITERATURA SUGERIDA

Betteridge KJ. A history of farm animal embryo transfer and some associated techniques. Anim Reprod Sci 2003;79:203-44.

Camargo LSA, Freitas C, Sa WF, Ferreira AM, Serapiao RV, Viana JHM. Gestation length, birth weight and offspring gender ratio of in vitro-produced Gyr (Bos indicus) cattle embryos. Anim Reprod Sci 2010;120:10-5.

Camargo LSA, Viana JHM, Sa WF, Ferreira AM, Ramos AA, Vale Filho VR. Factors influencing in vitro embryo production. Anim Reprod 2006;3:19-28.

Gonçalves PBD, Figueiredo JR, Freitas VJ. Biotécnicas aplicadas a reprodução animal. 2.ed. São Paulo: Roca; 2008.

Gordon I. Laboratory production of cattle embryos. 2.ed. Wallingford: CABI Publishing; 2003.

Graf A, Krebs S, Zakhartchenko V, Schwalb B, Blum H, Wolf E. Fine mapping of genome activation in bovine embryos by RNA sequencing. Proc Natl Acad Sci USA 2014;111:4139-44.

Kues WA, Niemann H. Advances in farm animal transgenesis. Prev Vet Med 2011;102:146-56.

Machaty Z, Peippo J, Peter A. Production and manipulation of bovine embryos: techniques and terminology. Theriogenology 2012;78:937-50.

Moore SG, Hasler JF. A 100-year review: reproductive technologies in dairy science. J Dairy Sci 2017;100: 10314-31.

Peippo J, Machaty Z, Peter A. Terminologies for the pre-attachment bovine embryo. Theriogenology 2011; 76:1373-9.

Stringfellow DA, Givens MD. Manual of the International Embryo Transfer Society (IETS). 4.ed. Champaign: IETS; 2010.

Tan W, Proudfoot C, Lillico SG, Whitelaw CB. Gene targeting, genome editing: from Dolly to editors. Transgenic Res 2016;25:273-87.

Viana JHM, Camargo LSA, Ferreira AM, Sa WF, Fernandes CAC, Marques Junior AP. Short intervals between ultrasonographically guided follicle aspiration improve oocyte quality but do not prevent establishment of dominant follicles in the Gir breed (Bos indicus) of cattle. Anim Reprod Sci 2004;84:1-12.

Viana JHM. 2019 Statistics of embryo production and transfer in domestic farm animals: divergent trends for IVD and IVP embryos. Embryo Transfer Newsl 2020;38(4):7-26.

Viana JHM. Classificação de embriões bovinos produzidos in vivo. Comunicado Técnico n. 59. Juiz de Fora: Embrapa; 2009.

CAPÍTULO 8

Anatomia, fisiologia e endocrinologia reprodutiva de touros

João Carlos Pinheiro Ferreira
Antônio Guilherme Roncada Pupulim
Guilherme Rizzoto

INTRODUÇÃO

O sistema reprodutor masculino tem a função de produzir, transportar e armazenar os espermatozoides e, posteriormente, depositá-los no sistema reprodutor feminino. Adicionalmente, por meio dos testículos, ele desempenha importante papel endócrino ao produzir, entre outras substâncias, a testosterona, hormônio indispensável ao próprio funcionamento, à produção dos espermatozoides, ao desenvolvimento e à manutenção das características sexuais masculinas e da libido e ao desencadeamento do comportamento sexual.

O funcionamento integrado do sistema reprodutor é fundamental para o sucesso da atividade reprodutiva, que é dependente da capacidade do macho de realizar a monta e a cobertura da fêmea (*Potentia coeundi*) e de produzir e ejacular espermatozoides aptos à fertilização (*Potentia generandi*).

Neste capítulo será apresentada a anatomia funcional do aparelho reprodutor dos touros, com destaque para as particularidades fisiológicas e endócrinas desta espécie.

ANATOMIA

O sistema reprodutor masculino é constituído pela genitália externa, que representa as características sexuais masculinas primárias e é formada pelo pênis, pelo prepúcio, pelo escroto e pela genitália interna, formada pelas glândulas sexuais acessórias e pelo conteúdo da escroto, que são os testículos, os epidídimos, os ductos deferentes e o funículo espermático (Figura 1).

Pênis, prepúcio e escroto

O pênis bovino apresenta três regiões: base, corpo e glande (Figura 2A). A base ou raiz, parte fixa do pênis, implanta-se na região ventral do arco isquiático pelo ligamento suspensório do pênis, e na região perineal superior pelos músculos isquiocavernoso e bulboesponjoso. O corpo, maior porção peniana, é constituído principalmente pelo tecido erétil dos corpos cavernosos, exceto em sua região ventral, onde se encontra a uretra circundada pelo tecido erétil do corpo esponjoso (Figura 2D). Na região do arco isquiático,

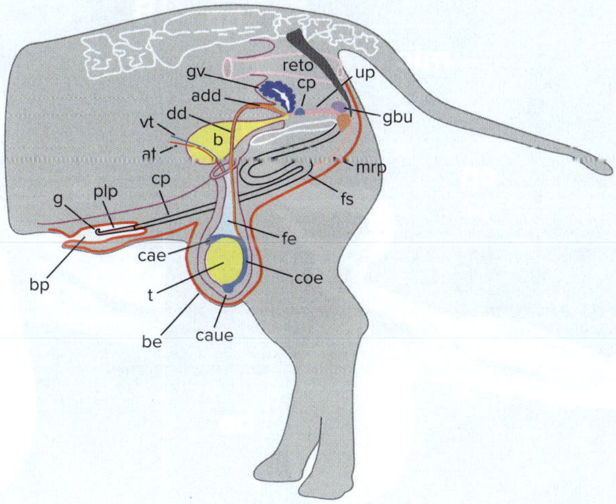

FIGURA 1 Sistema reprodutor masculino do touro.

Genitália externa – be: bolsa escrotal; bp: bolsa prepucial; cpe: corpo do pênis; fs: flexura sigmoide; g: glande; mrp: músculo retrator do pênis; plp: parte livre do pênis. Genitália interna – add: ampola do ducto deferente; at: artéria testicular; cae: cabeça do epidídimo; caue: cauda do epidídimo; coe: corpo do epidídimo; cp: corpo prostático; dd: ducto deferente; fe: funículo espermático; gbu: glândula bulbouretral; gv: glândula vesicular; t: testículo; up: uretra pélvica; vt: veia testicular. Sistema urinário – b: bexiga.

Fonte: João Carlos Pinheiro Ferreira.

a uretra dos bovinos apresenta o recesso uretral, uma bolsa de fundo cego que se projeta em direção dorsal e impede a cateterização da bexiga por essa via.[1]

Na extremidade da parte livre do corpo peniano, situa-se a glande, que nos bovinos tem formato lanciforme com reversão e rotação de sua extremidade no sentido anti-horário (Figura 2C) em razão da implantação do ligamento apical. Por apresentar uma quantidade limitada de tecido erétil, totalmente revestido pela túnica albugínea, um estojo cilíndrico de tecido conectivo denso (Figura 2D), o pênis bovino é classificado como fibroelástico.

O pênis não ereto permanece recolhido no interior do prepúcio, bolsa formada por uma dobra interna, que é revestida pela mucosa prepucial (Figura 3B) e pela dobra cutânea externa, que é coberta pela pele e se insere ao abdômen ventral. A transição entre as dobras externa e interna é denominada orifício prepucial. A parte livre do corpo peniano se estende da implantação da dobra prepucial interna até a glande (Figuras 2E e 3B).[1]

A partir de sua origem, no arco isquiático, o pênis se estende cranialmente ao longo da superfície ventral do abdômen, estando sua parte livre situada na região abdominal ventral média (Figura 1). O corpo peniano dos bovinos, como o dos demais ruminantes, possui duas dobras sequenciais que em conjunto são denominadas flexura sigmoide ou “S” peniano (Figura 2B). As dobras da flexura, que são mantidas pela ação dos músculos retratores do pênis (Figura 2B), são responsáveis por manter o pênis não ereto recolhido no interior da bolsa prepucial. Nos momentos de excitação sexual, a ereção é desencadeada pelo acúmulo de sangue no interior dos corpos cavernosos, e o relaxamento dos músculos retratores permite que a flexura sigmoide se desfaça e o pênis se projete para o exterior do corpo (Figura 2E). Nos bovinos, durante a ereção, não ocorre aumento significativo do diâmetro peniano por causa da quantidade limitada de tecido

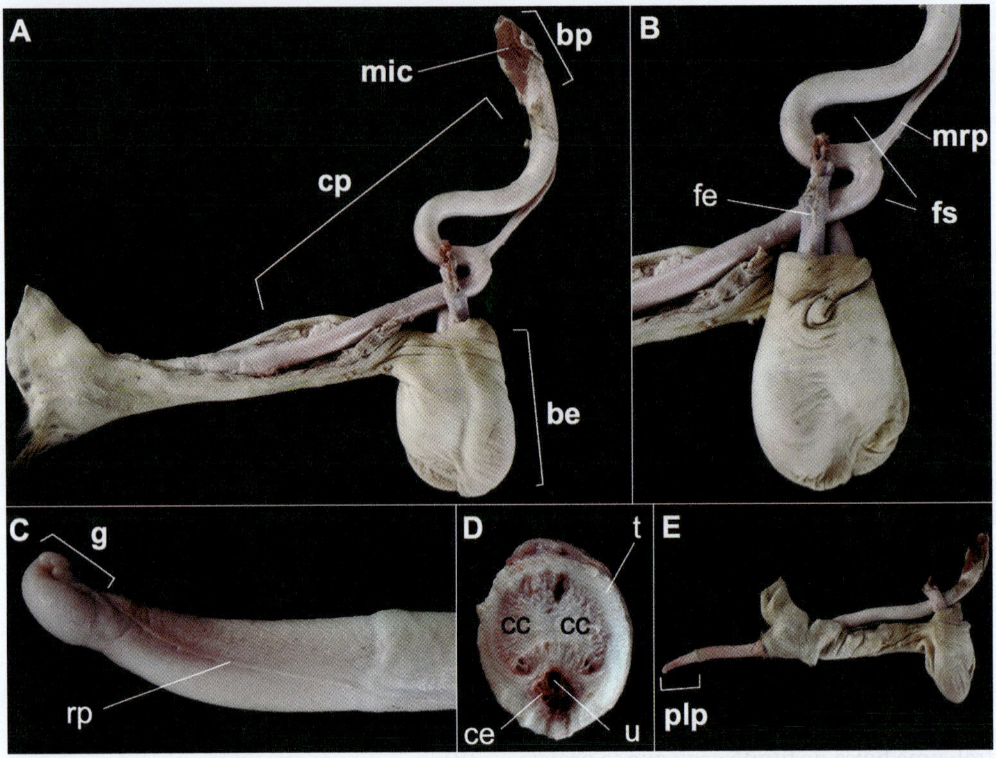

FIGURA 2 A: vista geral das estruturas penianas e do escroto (be: bolsa escrotal; bp: base do pênis; cp: corpo do pênis; mic: músculo isquiocavernoso;). B: flexura sigmoide (fe: funículo espermático; fs: flexura sigmoide; mrp: músculo retrator do pênis). C: parte livre do pênis (g: glande; rp: rafe peniana). D: secção transversal do corpo peniano (cc: corpos cavernosos; ce: corpo esponjoso; t: túnica albugínea; u: uretra). E: pênis projetado para o exterior do prepúcio (plp: parte livre do pênis).

Fonte: João Carlos Pinheiro Ferreira e Paula Zanin Rattes.

erétil e da baixa distensibilidade da túnica albugínea (Figura 2D).

Escroto e seu conteúdo

O escroto, localizado na região inguinal entre os membros pélvicos (Figuras 1 e 2A), é revestido externamente pela pele (Figura 4A), dotada de receptores térmicos e rico em glândulas sebáceas e sudoríparas adrenérgicas apócrinas, que têm sua maior densidade e capacidade de excreção nessa região do corpo.[2] Internamente, firmemente aderida à pele, fica a túnica muscular lisa *dartus* (Figuras 4A e B), que confere ao escroto a capacidade de modificar seu tamanho e, consequentemente, a distância dos testículos do corpo. Nos dias de calor, em resposta a estímulos neurais originados nos receptores térmicos, a túnica *dartus* relaxa e o escroto se distende, afastando os testículos do corpo, resfriando-os. Por sua vez, nos dias frios, a túnica *dartus* contrai reduzindo o tamanho do escroto e aproximando os testículos do corpo, aquecendo-os. Abaixo da túnica *dartus* estão presentes, sucessivamente, as fáscias escrotais e a túnica vaginal parietal (Figuras 4B, C e D), que revestem internamente o escroto. O es-

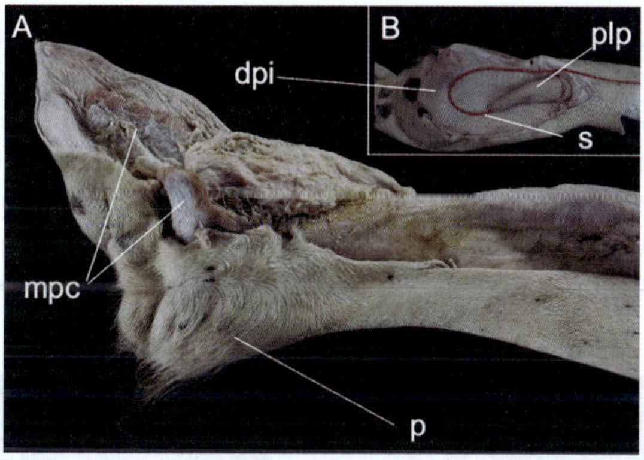

FIGURA 3 A: região externa do prepúcio (p). Na parte em que a pele foi removida, é possível a identificação dos músculos prepuciais craniais (mpc). B: abertura lateral da bolsa prepucial com exposição da dobra prepucial interna (dpi) e da parte livre do pênis (plp), com uma sonda (s) introduzida na uretra.
Fonte: João Carlos Pinheiro Ferreira e Paula Zanin Rattes.

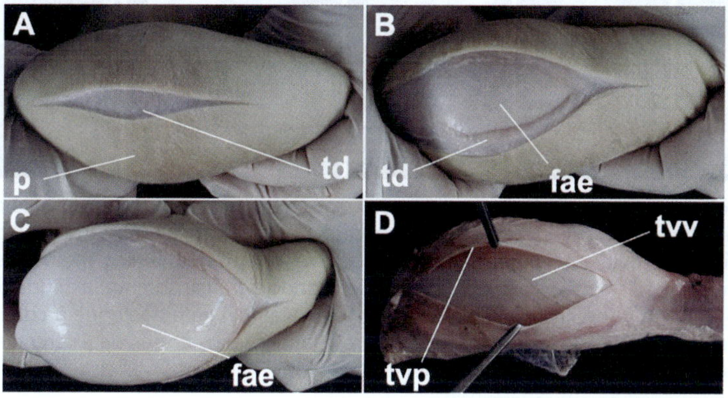

FIGURA 4 A: escroto com abertura da pele (p) e exposição da túnica *dartus* (td). B e C: abertura da túnica *dartus* (td) com exposição das fáscias escrotais (fae). D: escroto com a pele removida e abertura das fáscias escrotais e da túnica vaginal parietal (tvp), evidenciando o testículo recoberto pela túnica vaginal visceral (tvv).
Fonte: João Carlos Pinheiro Ferreira e Paula Zanin Rattes.

croto possui dois compartimentos independentes delimitados internamente pelo septo escrotal, uma camada vertical de tecido conjuntivo de alta distensibilidade.[1,3]

Os testículos, órgãos pares de formato ovoide, estão presentes no interior dos compartimentos escrotais com seus maiores eixos orientados verticalmente (Figura 5A). Os testículos variam conforme raça e idade, mas tipicamente possuem 10 a 13 cm de comprimento, 5 a 6,5 cm de largura e pesam entre 300 e 400 g.[4,5] Externamente os testículos são revestidos pela túnica vaginal visceral (Figura 5B), abaixo da qual se encontra a túnica albugínea, que, por ser constituída de tecido conjuntivo denso de baixa distensibilidade, mantém o formato ovoide dos testículos e o conteúdo testicular sob pressão.[6] No espaço entre as túnicas vaginais visceral e parietal, denominado cavidade vaginal (Figura 4D), existe uma pequena quantidade de fluido que permite que os testículos deslizem livremente à medida que o escroto contrai ou relaxa. Essa característica é indispensável para a termorregulação testicular.

O parênquima testicular, de coloração amarelada, exibe em seu centro uma estreita faixa longitudinal branco acinzentada denominada mediastino (Figuras 6B e 6C). Microscopicamente, o parênquima possui duas regiões distintas: os túbulos seminíferos e o interstício. Os túbulos seminíferos, estruturas tubulares alongadas circundadas por células mioepiteliais, alojam em seu interior as células de Sertoli e as células da linhagem espermatogênica (espermatogônias, espermatóci-

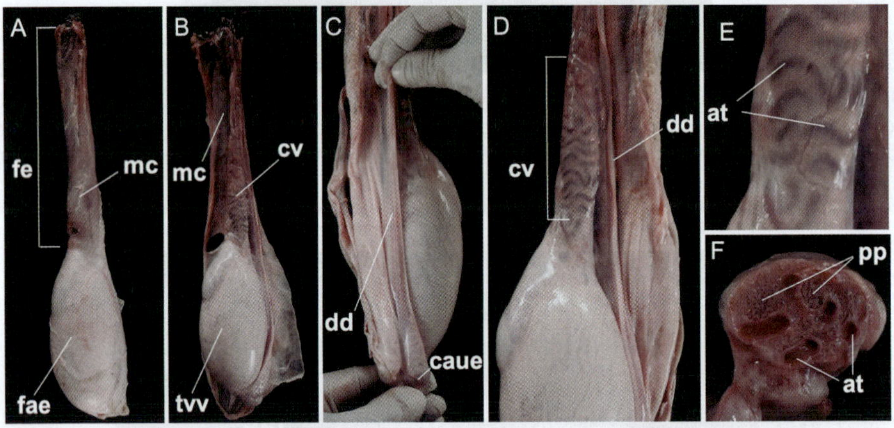

FIGURA 5 A: conteúdo do escroto após a remoção da pele e túnica *dartus* (fae: fáscias escrotais; fe: funículo espermático; mc: músculo cremaster). B: abertura das fáscias escrotais, túnica vaginal parietal e do músculo cremaster (mc) com exposição do testículo recoberto pela túnica vaginal visceral (tvv) e do cone vascular (cv). C: vista medial do testículo evidenciando a transição entre a cauda do epidídimo (caue) e o ducto deferente (dd). D e E: cone vascular testicular (cv) com destaque à convoluta artéria testicular (at). F: secção transversal do cone vascular revelando vários cortes da artéria testicular (at) e os diminutos vasos que compõem o plexo pampiniforme (pp).

Fonte: João Carlos Pinheiro Ferreira e Paula Zanin Rattes.

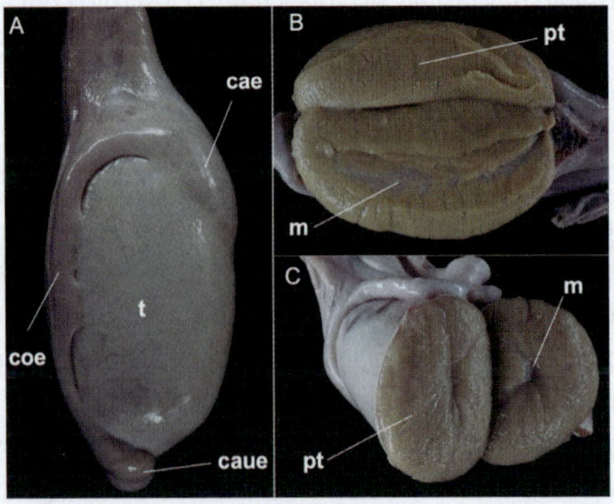

FIGURA 6 A: vista caudal do testículo (t) e epidídimo direitos (cae: cabeça do epidídimo; caue: cauda do epidídimo; coe: corpo do epidídimo). B: secção sagital do testículo evidenciando o parênquima testicular (pt) e o mediastino (m). C: secção transversal do testículo evidenciando o parênquima testicular (pt) e o mediastino (m).

Fonte: João Carlos Pinheiro Ferreira e Paula Zanin Rattes.

tos primários, espermatócitos secundários, espermátides e espermatozoides) (Figura 7). O interstício, região externa aos túbulos, é formado principalmente pelas células de Leydig, que constituem 15% do volume testicular nos bovinos e são as principais responsáveis pela síntese dos andrógenos testiculares. Nesse espaço também se encontram os vasos sanguíneos e linfáticos que suprem o tecido testicular.[6,7] As células de Sertoli, por sua vez, são responsáveis pela nutrição das células germinais e síntese de estradiol, inibina, ativina e proteína ligadora de andrógeno (ABP). As células de Sertoli, unidas entre si pelos complexos juncionais, constituem a barreira hematotesticular.[8]

A testosterona, produzida pelas células de Leydig, difunde-se para o interior dos túbulos seminíferos e, ao ligar-se à ABP, fica retida nesse compartimento, onde alcança concentrações de até cerca de 500 a 600 vezes maiores que as plasmáticas,[9,10] condição indispensável à espermatogênese. Parte da testosterona intratubular é transformada em estradiol pelas células de Sertoli. Além dos andrógenos, a ABP se liga também a outros esteroides, como o estradiol e di-hidrotestosterona.[7]

Os espermatozoides, produzidos no interior dos túbulos seminíferos, são transportados através de um sistema de ductos (túbulos retos e *rete testis*) localizado no mediastino, de onde são conduzidos até a cabeça do epidídimo pelos dutos eferentes.

Os epidídimos são órgãos pares presentes no interior do escroto. Cada epidídimo, que também possui seu maior eixo orientado verticalmente, apresenta externamente três regiões distintas, cabeça, corpo e cauda, que estão firmemente aderidas, respectivamente, às faces testiculares dorsal, caudo-medial e ventral (Figura 6A). Internamente o epidídi-

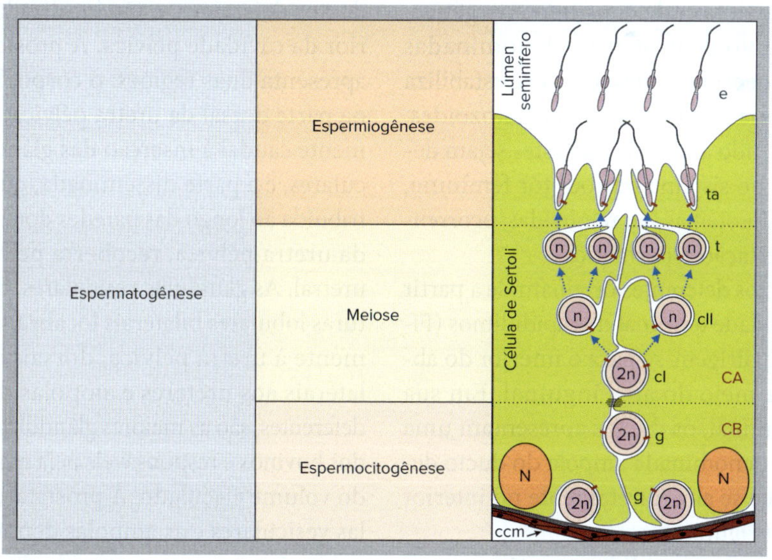

FIGURA 7 Distribuição das células germinativas e suas relações com as células de Sertoli ao longo da espermatogênese.

cI: espermatócito primário; cII: espermatócitos secundários; CA: compartimento adluminal; CB: compartimento basal; ccm: camada de células mioides; e: espermatozoides; g: espermatogônias; N: núcleo da células de Sertoli; t: espermátides; ta: espermátides alongadas; ▬: complexos juncionais dos espermatozoides com as células de Sertoli; ⩸: complexos juncionais entre as células de Sertoli (barreira hematotesticular).

Fonte: João Carlos Pinheiro Ferreira.

mo é formado por um único túbulo, altamente enovelado, que se inicia na confluência dos ductos eferentes e termina na cauda, onde os espermatozoides ficam armazenados até o momento da ejaculação.

Durante 14 dias, os espermatozoides migram da cabeça à cauda e são expostos sequencialmente aos fluidos de composições específicas de cada um dos segmentos epididimários. Essa exposição, a diferentes eletrólitos, substâncias e proteínas, promove a maturação espermática. Nesse fluido também estão presentes os epididimossomos, vesículas extracelulares oriundas do epitélio epididimário, que servem de veículo de transferência de proteínas, lipídios e microRNA (miRNA) aos espermatozoides, onde vão modular processos intracelulares relacionados à maturação, à aquisição de motilidade e à capacidade de fertilização.[11,12] Durante o armazenamento epididimário, os espermatozoides são mantidos em um estado quiescente, com baixa taxa de consumo energético. Um conjunto de proteínas, denominadas proteínas decapacitantes, liga-se e estabiliza a membrana celular dos espermatozoides, permanecendo assim até que estes sejam depositados no sistema reprodutor feminino, onde essas proteínas são removidas, ocorrendo a capacitação espermática.

Os ductos deferentes originam-se a partir da extremidade terminal dos epidídimos (Figura 5C) e dirigem-se para o interior do abdome por meio do anel inguinal. Em sua região terminal, os ductos apresentam uma dilatação, denominada ampola do ducto deferente, que se abre diretamente no interior da uretra (Figura 1).[1]

Os testículos e epidídimos estão suspensos no interior do escroto pelo funículo (cordão) espermático (Figura 5A), formado pelo músculo cremaster (Figuras 5A e B), ducto deferente (Figura 5C), nervos, veias, artérias e vasos linfáticos. A parte vascular central do funículo é constituída pela convoluta artéria testicular, um ramo da artéria aorta abdominal, e pelo plexo pampiniforme, um sistema de vênulas extremamente ramificadas (Figuras 5B, D e E). As vênulas do plexo estabelecem um íntimo contato com a superfície da artéria testicular (Figura 5F).[13,14] Em conjunto, esses vasos compõem o cone vascular que, com os ductos deferentes, é revestido pela túnica vaginal visceral (Figura 5D).

O músculo cremaster, que se insere dorsalmente na crista do púbis, no ligamento inguinal e na bainha do músculo retoabdominal e ventralmente na túnica vaginal parietal, envolve de maneira parcial o cone vascular em sua face lateral (Figuras 5A e B).[8]

Glândulas sexuais acessórias

As glândulas sexuais acessórias dos bovinos, que incluem as glândulas prostática, vesiculares e bulbouretrais, e as ampolas dos ductos deferentes, estão localizadas no interior da cavidade pélvica. A próstata bovina apresenta duas regiões: o corpo, localizado na parte dorsal da uretra pélvica, imediatamente caudal à inserção das glândulas vesiculares, e a parte disseminada, que está distribuída ao longo das paredes dorsal e laterais da uretra pélvica, recoberta pelo músculo uretral. As glândulas vesiculares, duas estruturas lobulares bilaterais localizadas cranialmente à uretra pélvica, dorsais à bexiga e laterais aos ureteres e ampolas dos ductos deferentes, são as maiores glândulas acessórias dos bovinos e responsáveis pela maior porção do volume ejaculado. A próstata, as glândulas vesiculares e as ampolas depositam suas secreções na uretra através do *colliculus seminalis*. As glândulas bulbouretrais, pequenas glândulas pares recobertas pelo músculo bulboesponjoso, estão localizadas lateralmente à uretra pélvica na região do arco isquiático (Figura 1). Como dependem da testosterona para seu desenvolvimento e funcionamento, as glândulas acessórias nos machos impúberes ou castrados são inativas e subdesenvolvidas.

O conjunto das secreções dos epidídimos e glândulas sexuais acessórias formam o plasma seminal, um fluido rico em carboidratos, proteínas, lipídios, aminoácidos, enzimas, metabólitos, minerais, mRNA e miRNA. No momento da ejaculação, o plasma seminal mistura-se aos espermatozoides compondo assim o sêmen, onde além de servir para a diluição, transporte, nutrição e proteção espermáticas, é essencial para fenômenos reprodutivos futuros como a capacitação espermática, a implantação e o desenvolvimento embrionário inicial. Os constituintes moleculares do plasma seminal vêm sendo investigados em busca de potenciais biomarcadores da fertilidade dos touros e da sanidade futura dos embriões gerados.[15-17]

Termorregulação testicular

Os testículos bovinos devem permanecer de 3 a 5 °C abaixo da temperatura corporal para que a espermatogênese ocorra de modo fisiológico, sendo denominados mecanismos termorregulatórios os fenômenos e processos que mantém a temperatura testicular dentro desses limites. Os mecanismos termorregulatórios são de dois tipos, os não vasculares e os vasculares. Os não vasculares envolvem os músculos cremaster e túnica *dartus*, que, ao contraírem se ou relaxarem-se, aproximam ou afastam os testículos do corpo, respectivamente, segundo a necessidade de aquecê-los ou resfriá-los. Nessa categoria, também estão incluídos o aumento da frequência respiratória, o aumento da ingestão de água e o comportamento de busca por sombra. Já os mecanismos vasculares relacionam-se à função das glândulas sudoríparas, à vasodilatação e à vasoconstrição dos vasos sanguíneos da pele escrotal, e à dinâmica de troca de calor que ocorre no cone vascular, onde o sangue que chega pela artéria testicular é resfriado, à medida que se aproxima dos testículos, pelo sangue que retorna pelo plexo pampiniforme.

Existe um refinado controle neural da temperatura testicular. Aumentos locais da temperatura são prontamente detectados pelas terminações nervosas do escroto. Essas informações são imediatamente transferidas ao centro respiratório, onde promovem o aumento da frequência respiratória. De lá, as informações são encaminhadas ao centro termossensível que, uma vez estimulado, aumenta a taxa de sudorese das glândulas sudoríparas do escroto. Essas duas respostas permitem a dissipação do calor corporal, na forma de vapor pela respiração, e do escroto, por evapotranspiração local.

Quaisquer processos que impeçam a mobilidade testicular no interior do escroto (p. ex., aderência entre as túnicas vaginais visceral e parietal), promovam acúmulo de líquidos intraescrotais (p. ex., hidrocele), causem inflamação local (p. ex., dermatites escrotais) ou afetem a capacidade termorregulatória dos testículos, prejudicam a espermatogênese e resultam na diminuição da qualidade espermática. A retenção testicular no interior do corpo do animal, denominada criptorquidismo, mimetiza um quadro de estresse térmico testicular e faz a espermatogênese não ocorrer na gônada afetada.[18]

Touros *Bos taurus* são geralmente mais suscetíveis aos efeitos deletérios do aumento da temperatura testicular que *Bos indicus*, que são mais adaptados a regiões de clima quente.[19] Uma das razões dessa diferença é o fato de os *B. indicus* terem testículos mais pendulosos, artérias testiculares mais finas, menor distância entre o sangue arterial e o venoso no cone vascular[20] e glândulas sudoríparas escrotais maiores e mais ativas.[21] Para mais detalhes sobre a termorregulação testicular, consulte Kastelic et al.[18]

Espermatogênese

A espermatogênese, que nos bovinos dura cerca de 61 dias,[22] possui três fases: espermocitogênese, meiose e espermiogênese. A espermocitogênese, fase inicial, envolve sucessivas divisões mitóticas das espermatogônias diploides, até que estas se transformem nos espermatócitos primários, também diploides. Por sua vez, os espermatócitos primários, por meiose, transformam-se nos espermatócitos secundários que a seguir vão dar origem às espermátides haploides. Na fase seguinte, a espermiogênese, as espermátides se diferenciam nos espermatozoides (Figura 7).

Durante a espermatogênese, as células da linhagem espermatogênica permanecem em íntimo contato com as células de Sertoli, por meio de contatos juncionais, das quais recebem suporte nutricional. Uma vez formados, os espermatozoides desprendem-se das células de Sertoli, por um processo denominado espermiação, e são transportados em direção ao mediastino, e a seguir ao epidídimo, pelo fluxo de fluidos existente no interior dos túbulos seminíferos.

Nos touros, a quantidade de células de Sertoli é estabelecida ainda nas primeiras semanas após o nascimento. Durante a puberdade, essas células amadurecem, a barreira hematotesticular é formada, e inicia-se a produção de ABP, transferrina, piruvato e lactato, substâncias essenciais para a espermatogênese. A redução da quantidade de células de Sertoli em touros idosos pode explicar o declínio na produção espermática.[22]

Vários processos, como o estresse térmico, interferem na espermatogênese resultando na diminuição da qualidade espermática. A recuperação da qualidade seminal só ocorre depois que uma nova geração de células germinativas se desenvolver livre dos efeitos deletérios do agente causador da deterioração seminal. Por exemplo, em Nelore, a completa recuperação da maioria das características morfofuncionais dos espermatozoides ocorre entre 70 e 77 dias após um insulto térmico.[23] Os espermatócitos durante a meiose são as células mais sensíveis aos efeitos deletérios do estresse térmico.[18]

Controle endócrino e parácrino da função reprodutiva

O controle endócrino do funcionamento do sistema reprodutor masculino é coordenado pelo eixo hipotalâmico-hipofisário-testicular (Figura 8). Apesar de existirem evidências de que o funcionamento deste eixo nos touros sofre influências sazonais, que resultam em maiores concentrações sanguíneas de gonadotrofinas e de testosterona durante a primavera e o verão, respectivamente, os bovinos são considerados uma espécie não sazonal,[7] e, se bem adaptados ao ambiente, reproduzem-se de modo eficiente em todas as estações do ano.

As informações endócrinas, que coordenam a atividade reprodutiva, iniciam-se no hipotálamo, onde é secretado o hormônio liberador das gonadotrofinas (GnRH) que, pela circulação do sistema porta-hipotalâmico-hipofisário, alcança a hipófise e estimula a síntese e a secreção dos hormônios luteinizante (LH) e folículo-estimulante (FSH) pelos gonadotrofos. Por sua vez, LH e FSH são secretados na circulação sistêmica e vão agir diretamente nos testículos.

O LH atua nas células de Leydig estimulando a síntese de testosterona que, por sua vez, se difunde para o interior dos túbulos seminíferos, onde vai modular o funcionamento das células de Sertoli e estimular a espermatogênese. O FSH, também indispensável à espermatogênese, estimula o funcio-

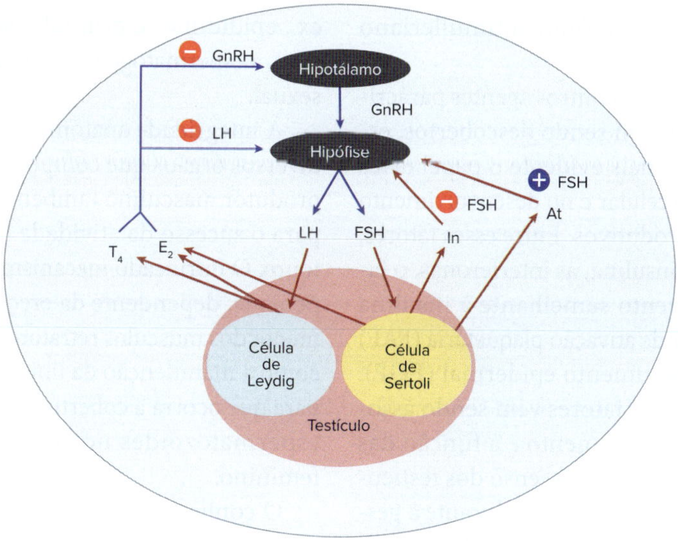

FIGURA 8 Inter-relações endócrinas do eixo hipotalâmico-hipofisário-testicular.

At: ativina; E_2: estradiol; FSH: hormônio folículo-estimulante; GnRH: hormônio liberador das gonadotrofinas; In: inibina; LH: hormônio luteinizante; T_4: testosterona; ⊕: retroalimentação positiva; ⊖: retroalimentação negativa.

namento e a proliferação das células de Sertoli e nestas, a síntese de aromatase, enzima que catalisa a transformação da testosterona em estradiol. A testosterona e o estradiol alcançam a circulação sistêmica e difundem-se por todo o corpo, onde vão realizar diversas funções, além de controlar a secreção de LH e FSH por meio de mecanismos de retroalimentação (*feedback*) negativa na hipófise e no hipotálamo.

A testosterona circulante é convertida em di-hidrotestosterona na glândula prostática pela enzima 5α-redutase. Esses dois hormônios difundem-se por todo o corpo, onde vão participar de funções orgânicas relacionadas ao desenvolvimento corporal, ao funcionamento das glândulas sexuais acessórias, ao desenvolvimento e à manutenção das características sexuais primárias e secundárias, bem como ao estabelecimento da libido masculina. A síntese de testosterona pelas células de Leydig não é tônica; cada pico plasmático da testosterona é precedido por um pico de LH, que, por sua vez, está sempre associado a uma descarga hipotalâmica prévia de GnRH.[7,13]

Além da testosterona, as células de Leydig produzem outras substâncias, como estradiol, estrona, relaxina, ocitocina e fator neuronal derivado das células da glia (GDNF), sendo cada vez mais evidente que elas têm importantes ações parácrinas. Por exemplo, a ocitocina, ao modular a contratilidade das células mioides peritubulares, comprime os túbulos seminíferos e cria um padrão de fluxo do fluido intratubular que transporta os espermatozoides em direção ao mediastino e, a seguir, ao epidídimo.[7] O GDNF, por sua vez, age nas células de Sertoli e estimula a proliferação das espermatogônias. O estresse térmico testicular afeta o funcionamento das células de Leydig, diminuindo a síntese de testosterona[10] e, provavelmente, dos demais fatores sintetizados por elas, levando a importantes prejuízos na espermatogênese. Além da inibina e ativinas, citocinas que, respectivamente, inibem e estimulam a secreção de FSH, as células de Sertoli também produzem transferritina e hormônio antimülleriano (AMH).[7]

Nos últimos anos outros agentes parácrinos testiculares vêm sendo descobertos, estando cada vez mais evidente o papel deles na proliferação celular e no desenvolvimento dos órgãos reprodutivos. Entre esses fatores, destacam-se a insulina, as interferonas, o fator de crescimento semelhante à insulina (FCSI3), o fator de ativação plaquetária (PAF) e o fator de crescimento epidermal (EGF). Nos machos, esses fatores vêm sendo associados ao desenvolvimento e à função das células testiculares, ao descenso dos testículos para o escroto, que ocorre durante a gestação, ao desencadeamento da puberdade, à motilidade espermática e à fertilidade.[1,7]

Alguns outros hormônios interferem na função reprodutiva dos bovinos, como a prolactina e o hormônio do crescimento, cujas deficiências estão relacionadas à diminuição da síntese de testosterona e infertilidade. Em contrapartida, elevações plasmáticas de hormônio adrenocorticotrófico e glicocorticoides promovem diminuição da testosterona circulante e diminuição da qualidade seminal, o que explica parte dos prejuízos reprodutivos causados pela terapia com corticosteroides ou pelo estresse crônico.[7]

CONSIDERAÇÕES FINAIS

A eficiência reprodutiva depende das inter-relações endócrinas que ocorrem no eixo hipotalâmico-hipofisário-testicular, que regulam a síntese e a secreção dos hormônios diretamente relacionados à função reprodutiva – GnRH, LH, FSH, andrógenos e estrógenos –, e de um delicado controle parácrino intratesticular. Nesse cenário, os testículos desempenham papel central, pois ao produzirem a testosterona, eles coordenam diversos processos, como o desenvolvimento e a maturação dos demais órgãos reprodutivos (p. ex., epidídimos e glândulas sexuais acessórias), a espermatogênese e o comportamento sexual.

A integridade anatômica e funcional dos diversos órgãos que compõem o sistema reprodutor masculino também é fundamental para o sucesso da atividade reprodutiva do touro. O intrincado mecanismo de exposição peniana, dependente da ereção e do relaxamento dos músculos retratores do pênis, bem como a manutenção da libido, são essenciais para que ocorra a cobertura e a deposição de espermatozoides no sistema reprodutor feminino.

O conhecimento dos componentes anatômicos e mecanismos fisiológicos relacionados ao sistema reprodutor do touro, detalhados neste capítulo, são essenciais para a compreensão de seu funcionamento, bem como para o entendimento das alterações morfofuncionais que afetam a eficiência dos processos reprodutivos masculinos.

REFERÊNCIAS

1. Nabor B. Anatomy of the reproductive system of the bull. In: Hopper RM (eds.). Bovine reproduction. 2.ed. New Jersey: Wiley Blackwell; 2021. p.5-10.
2. Blazquez NB, Mallard GJ, Wedd SR. Sweat glands of the scrotum of the bull. J Reprod Fertil 1988;83(2):673-7.
3. Setchell BP, Maddocks S, Brooks DE. Anatomy, vasculature, innervation and fluids of the male reproductive tract. In: Knobil E, Neill JD (eds.). Physiology of reproduction. 2.ed. New York: Raven; 1994. p.1063-175.
4. Bearden H, Fuquay J, Willard S. The male reproductive system. In: Applied Animal Reproduction. 6.ed. New Jersey: Pearson Prentice Hall; 2004. p.22-35.
5. Silveira TS, Siqueira JB, Guimarães SEF, Paula TAR, Miranda Neto T, Guimarães JD. Maturação sexual e parâmetros reprodutivos em touros da raça Nelore criados em sistema extensivo. Rev Bras Zootec 2010;39(3):503-11.
6. Dyce KM, Wensing CJG. Essentials of bovine anatomy. Philadelphia: Lea & Febiger; 1971.
7. Ryan PL, Hoffmann FG. Endocrine and exocrine function of the bovine testes. In: Hopper RM (eds.). Bovine reproduction. 2.ed. New Jersey: Wiley Blackwell; 2021. p.11-31.

8. Bardin C, Cheng C, Mustow N, Gunsalus G. The Sertoli cell. In: Knobil E, Neill JD (eds.). Physiology of reproduction, v. I. New York: Raven; 1993. p.1291-336.
9. Rawlings NC, Hafs HD, Swason LV. Testicular and blood plasma androgens in Holstein bulls from birth through puberty. J Anim Sci 1972;34(3):435-40.
10. Rizzoto G, Ferreira JCP, Codognoto VM, Oliveira RC, Mogollón HDG, Pupulim AGR, et al. Testicular hyperthermia reduces testosterone concentrations and alters gene expression in testes of Nelore bulls. Theriogenology 2020;152:64-8.
11. Sullivan R, Saez F. Epididymosomes, prostasomes, and liposomes: their roles in mammalian male reproductive physiology. Reprod Fertility 2013;146(1):R21-35.
12. Conine CC, Sun F, Song L, Rivera-Pérez JA, Rando OJ. Small RNAs gained during epididymal transit of sperm are essential for embryonic development in mice. Dev Cell 2018;46(4):470-80.
13. Senger PL. The organization and function of the male reproductive system. In: Pathways to Pregnancy and Parturition. 3.ed. Washington: Current Conceptions; 2015. p.44-79.
14. Kastelic JP, Rizzoto G. Thermoregulation of the testes. In: Hopper RM (eds.). Bovine reproduction. 2.ed. New Jersey: Wiley Blackwell; 2021. p.40-6.
15. Viana AGA, Martins AMA, Pontes AH, Fontes W, Castro MS, Ricart CAO et al. Proteomic landscape of seminal plasma associated with dairy bull fertility. Sci Reprod 2018;8(1):16323.
16. McGraw LA, Suarez SS, Wolfner MF. On a matter of seminal importance. BioEssays 2015;37(2):142-7.
17. Velho ALC, Menezes E, Dinh T, Kaya A, Topper E, Moura AA et al. Metabolomic markers of fertility in bull seminal plasma. PLoS One 2018;13(4):e0195279.
18. Kastelic JP, Cook RB, Coulter GH. Contribution of the scrotum, testes, and testicular artery to scrotal/testicular thermoregulation in bulls at two ambient temperatures. Anim Reprod Sci 1997;45(4); 255-6.
19. Nichi M, Bols PEJ, Züge RM, Barnabe VH, Goovaerts, Barnabe RC et al. Seasonal variation in semen quality in Bos indicus and Bos taurus bulls raised under tropical conditions. Theriogenology 2006;66:822-8.
20. Brito LFC, Silva AEDF, Barbosa RT, Kastelic JP. Testicular thermoregulation in Bos indicus, crossbred and Bos taurus bulls: relationship with scrotal, testicular vascular cone and testicular morphology, and effects on semen quality and sperm production. Theriogenology 2004;61:511-28.
21. Carvalho FA, Lammoglia MA, Simões MJ, Randel RD. Breed affects thermoregulation and epithelial morphology in imported and native cattle subjected to heat stress. J Anim Sci 1995;73:3570-3.
22. Staub C, Johnson L. Review: spermatogenesis in the bull. Animal 2018;12:s27-35.
23. Garcia-Oliveros LN, Arruda RP, Batissaco L, Gonzaga VHG, Nogueira VJM, Florez-Rodriguez SA et al. Chronological characterization of sperm morpho-functional damage and recovery after testicular heat stress in Nellore bulls. J Therm Biol 2022;106:103237.

CAPÍTULO 9

Avaliação clínico-reprodutiva em touros

Eliane Vianna da Costa-e-Silva
Fernando Galvani
Eneiva Carla Carvalho Celeghini
Gustavo Guerino Macedo
Graziela da Costa Alves Ferreira
Izadora Santana de Souza
Talitha Rocha Ferraz
Luiz Carlos Francisco-da-Silva

INTRODUÇÃO

O exame clínico andrológico é a ferramenta de eleição utilizada na avaliação da fertilidade de um reprodutor e envolve vários aspectos que podem interferir em seu potencial fértil. Normalmente é realizado em touros jovens na pré-comercialização, como forma de garantia reprodutiva; no período pré-estação de monta; quando existem falhas ou desordens reprodutivas nos rebanhos; na avaliação prévia ao ingresso nas centrais de coleta e processamento de sêmen; na determinação da puberdade, dentre outros. O exame clínico andrológico deve ser realizado por médico-veterinário, profissional com experiência adequada para a tomada de decisões sobre o real potencial reprodutivo dos animais, e é uma etapa fundamental e complexa para a seleção de reprodutores capazes de cumprir seus desafios nos sistemas de produção.

Nessa avaliação, aspectos ligados à espermatogênese, ou seja, à capacidade de produzir gametas de qualidade com potencial de fertilização (*potencia generandi*), e aspectos ligados ao transporte espermático do testículo até o encontro com o gameta feminino (*potencia coeundi*), são considerados de forma sistemática. A avaliação fica expressa em um certificado reprodutivo, mais conhecido como "andrológico" e tecnicamente como laudo de exame andrológico.

Uma boa avaliação deve seguir os princípios gerais da semiotécnica e ser realizado num ambiente adequado e seguro não só para o examinador como também para o animal, de preferência num tronco de contenção próprio para bovinos. O exame deve ser rigoroso e criterioso, devendo cumprir as diversas etapas que o compõem. Esse exame compreende:

- Informações do reprodutor.
- Minucioso exame clínico geral e específico do aparelho reprodutivo.
- Avaliação da qualidade do sêmen.
- Avaliação do comportamento sexual.
- Conclusão do laudo/certificado.

EXAME CLÍNICO GERAL E ESPECÍFICO

Informações do reprodutor

Um bom exame expressa com clareza as informações que ajudam a identificar o reprodutor: nome, raça, data de nascimento, número de controle e/ou registro junto a associação, proprietário, fazenda, município. Ainda podem ser somadas a essas outras informações que eventualmente sejam relevantes na melhor identificação do animal.

Exame clínico geral

O exame clínico divide-se em geral e específico. Para o exame geral considera-se o histórico do rebanho e do animal e uma anamnese detalhada, adicionando informações sobre o manejo nutricional e sanitário, a experiência sexual, bem como sobre o desempenho reprodutivo, caso já tenha experiência reprodutiva. A anamnese deve conter ainda descrição do manejo e histórico individual, principalmente as que possam afetar a fertilidade do rebanho, além de outras que do ponto de vista clínico possam influenciar na fertilidade do indivíduo em avaliação. Neste se reporta ainda o estado geral do animal, o escore corporal, o peso e a idade em meses. Incluem-se os sistemas locomotor, neurológico e pele.

Em sistemas de produção a pasto como é o caso do Brasil, é necessário reforçar a importância dos biotipos corretos de tamanho de prepúcio e dos melhores aprumos, sendo fundamental o rigor técnico, a fim de impedir o uso de animais que difundirão seus genes às populações, comprometendo os resultados econômicos da atividade no futuro.

APRUMOS

Os aprumos são essenciais para que o touro realize sua atividade de monta a campo. O reprodutor além de deslocar-se para identificar a vaca em estro, cortejá-la, depende de uma estrutura musculoesquelética adequada para realizar o salto e o serviço completo com eficiência. Os membros anteriores devem ser capazes de realizar a propulsão para o salto sobre a fêmea e os posteriores, de sustentar todo o peso do animal durante a execução do serviço completo. Para tanto, devem ter angulação correta e não podem ser frágeis.

Os principais defeitos nos aprumos (Figura 1) em touros estão localizados nos membros posteriores, principalmente nos jarretes, quartela e cascos. As alterações estão associadas ao ângulo dos jarretes, que quando corretos é de 160 graus (Figura 1). Quando essa angulação está diminuída, ao redor de 140 graus, o animal é classificado como perna de foice ou de cachorro. Por outro lado, quando a angulação é maior ao redor de 180 graus, o animal é classificado como perna reta ou de frango.

Ainda nos jarretes podem ser encontrados aumentos de volume, normalmente provenientes de derrames de líquido sinovial. Os defeitos na quartela e cascos normalmente são adquiridos e podem estar associados à idade e ao manejo inadequado do animal.

A frequência dessas alterações tem aumentado na população, dado o caráter hereditário e o uso de animais portadores. As alterações decorrentes do manejo são encontradas principalmente em populações destinadas às competições, nas quais os animais podem estar "turbinados", ou seja, em manejo nutricional excessivo.

As várias associações de criadores também promovem o treinamento de seus técnicos quanto à importância ao avaliar um indivíduo candidato ao registro e consequentemente como reprodutor. Após essa avaliação ele fica chancelado pela respectiva associação, como é o caso da ABCZ (Associação Brasileira dos Criadores de Zebu), que usa o EPMURAS.[1] Assim, características de estrutura corporal (E), precocidade (P), musculosidade (M), umbigo (U), caracterização racial (R), aprumos (A) e sexualidade (S) são avaliadas com o intuito de determinação da qualidade dos animais como reprodutores.

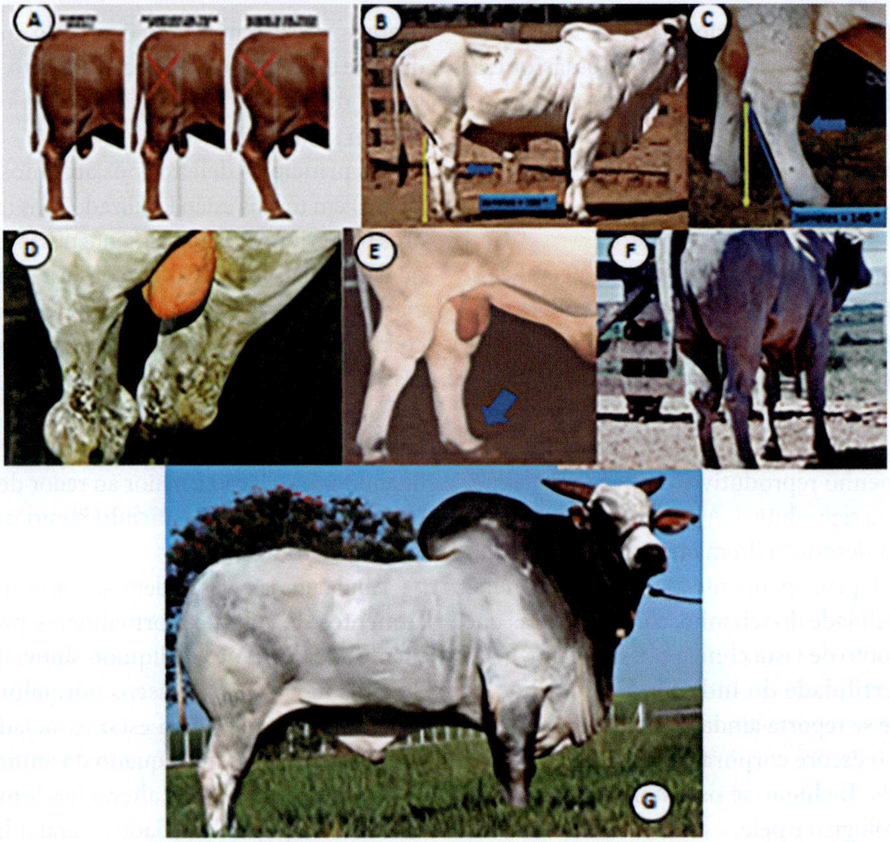

FIGURA 1 Características de aprumo de touros. A: aprumo de touro europeu e suas possíveis alterações. B: touro Nelore com "perna de frango". C: perna em formato de foice. D: touro de 2 anos com "perna de frango" e já com derramamento de líquido sinovial no jarrete. E: animal com quartela baixa-aquartelado. F: fratura da tíbia consolidada, um defeito adquirido. G: aprumos corretos.

Fonte: acervo dos autores.

Normalmente o candidato a reprodutor ainda jovem é inspecionado quanto a essas características após a realização do exame andrológico. Assim, cumpre ao andrologista e ao técnico da associação o papel fundamental de identificar e descartar animais cujos aprumos estejam comprometidos, evitando a proliferação de problemas de caráter genético e/ou problemas clínicos que comprometam o desempenho reprodutivo dos touros.

Maior responsabilidade ainda recai sobre os técnicos das associações que registram esses animais, chancelando-os como aptos do ponto de vista zootécnico, e os técnicos dos centros de coleta e processamento de sêmen (CCPS), que permitem a multiplicação dessa genética por meio da inseminação artificial (IA).

Exame clínico específico

Já o exame clínico específico deve compreender duas dimensões: avaliação específica do sistema reprodutivo, ou seja, os órgãos genitais, e o comportamento sexual.

No exame específico dos genitais são considerados os órgãos externos e internos, que devem ser avaliados quanto à presença, grau de desenvolvimento e integridade morfológica e funcional. Na avaliação externa, parte-se do escroto e verifica-se sua integridade, presença de lesões vivas, cicatrizes ou alterações que podem afetar a fertilidade do animal, principalmente a existência de processos inflamatórios, como dermatite escrotal.

Um aspecto secundário, porém relevante, em algumas raças seria a pigmentação, uma vez que animais de baixa pigmentação, ou despigmentados, são mais suscetíveis a lesões de pele no escroto, fato este presente em algumas raças e/ou linhagens de zebus.

Testículos

Na sequência são avaliados os testículos, nos quais se verificam simetria, consistência, mobilidade dentro da bolsa, temperatura e sensibilidade. A posição de implantação dos testículos bovinos é subinguinal com orientação vertical, com testículos posicionados no escroto desde o nascimento. Quando deslocados caudodorsalmente em direção à região perineal, pode ser indicativo de falhas da diferenciação sexual, acompanhados ou não de abertura em fundo cego na porção medial do escroto.

Alterações observadas, como aumentos de volume ou lesões, devem ser bem descritas quanto à consistência e localização, adotando-se a terminologia de porção apical, equatorial e basal, além dos planos anatômicos: dorsal/ventral, cranial/caudal, lateral/medial (Figura 2). Aumentos de volume circunscritos devem ser cuidadosamente avaliados, medidos quanto ao diâmetro e descritos por meio de imagens ultrassonográficas.[2]

A realização da biometria testicular é composta pelo perímetro escrotal (PE), comprimento, largura e espessura dos testículos (Figura 3). A medida do PE deve ser obtida com o auxílio de uma fita métrica escrotal, após a tração dos testículos, de forma a contemplar a região de maior perímetro. O PE é associado ao número de células produzidas por dia e por grama de parênquima testicular.

Já o volume testicular (VT) pode ser obtido principalmente com base em fórmulas específicas, que consideram o comprimento e a largura testicular mensurados com o auxílio de um paquímetro. Essa medição seria a ferramenta de eleição a ser utilizada por sua maior aptidão para predição da capacidade de produção diária de espermatozoides, porém, estas não apresentam a mesma facilidade de obtenção quando comparadas ao PE. A medida do comprimento testicular inclui a cabeça e exclui a cauda do epidídimo. A largura testicular é executada na posição lateromedial mais larga do órgão.

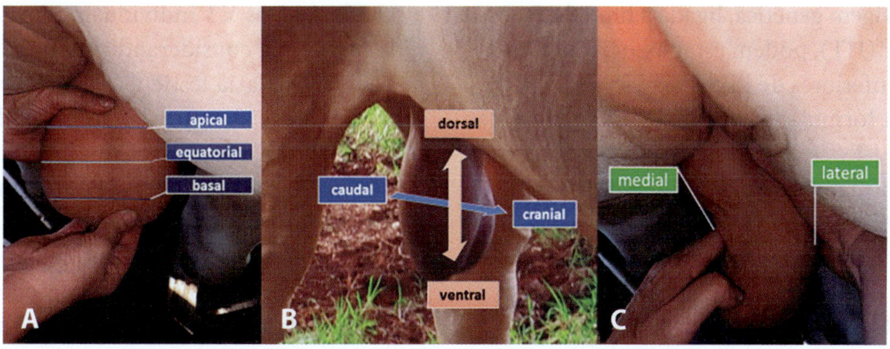

FIGURA 2 Planos anatômicos utilizados para descrever o posicionamento de alterações observadas nos testículos de touros.

Fonte: acervo dos autores.

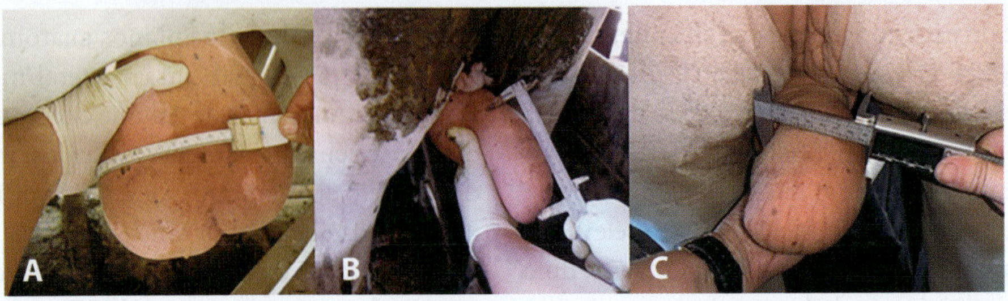

FIGURA 3 Biometria testicular. A: perímetro escrotal, mensuração realizada na porção mais equatorial de maior dimensão dos testículos e medidas de (B) comprimento testicular com paquímetro posicionado dorsoventralmente, incluindo a cabeça do epidídimo e excluindo a cauda, e (C) largura testicular (lateromedial).
Fonte: acervo dos autores.

O PE é uma das características reprodutivas mais empregadas em modelos matemáticos no melhoramento genético animal, pelo fato de estar relacionada à precocidade sexual, além da produção espermática total e do número de ejaculados férteis por dia, propiciando otimizar a proporção touro:vaca a ser adotada durante a estação de monta. Os zebuínos apresentam maior variabilidade na forma testicular, e, para não incorrer em equívoco diante de animais com testículos alongados, porém com volume normal, adota-se o volume testicular total (VTT) como alternativa, evitando assim descartes desnecessários.[3] Formatos testiculares diferentes, principalmente entre os zebuínos, e também o regime de criação, ou seja, animais suplementados ou não, a sazonalidade e questões de origem genética, ligada a hipoplasia testicular (HT), podem estar associados a medidas inferiores de PE.[4]

A fórmula matemática para mensuração do VTT é estabelecida em função da variação do formato testicular (FT). É preciso inicialmente defini-lo por meio da razão entre comprimento e largura testicular:[5]

- Razão 1: $\leq 0{,}5$ = longo.
- Razão 2: 0,51 a 0,625 = longo/moderado (maioria dos zebuínos).
- Razão 3: 0,626 a 0,75 = longo/oval.
- Razão 4: 0,751 a 0,875 = oval/esférico.
- Razão 5: $> 0{,}875$ = esférico.

Assim, para testículos com formato longos a longos/ovais adota-se a equação proposta por Fields et al.:[6]

> $VTT = 2[(r^2)\ \pi\ h]$, em que o raio (r) é igual a metade da LT (LT/2), a constante matemática $\pi = 3{,}1416$, e a altura (h) é o comprimento testicular (CT), ou seja, $VTT = 2\ [(LT/2)^2)\ \pi\ CT]$

Para formatos ovais/esféricos a esféricos a fórmula ideal é $VTT = 2 \times [4/3\ (LT/2) \times (CT/2)^2]$, proposta por Bailey et al.[7] Quando há suspeita de assimetria testicular, as medidas devem ser feitas em ambos os testículos e calculam-se os VT individuais com a medida ipsilateral, considerando o animal suspeito de hipoplasia testicular se a diferença for maior que 10% entre o VT de cada lado.

No entanto, é importante que a alteração de simetria seja acompanhada de alterações patognomônicas nos aspectos físicos e no espermograma (mais detalhes no capítulo 10, "Diagnóstico e tratamento das afecções reprodutivas de touros"). A Sociedade Americana de Teriogenologia dilata a diferença de VT entre os testículos para 20%, no entanto é preciso ponderar que essa afecção é associada a genes de expressão variada e de difícil controle, e seu diagnóstico preciso dependeria de biopsia testicular. Dessa forma, a campo uma maior rigidez nos descartes de assimetria é um procedimento mais seguro. Por outro lado, na falta de touros no mercado, o cuidado de realizar a coleta seminal nesses animais com diferenças entre 10% e 20% e de acompanhar a progênie pode ser um modo de não descartar animais com potencial fértil.

Existem várias tabelas sugerindo PE por faixa etária disponíveis na literatura, mas para adotar uma tabela o médico-veterinário deve conhecer a origem da população de machos que compuseram o estudo antes de tomar a decisão de utilizá-la. Em situações de maior rigor ambiental, seja climático ou nutricional, a melhor estratégia é definir a média e o desvio padrão por grupo contemporâneo na população avaliada na propriedade e estabelecer a pressão de seleção baseada na disponibilidade de animais e na perspectiva de reposição.

Essas tabelas devem ser adotadas com cuidado, buscando utilizar parâmetros de seleção mais rigorosos em rebanhos com perfil nutricional adequado e de elite. E adotá-lo na interpretação clínica sempre considerando o ambiente de criação e manutenção do animal, bem como a qualidade seminal. Para bovinos da raça Nelore, a publicação mais recente do *Manual para exame andrológico e avaliação de sêmen animal*[8] trouxe a apresentação de PE (média e desvio padrão) obtida a partir da junção de dados cedidos por diversos pesquisadores do país, atuantes principalmente em rebanhos das regiões Centro-Oeste e Sudeste. Costa e Silva et al.[9] apresentaram critérios de seleção que podem ser adotados a partir do alcance da maturidade sexual baseados nas medidas apresentadas no Manual do CBRA (Tabela 1).

TABELA 1 Sugestão de pressão de seleção por perímetro escrotal (PE, média e desvio padrão) por faixa etária de touros da raça Nelore de acordo com o perfil médio apresentado em CBRA[8]

Idade, meses (média ± DP)	PE, cm (média ± DP)	Descarte (▲pressão)	Descarte (▼pressão)
12 (12,4 ± 0,5)	22,5 ± 2,8	–	–
14 (14,0 ± 0)	25,3 ± 3,2	–	–
16 (16,2 ± 0,4)	27,3 ± 4	23,3	19,3
18 (18,2 ± 0,2)	28,5 ± 3,3	25,2	21,9
20 (20,1 ± 0,3)	31,2 ± 2,6	28,6	26
22 (21,9 ± 0,2)	32,5 ± 2,4	30,1	27,7
24 (23,3 ± 0,6)	33 ± 2,8	30,2	27,4
36 (35,8 ± 0,6)	33,1 ± 2,5	30,6	28,1
48 (48 ± 0,5)	34,7 ± 2,4	32,3	29,9
60 (59,9 ± 0,3)	35,1 ± 2,6	32,5	29,9
> 60 (90,5 ± 21,4)	37,2 ± 2,4	34,8	32,4

▲: alta pressão de seleção; ▼: baixa pressão de seleção.
Fonte: adaptada de Costa e Silva et al.[9]

Em touros púberes antes dos 14 meses de idade, chamados superprecoces, o PE como única característica clínica não permite distingui-los dos animais precoces que poderão atingir a puberdade entre 14 e 17 meses. Para tanto, o exame clínico deve ser associado com a avaliação ultrassonográfica. Nesses casos, para definir precisamente a idade à puberdade, o animal deve ser submetido a coletas seminais.[10] Esse é um recurso de seleção para idade a puberdade dos machos, mas não há garantia de fertilidade na vida adulta. Para essa finalidade, um novo exame clínico andrológico deve ser realizado cerca de 4 meses depois, quando o animal deverá alcançar a maturidade sexual.

As orientações para touros *Bos taurus* seguem a tendência de definir parâmetros mínimos até os 24 meses de idade, mas no Brasil, em muitas regiões, ainda se observam touros com idades bem mais avançadas. Portanto, para o médico-veterinário de campo é importante ter informações sobre faixas etárias maiores ou definir o padrão médio dentro da população examinada. As sugestões de PE/faixa etária para touros europeus não tem mudado nos últimos anos, e definem 30, 32, 33 e 34 cm para animais nas faixas etárias entre 15 a 18, > 18 a 21 > 21 a 24 e > 24 meses, respectivamente.[11] No entanto, no Brasil, apesar dos efeitos ambientais, o PE de raças europeias tem apresentado valores bem superiores, como observado por Menegassi et al.[12] em animais oriundos do Rio Grande do Sul (Tabela 2). Mas não há uma tabela de orientação dos critérios clínicos com PE médio e desvio padrão para bovinos europeus ou seus ecótipos em diferentes idades para o Brasil Central.

É importante ressaltar que condições ambientais adversas, como calor e sazonalidade alimentar, levam a atraso no desenvolvimen-

TABELA 2 Média + erro padrão (SD) do perímetro escrotal de touros de acordo com a raça e a faixa etária de 2 e 3 anos de idade no Rio Grande do Sul

Grupo racial	Raça	2 anos			3 anos		
		n	Média	SD	n	Média	SD
Britânico	Aberdeen Angus	1.681	36,45^{b}	2,79	1.439	37,53^{ab}	2,76
	Devon	364	36,69^{ab}	3,05	280	38,06^{a}	2,73
	Hereford	600	36,43^{b}	3,19	535	37,08^{b}	3,08
	Polled Hereford	1.376	37,86^{a}	3,30	966	37,86^{a}	2,92
	Red Angus	1.705	36,83^{ab}	2,99	1.485	37,88^{a}	2,82
	Shorthorn	12	33,38^{c}	2,48	51	35,05^{c}	2,13
Total		**5.738**	**36,27^{A}**	**3,09**	**4.756**	**37,24^{A}**	**3,03**
Continental	Charolês	516	36,19	3,11	346	37,52	3,11
	Limousin	69	32,98	3,31	36	36,62	3,41
Total		**585**	**35,45^{AB}**	**3,22**	**382**	**37,07^{A}**	**3,04**
Sintético	Braford	1.210	34,93^{b}	2,91	1.162	35,99^{b}	2,99
	Brangus	1.312	35,71^{ab}	3,29	1.401	37,13^{a}	3,05
	Montana	310	36,18^{a}	2,64	59	37,47^{a}	2,47
	Santa Gertrudis	77	34,98^{b}	2,95	46	36,84^{ab}	3,01
Total		**2.909**	**35,45^{AB}**	**3,36**	**2.668**	**36,85^{A}**	**3,08**

Letras diferentes na mesma coluna indicam diferença estatística ($P < 0,05$)
Fonte: adaptada de Menegassi et al.[12]

to corporal e a menor crescimento testicular e por consequência atraso na puberdade.[13] Para obter progresso genético em relação à precocidade sexual, o recomendável é a correção do PE para o efeito não só da idade como também do peso corporal.[14,15]

Epidídimos

Sequencialmente, avaliam-se os epidídimos, por meio da palpação nos segmentos da cabeça, corpo e cauda, buscando identificar simetria, posição anatômica em relação ao testículo, consistência e aplasias segmentares, formações granulomatosas e demais processos inflamatórios (epididimites). Classifica-se a cauda do epidídimo em proeminente ou difusa, e quanto à consistência, em flácida, elástica ou duro-elástica; ou numericamente em 1, 2, 3, respectivamente. As alterações patológicas: fibrótica, calcificação etc., devem ser descritas.

Cordão espermático

O cordão espermático deve ser avaliado também por palpação, quando verifica-se a espessura, consistência e sensibilidade, merecendo atenção especial a presença de dilatação e tortuosidades das veias do plexo pampiniforme e das veias cremastéricas, que caracterizam um quadro de varicocele e outros processos inflamatórios, que dependendo do grau podem comprometer a fertilidade.

Pênis e prepúcio

O prepúcio deve ser avaliado quanto a sua integridade, presença de lesões e obstruções impeditivas de exposição peniana. O comprimento prepucial preocupa principalmente nas raças zebuínas, uma vez que a maioria dos reprodutores é utilizada em sistemas de criação a pasto, tornando-os mais suscetíveis a lesões, o que pode comprometer ou até mesmo impedir o desempenho da função reprodutiva. O tamanho do prepúcio pode ser avaliado por medidas morfométricas (comprimento do prepúcio e distância do óstio ao abdome) ou por escore visual.[16] Na avaliação visual do prepúcio atribuem-se escores lineares em escalas que podem variar de 1 a 6 (Figura 4), em que a nota 1 refere-se a umbigos e bainhas prepuciais muito reduzidas e a nota 6 corresponde a umbigos e bainhas prepuciais muito pendulosos. A variação de escores de 2 a 4 é considerada ideal para as raças zebuínas. Deve-se eliminar da reprodução os touros com prepúcio muito longo, que ultrapasse a linha do jarrete, tendo em vista a herdabilidade dessa característica, que predispõe à ocorrência de lesões nessa estrutura.[17]

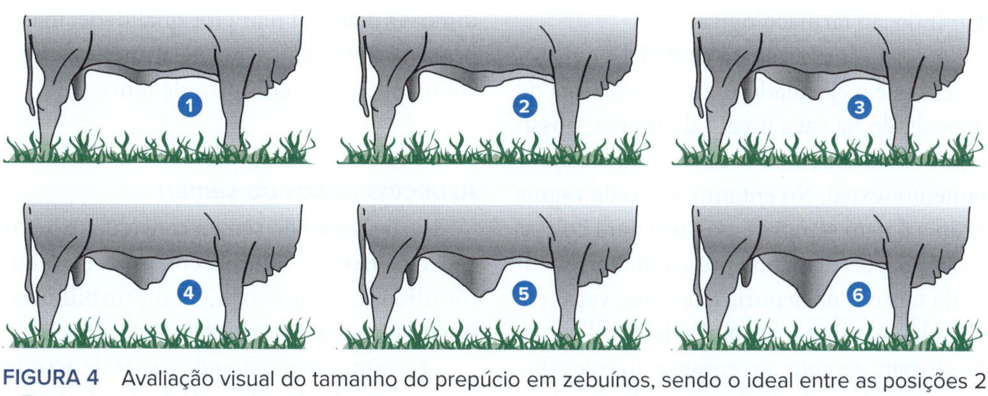

FIGURA 4 Avaliação visual do tamanho do prepúcio em zebuínos, sendo o ideal entre as posições 2 e 5.

Fonte: Koury Filho et al.[17]

Glândulas sexuais anexas

No exame clínico da genitália masculina interna são avaliadas as glândulas sexuais anexas: glândulas vesiculares, próstata, ampolas e glândulas bulbouretrais ou de Cowper. Para que essa abordagem seja adequada é fundamental o conhecimento da anatomia desses órgãos, e a avaliação ultrassonográfica é uma ferramenta útil no exame das glândulas vesiculares e ampolas, principalmente na identificação de processos obstrutivos, neoplasias ou processos inflamatórios.[2]

Processos inflamatórios das glândulas podem ser avaliados mediante achados nos aspectos físicos do ejaculado: diminuição rápida da motilidade pós-coleta é observada, uma vez que a secreção glandular só tem contato com os espermatozoides no momento da ejaculação.

Quando não há nenhum comprometimento do ejaculado em touros que serão utilizados em rebanhos comerciais, não há por que condená-los ao descarte. Em touros de rebanhos de genética as assimetrias e aplasias segmentares já devem ser olhadas com maior rigor.

Coleta seminal

Em bovinos a coleta de sêmen pode ser realizada com a vagina artificial, por meio da eletroejaculação, da massagem de ampolas e por indução farmacológica.

A coleta com a vagina artificial é o método em que o ejaculado mais se aproxima do depositado na vaca no ato da monta, possibilitando, também, a avaliação do comportamento sexual. No entanto, o uso da vagina artificial nem sempre é possível para coletas a campo, pois demanda pré-condicionamento do touro e, na maioria das vezes, vacas em cio, além de que o animal seja dócil ao cabresto para garantir a segurança do coletador.

A grande maioria dos reprodutores brasileiros é mantida em sistema extensivo, portanto não são condicionados, sendo coletados mais facilmente por eletroejaculação. Por essa razão é o método de eleição. Existem no mercado vários modelos de equipamentos que funcionam ligados a bateria (12 Volts), que oferecem autonomia de trabalho e protocolos automatizados e/ou manuais para a coleta. As formas de onda podem ser quadrada, pulsativa e senoidal; os equipamentos com onda senoidal geram menor sensibilidade no animal e, portanto, menos reatividade.[18] A adoção de métodos de estimulação que respeitem o limiar de sensibilidade de cada animal em vez de utilizar protocolos fixos de estimulação diminui quedas do animal e melhora seu conforto, sem comprometer a segurança dos técnicos e coletadores.

Outro método que produz bons resultados é a massagem das ampolas, que exige perícia do médico-veterinário para não gerar lesões traumáticas em glândulas mais sensíveis à manipulação, como a glândula vesicular. Esse método encontra resistência entre alguns profissionais que entendem que ele pode favorecer a ocorrência de processos inflamatórios, principalmente vesiculites.

Coletas farmacológicas são alternativas para indivíduos com afecções adquiridas impeditivas da adoção de outros meios, além da coleta *post-mortem*, que pode ser realizada até 12 horas, obtendo-se fluido do epidídimo. O material tem pior qualidade, mas é possível obter amostras de animais de alto valor zootécnico em casos de morte.

Avaliação do sêmen

Aspectos físicos do sêmen

Na avaliação do sêmen consideram-se os aspectos físicos: volume, cor, aspecto, odor, motilidade progressiva, vigor, turbilhonamento e concentração espermática.

O volume seminal pode variar de acordo com o método de coleta, de 2 a 6 mL através da vagina artificial, indo até 25 mL com a eletroejaculação, e o volume tende a ser maior, devido ao estímulo das glândulas acessórias. O volume sofre ainda influência da raça, idade, manejo e dieta, atividade sexual ou frequência de coleta do reprodutor.

A coloração do ejaculado é, normalmente, esbranquiçada, podendo ocorrer amarelo (riboflavinas) ou amarelo citrino (fisiológico), sendo, portanto, normal. São consideradas não fisiológicas as colorações amarelo-esverdeada, que pode estar relacionada a contaminações purulentas/fezes, rósea ou avermelhada, presença de sangue ou marrom (sangue hemolisado), ou sujo (poeira). A presença de sangue, urina e secreções purulentas no ejaculado pode resultar em perda da qualidade seminal.

O aspecto reflete a concentração de espermatozoides no ejaculado, e pode variar de leitoso a marmóreo (cremoso), opaco (opalescente) e aquoso. Essas características podem ser utilizadas como estimativa da concentração espermática.

O sêmen bovino não tem odor *sui generis*, mas pode apresentar alterações como odor de urina em caso de contaminação durante a estimulação da coleta, ou até mesmo fétido, fruto de alterações em órgãos de trânsito espermático ou em glândulas acessórias.

O turbilhonamento ou a motilidade de massa é resultado da associação entre a concentração e a motilidade. Avalia-se com uma gota de sêmen na lâmina aquecida a 34 a 37 °C sem a lamínula, sob microscopia óptica comum, em aumento de 40 a 100 vezes. A leitura é realizada em escala de 0 a 5, em que:

- 0: ausência de turbilhão.
- 1: movimento lento, ondas rasas com áreas densas ocasionais.
- 2: movimento moderado, ondas ainda rasas, início de aparecimento de aglomerações de espermatozoides.
- 3: movimento ativo, ondas nítidas e aglomerações ou turbilhões com aparecimento de algumas áreas escuras a negras.
- 4: movimento ativo e forte, ondas negras pronunciadas sem divisar espermatozoides nas bordas da gota.
- 5: movimento ativo e intenso, ondas com contracorrente e formação de áreas negras densas.

A motilidade é a estimativa da porcentagem de espermatozoides móveis, apresenta correlação com a fertilidade e deve ser avaliada imediatamente após a coleta, depositando-se uma gota de sêmen entre lâmina e lamínula preaquecidas a 34 a 37 °C aproximadamente e observadas sob microscopia em aumento de 100 a 200 vezes. A avaliação leva em consideração espermatozoides com movimento progressivo, não se considera aqueles que apresentem movimentos circulares, o que em uma análise subjetiva exige treinamento.

A avaliação da motilidade pode ser comprometida na ocorrência de choque térmico ou osmótico e por ação dos ventos. Outras opções para campo podem ser sistemas computadorizados em *tablets* disponíveis no mercado para leituras menos subjetivas, desde que ocorra treinamento no preparo do material.

O vigor ou a motilidade progressiva individual do espermatozoide é dada em uma escala de 0 a 5, e representa a intensidade de deslocamento retilíneo da célula no campo do microscópio. Juntamente com a motilidade, estão diretamente associados à fertilidade. Vigor inferior a 3 e motilidade inferior a 60% estão associados à baixa fertilidade em touros a campo. O estabelecimento de critérios mais rígidos na avaliação dessas variáveis depende de um manejo nutricional e sanitário adequado; em rebanhos com alta pressão de seleção a motilidade não deve ser inferior a 70%.

Nas avaliações a campo, vários fatores podem afetar a leitura da motilidade, vigor e turbilhonamento, como material frio e vento. O ideal é manter o sêmen, desde a coleta até as avaliações, sob temperatura semelhante à corporal, ao redor de 37 °C. No entanto, em dias muito frios, quando a coleta é feita por eletroejaculação, é difícil proteger o ejaculado e a diminuição da motilidade pode ocorrer, devendo ser ponderada na avaliação. Nesses casos, novas coletas podem ser necessárias.

A concentração é dada pelo número de espermatozoides por mililitro (sptz/mL) e pode variar com o método de coleta (menor na eletroejaculação), dieta, estações do ano, raça, indivíduo, além de problemas patológicos. É obtida a partir de uma amostra do ejaculado previamente diluída com micropipetas automáticas em volumes precisos. Em bovinos, usualmente se fazem diluições de 1/100 (20 µL de sêmen em 2 mL de solução) para touros muitos jovens ou 1/200 (20 µL de sêmen em 4 mL de solução) para animais adultos. As soluções conservantes utilizadas para preparar amostras para concentração são as mesmas para as amostras destinadas à análise de morfologia da célula: solução de formol-salina a 10% (solução de Hancock[19]), solução de formol citrato (solução de 2,94% de citrato de sódio adicionada de 4% de formol) ou solução de DMPBS (solução salina tamponado modificada de Dulbecco) a 4% de formol. A fim de economizar na solução conservante e diminuir o impacto ambiental, atualmente tem-se procurado diminuir o volume. Assim, basta acrescentar 5 ou 10 µL de sêmen em 1 mL de solução, para fazer diluição de 1/200 ou 1/100, respectivamente.

A contagem é feita em câmara de Neubauer (CN) ou hematimétrica sob microscopia de campo claro (aumento de 200 a 400 vezes). A CN possui dois retículos contendo 25 quadrados maiores (Figura 5). Para sêmen fresco de animal adulto conta-se 1/5 da CN (5/25); para animal jovem, conta-se toda a CN (25/25). Contam-se os dois lados da câmara e calcula-se a média. Se o resultado entre os lados apresentar diferença maior que 10%, uma nova CN deve ser preparada e refeita a contagem. Para evitar contar uma

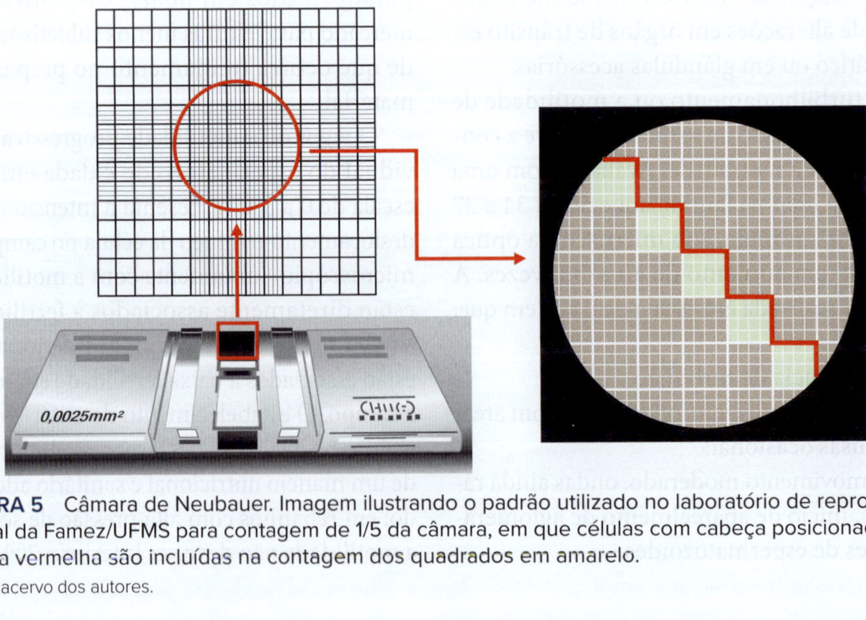

FIGURA 5 Câmara de Neubauer. Imagem ilustrando o padrão utilizado no laboratório de reprodução animal da Famez/UFMS para contagem de 1/5 da câmara, em que células com cabeça posicionada sob a linha vermelha são incluídas na contagem dos quadrados em amarelo.

Fonte: acervo dos autores.

célula mais de uma vez, estabelece-se uma rotina, registrando somente as cabeças espermáticas dentro do quadrado e nas linhas divisórias superior e direita, marcadas em vermelho na Figura 5. O importante é o técnico estabelecer um método e segui-lo sempre, para evitar confusão e erros na contagem. O cálculo da concentração espermática após contagem na CN está mais detalhado no Quadro 1.

QUADRO 1 Descrição do cálculo da concentração espermática após contagem em Câmara de Neubauer (CN)

A média obtida pela contagem na CN deve ser multiplicada por um fator de conversão calculado considerando a altura da câmara, a fração contada da CN e a diluição pela fórmula:

$$\text{Concentração} = \frac{\text{Média da CN}}{\text{altura da câmara} \times \dfrac{\text{número de quadrados contados}}{\text{número de quadrados totais}} \times \text{diluição}}$$

Convertendo em números, considerando a contagem de 1/5 da CN e a diluição de 1/100, temos:

$$\text{Concentração} = \frac{\text{Média da CN}}{\frac{1}{10} \times \frac{5}{25} \times \frac{1}{100}}$$

Desdobrando-se:

$$\text{Concentração} = \text{Média da CN} \times \left(\frac{10}{1} \times \frac{25}{5} \times \frac{100}{1}\right)$$
$$\text{Concentração} = \text{Média da CN} \times (10 \times 5 \times 100)$$
$$\text{Concentração} = \text{Média da CN} \times 5.000$$

Esse resultado expressa o número de espermatozoides por milímetro cúbico (mm^3). Para a conversão em centímetro cúbico (cm^3 = mL), multiplica-se por mil:

$$\text{Concentração} = \text{Média da CN} \times 5.000 \times 1.000$$

Dessa forma, toda vez que for contado 1/5 da CN com uma diluição de 1/100, a média da CN deve ser multiplicada por 5 milhões ou 5×10^6, resultando no número de espermatozoides/mL.

Multiplicando a concentração pelo volume tem-se o número total de espermatozoides do ejaculado.

Os fatores de conversão mais comumente utilizados para bovinos encontram-se na Tabela 3. A representatividade está relacionada com a diluição: quanto menor for a diluição da amostra, menor será a representatividade de cada célula contada, diminuindo a margem de erro. Dessa forma, em animais muito jovens ou em ejaculados muito diluídos ou, ainda, quando se quer aumentar a precisão, procura-se realizar uma diluição em menor volume de solução conservante e contar a CN toda.

Existem hoje espectrofotômetros no mercado ajustados para a contagem espermática. No entanto, em ejaculados com muitas células leucocitárias ou epiteliais essa leitura fica comprometida. A campo muitos técnicos, por questão de agilidade, têm adotado a associação entre turbilhonamento e aspecto do

TABELA 3 Diluição prévia de volume conhecido de sêmen em meio de conservação e fatores de conversão para cálculo da concentração espermática por mL do ejaculado de bovinos

Diluição	Contagem da CN	Fator de conversão
1/100	1	1×10^6
	1/5	5×10^6
1/200	1	2×10^6
	1/5	10×10^6

CN: câmara de Neubauer.

ejaculado para ter uma noção da concentração, deixando a concentração espermática para situações que demandam diagnóstico diferencial em animais com suspeita de oligospermia ou para definir entrada à puberdade, além de calcular a diluição para congelação do ejaculado. É importante considerar que essa é uma estimativa imprecisa que, quando o touro apresentar percentual elevado de alterações morfológicas ou motilidade em limiares clínicos críticos, não permitirá a construção de raciocínio biológico fidedigno.

Avaliação da morfologia espermática

A morfologia espermática tem grande impacto na fertilidade do touro e é essencial para o diagnóstico e prognóstico do potencial fértil de um touro.[20,21]

A preparação da amostra para análise posterior ou envio ao laboratório deve ser feita com cuidado, de modo a preservar a integridade da célula. Adota-se a diluição nos meios de conservação como solução de formol-salina a 10% (solução de Hancock[19]), solução de formol citrato (solução de 2,94% de citrato de sódio em formol a 4%) ou solução de DMPBS (solução salina tamponado modificada de Dulbecco) a 4% de formol. O pH desses meios de conservação da célula deve estar entre 6,8 e 7,2. É importante sempre aferir o pH do meio para que não provoque alterações nas células espermáticas. Deve ser adicionada uma alíquota do ejaculado capaz de turvar a solução no recipiente.

Alguns cuidados estão associados a uma melhor amostra para análise morfológica do sêmen. Recipientes do tipo microtubos com tampa facilitam a recuperação de espermatozoides, principalmente quando a concentração da amostra for baixa. Excessos levam à formação de grumos e impossibilitam uma leitura confiável das lâminas. Deve se evitar o choque térmico entre o sêmen e a solução de preservação, que deve estar aquecida a temperatura de 37 °C. Atenção! Não diluir em água: células espermáticas são hidrofóbicas e, dependendo da qualidade da água (osmolaridade e pH), podem apresentar alterações morfológicas como edema de acrossoma e alterações de peça intermediária e cauda.

Para análise da morfologia espermática é necessário um microscópio de boa qualidade; segundo Freneau et al.,[21] a técnica adotada afeta o resultado. Lâminas coradas são avaliadas em objetiva de imersão sob aumento de pelo menos 1.000 vezes e estão mais sujeitas a artefatos e dificuldade de leitura de algumas anormalidades de cabeça e peça intermediária. Para maior acuidade e praticidade sugere-se realizar a avaliação em preparações úmidas, entre lâmina e lamínula, utilizando a microscopia de contraste de fase ou de interferência diferencial (DIC). A recomendação geral é que se faça contagem de 200 células, no entanto técnicos bem treinados apresentam confiabilidade em contagens de 100 células quando as amostras apresentam baixo percentual de defeitos. Em ejaculados com alto percentual de defeitos recomendam-se contagens de maior número de células, 200 a 400, para obter maior acurácia no espermograma.

- Lâminas com esfregaço corado: após a coleta de sêmen, faz-se a preparação do esfregaço em lâminas aquecidas (37 °C). A lâmina de esfregaço deve ser posicionada em ângulo de 45 graus à frente da gota da amostra de modo a "puxar" o sêmen e evitar a decapitação das células. Os corantes devem possuir boa capacidade de penetração na célula. Uma técnica simples é a coloração por vermelho Congo.[22] Levar a microscopia de campo claro em aumento de 1.000 vezes sob imersão. O preparo dos esfregaços e a técnica de coloração das lâminas podem provocar artefatos de técnicas; para evitar leituras errôneas, contam-se apenas: perda do acrossoma, cabeça piriforme, subdesenvolvida, isolada patológica, delgada, estreita na base, formas teratoides e CGLP (cabeças curta, gigante, larga ou pequena normais); formas teratológicas (cabeça, peça intermediária ou cauda duplas); implantação de peça intermediária (abaxial, retroaxial ou oblíqua).
- Preparação úmida: depositar uma gota da amostra do ejaculado diluído em meio conservante entre lâmina e lamínula e retirar o excesso com papel filtro sob pressão manual (a célula é achatada; em caso de excesso de volume ela pode estar posicionada lateralmente, e isso também dificulta sua avaliação). Utilizar microscopia de contraste de fase ou de interferência diferencial; aumento de 1.000 a 1.250 vezes. A formação de grumos em amostras diluídas em concentração excessiva impossibilita a avaliação das células, e muitas vezes o acréscimo de mais solução conservante não melhora a qualidade da amostra, impedindo a leitura do material. Para facilitar a identificação das alterações morfológicas é possível associar a preparação úmida com corantes como o Rosa Bengala, Giemsa em que se acrescenta uma gota do corante quando da preparação em lâmina úmida.

Na preparação úmida contam-se os defeitos de acrossoma (*knobbed*, rugoso, edema), acrossoma desprendido, GCP (gota citoplasmática proximal), vacúolos (*Pouch formation* ou diadema e vesículas), alterações de peça intermediária em saca-rolha (*corckscrew*), pseudogota, fibrilação, *stump defect*, aplasia de bainha mitocondrial e aplasia segmentar da bainha mitocondrial, edema, *Dag defect;* CFD/CFE (cauda fortemente dobrada ou enrolada), GCD (gota citoplasmática distal), cabeça isolada normal. Lâminas úmidas bem preparadas, sem excessos, ficam homogêneas, límpidas. Sob a microscopia de contraste de fase de boa definição ótica, um técnico bem treinado consegue realizar a avaliação morfológica e identificar com eficiência todas os defeitos, sem a necessidade de uma segunda leitura em lâmina corada.

A morfologia espermática deve estar individualmente discriminada no laudo, podendo-se agrupá-las nas diferentes formas de classificação morfológica. Mas temos preferido trabalhar com a classificação por impacto na fertilidade:[23] defeitos maiores ou menores (Quadro 2). Os defeitos maiores são aqueles que têm maior impacto sobre a fertilidade; os menores, aqueles que não têm sido diretamente associados à infertilidade.

Usualmente se adotam limites clínicos no espermograma, procurando garantir que um touro apresente no máximo 20% de defeitos maiores e 25% de defeitos menores, mas a soma total de defeitos apresentados no ejaculado não deve ultrapassar 30% das células, ou seja, um reprodutor deve apresentar 70% de células morfologicamente normais. Orienta-se também que os defeitos maiores indi-

QUADRO 2 Classificação de anormalidades espermáticas de acordo com o impacto sobre a fertilidade pela definição de Blom[23]

Espermograma	
DEFEITOS MAIORES	
Gota citoplasmática proximal (GCP)	
Alterações de acrossoma	**Formas teratológicas (TERAT)**
Knobbed acrossome (KB)	Cabeças duplas/múltiplas
Rugoso	Peças intermediárias duplas/múltiplas
Edema (AC–Ed)	Caudas duplas/múltiplas
Acrossoma destacado ou rompido	
Alterações de cabeça	**Alterações de peça intermediária**
Subdesenvolvido (SUBD)	Aplasia da bainha mitocondrial (ABM)
Cauda enrolada na cabeça (CEC)	Aplasia segmentar da bainha mitocondrial (ASBM)
Cabeça isolada patológica (IsP)	*Dag defect* (DAG)
Estreito na base (EB)	Edema (PI-ED)
Piriforme (PIRIF)	Encurvada (PI-ENC)
Pequeno anormal	Fibrilação (PI-FIB)
Crista nuclear (Crnuc)	Fratura (PI-FRAT)
Formas teratoides (FA)	Pseudogota (PDG)
Vacúolos – *Pouch formation*, vesículas (VAC)	*Stump defect* (STUMP)
Alterações de cauda	
Cauda fortemente dobrada ou enrolada (CFD/CFE)	Dobrada c/ gota protoplasmática distal (CDG)
DEFEITOS MENORES	
Alterações de cabeça	**Alterações de peça intermediária**
Delgado (DELG)	Cabeça isolada normal (IsN)
Cabeça gigante, larga, curta, pequena normal	Inserções abaxial (ABX), retroaxial (RX), oblíqua
Alterações de cauda	**Gota citoplasmática distal**
Cauda dobrada ou enrolada simples	
Outros achados	
Bactérias	Hemácias
Células epiteliais	Leucócitos
Células primordiais (gigantes ou multinucleadas)	Medusas

vidualmente fiquem limitados a 5% e os menores a 10%.

Lembrando sempre que a interpretação das alterações morfológicas de acordo com o histórico e a condição clínico-reprodutiva apresentada pelo animal e considerando os conhecimentos sobre processo espermatogênico e trânsito espermático é que permitirá uma conclusão clínica adequada. A adoção de critérios rígidos dos limiares críticos do espermograma de forma absoluta pode levar a erros de diagnóstico, ou seja, é um processo biológico e não matemático.

E no espermograma ainda dividimos essas alterações por partes da célula espermática: cabeça (defeitos de acrossoma, cabeça piriforme, delgada, CGLP, isolada normal/anormal, *Pouch formation*, crateras, diademas, contorno anormal, cabeças duplas – formas teratológicas, inserção abaxial), peça intermediária (colo irregular, dobrada – com ou sem gota, enrolada, parcial ou totalmente desnuda, *corkscrew* – saca-rolha, *Dag*, espessada ou edemaciada, irregular, encurvada) e cauda (CDS/CFD, CFE, pseudogota, GCP/GCD, oblíqua/retroaxial, duplas – formas teratológicas, cauda enrolada na cabeça). As alterações morfológicas podem ser vistas nas Figuras 6, 7, 8 e 9.

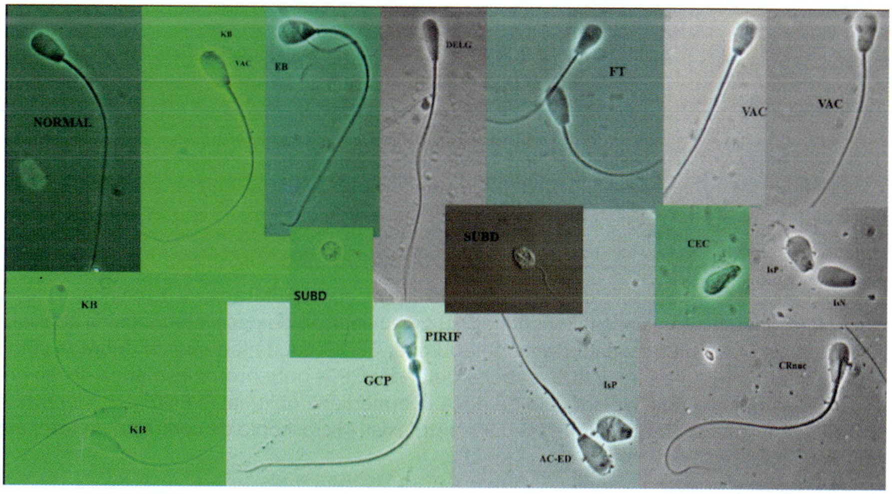

FIGURA 6 Alterações morfológicas da cabeça espermática.

AC-ED: edema de acrossoma; CEC: cauda enrolada na cabeça; CRnuc: crista nuclear; DELG: cabeça delgada; EB: cabeça estreita na base; FT: formas teratoides; GCP: gota citoplasmática proximal; IsN: cabeça isolada normal; IsP: cabeça isolada patológica; KB: acrossoma com *knobbed*; normal: espermatozoide normal; PIRIF: cabeça piriforme; SUBD: subdesenvolvido; VAC: vacúolos.

Fonte: acervo dos autores.

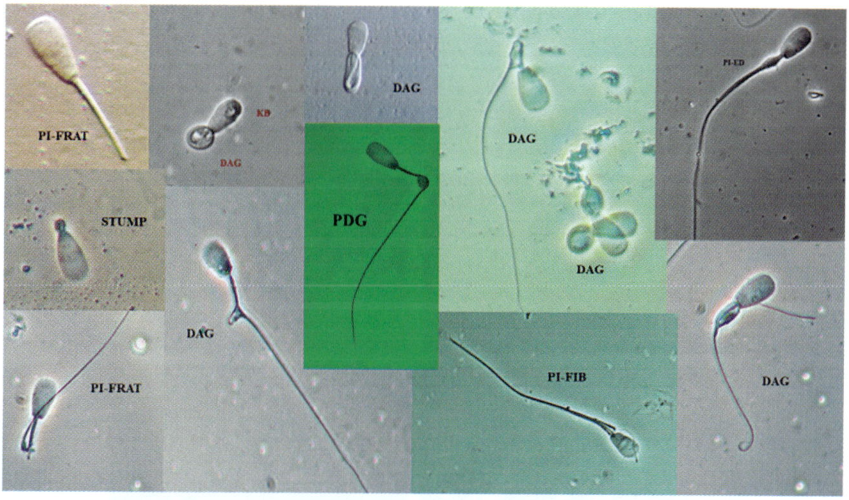

FIGURA 7 Alterações morfológicas de peça intermediária em espermatozoide bovino.

DAG: *dag defect*; KB: acrossoma com *knobbed*; PDG: pseudogota; PI-ED: peça intermediária edemaciada; PI-FIB: peça intermediária fibrilada; PI-FRAT: peça intermediária fraturada; STUMP: *stump defect*.

Fonte: acervo dos autores.

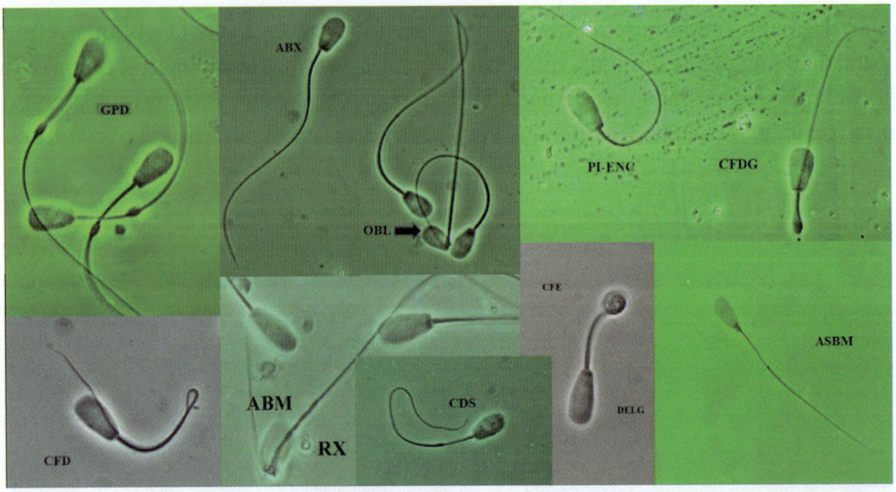

FIGURA 8 Alterações morfológicas de peça intermediária e cauda. ABM: aplasia da bainha mitocondrial; ASBM: aplasia segmentar da bainha mitocondrial; ABX: implantação de peça intermediária abaxial; CDS: cauda dobrada simples; CFD: cauda fortemente dobrada; CFDG: cauda fortemente dobrada com gota; CFE: cauda fortemente enrolada; DELG: cabeça delgada; GPD: gota protoplasmática distal; normal: espermatozoide normal; OBL: implantação de peça intermediária oblíqua; PI-ENC: peça intermediária encurvada; RX: implantação de peça intermediária retroaxial. Microscópio de contraste de fase, aumento de 1.000x.

Fonte: acervo dos autores.

A

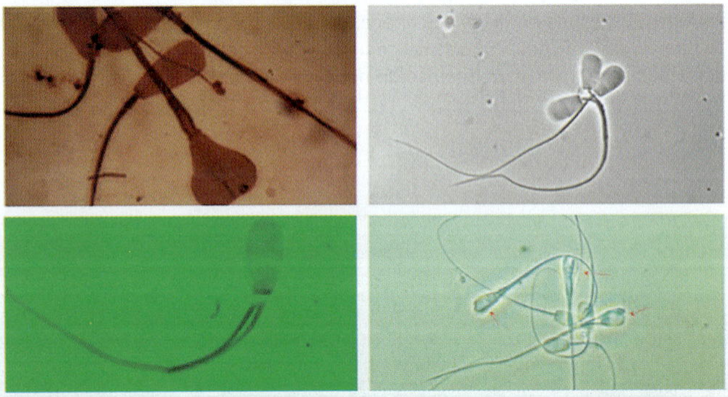

B

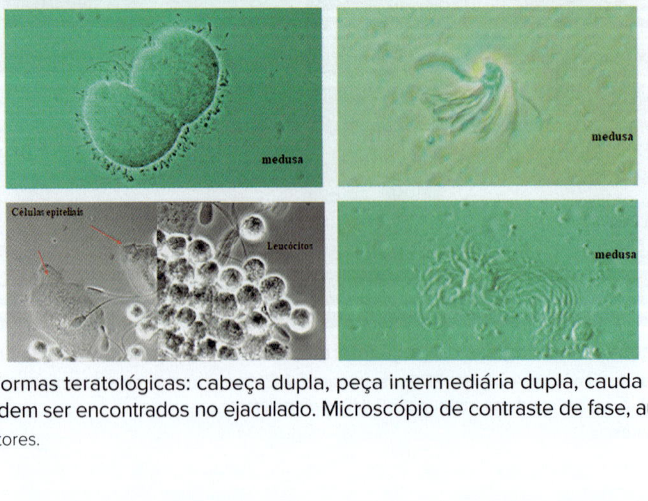

FIGURA 9 A – Formas teratológicas: cabeça dupla, peça intermediária dupla, cauda dupla. B – Outros elementos que podem ser encontrados no ejaculado. Microscópio de contraste de fase, aumento de 1.000x.

Fonte: acervo dos autores.

Outras classificações podem ser adotadas de acordo com sua origem: defeitos primários, secundários ou terciários,[24] além do conceito de defeitos compensáveis *vs.* não compensáveis proposto por Saacke:[25] os compensáveis seriam anormalidades espermáticas que impedem os espermatozoides de alcançar a tuba uterina; ou que são transportados, mas que não são capazes de penetrar a zona pelúcida; com o aumento da concentração espermática, há aumento da possibilidade de fertilização. Já os não compensáveis são alterações da célula espermática que permitem que estas alcancem a tuba uterina. São capazes de penetrar a zona pelúcida e desencadear a reação acrossomal, mas incompatíveis com o desenvolvimento embrionário, por isso não podem ser compensados pelo aumento da concentração.

Exame do comportamento sexual

A avaliação comportamental dos animais deve ser realizada, como exame auxiliar, em reprodutores sob suspeita de dificuldades locomotoras, alterações neurológicas ou comportamentais. Dadas as diferenças comportamentais entre os bovinos *Bos taurus* e *Bos indicus*, a adoção de testes de capacidade de serviço (Figura 10A) para touros europeus[26] pode agregar na avaliação do potencial reprodutivo do touro, permitindo o ajuste de proporção touro:vaca (PTV) na estação reprodutiva. Já para touros zebuínos a valoração de comportamentos típicos do padrão comportamental de *Bos taurus* na metodologia de testes de libido (Figura 10C) proposta por Chenoweth[27] levou à expressão de baixos escores de libido que não apresentaram reflexos na fertilidade a campo; por outro lado, mostrou uma grande perspectiva de melhor utilização desses touros em PTV muito menores do que as tradicionais. Em acasalamentos múltiplos, sob alta PTV, 4% a 5%, há pouca influência de classificação da libido ou capacidade de serviço.[9]

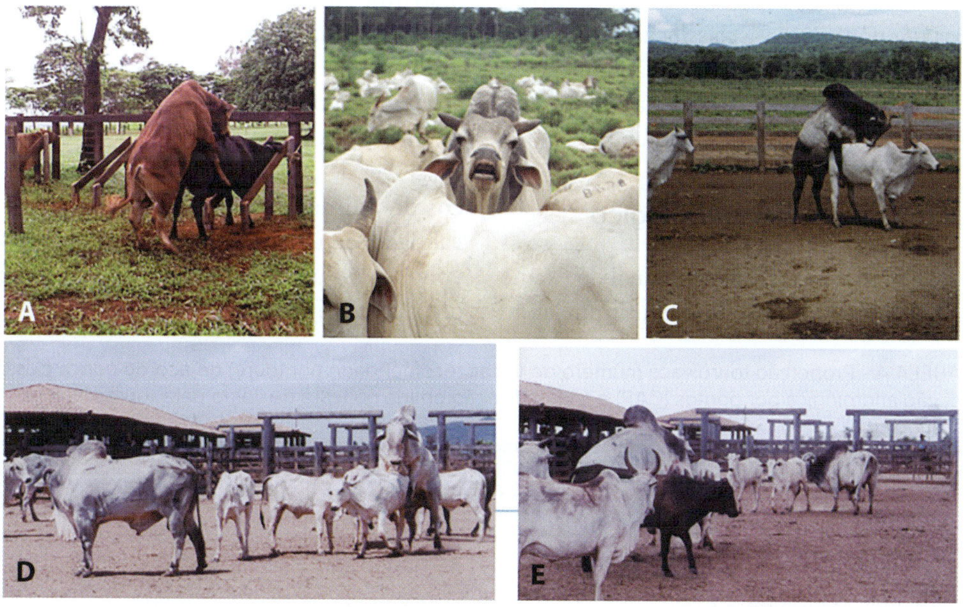

FIGURA 10 A: teste de capacidade de serviço em touros Brangus. B: comportamento sexual de Nelore a campo. C: teste de libido em touro Nelore. D e E: teste de libido com múltiplos touros Nelore.
Fonte: acervo dos autores.

Para os zebuínos algumas tentativas de adaptar o teste de libido foram realizadas por Vale Filho et al.[28] (Figura 10D) e Pineda et al.[29] Testando a proposta de Vale Filho et al.,[28] Salvador et al.[30] observaram variação efetiva da fertilidade de touros com classificação andrológica semelhante. Os animais de alta fertilidade, classificados por uma metodologia que já incluía peculiaridades do comportamento sexual de zebu, alcançaram taxas de gestação superiores aos de baixa libido. No entanto, os resultados ainda são controversos, principalmente quando se utilizam sistemas de acasalamento múltiplo para desafiar os animais, uma vez que a campo (Figura 10B) há diferenças na expressão do comportamento sexual em decorrência da interferência da hierarquia social, que resulta em diferentes oportunidades de acesso às vacas.[31]

A adoção de testes comportamentais torna-se essencial se houver interesse em utilizar os touros em PTV menor do que 2%.[9,32,33] Fonseca et al.[33] apresentaram uma proposta de associação entre a classificação andrológica por pontuação e a classificação por testes de libido para definir a proporção touro:vaca a ser adotada sem prejuízos da prenhez ao final da estação reprodutiva (Tabela 4).

Laudo de exame andrológico

O médico-veterinário, no final do exame andrológico completo, deve emitir um laudo de aptidão reprodutiva (Quadro 3) contendo todas as informações obtidas de exame clínico do animal, método de coleta seminal e avaliações de aspectos físicos e morfológicos do sêmen, além de exames complementares. Ao final, a conclusão do laudo deve apresentar diagnóstico provável do animal e prognóstico de utilização para reprodução, como a sugerida por Fonseca et al.[34] (Figura 11).

Ainda, na porção final do laudo deverá ser informada com clareza a data do exame, o responsável pelo exame e seu respectivo registro no Conselho profissional como médico-veterinário, além da validade do exame, se o animal for considerado apto, ou o prazo para reexame, ou "ainda" destiná-lo claramente ao descarte se considerado inapto.

O laudo individual é usual para animais que serão destinados a leilão, em contendas judiciais ou para diagnóstico de afecções, tratamentos ou até mesmo para atestar sequelas pós-afecções adquiridas. É importante ter a consciência de que o laudo é um instrumento legal que pode ser utilizado como garantia da integridade de um reprodutor no ato da compra, mas também em contendas comerciais na justiça, por isso datar o laudo do dia da avaliação clínica, descrever detalhadamente os aspectos clínicos do animal e estabelecer um prazo de validade são uma garantia para todos os envolvidos no processo, inclusive para o médico-veterinário.

TABELA 4 Proporção touro:vaca (número de vacas recomendado por touro) de acordo com a classificação andrológica por pontos (CAP) e a classificação obtida no teste de libido para touros Nelore (*Bos indicus*)

CAP	Classificação quanto à libido			
	Excelente	Muito bom	Bom	Questionável
Excelente	80 a 100	70	60	50
Muito bom	60	55	50	40
Bom	50	45	40	30
Questionável	x	x	x	x

Fonte: adaptada de Fonseca et al.[32]

QUADRO 3 Modelo de laudo de exame andrológico

IDENTIFICAÇÃO DA EMPRESA			
			Ficha Clínica:
LAUDO DE EXAME ANDROLÓGICO			
A - IDENTIFICAÇÃO DO REPRODUTOR			
Nome:		RAÇA:	
Data de Nasc:	Idade:	REGISTRO:	
PROPRIETÁRIO/ FAZENDA			
LOCALIZAÇÃO:			
B - EXAME CLÍNICO			
1. Histórico e Anamnese:			
2. Geral:	Escore:	Peso:	
3. Dos Genitais:			
- Prepúcio:			
- Pênis:			
- Escroto:			
- Testículos:			
PERÍMETRO ESCROTAL		**Pontuação (CAP)**	
BIOMETRIA TESTICULAR (C x L x E) TD		Volume Testicular (cm³)	
TE			
- Epidídimo:			
- Cordão Espermático e Ampolas:			
- Vesículas Seminais:			
- Próstata:			
- Ultrassonografia (Imagens):			
4. Comportamento Sexual			
5. Método de coleta:			

C - ESPERMOGRAMA				
CARACTERÍSTICAS FÍSICAS DO EJACULADO				
Volume do Ejaculado (ml)		**coloração:**	**aspecto:**	
Turbilhonamento(0-5)		**Concentração($x10^6$/ml)**		
Motilidade(%)		**Concentração viáveis($x10^6$/ml)**		**Pontuação (CAP):**
Vigor(0-5)		**Concentração Total($x10^6$)**		

CARACTERÍSTICAS MORFOLÓGICAS			
ALTERAÇÕES DE ACROSSOMA		**ALTERAÇÕES DE CAUDA**	
"Knobbed acrossome"		Cauda fortemente dobrada /enrolada	
Rugoso		Dobrada c/ gota protoplasmatica distal	
Edema		**Total de defeitos maiores**	
Acrossoma destacado/rompido		**ALTERAÇÕES DE CABEÇA**	
Gota citoplasmática proximal		Delgado	
ALTERAÇÕES DE CABEÇA		Gigante, larga, curta, pequena normal	
Subdesenvolvido		**ALTERAÇÕES DE PEÇA INTERMEDIÁRIA**	
Cauda enrolada na cabeça		Isolada normal	
Cabeça isolada patológica		Inserções abaxial, retroaxial, oblíqua	
Crista nuclear		**ALTERAÇÕES DE CAUDA**	
Estreito na base		Cauda dobrada ou enrolada simples	
Formas teratóides		Gota citoplasmática distal	
Piriforme		**Total de defeitos menores**	
Pequeno anormal		**TOTAL DE DEFEITOS**	
Vacuolo (*pouch formation*, vesiculas)		**TOTAL DE CÉLULAS NORMAIS**	
FORMAS TERATOLÓGICAS		**PONTUAÇÃO MORFOLOGIA (CAP)**	
ALTERAÇÕES DE PEÇA INTERMEDIÁRIA		**PONTUAÇÃO TOTAL (CAP)**	
Aplasia bainha mitocondrial		**OUTROS ELEMENTOS**	
Aplasia segmentar b. mitocondrial		Bactérias	
"Cocks crew" (saca-rolha)		Células epiteliais	
"Dag defect"		Células primordiais	
Edema		Hemáceas	
Encurvada		Leucócitos	
Fratura		Medusa	
Pseudogota		Obs:	
Stump defect			

D. OUTROS EXAMES	
CORANTE SUPRAVITAL	
TESTE HIPOSMÓTICO	
Cultura e antibiograma	
E. CONCLUSÃO	
Local e data	Responsável técnico: CRMV- Laboratório

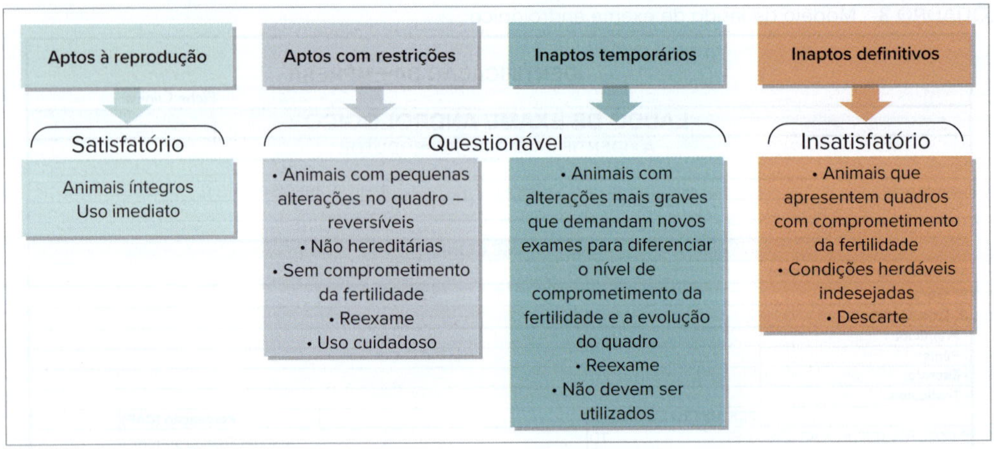

FIGURA 11 Classificação dos touros quanto ao prognóstico de uso para reprodução proposta por Fonseca et al.[34]

Em grandes propriedades, em exames clínicos andrológicos pré-estação reprodutiva, muitas vezes os prognósticos e laudos são apresentados na forma de relatório em planilhas por meio de classificação e até *ranking* em sistemas de pontuação para seleção dos animais a serem mantidos para reprodução, animais a serem vendidos e descartes. Ainda assim, essa planilha deve ser datada em todas as suas páginas, conter informações do médico-veterinário responsável com número de inscrição do CRMV, além de ser, obviamente, assinada.

- Animais com pequenas alterações no quadro – reversíveis.
- Não hereditárias.
- Sem comprometimento da fertilidade.
- Reexame.
- Uso cuidadoso.

Para seleção intrarrebanho, considerando todos os aspectos do exame andrológico, uma opção sempre interessante é a classificação por pontos, que ranqueia os touros aptos à reprodução e permite um descarte consciente de animais saudáveis, considerando perímetro escrotal, aspectos físicos e morfológicos do sêmen. Baseando-se na tabela de classificação por pontos apresentada no Manual do Colégio Brasileiro de Reprodução animal,[8] Costa e Silva et al.[9] apresentaram uma adaptação quanto ao perímetro escrotal (Tabela 5). Muito importante lembrar que o sistema de classificação por pontos só deve ser adotado para a população de touros considerados clinicamente aptos à reprodução.

TABELA 5 Classificação andrológica sugerida para touros zebus, baseada na circunferência escrotal e nas características físico-morfológicas do sêmen

Parâmetro	Excelente	Muito bom	Bom	Questionável
Aspectos físicos				
Vigor (1-5)	5	4-5	4	< 3
Motilidade	> 70%	60%-70%	50%-60%	< 50%
Total de pontos	16-20	12 < 16	10 < 12	< 10

(continua)

TABELA 5 Classificação andrológica sugerida para touros zebus, baseada na circunferência escrotal e nas características físico-morfológicas do sêmen *(continuação)*

Parâmetro	Excelente	Muito bom	Bom	Questionável
Aspectos morfológicos				
Defeitos maiores (%)	< 10	> 10-15	> 15-20	> 20
Defeitos totais (%)	< 15	> 15-20	> 20-30	> 30
Total de pontos	35-40	25 < 35	15 < 25	< 15
Perímetro escrotal (cm)				
24-35 meses	> 35	33 < 35	30 < 33	< 28
36-47 meses	> 36	34 < 36	31 < 34	< 30
48-59 meses	> 37	35 < 37	33 < 35	< 33
Acima de 60 meses	> 38	36 < 38	33 < 36	< 33
Total de pontos	35-40	25 < 35	15 < 25	< 15
Total do reprodutor	86-100	62 < 86	40 < 62	< 40

Fonte: adaptada de Costa e Silva.[9]

Para que o ranqueamento possa ser mais bem explorado, é importante adotar uma escala contínua de pontuação a fim de que os animais não fiquem agrupados demais. A correspondência de pontos (Pt) dentro do sistema de tabelas para classificação andrológica poderia ser realizada da seguinte forma:

TABELA 6 Correspondência de pontos (Pt) dentro do sistema de tabelas para classificação andrológica

Aspectos físicos													
Motilidade	**80**	**70**	**60**	**50**	**40**	**30**	**20**	**10**	**0**				
Pontuação	20	16	12	10	8	4	2	0	0				
Vigor	**5**	**4**	**3**	**2**	**1**	**0**							
Pontuação	20	16	12	8	4	0							
Aspectos morfológicos													
Defeitos maiores (%)													
%	< 5	6	7	8	9	10	11	12	13	14	15	16	17
Pontuação	40	39	38	37	36	35	33	31	29	27	25	23	21
%	18	19	20	21									
Pontuação	19	17	15	0									
Defeitos totais (%)													
%	10	11	12	13	14	15	16	17	18	19	20	21	22
Pontuação	40	39	38	37	36	35	33	31	29	27	25	23	21
%	23	...	29	30	31								
Pontuação	22	...	16	14	0								

(continua)

TABELA 6 Correspondência de pontos (Pt) dentro do sistema de tabelas para classificação andrológica *(continuação)*

Perímetro escrotal (cm)													
24-35 meses													
PE (cm)	28	29	30	31	32	33	34	35	36	37	38	39	40
Pontuação	12	13	14	15	20	25	30	35	36	37	38	39	40
36-48 meses													
PE (cm)	30	31	32	33	34	35	36	37	38	39	40	41	42
Pontuação	12	13	14	15	20	25	30	35	36	37	38	39	40
48-59 meses													
PE (cm)	33	34	35	36	37	38	39	40	41	42	43	44	45
Pontuação	12	16	20	22	24	26	30	34	36	40	40	...	...
> 60 meses													
PE (cm)	33	34	35	36	37	38	39	40	41	42	43	44	45
Pontuação	12	16	20	22	24	26	30	34	36	40	40	...	...

ANÁLISES ESPERMÁTICAS COMPLEMENTARES

Em alguns casos, a falha da fertilidade do touro não é diagnosticada durante as análises espermáticas realizadas de rotina, indicando a necessidade de mais investigações. Essa falha no diagnóstico se deve ao fato de que a habilidade fértil do espermatozoide é multifatorial, ou seja, depende de diversas características estruturais e morfofuncionais espermáticas, que vão além das características de motilidade, concentração e morfologia. Assim, a avaliação de estruturas espermáticas específicas é importante e pode contribuir no diagnóstico da falha na fertilidade, tais como a integridade e a funcionalidade das membranas plasmática, acrossomal e mitocondrial, o equilíbrio dos fatores antioxidante/pró-oxidante, a habilidade em passar pelo processo de capacitação espermática, a integridade da cromatina, além das características intrínsecas, nas quais são considerados conteúdos moleculares e de organelas do espermatozoide, como proteínas, RNAs e centríolos.[35-37]

Atualmente, existem várias técnicas de análise espermática desenvolvidas e em desenvolvimento, desde aquelas mais simples, que requerem material e equipamentos mais acessíveis, até aquelas que demandam laboratório mais especializado e equipamentos de alto custo. A escolha da técnica depende da suspeita clínica e da disponibilidade de equipamentos laboratoriais.

Técnicas de análises espermáticas com o uso da microscopia de campo claro

Algumas técnicas de avaliação espermática, possíveis de serem realizadas sob microscopia de campo claro, podem dar informações sobre a função e a integridade da membrana plasmática, a integridade do acrossomo, a atividade mitocondrial e a integridade da cromatina.

A função da membrana plasmática pode ser avaliada utilizando o teste hiposmótico, que consiste em submeter os espermatozoides a uma solução hipotônica, capaz de provocar um estresse osmótico. Frente a essa solução hiposmótica, somente os espermatozoides com membrana plasmática funcional serão capazes de enrolar a cauda como resposta. Para essa técnica, o sêmen deve ser diluído (1:3) em solução hiposmótica (1,5 mM de frutose + 1,5 mM de citrato de sódio, em água destilada) pré-aquecida (37 °C) e incubado por 30 minutos/37 °C. Após a incubação, prepara-se uma câmara úmida e contam-se os espermatozoides, em aumento de 400×, anotando-se aqueles com cauda enrolada antes e após o estresse osmótico. A diferença entre as contagens refere-se ao percentual de espermatozoides com membrana plasmática funcional.[38,39]

A integridade da membrana plasmática pode ser avaliada com o uso dos corantes eosina e nigrosina, cuja literatura apresenta várias técnicas com diferenças sutis entre as concentrações de cada componente; no entanto, pode-se comprar kits comerciais prontos para o uso. O preparo é simples, acrescenta-se a uma gota do sêmen, uma gota do corante, homogeneíza-se e prepara-se o esfregaço. A contagem dos espermatozoides pode ser realizada em aumento de 1.000×, diferenciando os espermatozoides não corados (membrana plasmática íntegra) dos corados em rosa (membrana plasmática lesada), como representado no Quadro 4 e ilustrado na foto da Figura 12.

QUADRO 4 Classificação das células espermáticas de acordo com a integridade da membrana plasmática, detectada pela coloração de eosina/nigrosina

Representação das cores	Descrição	Significado clínico
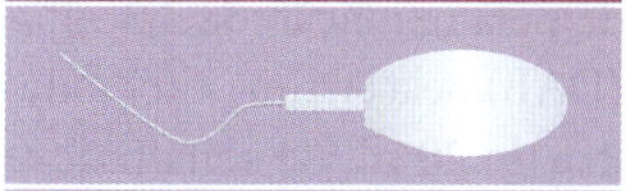	Contorno celular marcado pela nigrosina (fundo roxo) e célula não corada pela eosina	Espermatozoide com membrana plasmática íntegra
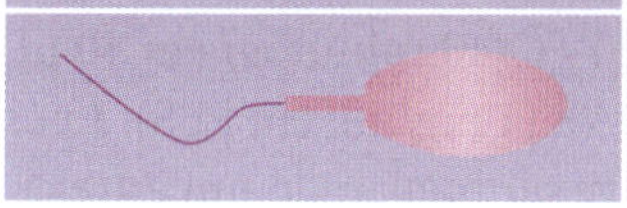	Contorno celular marcado pela nigrosina (fundo roxo) e célula corada em rosa pela penetração da eosina	Espermatozoide com membrana plasmática lesada

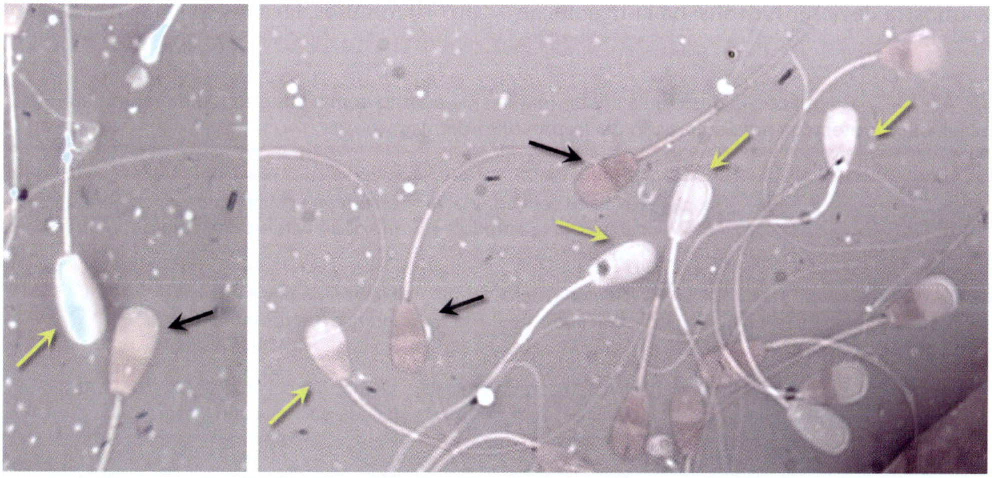

FIGURA 12 Células espermáticas coradas por eosina/nigrosina para avaliação da integridade da membrana plasmática. As setas amarelas indicam espermatozoide com membrana plasmática íntegra (não corada) e as setas pretas indicam espermatozoides com membrana plasmática lesada (coradas em rosa), aumento de 1.000×.

Fonte: acervo dos autores.

A associação do corante *Trypan-blue*, que permite identificar a integridade da membrana plasmática, com o corante *Giemsa*, que identifica a integridade do acrossomo, permite classificar os espermatozoides em quatro categorias, como representado no Quadro 5. Quando a membrana plasmática está íntegra, o núcleo apresenta-se não corado, e quando há lesão da membrana plasmática, o núcleo cora-se em azul escuro. Por outro lado, o acrossomo íntegro cora-se em rosa, enquanto o acrossomo lesado não se cora. Nessa classificação, deve-se dar relevância ao percentual de espermatozoides com ambas as membranas, plasmática e acrossomal, íntegras na amostra do sêmen.[40,41]

A integridade da cromatina espermática pode ser avaliada utilizando-se o corante azul de toluidina. Caracteriza-se por um método rápido, de baixo custo e eficiente para o diagnóstico da fragmentação do DNA espermático em touros. Para essa técnica, prepara-se um esfregaço com uma gota do sêmen e fixa-se utilizando-se solução de etanol-ácido acético (1:3, v/v) por um minuto, seguida de solução de etanol 70% por 3 minutos. Após, a amostra deve ser hidrolisada com solução de ácido clorídrico (HCl, 4N), sendo lavada intensamente com água e deixada secar ao ar. Após seca, uma gota de 0,025% de azul de toluidina em tampão fosfato-ácido cítrico, pH 4, deve ser colocada sobre a lâmina, que deverá ser coberta por lamínula (24 × 60 mm). A leitura deve ser realizada entre 3 e 20 minutos após a montagem da lâmina, sob microscopia de campo claro, regulada no modo de iluminação de Köhler, em aumento de 1.000×. São contadas 500 células, classificadas em três grupos: ATI – cromatina íntegra (núcleo corado em azul claro), ATII – cromatina parcialmente desfragmentada (núcleo corado em violeta claro) e ATIII – cromatina altamente desfragmentada (núcleo corado em violeta escuro),[42] representadas no Quadro 6.

A atividade citoquímica mitocondrial pode ser avaliada pela oxidação da 3,3'-diaminobenzidina (DAB) pela enzima citocromo C.[43] Uma amostra de 20 µL de sêmen deve ser incubada (37 °C/40 minutos) em 50 µL da solução de DAB (1 mg/mL em PBS). Após a incubação, deve ser preparado um esfregaço, seco ao ar, fixado em formaldeído a 10% por 10 minutos, lavado em água, novamente

QUADRO 5 Classificação das células espermáticas de acordo com a integridade da membrana plasmática, detectada pela coloração de *Trypan blue/Giemsa*

Representação das cores	Descrição	Significado clínico	Siglas
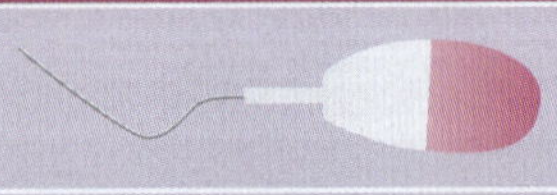	Núcleo sem corar e acrossomo corado em rosa	Membrana plasmática íntegra e acrossomo íntegro	PIAI
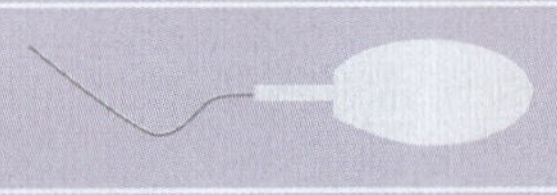	Núcleo e acrossomo sem corar	Membrana plasmática íntegra e acrossomo lesado	PIAL
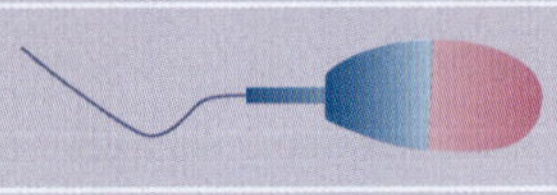	Núcleo corado em azul e acrossomo corado em rosa	Membrana plasmática lesada e acrossomo íntegro	PLAI
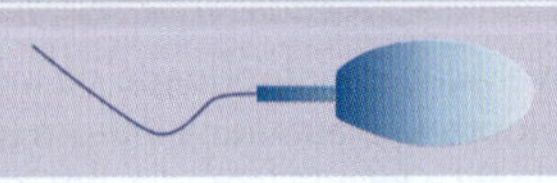	Núcleo corado em azul e acrossomo sem corar	Membrana plasmática lesada e acrossomo lesado	PLAL

seco ao ar, e avaliado sob microscopia óptica de contraste de fase, em aumento de 400×, contando-se 200 espermatozoides. Os espermatozoides são classificados nas classes DAB I (100% da peça intermediária corada), DAB II (mais de 50% da peça intermediária corada), DAB III (menos de 50% da peça intermediária corada) e DAB IV (ausência de coloração na peça intermediária), representados no Quadro 7.

Técnicas de análises espermáticas com o uso da microscopia de epifluorescência ou citometria de fluxo

Quando há a disponibilidade de microscopia de epifluorescência ou de citometria de fluxo, as sondas fluorescentes são marcadores eficientes, com amplo uso para análise espermática e que permitem identificar

QUADRO 6 Classificação das células espermáticas de acordo com a integridade da cromatina, detectada pela coloração de azul de toluidina

Representação das cores	Descrição	Significado clínico	Classe
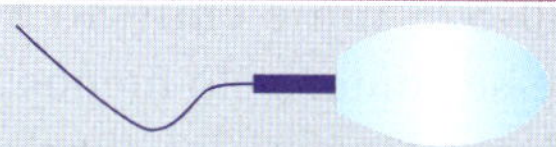	Núcleo corado em azul claro	Cromatina íntegra	ATI
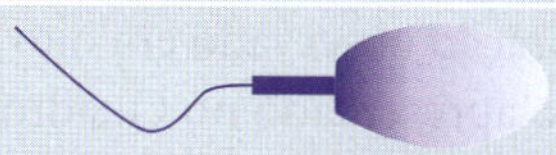	Núcleo corado em violeta claro	Cromatina parcialmente desfragmentada	ATII
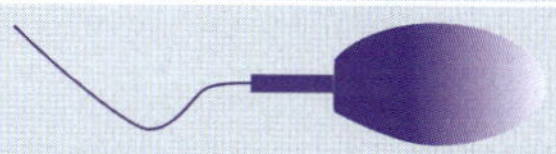	Núcleo corado em violeta escuro	Cromatina altamente desfragmentada	ATIII

QUADRO 7 Classificação das células espermáticas de acordo com a atividade mitocondrial, detectada pela oxidação da 3,3'-diaminobenzidina (DAB), sendo que o acúmulo do corante é proporcional à atividade mitocondrial

Representação das cores	Descrição	Significado clínico	Classe
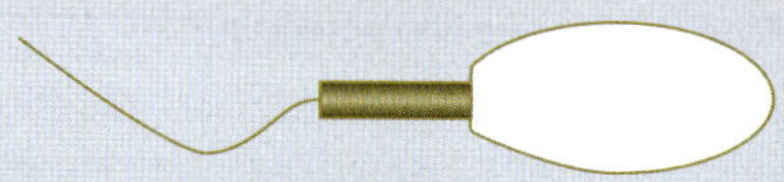	100% da peça intermediária corada	Alta atividade mitocondrial	DAB I
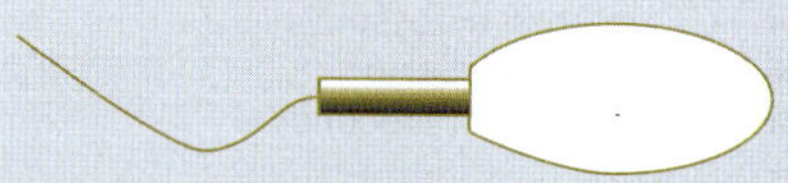	> 50% da peça intermediária corada	Atividade mitocondrial intermediária	DAB II
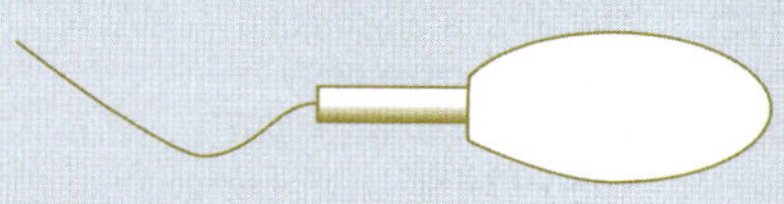	< 50% da peça intermediária corada	Atividade mitocondrial baixa	DAB III
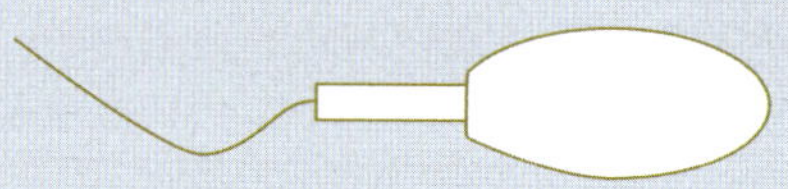	Peça intermediária sem coloração	Ausência de atividade mitocondrial	DAB IV

Fonte: adaptado de Hrudka.[43]

tanto integridade como função das diferentes estruturas espermáticas, além de ser possível realizar algumas associações e avaliar mais do que uma estrutura simultaneamente. Embora a grande maioria dessas técnicas se restrinjam a centros de pesquisa, algumas são aplicadas na rotina, dependendo da necessidade, principalmente aquelas possíveis de serem analisadas pela microscopia de epifluorescência, tais como técnicas de análises das membranas espermáticas, avaliações do estresse oxidativo e a integridade da cromatina.

Para avaliação simultânea da integridade das membranas plasmática e acrossomal e da função mitocondrial, pode-se utilizar a associação de sondas fluorescentes, descrita por Celeghini et al.[44] Em resumo, em uma amostra de 150 μL de sêmen diluído em meio TALP (25 × 10^6 espermatozoides/mL), adiciona-se 3 μL de iodeto de propídio (PI, 0,5 μg/mL em DPBS), 2 μL de Hoechst 33342 (H342, 0,5 mg/mL), 2 μL de iodeto de 5,5',6,6'-tetracloro-1,1, 3,3'-tetraetilbenzimidazolilcarbocianina (JC-1, 153 μM em DMSO) e 50 μL de aglutinina de *Pisum sativum* conjugada com isotiocianato de fluoresceína (FITC-PSA, 100 μg/mL em DPBS). Após incubação por 8 minutos no escuro, uma amostra (4 μL) é colocada entre lâmina e lamínula e avaliada em aumento de 1.000×, sob microscopia de epifluorescência, utilizando filtro triplo (D/F/R, C58420), que possui o conjunto UV-2E/C (excitação 340-380 nm e emissão 435-485 nm), B-2E/C (excitação 465-495 nm e emissão 515-555 nm) e G-2E/C (excitação 540-525 nm e emissão 605-655 nm). Deve-se contar pelo menos 200 espermatozoides e classificá-los quanto ao padrão de coloração observado em oito populações, como apresentado no Quadro 8 e nas fotos da Figura 13.

QUADRO 8 Classificação das células espermáticas de acordo com a integridade das membranas plasmática e acrossomal e potencial de membrana mitocondrial com a associação das sondas fluorescentes: iodeto de propídio (PI), Hoechst 33342 (H342), iodeto de 5,5',6,6'-tetracloro-1,1,3,3'-tetraetilbenzimidazolilcarbocianina (JC-1) e aglutinina de *Pisum sativum* conjugada com isotiocianato de fluoresceína (FITC-PSA)

Representação das cores	Descrição	Significado clínico	Sigla
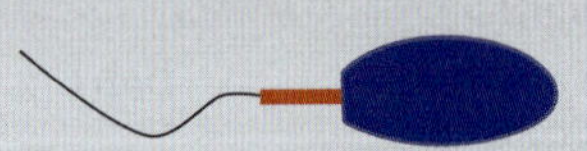	Núcleo azul (corado por H342), acrossomo não corado (por FITC-PSA) e peça intermediária vermelha/alaranjada (mitocôndrias coradas pelo JC-1)	Membrana plasmática íntegra, acrossomo íntegro e alto potencial mitocondrial	PIAIA
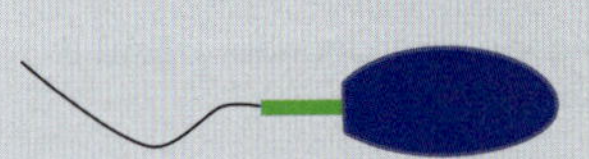	Núcleo azul (corado por H342), acrossomo não corado (por FITC-PSA) e peça intermediária verde (mitocôndrias coradas pelo JC-1)	Membrana plasmática íntegra, acrossomo íntegro e baixo potencial mitocondrial	PIAIB
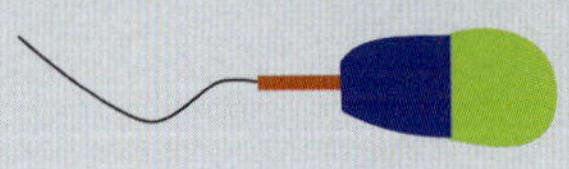	Núcleo azul (corado por H342), acrossomo verde/amarelado (corado por FITC-PSA) e peça intermediária vermelha/alaranjada (mitocôndrias coradas pelo JC-1)	Membrana plasmática íntegra, acrossomo lesado e alto potencial mitocondrial	PIALA

(continua)

QUADRO 8 Classificação das células espermáticas de acordo com a integridade das membranas plasmática e acrossomal e potencial de membrana mitocondrial com a associação das sondas fluorescentes: iodeto de propídio (PI), Hoechst 33342 (H342), iodeto de 5,5',6,6'-tetracloro-1,1,3,3'-tetraetilbenzimidazolilcarbocianina (JC-1) e aglutinina de *Pisum sativum* conjugada com isotiocianato de fluoresceína (FITC-PSA) *(continuação)*

Representação das cores	Descrição	Significado clínico	Sigla
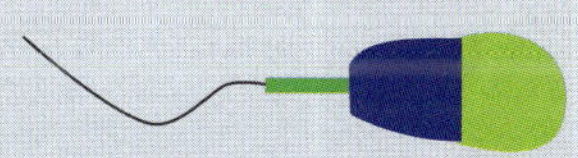	Núcleo azul (corado por H342), acrossomo verde/amarelado (corado por FITC-PSA) e peça intermediária verde (mitocôndrias coradas pelo JC-1)	Membrana plasmática íntegra, acrossomo lesado e baixo potencial mitocondrial	PIALB
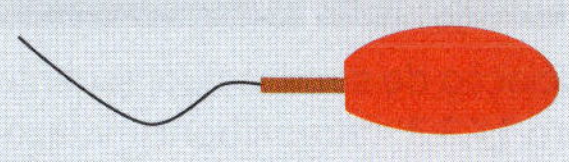	Núcleo vermelho (corado por PI), acrossomo não corado (por FITC-PSA) e peça intermediária vermelha/alaranjada (mitocôndrias coradas pelo JC-1)	Membrana plasmática lesada, acrossomo íntegro e alto potencial mitocondrial	PLAIA
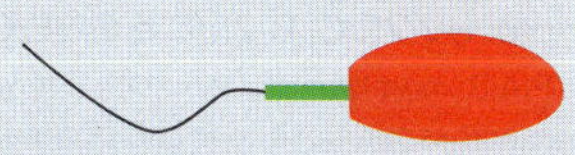	Núcleo vermelho (corado por PI), acrossomo não corado (por FITC-PSA) e peça intermediária verde (mitocôndrias coradas pelo JC-1)	Membrana plasmática lesada, acrossomo íntegro e baixo potencial mitocondrial	PLAIB
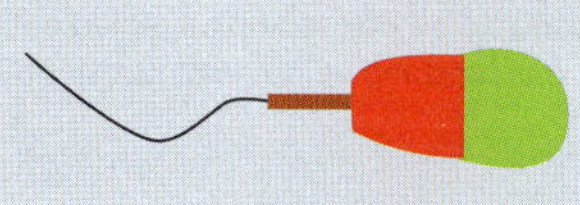	Núcleo vermelho (corado por PI), acrossomo verde/amarelado (corado por FITC-PSA) e peça intermediária vermelha/alaranjada (mitocôndrias coradas pelo JC-1)	Membrana plasmática lesada, acrossomo lesado e alto potencial mitocondrial	PLALA
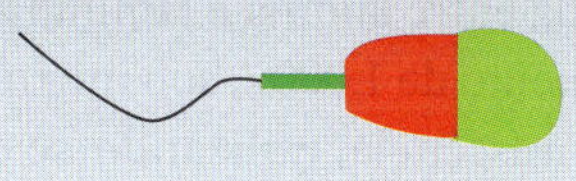	Núcleo vermelho (corado por PI), acrossomo verde/amarelado (corado por FITC-PSA) e peça intermediária verde (mitocôndrias coradas pelo JC-1)	Membrana plasmática lesada, acrossomo lesado e baixo potencial mitocondrial	PLALB

Fonte: adaptado de Celeghini et al.[44]

Como o espermatozoide tem pouco citoplasma, por isso reduzida capacidade antioxidante, está predisposto a sofrer estresse oxidativo quando exposto à presença excessiva de radicais livres. O estresse oxidativo, por sua vez, predispõe os espermatozoides a danos à cromatina. Essas situações geralmente estão associadas a processos de degeneração testicular; assim, incluir avaliações do estresse oxidativo espermático, bem como a avaliação da fragmentação da cromatina, pode contribuir com informações sobre o potencial de fertilidade do touro.

Há várias sondas fluorescentes capazes de avaliar estresse oxidativo e peroxidação lipídica em células espermáticas, como ácido 4,4-difluoro-5-(4-fenil-1,3-butadienil)-4-bora-3a,4a-diaza-s-indaceno-3-undecanoico (BODIPY® 581/591 C11), MitoSOX Red® e diacetato de 2',7'-diclorodi-hidrofluoresceína (H2DCFDA), mas para a leitura da maioria dessas sondas é necessário um aparelho de citometria de fluxo. Contudo, as sondas CellROX Deep Red® e CellROX Orange® são capazes de detectar espécies reativas ao oxigênio (ROS) que causam estresse oxidativo em espermatozoides, tanto por citometria de fluxo como por microscopia de epifluorescência, o que tem tornado o uso dessas sondas mais acessível. A sonda CellROX Deep Red® é capaz de detectar simultaneamente a presença de ânion superóxido e radical hidroxila, enquanto a CellROX Orange® é capaz de detectar concomitantemente peróxido

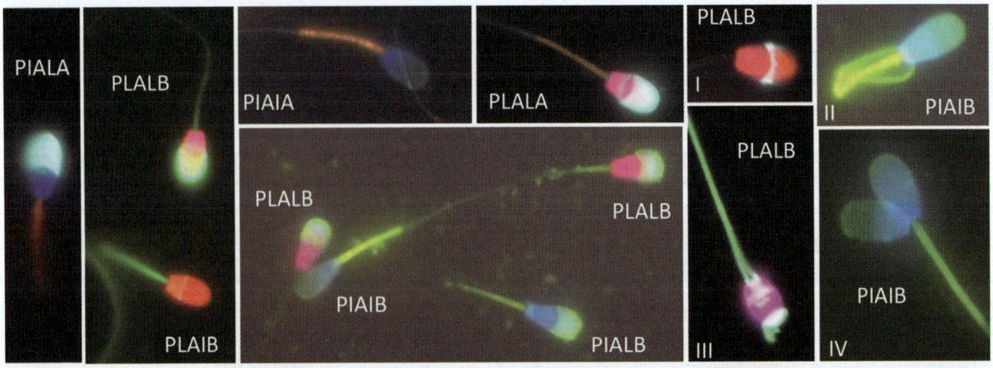

FIGURA 13 Fotos de espermatozoides submetidos ao protocolo de associação de sondas fluorescentes: iodeto de propídio (PI), Hoechst 33342 (H342), iodeto de 5,5',6,6'-tetracloro-1,1',3,3'-tetraetilbenzimidazolil-carbocianina (JC-1) e aglutinina de *Pisum sativum* conjugada com isotiocianato de fluoresceína (FITC-P-SA) para avaliar a integridade das membranas plasmática e acrossomal e o potencial de membrana mitocondrial (microscopia de epifluorescência, aumento de 1.000×, filtro triplo: UV-2E/C, B-2E/C e G-2E/C). PIAIA: membrana plasmática íntegra, acrossomo íntegro e alto potencial mitocondrial; PIAIB: membrana plasmática íntegra, acrossomo íntegro e baixo potencial mitocondrial; PIALA: membrana plasmática íntegra, acrossomo lesado e alto potencial mitocondrial; PIALB: membrana plasmática íntegra, acrossomo lesado e baixo potencial mitocondrial; PLAIB: membrana plasmática lesada, acrossomo íntegro e baixo potencial mitocondrial; PLALA: membrana plasmática lesada, acrossomo lesado e alto potencial mitocondrial; PLALB: membrana plasmática lesada, acrossomo lesado e baixo potencial mitocondrial. I-IV: alterações morfológicas de espermatozoides marcados com sondas fluorescentes. I-PLALB com resquício de acrossomo na região equatorial; II-PIAIB com cauda fortemente dobrada; III-PLALB com dupla peça intermediária e acrossomo se destacando; IV-PIAIB com dupla cabeça.

de hidroxila, radical hidroxila, óxido nítrico, ânion peroxidonitrila e ânion superóxido.[45]

Para as avaliações, em uma amostra de 200 µL de sêmen diluído em meio TALP (20 × 10^6 espermatozoides/mL), adiciona-se 0,8 µL de CellROX Deep Red® (5 mM) ou 0,8 µL de CellROX Orange (2,5 mM) e 2 µL de Hoechst 33342 (0,5 mg/mL), deixa-se incubar por 30 minutos (37 °C), no escuro. Após a incubação, a amostra deve ser centrifugada (600 × g/5 minutos), o sobrenadante removido e o sedimento ressuspenso em 200 µL de meio TALP. Uma amostra (4 µL) deve ser colocada entre lâmina e lamínula e avaliada em aumento de 1.000×, sob microscopia de epifluorescência, utilizando-se os filtros UV-2E/C e G-2E/C, contando-se pelo menos 200 espermatozoides classificados quanto ao padrão de fluorescência observado pelas células.[45] Para a coloração com CellRoX Deep Red®, a presença de estresse oxidativo é notada pela fluorescência vermelha na região da peça intermediária, como apresentado no Quadro 9 e na foto da Figura 14.

QUADRO 9 Classificação das células espermáticas de acordo com a presença de estresse oxidativo pela associação das sondas fluorescentes: Hoechst 33342 (H342) e CellRoX Deep Red®

Representação das cores	Descrição	Significado clínico
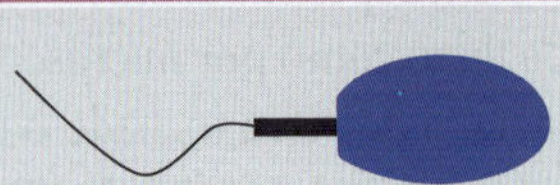	Núcleo azul (corado por H342) e peça intermediária vermelha brilhante (coradas pelo CellRox Deep Red®)	Espermatozoide com alto nível de estresse oxidativo
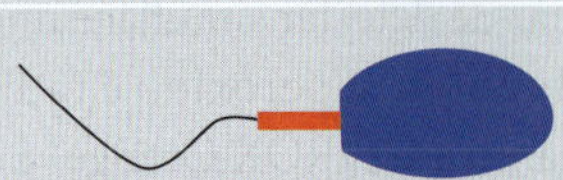	Núcleo azul (corado por H342 e peça intermediária não corada (sem estresse oxidativo detectado por CEllRox Deep Red®)	Espermatozoide sem sinais de estresse oxidativo

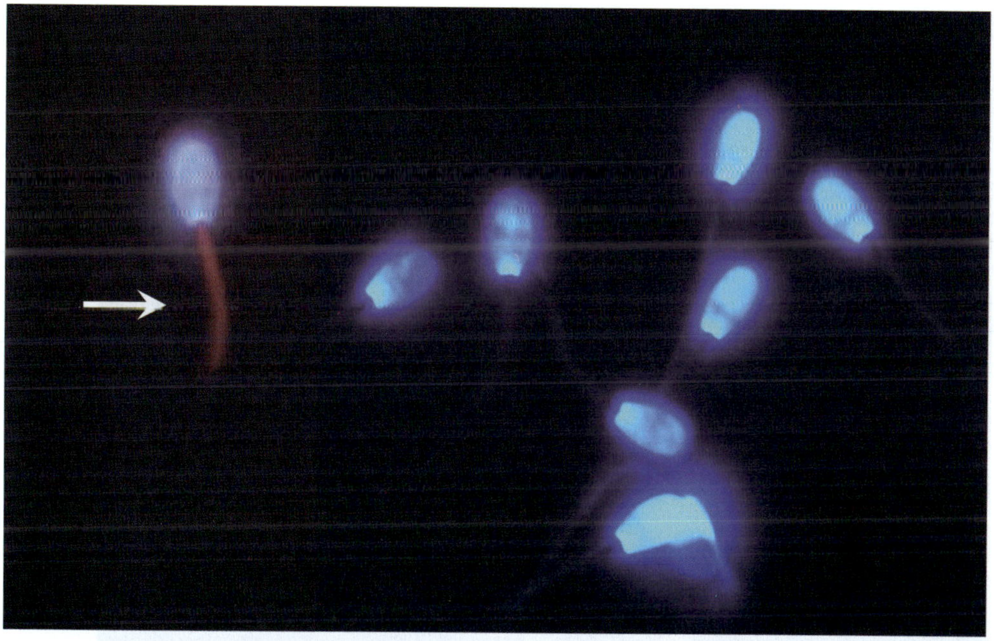

FIGURA 14 Foto das células espermáticas por microscopia de epifluorescência (aumento de 1.000×, filtro triplo: UV-2E/C, B-2E/C e G-2E/C) submetidas ao protocolo de associação de sondas fluorescentes: Hoechst 33342 (H342) e CellRoX Deep Red® para detectar presença de estresse oxidativo. Seta indica espermatozoide com estresse oxidativo (peça intermediária marcada em vermelho pelo CellRox Deep Red®). Os demais espermatozoides estão negativos ao estresse oxidativo.
Fonte: acervo dos autores.

Para avaliar a fragmentação da cromatina, pode-se utilizar a sonda fluorescente laranja de acridina, que é capaz de intercalar a dupla fita do DNA e marcar de forma diferente o núcleo de espermatozoides com a cromatina fragmentada (laranja) dos íntegros (verde); embora essa técnica possa ser utilizada também pela microscopia de epifluorescência, sua eficiência é comprovadamente maior quando utilizada pela citometria de fluxo. Outra técnica que pode contribuir na identificação de alterações na cromatina, comercializada em forma de kit, Halomax®, detecta fragmentação de cromatina pela formação de um halo de dispersão da cromatina em torno da cabeça do espermatozoide, e a leitura pode ser realizada pela microscopia. Um exemplo dessa técnica pode ser visualizado na Figura 15.

Contudo, existem muitas outras técnicas para avaliação espermática e que podem contribuir com o diagnóstico do potencial de fertilidade de touros. No entanto, neste capítulo apontamos apenas algumas, destacamos que muitas são inacessíveis para avaliações de rotina e outras ainda deverão passar por validações, ajustes e pesquisas científicas para comprovar sua aplicação.

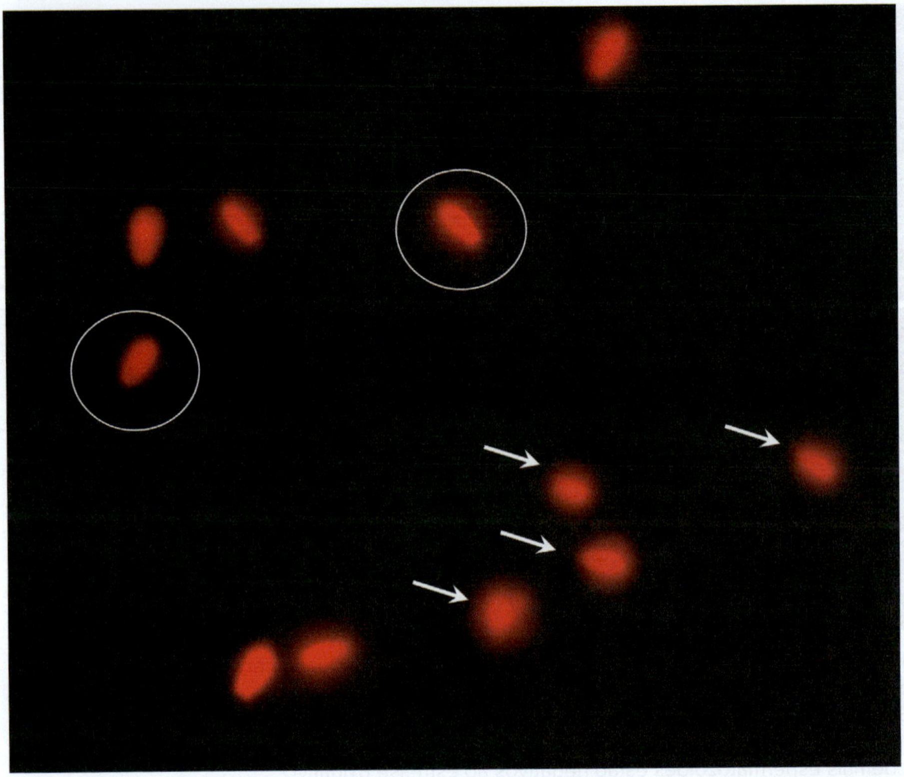

FIGURA 15 Foto das células espermáticas por microscopia de epifluorescência (aumento de 1.000×, filtro: G-2E/C) submetidas ao protocolo com kit Hamolax® para detectar fragmentação de cromatina. As setas indicam espermatozoides com formação de halo, característico de dispersão do DNA. O círculo indica espermatozoides com a cromatina íntegra, sem a formação do halo.

Fonte: acervo dos autores.

REFERÊNCIAS

1. Associação Brasileira de Criadores de Zebu (ABCZ). Regulamento da avaliação visual do tipo – EPMURAS. Disponível em: https://www.abcz.org.br/common/uploads/secao/3517.pdf. Acesso em: 1 dez. 2022.
2. Costa-e-Silva EV, Queiroz VLD, Costa Filho LCC, Ferreira BX, Fortunato AAAD, Souza CC, et al. Ultrassonografia testicular como recurso de diagnóstico na andrologia bovina. In: Nogueira E, Silva JCB, Nicacio AC, Mingoti GZ (eds.). Ultrassonografia na reprodução e avaliação de carcaças em bovinos. Brasília, DF: Embrapa; 2021. p.113-33.
3. Penitente-Filho JM, Fonseca e Silva F, Guimarães SEF, Miranda Neto T, Costa EP, Siqueira JB, et al. Use of nonlinear mixed models for describing testicular volume growth curve in nellore bulls. Theriogenology 2019;133:65-70.
4. Galvani F. Quais são as dúvidas no momento do exame clínico andrológico bovino? Rev Bras Reprod Anim 2022;46(2):111-6.
5. Bailey TL, Hudson RS, Powe TA, Riddell MG, Wolfe DF, Carson RL. Caliper and ultrasonographic measurements of bovine testicles and a mathematical formula for determining testicular volume and weight in vivo. Theriogenology 1998;49(10):581-98.
6. Fields MJ, Burns WC, Warnick AC. Age, season and breed effects on testicular volume and semen traits in young beef bulls. J Anim Sci 1979;48(6):1299-304.
7. Bailey TL, Monke DR, Hudson RS, Wolfe DF, Carson RL, Riddell MG. Testicular shape and its relationship to sperm production in mature Holstein bulls. Theriogenology 1996;46:881-7.
8. Colégio Brasileiro de Reprodução Animal (CBRA). Manual para exame andrológico e avaliação de sêmen animal (CBRA). 3.ed. Belo Horizonte; 2013.

9. Costa e Silva EV, Costa Filho LCC, Souza CC, Oliveira CC, Queiroz VLD, Zúccari CESN. Seleção de touros para reprodução a campo: novas perspectivas. Rev Bras Reprod Anim 2015;39(1):22-31. Disponível em: www.cbra.org.br.
10. Barbosa FB, Costa Filho LCC, Peixoto AS, Silva AG, Macedo GG, Costa-e-Silva EV. Ultrassonografia testicular identifica touros Nelore superprecoces? In: Reunião Anual da Associação Brasileira de Andrologia Animal, 5, 2021. Anais... UFMS: Campo Grande. p.233-6.
11. Thompson M, Alexander A. Evaluation of breeding soundness: the physical examination. In: Hopper RM (ed). Bovine reproduction. 2.ed. Wiley Backwell; 2021. p.98-101.
12. Menegassi SRO, Barcellos JOJ, Peripolli V, Pereira PRRX, Borges JBS, Lampert VN. Measurement of scrotal circumference in beef bulls in Rio Grande do Sul. Arq Bras Med Vet Zoot 2011;63(1):87-93.
13. McManus C, Ferreira JMM, Moraes JCF, Chagas PR, Amaral CO, Medeiros EL, et al. Desenvolvimento testicular e corporal em touros de corte. Rev Bras Reprod Anim 1984;8:27-33.
14. Fordyce GA, McGowan MR, Lisle A, Muller T, Allen J, Duff C, et al. Scrotal circumference of Australian beef bulls. Theriogenology 2014;81(6):805-12.
15. Peña CDO, Queiroz AS, Fries LA. Comparação entre critérios de seleção de precocidade sexual e a associação destes com características de crescimento em bovinos Nelore. Rev Bras Zoot 2001;30(1):93-100.
16. Torres Júnior RAA, Bignardi AB, Silva LOC. Seleção para correção de prepúcio e ausência de prolapso em touros de corte. Documentos 137. Campo Grande: EMBRAPA-CNPGC; 2003.
17. Koury Filho W, Jubileu JS, Eler JP, Ferraz JBS, Pereira E, Cardoso EP. Parâmetros genéticos para escores de umbigo e características de produção em bovinos da raça Nelore. Arq Bras Med Vet Zoot 2003;55(5):594-8.
18. Metzker Filho GD. Princípios da eletroejaculação. In: Reunião Anual da Associação Brasileira de Andrologia Animal, 2, 2017, Anais... Uberlândia, MG. Borges-Silva JC, Deragon LAG, Mendonça MAC (orgs.). Embrapa Pantanal: Corumbá-MS, Doc 146:49-52.
19. Hancock JL. The morphology of bull spermatozoa. The J Exp Biology 1956;29(3):445-55.
20. Holroyd RG, Doogan VJ, De Faveri J, Fordyce G, McGowan MR, Bertram JD, et al. Bull selection and use in northern Australia 4: Calf output and predictors of fertility of bulls in multiple-sire herds. Anim Reprod Sci 2002;71:67-79.
21. Freneau GE, Chenoweth PJ, Ellis R, Rupp G. Sperm morphology of beef bulls evaluated by two different methods. Anim Reprod Sci 2010;118:176-81.
22. Cerovsky JA. A new staining procedure for boar spermatozoa. Zivocisna Vyroba 1976;21:351-62.
23. Blom E. Ultrastructure of some characteristic sperm defects and a proposal for a new classification of the bull spermiogram. Nord Vet Med 1973;25:383-91.
24. Lagerlof N. Morphologische Untersuchungen uber. Veranderim spermabild und in den Hoden bei Bulle mit Verminderter oder auf gehobe ver Fertilitat. Acta Pathol Microbiol Scand 1934;1:254.
25. Saacke RG. Sperm morphology: its relevance to compensable and uncompensable traits in semen. Theriogenology 2008;70:473-8.
26. Blockey MAB. Serving capacity: a measure of serving efficiency of bulls during pasture mating. Theriogenology 1976;6:393-401.
27. Chenoweth PJ. Libido and mating behavior in bulls, boars and rams: a review. Theriogenology 1981;16:155-77.
28. Vale Filho VR, Bergmann JAG, Andrade VJ, Mendonça RMA, Reis SR, Ferreira MBD. Classificação andrológica por pontos (CAP), versus libido, na eficiência na fecundação de touros Nelore de 2 e 3 anos de idade, usados em estação de monta bem definida. In: Encontro de Pesquisa da Escola de Veterinária da UFMG, 14, 1994, Belo Horizonte. Anais... Belo Horizonte: UFMG/EV; 1994. v.1.
29. Pineda N, Lemos PF, Fonseca VO. Comparação entre dois testes de avaliação do comportamento sexual (libido) de touros Nelore (Bos taurus indicus). Rev Bras Reprod Anim 1997;21:29-34.
30. Salvador DF, Andrade VJ, Vale Filho VR, Silva AS, Costa e Silva EV. Avaliação da libido de touros Nelore adultos em curral e suas associações com características andrológicas e desempenho reprodutivo a campo. Arq Bras Med Vet Zootec 2003;55:588-93.
31. Costa e Silva EV. Comportamento sexual de touros Nelore (Bos taurus indicus) em monta a campo e em testes de libido [Tese – Doutorado em Zootecnia). Jaboticabal: Universidade Estadual Paulista, Faculdade de Ciências Agrárias e Veterinárias; 2002.
32. Galvani F. Desempenho reprodutivo de touros de alta libido da raça Nelore. [Dissertação – Mestrado em Medicina Veterinária.] Viçosa: Universidade Federal de Viçosa; 1998.
33. Fonseca VO, Franco CS, Azevedo NA, Monteiro GA, Cavalcanti LFL, Molina LR, et al. Potencial reprodutivo (PR) de touros Nelore avaliados por parâmetros andrológicos e comportamento sexual: classificação por pontos – nova proposição. Arq Bras Med Vet Zootec 2020;72(4):1102-12.
34. Fonseca VO, Crudeli GA, Costa e Silva EV, Hermanny A. Aptidão reprodutiva de touros da raça Nelore: efeito das diferentes estações do ano sobre as características seminais circunferência escrotal e fertilidade. Arq Bras Med Vet Zootec 1992;44(1):7-15.
35. Oliveira BMM, Arruda RP, Thomé HE, Maturana Filho M, Oliveira GC, Guimarães CF, Nichi M, Silva LA,

Celeghini ECC. Fertility and uterine hemodynamic in cows after artificial insemination with semen assessed by fluorescent probes. Theriogenology 2014;82:767-72.
36. Celeghini ECC, Arruda RP, Florez-Rodriguez AS, Santos FB, Alves MBR, Oliveira BMM. Impacto da qualidade do sêmen sobre a fertilidade a campo em bovinos. Rev Bras Reprod Anim 2017;41(1):40-5.
37. Alves MBR, Celeghini ECC, Belleannée C. From sperm motility to sperm-borne microRNA signatures: new approaches to predict male fertility potential. Frontiers in Cell and Developmental Biology 2020;8:791-.
38. Correa JR, Zavos PM. The hypoosmotic swelling test: its employment as an assay to evaluate the functional integrity of the frozen-thawed bovine sperm membrane. Theriogenology 1994;42:351-60.
39. Martins LF, Pinho RO, Siqueira JB, Domeneck F, Neto TM, Guimarães JD. Avaliação da qualidade do sêmen fresco de touros jovens da raça composto tropical montana e suas correlações com o teste hiposmótico. Acta Veterinaria Brasilica 2012;6(3):192-8.
40. Kovács A, Foote RH. Viability and acrosome staining of bull, boar and rabbit spermatozoa. Biotechnic & Histochemistry 1992;67(3):119-24.
41. Arruda RP, Souza NL, Marques A, Celeghini ECC, Gobesso AA de O, Meirelles FV, Binelli M, Hernandez-Blazquez FJ. Evaluation of techniques using CFDA/PI, H258/FITC-PSA and trypan blue/giemsa for assessment of the viability and acrosomal integrity of cryopreserved equine spermatozoa. Theriogenology 2002;57(1):477.
42. Beletti ME, Costa LF, Guardieiro MM. Morphometric features and chromatin condensation abnormalities evaluated by toluidine blue staining in bull spermatozoa. Braz J Morphol Sci 2005;22:85-90.
43. Hrudka F. Cytochemical and ultracytochemical demonstration of cytochrome c oxidase in spermatozoa and dynamics of its changes accompanying ageing or induced by stress. Int J Androl 1987;10:809-28.
44. Celeghini ECC, Arruda RP, Andrade AFC, Nascimento J, Raphael CF. Practical techniques for bovine sperm simultaneous fluorometric assessment of plasma, acrosomal and mitochondrial membranes. Reprod Domest Anim 2007;42:479-88.
45. Celeghini ECC, Alves MBR, Arruda RP, Rezende GM, Florez-Rodriguez SA, Sá Filho MF. Efficiency of CellROX Deep Red® and CellROX Orange® fluorescent probes in identifying reactive oxygen species in sperm samples from high and low fertility bulls. Anim Biotechnology 2021;32(1): 77-83.

CAPÍTULO **10**

Diagnóstico e tratamento das afecções reprodutivas de touros

Eneiva Carla Carvalho Celeghini
Eliane Vianna da Costa-e-Silva
Leonardo Batissaco
Sâmara Cristine Costa Pinto
Laura Nataly Garcia-Oliveros

INTRODUÇÃO

A seleção de reprodutores é uma das etapas mais importantes para a produção animal, tanto do ponto de vista do melhoramento genético quanto do potencial de fertilidade. Para a seleção de touros, deve-se levar em consideração o objetivo da produção, leite ou carne, e a forma de serviço do reprodutor, em sistema de monta natural ou como doadores de sêmen. Ao se considerar que um touro será responsável por 50% do genótipo da prole gerada por um grande número de fêmeas, características genéticas hereditárias indesejáveis provocarão prejuízos de grande extensão na próxima geração; além disso, alterações que afetam a fertilidade causarão prejuízos no número de bezerros produzidos.

A fertilidade pode ser definida como a capacidade de gerar filhos normais, ou seja, a habilidade de macho e fêmea em contribuírem para a concepção, o desenvolvimento e o nascimento de indivíduos saudáveis, o que é condição essencial para o progresso genético e a alta produtividade animal; por isso, é um dos índices mais relevantes para a bovinocultura, pois sua redução reflete em perda econômica. Nos machos, a fertilidade pode ser alterada por condições que afetem o desejo ou habilidade de cópula, chamada de *impotentia coeundi*, e/ou habilidade de os espermatozoides fecundarem o ovócito, chamada *impotentia generandi*. A *impotentia coeundi* é caracterizada pela redução completa do interesse sexual ou pela incapacidade ou dificuldade de cópula, mas o reprodutor mantém a capacidade de fecundar. Já a *impotentia generandi* se caracteriza pela inabilidade ou habilidade reduzida de fertilizar devido a alterações nos testículos, condutos espermáticos e glândulas sexuais acessórias, ou seja, a incapacidade de gerar prole após a cobertura normal e completa.

Alterações do trato genital, sejam de origem genética, ambiental, traumática ou infecciosa, podem resultar em subfertilidade, infertilidade ou esterilidade. Animais subférteis apresentam diminuição da capacidade fecundante, enquanto os inférteis ou estéreis são incapazes de fecundar. A infertilidade é temporária e a esterilidade é permanente; no entanto, a infertilidade pode evoluir para esterilidade.

Dentro desse contexto, o diagnóstico das afecções do trato reprodutivo de touros, realizado durante o exame andrológico, é extremamente importante e essencial para o estabelecimento de um tratamento assertivo para cada situação, que pode ser pela indicação da exclusão do animal como reprodutor, quando se tratar de afecções com origem hereditária, ou tratamento corretivo medicamentoso e/ou cirúrgico. Contudo, deve-se ter em mente, antes mesmo de considerar o exame específico do trato reprodutivo, que a capacidade reprodutiva dos machos depende de vários fatores, entre eles o estado nutricional, a idade, a sanidade, as condições climáticas e o manejo reprodutivo, que podem influenciar no desenvolvimento sexual, idade à puberdade e na qualidade do sêmen, refletindo de forma positiva ou negativa sobre seu potencial reprodutivo na vida adulta.

Neste capítulo, o diagnóstico e o tratamento das afecções mais frequentemente encontradas no trato reprodutivo dos touros serão abordados de acordo com a estrutura comprometida: escroto, testículos, epidídimos, cordão espermático, glândulas sexuais acessórias, prepúcio e pênis. Alguns termos técnicos, que serão utilizados no capítulo para os diferentes achados no espermograma, estão apresentados no Quadro 1.

DIAGNÓSTICO E TRATAMENTO DAS AFECÇÕES DO ESCROTO

A palavra escroto se origina do latim *scrotu* (bolsa) e da variação *scrotum* (pele, couro), fazendo alusão à pele em forma de bolsa. O termo está ligado aos recipientes de couro utilizados na Antiguidade, como a aljava, um estojo de couro para portar flechas. Na anatomia, refere-se à bolsa testicular. O escroto tem a função de dar sustentação e proteção aos testículos e epidídimos; além disso, tem papel fundamental na termorregulação testicular; portanto, qualquer alteração no escroto pode causar efeitos deletérios aos testículos, e consequentemente à espermatogênese.[1]

Durante o exame físico do escroto, por inspeção e palpação, pode-se identificar alterações de posição, tamanho, coloração e temperatura, bem como a presença de ectoparasitas e de lesões cutâneas. As alterações escrotais também podem ser diagnosticadas com o auxílio da ultrassonografia em modo B. Além disso, em vista da importância do escroto para a termorregulação testicular, a avaliação da temperatura da superfície escrotal pode ser aferida utilizando-se termômetros de superfície ou termógrafos, sendo importante associar a temperatura média da superfície escrotal à temperatura corporal interna e à temperatura e umidade ambientais. Para avaliar a eficiência dos mecanismos de termorregulação, também é importante considerar o padrão de distribuição da temperatura sobre o escroto (Figura 1), sendo esperadas temperaturas mais altas nas porções mais proximais ao corpo do animal e uma redução gradativa até as porções mais distais do escroto, onde são encontradas tempera-

QUADRO 1 Termos técnicos referentes aos achados no espermograma utilizados neste capítulo

Termo	Significado
Azoospermia	Ausência de espermatozoides no ejaculado
Astenozoospermia	Baixa motilidade espermática
Necrozoospermia	Todos os espermatozoides mortos no ejaculado
Oligozoospermia	Redução do número de espermatozoides do ejaculado
Teratozoospermia	Aumento do número de defeitos morfológicos dos espermatozoides do ejaculado
Hemospermia	Presença de sangue no sêmen
Leucospermia	Presença de leucócitos no sêmen

turas mais baixas. A diferença entre a temperatura corporal e a da superfície escrotal deve ser entre 2 e 6 °C.[2] As alterações escrotais podem afetar a espermatogênese, sendo então essencial, durante o exame andrológico, a colheita e avaliação do sêmen (espermograma) para estimar os efeitos provocados por essas alterações.

Neste capítulo serão abordadas as alterações mais comumente encontradas no escroto de touros, que incluem o acúmulo de líquido na cavidade vaginal, que causa aumento do volume escrotal (hidrocele e hematocele), e os processos inflamatórios da pele (dermatite escrotal).

Hidrocele

A cavidade formada entre as túnicas vaginais parietal e visceral, chamada cavidade vaginal, contém normalmente pequena quantidade de líquido seroso. Entretanto, o acúmulo excessivo de líquido com coloração âmbar nessa cavidade caracteriza o processo patológico chamado de hidrocele. A etiologia da hidrocele em touros pode variar de distúrbios vasculares, ascite, hérnias inguinoescrotais, hipoproteinemia, condições hidrópicas, complicações pós-orquiectomias e, mais raramente, pela presença de larvas de parasitas.[3]

O diagnóstico se baseia nos achados clínicos. À inspeção, nota-se aumento de volume da estrutura uni ou bilateral, enquanto à palpação nota-se consistência flutuante, característica da presença de líquido externa ao testículo, geralmente sem sensibilidade dolorosa e com temperatura normal. Ao exame ultrassonográfico pode-se observar área anecoica entre o testículo e a pele do escroto. Quando a hidrocele persiste por períodos prolongados, inicia um processo de deposição de fibrinas, e a túnica pode se tornar fibrótica. Essas alterações podem ser visualizadas na imagem ultrassonográfica como estruturas filamentosas ecogênicas junto à área anecoica. A punção do escroto resulta em recuperação do líquido acumulado, permitindo sua avaliação. Geralmente a qualidade espermática é preservada. Em processos de longa duração podem ocorrer efeitos sobre a espermatogênese em função de falhas na termorregulação, compressão testicular e até mesmo por aumentar as chances de traumas, uma vez que o aumento de volume torna os testículos mais pêndulos.

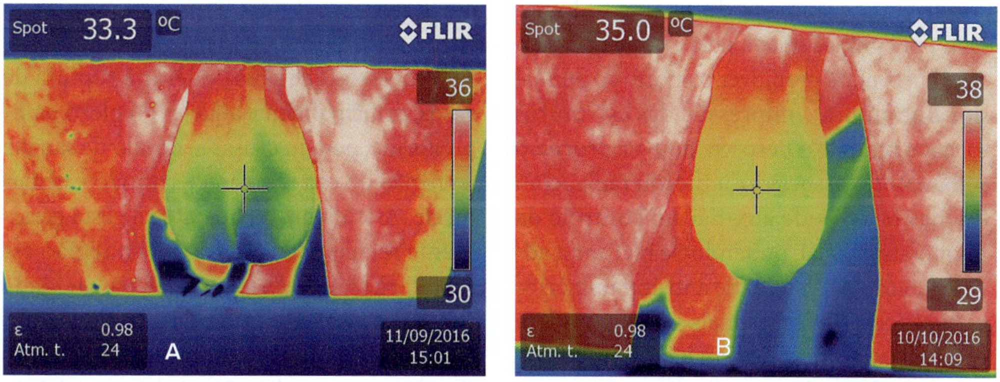

FIGURA 1 Termografia da superfície caudal do escroto de touros. Nota-se o gradiente de distribuição da temperatura ao longo das regiões proximal, média e distal ao corpo do animal. A: gradiente de distribuição normal da temperatura. B: gradiente de distribuição da temperatura alterado.

Fonte: acervo dos autores.

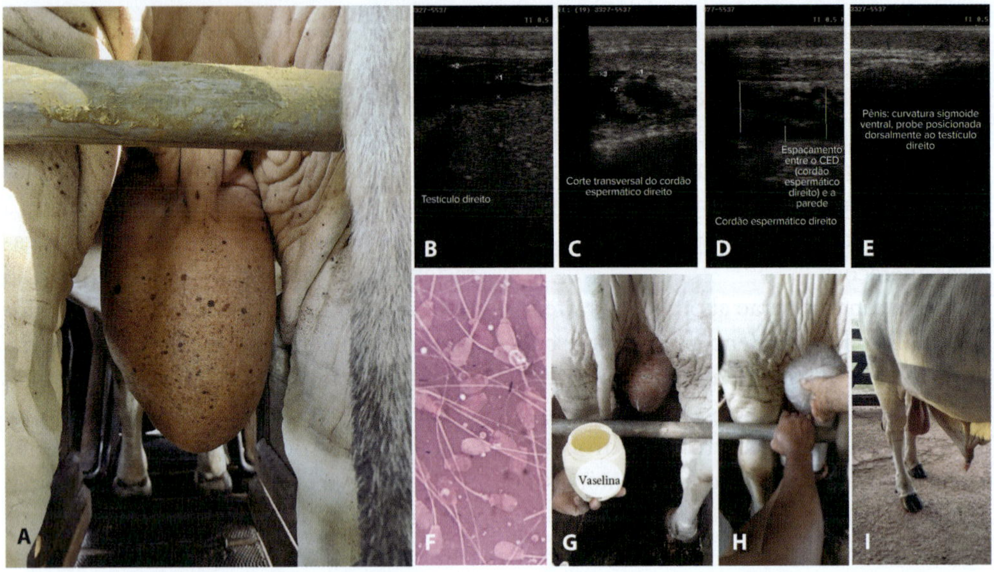

FIGURA 2 Touro com hidrocele. A: evidência do aumento e volume escrotal na primeira avaliação clínica. B-E: imagens ultrassonográficas destacando a presença de líquido no escroto, associada a hérnia inguinoescrotal. F: fotomicrografia (1.000 x) dos espermatozoides obtidos do touro. G-H: tratamento: aplicação de vaselina (G) prévia à colocação de gelo local (H). I: escroto recuperado após 11 dias de tratamento.

Fonte: acervo dos autores.

O tratamento deve priorizar a remoção e/ou o controle da causa; no entanto, nas situações em que não se identifica a causa, o tratamento deve ser paliativo, buscando-se preservar as funções das estruturas locais, principalmente da espermatogênese. Em casos de grande aumento de volume, a drenagem por agulha, guiada pelo exame ultrassonográfico, pode promover conforto ao animal por diminuir a compressão das estruturas locais e reduzir o peso. Se houver processo inflamatório associado, a hidroterapia, com duchas frias, pode auxiliar no controle da temperatura local, podendo-se realizar a administração parenteral de anti-inflamatórios e diuréticos. Em casos mais severos, podem ser realizadas imersões em gelo, com prévia aplicação de vaselina ou glicerina sobre a pele escrotal para proteção de crioinjúrias. No caso de hérnia inguino-escrotal de origem traumática como causa da hidrocele, por haver recidivas, recomenda-se a orquiectomia unilateral, do lado afetado, em animais de alto valor zootécnico. Em animais de campo, a orquiectomia é a solução, e o descarte da reprodução é o mais indicado.

Hematocele

Processos que possam levar à ruptura de vasos, principalmente aqueles do plexo pampiniforme, podem causar acúmulo de sangue na região do escroto, caracterizando a hematocele. A etiologia da hematocele está geralmente relacionada a traumas na região escrotal, causando hemorragias na cavidade vaginal e consequentemente provocando aumento do volume escrotal. Entretanto, tromboses e complicações de hemoperitônio também podem levar ao quadro.

O diagnóstico pode ser feito com base no histórico e em achados clínicos; comumente o animal possui relato de traumas ou situações que poderiam predispor a traumas. À inspeção nota-se aumento de volume escrotal. Na palpação do escroto, constata-se consistência flutuante, devido à presença de líquido, com sensibilidade dolorosa e aumento de temperatura local. Na ultrassonografia identifica-se imagem anecoica na cavidade vaginal; entretanto, em processos que ocorreram há alguns dias, inicia-se a formação de coágulos gerando ecogenicidade mista e notam-se estruturas anecoicas com contornos mais ecogênicos. Por fim, a punção do conteúdo, que deve ser realizada de forma asséptica e guiada pelo ultrassom, revela a presença de sangue.[2] Dependendo do tempo e da gravidade das alterações, poderão ser encontradas alterações no espermograma, refletindo as consequências da hematocele sobre a termorregulação testicular, bem como do aumento de temperatura local provocado pelo processo inflamatório, levando a um quadro de degeneração testicular.

O tratamento recomendado para essa afecção depende da extensão, do tempo decorrido da ruptura de vasos e das consequências encontradas. Geralmente o uso combinado de anti-inflamatórios e antibióticos tem ações importantes para aliviar a dor e controlar a contaminação bacteriana. No entanto, na maioria dos casos a remoção cirúrgica do sangue e/ou coágulos sanguíneos pode ser preconizada. O controle da temperatura local pode ser feito com duchas de água fria.

Dermatite escrotal

A dermatite é a afecção escrotal mais frequentemente encontrada. Trata-se do processo inflamatório da pele do escroto, podendo ser localizado ou difuso e caracterizado por um quadro agudo ou crônico. A etiologia é variada: pode ser causada por agentes patogênicos, ectoparasitas, agentes tóxicos e traumas. As lesões provocadas pela dermatite escrotal levam a falha no mecanismo de termorregulação e, consequentemente, podem resultar em degeneração testicular.

O diagnóstico da dermatite escrotal é relativamente simples, feito principalmente por inspeção, na qual se notam lesões ou cicatrizes no escroto.[4] Nos quadros agudos encontram-se aumento de temperatura local, edema, rubor e maior sensibilidade dolorosa. Nos quadros crônicos notam-se redução da sensibilidade e espessamento da pele, o que afeta mais profundamente a função do escroto na termorregulação. O espermograma pode estar alterado, dependendo do tempo da evolução e da extensão do processo inflamatório.

O tratamento deve ser feito com base na retirada e/ou tratamento da causa primária. Em adição, deve-se utilizar agentes cicatrizantes tópicos, podendo-se associar a antibióticos tópicos a fim de evitar infecções bacterianas secundárias. Tratamentos para reduzir a temperatura local, com duchas de água fria, podem ser pensados para melhorar a preservação da espermatogênese.

DIAGNÓSTICO E TRATAMENTO DAS AFECÇÕES DOS TESTÍCULOS

Os testículos, principais estruturas do trato reprodutivo dos machos, são responsáveis pela esteroidogênese e espermatogênese, por isso alterações testiculares afetam diretamente a fertilidade, sendo essencial o diagnóstico assertivo das afecções para o estabelecimento do tratamento adequado.

No decorrer do exame físico dos testículos, por inspeção, palpação e biometria, são identificadas alterações de localização, tamanho, simetria, formato, posição e consistência. Contudo, o espermograma é essencial para o diagnóstico da alteração testicular, sendo a ultrassonografia, nos modos B e Doppler, auxiliar.

As alterações testiculares de desenvolvimento podem ser de origem genética, congênita ou adquirida. Entre elas se encontram ausência congênita do desenvolvimento testicular (monorquidismo e anorquidismo), as falhas na migração testicular para o escroto (criptorquidismo) e o crescimento incompleto dos testículos (hipoplasia testicular), sendo esta última a mais frequente em touros.[5] Também são encontradas alterações testiculares regressivas (degeneração testicular), inflamatórias (orquite) e neoplásicas dos testículos.

Anorquidismo e monorquidismo

O anorquidismo refere-se à ausência de desenvolvimento dos dois testículos, enquanto o monorquidismo refere-se à ausência de desenvolvimento somente de um dos testículos. Ambas as alterações têm caráter genético, mas são de ocorrência rara.

O diagnóstico é realizado por inspeção e palpação, constatando-se a ausência de um ou ambos os testículos no escroto, associado com exame minucioso em busca de possíveis alterações de localização, para diagnóstico diferencial do criptorquidismo. Os animais monorquidas apresentam oligozoospermia, enquanto os anorquidas apresentam azospermia.

Considerando o caráter genético, os animais monorquidas devem ser retirados da reprodução.

Criptorquidismo

A falha na migração de um (unilateral) ou de ambos os testículos (bilateral) para o escroto durante a vida fetal até o nascimento, mantendo-o(s) na cavidade abdominal ou anel inguinal, caracteriza o criptorquidismo. Essa alteração não é comum em touros (2%) e geralmente é unilateral.

O diagnóstico é feito pelo exame clínico. Na inspeção nota-se a ausência de um ou dos dois testículos no escroto, enquanto na palpação pode-se localizar o(s) testículo(s) retido(s) no anel inguinal ou na região abdominal (palpação transretal). A ultrassonografia pode ser utilizada para a localização do testículo retido. Os animais com criptorquidismo bilateral apresentam azoospermia, enquanto os criptorquidas unilaterais apresentam oligozoospermia.

Em decorrência da possibilidade do caráter genético do criptorquidismo, os animais afetados não devem ser mantidos como reprodutores.[6]

Hipoplasia testicular

A hipoplasia testicular caracteriza-se pela redução do crescimento dos testículos e pode ser uni ou bilateral. Ocorre por desenvolvimento incompleto das camadas germinativas dos túbulos seminíferos, podendo afetar de forma parcial ou total os túbulos seminíferos. Os fatores etiopatológicos da hipoplasia testicular não são conhecidos com precisão. No entanto, as interações genéticas, ambientais ou genético-ambientais em vários estágios da embriogênese, o desenvolvimento fetal ou mesmo após o nascimento podem estar relacionadas.[7] Quando de caráter genético-hereditário, a hipoplasia testicular é causada por um gene autossômico recessivo de penetrância incompleta, o que torna variado o grau de expressão da característica de subdesenvolvimento em seus descendentes. A hipoplasia adquirida pode ser causada por deficiência hormonal, nutricional ou por agentes tóxicos, acometendo o animal nas fases de desenvolvimento testicular, resultando em subdesenvolvimento. No Brasil, cerca de 5% do rebanho é acometido por essa afecção. No entanto, foi descrita alta incidência de hipoplasia testicular em um rebanho comercial de touros da raça Brangus-Ibagé criados extensivamente.[8]

O diagnóstico da hipoplasia testicular geralmente é realizado após a puberdade, pela biometria testicular, notando-se tamanho testicular menor do que o esperado para a raça e a idade (Figura 3); entretanto, deve-se levar em consideração a variação no grau de subdesenvolvimento. Diferença entre os testículos esquerdo e direito maior que 10% pode caracterizar a hipoplasia unilateral, sendo indicada a exclusão do animal da reprodução. Dependendo de sua gravidade e do grau de comprometimento do parênquima testicular, podem ser encontradas alterações da consistência à palpação testicular. Touros com hipoplasia unilateral parcial ou total, ou bilateral parcial, são capazes de produzir espermatozoides, apresentam libido e habilidade para monta natural, o que dificulta a identificação nos rebanhos e aumenta a chance de disseminação, no caso de origem genética. Esses indivíduos apresentam, ao espermograma, oligozoospermia e teratozoospermia, podendo levar a um quadro de azoospermia.[5] Nos casos de hipoplasia bilateral total, os testículos são pequenos e os animais apresentam azoospermia, o que torna o diagnóstico mais evidente.[9] O diagnóstico diferencial com a degeneração testicular pode ser realizado nos animais com menores graus de expressão da redução do desenvolvimento testicular, por espermogramas periódicos. Quando examinados em intervalos regulares, touros com hipoplasia exibem valores constantes de astenozoospermia, oligozoospermia e teratozoospermia, apresentando principalmente alterações de cabeça do espermatozoide. O diagnóstico também pode ser realizado por avaliação histopatológica do parênquima testicular, identificando túbulos seminíferos pequenos com reduzido número de células da linhagem espermática ou ausentes, células de Sertoli enfileiradas e espessamento da lâmina basal[8] e, mais recentemente, por avaliações genômicas.[10]

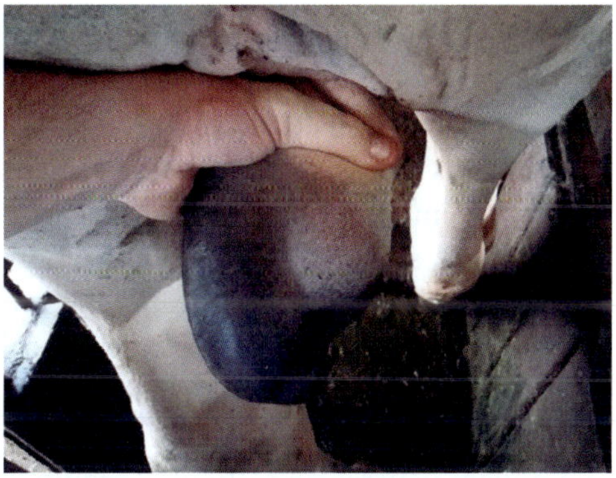

FIGURA 3 Hipoplasia testicular unilateral em touro da raça Nelore com 18 meses de idade.
Fonte: acervo dos autores.

Touros com hipoplasia unilateral ou bilateral parcial, de origem genética, podem transmitir essa condição tanto à progênie masculina como à feminina. Dessa forma, o tratamento a ser preconizado para animais positivos ou suspeitos de hipoplasia testicular é a orquiectomia bilateral e a eliminação do animal da reprodução, devido à procedência genética da afecção.[4,5]

Degeneração testicular

A degeneração testicular é caracterizada por um conjunto de alterações do parênquima testicular, que causa redução do número das células da linhagem germinativa e da função testicular. É uma alteração adquirida, geralmente transitória, que pode afetar a capacidade reprodutiva de touros. Pode acometer um (unilateral) ou ambos os testículos (bilateral) e pode comprometer parte dos túbulos seminíferos (focal) ou todos (difusa). Do ponto de vista clínico, a degeneração testicular se enquadra como uma síndrome, já que ela é consequência de diversas condições e afecções. Nesse sentido, são muitas as causas que levam à degeneração testicular, e a principal está relacionada com alterações que afetam a termorregulação testicular, incluindo todos os processos que provocam aumento de temperatura sistêmica ou local. Estão incluídos nas causas da degeneração testicular fatores climáticos/ambientais, deficiências nutricionais, alterações metabólicas e hormonais, agentes infecciosos específicos e inespecíficos do trato reprodutivo de touros, quadros febris, traumas, agentes tóxicos (cádmio, chumbo, gossipol) e outras alterações que podem ocorrer no testículo (orquite e neoplasias) ou em regiões adjacentes (dermatites escrotais, hidrocele, hematocele, varicocele, hérnias escrotais, epididimites e outros). Essa síndrome resulta em interrupção parcial ou, em casos mais graves, total da espermatogênese; além disso, seus efeitos podem ser temporários ou permanentes, a depender do tipo, da severidade e do tempo da duração do insulto.[1,11,12] Em bovinos, essa é a alteração testicular mais comum, principalmente nos touros mantidos de forma extensiva, em locais com alta temperatura ambiente, sendo, nesses casos, os touros de raças taurinas mais suscetíveis do que aqueles de raças zebuínas. Em adição, não se pode esquecer que o frio intenso também pode ser causa de degeneração testicular.

O diagnóstico da degeneração testicular é realizado durante o exame andrológico, podendo ser auxiliado por exames complementares, dentre os quais se destaca a ultrassonografia. No exame ultrassonográfico do parênquima testicular devem ser consideradas a morfoecogenicidade, classificada em escore de 0 a 2 (Figura 4), e a presença de pontos hiperecogênicos, classificada em escore de 0 a 3 (Figura 5). Durante a anamnese, informações sobre condições de criação e manejo dos touros, processos febris prévios ou outras condições podem contribuir com o diagnóstico. Os achados clínicos vão depender do tempo e gravidade do insulto que resultou na degeneração testicular. Em um processo inicial, à palpação os testículos apresentam consistência flácida, podendo, na biometria testicular, apresentar discreta diminuição do tamanho. Em casos mais graves, a degeneração testicular pode avançar para quadros de hipotrofia até atrofia testicular, tornando-se fibróticos e com consistência firme à palpação,[4] com redução mais evidente do tamanho testicular.

Na imagem ultrassonográfica nota-se no processo inicial maior heterogeneidade do parênquima testicular, apresentando escore de morfoecogenicidade (0 a 2) acima de 1 (Figura 4), enquanto em um processo mais tardio pode ser encontrado escore da presença de pontos hiperecoicos (0 a 3) acima de 2 (Figura 5), caracterizando processos de fibrose e calcinose. Ao espermograma nota-se quadro de oligozoopermia, astenozoospermia e teratospermia. Nesse caso, os defeitos morfológicos encontrados são gotas protoplasmáticas proximais, caudas dobradas/enroladas com gota, presença de vacúolos e outros defeitos nucleares. Também se notam aumento de lesão nas membranas plasmáticas, redução do potencial de membrana mitocondrial, aumento da peroxidação lipídica e, por fim, aumento da fragmentação do DNA espermático.[11] O diagnóstico depende do conjunto dos achados clínicos e do espermograma. A evolução do quadro deve ser acompanhada por exames periódicos, considerando o tempo do insulto, da espermatogênese e de trânsito dos espermatozoides pelo epidídimo. Avaliações moleculares estão sendo estudadas na busca de marcadores precoces da degeneração testicular em touros.[1]

O tratamento consiste em retirar o agente causador. Entretanto, as alterações clínicas que evidenciam a degeneração testicular começam a ser observadas acima de 7 dias do insulto, apresentando um pico em torno de 21 a 28 dias após o insulto. Em casos mais graves da degeneração, somente a retirada do

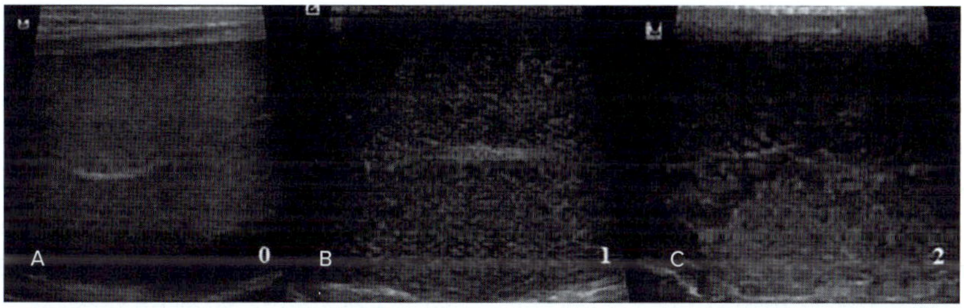

FIGURA 4 Imagens ultrassonográficas (M5Vet®, Mindray, modo-B, probe convexa, 7,5 MHz) de corte longitudinal de testículos de touros para classificação da morfoecogenicidade (0-2). A – Escore 0: parênquima homogêneo, sem pontos anecoicos patológicos (normal). B – Escore 1: parênquima levemente heterogêneo, com presença de pontos anecoicos patológicos. C – Escore 2: parênquima heterogêneo com presença de muitos pontos anecoicos patológicos.

Fonte: acervo dos autores.

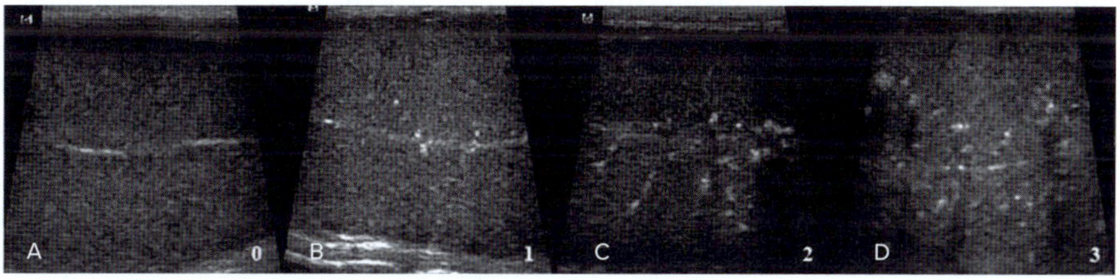

FIGURA 5 Imagens ultrassonográficas (M5Vet®, Mindray, modo-B, probe convexa, 7,5 MHz) de corte longitudinal de testículos de touros para classificação da presença de pontos hiperecogênicos (0-3). A – Escore 0: ausência de pontos hiperecoicos no parênquima (normal). B – Escore 1: presença de até 5 pontos hiperecoicos. C – Escore 2: presença de mais de 5 pontos hiperecoicos próximos ao mediastino e distanciados. D – Escore 3: presença de mais de 5 pontos hiperecoicos difusos no parênquima testicular.

Fonte: acervo dos autores.

agente causador não é suficiente para o sucesso do tratamento,[11] e estudos têm sido realizados testando terapias de suporte, por exemplo, utilizando vitamina A ou betacaroteno, por atuarem em epitélio, além de antioxidantes, como vitamina E e selênio. Outros tratamentos têm sido testados com o uso de homeopatia para melhorar a produção espermática[13] e de suplementação hormonal, como a somatotropina recombinante bovina[14] e a melatonina;[15] no entanto, os resultados ainda são controversos e precisam de mais estudos.

Orquite

A orquite refere-se ao processo inflamatório testicular, que pode ser uni ou bilateral, focal ou difusa; além disso, pode ser aguda ou crônica. A etiologia pode incluir causas traumáticas ou infecciosas. Dentre os agentes infecciosos, destaca-se a *Brucella abortus* (brucelose) como a mais frequente e mais importante, mas outros agentes infecciosos incluem o *Mycobacterium tuberculosis*, a *Trueperella pyogenes*, a *Nocardia farcinia*, o Herpes-vírus bovino tipo III e agentes inespecíficos como *Streptococcus* spp., *Staphylococcus* spp., *Pseudomonas* spp., entre outros. Esses agentes podem chegar aos testículos por via hematógena ou por via ascendente peniana.

O diagnóstico é realizado durante a avaliação clínica do animal. Na anamnese, deve-se investigar histórico de abortamento pelas fêmeas cobertas pelo reprodutor. Na orquite aguda podem ser notados distúrbios no estado geral, com febre, aumento da frequência respiratória e inapetência, enquanto no exame clínico específico pode-se notar à inspeção aumento do tamanho dos testículos, por causa do edema, e à palpação a mobilidade testicular pode estar comprometida, devido à aderência entre as serosas, e evidenciam-se consistência firme, dor e calor (Figura 6).

Como resultado do aumento da temperatura testicular devido ao processo inflamatório, touros com orquite apresentam quadros de degeneração testicular. Dessa forma, ao espermograma notam-se oligozoospermia, astenozoospermia e teratozoospermia (aumento de defeitos de cabeça e peça intermediária), associadas à presença de células inflamatórias. Na orquite crônica ocorre atrofia testicular, notando-se testículos reduzidos de tamanho, consistência firme e insensível à palpação.[4]

Assim como descrito na degeneração testicular, a ultrassonografia pode ser utilizada como método complementar de diagnóstico. Os achados ultrassonográficos dependem do estágio (agudo ou crônico) da doença. A ultrassonografia revela tecido testicular que perdeu a aparência homogênea. Na forma crônica da doença, a ecotextura testicular aumenta apresentando zonas ecogênicas (fibrose) ou hiperecogênicas (calcinose/mineralização) espalhadas por todo o testículo e exibindo sombras acústicas.[16] Em alguns casos podem ser encontrados abscessos intratesticulares, visualizados pela ultrassonografia.

Com respeito ao tratamento, a orquite é quase sempre seguida de degeneração testicular, necrose e atrofia, o que torna difícil a recuperação da espermatogênese. Quando a alteração é unilateral, pode-se efetuar a orquiectomia unilateral do testículo afetado, para aumentar as chances de preservação do testículo contralateral normal. O prognóstico é reservado a desfavorável e dependente do tempo de ocorrência clínica. Nos processos subagudos pode-se tentar o tratamento com antibióticos e anti-inflamatórios, sempre atentando ao quadro geral do animal. Para realizar antibioticoterapia é essencial a realização de cultura e antibiograma, pois os tratamentos normalmente são prolongados e com doses

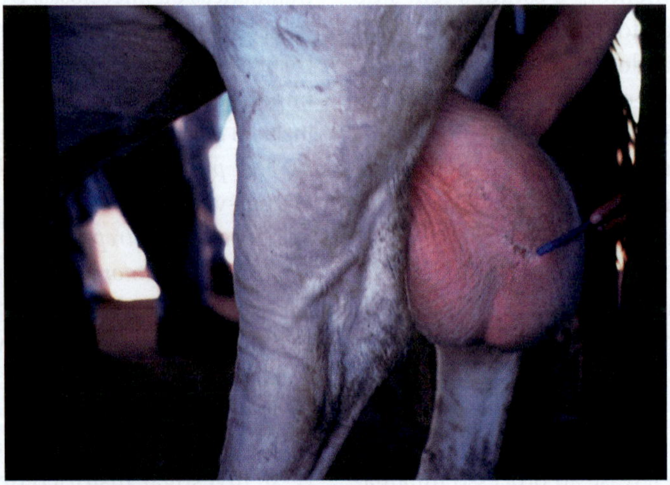

FIGURA 6 Orquite com aderência por lesão traumática em touro.
Fonte: acervo dos autores.

altas para que possam atingir os níveis farmacológicos adequados. O aumento de temperatura local provocado pelo processo inflamatório deve ser controlado com duchas de água fria várias vezes ao dia. No entanto, quando se trata de orquite por brucelose, o animal deve ser eliminado da reprodução.[17]

Neoplasias

As neoplasias ou tumores testiculares são comuns em touros idosos. Geralmente são benignos, mas podem ocasionalmente apresentar caráter maligno, e são derivados das células testiculares. Existem três tipos principais de neoplasias que podem ocorrer de maneira isolada ou combinada, sendo eles: tumor das células intersticiais ou de Leydig (leydigocitoma); tumor das células de Sertoli (sertolioma) e tumor das células germinativas (seminoma). Dentre estas, os seminomas são mais frequentes em testículos criptorquídicos, habitualmente são tumores solitários, unilaterais e de origem multicêntrica com capacidade invasiva. O sertolioma é a neoplasia menos comum no touro. O leydigocitoma é a mais comum nos bovinos, podendo ser uni ou bilateral, múltiplo ou único, com diâmetro que varia de milímetros a poucos centímetros, e raramente o tumor aumenta de volume. Na maioria dos casos de tumores testiculares, a espermatogênese do testículo afetado fica comprometida, enquanto o contralateral pode manter o processo de gametogênese normal.

O diagnóstico durante o exame andrológico começa com a inspeção, podendo-se notar aumento de volume testicular. À palpação, os testículos podem apresentar lobulações e a consistência varia entre macia e firme, a depender do tipo de tumor; em sertoliomas a consistência é mais firme, enquanto nos seminomas nota-se consistência mais friável. Pelo exame ultrassonográfico se identifica a presença da massa celular neoplásica, com aspecto diferente do parênquima testicular normal. Em casos de leydigocitomas nota-se aumento da vascularização no tecido neoplásico.

A avaliação macroscópica durante a necropsia ou pós-orquiectomia pode contribuir para identificar o tipo de tumor. Os leydigocitomas são mais avermelhados e com os limites da massa bem definidos; os sertoliomas apresentam aspecto mais lobuloso e firme, enquanto os seminomas são mais friáveis e claros (Figura 7). O diagnóstico definitivo é obtido após exame histopatológico do tecido

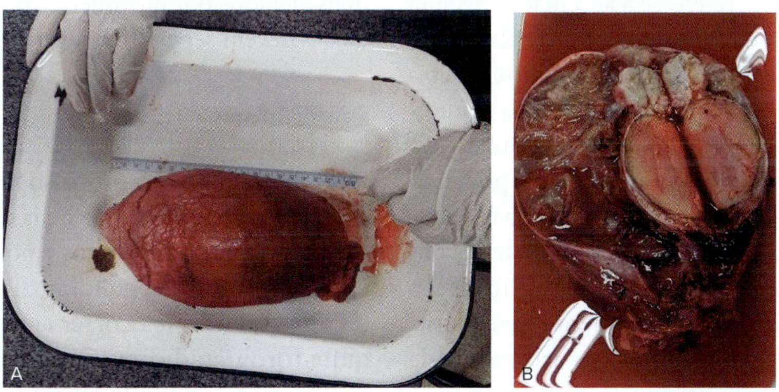

FIGURA 7 Testículo de touro com seminoma. A: aspecto macroscópico do testículo pós-orquiectomia com aumento de tamanho. B: corte sagital do testículo, evidenciando a massa neoplásica.
Fonte: acervo dos autores.

comprometido, podendo identificar o tipo de neoplasia.

O tratamento consiste na orquiectomia do testículo comprometido. Além disso, deve-se investigar possíveis metástases.

DIAGNÓSTICO E TRATAMENTO DAS AFECÇÕES DOS EPIDÍDIMOS

Os epidídimos são responsáveis pela maturação e armazenamento espermático. Alterações nestas estruturas podem afetar a qualidade e a capacidade de fertilidade dos espermatozoides.

O diagnóstico de afecções epididimárias pode ser realizado por inspeção, palpação e ultrassonografia, e o espermograma pode apresentar informações importantes sobre defeitos espermáticos característicos de alterações nessa estrutura.

Entre as alterações dos epidídimos mais frequentes encontram-se alterações de desenvolvimento (agenesia, aplasia segmentar e hipoplasia epididimária), alterações inflamatórias (epididimite) e outras alterações, como espermatocele e granuloma espermático.[5]

Agenesia, aplasia segmentar e hipoplasia

A agenesia refere-se à ausência congênita de todo o epidídimo, enquanto a aplasia segmentar refere-se à ausência de parte do epidídimo; por outro lado, a hipoplasia epididimária é caracterizada por redução no desenvolvimento dos epidídimos, podendo afetar o epidídimo no todo ou em parte. Geralmente essas condições são unilaterais nos bovinos, mas podem ser bilaterais. Todas são alterações de origem congênita e hereditária. A aplasia segmentar pode ser acompanhada por aumento do sistema de ductos proximais à área ausente e, devido à estase de espermatozoides, quase sempre evoluem para espermatocele, levando ao desenvolvimento de granulomas espermáticos.[4] Outras alterações de origem congênita e hereditária podem estar associadas; frequentemente, nota-se ausência da glândula vesicular ou da ampola correspondente.[17]

Um achado comum e sem significado clínico são resquícios do ducto de Müller sobre a cabeça do epidídimo. Não afetam o trânsito espermático por serem externos, mas dilatam à puberdade, chamando atenção à palpação.

O diagnóstico é realizado durante a palpação dos epidídimos, podendo-se utilizar a ultrassonografia como auxiliar para a identificação da localização e tamanho da estrutura. Dependendo da idade do animal, podem ser evidenciadas espermatoceles e até mesmo a formação de granulomas espermáticos. Ao espermograma notam-se alterações que dependem da condição. Nos casos de agenesia e aplasia segmentar epididimária bilateral há azoospermia, enquanto nos casos unilaterais e na hipoplasia epididimária podem ser notadas astenozoospermia e teratozoospermia, com aumento de alterações de origem epididimária, como espermatozoides com gotas protoplasmáticas e com cauda dobrada com gota protoplasmática distal anexa.

Em função da origem hereditária, os animais afetados por qualquer uma dessas condições devem ser eliminados da reprodução.[5]

Epididimite

A epididimite é o processo inflamatório do epidídimo, que ocorre mais comumente do que a orquite em touros e normalmente envolve a cauda do epidídimo. Pode ser uni ou bilateral e pode ocorrer associada a orquite (orquiepididimite) ou vesiculite. O quadro pode ser agudo ou crônico. A causa pode ser traumática ou infecciosa. Os agentes infecciosos incluem aqueles causadores de orquite, tais como *Brucella abortus*, *Mycobacterium tuberculosis*, *Trueperella pyogenes*, *Streptococcus* spp., *Staphylococcus* spp., *Pseudomonas* spp., Herpes-vírus bovino tipo III, entre outros.

Em relação ao diagnóstico, pode ser realizado durante a inspeção e a palpação no exame clínico, sendo detectada presença de edema, calor, dor, consistência tensa e fibrótica no quadro agudo e tornando-se mais firme, pequeno e com alteração do formato no quadro de epididimite crônica. Na ultrassonografia o epidídimo é visualizado com perda da ecogenecidade e mais ingurgitado (Figura 8A). Se for um processo crônico, o tecido do epidídimo aparece hipoecogênico, com zonas hiperecogênicas e mais heterogêneo, devido à presença de exsudato ou edema. O quadro espermático encontra-se também alterado. Usualmente, leva a astenozoospermia e teratozoospermia, sendo os defeitos espermáticos mais frequentes a gota citoplasmática proximal, cauda fortemente dobrada e cauda dobrada com gota distal anexa, associado à leucospermia (Figura 8B). Esse quadro pode refletir na fertilidade. A infertilidade pode ocorrer nos casos mais severos, resultante da oclusão do lúmen, interrupção da função epididimária, formação de granuloma ou aderência, podendo resultar em hidrocele, periorquite e injúria térmica para o testículo.[18,19]

Para o tratamento deve-se considerar a extensão do processo, sendo indicado antibiótico e anti-inflamatório e aplicação de duchas de água fria. Em casos mais graves, pode ser indicada a orquiepididimectomia do lado comprometido para preservar a higidez do órgão contralateral.[16,17] Quando o animal for positivo para brucelose, deve ser eliminado da reprodução.

Espermatocele e granuloma espermático

Espermatocele é a dilatação cística do conduto epididimário com acúmulo de espermatozoides, tendo como consequência atrofia do epitélio, ruptura da membrana basal e extravasamento de espermatozoides para o interstício, com posterior desenvolvimento de granuloma espermático. Como mencionado anteriormente, o granuloma ocorre em casos de aplasia segmentar do epidídimo, infecção local com estreitamento ou traumatismo que impeçam o trânsito esper-

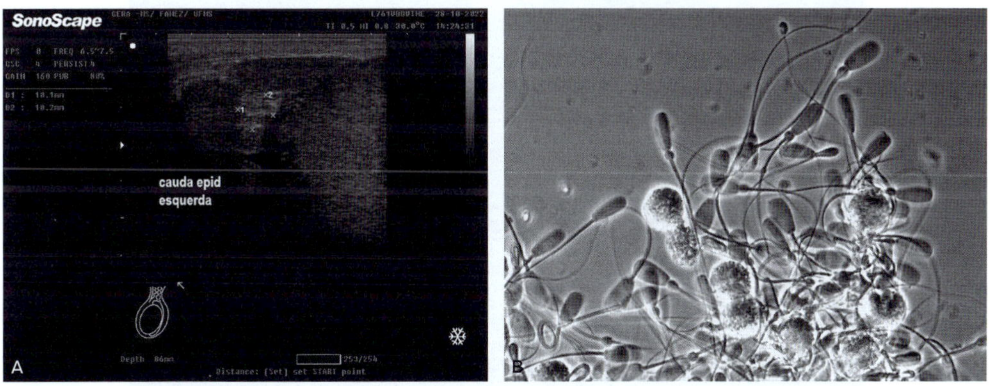

FIGURA 8 Epididimite em touro. A: imagem ultrassonográfica da cauda do epidídimo. B: fotomicrografia de amostra do sêmen do touro com epididimite, evidenciando a presença de espermatozoides com gotas protoplasmáticas proximais e leucócitos.
Fonte: acervo dos autores.

mático. Histologicamente, o granuloma apresenta macrófagos e outras células inflamatórias mononucleares ou células gigantes multinucleadas.[4]

O diagnóstico é realizado por palpação minuciosa do epidídimo e ultrassonografia (Figura 9). Ao espermograma em casos de comprometimento bilateral, o animal apresenta azoospermia; quando é unilateral pode apresentar oligozoospermia.

Não há um tratamento específico. Quando associado a malformações, devido ao caráter hereditário, o animal deverá ser retirado da reprodução.

DIAGNÓSTICO E TRATAMENTO DAS AFECÇÕES DO CORDÃO ESPERMÁTICO

O cordão espermático refere-se à estrutura composta pelo ducto deferente, músculo cremaster e uma rede especializada de vasos denominada plexo pampiniforme, também denominado funículo espermático. Sua extensão vai desde o anel inguinal, em sua porção mais proximal, até a porção do polo dorsal do testículo. Desempenha importantes funções de sustentação dos testículos, comunicação sanguínea, linfática e nervosa entre a cavidade abdominal e os testículos. A complexa arquitetura vascular do plexo pampiniforme exerce grande papel na termorregulação, devido a seu alto grau de enovelamento entre veias e artérias, provendo assim um mecanismo de troca de calor contracorrente, diminuindo a temperatura do sangue que sai do corpo e chega aos testículos.

As alterações do cordão espermático são diagnosticadas durante o exame clínico, principalmente por inspeção e palpação, sendo a ultrassonografia um exame auxiliar importante.

O cordão espermático pode apresentar alterações de desenvolvimento (aplasia segmentar do ducto deferente), vasculares (varicocele), de posições (torção do cordão espermático e hérnia inguinoescrotal) e inflamatórias (funiculite espermática).

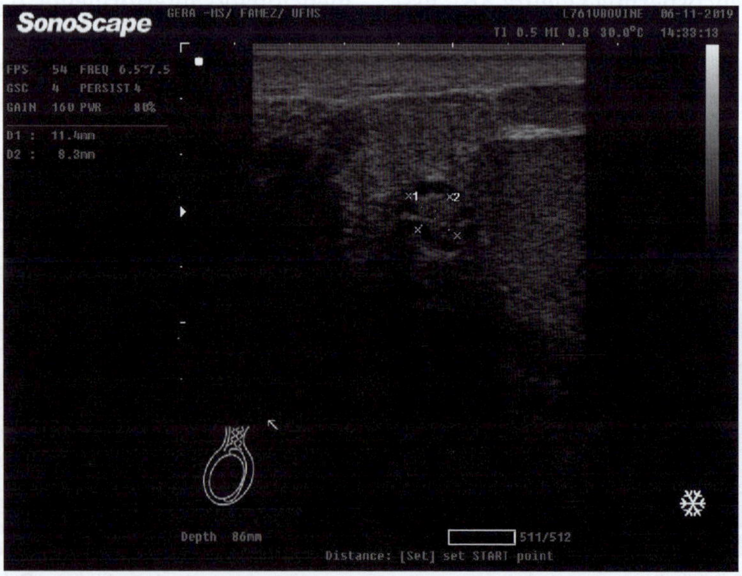

FIGURA 9 Imagem ultrassonográfica de granuloma espermático na cabeça do epidídimo esquerdo de touro da raça Montana, 4 anos de idade.

Fonte: acervo dos autores.

Aplasia segmentar do ducto deferente

A aplasia segmentar do ducto deferente se caracteriza por agenesia de uma porção do ducto deferente. Pode ser uni ou bilateral. Essa alteração pode ocorrer isoladamente ou associada a outras alterações de desenvolvimento, tais como aplasia de epidídimo e glândula vesicular. A causa primordial é a falha na formação durante a embriogênese, na diferenciação dos ductos mesonéfricos.[5,20] A ausência desse ducto impossibilita o animal de ejacular, e com isso os espermatozoides se acumulam na cauda do epidídimo, podendo levar a um granuloma espermático.[21]

O diagnóstico pode ser baseado na ausência de espermatozoides no ejaculado, quando bilateral, ou oligozoospermia, quando unilateral. Pode ser encontrado granuloma espermático por consequência da espermoestase.

Para o tratamento deve-se considerar a origem congênita e hereditária da afecção e excluir o animal da reprodução.

Varicocele

A varicocele (ou varizes) é caracterizada pela dilatação das veias do plexo pampiniforme e/ou das veias cremastéricas. Sua ocorrência é rara em bovinos, sendo mais relatada em touros mais velhos mantidos como doadores de sêmen em centrais. As causas podem ser por alterações ou ausência das válvulas existentes nas veias locais, provocando falhas na drenagem venosa, o que leva a ineficiência no controle do retorno venoso, ocasionando dilatação das veias. Pode propiciar a formação de trombos e dificultar a termorregulação pelo plexo pampiniforme, provocando, como consequência, degeneração testicular.

O diagnóstico é baseado em seus sinais clínicos de edema na região do cordão espermático, formação de trombos e consequente degeneração testicular.[20] Na imagem ultrassonográfica pode ser identificada uma estrutura cística, que, em modo color-Doppler, apresenta baixo fluxo sanguíneo ou ausência deste.

O tratamento é por intervenção cirúrgica, mas a decisão do procedimento cirúrgico deve ser baseada na gravidade do achado, bem como na idade e no valor reprodutivo do touro. Em casos brandos, o animal pode conviver com a varicocele sem grandes problemas.

Torção do cordão espermático

A torção do cordão espermático ocorre por rotação em 180 a 360 graus do cordão espermático, tendo como principais causas aumento do volume testicular, criptorquidismo e ligamentos de cauda do epidídimo mais longos ou mais flácidos. A rotação dessa estrutura provoca o estrangulamento das veias e artérias que compõem o plexo pampiniforme, levando a alterações circulatórias, edema, dor e congestão.

O diagnóstico é feito pela inspeção e palpação, nas quais se nota a rotação das estruturas internas do escroto, associados a dor e edema. A ultrassonografia pode ajudar na avaliação das alterações estruturais.

O tratamento é baseado no reposicionamento das estruturas. Os transtornos provocados variam dependendo da gravidade da torção e do tempo desta; quanto mais rápido for realizado o reparo, menores os prejuízos para os órgãos irrigados por esses vasos, sendo, nos casos de rotação de 360 graus, a orquiectomia do testículo afetado recomendada.

Hérnia inguinoescrotal

A hérnia inguinal é relacionada à passagem de alças intestinais pelo anel inguinal, podendo causar aumento de volume na região do cordão espermático e testículos. Tem sua causa relacionada ao aumento da pressão intra-abdominal, falhas no fechamento do anel inguinal e onfalopatias. Além disso, sua ocorrência tende a ser maior em animais mais jovens.

O diagnóstico consiste em palpação da região com aumento de volume, na qual se nota sensibilidade, e na ultrassonografia é possível observar o conteúdo e a motilidade intestinal. A gravidade do caso depende do tamanho da abertura do anel inguinal e do volume de alça intestinal presente. Podem ocorrer aderências e até mesmo ruptura da alça intestinal, fatos que aumentam a gravidade do quadro.

O tratamento é primordialmente cirúrgico, com reintrodução das alças intestinais na cavidade abdominal e redução do anel inguinal. Recomenda-se a retirada da reprodução dos animais acometidos.[22]

Funiculite espermática

A funiculite espermática refere-se ao processo inflamatório do cordão espermático ou funículo espermático. Pode ter causas infecciosas ou ser consequência de procedimentos de castração mal realizados e/ou contaminados. O processo de funiculite pode levar a complicações como peritonites e tétano.

O diagnóstico é baseado nos achados clínicos e no histórico clínico do animal.

O tratamento de eleição é feito com o uso de anti-inflamatórios e antibióticos.[5]

DIAGNÓSTICO E TRATAMENTO DAS AFECÇÕES DAS GLÂNDULAS SEXUAIS ACESSÓRIAS

As glândulas sexuais acessórias presentes nos touros são as bulbouretrais, próstata, ampolas e vesiculares. Todas são responsáveis pela produção do plasma seminal, e alterações nessas estruturas podem afetar a qualidade seminal.

As alterações das glândulas sexuais acessórias de touros podem ser diagnosticadas durante o exame clínico por palpação transretal; entretanto, a ultrassonografia mostra-se relevante para caracterizar, mensurar e avaliar a gravidade de possíveis alterações.

As afecções que podem ser diagnosticadas incluem alterações do desenvolvimento, como ausência total (agenesia), parcial (aplasia) e redução do desenvolvimento (hipoplasia) de uma ou mais glândulas; alterações regressivas, nas quais se incluem a redução no tamanho (atrofia) e processos hidrópicos (cistos); processos neoplásicos (adenocarcinoma, carcinoma, leiomioma e fibroma) e inflamatórios (vesiculite, ampolite, prostatite e bulbouretrite).

Agenesia, aplasia segmentar e hipoplasia glandular

A agenesia, a aplasia segmentar e a hipoplasia glandular são alterações do desenvolvimento e têm origem congênita e hereditária. Alterações dessas glândulas podem afetar o volume de plasma seminal produzido. Muitas vezes essas alterações são encontradas associadas a outras malformações do aparelho reprodutor dos touros.

O diagnóstico é realizado por palpação transretal, podendo ser auxiliado pela imagem ultrassonográfica da glândula.

O tratamento deve ser a retirada do animal da reprodução, considerando o caráter hereditário da condição.

Atrofia e cistos glandulares

A atrofia das glândulas sexuais acessórias pode ocorrer por falha na produção hormonal, já que a manutenção da atividade funcional destas é dependente dos andrógenos produzidos nos testículos. Dessa forma, a orquiectomia provoca a atrofia dessas glândulas. Embora sejam relatados cistos prostáticos em touros, essas estruturas têm pouco significado clínico nessa espécie. As estruturas císticas são resultantes de obstruções dos ductos glandulares com acúmulo de conteúdo líquido.

O diagnóstico da atrofia é baseado na redução do tamanho dessas glândulas, detectada por palpação transretal e auxiliada pela ultrassonografia. Os cistos são diagnosticados pela ultrassonografia.

Para a atrofia das glândulas não há tratamento específico, pois geralmente ocorre pós-castração. No caso de cistos glandulares, quando atingem tamanhos maiores, podem ser removidos cirurgicamente.

Vesiculite seminal e ampolite

Entre os processos inflamatórios das glândulas sexuais acessórias de touros, a vesiculite seminal e a ampolite são as mais frequentes, sendo escassos os relatos de prostatite e bulbouretrite nessa espécie. Touros mais jovens apresentam maior predisposição, pois podem apresentar contaminação por via ascendente por montar em outros machos de mesma idade. As adenites podem ocorrer de forma aguda ou crônica. O comprometimento pode ocorrer uni ou bilateralmente. A causa mais comum é a infecciosa, decorrente de bactérias, vírus, fungos (clamídias) ou protozoários. Entre os agentes mais comuns estão *Brucella abortus*, *Trueperella pyogenes*, *Pseudomonas aeroginosa*, *Escherichia coli*, *Streptococcus* spp., *Staphylococcus* spp. e *Pseudomonas* spp. O acesso do agente infeccioso às glândulas pode ocorrer pela via ascendente (uretra), descendente (testículos, próstata ou ampolas) ou hematógena (outros sítios de inflamação).[5]

Para o diagnóstico, a evidência dos sinais clínicos externos depende da gravidade do processo, sendo necessário associar com palpação, ultrassonografia e espermograma. Em casos agudos mais graves o animal pode apresentar comprometimento sistêmico, como febre, inapetência e recusa da cobertura. Nos quadros agudos da vesiculite seminal, notam-se à palpação transretal aumento de tamanho e da temperatura local, perda da lobulação, sensibilidade dolorosa, consistência firme e aderência. Nos quadros crônicos, podem apresentar arqueamento do posterior, dor ao evacuar ou na palpação retal e presença de fibrose.[23] Na ultrassonografia, as glândulas vesiculares podem apresentar alterações dos lóbulos, presença de abscessos e líquido interlobular, evidenciado por áreas anecoicas, bem como espessamento da membrana inferior da glândula vesicular, caracterizada por imagem hipoecoica e irregular.[23] No espermograma pode-se observar astenozoospermia, teratozoospermia e elevada leucospermia. A teratospermia é mais evidente quando ocorre comprometimento também das ampolas e epidídimos.[5]

Alterações na motilidade espermática durante a análise podem fornecer indicativos importantes para a origem da inflamação. Nas vesiculites, a motilidade apresentará queda rápida durante a análise, já que os espermatozoides entram em contato com a secreção das vesículas seminais somente no momento da ejaculação, enquanto nos casos de ampolite a motilidade já se apresenta baixa na primeira visualização. A presença de mais de 6 leucócitos/campo no ejaculado já leva ao diagnóstico de processos inflamatórios no trato genital.

O tratamento deve ser preconizado com o uso de antibióticos de amplo espectro por períodos prolongados, levando em consideração a baixa vascularização das glândulas.

O uso de anti-inflamatórios pode amenizar a sintomatologia, reduzindo o edema e a dor. No caso de vesiculite há a possibilidade de realizar antibioticoterapia intraglandular com aplicação de 10% da dose parenteral recomendada – penicilina G procaína (2.200 UI/kg PV) ou oxitetraciclina (1 mg/kg PV),[24] no entanto essa aplicação exige perícia do médico-veterinário e excelente assepsia.

DIAGNÓSTICO E TRATAMENTO DAS AFECÇÕES DO PREPÚCIO E DO PÊNIS

O prepúcio é formado por uma dupla invaginação de pele da região abdominal inferior e recobre a porção livre do pênis, quando este não está em ereção, conferindo proteção. O pênis é o órgão copulatório que permite a deposição do sêmen no trato reprodutivo da fêmea. Alterações no prepúcio e no pênis podem dificultar ou impedir a exposição do pênis e culminar com a inabilidade da cópula.

A avaliação de alterações no prepúcio e no pênis é realizada durante o exame clínico reprodutivo dos touros. Podem ser relatadas dificuldades de cópula durante a anamnese,[25] bem como encontradas alterações por inspeção e palpação.

Diversas afecções podem comprometer prepúcio e pênis, as quais podem ser de origem congênita e hereditária ou adquirida e que resultam em *impotentia coeundi*. Entre as afecções que acometem prepúcio e pênis de touros serão abordadas as seguintes: pênis bífido e torção peniana, persistência do frênulo peniano, fimose, parafimose, balanopostite, acropostite, hematoma peniano e fibropapiloma.

Pênis bífido ou glande bífida e torção peniana

A ocorrência de pênis bífido ou glande bífida e torção peniana (Figura 10) é rara. São consideradas malformações não hereditárias geralmente e, dependendo da extensão da duplicidade, são impeditivas da realização do coito. Toda observação dessa natureza demanda um teste comportamental para avaliar se há impedimento do coito, principalmente no caso de torções penianas observadas durante eletroejaculação. Não se deve fazer correção cirúrgica nesses casos; havendo impedimento do coito, descarta-se o animal da reprodução.

Persistência do frênulo peniano

O frênulo peniano consiste em um feixe de tecido conjuntivo que liga a parte ventral do pênis ao prepúcio. O início do rompimento e, consequentemente, a liberação do pênis ocorrem por volta dos 4 meses de idade nos bovinos, e a separação completa ocorre entre 9 e 10 meses. Em touros zebuínos, a separação do frênulo ocorre mais tardiamente em relação aos taurinos, devido à maior precocidade sexual das espécies taurinas.[26] O principal fator predisponente citado por alguns estudiosos é a hereditária, contudo não existem evidências científicas comprovando-a.[27] Quando ocorre a persistência do frênulo, o pênis apresenta um desvio, que impedirá sua exposição, e quando exposto apresenta dificuldade da introdução retilínea na genitália da vaca.[25]

O diagnóstico é realizado, primeiramente, pela observação do touro durante a monta, verificando dificuldade ou incapacidade de realizar a cópula devido ao desvio do pênis

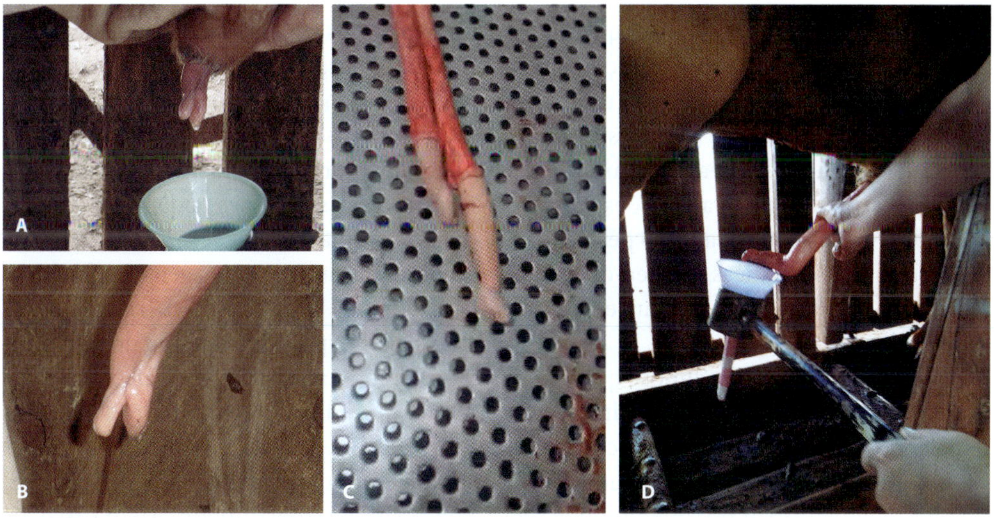

FIGURA 10 A-B: glande bífida em touro Brahman, 4 anos de idade, com prole reconhecida (acervo GERA-MS, 2008). C: pênis bífido, achado de abatedouro, MS (foto cedida por Carla Azevedo, 2020). D: torção peniana, touro Nelore (foto: GERA-MS, 2013).

durante o serviço. Para confirmação do diagnóstico, o animal deve ser contido, podendo ser realizada anestesia local infiltrativa nos nervos pudendo e hemorroidais, para relaxamento e exposição do pênis.[25]

O tratamento consiste na correção cirúrgica, que é realizada com a exposição completa do pênis e a realização de ligaduras nas extremidades proximal e distal, com a finalidade de prevenir hemorragias. Em seguida o frênulo é removido por incisão cirúrgica em suas extremidades.[25,27] O prognóstico depende do tempo de diagnóstico: quanto mais cedo for realizado o procedimento, melhores chances de não ficarem sequelas; quando o procedimento é feito mais tardiamente o prognóstico pode ser reservado. Após a cirurgia, o animal pode apresentar discreta hemorragia ou até mesmo a formação de granulomas.[25] No entanto, considerando que a persistência de frênulo está associada à puberdade atrasada ou imaturidade sexual, a retirada do animal da reprodução deve ser a conduta mais assertiva nesse caso.

Fimose e parafimose

A fimose caracteriza-se pela impossibilidade de o touro expor o pênis, enquanto a parafimose é descrita como a incapacidade do animal de retrair o pênis para a cavidade prepucial, levando à exposição permanente do órgão. Essas lesões ocorrem devido à estenose do óstio prepucial, e consequentemente, impedem a cópula (*impotentia coeundi*).[25]

A fimose pode ser de origem congênita, por malformações, ou adquirida, devido a traumas e infecções. Os traumas podem ocorrer devido a áreas com pastagens elevadas, plantas com espinhos e lesões provocadas por ectoparasitas.[28] Essa alteração ocorre com mais frequência em bovinos com prepúcio pendular e orifício prepucial estreito, e pode ocorrer associada a outras afecções, como hematomas, neoplasias e balanites; quando em estado avançado são fatores predisponentes.[25]

A parafimose nos touros é rara, sendo causada por fatores tanto congênitos quanto adquiridos. Os fatores congênitos incluem estreitamento do orifício prepucial e encurtamento anormal do prepúcio, enquanto os fatores adquiridos são trauma, infecção, miíase, priapismo, hematoma peniano, neoplasia (fibropapiloma peniano), corpo estranho e atividade sexual excessiva.[29] A parafimose também está relacionada a afecções que podem afetar o músculo retrator do pênis, inervado por fibras simpáticas dos nervos caudal e pudendo, que podem evoluir para exposição permanente do pênis.

O diagnóstico tanto da fimose quanto da parafimose é realizado no exame clínico, evidenciando-se as lesões de cada afecção.

Quando a fimose está associada a um quadro inflamatório, o tratamento pode ser realizado por meio do uso de fármacos anti-inflamatórios, isolamento do indivíduo e aplicação de hidroterapia por meio de duchas frias no local. Em casos mais severos ou crônicos, indica-se a reparação cirúrgica. Pode ser realizada por incisão na linha média a partir do óstio prepucial em direção caudal, obtendo uma abertura em "V" e sutura para fixação da mucosa do folheto prepucial com a pele, possibilitando a passagem do pênis. O pós-operatório é reservado, e recomenda-se a aplicação de antibióticos por via intramuscular e cuidados com a ferida cirúrgica com antissépticos e pomadas para auxiliar na cicatrização. Repouso sexual, por no mínimo 60 dias, podendo o touro retornar suas atividades após esse período.[25] Para a parafimose indica-se tratamento conservativo, utilizando bolsas de gelo para redução do edema prepucial, além de manter limpas e protegidas as porções expostas. Dependendo da severidade recomenda-se intervenção cirúrgica, podendo ser realizada a ampliação do óstio prepucial, e/ou a penectomia parcial.[29]

Balanopostite

A balanopostite consiste na inflamação conjunta da glande do pênis (balanite) e do prepúcio (postite) em decorrência de lesões (não infecciosas) ou infecções. As causas não infecciosas são principalmente devidas a traumas no pênis e prepúcio durante a monta natural ou por manuseio impróprio da vagina artificial. Essas lesões podem ser seguidas de infecção bacteriana secundária. Nos bovinos, destacam-se como agentes infecciosos causadores da balanopostite o *Tritrichomonas foetus* e o Herpes-vírus bovino do tipo I.[30]

Quando não tratada, essa afecção é altamente prejudicial à saúde reprodutiva dos touros e pode causar complicações que resultam em incapacidade de monta e consequentemente infertilidade. Além disso, os agentes infecciosos podem ser transmitidos para as fêmeas no momento da cópula e provocar infecções que podem culminar com morte embrionária precoce ou abortamento. Lacerações, neoplasia, corpos estranhos, infecção do trato urinário, urolitíase ou fimose podem resultar no desenvolvimento de balanopostite mais grave.[31]

O *Tritrichomonas foetus* é um protozoário que pode provocar balanopostite em touros, principalmente em animais mais velhos que apresentam criptas prepuciais mais profundas, propiciando a manutenção do parasita. No entanto, geralmente os touros são portadores assintomáticos da tricomonose, e os sintomas podem ser evidenciados pelo histórico de as fêmeas cobertas por ele apresentarem morte embrionária precoce ou abortamento até o quinto mês de gestação.

O Herpes-vírus bovino tipo 1 (BoHV-1), que é o agente etiológico da rinotraqueíte infecciosa bovina (IBR) e da vulvovaginite pustular infecciosa (IPV), também causa a balanopostite pustular infecciosa (IPB). Os touros infectados podem apresentar severa inflamação, com presença de pequenas pústulas distribuídas na mucosa, que podem formar úlceras recobertas por material fibrinoso, que ocupam grande parte do prepúcio e da glande do pênis.[32] No período inicial é acompanhado por pirexia, e quando não tratada pode ocorrer infecção bacteriana secundária, causando balanopostite purulenta grave e desconforto considerável ao touro (Figura 11A). O animal recusa-se a realizar a cópula; as pústulas podem ser visíveis por até um mês após a infecção, e podem ocorrer, secundariamente, fimose e parafimose.[33]

Após o período inicial, os touros entram em latência e não são observados os sinais clínicos; contudo, tornam-se potenciais disseminadores do vírus no plantel.[33] A transmissão ocorre pelo contato direto das secreções dos sistemas respiratórios, oculares, genitais, pelo sêmen de animais infectados e pela monta natural, e pode ocorrer transmissão indireta pelos fômites contaminados, fluidos fetais e fetos abortados.

O diagnóstico é realizado durante o exame clínico identificando-se as lesões (Figura 11). Podem ser realizados lavados prepuciais para a pesquisa de parasita, no caso da tricomonose, e *swabs* prepuciais para o isolamento do vírus em cultivo celular.

O tratamento varia de acordo com a etiopatogenia envolvida na afecção.[30] Para os casos de Herpes-vírus bovino do tipo 1, uma vez que haja ocorrência no rebanho, a melhor estratégia de controle é a prevenção vacinal inclusive nos machos. Desta feita, recomenda-se a vacinação dos touros ao sobreano com repetição 30 dias após. Em casos não infecciosos leves e inespecíficos, o tratamen-

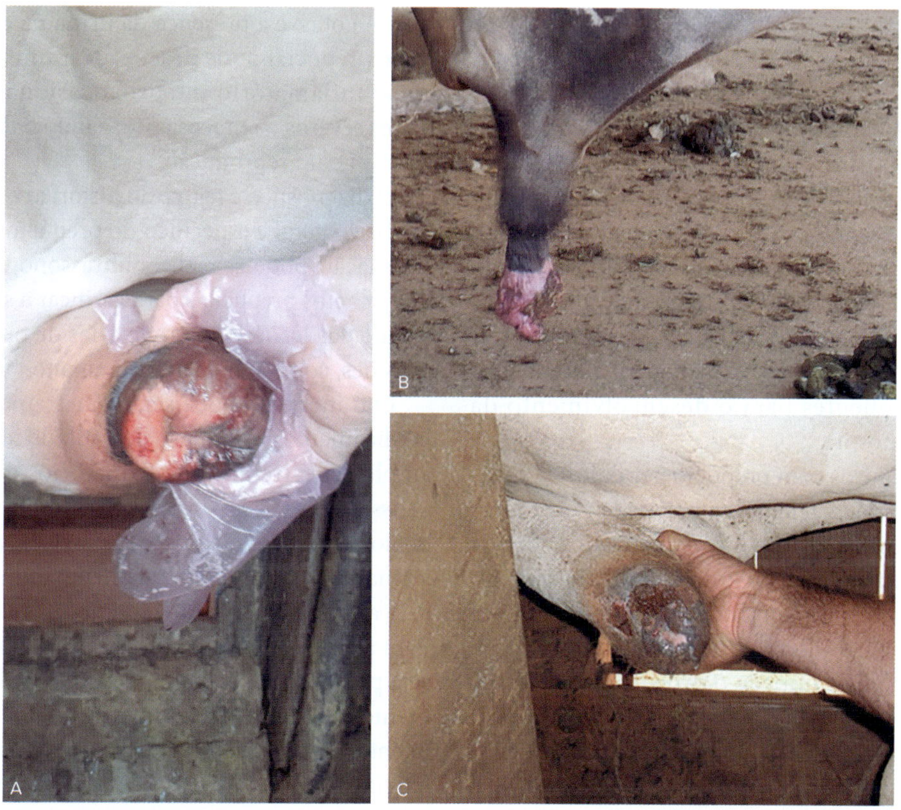

FIGURA 11 Lesões prepuciais em touros. A: balanopostite por IBR (foto cedida por Alisson Schneider, 2020). B-C: postites traumáticas em touros da raça Nelore (fotos: Gera-MS).

to consiste em lavagem prepucial uma a duas vezes por dia sem antibioticoterapia. A lavagem do canal prepucial pode ser realizada com solução de permanganato de potássio ($KMnO_4$) a 0,5% ou com digluconato de clorexidina a 0,05% (em solução salina estéril 0,9%).[34] Em caso de edemas devem ser utilizadas compressas de água fria. Para a balanopostite pustular infecciosa não há tratamento específico; antibióticos e anti-inflamatórios podem ser utilizados em touros na tentativa de diminuir a severidade da inflamação e aderência do pênis ao prepúcio. A vacinação é recomendada em locais endêmicos e em propriedades que apresentam condições favoráveis para transmissão do vírus.[32] Recomenda-se controle e prevenção para impedir a propagação dos agentes infecciosos nos rebanhos.

Acropostite

A acropostite também é conhecida como acrobustite ou umbigueira. Caracteriza-se pela inflamação crônica da extremidade do prepúcio associada ao surgimento de feridas, necrose, edema, fibrose e estreitamento do óstio prepucial.[25,27] Os aspectos morfológicos relacionados ao prepúcio e ao músculo retrator do pênis são os principais fatores predisponentes para o desenvolvimento da acropostite.[35]

Touros com prepúcio penduloso e orifício prepucial largo, característicos de touros zebuínos, possuem maior incidência de traumas.[25] Associado a isso, o músculo retrator do pênis, que estabiliza a mucosa prepucial interna durante a exteriorização do pênis e impede o prolapso ou inversão do prepúcio, quando subdesenvolvido, propicia a exposição dessa mucosa.[35] Mucosa prepucial interna exposta e traumatismos repetitivos vão desencadear os processos inflamatórios.

Os traumas podem ocorrer por choques contra objetos em pastagens sujas (vegetação alta com galhos, arames, materiais de construção etc.) e/ou por coices na região prepucial. Essa enfermidade tem alta prevalência no Brasil, principalmente em rebanhos criados de forma extensiva, representando cerca de 80% dos diagnósticos das lesões presentes na genitália externa dos touros.[36]

Animais com acropostite apresentam dificuldade ou inabilidade para realização da cópula, edema e necrose na mucosa prolapsada, aumento de temperatura, estenose do óstio prepucial, dor à palpação, e pode ocorrer retenção de urina.[25] Inicialmente, se o animal não for tratado, o prolapso aumenta e as lesões evoluem para fibrose e ulcerações.[35] Além disso, o animal pode apresentar sinais de estrangúria e disúria, urinando jatos finos ou em gotas, e a presença da urina na cavidade prepucial pode desencadear um processo inflamatório intenso, ocasionando danos severos na mucosa e tornando o touro inviável para reprodução.[25]

O diagnóstico é feito pelo histórico e exame físico geral e específico do prepúcio; em associação, pode-se realizar ultrassonografia dos folhetos prepuciais para verificar a severidade das lesões e diferenciá-las de outras afecções, como o hematoma peniano.[36]

O tratamento pode ser, primeiramente, medicamentoso, com uso de antibióticos de amplo espectro e anti-inflamatórios ou de antissépticos locais para higienização do prepúcio adicionado de duchas frias. Contudo, na maioria dos touros o tratamento indicado para acropostite é por intervenção cirúrgica.[26] Para a cirurgia, recomenda-se que o animal seja previamente tratado de forma medicamentosa e duchas frias, por até 3 dias antes da intervenção cirúrgica. A técnica cirúrgica baseia-se na circuncisão prepucial ou postoplastia com exérese da região anatômica lesionada e fixação da mucosa prepucial ao óstio.[27] Cuidados intensivos devem ser dados no pós-operatório, devendo ser administrados antibióticos e anti-inflamatórios sistêmicos, além de duchas de água fria nas bordas das feridas para evitar a formação de coágulos, sujidades e redução do edema, e uso de pomadas cicatrizantes. Adicionalmente, recomenda-se o uso de cintas de suspensão no prepúcio, no tamanho suficiente para cobrir toda a região prepucial, com o objetivo de evitar novos traumas e contaminações.[25] Para evitar as complicações do procedimento cirúrgico, a terapia fotodinâmica (Figura 12) tem apresentado resultado promissor, com a recuperação de lesões graves sem a necessidade de cirurgia.[37]

Hematoma peniano

O hematoma peniano se forma como consequência de ruptura traumática da túnica albugínea e/ou do corpo cavernoso com extravasamento de sangue, ocasionada por um trauma. O trauma normalmente ocorre na tentativa de introdução do pênis ereto na região vulvar da fêmea, forçando o pênis contra o períneo da vaca, levando à ruptura do corpo cavernoso, devido à pressão sanguínea intracorporal. O rompimento acontece geralmente na superfície dorsal da curvatura distal da flexura sigmoide, oposta à inserção dos músculos retratores do pênis,[25] e paralelamente podem ocorrer infecções bacterianas, abscessos, aderências do pênis ao prepúcio, dor e até fraturas.[5]

A ocorrência dessa afecção em bovinos é esporádica, e o peso excessivo pode ser um fator predisponente associado a fatores adquiridos, tais como contenções realizadas de forma inadequada, gerando lesões na túnica albugínea e no corpo cavernoso. Os principais sinais clínicos observados são edema bem acentuado na região abdominal ventral, equimoses na bainha externa do prepúcio e prolapso prepucial.[25]

O diagnóstico é realizado por observação dos sinais clínicos durante o exame andrológico.

O tratamento depende da precocidade no diagnóstico da lesão. Em traumas leves recomenda-se o uso de antibióticos de amplo espectro, anti-inflamatórios, duchas frias e pomadas cicatrizantes. Em casos de lesões severas, pode ser realizada a reparação cirúrgica do pênis.[25,27]

Fibropapiloma peniano

O fibropapiloma peniano é a principal neoplasia que afeta o pênis dos touros, causada pelo papilomavírus bovino do tipo 2. Touros jovens apresentam maior predisposição para essa afecção. Os fibropapilomas se alocam na porção livre do pênis e, eventual-

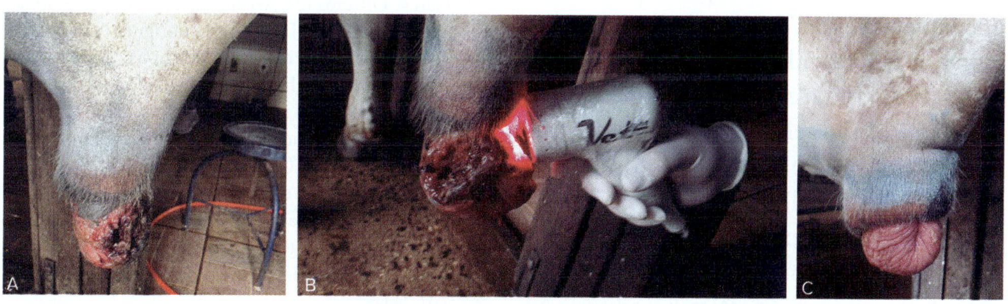

FIGURA 12 Acropostite em touro da raça Nelore tratada por terapia fotodinâmica. A: lesão prepucial inicial. B: aplicação da terapia fotodinâmica. C: 30º dia após início do tratamento.

Fonte: Carvalho et al.[37]

mente, no prepúcio. Os touros geralmente adquirem a doença após a realização de monta em indivíduos portadores de papilomatose cutânea na região perineal.[25] Essa neoplasia tem caráter benigno e propicia a parafimose.

O diagnóstico é feito pela observação da estrutura neoplásica quando o pênis é exposto durante a cópula e durante o exame clínico, ou pela palpação transprepucial, quando a estrutura dificulta a exteriorização do pênis. Clinicamente, os animais apresentam nódulos tumorais róseos, firmes, esbranquiçados ou acinzentados, com características semelhantes às de uma couve-flor na região da glande e/ou no prepúcio.[38] O diagnóstico é confirmado por exame histopatológico.

O tratamento indicado é a remoção cirúrgica da estrutura e a cauterização das lesões, associado a higienização com solução antisséptica e administração de antibióticos. Vale ressaltar que em lesões menores pode ocorrer a cura espontânea com medicamentos que estimulem o sistema imunológico. Em animais de campo, o descarte pode ser aconselhável, para evitar a disseminação no rebanho, ponderando que nesses casos, a remoção cirúrgica poderá depender da possibilidade de um bom acompanhamento pós-operatório.

CONSIDERAÇÕES FINAIS

O diagnóstico das alterações reprodutivas, que podem afetar a fertilidade e, por conseguinte, a produtividade da criação, deve ser realizado durante o exame andrológico, quando os touros são selecionados como reprodutores, e serve de base para a tomada de decisão sobre a melhor conduta terapêutica ou mesmo sobre a exclusão do animal da reprodução. Nesse contexto, é imprescindível considerar a origem genética/hereditária ou adquirida da alteração, bem como o prognóstico e o custo do tratamento.

REFERÊNCIAS

1. Alves MBR, Arruda RP, Batissaco L, Garcia-Oliveros LN, Gonzaga VHG, Nogueira VJM, et al. Changes in miRNA levels of sperm and small extracellular vesicles of seminal plasma are associated with transient scrotal heat stress in bulls. Theriogenoloy 2021;16:26-40.
2. Hopper RN. Management of male reproductive tract injuries and disease. Vet Clin Food Anim 2016;32:497-510.
3. Washburn KE, Streeter RN. Case report-scrotal hydrocele secondary to ascites caused by liver fluke infection in an adult beef bull. The Bovine Practitioner 2002; 36(2):114-6.
4. Nascimento EF, Santos RL. Patologia da reprodução dos animais domésticos. 2.ed. Rio de Janeiro: Guanabara Koogan; 2003.
5. Bicudo SD, Siqueira JB, Meira C. Patologias do sistema reprodutor de touros. Biológico 2007;69(2):43-8.
6. Amann RP, Veeramachaneni DNR. Cryptorchidism in common eutherian mammals. Reproduction 2007; 133(3):541-61.
7. Uyar A, Uslu B, Yurdakul I. Evaluation on the histopathology of testes anomalies in the bulls slaughtered at the city of Van. Dicle Üniversitesi Veteriner Fakültesi Dergisi 2019;12(1):30-6.
8. Oliveira LZ, Do Carmo AS, Lima VFMH, Lima FM, Costa MZ. Alta incidência de hipoplasia testicular em touros Brangus-Ibagé no estado do Mato Grosso do Sul: relato de caso. Ars Veterinaria 2011;27(1):051-055.
9. Steffen D. Genetic causes of bull infertility. The Veterinary Clinics of North America: Food Animal Practice 1997;13(2):243-54.
10. Neves HHR, Vargas G, Brito LF, Schenkel FS, Albuquerque LG, Carvalheiro R, Genetic and genomic analyses of testicular hypoplasia in Nellore cattle. PLoS One 2019;14(1):e0211159.
11. Garcia-Oliveros LN, Arruda RP, Batissaco L, Gonzaga VHG, Nogueira VJM, Florez-Rodriguez SA, et al. Heat stress effects on bovine sperm cells: a chronological approach to early findings. Int J Biometeorol 2020; 64:1367-378.
12. Garcia-Oliveros LN, Arruda RP, Batissaco L, Gonzaga VHG, Nogueira VJM, Florez-Rodriguez AS, Almeida FS, Alves MBR, Pinto SCC, Nichi M, Losano JDA, Kawai GKV, Celeghini ECC. Chronological characterization of sperm morpho-functional damage and recovery after testicular heat stress in Nellore bulls. J Therm Biol 2022;106:103237.
13. Souza MFA, Costa e Silva EV, Macedo GG, Soares BD, Zúccari CESN. The effect of individualized homeopathic treatment on the semen quality of bulls with reproductive disorders: a case series. Homeopathy 2012; 101:243-5.
14. Garcia AR. Efeitos do estresse térmico testicular e do uso da somatotropina recombinante bovina nas carac-

terísticas seminais, integridade de membranas, função mitocondrial e estrutura da cromatina de espermatozoides de touros Simental (Bos taurus taurus). 2004. 258f. Tese [Doutorado] Faculdade de Medicina Veterinária e Zootecnia, Universidade de São Paulo, Pirassununga/SP; 2004.

15. Batissaco L. Melatonina para o tratamento da degeneração testicular em touros e seus efeitos sobre a bioquímica sérica e do plasma seminal, termodinâmica e hemodinâmica testicular e características espermáticas [Tese de doutorado]. São Paulo, Universidade de São Paulo; 2018.
16. Gnemmi G, Lefebvre RC. Ultrasound imaging of the bull reproductive tract: an important field of expertise for veterinarians. Veterinary Clinics of North America: Food Animal Practice 2009;25(3):767-79.
17. Hopking FM. Diseases of the reproductive system of the bull. In: Youngquist RS, Threlfall WR. Current therapy in large animal theriogenology. St. Louis, Missouri: Saunders Elsevier; 2007. p.240-3.
18. Vale Filho VR, Pinto PA, Fonseca J, Soares LCOV. Patologia do sêmen; diagnóstico andrológico e classificação de Bos taurus e Bos indicus quanto à fertilidade para uso como reprodutores em condições de Brasil: de um estudo de 1.088 touros. São Paulo: Dow Química; 1979.
19. Van Camp SD. Common causes of infertility in the bull. The Veterinary Clinics of North America: Food Animal Practice 1997;13:203-32.
20. Koivisto MB, Luvizotto MCR, Nogueira GP, Vicente WRR, Costa MTA. Testosterone concentration in a bovine Bos indicus with bilateral varicocele. Case report. Braz J Vet Res Anim Sci 2002;39(1):27-31.
21. Ohashi OM, Santos SSD, Almeida NNC, Silva TVG, Cordeiro MS, Rolim Filho ST. Patologias clínicas reprodutivas e resultados de tratamentos. In: III Reunião Anual da Associação Brasileira de Andrologia Animal, 2018, Ribeirão Preto, SP. Anais... Campo Grande, MS: Editora UFMS; 2018;3:12-25.
22. Silva LAF, Eurides D, Souza LA, Oliveira BJNA, Helou JB, Fonseca AM, et al. Tratamento de hérnia umbilical em bovinos. Revista Ceres 2012;59(1):39-47.
23. Oliveira RP, Favaro PC, Pereira GR, Barca-Junior FA, Borges MHF, Galdioli VHG, et al. Ultrassonografia no auxílio do diagnóstico de vesiculite seminal em touros de corte. Pesq Vet Br 2018;38(6):1038-42.
24. Martínez MF, Arteaga AA, Barth, AD. Intraglandular injection of antibiotics for the treatment of vesicular adenitis in bulls. Animal Rep Sci 2008;104(1-2):201-11.
25. Rabelo RE, Silva OC. Aspectos morfofuncionais clínicos e cirúrgicos do pênis, prepúcio e testículos de touros. Goiânia: Kelps; 2011.
26. Rabelo RE, Vulcani VAS, Cardoso LD, Dutra HT, Helrigel PA, Vincentin FR. Aspectos anatômicos e sua relação com as enfermidades do prepúcio e pênis no touro. ver Cient Elet Med Vet 2012;9(18):1-24.
27. Calciolari K, Barroco V, Gravena K, Canolla P. Principais doenças prepuciais e penianas em bovinos. Investig 2016;15:83-90.
28. Rabelo RE, Silva LAF, Brito LAB. Epidemiological aspects of surgical diseases of the genital tract in a population of 12,320 breeding bulls (1982-2007) in the state of Goiás, Brazil. Ciênc Anim Br 2008; 9(3):705-13.
29. Fosseha H. Acute paraphimosis in bull and its surgical management. Pract Clin Investig 2020;3(2):68-71.
30. Dantas GC, Gasparin AL, Pereira JFS, Hartmann W. Balanopostite em bovinos: relato de caso. Biociências, Biotecnologia e Saúde 2018;22:24-33.
31. Sabarinathan A, Krishnakumar K, Umamageswari J, Arunmozhi N, Rangasamy S, Kalyaan US. Management of balanoposthitis in a crossbred Jersey bull. Int J Curr Microb Appl Scien 2020;9(7):2814-6.
32. Fino TCM, Melo CB, Ramos AF, Leite RC. Infecções por herpesvírus bovino tipo 1 (BoHV-1) e suas implicações na reprodução bovina. Rev Br Reprod Anim 2012;36 (2):122-7.
33. Alfieri AA, Alfieri AF, Médici, KC. Consequências da infecção pelo Herpesvirus bovino tipo 1 sobre o sistema reprodutivo de bovinos. Semina: Cienc Agr 1998; 19(1):86-3.
34. Romano JE, Zanoni RG, Mislei B, Bucci D, Mion D, Mari G. Comparison between chlorhexidine and povidone-iodine solutions for flushing the preputial cavity on penile mucosa and semen bacterial counts in beef bulls. Theriogenology 2022;193:114-9.
35. Souza SS, Bonacin YS, Montanhi GL, Santos LHS, Marques JA, Dias DPM. Acropostite-fimose em touros revisão de literatura e relato de caso. Nuc Anim 2018; 10(2):61-70.
36. Rabelo RE, Silva LAF, Borges NC, Vulcani, VAS, Oliveira, RS, Santos GP, et al. Novas perspectivas no diagnóstico e tratamento da acropostite-fimose em touros. Arq Bras Med Vet Zoot 2017;69(4):851-9.
37. Carvalho CPT, Pogliani FC, Celeghini ECC, Reis GA, Bortoletto RC, Antonioli FC, et al. Terapia fotodinâmica para tratamento de acropostite em touro: relato de caso. In: V Reunião Anual da Associação Brasileira de Andrologia Animal, 2021, Virtual. Anais... Campo Grande, MS: Editora UFMS; 2021;5:210-3.
38. Rabelo ER, Miguel MP, Vulcani VS, Santos GP, Oliveira RS. Parafimose em touros como complicação de fibropapiloma peniano: relato de caso. Encic Biosf 2015; 11(22):2315.

CAPÍTULO 11

Manejo de touros em centrais de colheita e processamento de sêmen

Neimar Correa Severo
Athos de Assumpção Pastore

INTRODUÇÃO

Este capítulo abrange diversos tópicos. Entre eles, a seleção dos touros para doadores de sêmen em centrais de colheita e processamento de sêmen (CCPS), os principais exames para o controle sanitário dos doadores, os cuidados com o bem-estar e o comportamento dos touros e a construção de instalações para abrigar esses animais nas CCPS são as preocupações imediatas. Outros tópicos podem ser explorados no contexto geral do manejo de touros doadores, como a nutrição, a colheita de sêmen e os cuidados com aprumos e cascos. Dessa forma, os tópicos tratados trazem informações importantes sobre o manejo dessa categoria de bovinos, muito importante na multiplicação da genética superior, que vem melhorando a pecuária de corte e leite brasileira. Há poucas referências sobre esse assunto na literatura mundial, e muitas informações deste capítulo são frutos da experiência dos autores durante longo período de trabalho em CCPS no Brasil.

A SELEÇÃO DOS TOUROS DOADORES DE SÊMEN

Conforme Cardoso e Teixeira,[1] o touro doador de sêmen contribui com cerca de 80% de sua genética nos rebanhos inseminados, tendo importância muito alta, acima de três vezes da contribuição da vaca, podendo ser ainda maior quanto menor for a taxa de desmame. Na seleção genética dos doadores, é de máxima importância uma avaliação sólida e objetiva das características produtivas como melhoradores.

Os principais pontos destacados no momento da seleção do futuro doador de sêmen, são: mérito genético, marcadores moleculares, registro genealógico e avaliação morfológica.

Mérito genético

Por meio da diferença esperada na progênie (DEP), calculada por modelos matemáticos que levam em conta todas as informações disponíveis do indivíduo, de seus parentes diretos e de sua progênie para determinar seu mérito genético. Cada indicador de DEP está associado com sua acurácia, ou seja, a medida de confiança que pode ser depositada no indicador, por exemplo, peso ao nascer, peso no desmame, peso ao ano etc. A maior confiabilidade de uma acurácia fica em uma escala de 1 a 10. A classificação em percentis facilita a visualização das informações genéticas, na qual um touro top 5% está entre os 5% melhores para a característica avaliada.

Outra forma de classificação são as decas, ou classes de 10% para a característica estudada, na qual um touro deca 1 está entre os 10% superiores para a característica em questão. Uma boa medida na seleção dos doadores é utilizar os sumários de touros publicados pelas associações de raças e programas independentes, para a escolha dos melhores reprodutores baseado nos índices genéticos.

Marcadores moleculares

Trazem informações sobre características de produção, graças aos avanços nos estudos da genética molecular sobre características econômicas, possibilitando o uso desses marcadores no incremento dos programas de seleção. Os marcadores do tipo *Single Nucleotide Polymorphism* (SNP), ou polimorfismos de nucleotídeo único, são utilizados para o sequenciamento do DNA, pela alteração de uma única base do genoma. Atualmente, os painéis de alta densidade são capazes de avaliar cerca de 700 mil marcadores em um único *chip*. Alguns programas de seleção genética já utilizam a seleção assistida por marcadores (SAM) para determinadas características como resistência genética ao carrapato[2] nas raças Hereford, Braford e Angus, para eficiência alimentar na raça Nelore[3] e maciez da carne em Nelore Mocho.[4]

Registro genealógico

É o certificado emitido por uma associação de raça, atestando a pureza racial de um animal. As associações registram a genealogia do indivíduo com todas as gerações disponíveis, atestando a pureza racial e classificando os registros em puro de origem (PO), puro de origem importado (POI) e puros controlados (PC). As informações de genealogia são importantes para determinar o grau de consanguinidade do reprodutor, que pode levar à diminuição da produção e do vigor do indivíduo. Em termos de produção, animais PC podem ser tão bons quanto os PO. Porém, sempre se deve associar a categoria de registro com os dados do desempenho individual no momento da seleção do doador de sêmen. Ainda existe outra categoria de animais sem registros genealógicos em programas independentes de melhoramento de bovinos, chamados de animais com Certificado Especial de Identificação e Produção (CEIP) controlados pelo Ministério da Agricultura, Pecuária e Abastecimento (MAPA). Doadores CEIP não podem ser utilizados em rebanhos registrados, porque não dão certificado genealógico para a progênie, porém existem animais registrados em associações de raças que fazem parte dessa classe de programa de seleção.

Avaliação morfológica

É necessária para a seleção de um reprodutor, mesmo tendo bom desempenho de DEP. Os doadores devem seguir o padrão racial definido pela associação da raça para pureza, conformação, musculatura, desenvolvimento e perímetro escrotal, por exemplo, bem como ser livre de defeitos morfológicos que podem comprometer o desempenho nas colheitas de sêmen, como cascos com defeitos de conformação, alterações de aprumos anteriores e posteriores (jarretes fechados, quartelas longas, joelhos abertos ou fechados). A avaliação visual, associada à avaliação do registro genealógico e do mérito genético, proporciona bons parâmetros para a seleção de um futuro doador de sêmen. Somente touros de alto valor genético, sem defeitos morfológicos e com boa caracterização racial, devem ser selecionados como doadores.

Um touro doador com as características apresentadas no Quadro 1 pode produzir acima de 100 mil doses por ano, mantendo

QUADRO 1 Principais aspectos ligados à reprodução na seleção do touro como doador de sêmen

1. Estar livre de doenças transmissíveis pelo sêmen
2. Ter boa capacidade física para montar o manequim
3. Ter boa libido para manter a excitação quando estimulado
4. Ser capaz de produzir sêmen com quantidade e qualidade
5. Boa índole social que permita manejá-lo adequadamente nas instalações

essa condição de ótimo reprodutor até 10 anos ou mais. Foi estimado que a fertilidade de um rebanho comercial é 10 vezes mais importante economicamente que a qualidade da carcaça e 5 vezes mais que a taxa de ganho para a produção de carne.[5] Para doadores de sêmen, a fertilidade é fundamental para a multiplicação de sua genética por meio da inseminação artificial.

Em touros para monta a campo, foi estimado que pelo menos 1 em 5 animais (20%) em uma população não selecionada era subfértil por incapacidade física ou baixa qualidade do sêmen.[6] Quando o teste de capacidade de serviço foi incluído na seleção, em torno de 1 em 4 (25%) touros era subfértil.[7] Para touros selecionados como doadores de sêmen, esses problemas aumentam e percebe-se que 1 em cada 3 touros nunca se tornará um ótimo doador, por causa da baixa qualidade de sêmen, da baixa libido e do péssimo comportamento durante o manejo (informação dos autores).

Daí vem a importância da seleção dos futuros doadores de sêmen, por meio de exames andrológicos adequados, avaliando a condição fisiológica e clínica do reprodutor antes de entrar na CCPS, bem como todo manejo e nutrição durante a fase jovem. Algumas características reprodutivas têm herdabilidade de média a alta, como o perímetro escrotal (PE), atingindo 0,46 entre os 12 e 18 meses, em touros Nelore.[8] Para taurinos, Lunstra et al.[9] citam alta herdabilidade para o PE aos 12 meses (em torno de 0,50) e esse parâmetro pode ser utilizado como indicador da idade à puberdade dos touros.

O MAPA, pela Instrução Normativa (IN) n. 13/2020, normatizou os parâmetros para a seleção zoogenética de doadores de sêmen no Brasil, onde as Associações de Raças estabeleceram os índices genéticos mínimos a serem seguidos.

CONTROLE SANITÁRIO EM CENTRAIS DE COLHEITA E PROCESSAMENTO DE SÊMEN

Todos os animais selecionados para a doação de sêmen passam por controle sanitário que começa com os exames realizados na fazenda de origem. São os exames de brucelose e tuberculose feitos por médico-veterinário habilitado no Programa Nacional de Controle e Erradicação da Brucelose e Tuberculose (PNCEBT), de acordo com a IN n. 10/2017 do MAPA. O animal não reagente para ambas as doenças pode entrar para o setor de isolamento da CCPS, onde passará por uma quarentena mínima de 28 dias. Os exames para brucelose e tuberculose serão repetidos após 60 dias dos exames realizados na fazenda de origem. O animal só será considerado liberado da quarentena quando completar os 28 dias mínimos de quarentena e após realizar os exames de brucelose e tuberculose. Os requisitos mínimos exigidos pelo MAPA para doadores de sêmen em CCPS habilitado, seguem a IN n. 48/2003, conforme resumo a seguir.

Exames de pré-ingresso: realizados na fazenda de origem do doador

- Brucelose (*Brucella abortus*): teste negativo pelo antígeno acidificado tamponado (AAT), teste do 2-mercaptoetanol (2-ME) ou teste de fixação de complemento.
- Tuberculose (*Mycobacterium bovis*): teste negativo para tuberculinização intradérmica cervical simples com derivado proteico purificado da tuberculina (PPD) bovina ou comparativa com PPD bovina e PPD aviária. O teste na prega caudal é proibido para reprodutores doadores de sêmen, conforme a IN n. 10/2017.

Isolamento na quarentena de ingresso: realizado no quarentenário das centrais de colheita e processamento de sêmen

- Brucelose: mesmo procedimento anterior, realizado 60 dias após o exame realizado na fazenda.
- Tuberculose: mesmo procedimento anterior, realizado 60 dias após o exame da fazenda.
- Campilobacteriose (*Campylobacter fetus* ssp *veneralis*): três testes negativos de cultivo do material colhido do prepúcio com intervalo mínimo de 7 dias.
- Tricomonose (*Tritrichomonas foetus*): três testes negativos de cultivo do material colhido do prepúcio com intervalo mínimo de 7 dias.
- Diarreia viral bovina (BVDV): dois testes negativos por ELISA de captura, com intervalo de 21 dias. Se o animal reagir no primeiro teste e for negativo no segundo, deverá ser realizado um terceiro teste confirmatório da negatividade. Animais reagentes em dois exames são descartados como doadores.

Renovação dos exames no rebanho residente

A cada 12 meses, os exames sanitários são repetidos nos animais em produção, colhendo uma amostra dos mesmos exames feitos da quarentena.

Esses são os exames obrigatórios de acordo com a IN n. 48/2003. O Brasil tem um acordo sanitário para exportação ao Mercosul, IN n. 36/2015 do MAPA, em que as CCPS habilitadas devem seguir as orientações ali contidas.

Comentário 1

Apesar de o exame para leptospirose não ser obrigatório por parte do MAPA, os autores recomendam que os animais em isolamento na quarentena recebam uma aplicação de di-hidrostreptomicina intramuscular, na dosagem de 25 mg/kg de peso vivo ou oxitetraciclina de longa ação intramuscular, na dosagem de 20 mg/kg de peso vivo, dose única.[10] Ambos os antibióticos são efetivos para eliminar portadores de *Leptospira hardjo* renal. As combinações de antibióticos utilizadas para o sêmen puro e para os diluidores do sêmen atuam muito bem contra *Leptospira* spp. presente no sêmen – combinação de gentamicina, tilosina, lincomicina e espectinomicina, de acordo com a IN n. 48/2003.

Comentário 2

A maioria das CCPS costuma repetir os exames sanitários a cada 6 meses nos animais residentes, porque alguns países importadores exigem a renovação semestral em seus protocolos.

Comentário 3

As vacinações para clostridioses e raiva bovina fazem parte da rotina das CCPS. Vacinações contra outras doenças podem ser utilizadas de acordo com calendários sanitários regionais ou estaduais. A febre aftosa é um exemplo. Muitos estados ainda mantêm programas de vacinações obrigatórias para essa doença.

Comentário 4

Outras doenças a vírus, como língua azul (BTV), leucose enzoótica bovina (LEB) e rinotraqueíte infecciosa bovina (IBR) não são monitoradas na rotina das CCPS, porém, aquelas unidades exportadoras mantêm um banco de partidas negativas analisadas por PCR (*polimerase chain reaction* – reação em cadeia de polimerase) para essas três doenças, por exigência dos protocolos de exportação.

O COMPORTAMENTO E O BEM-ESTAR DOS TOUROS EM CENTRAIS DE COLHEITA E PROCESSAMENTO DE SÊMEN

O comportamento e o bem-estar dos doadores de sêmen são temas de estudo recente no manejo das centrais. Até uma década atrás, grande parte dos doadores entrava nas CCPS com idade acima de 36 meses e "cabresteados", em razão do manejo para apresentação em exposições-feiras. Em anos recentes, tudo mudou e cada vez mais as centrais recebem animais muito jovens em seus locais de colheita de sêmen. Com isso, a maioria desses animais jovens chega direto das fazendas, sem manejo de cabresto ou curral. Isso dificulta o trabalho de adestramento porque as CCPS ainda estão se adaptando aos novos mercados de touros jovens.

A definição de bem-estar animal é muito ampla e dependente das relações humano-animal e animal-ambiente.[11] O animal pode se adaptar ou não ao ambiente que é oferecido, alicerçado em princípios biológicos, comportamentais e estado afetivo/emocional (Figura 1). Baseado nos conceitos de Broom,[12] pode-se definir que o bem-estar animal "é o estado do indivíduo em relação as suas tentativas de se adaptar ao seu ambiente, sendo uma característica própria, não algo que pode ser fornecido". Fundamentado nessa premissa, pode-se dizer que um "bom nível de bem-estar" é alcançado quando a homeostase está equilibrada e o animal adaptado ao ambiente e com boa aceitação ao manuseio humano.

A avaliação do comportamento do touro deve ser feita sempre na chegada ao quarentenário, em que as reações do animal ao desembarcar do caminhão são classificadas como muito reativo, reativo, calmo e muito calmo. São observações subjetivas, mas que permitem a próxima ação. Animais do primeiro e segundo grupos devem receber maior atenção no manejo de curral, iniciando pela aceitação da corda ou do cabresto. São animais mais propensos a lesões ou riscos durante o manejo de colheita de material para exames sanitários.

Ao realizar os primeiros exames no quarentenário e, no segundo momento, ao colocar o cabresto no doador, alguns doadores taurinos podem receber a argola nasal, a qual facilita o manuseio desses animais durante as colheitas de material para exames e a colheita de sêmen. Ali naquele ambiente de estresse de tronco de contenção, os animais devem ser coçados com "cotonetes" feitos de vara de bambu com um saco de sisal amarrado na ponta, método preconizado por Santos et al.,[13] que ajuda a acalmar o animal e facilita a aproximação do tratador. O adestramento, que alguns chamam erroneamente

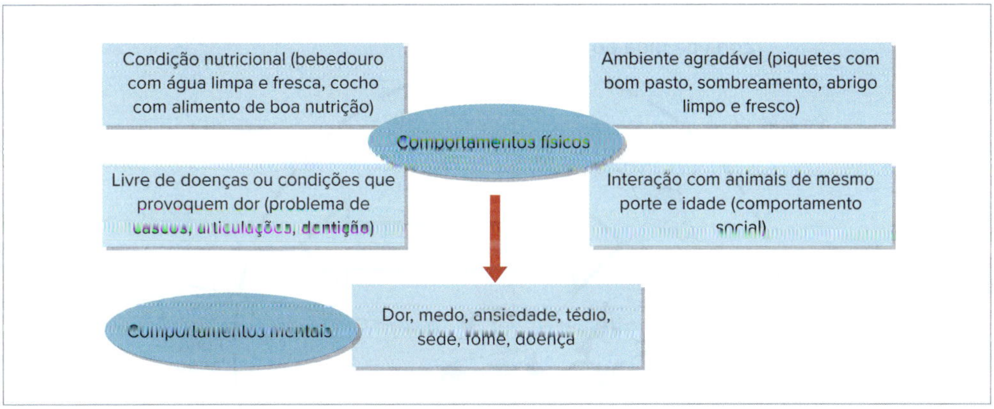

FIGURA 1 Componentes importantes para o bem-estar do doador de sêmen.
Fonte: adaptada de Canozzi et al.[11]

de "doma", deve ser praticado nos primeiros dias de quarentena, por meio do método de aproximação e reconhecimento. O uso de cordas e "cotonetes" ajuda muito no amansamento do animal. Após o futuro doador aceitar a corda sobre o lombo e o uso do "cotonete" para coçar, bastam 3 a 4 dias para que o animal aceite o cabresto e seja conduzido em harmonia pelo adestrador.

O manejo animal em uma CCPS é baseado no isolamento individual, em que cada doador tem seu piquete. Diferente dos países do hemisfério norte que alojam os doadores em confinamento total, por causa das condições de invernos rigorosos, no Brasil, os touros são alojados em ambiente aberto, com piquetes de 500 a 1.000 m^2, com cerca eletrificada no perímetro interno. O manejo do hemisfério norte retira do doador as condições básicas de animal gregário, como liberdade para andar e agrupamento no descanso na hora de dormir, gerando estresse e desconforto.

Nessa situação, os bovinos apresentam comportamento de presas e veem os humanos como predadores. Eles apresentam campo de visão muito amplo, com angulações que permitem enxergar lateralmente com campo cego atrás do corpo e em um pequeno ângulo cego anterior. Por isso, o bovino movimenta a cabeça lateralmente com frequência, aumentando seu campo de acesso visual ao provável predador. Para o adestramento, é importante conhecer a zona de fuga e o ponto de equilíbrio de acesso ao animal (Figura 2).

A capacidade de recordar maus-tratos é muito importante para o comportamento de defesa e agressão do touro, especialmente no zebuíno. Por isso, deve-se evitar golpes com bastões em áreas sensíveis do corpo, uso de choque elétrico, material pontiagudo etc. O uso de gritos para conduzir os doadores e a presença de cães não são adequados em CCPS.

Quanto mais jovem é o touro, maior é a facilidade para o adestramento, porque na faixa entre 12 e 24 meses de idade eles são mais antissociais, especialmente os *Bos indicus*, mas aceitam mais rapidamente o uso de cordas e "cotonetes" no manejo. O uso da escovação de áreas sensíveis como pernas, entrepernas, ventre e prepúcio diminui a cócega do animal. O uso de banhos com água e sabão também ajuda no adestramento, diminuindo a reatividade ao contato humano.

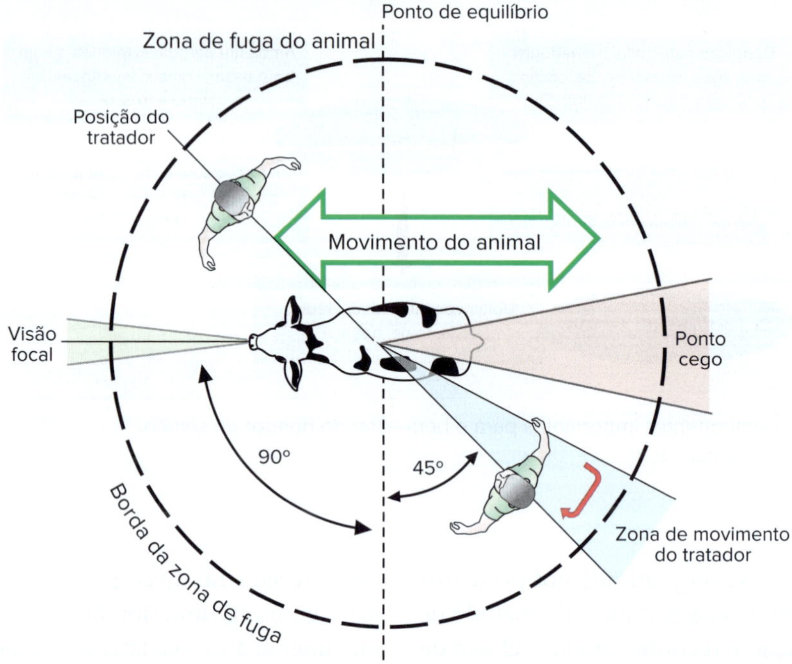

FIGURA 2 Campo de visão do bovino durante o manejo e a zona de fuga.
Fonte: Neimar Severo.

A condução do animal pelo cabresto, no entorno do local de colheita de sêmen e no acesso aos piquetes, ajuda no controle do doador de sêmen e na aceitação da corda.

INSTALAÇÕES PARA OS DOADORES DE SÊMEN

A principal preocupação dos gestores de CCPS é o conforto dos touros doadores para aumentar a longevidade como produtores de sêmen. Isso é verdade em qualquer centro de colheita de sêmen do mundo. O sistema de instalações para touros doadores no Brasil é focado em piquetes para que os animais se movimentem livremente, possam caminhar, pastar e assim manter baixo nível de estresse.

O tópico sobre instalações para doadores de sêmen envolve muitos itens que devem ser considerados antes da construção da CCPS. Os principais pontos a observar são: tamanho dos piquetes, tipo de abrigos, localização de bebedouros, tamanho e localização dos cochos para alimentação, sombreamento e proteção contra a entrada de animais silvestres e domésticos nas instalações. Os pontos adicionais a serem observados são a movimentação dos doadores entre as instalações e o local de colheita de sêmen e o centro de manejo para tratamentos, exames sanitários e higienização. Outro ponto a ser considerado é o fluxo do vagão forrageiro entre os piquetes para alimentação dos doadores, com a ração de mistura total (TMR).

Não existe a melhor maneira de construir uma instalação para os touros doadores. A abordagem inicial é o conforto dos animais, e isso depende da localização geográfica da CCPS. Se o local escolhido fica em uma área com poucas precipitações de chuva, os touros podem ser alojados ao ar livre porque a formação de lama não será uma preocupação.

Por sua vez, se as condições climáticas forem quentes e úmidas por causa das chuvas de verão, as instalações devem ser bem drenadas e com abrigos bem construídos para reduzir o estresse em razão da lama. Países do hemisfério norte mantêm os touros estabulados durante todo o ano, em galpões fechados e com ar-condicionado por causa do clima e do custo da terra.[14]

Para o conforto dos touros e a boa produção de sêmen, é preciso considerar que o efeito do clima pode ter grande impacto na decisão sobre o projeto. O clima que pode gerar conforto para os touros em uma região não terá o mesmo efeito em outra diferente.[15]

Clima

Em qualquer região do Brasil, o clima do verão e do outono é o que causa maior preocupação, pelo desconforto provocado em clima úmido e quente, o que pode provocar efeito negativo na qualidade do sêmen e na produção de espermatozoides. O clima frio do Sul do país, concentrado nos meses de inverno, pode provocar estresse térmico nas regiões com temperaturas abaixo de zero. Animais das raças zebuínas necessitam de cuidado maior nessas regiões, em razão do estresse e de pneumonias. A área mais adequada deve ter clima temperado e seco, que permitirá o manejo de touros a pasto 365 dias por ano.[16]

Baias ou piquetes?

O tamanho e a idade do touro e por quanto tempo permanecerá alojado determinarão o tamanho da baia ou do piquete. Para touros jovens, entre 6 e 12 meses, considera-se de 2 a 3 m^2 por animal em baia ou 7,5 a 9 m^2 por animal em lote em um curral. No Brasil, o uso de baias para alojar doadores foi abandonado, por causa do custo de manutenção. Piquetes coletivos ainda não são usados, mas é alternativa interessante para alojar animais jovens entre 12 e 24 meses oriundos de uma mesma fazenda e com *status* sanitários semelhantes. Parece que touros de sistema a pasto estão mais bem preparados para entrar na linha de produção de sêmen em excelentes condições. Os touros não carregam excesso de peso, e patas e pernas desenvolvem-se excepcionalmente bem.[16] Para touros em produção, alojados em piquetes individuais, recomenda-se áreas de 500 a 1.000 m^2, desde que a alimentação seja fornecida duas vezes por dia. O tamanho dos abrigos individuais é de 6 a 9 m^2, com cocho e bebedouro de fácil acesso para limpeza.

Outro ponto a ser observado é a gestão da cama de areia e a limpeza do abrigo para manter a higiene do local. O uso de cercas divisórias simples com 4 a 5 fios ou tela de arame, com fio eletrificado no perímetro interno do piquete é essencial para manter a segurança dos animais.

Sala de colheita

A sala de colheita de sêmen deve ser projetada para proporcionar conforto e segurança a todos os envolvidos, doadores e funcionários. O piso adequado para os touros trabalharem é extremamente importante, porque eles devem se sentir seguros e confortáveis para ejacular adequadamente e colher sêmen com a máxima quantidade e qualidade. O tipo de piso mais adequado é uma base com mistura de terra e areia batida, com uma cobertura de serragem e cal. A sala de colheita deve ter iluminação adequada para que o touro não se afaste das sombras projetadas no piso e para que os tratadores e coletadores façam o trabalho com segurança. Ventilação adequada é importante para manter o ambiente confortável e higiênico. O fluxo dos animais evitando distrações e a boa higiene durante a colheita também são importantes. O tamanho da sala dependerá da quantidade de touros trabalhados durante o dia e do tempo para fazer a colheita. Alguns requisitos gerais de espaço são de 20 m^2 para touros jovens e 30 m^2 para adultos. O local deve ser cercado por estrutura de aço galvanizado tubular, com portões de acesso no entorno.

Instalações de manejo

Para a higienização dos doadores antes da colheita, os animais são conduzidos ao tronco de contenção, em que são realizadas as limpezas de prepúcio. Esse mesmo tronco é utilizado para atendimento clínico, colheita de material para exames sanitários e outros manejos necessários. Próximo ao tronco de contenção é instalado o tronco tombador para limpeza de cascos, onde os animais podem ser manejados adequadamente. Esse local também abriga farmácia, sala de cordas e equipamentos diversos para manejo dos animais, bem como uma pequena copa e vestiário para os colaboradores. A IN n. 53/2006 do MAPA estabelece os parâmetros mínimos para a instalação e a construção de uma CCPS.

PRINCÍPIOS APLICADOS À NUTRIÇÃO DE TOUROS

Uma dieta balanceada deve fornecer todos os nutrientes necessários, além de conter as características físicas desejadas para a boa ingestão. O excesso ou a deficiência prolongada de qualquer nutriente ou a falta de propriedades físicas da ração, como textura, umidade e teor de fibra efetiva, podem levar à queda da saúde do touro e do desempenho produtivo.[17] Deve-se ter em mente que uma dieta balanceada deve atender todas as necessidades de nutrientes essenciais, e o excesso de um nutriente não corrigirá o déficit de outro. A palavra de ordem é equilíbrio de nutrientes somado ao bom senso na formulação e na gestão atenta do fornecimento da dieta. O objetivo de uma dieta balanceada é fazer com que touros de corte ou de leite de raças grandes obtenham peso adulto em torno de 900 kg aos 48 meses de idade (Tabela 1) e continuem sua vida produtiva além dos 10 anos de idade.

As exigências nutricionais para os touros mudam conforme eles amadurecem. Animais jovens não têm a capacidade ruminal de manter ganhos de peso satisfatórios se alimentados apenas com forragem. A qualidade da

TABELA 1 Necessidades diárias de nutrientes para touros adultos[a]

				Minerais		Vitamina	Vitamina
Peso vivo	IMS	NDT	PB	Ca	P	A	D
kg	kg	kg	kg	g	g	(UI/1.000)	(UI/1.000)
800	11,4	6,3	1,1	33	20	32	4,8
900	12,3	6,8	1,2	37	23	36	5,4
1.000	13,3	7,3	1,3	40	25	40	6
1.100	14,2	7,8	1,4	44	27	44	6,6

a. Os dados para IMS não são requisitos em si. Eles não devem ser estimados.
IMS: ingestão de matéria seca; NDT: nutrientes digestíveis totais; PB: proteína bruta.
Fonte: adaptada de Niver.[18]

forragem determina a quantidade de proteínas, minerais e vitaminas necessárias na mistura do concentrado. Além de atender às necessidades nutricionais do animal, as características dietéticas importantes são:

1. O teor de matéria seca deve ser superior a 55% para alimentos armazenados.
2. O teor de fibra, mínimo de 27% a 31% de fibra em detergente neutro (FDN), 20% a 25% de fibra em detergente ácido (FDA) ou 15% a 19% de fibra bruta.
3. Comprimento das partículas de fibra: a forragem não deve ser picada mais fina que 0,8 a 1 cm de comprimento teórico de corte. O comprimento das partículas de fibra é fundamental para estimular a motilidade ruminal e a mastigação. O tempo diário de mastigação é importante para a manutenção do pH desejado do rúmen.[18]
4. Carboidratos prontamente fermentáveis devem conter menos de 35% da matéria seca da ração.

As necessidades de nutrientes para touros adultos da Tabela 1 podem ser fornecidas com rações simples. A frequência da alimentação deve ser de, pelo menos, duas vezes ao dia. Assim, a mistura de concentrado pode ser feita com quantidades limitadas de grãos de alta energia, como milho. Podem ser usados alimentos de subprodutos ricos em fibras, como farelo de soja, resíduos de cervejaria, alimentos com glúten de milho, farelo de trigo, polpa cítrica etc. Nenhuma ração é a melhor. As rações podem ser compostas de diferentes ingredientes, desde que sejam fornecidos os nutrientes e as características especiais necessárias.[19]

CONSIDERAÇÕES FINAIS

O somatório de todos os fatores envolvidos na vida de um reprodutor desde a fase jovem até se tornar propriamente dito um reprodutor é importante para o bom desempenho desses animais. Os criadores precisam entender a importância da tríade manejo, sanidade e nutrição em todas as fases de criação do reprodutor, e as CCPS necessitam entender todas as etapas que envolvem a produção de sêmen com qualidade e segurança sanitária, bem como sobre o bem-estar dos reprodutores em diferentes ambientes. O tema é muito amplo e há poucas literaturas sobre CCPS, sendo esse tema merecedor de mais publicações e mais estudos. Este capítulo sobre manejo de reprodutores em CCPS busca elucidar alguns pontos importantes na seleção e no manejo desses doadores de material genético.

REFERÊNCIAS

1. Cardoso FF, Teixeira BBM. Papel dos touros no melhoramento genético de bovinos de corte. In: Menegassi SRO, Barcellos JOJ. Aspectos reprodutivos do touro: teoria e prática. Guaíba: Agrolivros; 2015, 280 p. Capítulo X, p.201-16.
2. Cardoso FF, Yokoo MJI, Gulias-Gomes CC, Oliveira MM, Teixeira BBM, Roso VM et al. Avaliação genômica para resistência ao carrapato de touros Hereford e Braford. Documentos 127. Bagé: Embrapa Pecuária Sul; 2012.
3. Magalhães AFB, Camargo GMF, Fernandes GA, Gordo DGM, Tonussi RL, Costa RB et al. Genome-wide association study of meat quality traits in Nellore Cattle. PlosOne 2016;11.
4. Magnabosco CU, Castro LM, Lopes FB, Eifert EC, Oliveira Costa MF, Mamede MMS et al. Utilização de ferramentas genômicas na caracterização e seleção genética para maciez da carne em bovinos nelore mocho. Boletim de pesquisa e desenvolvimento 331. Planaltina: Embrapa Cerrados; 2016.
5. Trenkle A, Williams RL. Beef production efficiency. Science 1977;4321:1009-15.
6. Carrol EJ, Ball L, Scott JA. Breeding soundness in bulls – a summary of 10.940 examinations. J Am Vet Med Assoc 1963;142:1105-11.
7. Barth AD. Bull breeding soundness. 3.ed. Saskatoon: WCABP; 2013.
8. Siqueira JB, Guimarães JD, Pinho RO. Relação entre perímetro escrotal e características produtivas e reprodutivas em bovinos de corte: uma revisão. Rev Bras Reprod Anim 2013;37(1):3-13.

9. Lunstra DD, Gregory KE, Cundiff LV. Heritability estimates and adjustment factors for the effects of bull age and age of dam on yearling testicular size in breeds of bulls. Theriogenology 1988;30(1):127-36.
10. Bolin CA. Clinical signs, diagnosis, and prevention of bovine leptospirosis. Proc 20th Techn Conf Artif Insem Reprod 2004:112-8.
11. Canozzi MEA, Terra LM, Barcellos JOJ. Comportamento e bem-estar de touros: importância, problemas e soluções. In: Menegassi SRO, Barcellos JOJ. Aspectos reprodutivos do touro: teoria e prática. Guaíba: Agrolivros; 2015, 280 p. Capítulo XV, p.251-68.
12. Broom DM. Indicators of poor welfare. Brit Vet J 1986;142(6):524-6.
13. Santos FPC, Jayme DG, Oliveira ND, Jayme CG. Doma racional de bovinos. Cadernos Técnicos de Veterinária e Zootecnia 2016;(78).
14. Monke DR. Managing young sires: pre-pubertal bull care. Proc 21th Techn Conf Artif Insem Reprod 2008:77-81.
15. Beckman B. Managing bull comfort. Proc 22nd Techn Conf Artif Insem Reprod 2008:50-2.
16. Bass GR. Bull maintenance on pastures, and housing of bulls with exercises outruns. Proc 6th Techn Conf Artif Insem Reprod 1976:112-4.
17. Jorgensen NA. Bull nutrition. Proc 12th Techn Conf Artif Insem Reprod 1988:88-93.
18. Niver JW. Nutritional update for the bull. Proc 16th Techn Conf Artif Insem Reprod 1996:28-30.
19. Barcellos JOJ, Zago D, Menegassi SRO. Princípios aplicados à alimentação de touros. In: Aspectos reprodutivos do touro, teoria e prática. Guaíba: Agrolivros; 2015. Capítulo XVI, p. 269-79.

CAPÍTULO **12**

Manejo reprodutivo em vacas de leite

Diego Angelo Schmidt Poit

INTRODUÇÃO

Ocupando a posição de quarto maior produtor de leite no mundo, o Brasil alcançou uma produção superior a 35 bilhões de litros no ano de 2020. De fato, diversos fatores contribuíram para esse marco na produção leiteira em níveis nacional e mundial, entre eles se destacam melhorias em instalações, nutrição, bem-estar animal, genética e manejo, fazendo as vacas leiteiras aumentarem seus índices em relação à produtividade. No entanto, com esse aumento de produtividade, outros fatores relacionados a índices reprodutivos foram prejudicados por causa de diversas mudanças em torno dos aspectos fisiológicos relacionados à vaca de leite moderna.

Um dos principais parâmetros relacionados à eficiência reprodutiva seria o intervalo entre partos, cuja recomendação é de aproximadamente 12 meses. Contudo, ao longo do tempo, os produtores encontraram diversas dificuldades para manter esse parâmetro de intervalo entre partos. Isso pode estar relacionado à redução na taxa de concepção após um serviço de monta ou inseminação artificial (IA). Outro índice que pode ser usado para avaliar a eficiência reprodutiva do rebanho é o índice de dias em lactação (DEL) médio, em que esses animais estão se tornando gestantes. Desse modo, para se manter uma propriedade com intervalo de parto de 12 meses, em média, espera-se que os animais alcancem a gestação antes do centésimo dia em leite (100 dias de DEL).

Contudo, um rebanho que possui uma baixa eficiência reprodutiva resulta em uma redução em sua lucratividade, em razão dos seguintes fatores: I) maior intervalo entre partos, o que resulta em menos leite produzido por vaca e menos bezerros nascidos por ano; II) aumento no risco de descarte de animais por infertilidade, aumentando os custos com reposição das fêmeas; e III) aumento da mão de obra, das despesas com sêmen e de serviços veterinários.

IMPORTÂNCIA DA NUTRIÇÃO NOS ÍNDICES REPRODUTIVOS

A associação de bons índices reprodutivos com uma nutrição de boa qualidade é cada dia mais relevante para um bom manejo reprodutivo na pecuária leiteira. A formulação de uma dieta, a qual atenda as exigências nutricionais de uma vaca de leite, varia dependendo do estado fisiológico do animal e das demandas específicas de nutrientes para prevenir distúrbios metabólicos no período anterior ao parto e proporcionar melhores resultados produtivos no pós-parto.

Diversos estudos relacionaram o escore de condição corporal (ECC) à eficiência reprodutiva em vacas leiteiras, sendo evidenciado que vacas que não estão em condição de obesidade ou caquexia são geralmente as fêmeas que apresentam maiores taxas de prenhez. Para maximizar a produção leiteira, é desejado que cada animal alcance os respectivos pesos e ECC de acordo com a fase produtiva, conforme indicado na Tabela 1, por isso o manejo nutricional é de extrema importância durante toda sua permanência no rebanho.

Vacas que parem em condições de caquexia (ECC < 2,5) têm maior chance de apresentar um período de anestro pós-parto prolongado, em razão das baixas concentrações de insulina e IGF-I, que levam a uma redução na pulsatilidade do hormônio luteinizante (LH) e subsequente redução das concentrações de estradiol (E2), que são ineficazes para induzir um pico de LH e ovulação.

A nutrição pode influenciar os índices zootécnicos em vacas leiteiras, tanto pelas alterações no ECC como pelas mudanças metabólicas desses animais. De maneira geral, animais de baixa produção ou durante o período seco estendido podem apresentar ECC elevado (> 3,5) ao parto, resultando em um período prolongado de balanço energético negativo (NEB) no pós-parto e baixa eficiência reprodutiva. Outro fator importante a se atentar seria a perda de ECC durante o período seco, sendo relatado que vacas que perdem ECC durante esse período, possuem maiores chances de desenvolverem alguma doença reprodutiva ou metabólica no pós-parto, aumentando assim os prejuízos zootécnicos e econômicos no rebanho leiteiro.

METABOLISMO DOS HORMÔNIOS ESTEROIDES E SEUS EFEITOS NEGATIVOS NA REPRODUÇÃO

Outro aspecto de extrema relevância que se pode ressaltar quando se trata de eficiência reprodutiva em vacas leiteiras seria em relação à metabolização dos hormônios esteroides como a progesterona (P4) e E2, principalmente quando se trata de animais de alta produção leiteira. Por causa da alta produção de leite, esses animais possuem elevada exigência metabólica, o que leva a um elevado consumo de matéria seca, quando comparado a animais de corte ou vacas de baixa produção leiteira.

TABELA 1 Peso corporal (% em relação ao peso adulto) e ECC (escala de 1 a 5) para gado predominantemente holandês

Período produtivo	ECC	% do peso corporal
1ª inseminação/cobertura – novilhas	2,75-3,25	55-60%
1º parto – novilhas	3,25-3,75	95%
Parto – vaca primípara	2,5-3,0	84%
Início de lactação	2,5-2,75	Variável
Meio de lactação	2,0-2,5	Variável
Final de lactação	2,5-3,0	Variável
Momento da secagem	2,5-3,0	Variável

Fonte: adaptada de Ferguson et al., 1994; e Chebel et al., 2018.

Os hormônios esteroides (P4 e E2) são majoritariamente metabolizados no fígado, entretanto, o aumento no consumo de matéria seca induz aumento no fluxo sanguíneo hepático. Foi evidenciado que animais lactantes com um consumo de 53 Mcal/dia possuíam um fluxo sanguíneo hepático muito maior que vacas não lactantes, de idade e peso semelhantes, consumindo 12,5 Mcal/dia (1.561 ± 57 L/h vs. 747 ± 47 L/h). Isso reflete, em uma metabolização de P4 e E2 aproximadamente 2,3 vezes maior em vacas lactantes, em comparação com a não lactante. Entre as consequências dessa maior metabolização em vacas de alta produção de leite, pode ocorrer uma codominância folicular, ou seja, presença de mais de um folículo dominante no ovário e, consequentemente, múltiplas ovulações e ocorrência de gestações gemelares, que são indesejáveis na produção leiteira.

As baixas concentrações de P4 e E2 na circulação, respectivamente, no diestro e estro, podem promover grandes perdas nos índices reprodutivos da vaca leiteira. Primeiramente, uma diminuição na concentração de P4 pode gerar efeitos negativos tanto na concepção, como na manutenção da gestação. Em relação à concepção, a diminuição de P4 durante o desenvolvimento folicular pode levar a uma exposição excessiva do folículo pré-ovulatório e do oócito ao LH, levando a liberação de oócitos de baixa qualidade e reduzindo as chances de fertilização. Ainda, como a P4 é essencial na manutenção da gestação dos bovinos, um déficit desse hormônio no metaestro e início do diestro está associado a maiores perdas gestacionais.

Em relação ao E2, a maior metabolização desse esteroide leva a problemas com manifestações do estro. A produção de leite está negativamente associada com a duração do estro em vacas, como ilustrado na Figura 1, pois vacas de alta produção apresentam maior consumo de matéria seca e, consequentemente, maior metabolização do E2, hormônio responsável pela manifestação do estro.

PRINCIPAIS DESAFIOS DA INSEMINAÇÃO ARTIFICIAL UTILIZANDO OBSERVAÇÃO DE CIO EM VACAS LEITEIRAS

Como ilustrado na Figura 1, apresentada no tópico anterior, a redução na duração do estro, de acordo com o aumento na produção de leite, representa impacto ainda maior em propriedades que realizam a inseminação artificial após a observação de cio, em razão da menor chance de detecção do estro curto. Porém, algumas estratégias têm sido implementadas para aumentar a taxa de serviço nos rebanhos leiteiros que utilizam majoritariamente a inseminação após a detecção do estro. As estratégias mais simples seriam o aumento no tempo de observação na detecção do estro e o uso de bastão marcador ou adesivo detector de estro na base da cauda. Como estratégias mais tecnológicas, têm-se os pedômetros, os colares e os sensores de pressão; no entanto, os custos para implementação dessas tecnologias são muitas vezes bastante onerosos.

Como alternativa para se ter ainda uma alta taxa de serviço (quantidade de fêmeas inseminadas/total de fêmeas aptas à reprodução) e manter os ganhos genéticos esperados com a inseminação, pode-se optar pelo uso de protocolos hormonais para inseminação artificial em tempo fixo (IATF). A implementação de programas de IATF nas propriedades leiteiras pode auxiliar os problemas relacionados à observação de estro, pois é possível sincronizar o estro e a ovulação desses animais, excluindo a necessidade de detectar o estro. A IATF pode impactar assim na redução dos dias em aberto, do DEL médio ao primeiro serviço, assim como aumentar a taxa de serviço, gerando benefícios eco-

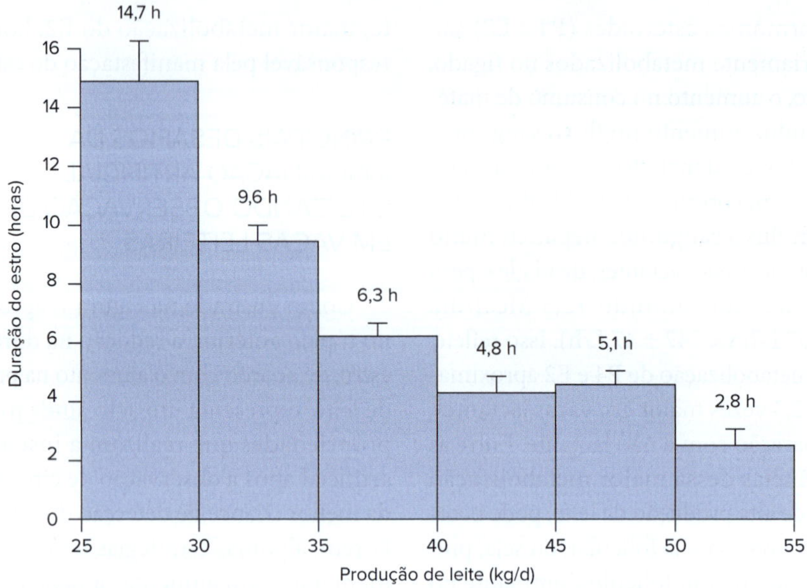

FIGURA 1 Relação entre a produção leiteira e a duração do estro em vacas leiteiras.
Fonte: adaptada de Lopez et al. (2004).

nômicos para a propriedade leiteira. Mesmo que em algumas situações a taxa de concepção, em animais inseminados por observação do estro, seja mais elevada quando comparada ao uso da IATF, o aumento na taxa de serviço ocasionado pela IATF resulta em maior quantidade de matrizes gestantes em determinado período pós-parto.

NOVAS ESTRATÉGIAS NO USO DA IATF EM VACAS LEITEIRAS

Para aumentar o sucesso dos protocolos de IATF, as diferenças relacionadas à produção e à metabolização hormonal que ocorrem entre animais de corte e leite devem ser priorizadas. No geral, os protocolos de IATF para vacas leiteiras de alta produção visam aumentar a concentração plasmática de P4, diferentemente do que ocorre em novilhas de leite e animais de corte. O primeiro protocolo desenvolvido para IATF e que é ainda amplamente utilizado em fazendas nos Estados Unidos e alguns países da Europa, pelo fato de que o uso de ésteres de estradiol não é permitido nesses países, é o protocolo Ovsynch. Esse protocolo baseia-se na administração de GnRH e PGF2α. No entanto, nos rebanhos de outros países, como os localizados na América do Sul, os protocolos mais usados são a base da associação entre E2 e P4.

Atualmente, são utilizados em vacas de leite de alta produção protocolos que combinam estratégias oriundas do tipo Ovsynch e dos a base de P4/E2. Entre os motivos, pode-se destacar como fator muito relevante que cerca de 40% das vacas de leite submetidas a um protocolo de IATF, baseado em E2/P4, sofrem regressão luteal antes da aplicação de PGF2α, e ainda a alta metabolização de P4, que ocorre em vacas leiteiras de alta produção, fatores que contribuem com menores índices de fertilidade dos animais. Contudo, associando a aplicação de GnRH com o uso de P4/E2, induz-se a formação de uma nova onda folicular, pela ovulação, formando um CL, o qual melhora a dinâmica ovariana, além de aumentar as concentrações de P4, melhorando os índices reprodutivos.

De fato, outras estratégias têm sido implementadas para aumentar as taxas de concepção em vacas leiteiras, como variações no protocolo de IATF em vacas de leite, de 11 dias de duração, com o objetivo de aumento no período de proestro e aumento das concentrações de P4 durante o desenvolvimento do folículo dominante (FD) (Figura 2). Uma estratégia seria realizar duas aplicações de PGF2α, ao longo do protocolo, sendo a primeira quatro dias antes da IA, e a segunda dois dias antes da IA, aumentando a chance do sucesso da aplicação de PGF2α em desencadear a luteólise. Ainda, protocolos mais recentes, como o desenvolvido por Consentin e colaboradores (2022), em que se alterou a aplicação do GnRH para dois dias após a colocação do implante de P4 (1), relataram aumento na prenhez por IA (P/IA), quando comparado a outros dois protocolos, sendo o protocolo P4/E2 usual (2) e P4/E2, junto à aplicação de GnRH no início do protocolo (3). Obteve-se os seguintes resultados de P/IA: (1) 40,5% *vs.* (2): 30,4% e (3): 34,4%, respectivamente. A melhora nos índices de prenhez foi atribuída ao fato de que o uso do GnRH, dois dias após o início do protocolo, induz uma ovulação mais tardia, levando a uma menor exposição do FD e oócito ao LH, aumentando o sucesso do protocolo.

MANEJO REPRODUTIVO DE NOVILHAS LEITEIRAS

Por se tratar de uma boa parte da reposição dos rebanhos da maioria dos produtores de leite, as novilhas fazem parte de uma categoria animal que merece bastante atenção dentro da propriedade leiteira. Uma série de fatores deve ser considerada para iniciar os programas reprodutivos nessa categoria ani-

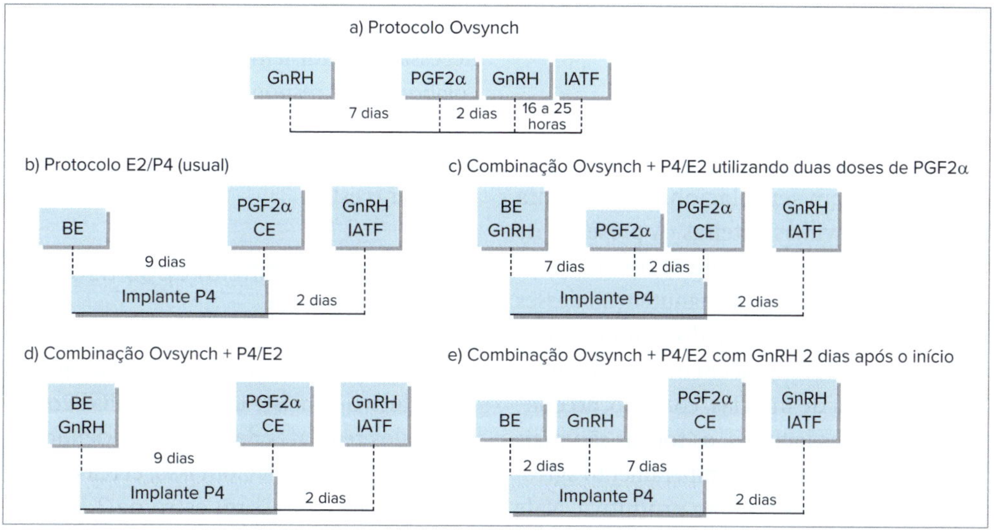

FIGURA 2 Tipos de protocolos de inseminação artificial em tempo fixo (IATF) usados na reprodução de vacas leiteiras. a) Ovsynch, adaptado de Pursley et al. (1995); b) exemplo de protocolo E2/P4 (usual) de 11 dias, adaptado de Bó et al. (1995); c) exemplo de protocolo de 11 dias, sendo combinação Ovsynch + P4/E2, adaptado de Consentini et al. (2022); d) exemplo de protocolo de 11 dias, combinação Ovsynch + P4/E2, com duas aplicações de PGF2α, adaptado de Consentini et al. (2022); e) exemplo de protocolo de 11 dias, combinação Ovsynch + P4/E2, com duas aplicações de GnRH dois dias após o início.
Fonte: adaptada de Consentini et al. (2022).

mal e assim obter bons resultados reprodutivos. Desse modo, a nutrição se torna um dos principais aspectos e deve ser monitorada desde o nascimento, para que as novilhas cheguem à idade esperada para reprodução já púberes e com desenvolvimento adequado do trato reprodutivo. Assim, é desejado que as novilhas cheguem ao primeiro serviço possuindo 12 a 14 meses de idade (média de 13 meses), altura de cernelha de aproximadamente 127 cm e peso de 350 a 450 kg (média de 400 kg), pois, dessa maneira, esses animais apresentarão estrutura corporal adequada para o primeiro parto, e o mesmo ocorrerá no período máximo desejado de 23 a 25 meses de idade. Essas características estão associadas à maior produção leiteira durante a primeira lactação.

Como opção de reprodução para as novilhas, as estratégias mais comuns são a monta natural, a inseminação artificial após detecção do estro, a inseminação artificial após a sincronização do estro e a IATF.

Monta natural

Além de não proporcionar melhoras nos índices reprodutivos, diversos são os problemas que podem ser relacionados à monta natural em novilhas leiteiras. A presença de touros na propriedade aumenta os custos de produção relacionados à manutenção desses animais no rebanho. Além disso, utilizar touros para a monta natural em novilhas aumenta a incidência de injúrias, contudo, ao contrário das vacas leiteiras, os touros são mais propensos a possuir um temperamento agressivo, mesmo nessa aptidão produtiva. Vale ressaltar que, dos acidentes fatais envolvendo animais de produção de leite, nos EUA, todos estão associados com touros leiteiros.

Outro fator importante a se destacar seria que os touros podem ser reservatórios assintomáticos para os agentes causadores de tricomoníase e campilobacteriose, enfermidades reprodutivas que causam diversos prejuízos reprodutivos. Vale destacar, que o uso de monta natural em novilhas aumenta o risco de distocia e doenças do periparto por causa do cruzamentos não controlados entre os animais. Portanto, a monta natural não se mostra benéfica quando comparada às outras estratégias reprodutivas para propriedades de alta produção leiteira.

Inseminação artificial após detecção de cio natural

Ainda que a expressão do estro não seja predominante, uma limitação para o sucesso dos programas reprodutivos para novilhas, mesmo utilizando ferramentas que auxiliem na observação de cio, utilizar somente a IA após a detecção de cio natural pode levar a um desempenho reprodutivo indesejado das novilhas do rebanho por causa da variação biológica na duração da expressão do estro e baixa eficiência em sua detecção. Portanto, é necessário maior tempo de observação pelos colaboradores responsáveis para essa função, pelo fato de que esses animais não tiveram uma manipulação farmacológica para sincronizar o estro.

Inseminação artificial após uso de prostaglandinas

Normalmente o emprego desse programa reprodutivo consiste em aplicar PGF2α em intervalos regulares de 14 dias (podendo variar de 11 a 14 dias). Com isso, cerca de 80% dos animais expressam estro de 2 a 6 dias após a terceira aplicação de PGF2α. Apesar de ser um número bastante relevante, essa variação da resposta em relação à expressão do estro pode influenciar nos resultados reprodutivos, além de não excluir a necessidade de observar o estro nesses animais.

Inseminação artificial em tempo fixo (IATF)

Apesar de grande parte dos produtores nacionais optar por IA após a detecção de cio em novilhas, diversos protocolos de IATF têm sido estudados para melhorar os índices de concepção nessa categoria de animais. Alguns deles, inclusive, combinam a utilização de aplicações de PGF2α, com um protocolo de IATF. Contudo, protocolos que são utilizados normalmente para vacas, muitas vezes possuem resultados inferiores à IA após detecção de estro, como no caso de protocolos similares ao Ovsynch que alcançaram resultados reprodutivos muito inferiores ao desejado. Contudo, resultados satisfatórios de P/IA > 50% ao primeiro serviço são obtidos em protocolos de duração mais curta, por causa da fisiologia reprodutiva de novilhas leiteiras, como no caso do "5-d Cosynch", em que é utilizado implante de P4 por apenas cinco dias, em que a IA acontece por volta de oito dias após o início do protocolo, utilizando ou não aplicações prévias de PGF2α, sendo comparado a resultados de P/IA após observação de estro.

Assim, protocolos de IATF mais curtos, como no caso do Cosynch 5-d para sincronização da ovulação, pode ser uma alternativa para reduzir o tempo à prenhez, minimizando os dias para o primeiro serviço e alcançar o mesmo ou maior P/AI que com programas com base apenas na IA pós detecção de estro. A Figura 3 apresenta algumas alternativas de programas reprodutivos em novilhas leiteiras.

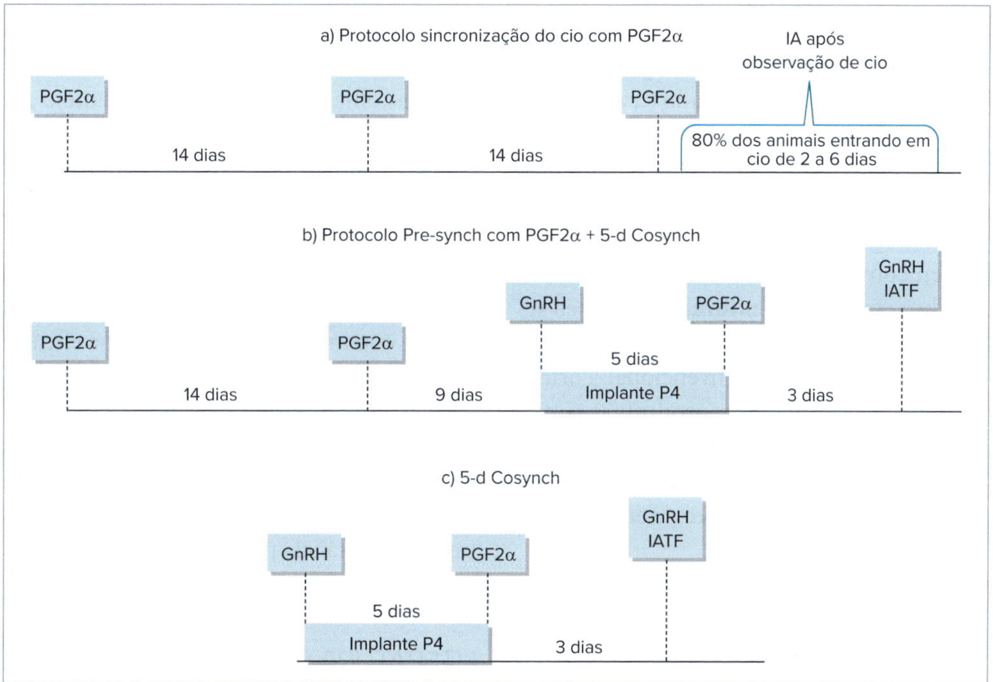

FIGURA 3 Tipos de protocolos de inseminação artificial em tempo fixo (IATF) usados na reprodução de novilhas leiteiras. a) Protocolo de sincronização do cio com PGF2α; b) protocolo Pre-synch com PGF2α + 5-d Cosynch; c) 5-d Cosynch.

Fonte: adaptada de Masello et al. (2018).

ESTRATÉGIAS PARA USO DE SÊMEN SEXADO

Novilhas leiteiras geralmente possuem uma P/IA maior que vacas lactantes (74,4% *vs.* 38,9%), por isso a categoria animal também se torna algo muito relevante para direcionar diferentes estratégias reprodutivas. Grande parte das fazendas leiteiras utiliza essa categoria animal, como principal destino de inseminação artificial utilizando o sêmen sexado, sendo uma tecnologia muito interessante para a atividade leiteira por promover maior disponibilidade de reposição de novilhas e apressar o melhoramento genético. No entanto, o número de espermatozoides por palheta, a qualidade do sêmen, o local do depósito de sêmen no útero e o momento da IA em relação ao estro afetam a probabilidade de prenhez após IA, seja com sêmen convencional seja sexado.

Desse modo, já foi demonstrado haver reduções nas taxas de prenhez quando comparado o uso de sêmen sexado (2×10^6 sptz/palheta) *vs.* sêmen convencional (15×10^6 sptz/palheta) em vacas de leite de alta produção, inseminadas após observação de estro, com 21% para o sêmen sexado e 46% para o sêmen convencional. Entretanto, a taxa de prenhez em novilhas utilizando o sêmen sexado é em torno de 70% a 90% do resultado atingido com o sêmen convencional. Portanto, o uso de estratégias reprodutivas com o intuito de aumentar a fertilidade utilizando o sêmen sexado, tanto para vacas como para novilhas, é de extremo interesse entre pecuaristas e pesquisadores.

Não foram encontradas diferenças na taxa de prenhez de acordo com o sêmen depositado em diferentes locais do útero, diferentes doses inseminantes e em animais inseminados com sêmen sexado. No entanto, já foi relatada grande influência nos resultados de P/IA, utilizando o sêmen sexado em relação ao intervalo entre o início do estro com o momento da IA. Novilhas inseminadas entre 16,1 e 20 horas (51,8%) e 20,1 a 24 horas (55,6%) obtiveram melhores resultados reprodutivos quando comparadas a animais inseminados entre 12 e 16 horas (37,7%).

Interessante notar que o momento da IA também impacta na taxa de prenhez em vacas leiteiras, quando comparados diferentes momentos de IA em relação à retirada do implante de P4 (54 *vs.* 60 horas). Os animais, quando submetidos à IA mais tardiamente, apresentam taxa de prenhez superior aos demais. Ou seja, aparentemente, atrasar a inseminação tanto de vacas como de novilhas, utilizando sêmen sexado, torna-se uma estratégia muito viável para aumentar os índices reprodutivos, além da possibilidade de aumentar a reposição de fêmeas dentro da propriedade.

CONSIDERAÇÕES FINAIS

A escolha das estratégias de manejo reprodutivo em rebanhos leiteiros envolve o conhecimento de diversos fatores que podem afetar a fertilidade e os índices reprodutivos do rebanho. Esses aspectos multifatoriais, como a nutrição, o ECC, a escolha do programa reprodutivo, o tipo de sêmen, entre outros, irão impactar diretamente na eficiência reprodutiva das fazendas de leite. Assim, adequações nos programas reprodutivos tornam-se fundamentais para aumentar as taxas de concepção, tanto para vacas como para novilhas leiteiras, e, dessa forma, são de extrema importância para aumentar os retornos econômicos na propriedade.

LITERATURA SUGERIDA

Alves TM, Stynen APR, Miranda KL, Lage AP. Campilobacteriose genital bovina e tricomonose genital bovina: epidemiologia, diagnóstico e controle. Pesq Vet Bras 2011;31:336-44.

Andersson M, Taponen J, Koskinen E, Dahlbom M. Effect of insemination with doses of 2 or 15 million frozen--thawed spermatozoa and semen deposition site on pregnancy rate in dairy cows. Theriogenology 2004; 61:1583 8.

Baruselli SP, Souza AH, Martins CM, Gimenes LU, Sales JNS, Ayres H et al. Sêmen sexado. Inseminação artificial e transferência de embriões. Rev Bras Reprod Anim 2007;31:374-81.

Bó GA, Adams GP, Pierson RA, Mapletoft RJ. Exogenous control of follicular wave emergence in cattle. Theriogenology 1995;43:31-40.

Boland MP, Lonergan P, O'Callaghan D. Effect of nutrition on endocrine parameters, ovarian physiology, and oocyte and embryo development. Theriogenology 2001;1:1323-40.

Borchardt S, Pohl A, Heuwieser W. Luteal presence and ovarian response at the beginning of a timed artificial insemination protocol for lactating dairy cows affect fertility: a meta-analysis. Animals 2020;10:1551.

Chebel RC, Mendonça LGD, Baruselli PS. Association between body condition score change during the dry period and postpartum health and performance. J Dairy Sci 2018;101:4595-614.

Consentini CEC, Carneiro TO, Neri H, Batista EOS, Silva LOE, Souza AH et al. Improved fertility following a gonadotropin-releasing hormone treatment on day 2 of an estradiol and progesterone-based timed-artificial insemination protocol in lactating dairy cows. JDS Commun 2022;3:212-6.

Dalton JC, Nadir S, Bame JH, Noftsinger M, Nebel RL, Saacke RG. Effect of time of insemination on number of accessory sperm, fertilization rate, and embryo quality in nonlactating dairy cattle. J Dairy Sci 2001;84: 2413-8.

Ferguson JD, Galligan DT, Thomsen N. Principal descriptors of body condition score in Holstein cows. J Dairy Sci 1994;77:2695-703.

Food and Agriculture Organization of the United Nations (FAO). 2021.

Fricke PM. Strategies for optimizing reproductive management of dairy heifers. Advanc Dairy Sci Technol 2004;16:163-76.

Fronk TJ, Schultz LH, Hardie AR. Effect of dry period overconditioning on subsequent metabolic disorders and performance of dairy cows? J Dairy Sci 1980; 63:1080.

Giordano JO, Wiltbank MC, Fricke PM, Bas S, Pawlisch R, Guenther JN et al. Effect of increasing GnRH and PGF2α dose during Double-Ovsynch on ovulatory response, luteal regression, and fertility of lactating dairy cows. Theriogenology 2013;80:773-83.

Kurykin J, Jaakma U, Jalakas M, Aidnik M, Waldmann A, Majas L. Pregnancy percentage following deposition of sex-sorted sperm at different sites within the uterus in estrus-synchronized heifers. Theriogenology 2007; 67:754-9.

Lima FS, Risco CA, Thatcher MJ, Benzaquen ME, Archbald LF, Santos JE et al. Comparison of reproductive performance in lactating dairy cows bred by natural service or timed artificial insemination. J Dairy Sci 2009; 92:5456-66.

Lopes G, Johnson Jr CR, Mendonça LG, Silva PR, Moraes JC, Ahmadzadeh A et al. Evaluation of reproductive and economic outcomes of dairy heifers inseminated at induced estrus or at fixed time after a 5-day or 7-day progesterone insert-based ovulation synchronization protocol. J Dairy Sci 2013;96:1612-22.

Lopez H, Satter LD, Wiltbank MC. Relationship between level of milk production and estrous behavior of lactating dairy cows. Anim Reprod Sci 2004;81:209-23.

Lucy MC. Reproductive loss in high-producing dairy cattle: where will it end? J Dairy Sci 2001;84:1277-93.

Masello M, Perez MM, Granados GE, Stangaferro ML, Ceglowski B, Thomas MJ et al. Reproductive performance of replacement dairy heifers submitted to first service with programs that favor insemination at detected estrus, timed artificial insemination, or a combination of both. J Dairy Sci 2019;102:1671-81.

Melo LF, Monteiro Jr PLJ, Surjus RS, Drum JN, Wiltbank MC, Sartori R. Progesterone-based fixed-time artificial insemination protocols for dairy cows: Gonadotropin--releasing hormone versus estradiol benzoate at initiation and estradiol cypionate versus estradiol benzoate at the end. J Dairy Sci 2016;99: 9227-37.

Mimoune N, Messai CR, Khelef D, Salhi O, Azzouz MY, Kaidi R. Reproductive parameters and metabolic profile of repeat breeder cows. Livestock Res Rural Develop 2017;29.

Overton TR, Waldron MR. Nutritional management of transition dairy cows: strategies to optimize metabolic health. J Dairy Sci 2004; 87:105-19.

Pursley JR, Wiltbank MC, Stevenson JS, Ottobre JS, Garverick HA, Anderson LL. Pregnancy rates per artificial insemination for cows and heifers inseminated at a synchronized ovulation or synchronized estrus. J Dairy Sci 1997;80:295-300.

Pursley JR, Mee MO, Wiltbank MC. Synchronization of ovulation in dairy cows using PGF2α and GnRH. Theriogenology 1995;44:915-23.

Revah I, Butler WR. Prolonged dominance of follicles and reduced viability of bovine oocytes. J Reprod Fertil 1996;106:39-47.

Roche JF. The effect of nutritional management of the dairy cow on reproductive efficiency. Anim Reprod Sci 2006;96:282-96.

Saacke RG. Insemination factors related to timed AI in cattle. Theriogenology 2008;70:79-84.

Sá Filho MF, Ayres H, Ferreira RM, Nichi M, Fosado M, Campos Filho EP et al. Strategies to improve pregnancy per insemination using sex-sorted semen in dairy heifers detected in estrus. Theriogenology 2010; 74:1636-42.

Sangsritavong S, Combs DK, Sartori R, Wiltbank MC. High feed intake increases blood flow and metabolism of progesterone and estradiol-17β in dairy cattle. J Dairy Sci 2002;85:2831-42.

Seidel GE, Schenk JL, Herickhoff LA, Doyle SP, Brink Z, Green RD et al. Insemination of heifers with sexed sperm. Theriogenology 1999;52:1407-20.

Sheldon KJ, Deboy G, Field WE, Albright JL. Bull-related incidents: their prevalence and nature. J Agromed 2009;14:357-69.

Stevenson JL, Rodrigues JA, Braga FA, Bitente S, Dalton JC, Santos JE, Chebel RC. Effect of breeding protocols and reproductive tract score on reproductive performance of dairy heifers and economic outcome of breeding programs. J Dairy Sci 2008;91:3424-38.

Tenhagen BA, Drillich M, Surholt R, Heuwieser W. Comparison of timed AI after synchronized ovulation to AI at estrus: reproductive and economic considerations. J Dairy Sci 2004;87:85-94.

Treacher RJ, Reid IM, Roberts CJ. Effect of body condition at calving on the health and performance of dairy cows. Anim Product 1986;43:1-6.

Van Amburgh M, Meyer M. Target growth and nutrient requirements of postweaned dairy heifers. In: Dairy calves and heifers: integrating biology and management. Syracuse (NY): Natural Resource, Agriculture, and Engineering Services; 2005. p.128-38.

Vanholder T, Leroy JLMR, Dewulf J, Duchateau L, Coryn M, De Kruif A et al. Hormonal and metabolic profiles of high-yielding dairy cows prior to ovarian cyst formation or first ovulation post-partum. Reprod Domest Anim 2005;40:460-7.

Wiltbank M, Lopez H, Sartori R, Sangsritavong S, Gümen A. Changes in reproductive physiology of lactating dairy cows due to elevated steroid metabolism. Theriogenology 2006;65:17-29.

CAPÍTULO 13

Manejo nutricional e reprodutivo na produção de bezerros em fazendas de corte

Rodrigo Silva Goulart
Ed Hoffmann Madureira

INTRODUÇÃO

O principal fator determinante da lucratividade, em fazendas de cria, é a taxa de bezerros desmamados, ou seja, a relação entre o número de bezerros desmamados por vacas colocadas em monta. Para tanto, é necessário que o rebanho apresente elevada taxa de prenhez (TP). A taxa de prenhez de um rebanho é a razão entre o número de fêmeas prenhes e o número total de fêmeas em reprodução, no rebanho em questão. Ao se desmembrar a TP, para melhor compreendê-la, pode-se concluir que se trata do produto entre a taxa de serviço (TS) e a taxa de concepção (TC). A TS é a porcentagem de matrizes que efetivamente recebem a monta natural ou a inseminação artificial (IA), já a TC é a probabilidade de uma matriz conceber, após receber uma monta natural ou IA.

Assim, a seguinte fórmula deve ser considerada:

$$TP = TS \times TC$$

Em que: TC: relação entre o número de fêmeas prenhes, dividida pelo número de fêmeas inseminadas. A TC também pode ser representada por P/IA, em que P é o número de prenhezes e IA o número de inseminações ou montas, ou seja, o número de serviços necessários para se obter uma prenhez. TS: relação entre o número de fêmeas cobertas ou inseminadas, dividida pelo número total de fêmeas expostas em reprodução.

Na visão do criador, o ideal seria que cada vaca produzisse um bezerro por ano, mantendo um intervalo entre partos (IEP) próximo a 12 meses. Contudo, em uma pecuária de corte moderna e eficiente, além da quantidade de bezerros produzidos, a qualidade do bezerro passa a ser um índice importantíssimo e, nesse aspecto, o peso do bezerro desmamado, por matriz, por ano, torna-se uma métrica central dentro do sistema de produção.

De acordo com Jenkins e Ferrel,[1] o setor de cria utiliza cerca de 70% do total de nutrientes exigidos para produção de um animal até a terminação. Essa elevada proporção de nutrientes e, consequentemente, de custos para produção do bezerro desmamado, é função, entre outros, da baixa prolificidade e do elevado intervalo entre partos de bovinos. Nesse aspecto, fica evidente a necessidade da escolha do manejo nutricional adequado do par vaca e bezerro, quanto ao desempenho reprodutivo das matrizes. Além disso, torna-

-se importante ressaltar a importância do manejo nutricional das fêmeas de reposição, após a fase de desmama, em fazendas de cria.

Um dos maiores desafios em fazendas de cria é a manutenção do escore de condição corporal (ECC) de vacas durante todo o ano. Matrizes criadas a pasto, em condições tropicais, são dependentes de períodos contendo elevada quantidade e qualidade de pastos, em função do período de chuva (outubro a março), seguido por período de escassez de forragem e baixa qualidade nutricional, durante o período de seca (abril a setembro), principalmente em propriedades localizadas nas regiões Centro-Oeste e Sudeste do Brasil. Em termos práticos, nas fazendas que adotam somente o pasto e o uso de suplemento mineral como únicas estratégias nutricionais durante todo o ano, como é o caso da maioria das fazendas de cria no Brasil, baixos desempenhos reprodutivos são observados. Assim, a ingestão insuficiente de energia, proteína e minerais pelas vacas promove atraso na idade à puberdade, atraso no intervalo da primeira ovulação e cio pós-parto, e redução nas taxas de concepção e de prenhez em bovinos. De acordo com Baruselli et al.,[2] vacas *Bos indicus* paridas e mantidas a pasto restabeleceram a ciclicidade próximo a 250 dias após a parição, apresentando intervalo entre partos (IEP) de 18 a 20 meses, demonstrando que o anestro pós-parto é o principal fator relacionado com o desempenho reprodutivo de bovinos, manejados em condições tropicais no Brasil.

O emprego de IA proporciona ganhos genéticos e econômicos pelo uso de touros geneticamente superiores. Entretanto, a implementação de programas de IA esbarra, além do anestro pós-parto, em outro fator determinante: a falha de detecção de cios.

De maneira simples e direta, pode-se concluir que as atitudes de manejo tomadas para melhorar a TS e a TC contribuirão para a melhoria da TP e, portanto, para melhorar o desempenho reprodutivo. Note-se que o anestro e as falhas de detecção de estros, já citados, impactam negativamente a TS.

Em resumo, com melhorias na nutrição das matrizes, na eficiência de detecção de estros, com o emprego de rufiões, equipe treinada e outros métodos auxiliares de detecção ou implantação de programas de inseminação artificial em tempo fixo (IATF), a TS será positivamente impactada. Além disso, o aprimoramento dos programas sanitários, da qualidade dos touros e/ou dos sêmens escolhidos e do treinamento dos funcionários envolvidos na IA, bem como a adoção de manejos racionais e instalações mais eficientes e seguras, proporcionando bem-estar das matrizes e redução do estresse, certamente melhorarão a TC. Portanto, objetiva-se neste capítulo reunir informações envolvendo técnicas de manejos nutricional e reprodutivo, em fazendas de cria, visando melhorar tanto a TS, como a TC, para maximizar a TP e, consequentemente, elevar a produtividade, a rentabilidade do produtor e a sustentabilidade da pecuária de corte.

PESO E ESCORE DE CONDIÇÃO CORPORAL DAS MATRIZES

A qualidade e a quantidade de alimento ingerido pela matriz, antes e depois do parto, afetam diretamente a duração do intervalo de anestro pós-parto e, consequentemente, o intervalo entre partos e a taxa de prenhez em fazendas de corte. Nesse cenário, o não atendimento das exigências nutricionais das vacas durante o ano, pelo inadequado consumo de nutrientes, impacta negativamente a eficiência reprodutiva e o desempenho dos bezerros até a desmama.

Dessa forma, o escore de condição corporal (ECC) das matrizes durante o ano está diretamente relacionado com o histórico alimentar. Nesse aspecto, a avaliação do ECC das matrizes é considerada ferramenta de fácil aplicabilidade em fazendas de cria, pois visa avaliar as reservas de gordura corporal do animal, sendo, portanto, ótimo indicador do estado nutricional em determinado tempo.

Comparada com a avaliação do ECC, a avaliação do peso corporal das vacas apresenta menor impacto quanto ao seu estado nutricional, pois, nesse caso, o peso recebe influência da raça, do tamanho do animal (*frame size*) e dos produtos da concepção, que variam com a idade gestacional.

Alguns países como o Reino Unido e a Irlanda utilizam uma escala de 0 a 5, enquanto a maioria dos outros países utiliza uma escala de 1 a 9 para avaliar o ECC de vacas, sendo 1 representando fêmeas muito magras e 9, fêmeas muito gordas (Tabela 1; Whitman[3]). Vale a pena lembrar que o desempenho reprodutivo da matriz está intimamente ligado à quantidade de reserva energética corporal disponível, ou seja, da quantidade de gordura corporal da vaca. O percentual de gordura corporal (em relação ao peso corporal), associado com cada unidade de condição corporal, está resumido na Tabela 1.

Como regra, para uma fêmea ganhar 1 ECC, serão necessários aproximadamente 35 kg de ganho de peso corporal para vacas maduras e 65 kg de ganho para primíparas. Entretanto, essas estimativas não levam em consideração as exigências nutricionais adicionais necessárias para atender às exigências de prenhez, em fase avançada de gestação.

Como exemplo, se o consumo de energia e/ou proteína estiver abaixo das exigências de mantença, prenhez e lactação, as vacas terão de compensar essas deficiências iniciando o processo de mobilização energética corporal (começando pelo tecido adiposo até o tecido muscular) e, portanto, irão perder peso. Após o parto, novamente as exigências nutricionais das matrizes se elevam, em decorrência do início da lactação e da reestruturação de todo o trato reprodutivo. Portanto, se vacas de corte estiverem magras no momento do parto (por causa do consumo de energia abaixo das exigências de mantença durante o final da gestação), a retomada do adequado ECC no início da estação de monta será difícil de ser alcançado, em virtude da maior exigência de energia e proteína para lactação, elevando o intervalo

TABELA 1 Escore de condição corporal (ECC) e características físicas da matriz para cada ECC

ECC	Condição	Características físicas da matriz	Percentual de gordura corporal
1	Esquálida	Região da escápula, costelas e dorso visíveis	3,8
2	Muito magra	Presença de músculos, sem presença de depósito de gordura	7,5
3	Magra	Alguns depósitos de gordura e costelas visíveis	11,3
4	Pouco magra	Costelas anteriores não perceptíveis	15,1
5	Moderada	12ª e 13ª costelas não visíveis	18,9
6	Boa	Depósito de gordura nas costelas e pouca gordura na inserção da cauda	22,6
7	Muito boa	Abundante gordura na inserção da cauda	26,4
8	Gorda	Presença de gordura por todo o corpo	30,2
9	Obesa	Extremamente gorda por completo	33,9

Fonte: adaptada de Whitman[3] e NRC.[4]

entre partos e, consequentemente, elevando o custo financeiro.

Reynolds e Tyrrell[5] avaliaram dois grupos de novilhas Hereford × Angus, lactantes e não lactantes, durante ensaio calorimétrico em circuito aberto e encontraram que a produção de calor/kg $P^{0,75}$ foi menor para as novilhas não lactantes que para as lactantes, que também apresentaram maior ingestão de energia metabolizável, sugerindo que as mudanças metabólicas, associadas à lactação, aumentam a exigência de mantença.

Como mencionado anteriormente, a duração do intervalo entre partos é negativamente correlacionada com o ECC das vacas no momento do parto. Dessa forma, é possível concluir que a nutrição pré-parto é mais importante que a nutrição pós-parto, quanto à duração do anestro pós-parto. Além disso, é importante ressaltar que a energia é o principal nutriente regulador da reprodução em vacas de corte e a deficiência energética e proteica, durante o final da gestação, elevam o período de serviço, mesmo quando a energia é suficiente durante a fase de lactação.

Em termos práticos, de acordo com a Tabela 2, o ECC da vaca no momento da desmama, somado ao tempo disponível entre a desmama e o nascimento, definirá o plano nutricional a ser adotado na propriedade para atingir determinado ganho de peso diário das matrizes. Visando obter bons índices reprodutivos, dependendo da necessidade de ganho de peso diário da vaca, entre o período de desmama e parto, o tipo de manejo nutricional adotado poderá elevar o custo na propriedade, por consequência do baixo ECC da matriz antes do parto.

Além da importância da adequada nutrição das vacas durante o período pré-parto, o nível de nutrição pós-parto exerce grande influência no intervalo entre o nascimento e o estro de vacas de corte, principalmente em vacas com menor ECC ao parto (Figura 1). De acordo com Short et al.,[7] os efeitos do ECC ao parto no intervalo entre o nascimento e o estro das matrizes apresentam comportamentos não lineares, com os efeitos sendo maiores para vacas com ECC mais baixos (menor que 4, escala de 1 a 9) e apresentando pouco efeito para vacas com ECC acima de 6. Em contrapartida, o nível nutricional oferecido para vacas, durante o período pós-parto, pode alterar a relação citada anteriormente, sendo o principal efeito quando vacas com ECC abaixo de 6 (escala entre 1 e 9) são alimentadas de forma insuficiente.

Outro ponto bastante importante em fazendas de cria é a implementação de um plano nutricional direcionado especialmente

TABELA 2 Necessidade de ganho de peso diário de vacas maduras para alcançar escore de condição corporal (ECC) 5 (escala de 1 a 9) no momento do parto

ECC no momento da desmama	Adequado ECC ao parto	Peso do feto + placenta (kg)	Ganho de peso corporal para ganhar 1 ECC (kg)	Peso corporal total (kg)	Dias para o parto	Ganho de peso diário (kg/dia)
5	5	45,30	0	45,30	120	0,36
4	5	45,30	36,24	81,54	120	0,68
3	5	45,30	72,48	117,78	180	0,41
3	5	45,30	72,48	117,78	150	0,77
3	5	45,30	72,48	117,78	120	1,00
3	5	45,30	72,48	117,78	90	1,31

Fonte: adaptada de Bridges e Lemenager.[6]

para primíparas. No caso das primíparas, a alimentação pré-parto e pós-parto têm grande impacto no resultado reprodutivo e econômico na propriedade.

De acordo com Spitzer et al.,[8] a taxa de prenhez de primíparas no pós-parto é totalmente dependente, tanto do ECC ao parto como do ganho de peso pós-parto (Tabela 3).

É importante ressaltar que, com apenas 1 unidade de ECC a mais ao parto, a taxa de prenhez ao final da EM foi incrementada em quase 50%. Para elucidar melhor essa ideia, em um dos trabalhos de nossa equipe na EM de 2011, realizou-se IATF em 166 vacas aneloradas e obteve-se 52,4% de prenhez. As vacas com ECC 4 apresentaram taxa de prenhez de 40% na IATF, enquanto as com ECC 5 ou 6, taxas de 58,6% e 63,6%, respectivamente. Curiosamente, o mesmo incremento de cerca de 50%, observado por Spitzer et al.,[8] ao final da EM, também ocorreu na primeira IATF, em nosso experimento, ou seja, no primeiro dia da EM, nas vacas com ECC 5 ou 6, em relação às que estavam com ECC igual a 4. Trata-se de uma diferença relativamente pequena de ECC, mas com incremen-

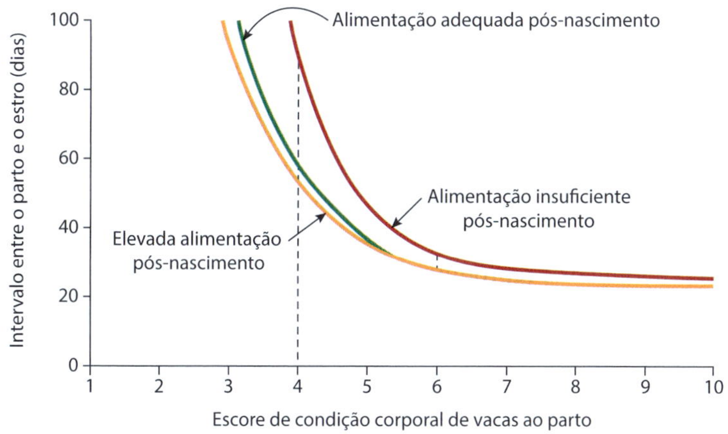

FIGURA 1 Efeito do nível de nutrição pós-parto e a relação entre o intervalo do nascimento ao estro e o escore de condição corporal de vacas de corte.
Fonte: adaptada de Short et al.[7]

TABELA 3 Taxa de prenhez (%), dias durante a estação de monta (EM, 20, 40 e 60) e escore de condição corporal (4, 5 e 6) de primíparas no pós-parto

	Taxa de prenhez (%)		
	20 dias de EM	40 dias de EM	60 dias de EM
Escore de condição corporal no parto			
4	27	43^{x}	56^{y}
5	35	65^{y}	80^{vz}
6	47	90^{z}	96^{wz}
Ganho de peso pós-parto das primíparas			
Moderado (GPD = 450 g/dia), kg/dia	27^{y}	56^{y}	70^{y}
Elevado (GPD = 900 g/dia), kg/dia	46^{z}	76^{z}	84^{z}

Fonte: adaptada de Spitzer et al.[8]

to muito grande de desempenho reprodutivo. Portanto, recomenda-se que o ECC ao parto não seja inferior a 5. Assim, mesmo que a vaca mobilize reservas corporais no pós-parto, ela consegue manter ou recompor o ECC 5, no início da EM.

Assim como vacas magras (baixo ECC) podem apresentar problemas reprodutivos, vacas muito gordas (elevado ECC) também devem ser evitadas dentro da propriedade. Nesse aspecto, foi demonstrado que vacas com ECC abaixo de 4 (escala de 1 a 9) são altamente propensas a apresentar baixa ciclicidade, falha na concepção, aumento no intervalo entre partos, período de serviços longos, bem como elevada incidência de bezerros debilitados. Por sua vez, vacas com elevado ECC (acima de 8, em uma escala de 1 a 9) terão elevada probabilidade de apresentarem distocias, falha em ciclar, falha na concepção e, acima de tudo, elevado custo de manutenção na propriedade.[9]

Em termos econômicos e reprodutivos, implantar uma estratégia nutricional visando manter vacas com ECC entre 5 e 6, no momento do parto, seria a melhor decisão. Contudo, levando em consideração que tradicionalmente o período de parição de vacas no Brasil ocorre entre os meses de julho e novembro (período seco do ano) é muito comum observar perda de peso de matrizes durante o período pré-parto.

Outro ponto importante relacionado ao manejo em fazendas de corte é a importância da nutrição materna durante a fase gestacional. Na prática, em situações em que o desmame do bezerro é realizado aos 7 meses de idade, as vacas estarão entre o 4º e o 5º mês do período gestacional, fase em que as exigências de energia e proteína da vaca gestante ainda são relativamente baixas (Figura 2). Em contrapartida, ao iniciar o terço final do período gestacional, as exigências de proteína e energia da matriz aumentam substancialmente (Figura 2).

A partir do 3º mês de gestação, o feto passa a exigir grande quantidade de nutrientes, pois ele estará em uma fase de hipertrofia dos tecidos muscular e adiposo. Portanto, ao avaliar o ciclo reprodutivo da vaca, o intervalo entre o 5º mês de lactação e o período entre o segundo e o terço final da gestação tornam-se o momento mais oportuno para elevar o ECC da matriz, como também para atender

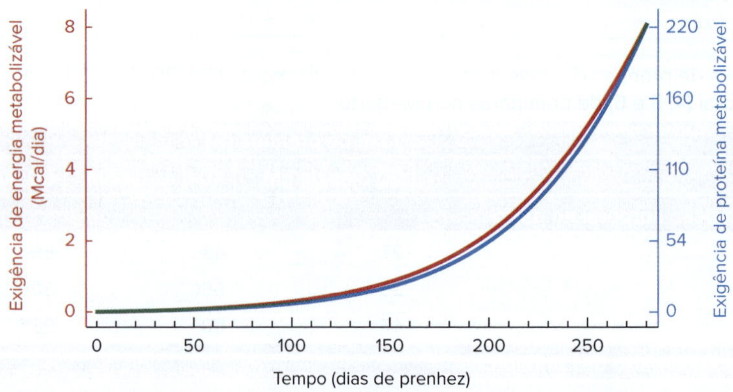

FIGURA 2 Exigências de energia e proteína metabolizável de vacas de corte durante o período gestacional.

Fonte: adaptada de Nasem.[10]

as exigências nutricionais do feto (conceito denominado programação fetal ou do desenvolvimento).

O assunto se torna mais interessante ao se analisar o que está ocorrendo no feto durante esse período. Na fase embrionária, ocorre a formação das fibras musculares primárias, processo que demanda pouca quantidade de nutrientes, pois o embrião é ainda muito pequeno. Na fase fetal, principalmente entre o 3º e o 7º meses de gestação, ocorre o aumento do número de fibras musculares secundárias, sendo responsável pela maior parte da musculatura esquelética do feto (fase de hiperplasia muscular). Já na fase pós-natal, o desenvolvimento muscular ocorre apenas pelo aumento do tamanho da fibra muscular, sem formação de novas fibras musculares (hipertrofia muscular). Nesse aspecto, o desenvolvimento muscular do feto é particularmente vulnerável à disponibilidade de nutrientes disponíveis para a matriz. A restrição nutricional a partir do 3º mês de gestação pode comprometer o desenvolvimento do número de fibras musculares, com consequências irreversíveis no desenvolvimento do animal na vida pós-natal. Além disso, os adipócitos, que também se originam das células-tronco mesenquimais, iniciam sua formação na fase fetal, e a subnutrição da matriz pode afetar, de maneira irreversível, a quantidade de gordura intramuscular do feto, o que é particularmente importante para raças com potencial genético para apresentar marmorização da carcaça (para revisão, veja Du et al.[11]).

Esses fatos, analisados de maneira conjunta, justificam a elaboração de uma estratégia nutricional para as matrizes durante o período pré-parto, visando recompor as reservas corporais da vaca, além de favorecer a miogênese e a adipogênese do feto. Vale ressaltar que realizar o desmame após os 7 meses de idade, em propriedades com manejo nutricional deficiente, pode prejudicar a taxa de prenhez do rebanho, durante a EM subsequente, além de comprometer a produção de leite da matriz e o desenvolvimento do bezerro.

No tópico "Manejo nutricional em fazendas de cria", deste capítulo, serão abordadas algumas estratégias nutricionais para manter ou elevar (quando necessário) o ECC das vacas, com ênfase durante o período gestacional.

REDUÇÃO DA IDADE À PRIMEIRA CONCEPÇÃO

No Brasil, a idade ao primeiro parto dos rebanhos de corte é de aproximadamente 4 anos de idade (45 meses), o que significa que as novilhas demoram aproximadamente três anos para iniciar a vida reprodutiva. A redução do intervalo entre o nascimento e o primeiro parto é certamente um dos grandes desafios da pecuária nacional. Destaca-se que a redução da idade ao primeiro parto está diretamente relacionada à diminuição do intervalo entre gerações, com impacto direto na intensidade de seleção e no ganho genético dos rebanhos. Com a redução do período de recria das futuras matrizes, por causa da antecipação da concepção, ocorre diminuição da quantidade de novilhas na propriedade, aumentando a produtividade por área de pastagem.[12] Todos esses pontos culminam no aumento da eficiência da pecuária e no retorno do investimento da atividade.

Contudo, atualmente, ainda há muitas dúvidas sobre quais os principais desafios nutricionais para as novilhas precoces atingirem o peso ideal na reprodução aos 14 meses de idade.

Historicamente, nutricionistas e técnicos de campo sempre avaliam os desafios nutricionais das precocinhas após o período de desmama, ou seja, após os 7 meses de idade.

Entretanto, é muito importante ressaltar que o sucesso na antecipação da puberdade de novilhas envolve os cuidados nutricionais desde o nascimento das fêmeas. Além disso, evidências científicas reportam que, quando a vaca é bem nutrida durante a gestação, suas filhas (futuras precocinhas) são beneficiadas positivamente quanto aos aspectos reprodutivos. Nesse cenário, fazendas de cria, que desenvolvem trabalhos de melhoramento genético, visando a seleção para precocidade sexual, devem necessariamente atender às exigências nutricionais de energia, proteína e minerais durante todo o período gestacional, da vida da vaca e, consequentemente, da progênie desde o primeiro dia de vida.

Teoricamente, espera-se que um adequado manejo nutricional das bezerras, entre o nascimento e a desmama aos 7 meses, deverá apresentar uma taxa de ganho entre 600 e 800 gramas por dia, obtendo peso à desmama preferencialmente acima dos 200 kg de peso corporal. Utilizando como base uma estação de monta entre outubro e março, as fêmeas serão desmamadas durante o final do período chuvoso e início do período pré-seco do ano, momento em que a quantidade e os níveis nutricionais dos pastos se reduzem progressivamente. Nesse aspecto, o período de crescimento pós-desmama passa a ser um grande desafio em fazendas de cria, tendo em vista os baixos níveis nutricionais dos pastos, principalmente em proteína e energia. Em virtude disso, o atendimento das exigências em energia, proteína e minerais via suplemento proteico, proteico-energético, sequestro ou pastagem safrinha deverão fazer parte do plano nutricional das fêmeas, durante os próximos 210 dias pós desmama, visando promover taxas de ganho entre 600 e 800 gramas por dia.

Em termos gerais, é correto afirmar que a taxa de ganho pós-desmama exerce grande influência na idade, no peso à puberdade e nos resultados reprodutivos das novilhas. Contudo, a taxa de ganho de peso das fêmeas durante a fase de aleitamento também deve ser levada em consideração. Além disso, análises de custo devem ser avaliadas para definir a melhor estratégia nutricional dentro da propriedade.

Paradoxalmente, muitos produtores e técnicos acreditam que o desafio se encerra na propriedade após obter o diagnóstico de prenhez positiva da precocinha ao final da estação de monta. Contudo, é bom lembrar que um novo desafio iniciará na propriedade, após a confirmação da prenhez, exigindo, neste momento, o desenvolvimento de uma estratégia nutricional, que atenda às exigências de crescimento corporal da fêmea, para que esta atinja seu peso maduro, bem como atenda às exigências relacionadas com a fase gestacional que ela se encontra. Além disso, seria conveniente que as precocinhas prenhes continuassem ganhando aproximadamente 300 a 500 gramas por dia, acompanhando o mesmo histórico de crescimento durante a fase pré-estação de monta.

Em termos gerais, uma fêmea jovem, com aproximadamente 300 kg de peso corporal, em fase de crescimento, necessitaria de cerca de 650 g de proteína bruta, 4,2 kg de nutrientes digestíveis totais (NDT) e uso de minerais *ad libitum* para ganhar aproximadamente 700 gramas de peso corporal por dia até a próxima estação de monta.

Qualquer estratégia nutricional adotada na propriedade deve levar em consideração não somente o atendimento das exigências nutricionais para alcançar determinado ganho de peso diário das novilhas, mas também deve ser levado em consideração o custo diário para alimentá-las. Além disso, o uso da desmama precoce das primíparas pode ser uma estratégia economicamente interessante para o produtor, desde que um plano nutricional para os bezerros recém-desmamados seja definido.

Certamente, pastagens bem manejadas são as opções mais baratas na maioria das propriedades, contudo, em todo território nacional, é possível encontrar inúmeras alternativas nutricionais disponíveis como: uso de silagens, fenos, palhadas de milho ou de soja, durante o período de entressafra, consorciadas com uso de suplemento no cocho, pastagens safrinha (p. ex., pastagens de *Brachiaria ruziziensis*, milheto etc.), uso de subprodutos fibrosos, oferta de suplementos proteicos ou proteico-energéticos, realização de sequestro etc.

INFLUÊNCIA DA IDADE À DESMAMA COMO ESTRATÉGIA NÃO NUTRICIONAL PARA ELEVAR A FERTILIDADE DA VACA

Anualmente, um percentual significativo de vacas no Brasil encontra-se em lactação e/ou em fase gestacional, durante o período seco do ano (período de escassez de forragem). Nesse cenário, quando as condições ambientais não atendem às exigências nutricionais das matrizes, durante o período gestacional e de aleitamento, a antecipação do desmame poderá beneficiar o desenvolvimento gestacional, como também poderá melhorar a condição metabólica e nutricional da vaca, com consequente melhoria de sua condição corporal e reprodutiva, no início da estação de monta subsequente.

Em termos práticos, a definição da melhor idade para desmamar os bezerros deverá levar em consideração a época do ano, a disponibilidade de forragem na fazenda para os próximos meses, a categoria animal (primíparas e multíparas), além do ECC das matrizes e dos bezerros.

Myers et al.[13] reportaram que com o ganho de peso diário, o ECC das vacas e a taxa de prenhez subsequente foram melhoradas com a prática da desmama precoce (Tabela 4).

Além dos benefícios produtivos e reprodutivos das matrizes, com a prática da desmama precoce, torna-se importante salientar os cuidados com os bezerros desmamados precocemente, quanto aos aspectos nutricionais e de manejo, visando obter adequada taxa de ganho de peso diário após a desmama. Assim, quanto mais precoce for realizada a desmama dos bezerros, maior atenção deverá ser dada aos aspectos nutricionais e econômicos dentro da propriedade.

Como mencionado na Tabela 2, parte da elevação do peso da vaca gestante (principalmente durante o terço final da gestação) é em função do peso do feto e do peso da placenta, não apresentando necessariamente melhoria no peso da matriz. Portanto, é muito comum em fazendas de cria o produtor ter a falsa ideia de que as vacas ao final da gestação aumentam o peso corporal.

Os dados apresentados a seguir demonstram o impacto da desmama de bezerros realizada aos 150 dias de idade (desmama precoce; Figura 3A) *versus* a desmama tradicional, realizada aos 240 dias de idade (Figura 3B). Nesse estudo (Carlis et al., dados não

TABELA 4 Efeito de três idades de desmama no desempenho reprodutivo de vacas de corte

	Idade à desmama (dias)		
	90	152	215
Peso das vacas aos 215 dias pós-parto	459	439	432
Escore de condição corporal das vacas	4,9	4,5	4,2
Taxa de prenhez	79	67	67

Fonte: adaptada de Myers et al.[13]

publicados), vacas gestantes desmamadas precocemente ou de forma tradicional receberam o mesmo plano nutricional durante todo o período gestacional.

Como pode ser observado na Figura 3A, vacas gestantes, desmamadas aos 150 dias de lactação, foram em média 58 kg mais pesadas, quando comparadas com vacas gestantes, desmamadas aos 240 dias de lactação (547,9 *vs.* 489,9 kg de peso corporal em jejum, respectivamente). Além disso, mesmo apresentando elevação do peso corporal das vacas gestantes desmamadas com 240 dias de lactação, ao descontar o peso dos componentes de gestação (peso do feto e anexos placentários), observa-se peso corporal semelhante das vacas ao início e ao final do período gestacional (434,5 e 444,8 kg, respectivamente; Figura 3B). Por sua vez, a prática da desmama aos 150 dias de lactação proporcionou aumento do peso corporal das vacas de 96,1 kg entre o início e o final do período gestacional (547,9 e 451,8 kg, respectivamente, Figura 3A).

Restle et al.[14] compararam o efeito do desmame de bezerros aos 3 e aos 7 meses sobre

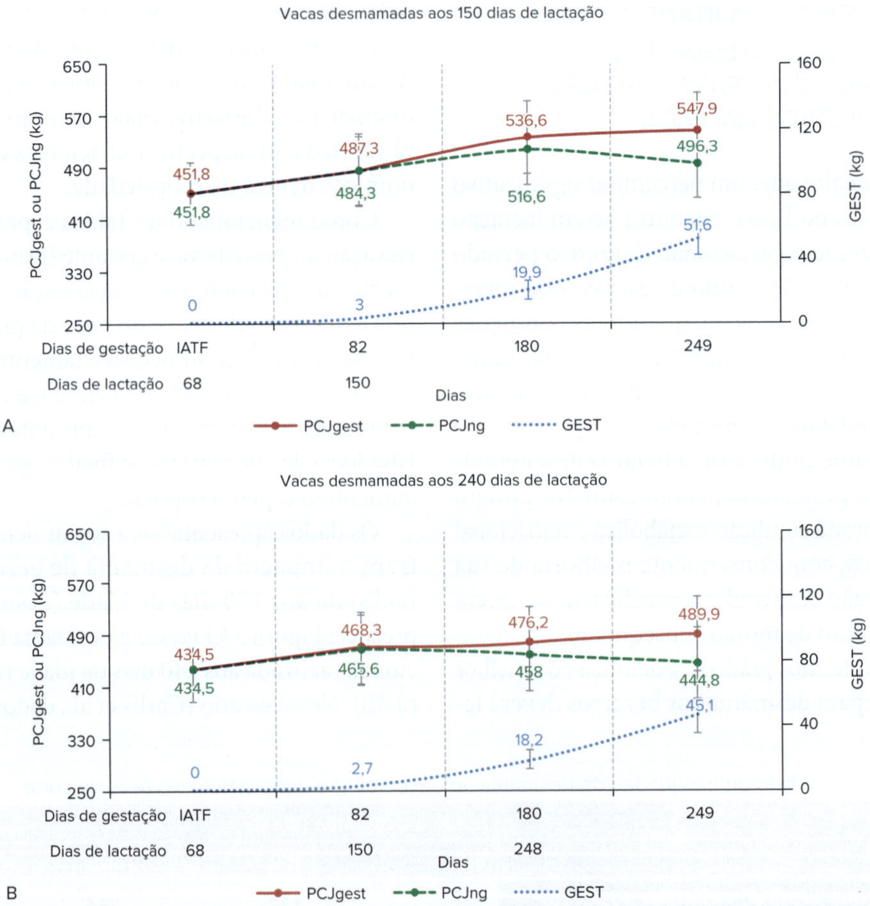

FIGURA 3 Peso corporal em jejum de vacas gestantes (PCJgest), peso corporal em jejum de vacas não gestantes (PCJng) e componentes de gestação (GEST – peso do feto e anexos placentários) de vacas desmamadas com 150 dias de lactação (A) e vacas desmamadas com 240 dias de lactação (B).
Fonte: Carlis (dados não publicados).

o desempenho reprodutivo subsequente de vacas jovens Charolês e Nelore (3 e 4 anos) e velhas (8 ou mais anos). As vacas que tiveram seus bezerros desmamados com 3 meses de idade tiveram uma taxa de prenhez mais elevada na primeira inseminação (67 *vs.* 37%), além de antecipação média do primeiro cio em 14 ± 3 dias.

MANEJO NUTRICIONAL EM FAZENDAS DE CRIA

Tradicionalmente, a produção pecuária é realizada com base na utilização de pastagens, que se estendem por 163 milhões de hectares, correspondendo a aproximadamente 19% de todo território nacional.[15] Entretanto, mesmo com extensa área de pastagem destinada à produção animal, o Brasil apresenta taxa de lotação média de apenas 0,9 UA ha^{-1}.

Esta baixa lotação animal pode ser atribuída, entre vários fatores, à estacionalidade na oferta de alimento proveniente de pastagens, em decorrência de períodos alternados de grande disponibilidade qualitativa e quantitativa de forragem (período das águas), com períodos em que o crescimento das plantas é reduzido (período seco).

Em termos nutricionais, um dos pontos centrais, em fazendas de cria, é adequar a taxa de lotação animal na propriedade, visando atender às exigências nutricionais das vacas e manter bom ECC durante todo o ano a um baixo custo de produção.

Na tentativa de elevar o número de bezerros produzidos na fazenda, muitos produtores erroneamente aumentam a taxa de lotação animal na propriedade, ocasionando problemas nutricionais e reprodutivos em vacas de corte. Desse modo, as flutuações no ECC das vacas, observadas durante o ano, são consequência dos períodos de abundância (período das águas) e escassez de forragem (período seco) e da ausência de suplementação estratégica em determinados momentos do ano. Forrageiras tropicais concentram cerca de 70% a 95% de sua produção no período do verão e de 5% a 30% da produção no período do inverno.[16,17]

Levando em consideração a época da estação de monta adotada, em fazendas de corte, na maioria dos estados brasileiros, observa-se que tal período é realizado durante uma fase de abundância de pasto (período das águas). Nesse cenário, vacas que apresentam prenhez positiva, no início da estação de monta, são beneficiadas durante o primeiro terço de gestação, em decorrência da elevada qualidade e abundância de pasto durante esse período. Contudo, é importante ressaltar que, na prática, um percentual significativo das matrizes em fase reprodutiva inicia o período de gestação ao final do período das chuvas, ocasionando, consequentemente, redução do ECC e impacto negativo no desenvolvimento fetal. Nesse aspecto, fazendas de cria necessitam criar alternativas nutricionais, durante a fase de escassez de forragem (período seco do ano), visando atender às exigências nutricionais da matriz e do feto.

A adoção de estratégias de conservação dos excedentes de produção de pasto ou a produção de forragens suplementares (plantas de milho, sorgo ou cana-de-açúcar, por exemplo), durante o período seco do ano, pode ser utilizada como forma de manter adequado ECC, aumentar a taxa de concepção das matrizes, reduzir o intervalo entre partos e a idade ao primeiro parto, como também elevar o peso do bezerro à desmama com baixo custo. Nesse cenário, podem-se citar como estratégias nutricionais durante o período seco do ano: o diferimento de pasto, a utilização de suplemento proteico, a ensilagem e a fenação do capim excedente e o uso de sistemas de produção integrados (integração lavoura-pecuária nas áreas de pecuária).

O diferimento de pastagens é o processo de acúmulo de forragem no período de crescimento vigoroso da planta para posterior utilização na época seca. Desse modo, é possível reservar o excesso de forragem produzido no verão para ser consumido pelas vacas durante o período do inverno. Entre as vantagens do pastejo diferido, o baixo custo de produção da técnica é o fator que justifica sua utilização, sendo a colheita da forragem realizada pelo próprio animal, justificando a ausência de investimentos em infraestrutura e equipamentos, quando comparado com as demais técnicas de suplementação volumosa.

As plantas forrageiras adequadas para realização do pastejo diferido apresentam, como característica intrínseca, a lenta redução do valor nutritivo ao longo do tempo. Dessa forma, apresentam-se como gramíneas elegíveis para diferimento as pertencentes aos gêneros *Brachiaria* (*decumbens*, capim-marandu, capim-xaraés), *Cynodon* (grama estrela, *coast cross* e tiftons) e *Digitaria* (capim--pangola).

Gramíneas cespitosas, como *Pennisetum* (capim-elefante), *Andropogon* (cvs. Planaltina e Baeti) e *Panicum* (capins Tanzânia, mombaça e tobiatã), apesar de seu alto potencial de produção de biomassa, não são aconselháveis para o diferimento por possuírem acúmulo excessivo de colmos, ocasionando baixa relação folha:colmo, quando vedadas por longos períodos.

No entanto, por possuírem altas taxas de crescimento, as gramíneas tropicais apresentam redução no valor nutritivo com o avanço da idade fisiológica, pois ocorre lignificação da parede celular, redução do conteúdo celular e queda na concentração de proteína bruta.[18] Menezes,[19] trabalhando com pastagens diferidas de capim Marandu, encontrou valores de proteína bruta entre 3% e 5%, tanto em pastejo simulado como na planta inteira, revelando que, nessas condições, essa forrageira apresentou valores de proteína bruta abaixo do valor mínimo considerado para o funcionamento adequado do rúmen, que é de 7%.[20] Por causa dessa redução do valor nutricional, faz-se necessária a suplementação proteica para que o animal melhore a digestibilidade da forragem consumida.

Trabalhos realizados no Brasil, nos quais se avaliou a utilização de suplemento proteico para vacas de corte (oferta diária de 0,2% do peso corporal), durante o terço médio ou terços médio e final da gestação, demonstraram melhoria no desempenho reprodutivo na próxima estação de monta, como também melhoria no desempenho zootécnico da progênie, durante as fases de recria e engorda.[21]

Tanto a fenação como o processo de ensilagem são técnicas de conservação de forragem difundidas por todo o mundo. Ambas as técnicas permitem que o excedente de forragem produzido em pastagens ou em áreas de cultivo exclusivas para esse fim, possam ser armazenados e utilizados na alimentação de vacas durante o período de escassez. Nesse aspecto, a escolha do método de conservação deve levar em consideração a preservação dos nutrientes contidos na forragem, a espécie vegetal disponível, as instalações, os equipamentos e os custos de mão de obra, associados a cada método.[17]

Como mencionado anteriormente, uma realidade em operações de cria, em todo o território nacional, envolve a falta de ajuste da taxa de lotação animal na propriedade e o inadequado manejo das pastagens, durante todo o ano, acarretando, consequentemente, a degradação de pastagens em diferentes níveis de produção.

O uso da integração lavoura-pecuária, como forma de reverter a degradação das pastagens, auxilia as fazendas de cria por meio da produção de alimento, seja na forma de grãos, silagem e feno, seja na forma de pastejo direto, durante o período seco do ano, aumentando a capacidade de suporte da propriedade, melhorando o ECC das matrizes e proporcionando melhor distribuição de receita e/ou reduzindo os custos de produção.

Atualmente, a integração lavoura-pecuária em fazendas de cria é uma alternativa ainda pouco explorada, mas que possui elevado potencial para aumentar a renda do produtor de forma sustentável.

Um dos fatores que influenciam a adoção da agricultura pelos pecuaristas é a possibilidade de aumento da capacidade de suporte das áreas de pastagens (3,5 animais por hectare ou mais), por causa do aumento da fertilidade do solo, durante a safra com soja ou milho, privilegiando assim a próxima cultura, no caso, a pastagem.

O plantio de milho safrinha, em fevereiro/março, consorciado com diferentes espécies forrageiras (*Brachiaria ruziziensis* e *Panicum maximum*), no cerrado, é uma nova realidade com o uso de herbicidas supressores e, aliado ao plantio direto, tem auxiliado o processo de manutenção e recuperação das pastagens. Pastagens recuperadas via integração lavoura-pecuária apresentam melhor valor nutritivo, no período de outono-inverno, momento em que as fêmeas estão nos terços médio e final de gestação, promovendo excelente oportunidade para melhorar o aporte de nutrientes para o feto, bem como melhorar o ECC durante o período pré-parto. Além do milho safrinha, outras culturas anuais têm sido utilizadas no plantio simultâneo, apresentando bons resultados, como: sorgos forrageiro e granífero, girassol, milheto etc.

Importante destacar que muito pouco se sabe sobre o consumo médio de matéria seca de gramíneas tropicais de vacas de corte em diferentes estágios fisiológicos. Além disso, o consumo de matéria seca de vacas em pastagem é dependente não somente das exigências nutricionais do animal, mas também das alterações no desenvolvimento das pastagens como: estrutura do dossel, densidade de perfilhos e padrão de rebrotação. Ao avaliar dados da literatura científica, é possível evidenciar a grande variação no consumo de matéria seca de vacas em pastejo (Tabela 5).

Como observado na Tabela 5, observa-se grande variação nas estimativas de consumo de MS (média de 2,18% do peso corporal). A expressiva variação no CMS, apresentado na Tabela 2, é função dependente dos diferentes tipos de gramíneas avaliadas, da presença ou ausência de suplementação, época do ano avaliada e dos métodos utilizados para amostragem da forragem e/ou para estimativa de consumo.

Outro ponto importante é que o maior CMS de vacas adultas, comparado com o de novilhas, exige manejo diferenciado para ambas as categorias, quando elas estiverem com baixo ECC. Além disso, as novilhas gestantes, com baixo ECC, necessitam de manejo diferente das vacas gestantes, com mesmo ECC, visto que as exigências nutricionais da novilha gestante são maiores, pois elas estarão em fase de crescimento.

MANEJO REPRODUTIVO EM FAZENDAS DE CORTE

Em vários estudos, tem sido demonstrada a importância dos fatores relacionados com as condições metabólicas, imunes, de estresse térmico e de saúde de vacas de corte e de leite sobre o desempenho reprodutivo.[22]

Nos sistemas extensivos de criação de bovinos de corte, observa-se que mais de 50% das vacas não recebem manejo adequado que contribua com melhores índices de fertilidade. Os principais fatores são a nutrição, o baixo ECC ao parto, a amamentação e a incidência de ciclos estrais de curta duração.[23]

Na primeira parte deste capítulo, ficou evidente que a questão nutricional das matrizes

TABELA 5 Consumo médio de matéria seca em relação ao peso corporal (CMS, % do PC) de gramíneas em experimentos brasileiros com vacas em lactação e novilhas leiteiras

	Consumo	Autor
Gramíneas	% MS/PC	
Cynodon dactylon cv. *"coast cross"*	2,36	Alvim et al. (1999)
Panicum maximum	2,28	Euclides et al. (1999)
Pennisetum purpureum	1,25	Soares et al. (1999)
Cynodon dactylon cv. *"coast cross"*	2	Alvim e Botrel (2001)
Brachiaria decumbens	2,4	Comide et al. (2001)
Panicum maximum	2	Lima et al. (2001)
Panicum maximum	2,03	Soares et al. (2001a)
Pennisetum purpureum	1,65	Soares et al. (2001b)
Pennisetum purpureum	2,9	Lopes et al. (2004)
Panicum maximum	2,04	Vasquez (2002)
Pennisetum purpureum picado	2,03	Soares et al. (2004)
Pennisetum purpureum	3,05	Pereira (2005)
Brachiaria sp.	1,88	Souza (2006)
Brachiaria sp.	2,11	Souza (2006)
Cynodon dactylon cv. *"coast cross"*	2,9	Vilela et al. (2006)
Pennisetum purpureum	1,73	Garcia (2007)
Lolium multiflorum	2,55	Ribeiro Filho et al. (2007)

Fonte: Reis e Sousa.[24]

possui influência direta no desempenho reprodutivo dos rebanhos de corte e que as estratégias de suplementação devem ser adotadas durante todo o ciclo reprodutivo e produtivo do rebanho. Entretanto, há uma ênfase no sentido de se manter o ECC das matrizes, de modo a evitar o anestro pós-parto.

O anestro pós-parto é o período que vai do parto até a manifestação do primeiro cio fértil, tendo sua duração influenciada por diversos fatores como o estado nutricional pré e pós-parto, a involução uterina, o estímulo da mamada, a produção leiteira, o número de parições e a exposição a touros após o parto. Outros fatores como presença do bezerro, idade da vaca e distocias também influenciam a duração do anestro pós-parto. Esses fatores, atuando negativamente, interrompem o mecanismo endócrino que controla a manifestação de estro e subsequente ovulação.[25]

O número de parições tem influência na duração do período de anestro; com o decorrer das parições, durante a vida útil da vaca, a duração do anestro tende a diminuir.[26] O intervalo pós-parto geralmente é mais longo em vacas primíparas do que em multíparas,[25] em decorrência do balanço energético negativo (BEN) ser mais pronunciado em primíparas.[26] Isso se deve às vacas mais jovens ainda apresentarem-se em fase de crescimento após o parto e não conseguirem realizar um CMS compatível com suas exigências nutricionais. O tempo necessário para que ocorra a involução uterina pós-parto tem relação com a duração do período de anestro, sendo influenciada principalmente pela condição puerperal.[27] Cabe ressaltar que a exposição de vacas de corte no pós-parto à presença de touros não tem influência na involução uterina,[28] mas diminui a duração do período de anestro, por estimular o reinício da atividade ovariana.[28,29]

Efeitos resultantes do comprometimento nutricional são a supressão na liberação do hormônio liberador de gonadotrofinas (GnRH) e consequente diminuição na frequência dos pulsos de hormônio luteinizante (LH),[30] reduzindo o diâmetro máximo do folículo dominante e a duração da onda de crescimento folicula.[31]

A leptina é um hormônio proteico, primariamente secretado pelo adipócito, e tem sido reportado como um dos sinais que regulam várias funções fisiológicas, entre elas a homeostase energética e reprodutiva.[32] As concentrações circulantes de leptina são elevadas durante a gestação, diminuem antes do parto e são restauradas, gradualmente, ao normal em torno da época da primeira ovulação.[33] A leptina pode modular a atividade do eixo hipotálamo-hipófise-gônadas;[34] entretanto, se houver deficiência de ingestão de energia e perda de condição corporal das matrizes, as concentrações plasmáticas de leptina baixam e isso altera também outros fatores importantes, como as concentrações de glicose, insulina e hormônio do crescimento (GH), que são reguladores metabólicos e endócrinos essenciais, tanto da vaca gestante, como do feto.[35] De acordo com esses achados, pode-se inferir que a avaliação do *status* nutricional do rebanho é, de fato, importante ferramenta do manejo reprodutivo.[36]

O emprego de programas de IATF vai ao encontro das necessidades já citadas, uma vez que é capaz de induzir ciclicidade, em significativa proporção de fêmeas em anestro e possibilitar a IA, em um momento prefixado, prescindindo da observação do estro. Nesse caso, a TS é de 100%, pois todas as matrizes serão inseminadas.

A IATF atingiu um estágio satisfatório de desenvolvimento tecnológico e tem sido utilizada de maneira crescente no Brasil. Segundo Baruselli et al.,[37] 93,3% das IA realizadas em 2021 no rebanho de corte no Brasil foram por IATF. Além disso, a incorporação da IATF vem sendo associada ao próprio crescimento do emprego da IA no Brasil. É interessante notar que, em 2002, foram comercializados 100 mil protocolos de IATF e, em 2021, esse número superou os 26 milhões de protocolos. A perspectiva é de que esse indicador continuará crescendo nos próximos anos.

Considerando-se os aspectos mercadológicos, a IATF permite aos pecuaristas aproveitar as diferentes oportunidades de mercado, pela diferenciação dos bezerros produzidos, com aumento da taxa de natalidade e dos ganhos em produtividade advindos da melhoria genética e da homogeneidade dos lotes.

Há, portanto, uma clara tendência de incorporação da IATF no manejo reprodutivo do rebanho de corte brasileiro. Experimentos realizados nos anos 1990 foram suficientes para proporcionar bons protocolos de IATF e desenvolvimento de bons produtos veterinários hormonais para essa finalidade, de modo que não se podem esperar grandes avanços nos índices de fertilidade que sejam oriundos de melhorias nos produtos ou protocolos em si.

Para onde devem caminhar a pesquisa e a preocupação dos pecuaristas? Para o melhoramento genético, para a melhoria dos manejos sanitário e nutricional que permitam às fêmeas bovinas responder melhor aos protocolos de IATF.

Entre esses fatores, incluem-se estratégias para melhorar a condição corporal das matrizes ao parto, diminuir o anestro, aumentar a taxa de concepção pelo emprego de sêmen de qualidade e diminuir a mortalidade embrionária, além de proporcionar ambiente favorável para programação fetal e desempenho dos bezerros em amamentação. É fato que existem projetos de pesquisa direcionados à incorporação de novas farmacotécnicas, para aperfeiçoamento dos produtos empregados, como uso da nanotecnologia para liberação de fármacos.

Entretanto, o contexto primordial dessas pesquisas é o desafio que se enfrenta atualmente e que será maior daqui a alguns anos, alimentar 9,5 bilhões de pessoas, aproximadamente, até 2050, com basicamente a mesma área de terra que se tem hoje, com uso limitado de fertilizantes, água e defensivos agrícolas, em um contexto de rápida mudança climática.

Por um período longo, discutiram-se "protocolos" de IATF, com ajustes para matrizes zebuínas, novilhas, primíparas e multíparas. Existem inúmeros protocolos que proporcionam excelentes resultados. Mais importante que os protocolos em si, são os conceitos envolvidos na combinação de fármacos hormonais para se atingir a sincronização das ovulações.

Um bom protocolo de IATF deve atender quatro quesitos:

1. Proporcionar uma fase progestacional por um período de 7 a 9 dias. Isso pode ser atendido, colocando-se um dispositivo intravaginal capaz de liberar progesterona pelo período recomendado.
2. Sincronizar a emergência de uma nova onda folicular, cujo folículo, ao se tornar dominante, possa ser o folículo ovulatório do protocolo de IATF. A maneira mais comum de atender a esse quesito é aplicar 2 mg de benzoato de estradiol (BE), ou 5 mg de 17-β-estradiol, via IM. O estradiol, associado à progesterona, é capaz de exercer um *feedback* negativo no eixo hipotálamo-hipofisário-gônadas, provocando uma abolição da liberação de gonadotrofinas, o que provoca atresia dos folículos ovarianos e emergência sincronizada de uma nova onda folicular, cerca de 3,5 dias após, quando o estradiol é biotransformado e eliminado, permitindo que o eixo hipotálamo-hipofisário-gônadas retome sua atividade gonadotrófica.
3. Encerrar a fase progestacional em todas as matrizes de maneira sincronizada. Essa fase inclui a retirada do dispositivo intravaginal e a aplicação de PGF2α, pois as matrizes que estiverem ciclando podem estar na fase luteínica e, portanto, com um corpo lúteo ativo.
4. Sincronizar o pico de LH, para que esse possa provocar a ovulação do folículo dominante e as matrizes possam ser inseminadas em um momento prefixado, sem a necessidade de detecção do estro. O pico de LH pode ser induzido pela aplicação de ésteres de estradiol, como benzoato ou cipionato de estradiol. Pode-se, também, aplicar um análogo de GnRH, que provocará a liberação hipofisária de LH, ou mesmo o próprio LH ou gonadotrofina coriônica humana (hCG), que atuam diretamente no folículo, provocando a ovulação sincronizada. Vale lembrar que a aplicação de gonadotrofina coriônica equina (eCG) oferece suporte folículo-estimulante, que estimula o crescimento e a síntese de estradiol pelo folículo dominante, contribuindo para sincronizar o pico de LH. É muito comum a associação desses fármacos para assegurar uma ovulação com alto grau de sincronização.

Na Figura 4, pode-se encontrar um exemplo de protocolo de IATF, que atende aos quatro quesitos básicos e que pode ser utilizado, tanto para novilhas, como para vacas primíparas e multíparas. As doses e os momentos de aplicação podem sofrer pequenas adaptações a critério do médico-veterinário.

Os resultados médios, em termos de prenhez, estão numa faixa de 50% a 60%, mas é bom lembrar que podem variar de 15% a 85%.

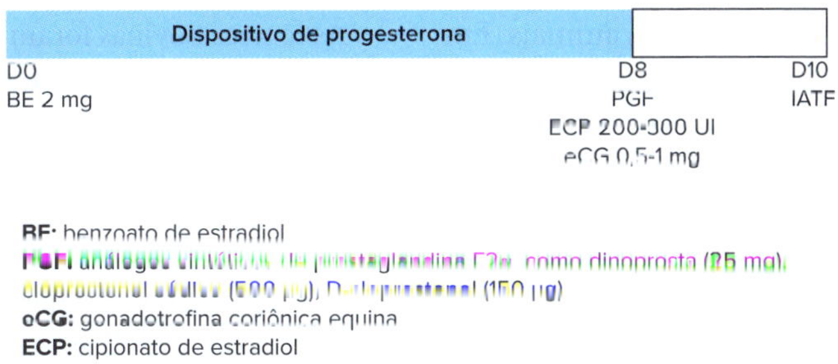

FIGURA 4 Exemplo de protocolo de IATF para matrizes de corte.

eCG: gonadotrofina coriônica equina; ECP: cipionato de estradiol; PGF: análogos sintéticos de prostaglandina F2α, como dinoprosta (25 mg), cloprostenol sódico (500 μg), D-cloprostenol (150 μg).

Fonte: acervo dos autores.

Resultados muito baixos são indicativos de que muito precisa ser feito no que diz respeito ao manejo das matrizes. Resultados acima de 80% são indicativos de que nem todo o potencial da IATF foi atingido e que não se pode permanecer conformado com as médias, pois há possibilidade de se atingir muito mais em termos de eficiência reprodutiva.

Na primeira parte deste capítulo, abordou-se o principal fator que afeta significativamente o resultado, em termos de fertilidade das matrizes: o fator nutricional. Similarmente, é evidente que a qualidade do sêmen e a sanidade do rebanho são essenciais.

EFEITOS CLIMÁTICOS, DE ESTRESSE OXIDATIVO E DO TEMPERAMENTO NA FERTILIDADE DE VACAS E NOVILHAS NELORE

Em vários estudos foram verificados os efeitos de fatores como estresse térmico, metabólico, oxidativo e de comportamento sobre a fertilidade das vacas na EM, para posteriormente compreender os mecanismos que regulam e interagem com a fertilidade. Nos estudos iniciais de Maturana Filho, na EM de 2010, com 404 vacas e novilhas Nelore e Tabapuã, verificou-se que as vacas com temperatura retal abaixo de 39,4 °C, no momento da IATF, apresentaram taxa de prenhez significativamente superior à das vacas cuja temperatura retal foi maior que 39,4 °C (75,6% *vs.* 62,4%). No ano seguinte, no mesmo rebanho, com 506 vacas, as taxas de prenhez também diferiram, segundo a temperatura retal: 62% *vs.* 48%.[22]

Nota-se que a fertilidade de vacas e novilhas de corte também é afetada por fatores climáticos, pois esses distintos grupos têm uma capacidade de regulação metabólica e termorregulatória diferente. Aparentemente, vacas que já atingiram a maturidade sexual possuem melhor fertilidade, mesmo diante de desafios como o estresse calórico. Isso ocorre em função de já ter sido demonstrado que há maior grau de resistência celular ao calor por raças zebuínas.[38]

Outro fator relacionado a essas diferenças na taxa de prenhez estaria ligado à capacidade de tolerância térmica pelo oócito de raças zebuínas, que provavelmente ocorre depois da maturidade sexual completa. Esse efeito é sugestivo de que a capacidade termorregulatória pode estar diminuída quando o animal passa por um grande desafio metabólico, como a amamentação e o crescimento, por exemplo, no caso das primíparas.[38]

A condição de estresse oxidativo também interfere nas taxas de prenhez e pode explicar parte dos efeitos do estresse metabólico e térmico sobre a fertilidade dos animais. Em um outro estudo desenvolvido por Maturana Filho e colaboradores, com 532 vacas da raça Nelore, avaliou-se a atividade da enzima superóxido dismutase (SOD) e separaram-se as taxas de prenhez, segundo atividade alta (acima da média) ou baixa (abaixo da média) da SOD. A média das concentrações de SOD no estudo foi de 2.101,36 U/g Hb, sendo de 1.665,16 U/g Hb e de 2.602,16 U/g Hb para os grupos de alta e baixa, respectivamente. No grupo em que a atividade da SOD foi alta, a taxa de prenhez foi de 67,1%, enquanto no grupo em que a atividade foi menor a taxa foi de 55,8% (p = 0,03).

Fêmeas bovinas *Bos taurus indicus* são caracterizadas por comportamento mais reativo, quando comparadas às *Bos taurus taurus*. O estresse ativa o sistema nervoso simpático e o eixo hipotálamo-hipófise-adrenal, determinando aumento da síntese e da liberação do cortisol pelo córtex adrenal. Vacas mais reativas têm maiores concentrações plasmáticas de cortisol e menor desempenho reprodutivo, por causa das mudanças na ovulação, na concepção e no estabelecimento da prenhez. Apresentam, ainda, concentrações reduzidas de LH, o que contribui para a redução do diâmetro dos folículos ovulatórios em vacas de corte e requerem mais tempo de manejo no curral.[39]

Em recente publicação de nossa equipe,[40] o temperamento foi avaliado em 2.702 matrizes da raça Nelore (410 novilhas, 642 primíparas e 1.668 multíparas), em uma escala numérica de 3 a 12, empregando-se o escore composto de reatividade (RS), no dia da colocação de implante de progesterona, para iniciar o protocolo de IATF. O RS inclui a avaliação de movimentação e de respiração, enquanto os animais estão sendo manejados no tronco de contenção e a velocidade de escape ao final do manejo (para detalhes sobre o RS, consulte Mello et al.[40]).

As fêmeas bovinas foram classificadas em três grupos: calmo (RS ≤ 4; n = 830), reativo (RS = 5 a 8, n = 1.313) e muito reativo (RS ≥ 9, n = 559) e 5% delas, de cada grupo, foram submetidas à colheita de sangue, para quantificação plasmática de cortisol, por ELISA.

Observou-se que as fêmeas do grupo calmo tiveram teores mais baixos de cortisol que as dos grupos reativo e muito reativo (35,07 ± 1,78 *vs.* 50,58 ± 2,76 e 54,45 ± 3,39 nmol/L, respectivamente, p = 0,03). O diâmetro do folículo dominante pré-ovulatório, no momento da IATF, também diferiu estatisticamente: 14,4 ± 0,2 *vs.* 13,6 ± 0,4 e 13,2 ± 0,2 mm, respectivamente para as fêmeas dos grupos calmo, reativo e muito reativo (p = 0,03). Os grupos calmo e reativo tiveram maior taxa de P/IATF (prenhez por IATF) comparados ao grupo muito reativo, tanto no D30 (56,4% e 57,0% *vs.* 51,0%, respectivamente, p = 0,03), quanto no D60 de gestação (50,0% e 47,3% *vs.* 42,7%, respectivamente, p = 0,01).

Um resultado também muito importante foi o fato de que, aos 60 dias pós-IATF, os teores de cortisol diferiram, estatisticamente, entre as matrizes prenhes, não prenhes e as que perderam a gestação entre 30 e 60 dias (43,99 ± 2,45 vs. 39,63 ± 2,38 *vs.* 52,70 ± 3,13 nmol/L, respectivamente, p = 0,01).

CONSIDERAÇÕES FINAIS

1. A lucratividade em fazendas de cria está intimamente relacionada com o peso médio dos bezerros desmamados e com a quantidade de vacas colocadas em monta por ano. Sabendo do elevado custo de produção do bezerro desmamado, fica evidente a necessidade da escolha do adequado manejo nutricional do par vaca e bezerro.
2. Realizar avaliações periódicas do escore de condição corporal das vacas em fazendas de corte.

3. Criar estratégias nutricionais, com o intuito de manter adequado escore de condição corporal das matrizes (entre 5 e 7, em uma escala de 1 a 9), durante todo o ano (garantindo reservas mínimas de gordura corporal das vacas).
4. A nutrição pré-parto é mais importante que a nutrição da vaca durante o período pós-parto. A adequada nutrição pré-parto, além de favorecer os aspectos reprodutivos, contribui para a formação do bezerro, durante a fase gestacional (programação fetal), produzindo bezerros com maior número de células musculares e adequado número de adipócitos, tornando-os mais eficientes durante o período pós-natal.
5. A avaliação do peso corporal das vacas apresenta menor impacto quanto ao seu estado nutricional, pois, nesse caso, o peso recebe influência da raça, do tamanho do animal (*frame size*) e dos produtos da concepção, que variam com a idade gestacional.
6. Buscar melhoria das TS, principalmente amenizando os efeitos do anestro pós-parto e implementando programas de IATF.
7. Melhorar a TC, com atenção às questões sanitárias, cuidados com as atividades envolvidas na IATF, como aplicação de fármacos, escolha de sêmen e cuidados na inseminação propriamente dita. Evitar estresse nos animais e cuidar das instalações, para que os manejos sejam ágeis, racionais e seguros.
8. Lembrar a todos os envolvidos (proprietários, técnicos e todo o pessoal de apoio) que, apesar dos avanços científicos, desde a antiguidade, manejar animais é, antes de tudo, uma arte.

REFERÊNCIAS

1. Jenkins TG, Ferrell CL. Conversion efficiency through weaning of nine breeds of cattle. Beef Research, Progress Report 1993;4:156-7.
2. Baruselli PS, Martins CM, Sá Filho MF, Gimenes LU, Souza AH, Ayres HH et al. Protocolos de superovulação com inseminação artificial em tempo fixo em Bos indicus. Acta Scientiae Veterinariae 2006;34:31-8.
3. Whitman RW. Weight change, body condition and beef-cow reproduction. Dissertation, Colorado State University; 1975.
4. National Research Council. Nutrient requirements of beef cattle. 7.ed. Washington: National Academy Press; 1996. 234p.
5. Reynolds CK, Tyrrell HF. Energy metabolism in lactating beef heifers. J Anim Sci 2000;78:2696-705.
6. Bridges A, Lemenager R. Impact of body condition at calving on reproductive productivity in beef cattle. 2007. Acesso em: https://www.agry.purdue.edu/forage-shortage/BCSandReproduction.pdf.
7. Short RE, Bellows RA, Staigmiller RB, Beradinelli JG, Custer EE. Physiological mechanisms controlling anestrus and infertility in postpartum beef cattle. J Anim Sci 1990;68:799-816.
8. Spitzer JC, Morrison DG, Wettemann RP, Faulkner LC. Reproductive responses and calf birth and weaning weights as affected by body condition at parturition and postpartum weight gain in primiparous beef cows. J Anim Sci 1995;73:1251-7.
9. Eversole DE, Browne MF, Hall JB, Dietz RE. Body condition scoring beef cows. Virginia Cooperative Extension. 2009. Disponível em: https://vtechworks.lib.vt.edu/bitstream/handle/10919/50710/400-795.pdf. Acessado em: 22 dez. 2022.
10. National Academies of Sciences, Engineering, and Medicine (NASEM). Nutrient requirements of beef cattle. 8.ed. Washington, DC: The National Academies Press; 2016.
11. Du M, Tong J, Zhao J, Underwood KR, Zhu M, Ford SP et al. Fetal programming of skeletal muscle development in ruminant animals. J Anim Sci 2010;88(E. Suppl.):E51-E60.
12. Goulart RS, Baruselli PS. Custo de produção de bovinos de corte. Reunião Anual do Colégio Brasileiro de Nutrição Animal, CBNA. Nutrição e Bem-Estar Animal. Campinas, SP; 2019.
13. Myers SE, Faulkner DB, Ireland FA, Parrett DF. Comparison of three weaning ages on cow-calf performance and steer carcass traits. J Anim Sci 1999;77:323-9.
14. Restle J, Vaz RZ, Alves Filho DC, Bernardes RALCB, Paschoal LL, Senna DB et al. Desempenho de vacas Charolês e Nelore desterneiradas aos três ou sete meses. R Bras Zootec 2001;30(2):499-507.
15. Associação Brasileira dos Exportadores de Carne Bovina (Abiec). Relatório Beef Report – Perfil da Pecuária no Brasil. São Paulo: ABIEC; 2022.
16. Lara MAS. Respostas morfofisiológicas de cinco cultivares de Brachiaria spp. às variações estacionais da temperatura do ar e do fotoperíodo. 2007. 91p. Dissertação (Mestrado em Ciência Animal e Pastagem)

– Escola Superior de Agricultura "Luiz de Queiroz", Universidade de São Paulo, Piracicaba; 2007.

17. Pereira OG, Gobbi KF, Pereira DH, Ribeiro KG. Conservação de forragens como opção para o manejo de pastagens. Anais de Simpósios da 43ª Reunião Anual da SBZ, João Pessoa – PB; 2006.
18. Balsalobre MAA. Valor alimentar do capim-tanzânia irrigado. 2002. 113p. Tese (Doutorado em Ciência Animal e Pastagem) – Escola Superior de Agricultura "Luiz de Queiroz", Universidade de São Paulo, Piracicaba; 2002.
19. Menezes MJT. Eficiência agronômica de fontes nitrogenadas e associação de fertilizantes no processo de diferimento de Brachiaria brizantha cv Marandu. 2004. 113p. Dissertação (Mestrado em Ciência Animal e Pastagem) – Escola Superior de Agricultura "Luiz de Queiroz", Universidade de São Paulo, Piracicaba; 2004.
20. Van Soest PJ. Nutritional ecology of ruminant. New York: Comstock; 1994.
21. Rodrigues LM, Schoonmaker JP, Resende FD, Siqueira GR, Machado Neto OR, Gionbelli MP et al. Effects of protein supplementation on Nellore cows' reproductive performance, growth, myogenesis, lipogenesis and intestine development of the progeny. Anim Product Sci 2020;1:A-J.
22. Maturana Filho M, Kehrle A, Scolari SC, Miguez PHP, Pimentel JRV, Madureira EH. Avaliação e comparação dos efeitos do estresse calórico sobre a eficiência reprodutiva de vacas e novilhas nelore durante a estação de monta. In: O Desenvolvimento da Produção Animal e a Responsabilidade Frente a Novos Desafios, 2011, Belém-PA. 48ª Reunião Anual da Sociedade Brasileira de Zootecnia; 2011.
23. Madureira EH, Fernandes RHR, Rossa LAF, Braga FA, Pardo FJD. Anestro pós-parto em bovinos: a suplementação com óleos vegetais pode ser útil para encurtá-lo? In: Simpósio Internacional de Reprodução Animal Aplicada, 2006, Londrina. Biotecnologia da Reprodução em Bovinos; 2006. p.63-70.
24. Reis RB, Sousa BM. Suplementação de vacas leiteiras em pastagem manejada intensivamente. In: 6º Simpósio sobre Bovinocultura Leiteira, 2008, Piracicaba. Anais... Piracicaba; Fealq; 2008. p.151-81.
25. Yavas Y, Walton JS. Postpartum acyclicity in suckled beef cows: a review. Theriogenology 2000;54:25-55.
26. Bellows RA, Short RE, Richardson GV. Effects of sire, age of dam and gestation feed level on dystocia and postpartum reproduction. J Anim Sci 1982;55:1.827.
27. El A, Zain D, Nakao T, Raouf MA, Moriyosh M, Kawata K et al. Factors in the resumption of ovarian activity and uterine involution in postpartum dairy cows. Anim Reprod Sci 1995;38:203-14.
28. Landaeta-Hernández AJ, Giangreco M, Meléndez P, Bartolomé J, Bennet F, Rae DO et al. Effect of biostimulation on uterine involution, early ovarian activity and first postpartum estrous cycle in beef cows. Theriogenology 2004;61:1521-32.
29. Fernandez DL, Berardinelli JG, Short RE, Adair R. Acute and chronic changes in luteinizing hormone secretion and postpartum interval to estrus in first-calf suckled beef cows exposed continuously or intermittently to mature bulls. J Anim Sci 1996;74:1.098-103.
30. Schillo KK. Effects of dietary energy on control of luteinizing hormone secretion in cattle and sheep. J Anim Sci 1992;70:1271-82.
31. Wiltbank MC, Gümen A, Sartori R. Physiological classification of anovulatory conditions in cattle. Theriogenology 2002; 57:21-52.
32. Frühbeck G, Gómez-Ambrozi J, Muruzabal FJ, Burrel MA. The adipocyte: a model for integration of endocrine and metabolic signaling in energy metabolism regulation. Am J Physiol Endocrinol Metab 2001;289(6): E827-47.
33. Kadokawa H, Blache D, Yamada Y, Martin GB. Relationships between changes in plasma concentrations of leptin before and after parturition and the timing of first post-partum ovulation in high-producing Holstein dairy cows. Reprod Fertil Dev 2000;12:405-11.
34. Cunningham MJ, Clifton DK, Steiner RA. Leptin's actions on the reproductive axis: perspectives and mechanisms. Biol Reprod 1999;60(2):216-22.
35. Block SS, Butler WR, Ehrhardt RA, Bell AW, Van Amburgh ME, Boisclair YR. Decreased concentration of plasma leptin in periparturient dairy cows is caused by negative energy balance. J Endocrinol 2001;171(2): 339-48.
36. Montiel F, Ahuja C. Body condition and suckling as factors influencing the duration of postpartum anestrus in cattle: a review. Anim Reprod Sci 2005;85:1-26.
37. Baruselli PS. IATF bate mais um recorde e supera 26 milhões de procedimentos em 2021. Boletim Eletrônico do Departamento de Reprodução Animal/FMVZ/USP. 6.ed.; 2022.
38. Paula-Lópes FF, Chase Jr CC, Al-Katanani YM, Krininger 3rdCE, Rivera RM, Tekin S et al. Genetic divergence in cellular resistance to heat shock in cattle: Difference between breeds developed in temperature versus hot climates in response of preimplantation embryos, reproductive tract tissues and lymphocytes to increase culture temperatures. Reproduction 2003; 125:285-94.
39. Rueda PM, Sant'Anna AC, Valente TS, Costa MJRP. Impact of the temperament of Nellore cows on the quality of handling and pregnancy rates in fixed-time artificial insemination. Livestock Sci 2015;177:189-95.
40. Mello BP, Maturana Filho M, Lemes KM, Gonçalvez RL, Lollato JPM, Zanella AJ et al. Importance of temperament in the pregnancy by timed insemination in bovine females Bos taurus indicus. Livestock Science 2020;240:104104.

SEÇÃO II

REPRODUÇÃO DE CAPRINOS E OVINOS

Coordenador da Seção

Felipe Zandonadi Brandão

CAPÍTULO 14

Anatomia, fisiologia e endocrinologia da reprodução das fêmeas caprina e ovina

Maria Emilia Franco Oliveira
Isabel Oliveira Cosentino
Felipe Zandonadi Brandão

INTRODUÇÃO

O conhecimento da anatomia e da fisiologia reprodutiva das fêmeas caprinas e ovinas auxilia em decisões técnicas para melhoria da eficiência reprodutiva de rebanhos, principalmente quanto à aplicação das biotécnicas reprodutivas. No presente capítulo, são apresentadas informações relativas à anatomia do sistema reprodutor feminino de caprinos e ovinos, bem como os mecanismos fisiológicos envolvidos.

ANATOMIA DO SISTEMA REPRODUTOR DE PEQUENOS RUMINANTES

O sistema reprodutor feminino consiste em um complexo arranjo de órgãos e estruturas que podem ser separados em genitália/órgãos externos e internos (Figura 1). Como órgãos externos são encontrados a vulva, o clitóris e as glândulas mamárias. Os órgãos genitais internos estão localizados na cavidade pélvica/abdominal e incluem a vagina, o útero, as tubas uterinas e os ovários. Todos esses órgãos estão interligados estrutural e fisiologicamente com as funções primárias de produzir gametas (oogênese), promover a ovulação, garantir condições para a fecundação dos oócitos, gestação e parto e, por fim, cuidados à prole recém-nascida.

O ovário é a gônada feminina dos mamíferos. É um órgão heterogêneo em que são encontrados os oócitos (gametas femininos) e vários tipos de células somáticas. Entre as funções essenciais dos ovários na reprodução feminina estão a produção de oócitos maduros e a regulação endócrina pela síntese e pela liberação de hormônios esteroides. Os ovários são estruturas pareadas, em formato amendoado. Estão localizados lateralmente aos cornos uterinos, apresentando uma porção fixa aos ligamentos, mesovário e útero-ovárico, e outra porção livre para a cavidade pélvica/abdominal. Esta última porção se relaciona com as fímbrias da tuba uterina. Os ovários são inervados e recebem suprimento sanguíneo especialmente rico.

Em uma visualização microscópica, é possível identificar que os ovários são recobertos pelo epitélio superficial, também denominado epitélio germinativo. O estroma ovariano é uma estrutura de tecido conjuntivo e é dividido em uma porção mais externa, o córtex, e uma mais interna, a medula. No córtex ovariano, estão presentes as células germinativas, enquanto na região medular, encontra-se uma rica rede de vasos sanguíneos e linfáticos, bem como nervos. O suprimento sanguíneo dos ovários é garantido pelas artérias ováricas, esquerda e direita, as quais estão intimamente aderidas às veias uterinas. A vascularização ovariana modifica-se conforme as necessidades fisiológicas ao longo do ciclo reprodutivo.

Os folículos ovarianos são considerados a unidade fundamental da reprodução feminina e são constituídos pelos oócitos da linha germinativa, envoltos pela zona pelúcida, e pelas células somáticas foliculares. A função do folículo é proporcionar ambiente adequado para o desenvolvimento/crescimento e maturação do oócito. A foliculogênese é um processo preciso, organizado e coordenado por comunicações neuroendócrinas, parácrinas e autócrinas. Os folículos primordiais estão presentes em grande quantidade nos ovários e constituem-se pelo oócito primário (oócito em divisão meiótica parada na fase de diplóteno da prófase I) rodeado por uma única camada de células da granulosa achatadas. Esses folículos iniciam seu processo de crescimento e tornam-se folículos primários. Até esse estágio, além de um ligeiro aumento no tamanho do oócito, há também crescimento da camada granulosa, a qual torna-se cuboide, e há o surgimento da camada teca, constituída por tecido conjuntivo que contém pequenos vasos sanguíneos. Na sequência de desenvolvimento, os folículos primários tornam-se folículos secundários, nos quais os oócitos estão envoltos por múltiplas camadas de células da granulosa. Os folículos terciários são a etapa seguinte, caracterizados pela presença adicional de um fluido produzido e secretado pelas células da granulosa, formando a cavidade antral. Nessa fase, a teca é diferenciada em teca interna e externa e o oócito é acompanhado por uma massa de células da granulosa denominada células do *cumulus*. Os folículos terciários ou antrais podem ser categorizados conforme suas dimensões ao longo das ondas de desenvolvimento folicular vistas no ciclo estral. Ao longo de todas as etapas da foliculogênese, uma série de folículos entra em processo de atresia até as etapas finais de dominância folicular e de liberação do gameta feminino (ovulação). Na fase final de desenvolvimento folicular pré-ovulatório, o oócito retoma a divisão meiótica parando em metáfase II, quando é denominado oócito secundário. Nas ovelhas e cabras, é possível ocorrer codominância de folículos e, portanto, ovulações múltiplas. Após a ovulação, as células foliculares se transformam em células luteais grandes e pequenas e uma nova rede vascular é formada durante a luteogênese (formação do corpo lúteo). Essa glândula é temporária e, ao encerrar sua funcionalidade, perde sua vascularização, há degeneração das células luteais e, por fim, há a formação de um tecido cicatricial fibrótico denominado corpo *albicans*.

As tubas uterinas, o útero e a vagina são órgãos tubulares compostos de quatro camadas: mucosa, submucosa, muscular e serosa. Particularidades anatômicas nessas camadas são vistas em cada órgão/porções, como o tipo de epitélio e a espessura da camada muscular; essas características estão em sintonia com as funções que desempenham. A tuba uterina, também denominada oviduto, é um órgão tubular de dimensões pequenas, suportada pelo ligamento mesossalpinge. Uma tuba uterina está presente em cada lado e conecta o respectivo ovário ao ápice do corno uterino. O órgão tem funções relacionadas à captação de oócito; transporte de oócito, espermatozoides e embrião; desnudamento do complexo *cumulus*-oócito; servir de local para a fecundação e a capacitação espermática; e ser um ambiente adequado para o desenvolvimento embrionário inicial. Pode ser dividido conforme as particularidades histológicas em três segmentos:

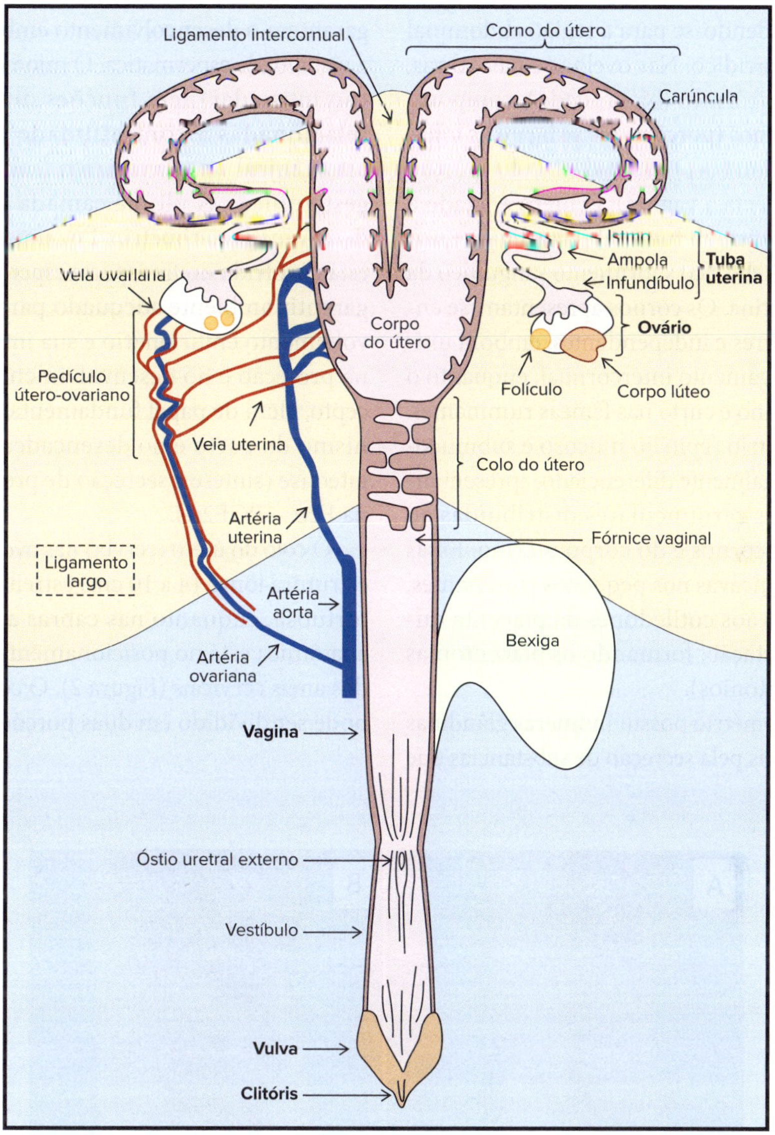

FIGURA 1 Representação dos órgãos e das principais estruturas do sistema reprodutor feminino em caprinos e ovinos.
Fonte: acervo dos autores.

1. Istmo, porção mais estreita ligada aos cornos uterinos.
2. Ampola, segmento intermediário que configura o local da fecundação do oócito.
3. Infundíbulo, porção livre detentora de projeções denominadas fímbrias que recobrem o ovário, com função de captação de oócito.

Enquanto a porção da ampola exerce a função de auxílio ao transporte de gametas/embrião por meio do epitélio ciliado, na porção do istmo esse papel é exercido pela camada muscular mais espessa por meio de contrações.

O útero é o órgão central do sistema reprodutor feminino localizado na região pélvica, estendendo-se para a região abdominal quando gravídico. Nas ovelhas e nas cabras, o útero é bicórnico (bicornuado), composto de dois cornos (porções que se ligam às tubas uterinas), um corpo central e o colo (porção que se conecta à vagina). O útero é fixado à parede pélvica/abdominal pelos ligamentos largos e recebe rico suprimento sanguíneo da artéria uterina. Os cornos apresentam-se enrolados, livres e independentes, embora unidos pelo ligamento intercornual, enquanto o corpo uterino é curto nas fêmeas ruminantes. O endométrio (epitélio mucoso e submucosa) é especialmente diferenciado, apresentando porções carnunculares distribuídas ao longo dos cornos e do corpo uterino. Essas regiões, côncavas nos pequenos ruminantes, aderem-se aos cotilédones da placenta durante a gestação, formando os placentomas (ou placentônios).

O endométrio possui inúmeras glândulas responsáveis pela secreção de substâncias que garantem o desenvolvimento embrionário e a viabilidade espermática. O miométrio (porção muscular) tem funções diretamente relacionadas a contratilidade (sob ação estrogênica) ou relaxamento (sob ação progesterônica). A última camada é a serosa, denominada perimétrio. Em síntese, o útero está envolvido no transporte espermático, em garantir ambiente adequado para o desenvolvimento embrionário e sua implantação, na proteção e no desenvolvimento do concepto, além de papel fundamental no mecanismo do parto e no desencadeamento da luteólise (síntese e secreção de prostaglandina F2α – PGF2α).

O colo do útero (cérvix) nas ovelhas é uma estrutura longa (4 a 10 cm) estreita, fibrosa e tortuosa, enquanto nas cabras a diferença anatômica está no posicionamento alinhado dos anéis cervicais (Figura 2). O colo uterino pode ser dividido em duas porções:

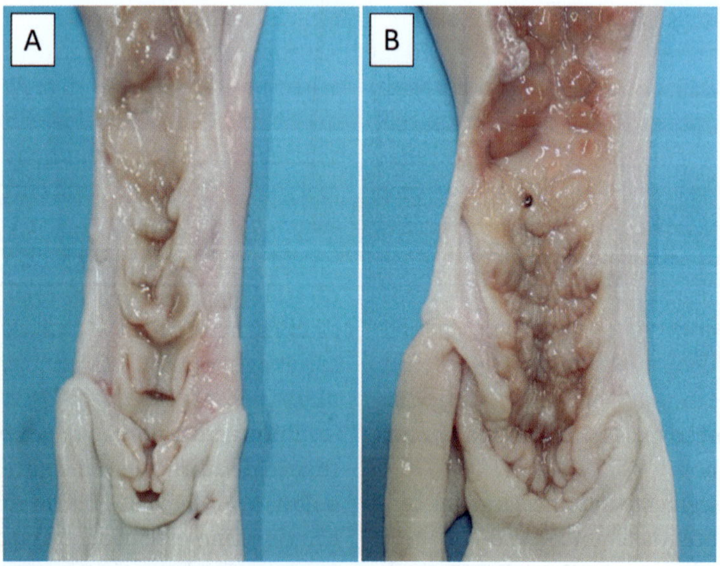

FIGURA 2 Fotografias de peças anatômicas destacando o colo uterino (cérvix) de ovelha (A) e cabra (B). Observe a tortuosidade formada pelos anéis cervicais na ovelha, enquanto na cabra há alinhamento do canal cervical.

Fonte: cedida por Dr. Mário Balaro (Universidade Federal Fluminense).

1. Uterina, voltada para o corpo do útero.
2. Vaginal, a qual se projeta para o lúmen da vagina.

O colo uterino é composto predominantemente de tecido conjuntivo com abundantes fibras de colágeno, vasos sanguíneos e duas camadas de musculatura lisa, uma circular e outra longitudinal, além dos epitélios da mucosa e serosa. A arquitetura anatômica se constitui por uma série de 3 a 8 pregas cervicais (anéis), cujos lúmens estão alinhados nas cabras e desalinhados nas ovelhas.[1] O comprimento da cérvix, o número de anéis e a aparência da extremidade externa da cérvix (lisa, bico de pato, papila, *flap*, espiral, roseta e mista) variam entre raças e indivíduos. Diferenças em relação ao grau de dilatação (diâmetro dos óstios cervicais) são também vistas entre os anéis de um mesmo indivíduo e de acordo com a idade e o número de partos. O conjunto de características anatômicas do colo uterino é o principal desafio para a realização de técnicas de inseminação artificial, a colheita e a transferência de embriões via transcervical. Uma das importantes funções do colo uterino é a produção de muco. As propriedades desse muco cervical variam ao longo do ciclo estral. Enquanto na fase folicular o muco se apresenta mais hidratado a fim de lubrificar a vagina durante o coito e auxiliar o transporte espermático, na fase luteal está menos hidratado e mais viscoso de modo a obstruir o canal cervical em forma de tampão mucoso. Assim, o colo uterino está envolvido nas seguintes funções: barreira seletiva e reservatório de espermatozoides; produção de muco para a proteção da vagina no momento do coito e auxílio ao transporte espermático; isolamento do útero na gestação.

A vagina tem funções associadas à cópula e ao parto. A porção vaginal se estende desde o fórnice vaginal (porção mais cranial da vagina, na qual se apresenta a extremidade externa do colo uterino) até a região do óstio uretral, e a porção do vestíbulo segue até os lábios vulvares. O epitélio vaginal é estratificado escamoso e sofre influência direta das mudanças endócrinas ao longo do ciclo estral. No vestíbulo são encontradas as glândulas de Bartholin (glândulas vestibulares maiores e menores), com função associada à secreção de muco para lubrificação da vagina. O órgão apresenta ainda grande elasticidade, especialmente no momento do parto.

A vulva está localizada ventralmente ao ânus e é constituída por dois lábios vulvares unidos pelas comissuras dorsal e ventral, formando uma abertura vertical. Esse órgão garante o fechamento anatômico da vagina e a proteção contra infecções ascendentes. No estro, sob efeito de elevadas concentrações circulantes de estrógenos, torna-se hiperêmica e edemaciada. O clitóris está localizado na comissura ventral da vulva e é ricamente inervado por fibras nervosas sensitivas envolvidas na estimulação dos demais órgãos do sistema reprodutor, com efeito positivo sobre o transporte espermático.

Duas glândulas mamárias estão localizadas na região inguinal na parede ventral do abdome em cabras e ovelhas. O parênquima glandular é constituído por alvéolos, unidades fundamentais de secreção de leite. Um sistema de ductos conecta os alvéolos à cisterna, área especializada na retenção de leite, localizada na região ventral da glândula. Por fim, o ducto principal se estende até a papila mamária (teto).

FISIOLOGIA E ENDOCRINOLOGIA

Puberdade

Para que os ciclos reprodutivos tenham início, as fêmeas devem passar por um período denominado puberdade. Uma fêmea pode ser considerada púbere quando se torna capaz de apresentar estro acompanhado por ovulação e seguido por um período de diestro de duração normal. A chegada da puberdade não é um acontecimento repentino e, sim, um processo gradual de amadurecimento dos sistemas endócrino e reprodutivo (eixo hipotalâmico-hipofisário-gonadal), levando à maturidade sexual. Um dos principais fundamentos para a ocorrência da puberdade está ligado à maturação do hipotálamo, que resulta em menor sensibilidade à retroalimentação negativa exercida pelos estrógenos (E2), elevando a síntese e a liberação do hormônio liberador de gonadotrofinas (GnRH) e, consequentemente, a secreção do hormônio folículo-estimulante (FSH) e o hormônio luteinizante (LH) em quantidade e frequência apropriadas. Antes do estabelecimento da puberdade, ondas de crescimento folicular estão presentes, entretanto, apenas com esses ajustes finos é que há crescimento folicular final e ovulação.

A primeira ovulação pode não vir acompanhada de comportamentos sexuais de estro, assim como a formação e a funcionalidade do corpo lúteo podem não ser adequada e/ou durar o período de diestro considerado normal. Pequenos desajustes no eixo neuroendócrino gonadal podem ainda ocorrer nos primeiros ciclos estrais antes de a fêmea atingir a maturidade sexual, como: necessidade de sensibilização do organismo à progesterona (P4) luteal para maturação uterina e insuficientes concentrações de LH no processo de luteogênese e deficiências que podem levar a luteólise precoce e inviabilizar o estabelecimento de uma gestação.

Vários fatores podem influenciar a entrada da fêmea na puberdade: influência ambiental, como o fotoperíodo e fatores indutores de estresse; raça, pela ocorrência da heterose e outros fatores genéticos relacionados à precocidade; e peso corpóreo, afetado pela nutrição. A taxa de crescimento antes e depois do desmame é importante fator para o desencadeamento da puberdade, visto que a cabrita e a borrega devem atingir 50% a 70% do peso vivo correspondente a uma fêmea adulta para se tornar púbere, o que geralmente acontece por volta de 8 a 12 meses, dependendo do sistema de produção e da estação do ano em que ocorreu o nascimento.

Estacionalidade reprodutiva

Os pequenos ruminantes apresentam variações estacionais em seu comportamento sexual e na frequência e na taxa de ovulação. Uma combinação complexa de eventos rege o ritmo circadiano endógeno. Basicamente, há influência da quantidade de horas de luz/dia e da melatonina no controle da atividade pulsátil dos neurônios de GnRH na área pré-óptica média basal do hipotálamo.

As mudanças estacionais na atividade reprodutiva originam-se, quase que exclusivamente, nas oscilações na liberação de FSH e LH pela hipófise, controladas pela pulsatilidade do GnRH hipotalâmico.[2] O padrão anual de atividade reprodutiva está relacionado com o solstício do inverno e verão que causa variações progressivas na duração da luz/escuridão. Dias longos possuem efeito inibitório, enquanto dias curtos estimulam a atividade sexual em cabras e ovelhas estacionais. O estímulo luminoso é percebido pelos olhos e transmitido por via multissináptica para a glândula pineal, que traduz o sinal fótico em químico: síntese de melatonina. Concentrações rítmicas de melatonina atuam sobre a região pré-mamilar do hipotálamo no receptor de melatonina tipo 1 (MT1) e iniciam a síntese e a liberação de GnRH, desencadeando a liberação de FSH e LH hipofisário e, consequentemente, a atividade sexual.[3]

Além disso, outros fatores podem estar associados à estacionalidade em pequenos ruminantes, como: nutrição, interações sociais, aspectos climáticos, idade e raça. Balaro et al.[1,5] demonstraram que, em condições tropicais, cabras da raça Saanen apresentam anestro estacional marcado na primavera e estão cíclicas no outono e no inverno, enquanto ovelhas da raça Santa Inês apresentam baixo grau de estacionalidade reprodutiva (Figura 3).

Ciclo estral

O ciclo estral é caracterizado por um conjunto de eventos com duração de 17 ± 2 dias na ovelha e 21 ± 2 dias na cabra. A duração do ciclo estral é definida como o intervalo entre duas manifestações de estro ou ovulações sucessivas e varia conforme raça, idade, localização, nutrição e época do ano. O ciclo estral apresenta duas fases:

1. Luteal, estende-se desde o dia 2 do ciclo (estro = dia 0) até aproximadamente o dia 13, na ovelha, e dia 17, na cabra.
2. Folicular, ocorre desde o fim da fase luteal até o dia 1 (Figura 4).

O pico pré-ovulatório de LH conduz à ovulação do folículo pré-ovulatório e, da estrutura folicular remanescente, forma-se o corpo lúteo (CL). Enquanto o CL se desenvolve, as concentrações de P4 secretadas aumentam. Ao final do diestro em que não ocorreu o estabelecimento da gestação, inicia-se o mecanismo de retroalimentação positiva ocitocina luteal-PGF2α endometrial, que culmina com

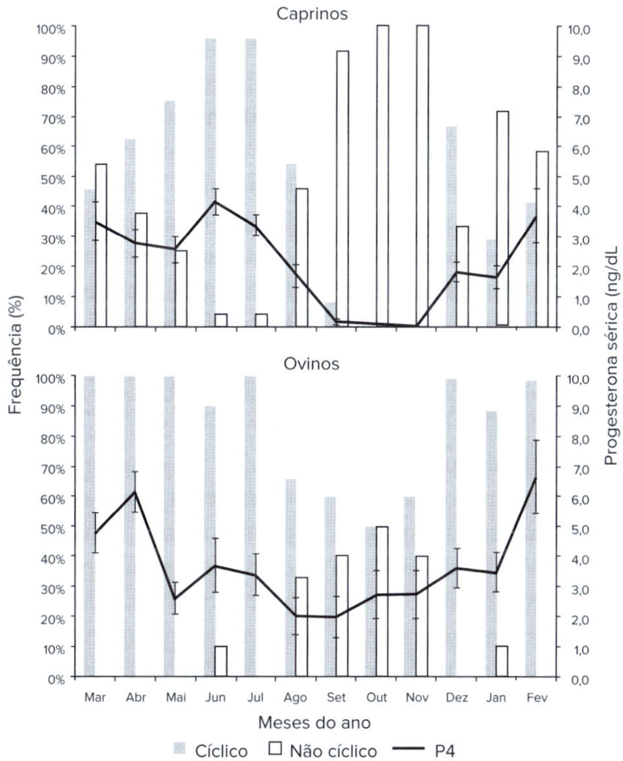

FIGURA 3 Demonstrativo da frequência de ovelhas cíclicas ou não e concentração circulante de P4 ao longo do ano em região tropical.

Fonte: adaptada de Balaro et al.[4,5]

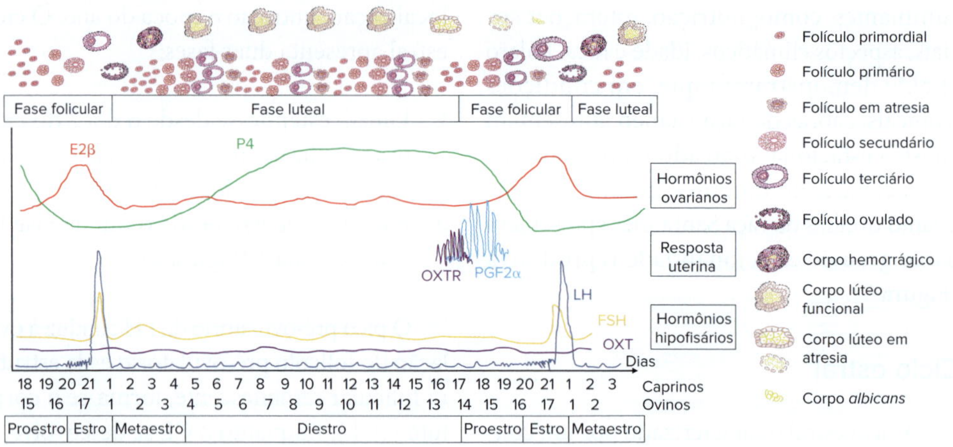

FIGURA 4 Representação do ciclo estral caprino e ovino com quatro ondas, com perfis hormonais e alterações foliculares.

E2β: estradiol 2β; FSH: hormônio folículo-estimulante; LH: hormônio luteinizante; OXT: ocitocina; OXTR: receptor de ocitocina; P4: progesterona; PGF2α: prostaglandina F2α.

Fonte: adaptada de Baril et al.[6] e Fatet et al.[7]

a lise do corpo lúteo. Isso leva a uma diminuição brusca da P4 plasmática por volta do dia 17 na cabra e do dia 13 na ovelha. A diminuição da P4 permite o aumento dos pulsos GnRH e do LH que estimula a maior secreção de E2 pelo ovário. O rápido aumento da concentração de E2 estimula o comportamento estral e os aumentos pré-ovulatórios de GnRH e LH. O aumento de LH induz a ovulação e luteinização, o que diminui a secreção de E2, iniciando-se um novo ciclo.

Nos pequenos ruminantes, o processo de foliculogênese tem início na fase fetal, com a formação de um *pool* de folículos primordiais, que vão se desenvolver ao longo da vida reprodutiva da fêmea. Estima-se que ao nascimento haja em torno de 100 mil a 200 mil folículos primordiais. Esse *pool* não é renovável e durante a vida do animal se desenvolve em folículos primários, secundários e terciários (antral), antes da ovulação ou atresia. O processo de degeneração (atresia) ocorre com a maioria desses folículos durante seu desenvolvimento, enquanto apenas uma minoria completará a maturação e ovular.

Nos pequenos ruminantes, o desenvolvimento folicular ocorre em ondas, emergindo em intervalos de 4 a 6 dias, tanto na estação reprodutiva como durante o anestro estacional.[8] Uma onda folicular é caracterizada pelo crescimento sincrônico de um grupo de folículos semelhantes, de onde um ou mais continuará o crescimento, enquanto outros irão regredir em intervalos variáveis.[9] De maneira geral, em uma onda folicular, três eventos são caracterizados morfo e fisiologicamente: recrutamento, seleção e dominância. O número de ondas por ciclo estral varia de 2 a 5,[7,10] e, consequentemente, os dias da emergência de cada onda também variam. A primeira onda folicular do ciclo estral, não ovulatória, ocorre por volta do dia da ovulação, entretanto, é difícil precisar quantas serão e em que momentos as demais ondas emergirão, e qual delas dará origem ao folículo ovulatório.[8]

O início da onda folicular é marcado pela emergência (recrutamento) de pequenos folículos antrais, que iniciam seu crescimento sincrônico, em razão da elevação nas concentrações de FSH 1 a 2 dias antes.[11] A etapa seguinte de seleção folicular é um processo que resulta na diminuição do número de folículos que seguirão em desenvolvimento (um ou mais folículos dominantes), enquanto os demais (folículos subordinados) entram em processo de atresia. Esse processo selecionará o(s) folículo(s) dominante(s).[9] Na maioria dos casos, o folículo ovulatório é oriundo da última onda folicular, entretanto, pode derivar também da penúltima onda,[12] ou mesmo da última e da penúltima onda do ciclo de forma simultânea.[9] O desenvolvimento de mais de um folículo dominante (codominância) pode ocorrer frequentemente em pequenos ruminantes e permite a ocorrência de múltiplas ovulações. A ovulação é o resultado de uma interação dinâmica entre o pico de LH e determinados fatores locais, incluindo esteroides, prostaglandinas e peptídeos. O pico pré-ovulatório de LH inicia o processo de mudanças estruturais e bioquímicas que levam à ruptura do folículo ovulatório, resultando na expulsão do oócito e consequente formação do CL. Na ausência desse pico, os folículos dominantes de ondas anteriores sofrem o processo de atresia.

O CL é uma glândula endócrina transitória, formada a partir da parede do folículo pré-ovulatório, após a liberação do oócito (ovulação), por um complexo mecanismo envolvendo mudanças morfológicas e bioquímicas, denominado luteogênese. Formada basicamente por dois tipos de células, as luteais grandes e as luteais pequenas, oriundas das células da granulosa e teca, respectivamente, apresenta também células endoteliais, pericitos, células da musculatura lisa, macrófagos, leucócitos e plasmócitos. O CL secreta P4 como principal hormônio esteroide e pequenas quantidades de E2, prostaglandinas e hormônios peptídeos como relaxina, ocitocina, vasopressina e inibina. A biossíntese de hormônios esteroides é modulada pela disponibilidade de colesterol e pela expressão gênica de diferentes enzimas esteroidogênicas. Na Figura 5, são apresentadas as principais enzimas envolvidas e seus produtos.

A dinâmica luteal pode ser dividida em três fases:

1. Luteogênese, fase de aumento progressivo da área e perfusão do tecido luteal.
2. Fase de estabilidade, denominada platô ou fase estática.
3. Luteólise, fase em que ocorre a diminuição da área e perfusão do tecido luteal (Figura 6).

Estudos demonstram alta correlação da perfusão tecidual com as concentrações de P4,[13,14] bem como que a luteólise funcional ocorre antes da estrutural, isto é, a diminuição nas concentrações de P4 precedem alterações morfológicas e vasculares.

O processo de luteólise é caracterizado inicialmente pela diminuição na biossíntese e na secreção da P4 (luteólise funcional), seguida por uma alteração na estrutura histológica do CL (luteólise morfológica e estrutural), resultando na formação do corpo *albicans*. A PGF2α é um hormônio luteolítico e o fator responsável pelo início do processo de luteólise; é sintetizado e liberado de forma cíclica pelo endométrio de ovelhas e cabras. Os esteroides ovarianos controlam o processo de luteólise, assim, no final do ciclo estral, com a elevação na concentração plasmática de E2 ocorre o estímulo para a formação de receptores para ocitocina no endométrio e, simultaneamente, estímulo à liberação de pequenas quantidades de ocitocina e em elevada frequência. Em consequência, pequenas quantidades de PGF2α (subluteolíticas) são liberadas pelo endométrio e dá-se início à liberação suplementar de ocitocina pelo tecido luteal de forma à amplificação na liberação endometrial de PGF2α.

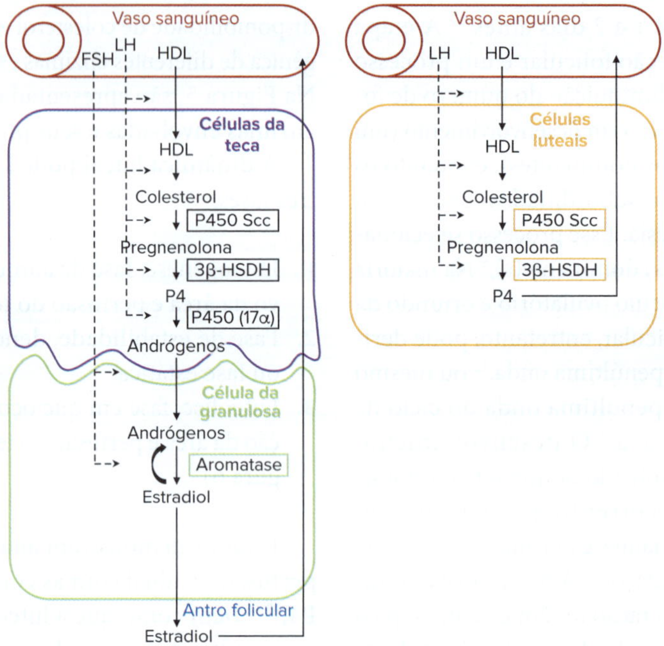

FIGURA 5 Representação da atividade esteroidogênica nas células da granulosa e da teca antes da luteinização, e depois, nas células luteais.

Fonte: adaptada de Sangha et al.[15]

A síntese e a liberação de PGF2α pelo útero passam a ser altas o suficiente para ativar os receptores de PGF2α, inibindo a secreção de P4 e promovendo a intensificação da liberação suplementar de ocitocina pelo CL, formando um sistema cíclico de retroalimentação positiva.

Em contrapartida, a luteólise é inibida pelo reconhecimento materno da gestação. Embora a produção de prostaglandinas uterinas se mantenha durante a gestação, há menor concentração de PGF2α no sangue da fêmea gestante. Isso se dá porque, em ruminantes, o embrião produz e secreta interferona-τ (INF-τ) para inibir a luteólise (revisado por Thatcher[16]). A INF-τ secretada entre os dias 10 e 21 da gestação em ovinos e entre os dias 16 e 21 em caprinos é uma proteína produzida pelos trofoblastos do embrião. Induz a expressão de fator regulatório de interferona 2, um potente supressor da transcrição do receptor para estrógeno, e assim não há formação de receptor para ocitocina e, consequentemente, não há produção endometrial de PGF2α. Além desse efeito parácrino, a INF-τ também tem efeitos sistêmicos, aumentando a expressão de genes estimulados por IFN clássicos nas células imunes circulantes e no próprio CL e inibindo a formação de receptores para PGF, tornando o CL mais resistente à luteólise (revisado por Bazer et al.[17]).

CONSIDERAÇÕES FINAIS

A anatomia e a fisiologia do sistema reprodutor de ovinos e caprinos envolvem uma série de particularidades que norteiam as definições e as aplicações das estratégias de manejo reprodutivo e das biotécnicas reprodutivas para essas espécies.

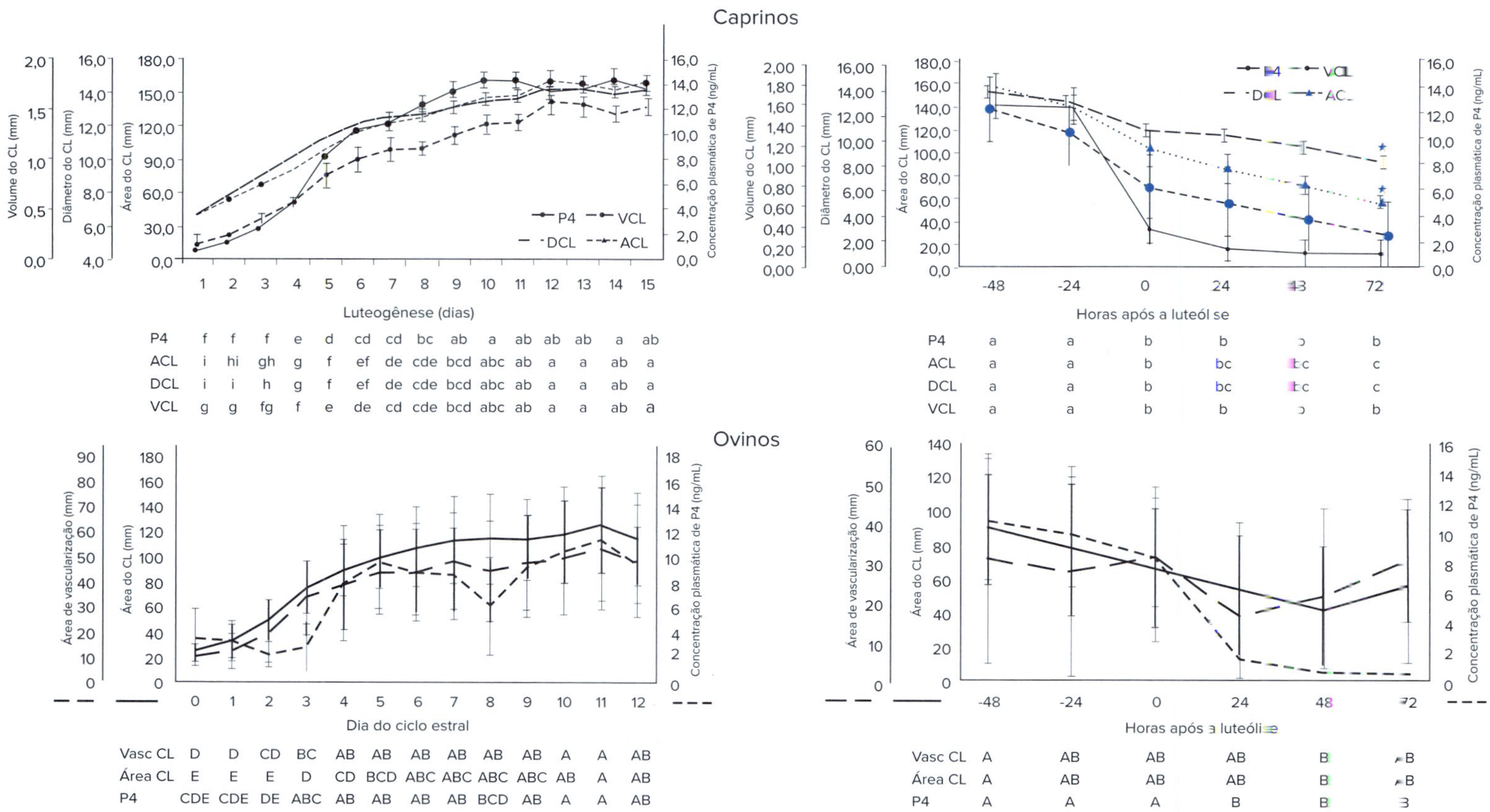

FIGURA 6 Características ultrassonográficas e síntese de progesterona pelo corpo lúteo de caprinos e ovinos nas diferentes fases da vida do corpo lúteo.

Fonte: Balaro et al.[14] e Figueira et al.[14]

REFERÊNCIAS

1. Kershaw CM, Khalid M, McGowan MR, Ingram K, Leethongdee S, Wax G, et al. The anatomy of the sheep cervix and its influence on the transcervical passage of an inseminating pipette into the uterine lumen. Theriogenology 2005;64(5):1225-35.
2. Barrell GK, Moenter SM, Cahaty A, Karsch FJ. Seasonal changes of gonadotropin-releasing hormone secretion in the ewe. Biol Reprod 1992;46(6):11305.
3. Malpaux B. Seasonal regulation of reproduction in mammals. In: Knobil and Neill's physiology of reproduction. 3. ed. Amsterdam: Elsevier; 2006. p. 2231-81.
4. Balaro MFA, de Mello SGV, da Silva Santos A, Cavalcanti LM, Almosny NRP, Fonseca JF, et al. Reproductive seasonality in Saanen goats kept under tropical conditions. Trop Anim Health Prod 2018;1-9.
5. Balaro MFA, da Fonseca JF, Oba E, da Cruz Cardoso E, Brandão FZ. Is the Santa Inês sheep a typical non--seasonal breeder in the Brazilian Southeast? Trop Anim Health Prod 2014;46(8):1533-7.
6. Baril G, Chemineau P, Cognié Y, Guérin Y, Leboeuf B, Orgeur P, et al. Manuel de formation pour l'insemination artificielle chez les ovins et les caprins. Food Agriculture Org; 1993. 268p.
7. Fatet A, Pellicer-Rubio M-T, Leboeuf B. Reproductive cycle of goats. Anim Reprod Sci 2011;124(3-4):211-9.
8. Menchaca A, Rubianes E. New treatments associated with timed artificial insemination in small ruminants. Reprod Fertil Dev 2004;16(4):403-13.
9. Evans ACO. Characteristics of ovarian follicle development in domestic animals. Reprod Domest Anim 2003;38(4):2406.
10. Bartlewski PM, Baby TE, Giffin JL. Reproductive cycles in sheep. Animal Reprod Sci 2011;124(3-4):259-68.
11. Ginther OJ, Wiltbank MC, Fricke PM, Gibbons JR, Kot K. Selection of the dominant follicle in cattle. Biology Reproduct 1996;55(6):1187-94.
12. Bartlewski PM, Beard AP, Cook SJ, Chandolia RK, Honaramooz A, Rawlings NC. Ovarian antral follicular dynamics and their relationships with endocrine variables throughout the oestrous cycle in breeds of sheep differing in prolificacy. Reproduction 1999; 115(1):111-24.
13. Balaro MFA, Santos AS, Moura LFGM, Fonseca JF, Brandão FZ. Luteal dynamic and functionality assessment in dairy goats by luteal blood flow, luteal biometry, and hormonal assay. Theriogenology 2017; 95:118-26.
14. Figueira LM, Fonseca JF, Arashiro EKN, Souza-Fabjan J, Ribeiro A, Oba E, et al. Colour Doppler ultrasonography as a tool to assess luteal function in Santa Inês ewes. Reprod Domest Anim 2015;50(4):643-50.
15. Sangha GK, Sharma RK, Guraya SS. Biology of corpus luteum in small ruminants. Small Ruminant Res 2002; 43(1):53-64.
16. Thatcher WW. A 100-year review: historical development of female reproductive physiology in dairy cattle. J Dairy Sci 2017;100(12):10272-91.
17. Bazer FW, Song G, Thatcher WW. Roles of conceptus secretory proteins in establishment and maintenance of pregnancy in ruminants. Asian-Australas J Anim Sci 2012;25(1):1-16.

CAPÍTULO 15

Seleção de matrizes para reprodução: da genética ao exame ginecológico

Júlio César Barboza da Silva

INTRODUÇÃO

Atualmente, a abordagem em pequenos ruminantes enfatiza a seleção de matrizes, visando a aptidão leiteira nas cabras e a produção de cordeiros para exploração da carne nas ovelhas, tendência verificada no mercado.

A criação de caprinos e ovinos pode se tornar um bom negócio e necessita de pequena área para o manejo dos animais e produção de alimento volumoso para o rebanho. No caso da atividade leiteira com as cabras, além da comercialização do leite, há a opção de produzir derivados como queijos e iogurtes, para agregar valor ao produto. Já na exploração da carne a partir de cordeiros desmamados e terminados em confinamento, a comercialização de cortes especiais como a paleta, o carré e o pernil é excelente opção, principalmente utilizando animais provenientes de cruzamentos dirigidos como o meio-sangue Dorper × Santa Inês, que são rústicos e possuem bom rendimento de carcaça. Há também a possibilidade de utilizar raças lanadas em cruzamentos, como a Pool Dorset e a Texel, que proporcionam sabor diferenciado à carne. Outra opção para as fêmeas meio-sangue seria utilizá-las como receptoras de embriões, por causa de sua capacidade de emprenhar, fruto da heterose proporcionada pelo cruzamento entre duas raças diferentes.

Com a necessidade de aprimorar a seleção genética dos rebanhos para produzirem carne e leite com eficiência, há necessidade de quantidade e, acima de tudo, qualidade de animais que farão parte do plantel. Nesse sentido, a demanda por biotecnologias da reprodução, como a inseminação artificial (IA), superovulação associada à colheita e à transferência dos embriões (SOV/TE) e à produção *in vitro* dos embriões (PIVE), tem despertado interesse, mas seu uso tem sido incipiente se comparado aos bovinos, por algumas restrições como custo e domínio da tecnologia por parte dos veterinários de campo, além da carência de laboratórios no caso da PIVE. Independentemente da biotecnologia a ser utilizada, outros pilares da criação,

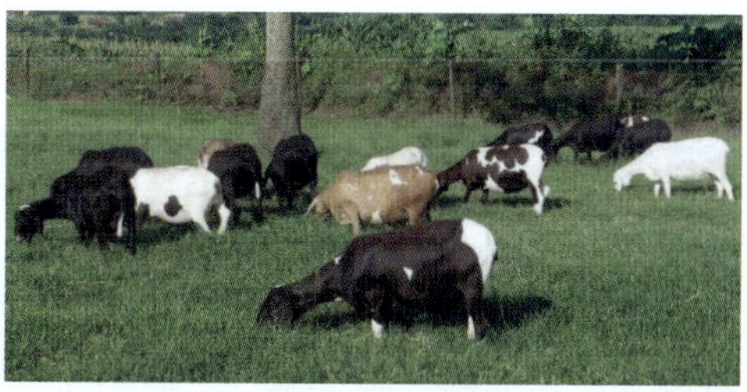

FIGURA 1 Matrizes meio-sangue Dorper × Santa Inês, receptoras de embriões (Sítio Rancho Velho – Holambra/SP), que já pariram ao menos uma vez.
Fonte: acervo do autor.

como nutrição, sanidade, qualidade genética e instalações adequadas ao manejo, devem estar bem estabelecidos para proporcionar crescimento sustentado da criação.

É importante salientar que cada sistema se adequa a determinada biotécnica da reprodução, podendo haver evolução natural ao longo do tempo quanto à complexidade da escolha, dependendo da capacidade de investimento e disposição do criador, área disponível, qualidade da mão de obra, proximidade de mercado consumidor, opção para comercializar material genético como sêmen, embriões, reprodutores e matrizes, além de outros fatores.

Um dado curioso, comparando-se ovinos com bovinos, é que ao se abater o cordeiro com 4 meses de idade, pesando em torno de 35 a 40 kg, o criador é remunerado nove meses após a ovelha iniciar a gestação, mesmo tempo necessário para o nascimento do bezerro.

O SUCESSO DEPENDE DE FATORES REPRODUTIVOS E NÃO REPRODUTIVOS

O que se deve esperar de uma boa matriz? Em primeiro lugar, que seja uma fêmea capaz de emprenhar com facilidade e parir a cada 8 a 12 meses, de acordo com os objetivos da criação. Os pequenos ruminantes são capazes de parir 3 vezes em um período de 2 anos, se se levar em conta os 5 meses de gestação e os 3 meses referentes ao período de serviço. Fêmeas com dificuldade de gestar devem ser descartadas do rebanho. A boa matriz deve ainda ser capaz de transmitir suas qualidades para a progênie. Para que esse objetivo seja atingido, deve-se atentar para alguns temas que serão abordados a seguir.

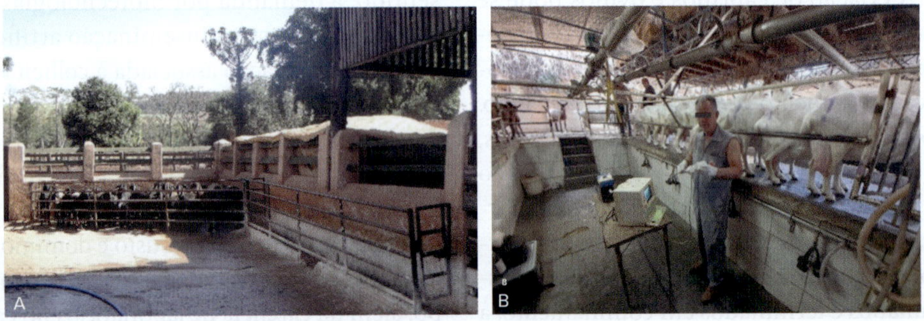

FIGURA 2 Exemplo de instalações para realização de exame ultrassonográfico em ovelhas e cabras. A: na Carpa Serrana (Serrana/SP); B: Capril Serra das Antas (Bueno Brandão/MG), respectivamente.
Fonte: acervo do autor.

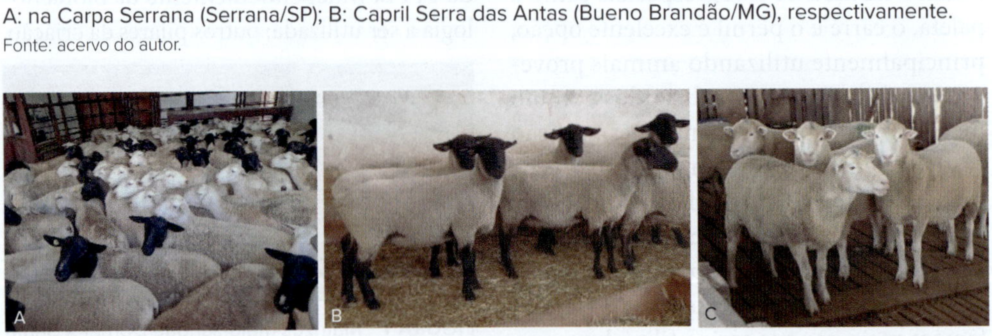

FIGURA 3 A: ovelhas Dorper e White Dorper, raças deslanadas (VPJ Pecuária – Mococa/SP); B e C: ovelhas das raças Suffolk e Pool Dorset, ambas lanadas (Cabanha do Sol – Jacutinga/MG).
Fonte: acervo do autor.

Sanidade

Para ter sucesso na criação é necessário um bom manejo sanitário, utilizando-se vacinas para a prevenção de enfermidades como a pododermatite (*footrot*), comum no verão e que compromete o aparelho locomotor dos ovinos. Recomendam-se, nesse caso, além da vacinação, o uso do pé-de-lúvio e o tratamento tópico. Outra forma de atuar preventivamente relaciona-se à verminose, também nos ovinos, recomendando-se a utilização do método Famacha para identificar animais infestados por nematódeos hematófagos, comparando a coloração da mucosa ocular que varia do grau n. 1 (coloração vermelha robusta) ao n. 5 (coloração pálida intensa).[1]

Nos caprinos, atenção especial deve ser dispensada no controle da artrite encefalite caprina (CAE), enfermidade infecciosa que acomete principalmente animais adultos, causando uma síndrome degenerativa lenta. Tanto no caso do *footrot*, como da verminose e da CAE, é importante atentar para a prevenção e o acompanhamento dos animais acometidos. A resistência a essas enfermidades é um parâmetro a ser considerado no processo seletivo das matrizes que permanecerão no plantel.

Dentro do aspecto sanitário, outro ponto a ser observado é o pós-parto, que está relacionado à saúde geral do animal, sendo de extrema importância seu monitoramento. Nota-se que as matrizes reagem de forma diferente nesse período, algumas passando por esse evento de forma bastante natural e outras requerendo atenção especial em função de eventual distocia ou excesso de produção de leite, correndo o risco, inclusive, de comprometer a saúde do útero e do úbere, necessitando de tratamento à base de anti-inflamatórios e antibióticos. Com relação à involução uterina, estudo realizado em ovelhas nativas do Pantanal, verificando o perfil leucocitário e análise ultrassonográfica, sugere que a involução ocorra entre 14 e 21 dias após o parto.[2]

Em relação aos animais adultos, o início da ciclicidade ovariana está relacionado à fertilidade pós-parto, que depende de fatores genéticos como raça e fisiológicos como a produção de leite, presença da cria ao pé, além de outros fatores como manejo, nutrição, ECC e estação reprodutiva (favorável ou desfavorável). Em média, as fêmeas paridas costumam estar aptas a iniciarem sua atividade reprodutiva 40 dias após a parição.

É importante, ainda, examinar o aparelho mamário para atestar sua integridade e funcionalidade. Sabe-se que mamas pendulosas podem ser associadas a maior isolamento bacteriológico e maior celularidade na contagem de células somáticas (CCS).[3] Deve-se observar também a qualidade dos aprumos e dos cascos para que os animais permaneçam o maior tempo possível no rebanho de forma produtiva e saudável.

Nutrição

A nutrição deve estar balanceada para que as matrizes desenvolvam seu potencial. Dessa forma, deve ser disponibilizado volumoso de qualidade, oferecido na forma de pastagem, feno ou silagem. O concentrado pode ser preparado na propriedade, sob supervisão de um técnico experiente ou adquirido no mercado, pronto para ser utilizado, obedecendo às exigências de cada fase da vida do animal. Adicionalmente, de grande importância para um bom desempenho reprodutivo, a mistura mineral deve ser adquirida de empresas idôneas e disponibilizadas em cochos cobertos para consumo à vontade.

Para se ter ideia, matrizes gestantes que forem submetidas à restrição alimentar poderão comprometer a reprodução das fêmeas que trazem no ventre, se houver uma coincidência com a fase da foliculogênese e da oogênese.

Existe importante correlação entre o escore da condição corporal (ECC) com a eficiência reprodutiva das matrizes. Ovelhas muito magras e obesas tendem a ter menores taxas de ovulação, enquanto ovelhas com ECC moderado, ganhando peso, tendem a ter melhor desempenho reprodutivo. Recomenda-se que as matrizes tenham ECC ao redor de 3 no início da estação de monta, em uma escala de 1 a 5. Ovelhas que apresentam ECC entre 3 e 4, algumas semanas antes do parto, produzirão cordeiros mais pesados que aquelas com ECC entre 2 e 3.

Genética

Entre as características reprodutivas dos pequenos ruminantes, deve-se destacar a prolificidade das matrizes caprinas e ovinas, capazes de parir mais de uma cria por parto. A ovulação pode ser única ou múltipla e ocorre predominantemente entre 30 e 36 horas após o início do cio. Em ovelhas, esse fator pode estar relacionado, além da idade, do ECC e do *status* nutricional, à influência de genes como o Booroola, que possui um alelo modificado, responsável pelo aumento do número de ovulações, podendo ser identificado por exame do DNA. Esse exame é útil, principalmente nos carneiros, já que as ovelhas apresentam partos duplos, triplos ou quádruplos, podendo ser identificadas visualmente. Ovinos Booroola possuem fenótipo similar aos animais do rebanho.[4] Embora a prolificidade seja considerada maior em caprinos que em ovinos, essa variação parece estar mais vinculada ao fator raça que espécie, observando-se raças ovinas e caprinas com maior ou menor prolificidade. Ainda, fêmeas nulíparas apresentam menor prolificidade que fêmeas multíparas.[5] Deve-se atentar para a necessidade concomitante de selecionar ovelhas de boa habilidade materna e a possibilidade de suplementação adequada das crias.

Estacionalidade

Algumas raças de ovinos e caprinos são poliéstricas estacionais de dias curtos. Essa característica é acentuada à medida que se afasta da linha do Equador e está relacionada à melatonina, um neurotransmissor secretado pela glândula pineal, que age no eixo hipotalâmico-hipofisário-gonadal.[6] A duração da secreção noturna de melatonina é responsável pela tradução da informação do comprimento do dia para o eixo reprodutivo, alterando a geração do pulso de GnRH com a consequente modificação da pulsatilidade de LH.

A atividade reprodutiva é dividida em estações de anestro (início do inverno ao início do verão), de transição (verão) e de receptividade sexual (final do verão ao início do inverno), com manifestação mais intensa no outono, envolvendo tanto as fêmeas como os machos. Dessa forma, em áreas subequatoriais, desde que haja aporte nutricional em quantidade e qualidade suficientes, ovelhas e cabras irão ciclar durante todo o ano.[7,8]

Algumas raças de ovinos (Dorper, White Dorper, Santa Inês, Morada Nova e SRD) e caprinos (Canindé, Moxotó, SRD) nativas (ou nativisadas) brasileiras apresentam atividade reprodutiva durante todo o ano, mesmo em áreas próximas aos trópicos, o que não acontece com ovinos lanados (Ille de France, Suffolk, Merino e outras) e caprinos de raças leiteiras especializadas (Saanen, Parda Alpina e Toggenburg). Entretanto é possível desestacionalizar a reprodução submetendo as matrizes a protocolos para inseminação artificial em tempo fixo (IATF) ou transferência de embriões em tempo fixo (TETF) com bons resultados nas taxas de concepção. Ainda, é possível utilizar a gonadotrofina coriônica humana (hCG) 5 dias pós-cio para elevar as concentrações plasmáticas de progesterona e otimizar a taxa de concepção.[9]

Instalações e manejo

A propriedade deve apresentar estrutura física mínima para realizar os trabalhos com os reprodutores, as matrizes e suas crias. Dessa estrutura devem fazer parte as baias, seringa, tronco de contenção coberto, além de corredores para acesso a piquetes rotacionados. Deve-se ter em mente que o manejo dos bovinos, tanto de corte como de leite, é diário, enquanto nos pequenos ruminantes o rebanho deve ser monitorado de forma horária. A qualquer momento pode haver ataque repentino de cães, no caso dos ovinos, ou um animal com complicações no úbere ou enroscado pela sua curiosidade típica, no caso das cabras.

INÍCIO DA ATIVIDADE REPRODUTIVA

Para saber se a matriz caprina ou ovina está apta a iniciar suas atividades reprodutivas, deve-se observar dois fatores: o peso, que deve corresponder a 60% a 70% do seu peso adulto, e a idade, que varia de 8 a 12 meses, dependendo do sistema de produção e da estação do ano em que ocorreu o nascimento. Em alguns casos, cabritas nascidas no primeiro semestre do ano são acasaladas após indução do estro, na estação reprodutiva desfavorável subsequente, respeitando o peso mínimo.[5]

COBERTURA, INSEMINAÇÃO ARTIFICIAL OU TRANSFERÊNCIA DE EMBRIÕES

A matriz pode se tornar gestante após a cobertura de um reprodutor, utilizando-se a IA com sêmen fresco, refrigerado ou congelado ou ainda recebendo embrião produzido *in vivo* ou *in vitro*, fresco ou criopreservado em curva lenta ou vitrificado, 5 a 6 dias após o estro.

No caso de serem inseminadas por via laparoscópica, no momento da IA é possível investigar se um ou mais folículos pré-ovulatórios (codominantes) estão em desenvolvimento ou mesmo se já houve a ovulação, constatando-se a presença de um pequeno coágulo denominado corpo hemorrágico (CH) que, com o passar das horas, ficará mais perceptível, transformando-se em corpo lúteo nos dias seguintes, já com forma bem definida. Caso a matriz seja uma doadora superovulada, vários corpos lúteos podem ser observados antes da colheita dos embriões.

Seleção de doadoras de embriões

Com o objetivo de selecionar matrizes ovinas e caprinas para a produção de embriões, tanto *in vivo* como *in vitro*, busca-se sempre maior eficiência e menor variabilidade da resposta. Para isso, uma característica considerada é a população de folículos antrais (PFA), que pode ser verificada em ambas as espécies por via laparoscópica ou em ovinos pela dosagem do hormônio antimülleriano (AMH).[10] Outras formas de implementar a seleção de doadoras são a repetibilidade da resposta, utilizando doadoras com bom histórico de produção, e a pré-seleção fazendo estimulação ovariana preliminar, seguida de exame de ultrassom, método que deve ser aprimorado.

EXAME GINECOLÓGICO

O exame ginecológico tem por finalidade detectar se a matriz está gestante ou não, determinar a fase do ciclo estral e seus transtornos, alterações e enfermidades dos órgãos do sistema reprodutor, bem como as causas

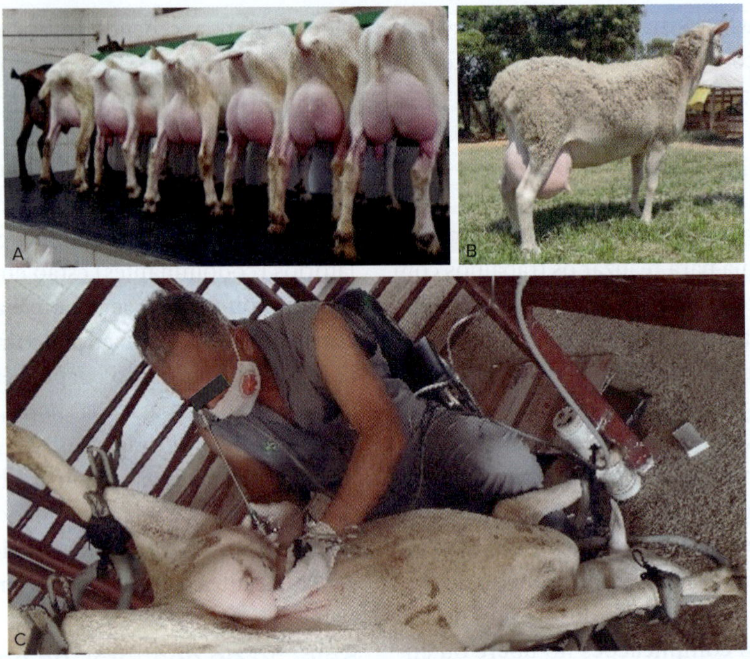

FIGURA 4 A: cabras leiteiras da raça Saanen em lactação; B: ovelha leiteira da raça Lacaune, doadoras de embriões da Caprivama (Alfenas/MG); C: procedimento laparoscópico para inseminação artificial em ovelha.

Fonte: acervo do autor.

de infertilidade na fêmea. Inicia-se o exame com a anamnese e a observação de aspectos gerais e específicos, devendo-se levar em consideração os antecedentes e o estado geral do animal.

A semiologia dos órgãos que fazem parte do sistema reprodutor das fêmeas de animais domésticos envolve o exame das estruturas que se localizam no exterior do organismo e o exame interno, pesquisando-se os órgãos e as estruturas localizados nas cavidades orgânicas, utilizando-se a inspeção e a palpação. Quando necessário, o exame clínico é complementado por provas de laboratório que subsidiam a avaliação clínica, destacando-se as provas bioquímicas dos fluidos orgânicos, exames histopatológicos de biópsias e microbiológicos. Em pequenos ruminantes, o exame clínico do sistema reprodutor é auxiliado por processos indiretos como a ultrassonografia, laparoscopia e radiologia, que podem ser úteis no processo de seleção de matrizes fornecendo informações para a tomada de decisões.

Ultrassonografia modo "B"

A ultrassonografia (USG) é uma técnica de imagem em tempo real e pouco invasiva que vem sendo utilizada em pequenos ruminantes, além do diagnóstico de gestação, como ferramenta de apoio no manejo reprodutivo, na detecção de alterações ginecológicas, obstétricas e andrológicas, auxiliando na definição de diagnósticos, tratamentos e tomada de decisões.[11]

Diagnóstico de gestação, contagem do número de fetos e sexagem fetal

A USG apresenta elevada acurácia, além de ser uma técnica rápida e segura. O exame pode ser conduzido por via retal em gestações inferiores a 40 dias ou pela via transabdominal acima desse período, permitindo a visualização dos placentomas e, em alguns casos, a contagem do número de fetos. Para o exame, são utilizados transdutores com a frequência de 3,5 a 5,0 MHz, com o animal em posição quadrupedal. Na abordagem transretal, o transdutor apropriado ou com uma haste adaptada deve avançar cerca de 15 cm até que a bexiga seja visualizada. Em seguida, deve-se girar o transdutor nos sentidos horário e anti-horário, a 90°, para localizar os cornos uterinos.

Em ovinos, o diagnóstico de gestação apresenta boa acurácia entre 24 e 34 dias de gestação, sendo importante a visualização do concepto. Em caprinos, isso é possível a partir de 22 a 26 dias. A vesícula embrionária ou saco gestacional aparece como uma estrutura alongada e anecoica, cheia de líquido, e sua visualização é indicativa dos primeiros sinais de gestação.[12] Os placentomas podem ser detectados aos 35 dias como pequenos nódulos.[13] Além disso, é possível monitorar diferentes fases da gestação e determinar o número de fetos.[14] Com relação à sexagem fetal, é possível realizá-la a partir de 50 dias de gestação, levando-se em consideração a migração do tubérculo genital (TG). Em experimento realizado com essa finalidade, a acurácia foi de 88%, destacando-se que em gestações gemelares há uma dificuldade maior na determinação do sexo.[15]

Distúrbios ultrassonográficos ginecológicos

Os distúrbios ginecológicos em ovelhas e cabras podem ser adquiridos ou congênitos e ocasionam quadros de subfertilidade ou infertilidade. Os principais achados são hidrometra, cistos foliculares, perdas gestacionais e hidrossalpinge.[16,17] A USG permite ainda a determinação de anormalidades como a piometra, feto mumificado e hidroalantoide.

Ultrassonografia *Doppler*

A utilização da USG color *Doppler* para diagnóstico precoce da gestação em ovelhas, 17 dias após a IA, baseado na perfusão sanguínea do CL, é considerada ferramenta confiável e altamente eficiente.[18] Outra aplicação da US *Doppler* é a verificação da resposta à superovulação, possibilitando a visualização dos CL e eliminando a necessidade de inter-

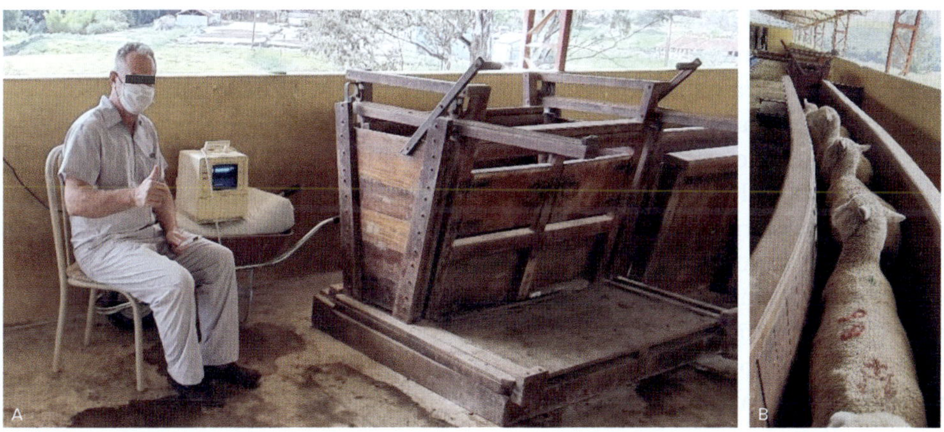

FIGURA 5 Instalações para realização do exame ultrassonográfico em ovelhas da raça Pool Dorset, na Cabanha do Sol (Jacutinga/MG).

Fonte: acervo do autor.

venção laparoscópica invasiva, jejum, uso de fármacos e manipulação desnecessária em animais que não responderam adequadamente ao tratamento superovulatório.[19]

Laparoscopia ou videolaparoscopia

Para realizar esse exame, a ovelha deve estar de jejum entre 12 e 18 horas. Os equipamentos necessários são: óptica, fonte de luz, cabo óptico, trocateres e insuflador da cavidade abdominal (inalador ou CO_2). Com o auxílio da laparoscopia, é possível investigar a PFA e a regressão precoce do CL, bem como aderências do útero, cornos uterinos, ovários e tubas uterinas, além de tumores e hipoplasia ovarianos, auxiliando a seleção de matrizes de acordo com os achados.

Uso de glicoproteínas associadas à gestação (PAG)

A placenta do ruminante tem função endócrina e parácrina, secretando entre outras moléculas as glicoproteínas associadas à gestação (*pregnancy-associated glycoproteins* – PAG). A detecção de PAG vem sendo utilizada em mamíferos para diagnosticar a gestação por meio de testes laboratoriais como o ELISA (*Enzyme Linked Immunosorbent Assay*).[20] Recentemente, foi lançado um teste que permite a leitura visual dos resultados pela coloração das amostras de soro sérico na própria placa de microtitulação. Este ELISA-PAG visual, Idexx *Visual Pregnancy Test* (Idexx Laboratories, Suíça), permite analisar um alto número de amostras por vez e fornece resultados rapidamente, além de ser aplicável em condições de campo. Esse teste pode ser usado em soro ou plasma em EDTA a partir de 28 dias em cabras e a partir de 35 dias em ovelhas.

Uso do espéculo vaginal

O espéculo é recomendado quando se pretende investigar o ambiente vaginal ou realizar a inseminação artificial via cervical superficial e via transcervical. No segundo método, é necessária a transposição dos anéis cervicais pelo aplicador e o depósito do sêmen no útero ou na porção final da cérvix. A seleção das ovelhas a serem inseminadas pode ser feita previamente, identificando aquelas em que a transposição da cérvix é possível com certa facilidade.

CONSIDERAÇÕES FINAIS

O exame ginecológico auxilia na seleção eficiente de matrizes que são determinantes para a formação de plantéis capazes de produzir carne e leite para um mercado cada vez mais exigente de produtos de qualidade. Adicionalmente, o desenvolvimento das cadeias produtivas da caprinovinocultura requer o esforço de diferentes segmentos, como dos governos, em diferentes esferas, por meio de políticas que possam alavancar o setor, do conhecimento técnico e da dedicação dos produtores rurais, além da população, de modo geral, como consumidores potenciais para alcançar os avanços e a sustentabilidade.

REFERÊNCIAS

1. Molento MB, Tasca C, Gallo A, Ferreira M, Bononi R, Stecca, E. Método Famacha como parâmetro clínico individual de infecção por *Haemonchus contortus* em pequenos ruminantes. Ciência Rural 2004;34(4):1139-45.
2. Fernandes CE, Cigerza CF, Pinto GDS, Miazi C, Barbosa-Ferreira M, Martins CF. Características do parto e involução uterina em ovelhas nativas do Pantanal brasileiro. Ciência Animal Brasileira 2013;14(2):245-52.
3. Blagitz MH. Avaliação da relação do exame físico da glândula mamária de ovelhas da raça Santa Inês com o perfil citológico e bacteriológico do leite. [Disserta-

ção]. Faculdade de Medicina Veterinária da Universidade de São Paulo; 2007.

4. Souza CJH, Moraes JCF. Como utilizar a genética Booroola. Bagé: Embrapa Pecuária Sul, Comunicado Técnico; 2010.
5. Fonseca JF. Otimização da eficiência reprodutiva em caprinos e ovinos. Anais do Encontro Nacional de Produção de Caprinos e Ovinos. Campina Grande; 2006.
6. Rosa HJD, Bryant MJ. Seasonality of reproduction in sheep. Small Ruminant Res 2003;48(3):155-71.
7. Fonseca JF. Estratégias para o controle do ciclo estral e superovulação em ovinos e caprinos. Congresso Brasileiro de Reprodução Animal, 2005.
8. Smith RF, Dobson H. Hormonal interactions within the hypothalamus and pituitary with respect to stress and reproduction in sheep. Domestic Animal Endocrinology 2002;23:75-85.
9. Fonseca JF. Controle e perfil hormonal do ciclo estral e performance reprodutiva de cabras Alpinas e Saanen. [Tese]; 2002.
10. Brandão FZ, Pinto PHN, Bragança GM, Ribeiro LDS, Balaro M, Batista RITP et al. Hormônio antimülleriano (AMH) e produção in vivo de embriões em ovelhas da raça Santa Inês. Rev Bras Reprod Animal 2017; 41(1):475.
11. Santos MHB, Oliveira, MAL, Lima PF. Diagnóstico de gestação na cabra e na ovelha. São Paulo: Varela; 2004.
12. Karen A, Szabados K, Reiczigel J, Beckers JF, Szenci O. Accuracy of transrectal ultrasonography for determination of pregnancy in sheep: effect of fasting and handling of the animals. Theriogenology 2004;61:1291-8.
13. Medan M, Watanabe G, Absy G, Sasaki K, Sharawy S, Taya K. Early pregnancy diagnosis by means of ultrasonography as a method of improving reproductive efficiency in goats. J Reprod Dev 2004;50:391-7.
14. Maia ALRS, Brandão FZ, Souza-Fabjan JMG, Veiga MO, Balaro MFA, Facó O et al. Transrectal ultrasound evaluation in tropical dairy goats: an indispensable tool for the diagnosis of reproductive disorders. Trop Anim Health Prod 2018;50:787-92.
15. Santos MHBS, Moraes EPBX, Guido SI, Bezerra FQG, Melo NA, Lima PF, Oliveira MAL. Sexagem fetal em ovelhas Santa Inês por ultra-sonografia. Ciência Rural 2006:36:573-8.
16. Rosa AL, Maia S, Oliveira MEF, Souza-Fabjan JMG, Balaro MFA, Brandão FZ et al. Distúrbios reprodutivos em cabras leiteiras e impactos potenciais nos sistemas de produção. Rev Acad Ciência Animal 2017; 15(2):77-89.
17. Balaro MFA, Maia A, Oliveira MEF, Cajueiro JFDP, Andrade ABPD, Brandão FZ. Diagnóstico ultrassonográfico de distúrbios reprodutivos em pequenos ruminantes. Rev Bras Reprod Anim 2019;43(2):137-46.
18. Arashiro EKN, Ungerfeld R, Clariget RP, Pinto PHN, Balaro, MFA, Bragança GM et al. Early pregnancy diagnosis in ewes by subjective assessment of luteal vascularisation using colour Doppler ultrasonography. Theriogenology 2018;106:247-52.
19. Pinto PHN, Bragança GM, Leite CR, Santos GB, Alfrandique V, Gonçalves L et al. Color Doppler ultrasound as a substitute to laparoscopy for the CL count in superovulated sheep. Animal Reproduct 2016;13:473.
20. Chaves CMS. Teste imunoenzimático visual para detecção de glicoproteínas associadas à prenhez em ovelhas. [Dissertação]. Nova Odessa, Instituto de Zootecnia; 2016.

CAPÍTULO 16

Anatomia, fisiologia e endocrinologia da reprodução nos pequenos ruminantes

Rodolfo Ungerfeld
William Pérez

INTRODUÇÃO

As características dos carneiros e bodes utilizados como reprodutores têm um impacto muito elevado no resultado reprodutivo, por isso é fundamental conhecer de forma adequada os mecanismos anatômicos e fisiológicos que determinam sua eficiência reprodutiva. O animal deve produzir espermatozoides em quantidade e qualidade, mas também deve ter um bom desempenho sexual, por isso é necessário ter conhecimento adequado do sistema reprodutor e dos mecanismos que regulam o desempenho reprodutivo. O sistema reprodutor é bilateral e inclui testículos, epidídimos, ductos deferentes e glândulas sexuais acessórias. Também inclui a uretra e o pênis. Porém, do ponto de vista da regulação da atividade reprodutiva, é preciso considerar também os órgãos que regulam a atividade do sistema reprodutor, que formam o eixo hipotálamo-hipófise-testículo.

TESTÍCULOS E EPIDÍDIMOS

Os testículos têm duas funções básicas: a espermatogênese, ou seja, a produção de espermatozoides, e a endócrina, ou seja, a produção de hormônios. Eles estão localizados fora do abdome, dentro de um escroto penduloso, com os epidídimos. Em relação ao tamanho do animal, os testículos têm tamanho significativo: no carneiro, cada testículo pesa de 170 a 250 g e, no caprino, de 130 e 160 g. É possível que isso esteja relacionado ao sistema de acasalamento, já que, em geral, os machos de espécies com sistemas de acasalamento poliândricos, nos quais os machos competem pelo acesso às fêmeas e possuem testículos proporcionalmente maiores que os machos em sistemas nos quais as fêmeas copulam com um único macho. Em ovinos e caprinos, os testículos são elípticos, com dois lados e duas bordas, uma em que o epidídimo é fixado (borda epididimal) e outra livre, além de duas extremidades. A cauda do epidídimo é presa à extremidade caudal do testículo pelo próprio ligamento do testículo.

Os testículos estão rodeados por uma cápsula, a túnica albugínea, que consiste em tecido conjuntivo, a partir do qual partem as trabéculas, que dividem o parênquima testicular em lóbulos. No entanto, essas trabéculas não separam totalmente os lóbulos para que o parênquima, contido em diferentes lóbulos, se comunique através do mediastino, que está localizado no centro do testículo e é formado pela confluência das trabéculas. O parênquima testicular inclui um sistema tubular formado por túbulos seminíferos, túbulos retos e *rete testis*, e um interstício no qual são encontradas principalmente células mioides que circundam os túbulos seminíferos, vasos sanguíneos, terminações nervosas e células de Leydig.

A espermatogênese ocorre nos túbulos seminíferos, em ambiente altamente controlado e isolado do interstício pela barreira hematotesticular, composta de células de Sertoli com junções estreitas entre elas. Essa barreira impede que o sangue chegue diretamente aos túbulos seminíferos: tudo o que chega pelo sangue é "filtrado" pelas células de Sertoli antes de entrar nos túbulos seminíferos. Assim, as células de Sertoli controlam a composição química e o ambiente dos túbulos seminíferos, nos quais se desenvolve a espermatogênese, ajustando também a composição de acordo com os estágios espermatogênicos que se desenvolvem em cada região. Além disso, evita que o sangue entre em contato direto com as células que se encontram em diferentes estágios espermatogênicos e que, portanto, seriam reconhecidas como substâncias estranhas, desencadeando uma resposta imune contra elas.

O epidídimo é um corpo formado por um longo canal tortuoso e pregueado, fixo no lado medial do testículo, na borda epididimal da cabeça para a cauda do testículo e contínua ao ducto deferente. Ele recebe o conteúdo que sai dos túbulos seminíferos e continua com o ducto deferente. É dividido em três regiões: a cabeça, que fica no polo cranial do testículo, formada pelos ductos eferentes; corpo e cauda, contendo o conduto epididimário.

O ducto deferente eleva-se cranialmente à borda cranial do epidídimo na face medial do testículo para se juntar ao cordão espermático. Em seguida, penetra na cavidade pélvica, através do canal inguinal, no qual apresenta dilatação ou ampola medindo de 6 a 7 cm de comprimento por 6 a 7 mm de largura em ambas as espécies. Finalmente, desemboca em uma depressão no ducto da glândula vesicular correspondente com que forma um ducto ejaculatório curto que se abre no orifício ejaculatório.

URETRA

A uretra é um longo tubo que segue até a bexiga e serve para transportar urina e sêmen. É dividida em duas grandes partes: pélvica e peniana. A uretra pélvica recebe a abertura dos orifícios ejaculatórios e os ductos das glândulas aderidas. Essa parte se estende desde o orifício uretral interno até o arco isquiático e é separada da sínfise pélvica e dos músculos obturadores externos por uma conjuntiva abundante, às vezes carregada de gordura. A uretra extrapélvica entra na constituição do pênis, onde sua bainha erétil constitui o corpo esponjoso do pênis, que, ao contrário dos corpos cavernosos, apresenta cavernas maiores e mais distensíveis. Esse tubo se aloja ventralmente aos corpos cavernosos.

Na extremidade livre do pênis, a uretra está incompletamente envolvida pelo corpo esponjoso da glande. Por fim, ela se abre para o exterior por meio do orifício uretral externo, localizado na ponta de uma extensão tubular que se estende além da glande, conhecido como processo uretral.

GLÂNDULAS GENITAIS ACESSÓRIAS

As glândulas genitais acessórias estão localizadas ao longo da uretra pélvica. Elas incluem a ampola do ducto deferente, a glândula vesicular, a próstata disseminada e as glândulas bulbouretrais. A última parte do ducto deferente e sua parte glandular ou ampola do canal deferente já foi mencionada. Presa à terminação do ducto deferente, a glândula vesicular está localizada dorsal e lateralmente a ela, entre a bexiga e o reto. Mede de 3 a 4 cm de comprimento por 2 cm de largura. Ela derrama sua secreção na uretra por meio do ducto ejaculatório. Cada glândula vesicular é alongada e ovoide. As glândulas vesiculares cobrem a face dorsal da bexiga, ou seu colo, e as ampolas do ducto deferente que são mais mediais.

A próstata é um complexo glandular formado por lóbulos disseminados ao longo da uretra membranosa. Essa parte disseminada da próstata está localizada na parede da uretra pélvica, entre o estrato esponjoso e o músculo uretral, que a oculta totalmente. A camada glandular é interrompida no lado ventral da uretra no carneiro, mas não no bode. Existe uma glândula bulbouretral de 1 cm de largura de cada lado, na face dorsal da parte caudal da uretra pélvica, em frente ao arco isquiático.

PÊNIS

O pênis é o órgão copulador masculino. Como a função urinária é vital e mais frequente, requer apenas a integridade da uretra. A cópula requer a integridade e a participação coordenada de todas as estruturas anatômicas constitutivas do órgão. O pênis se estende cranialmente desde o arco isquiático (onde é firmemente fixado pelos pilares) até as proximidades da região umbilical, passando entre os cordões espermáticos e os membros pélvicos. O pênis é circundado por fáscias, e a pele o cobre ventral e lateralmente. A parte livre do pênis é protegida por uma prega cutânea que desaparece completamente durante a ereção: o prepúcio.

Nos ruminantes, o pênis é longo, fino e firme, mesmo sem ereção. Ele se dobra sobre si, entre os membros pélvicos, para formar uma flexura sigmoide ou "S peniano", que desaparece durante a ereção. É dividido em:

- Uma parte fixa ou raiz.
- Uma parte média ou corpo.
- Uma parte livre que está alojada, durante o repouso, dentro da cavidade prepucial, e é parcialmente formada pela glande.

A raiz é presa ao ísquio por dois pequenos pilares penianos. O corpo do pênis constitui a maior parte do órgão. A face ventral apresenta a rafe peniana sem sulco uretral marcado, e o corpo esponjoso é mais profundo, não sendo diretamente perceptível sob a pele. As faces lateral e dorsal do pênis são lisas e arredondadas. A parte livre forma uma expansão chamada glande. Nos ruminantes, a glande é fortemente assimétrica, e o orifício uretral externo se abre na ponta de um processo uretral, que é livre e tem comprimento de 3 a 4 cm no carneiro e 2,5 cm no bode. No carneiro, há uma proeminência do corpo esponjoso que faz saliência no lado esquerdo da parte livre do pênis, chamado tubérculo esponjoso.

O pênis é quase inteiramente composto do corpo esponjoso, do corpo cavernoso e do corpo esponjoso da glande. Todos eles são formações eréteis anexos à parte extrapélvica da uretra. Esses vários constituintes são unidos pela coalescência de suas respectivas albugíneas e são completados pelas fáscias, pelos músculos e pelo tegumento.

O corpo esponjoso do pênis é o tecido erétil da uretra que pode ser considerado uma diferenciação da submucosa, onde os elementos vasculares são altamente desenvolvidos. Os vasos formam redes com dilatações cavernosas capazes de acumular grande quantidade de sangue, enquanto suas paredes são reforçadas por fortes fascículos de fibras musculares lisas. É limitado por uma albugínea fibrosa ou fibroelástica, onde a face profunda se divide em septos incompletos, as trabéculas do corpo esponjoso do pênis. Essa estrutura conectiva elástica suporta uma rede vascular provida de fortes dilatações, as aréolas ou cavernas do corpo esponjoso do pênis. Ao contrário do corpo cavernoso, as cavidades são muito largas e mais extensíveis no corpo esponjoso, a albugínea é mais fina e as trabéculas são mais ricas em fibras elásticas e músculo liso.

Os corpos cavernosos do pênis são hastes eréteis que formam a parte principal do pênis e sustentam os outros constituintes desse órgão. Cada corpo cavernoso é inserido na borda caudal do ísquio correspondente por meio dos pilares penianos, que são muito reduzidos em pequenos ruminantes e são recobertos pelo músculo isquiocavernoso, que ajuda a fixá-los. A extremidade oposta é coberta pela glande (corpo esponjoso da glande). Em ruminantes, ambos os corpos cavernosos se unem e constituem uma única formação notavelmente longa e delgada que apresenta uma flexura sigmoide que se desfaz durante a ereção. O corpo cavernoso é constituído por uma albugínea espessa que envolve o tecido erétil. A túnica albugínea tem maior espessura na parte posterior do pênis e nas faces laterais. É rico em fibras colágenas, onde os fascículos longitudinais na superfície tornam-se transversais, circulares ou oblíquos em profundidade, onde se misturam às fibras elásticas. Sua face profunda delega septos incompletos, as trabéculas do corpo cavernoso que delimitam os espaços ocupados pelos vasos do tecido erétil. As trabéculas têm a mesma estrutura da albugínea e são mais delgadas. Seu arranjo é irregularmente irradiado em direção ao sulco uretral. Eles, por sua vez, emitem extensões secundárias que se subdividem no tecido erétil, que servem de suporte.

Em pênis fibroelásticos, como os de pequenos ruminantes, os corpos cavernosos são pobres em tecido erétil e possuem uma albugínea muito espessa. Aumentam pouco em volume, mas aumentam à medida que a flexura sigmoide se desfaz sob o efeito do aumento da pressão arterial. A ereção é comandada pelo sistema nervoso autônomo, mas seu mecanismo íntimo é essencialmente vascular. Durante a excitação sexual, os nervos causam forte vasodilatação das artérias aferentes e preenchimento das cavernas, ao mesmo tempo em que a drenagem venosa é interrompida. O corpo esponjoso da glande, muito pouco desenvolvido nos ruminantes, ocupa a extremidade livre do pênis, onde circunda os corpos cavernosos, determinando o relevo da glande. O tecido erétil da glande não tem comunicação com os corpos cavernosos.

Os pequenos ruminantes domésticos possuem um ligamento apical em cada lado da parte livre do pênis. Esses ligamentos apicais laterais são formados por tecido conjuntivo que surge da túnica albugínea e tem comprimento variável de 6 a 10 cm. Além disso, ambas as espécies possuem um par de ligamentos perivenosos dorsalmente em cada lado da veia dorsal do pênis.

VASOS E NERVOS DO PÊNIS

Cada uma das formações eréteis do pênis tem suprimento de sangue próprio, o que indica suas diferenças em natureza e função. As artérias vêm da pudenda interna através da artéria peniana. Ela emite a artéria do bulbo peniano para o corpo esponjoso do pênis, a artéria profunda do pênis para o corpo cavernoso e a artéria dorsal do pênis que termina no corpo esponjoso da glande. Também existem anastomoses limitadas entre os três sistemas de artérias. As divisões dessas artérias passam pelas trabéculas elástico-conjuntivas das formações eréteis, são flexíveis para facilmente se prestarem a variações no comprimento do pênis. As veias do pênis estão dispostas de acordo com o mesmo plano das artérias. Os vasos linfáticos são numerosos no pênis. Os eferentes entram na cavidade pélvica e vão para os linfonodos ilíacos mediais ou outros linfonodos.

A inervação do pênis é proporcionada pelo nervo pudendo, que constitui o nervo dorsal do pênis. Este nervo é sensível, especialmente ao pênis da glande, e libera ramos para os corpos eréteis do órgão. As estruturas eréteis do pênis também recebem inervação do sistema nervoso simpático e parassimpático.

CONTROLE ENDÓCRINO DA ATIVIDADE REPRODUTIVA

A atividade dos testículos e das glândulas acessórias é controlada por vários sinais químicos, incluindo hormônios e, em menor grau, pelo sistema nervoso. Os principais hormônios com papel regulador direto da atividade testicular são as gonadotrofinas – hormônio folículo-estimulante (FSH) e hormônio luteinizante (LH), embora existam vários hormônios com importante influência na atividade testicular, como os tireoidianos, a prolactina e a ocitocina.

O FSH e o LH são produzidos pela hipófise anterior, estimulados pelo hormônio liberador de gonadotrofinas (GnRH), secretado pelo hipotálamo. Por sua vez, a secreção de GnRH é modulada pela kisspeptina, hormônio inibidor de gonadotrofinas (GnIH) e vários sinais recebidos pelo hipotálamo do ambiente (regulação pelo fotoperíodo, sinais sociais como feromônios, estímulos visuais etc.). Todos esses sinais fluem para o hipotálamo, determinando se o GnRH é secretado ou não. Esse hormônio é secretado de forma pulsátil, e cada pulso de GnRH estimula a secreção de pulsos de FSH e LH na glândula hipófise anterior, que são transportados pelo sangue agindo no sistema reprodutor.

O LH estimula a atividade esteroidogênica das células de Leydig, que produzem andrógenos, principalmente testosterona e di-hidrotestosterona. A testosterona é considerada o principal hormônio androgênico e tem entre seus principais efeitos:

1. Estimular a atividade das células de Sertoli e, portanto, a espermatogênese.
2. Estimular a atividade das glândulas acessórias.
3. Exercer *feedback* negativo no nível hipotalâmico e hipofisário.
4. Estimular características sexuais secundárias, que nessas espécies podem estar relacionadas ao tamanho dos cornos, ao perímetro do pescoço ou à escuridão da pele.
5. Estimular o comportamento sexual, embora seu efeito seja após ser aromatizado em estrógenos no centro hipotalâmico para regular o comportamento sexual.
6. Estimular processos anabólicos.

Para exercer seus efeitos adequadamente dentro dos testículos, a testosterona deve ser mantida em concentrações muito superiores às que circulam no sangue, em nível sistêmico, para que haja mecanismos para retê-la dentro do testículo.

O FSH atua fundamentalmente estimulando a atividade das células de Sertoli, tendo papel central nas mudanças sazonais de sua atividade. Portanto, o FSH tem papel central na regulação do número de espermatozoides que podem ser formados. Além disso, parte da testosterona que atinge os túbulos seminíferos e, portanto, passa pela célula de Sertoli, é aromatizada por esses em estrógenos. No entanto, é importante notar que parte importante do que é retido na região tubular dos testículos está na forma de di-hidrotestosterona, que tem papel central na espermatogênese. As células de Sertoli produzem uma proteína de ligação aos andrógenos (ABP), que retém os andrógenos nas regiões tubulares do sistema sexual masculino.

Por sua vez, tanto os andrógenos como as gonadotrofinas também atuam diretamente no epidídimo e nas glândulas acessórias, promovendo sua atividade. O epidídimo é onde ocorre a maturação dos espermatozoides, que inclui:

1. Mudanças na composição do líquido que os envolve.
2. Reabsorção de grande parte desse líquido, aumentando a concentração de espermatozoides.
3. Transporte e posterior armazenamento em sua cauda.

Em geral, em carneiros e bodes, os espermatozoides permanecem no epidídimo por cerca de 15 dias, embora esse tempo possa ser reduzido para cerca de 20% por causa da alta frequência de atividade sexual. Por sua vez, aqueles que já estão na cauda do epidídimo podem permanecer mais tempo.

TERMORREGULAÇÃO TESTICULAR

Os testículos são muito sensíveis aos efeitos do aumento da temperatura e podem sofrer danos irreversíveis. Ovinos e caprinos mantêm a temperatura testicular entre 2 e 6 °C abaixo da temperatura corporal. Um aumento de temperatura no testículo produz efeitos diretos nas células testiculares e em sua atividade, mas também tem consequências indiretas pelas ações inadequadas destas. Um dos efeitos mais nítidos é a redução do peso testicular, que pode pesar 40% em relação a um testículo normal após 15 a 20 dias de exposição a mais de 40 °C por 30 a 60 minutos. Se a exposição for mais longa, o efeito pode se tornar irreversível. Apenas 1 hora após o aumento da temperatura, já podem ser observadas alterações nas células espermatogênicas, como o aumento do número de espermatócitos em paquítenos anormais. Em 2 horas, mudanças podem ser vistas no nível enzimático nessas mesmas células. Os espermatócitos em paquíteno e as espermátides jovens são os primeiros a serem afetados. Porém, se o efeito for prolongado ou a temperatura for mais elevada, outras células testiculares também são afetadas, como a espermatogônia B ou mesmo as células de Sertoli, o que pode determinar que os efeitos sejam irreversíveis.

O número de espermatozoides no sêmen cai cerca de 10 dias após um choque térmico. Durante esse período, poucos efeitos são vistos nos espermatozoides, uma vez que o aumento da temperatura tem poucas consequências sobre aqueles que já estavam armazenados no epidídimo. Como eles diminuem, a quantidade de espermatozoides no sêmen é drasticamente reduzida, em decorrência do aumento da morte de espermatócitos e espermátides e da diminuição do número que continua com o desenvolvimento normal. Por sua vez, na ejaculação, pode-se encontrar muitos espermatozoides anormais, com motilidade prejudicada ou mortos. Consequentemente, a capacidade fertilizante desse sêmen diminui acentuadamente. Se os efeitos do choque térmico não forem irreversíveis, a quantidade de espermatozoides no sêmen volta ao normal após 40 a 45 dias, o que corresponde ao tempo que vai do início da diferenciação à formação do espermatozoide que pode ser ejaculado.

A temperatura é mantida em faixas inferiores à do corpo por vários mecanismos. Primeiro, a artéria e a veia testicular têm grande desenvolvimento, formando um entremeado em que a veia é enrolada ao redor da artéria, o plexo pampiniforme. Em muitos lugares do plexo, as túnicas adventícias da veia e da artéria se encontram, de modo que os fluxos sanguíneos são separados apenas pela espessura dessa parede vascular. Isso permite que o sangue do plexo que chega através da artéria testicular esteja permanentemente em estreita proximidade com o sangue venoso, que tem temperatura mais baixa. Essa troca de calor permite que o sangue que chega ao testículo pela artéria testicular o faça a uma temperatura 3 ou 4 °C inferior à que tinha antes do plexo. Além disso, a existência de um escroto pendular facilita a exposição do testículo à temperatura ambiente, facilitando assim a perda de calor. Ademais, a presença de anastomoses arteriovenosas no cordão espermático está associada à regulação do fluxo sanguíneo, reduzindo a pressão sanguínea testicular e a recirculação de andrógenos, diminuindo a quantidade que atinge a circulação sistêmica e, portanto, aumentando a concentração no testículo.

Por sua vez, o escroto possui suprimento sanguíneo e linfático superficial, o que facilita a perda de calor. A pele do escroto é mais fina que a da maior parte do corpo, não apresentando gordura subcutânea que isola termicamente o testículo. É uma das áreas da pele com menos pelos nos bodes e menos lã nos carneiros, em contrapartida possui um número significativo de glândulas sudoríparas, capazes de produzir grande quantidade de suor. Abaixo da pele escrotal há uma fina lâmina de músculo liso, a túnica dartos, que responde às mudanças na temperatura ambiente contraindo ou relaxando, alterando a espessura e a superfície do escroto e movendo os testículos para mais perto ou mais longe do abdome. O músculo cremaster também pode se contrair em resposta ao frio, aproximando os testículos do abdome, embora, por ser um músculo estriado, a contração não pode ser mantida por longos períodos.

CONSIDERAÇÕES FINAIS

Para maximizar o sucesso reprodutivo, é necessário entender como o sistema reprodutor é constituído e como seu funcionamento é regulado. Portanto, é necessário visualizá-lo de forma integrada, entendendo tanto sua estrutura como seu funcionamento, mas também como um condiciona o outro. Por sua vez, é necessário considerar que seu funcionamento depende da interação com outros órgãos, bem como é fortemente influenciado por sinais metabólicos e por fatores externos que modulam a reprodução de carneiros e bodes.

LITERATURA SUGERIDA

Bielli A. Control hormonal de la actividad testicular. In: Ungerfeld R (ed.). Reproducción de los animales domésticos. Edra: Grupo Asís; 2020. p.54-8.

Camela ESC, Nociti RP, Santos VJC, Macente BI, Murawski M, Vicente WRR et al. Changes in testicular size, echotexture, and arterial blood flow associated with the attainment of puberty in Dorper rams raised in a subtropical climate. Reprod Domest Anim 2019;54:131-7.

Guan Y, Liang G, Hawken PAR, Meachem SJ, Malecki IA, Ham S et al. Nutrition affects Sertoli cell function but not Sertoli cell numbers in sexually mature male sheep. Reprod Fertil Dev 2014;28:1152-63.

Hedia MG, El-Belely MS, Ismail ST, Abo El-Maaty AM. Seasonal variation in testicular blood flow dynamics and their relation to systemic and testicular oxidant/antioxidant biomarkers and androgens in rams. Reprod Domest Anim 2020;55:861-9.

Lincoln GA. Neuroendocrine regulation of seasonal gonadotrophin and prolactin rhythms: lessons from the Soay ram model. Reproduction Suppl 2002;59:131-47.

Pérez W. Anatomía de los órganos genitales masculinos. In: Ungerfeld R (ed.). Reproducción de los animales domésticos. Edra: Grupo Asís; 2020. p.47-53.

Preston BT, Stevenson IR, Lincoln GA, Monfort SL, Pilkington JG, Wilson K. Testes size, testosterone production and reproductive behavior in a natural mammalian mating system. J Anim Ecol 2012;81:296-305.

Polguj M, Jędrzejewski KS, Topol M. Angioarchitecture of the bovine spermatic cord. J Morphol 2011;272:497-502.

Rizzoto G, Kastelic JP. A new paradigm regarding testicular thermoregulation in ruminants? Theriogenology 2020;147:166-75.

Rocha EF, Dias RFF, Souza JGD, Santos JRSD, Silva GDA, Roberto JVB et al. Scrotum bipartite in sheep as a parameter indicative of adaptation to semi-arid climates: a thermographic and reproductive study. Theriogenology 2018;121:91-6.

CAPÍTULO 17

Seleção de reprodutores: exame andrológico

Rodrigo Vasconcelos de Oliveira
Alexandre Rossetto Garcia

INTRODUÇÃO

O sucesso na produção de pequenos ruminantes depende de uma seleção eficiente de reprodutores superiores com relação a mérito genético, fenótipo e qualidade seminal. Nesse contexto, a principal ferramenta para seleção de reprodutores potencialmente férteis é o exame clínico-andrológico. Ele deve fazer parte do manejo reprodutivo em um sistema de produção, porque permite identificar bodes e carneiros saudáveis e aptos à reprodução, auxiliando também na manutenção da sanidade e na fertilidade dos rebanhos. Contudo, ainda hoje existem muito mais estudos andrológicos envolvendo carneiros que bodes. Esse fato pode ser justificado não apenas pela maior quantidade de ovinos no mundo, bem como pela maior proporção de ovinos que caprinos em países desenvolvidos e com sistemas de produção mais organizados e tecnificados.

O exame andrológico trata de uma avaliação sistemática para o diagnóstico do potencial reprodutivo de um macho, sendo, portanto, um exame clínico (anamnese, exame físico geral e dos órgãos genitais, avaliação da qualidade espermática), além de avaliações complementares da libido e da habilidade de cobertura.[1] Ao chegar em uma propriedade para realizar o exame andrológico de um ou mais reprodutores, o médico-veterinário deve observar com atenção elementos estruturais da propriedade, os quais podem dar indícios ou informações importantes para o entendimento de possíveis casos clínicos incidentes, sejam eles isolados ou disseminados no rebanho. Devem ser observados instalações e equipamentos usados no manejo sanitário e nutricional dos animais. Uma inspeção *in loco* de baias e/ou piquetes de manutenção dos animais, com atenta observação da condição geral e do dimensionamento de saleiros, cochos e bebedouros, é de muita valia. O dimensionamento dos piquetes e as taxas de lotação adotadas podem dar informações adicionais sobre as possibilidades de interação agonística agressiva pregressa entre reprodutores, principalmente quando animais de idades diferentes são mantidos no mesmo lote.

EXAME ANDROLÓGICO

Identificação

Todo exame clínico-andrológico deve ser devidamente documentado, desde a etapa de avaliação física do animal, passando pelas etapas de avaliação do espermograma e emissão do certificado de exame andrológico. Esse laudo deve conter obrigatoriamente a identificação completa do animal, com nome e número de registro na propriedade e em outros órgãos. Deve ser realizada resenha quanto à raça e à pelagem. Adicionalmente, devem constar peso do animal e data de nascimento, além da data e do local da realização do exame.

Histórico e exame clínico

Todo reprodutor deve estar saudável para poder expressar seu potencial. Com relação ao exame clínico geral, bodes e carneiros devem ser avaliados de forma sistemática para consideração de sinais e sintomas relativos a possíveis enfermidades. Quanto ao comportamento, esses pequenos ruminantes são animais atentos que buscam contato visual. Machos de ambas as espécies, quando condicionados desde jovens na contenção em estação e/ou com auxílio de cabrestos, tendem a ser animais dóceis durante as avaliações clínicas. Destacam-se maior curiosidade e interação com o homem na espécie caprina.

Considerando que reprodutores serão utilizados para cobertura ou inseminação artificial de várias fêmeas, esses devem apresentar vigor físico e adequada produção de gametas, não apenas com qualidade, como também, em quantidade. Para tanto, um futuro reprodutor deve possuir desenvolvimento desejável para sua espécie desde a gestação até a maturidade. O avaliador deve conhecer o peso da raça em função da idade durante o primeiro ano de vida para um macho jovem, assim como o peso desejável de um reprodutor adulto a partir dos 18 meses.

O peso coerente com a idade e uma condição corporal entre 3 e 4, em escala de 1 a 5, exprimem desenvolvimento satisfatório. Magreza ou obesidade devem ser classificadas como questionáveis. Padrões de peso e tamanho para as principais raças podem ser obtidos nas associações brasileiras de criadores de caprinos (ABCC) e ovinos (ARCO). Entretanto, infelizmente, a obesidade ainda é comum em reprodutores mal manejados, criados confinados e com dietas excessivas em concentrados. Eles tendem a apresentar comorbidades relacionadas a reduzida capacidade cardiorrespiratória, alterações de aprumos, claudicações, acidoses ruminais, lipidose hepática, cálculos urinários e outras.[2]

Machos caprinos e ovinos apresentam dimorfismo sexual em relação às fêmeas, principalmente, por causa dos efeitos da testosterona, sendo superiores quanto a peso, altura, comprimento, largura e profundidade. Entre outras características de masculinidade desejáveis, podem-se destacar cabeça e chifres maiores, maior musculosidade no pescoço, no corpo e nos membros, pelos mais grossos e berro mais grave. Reprodutores excepcionais tendem a possuir desenvolvimento corporal e precocidade sexual acima da média na raça. Ressalta-se que machos com defeitos físicos congênitos, como tetos supranumerários ou bipartidos, agnatismo, hérnias, hipoplasia testicular e outros, devem ser considerados insatisfatórios para reprodução.

Caprinos geneticamente mochos não devem ser utilizados para reprodução. Na espécie caprina, o gene do caráter mocho é dominante e tende a segregar com genes recessivos relacionados a alterações congênitas reprodutivas de intersexualidade, como malformações penianas e prepuciais, alterações epididimárias e/ou hipoplasias testiculares.[3] Essa consideração não se aplica em carneiros.

Na aparência geral, a pele do animal deve estar íntegra, sem sinais de inflamação, com pelagem lisa e brilhante, sem áreas com alopecia e sem a presença de ectoparasitas. Em carneiros lanados, a tosquia entre o final do verão e o início do outono é recomendada para elevar a capacidade de serviço.[4] Os linfonodos superficiais devem ser sempre inspecionados e palpados, considerando a ocorrência elevada da linfadenite caseosa. Narinas, olhos e orelhas não devem possuir secreções ou lesões. Atenção à coloração das mucosas, pois a principal causa de anemia em caprinos e ovinos é a hemoncose. Nesse contexto, a mucosa conjuntiva deve apresentar notas 1 a 2 na avaliação pelo método Famacha.[5]

O aparelho locomotor deve se apresentar hígido, com aprumos corretos quanto a implantação, direcionamento, angulação e apoio ao solo dos membros anteriores e, principalmente, dos posteriores. Bodes com artrite encefalite caprina (CAE) podem apresentar inflamações articulares que limitem sua capacidade de serviço. As extremidades dos membros devem apresentar cascos de tamanho desejável e ausência de sinais de inflamação. Os animais devem ter seu caminhar avaliado em vista frontal, lateral e caudal, quanto a harmonia, equilíbrio e agilidade. Qualquer sinal clínico de claudicação deve ser considerado relevante, uma vez que a instabilidade locomotora, principalmente quando acompanhada por dor, é impeditiva para execução do ato da monta.

Deve-se solicitar um histórico sanitário e reprodutivo do macho avaliado, bem como realizar uma anamnese quanto aos aspectos de saúde, libido, capacidade de serviço, progênie, terapias, manejo e nutrição.[2] Em geral, informações valiosas são colhidas não somente com o proprietário do animal, mas também com aqueles que têm contato direto e diário com o animal avaliado, como tratadores e manejadores. A atenção às características climáticas da região também auxilia na elucidação de alterações clínicas e de desempenho reprodutivo dos animais. Quando criados em clima tropical, como ocorre em grande parte do Brasil, animais de raças adaptadas ao calor sabidamente têm produção quantitativa e qualitativa de gametas mais regular ao longo do ano.[6] Deve-se ter cuidado com doenças passíveis de transmissão pela corte e pela cobertura, como leptospirose, micoplasmose, toxoplasmose, artrite encefalite caprina e brucelose.[7]

EXAME DO SISTEMA REPRODUTOR

Escroto, testículos e epidídimos

O escroto, ou bolsa escrotal, deve se apresentar íntegro e sem sinais de aderências aos testículos, ao epidídimo ou aos cordões espermáticos. O escroto é recoberto por pelo em caprinos e ovinos, de modo que cicatrizes, escoriações recentes, sinais de inflamação, alopecia e presença de ectoparasitas e/ou miíases também devem ser considerados no laudo. Elas podem estar relacionadas a eventos capazes de causar alterações testiculares ou epididimárias que comprometam a espermatogênese ou maturação espermática. Em pequenos ruminantes, a bipartição escrotal pode ser observada em raças oriundas de regiões tropicais[8] (Figura 1). Considera-se que essa característica otimiza a termorregulação testicular em regiões quentes promovendo qualidade seminal desejável.[9]

Os testículos são gônadas duplas, de forma ovoide, de localização extra-abdominal nos mamíferos e contidos no interior de uma bolsa cutânea, o escroto. Nos pequenos ruminantes, o escroto é penduloso, e os testículos apresentam seu eixo longitudinal em posição vertical em relação ao corpo. Adverte-se que machos criptorquídicos ou portadores de hipoplasia testicular uni ou bilateral são considerados insatisfatórios para reprodução, independentemente da qualidade seminal. Animais com testículos muito pendulosos, com sua porção distal abaixo da linha do jarrete, não são desejáveis, pois essa con-

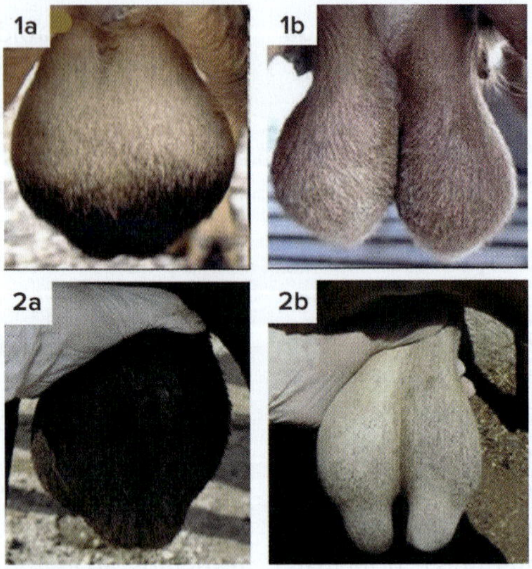

FIGURA 1 Escrotos de caprinos (1) e ovinos (2) sem (a) ou com (b) bipartição.
Fonte: Rocha et al.[8] e Machado Júnior et al.[9]

dição anatômica predispõe à ocorrência de lesões físicas genitais e podem também estar associadas a menor habilidade de termorregulação escrotal, ambas condições que reduzem a longevidade reprodutiva do macho. Os testículos devem se apresentar simétricos, de formato ovoide, lisos, com consistência firme-elástica e sem aderências no escroto.[10] A consistência testicular firme-elástica depende da integridade do tecido testicular e da quantidade de espermatozoides nos túbulos seminíferos. A flacidez testicular pode estar associada a estresse térmico, degeneração testicular, defeitos congênitos, idade avançada, infecções genitais ou sistêmicas e períodos não estacionais. Alterações testiculares podem ser confirmadas e complementarmente acompanhadas por avaliações ultrassonográficas em modo B ou modo Doppler[11] e por avaliações termográficas.[12]

A biometria testicular é representada principalmente pelo perímetro escrotal (PE). O PE, quando associado a aparelhos genitais saudáveis, é a principal medida genital correlacionada a qualidade espermática e potencial fertilidade. Para mensuração do PE, os testículos devem ser levemente tracionados para serem posicionados paralelamente e de modo que toquem o fundo do escroto. A mensuração é realizada com fita maleável, graduada em milímetros, que deve circundar a região de maior perímetro escrotal. A fita deve tocar toda a extensão do perímetro avaliado e ser cuidadosamente tensionada, de modo que a tensão imposta não deforme os testículos, mas também não haja folga. O resultado deve ser dado em centímetros, com pelo menos uma casa decimal (p. ex., PE = 32,7 cm).

Reprodutores com maiores PE tendem a apresentar superioridade quanto a libido, capacidade de serviço, concentração espermática total e qualidade seminal.[13] Machos com maior biometria testicular tendem a gerar filhas que atingem a puberdade mais precocemente e com maior capacidade ovulatória durante cada ciclo estral.[14] De acordo com o Colégio Brasileiro de Reprodução Animal, os carneiros devem apresentar pelo menos 30 cm de PE[1] e bodes, 28 cm.[15] Contudo, deve-se atentar que o valor mínimo aceitável do PE varia conforme as raças, a faixa etária e o período do ano. Visando à seleção precoce, destaca-se que caprinos e ovinos, em torno de 8 meses de idade, apresentam mais de 75% do PE desejável aos 24 meses.[7,16] Adicionalmente, segundo Bulgin et al.,[17] carneiros de grande porte devem apresentar PE superior a 28 cm dos 8 a 14 meses, sendo maior que 36 cm considerado excepcional, e PE superior a 32 cm a partir de 14 meses, sendo maior que 40 cm considerado excepcional. Recomenda-se ao médico-veterinário consultar os valores de PE descritos no padrão racial de interesse.

Considerando que em bodes e carneiros a espermatogênese e maturação espermática têm duração aproximada de 50 e 65 dias, respectivamente, uma amostra seminal é um produto cuja origem tem início dois meses antes da ejaculação. Assim, como alterações testiculares temporárias podem comprometer a qualidade seminal por meses, o manejo e avaliação dos reprodutores demandam atenção especial pelo menos 6 a 8 semanas antes do início da estação de monta.[13]

O epidídimo se localiza caudomedialmente ao longo do eixo longitudinal testicular. Devem ser palpadas as regiões de cabeça, corpo e cauda do epidídimo, na busca de alterações de tamanho ou consistência. Inflamações e tumorações epididimárias são comumente relacionadas a infecções por *Actinobacillus seminis*, *Brucella ovis* e *Histophilus ovis*.[13] Os cordões espermáticos devem se apresentar simétricos quanto ao tamanho e à consistência. Atenção na palpação para identificação de casos de varicocele, hérnias escrotais ou abscessos.[2,4]

Prepúcio e pênis

O prepúcio é uma prega de pele retrátil composta de tecido conjuntivo e musculatura lisa em seu interior, que tem como função recobrir e proteger o pênis e a glande. Glândulas sebáceas são encontradas na dobra interna e na pele que reveste a glande. Nos pequenos ruminantes, prepúcios muito alongados e com formato pendular devem ser evitados, pois predispõem a traumas mecânicos. O prepúcio deve ser avaliado quanto ao formato, bem como ao longo de seu comprimento e na região do óstio prepucial, quanto a sua integridade e presença de inflamação, vesículas ou úlceras. Reprodutores alimentados com dietas desbalanceadas com excesso de concentrados proteicos podem apresentar úlceras prepuciais.

O pênis nos pequenos ruminantes é fibroelástico e possui uma flexura sigmoide quando relaxado. A curvatura caudal da flexura sigmoide peniana é palpável acima do escroto. A glande do pênis possui na extremidade um processo uretral, também chamado apêndice vermiforme. O prepúcio e o pênis podem ser avaliados nos animais contidos em estação, decúbito lateral ou sentados entre as pernas de um ajudante. A contenção sentada facilita a exposição do pênis, que pode ser segurado com auxílio de gaze. Um dos sinais da puberdade em pequenos ruminantes é a liberação do frênulo balanoprepucial do pênis em torno dos 4 meses de idade.[7] Infecções prepuciais ou penianas podem ser confirmadas por lavados prepuciais. Julgam-se como fisicamente satisfatórios bodes e carneiros sem anormalidades que comprometam a cobertura.

Por fim, salienta-se que existe um efeito da variação do fotoperíodo sobre a reprodução de pequenos ruminantes, principalmente em raças oriundas de regiões temperadas mantidas em latitudes elevadas (> 30° N ou < 30° S). Nessas situações, durante o fotoperíodo crescente (inverno e primavera), bodes e carneiros podem apresentar diminuição da libido, redução do tamanho e da consistência testicular, diminuição da motilidade espermática e aumento de defeitos morfológicos espermáticos.[4,18] Esse efeito é menos evidente em animais de raças tropicalizadas criados em baixas latitudes, como reprodutores das raças Santa Inês e Morada Nova, pois eles apresentam capacidade de produção espermática e libido praticamente homogênea ao longo do ano.[19]

Libido

A libido é caracterizada como o desejo do reprodutor em efetuar a cobertura da fêmea e desencadeia um comportamento que é descrito em etapas relacionadas à procura e à identificação de fêmeas em estro, corte, monta, intromissão e ejaculação. Durante a corte, são comuns os comportamentos de cheirar a vulva, realizar o reflexo de *Flehmen*, manotear, esfregar a cabeça na região da garupa da fêmea, cheirar a cabeça e vocalizar expondo a língua. Estando a fêmea parada, aceitando a monta ou contida, os reprodutores podem realizar uma a duas falsas montas e, depois, a cobertura, caracterizada pela monta com intromissão peniana seguida da ejaculação. Essa ação é associada a um movimento chamado de salto ou escato, caracterizado por rápida concentração da musculatura de pernas e garupa e deslocamento dorsal da cabeça e do pescoço. Após a cobertura, bodes e carneiros passam um período refratário de minutos a horas, até se sentirem motivados a cobrir novamente.

Em pequenos ruminantes, embora não haja padronização quanto à avaliação da libido, existem algumas propostas. Estudos propõem a exposição de 3 fêmeas em estro a 1 carneiro em uma baia por 30 minutos, devendo ele realizar pelo menos 3 montas[20] para ser considerado superior quanto à capacidade de serviço. Bodes e carneiros treinados e com libido satisfatória ejaculam na vagina artificial em menos de 1 minuto de exposição à fêmea em estro contida, enquanto animais questionáveis ejaculam com mais de 3 minutos.[21] Uma proposta alternativa preconiza a avaliação de 1 a 5, correspondendo ao período de 0 a 5 minutos que carneiros levariam para ejacular na vagina artificial com fêmea contida em estro.[22] Contudo, vários fatores podem afetar o desempenho de libido, como experiência prévia, separação do lote, temperamento e comportamento do reprodutor, duração da avaliação, comportamento da ovelha e sazonalidade reprodutiva.[2] Adicionalmente, condições ou doenças que afetem as condições físicas, olfativas, visuais ou aditivas do reprodutor também comprometem a capacidade de serviço.

EXAMES ADICIONAIS

Ultrassonografia do sistema reprodutor

Por meio de avaliação ultrassonográfica, não apenas escroto, testículos, epidídimos, plexo pampiniforme e cordão espermático podem ser examinados, mas também as glândulas sexuais acessórias. A ultrassonografia permite, por exemplo, analisar a integridade dos tecidos, a presença de líquido, tumorações e calcificações nos órgãos genitais, bem como suas mensurações.[23] Por isso, é útil no diagnóstico e/ou no prognóstico de afecções, como orquite, epididimite, degeneração testicular, hérnias escrotais, varicocele, hidrocele e outras.

Termografia escrotal

A termografia por infravermelho é uma tecnologia para avaliação térmica de superfícies que permite uma abordagem não destrutiva, não invasiva e sem contato direto com o animal. Dessa forma, a informação térmica do escroto pode ser avaliada a certa distância, sem requerer manuseio prévio

(Figura 2). Como nos mamíferos a temperatura testicular deve ser mantida entre 4 e 6 °C abaixo da temperatura interna corpórea para que a espermatogênese ocorra normalmente, qualquer alteração de temperatura escrotal é capaz de prejudicar a formação e a diferenciação dos espermatozoides.[24] Assim, a termografia pode ser usada pelo médico-veterinário como exame complementar na avaliação clínico-andrológica e pode revelar alterações na temperatura derivadas de disfunções vasculares ou processos inflamatórios locais. Nos pequenos ruminantes, a termografia infravermelha pode auxiliar na individualização de reprodutores mais hábeis quanto à capacidade de termorregulação escrotal, a qual é uma característica de interesse em regiões de clima tropical.[6,12]

Colheita seminal

Os dois principais métodos de colheita seminal em pequenos ruminantes são a vagina artificial e a eletroejaculação. Qualquer que seja o método adotado para a colheita do sêmen, essa informação deve constar no certificado de avaliação andrológica. Embora colheitas seminais possam ser realizadas em torno de 5 meses de idade, amostras nesse período são consideradas de baixa qualidade para quase todos os aspectos. A obtenção de amostras seminais com qualidade desejável em caprinos e ovinos, normalmente, inicia-se em torno de 9 meses de idade com os animais apresentando mais que 65% do peso adulto. Entretanto, reprodutores jovens de raças estacionais mantidos em latitudes elevadas tendem a ser utilizados após 17 meses de idade durante a primeira estação reprodutiva após puberdade.[13] Deve-se ressaltar que todo o material a ser usado para colheita e manipulação e que tiver contato direto com as amostras de sêmen deve estar preaquecido à temperatura de 36 a 37 °C, a fim de evitar indução iatrogênica de choque térmico celular. Todo material deve estar limpo e seco, pois contaminações com macro ou micropartículas alteram as características originais da amostra e reduzem a qualidade do ejaculado, imputando erro ao processo de avaliação.

Vagina artificial

Nesse método, o reprodutor é treinado para montar em uma fêmea contida em brete ou em manequim artificial. O responsável pela colheita deve se posicionar agachado ao lado da fêmea, empunhando a vagina com sua mão dominante.

No momento da monta, o pênis é desviado, apenas pelo prepúcio, para ser inserido

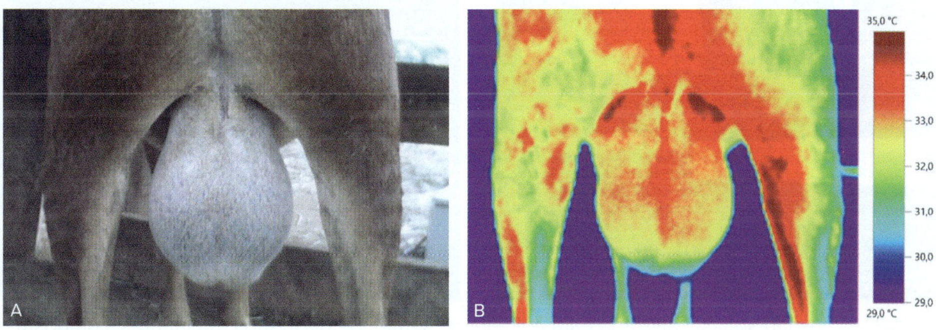

FIGURA 2 A: imagem no espectro visível; B: termografia por infravermelho com enquadramento caudal de reprodutor ovino deslanado, com destaque para a região escrotal.

Fonte: acervo de Alexandre Rossetto Garcia.

na vagina artificial acoplada a um tubo coletor (Figura 3). Ela é composta de um tubo rígido coberto internamente por uma mucosa de borrachas naturais ou sintéticas. O tubo possui externamente uma válvula para introdução de água quente e ar, os quais irão mimetizar a temperatura e pressão da vagina de uma fêmea. Adicionalmente, é aplicado um pouco de lubrificante na entrada da vagina, como glicerina. Ao fazer a intromissão do pênis em uma vagina artificial com temperatura (40-42 °C) e pressão adequadas, bodes e carneiros ejaculam. A ejaculação ocorre durante o movimento de salto, descrito anteriormente.

Nos casos de reprodutores inexperientes ou medrosos, treinamentos podem acelerar o condicionamento para colheita em vagina artificial. Como rotina de treino, os reprodutores podem ser expostos a experiências progressivas no ambiente de colheita. Inicialmente, cobrindo a fêmea em estro solta na presença de uma pessoa, posteriormente, cobrindo fêmea em estro contida em brete, na presença de uma pessoa agachada ao lado dela e, por fim, ao tentar cobrir a fêmea em estro, ser manipulado para colheita seminal por meio da vagina artificial.

O método de colheita seminal pela vagina artificial permite avaliar a libido, possui baixa invasividade e possibilita a obtenção de um ejaculado mais próximo do natural.[25] Na avaliação da libido deve-se considerar o interesse na fêmea, a exposição do pênis ereto e a capacidade de cobertura. Pode-se adicionar ao laudo andrológico o tempo gasto da exposição da fêmea em estro até a colheita.

Embora a colheita por vagina artificial seja o método de eleição em pequenos ruminantes, sendo aceito em todos os países, existem casos de machos agressivos, medrosos ou incapazes fisicamente, para os quais esse método é inviável. Adicionalmente, eventuais limitações de recursos humanos e materiais também podem impossibilitar a prática da colheita por vagina artificial. Assim, nessas situações, a eletroejaculação é a primeira opção.

Eletroejaculação

Na colheita de sêmen por eletroejaculação, é introduzida, via retal, uma sonda cilíndrica previamente lubrificada, com dimensão aproximada de 17 cm de comprimento e 2,5 cm de diâmetro, dotada de eletrodos lineares

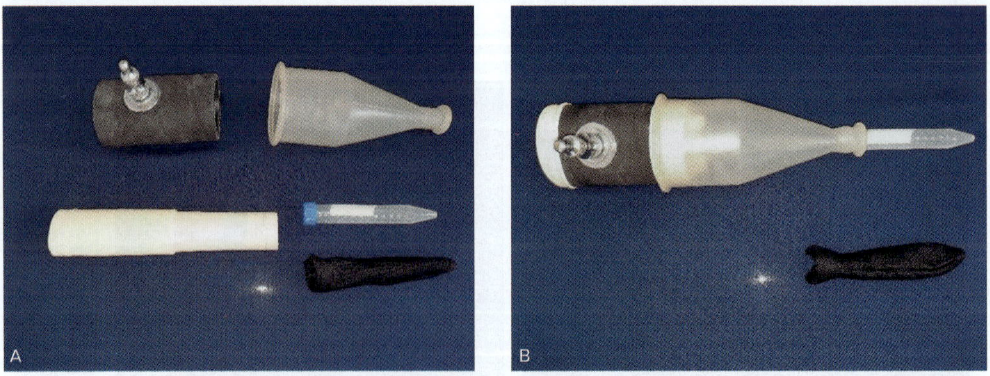

FIGURA 3 A: vagina artificial utilizada para colheita de sêmen de pequenos ruminantes, composta de tubo rígido com válvula metálica, mucosa interna e cone coletor em látex, tubo graduado e protetor térmico; B: vagina artificial montada para uso.
Fonte: acervo de Alexandre Rossetto Garcia.

paralelos, que devem ser mantidos em posição ventral para promoção de estímulos elétricos (Figura 4). Para tanto, após a remoção de fezes do reto, o eletrodo é introduzido e posicionado sobre a região das glândulas sexuais acessórias e são emitidos pulsos elétricos intermitentes sobre a região. Esses pulsos estimulam o nervo pudendo e ramos nervosos do plexo hipogástrico, promovendo a emissão do sêmen e contrações musculares.[26] Ressalta-se que a massagem retal com a sonda lubrificada do eletroejaculador, por 30 segundos, facilita a ejaculação após poucos estímulos.[7,27]

Para a colheita, os animais podem ser contidos em pé com auxílio de brete ou em decúbito lateral. Existem diferentes metodologias para o desenvolvimento da eletroejaculação em bodes e carneiros.[26] Normalmente, são realizados ciclos de estímulos elétricos de intensidade crescente, tendo cada pulso 2 a 4 segundos, com intervalos de 2 a 5 segundos de descanso. A elevação da voltagem pode ser de 1 V a cada estímulo, variando 1 a 5 V. Carneiros e, principalmente, bodes podem vocalizar durante a colheita. Em alguns casos, estímulos muito intensos fazem o animal urinar ou perder a ereção.[27] Após alguns estímulos, a ereção e a protrusão do pênis podem ocorrer. Contudo, é recomendado que o pênis seja estendido e, em seguida, fixado manualmente com o auxílio de uma gaze para redução de contaminações prepuciais, como células descamativas e leucócitos.[28] A ejaculação ocorre por gotejamento, sendo inicialmente liberada uma fração rica em plasma seminal e, posteriormente, uma fração rica em espermatozoides. Comumente, o sêmen é depositado em funis plásticos ou de borracha fixados a tubos de colheita. Os ejaculados obtidos por eletroejaculação tendem a apresentar maior quantidade de plasma seminal e, consequentemente, possuem volumes superiores e concentrações inferiores, quando comparados a ejaculados obtidos por vagina artificial.[29]

Atualmente, a preocupação com o bem-estar animal é um tema de crescente importância em atividades relacionadas à produção animal. Dessa forma, cabe salientar que a eletroejaculação tem sido alvo de críticas, por causa do estresse e da dor causados pelos estímulos elétricos.[26] Dessa forma, sua aplicação tem sido reduzida e, até mesmo, banida em alguns países europeus, como Dinamarca e Holanda.

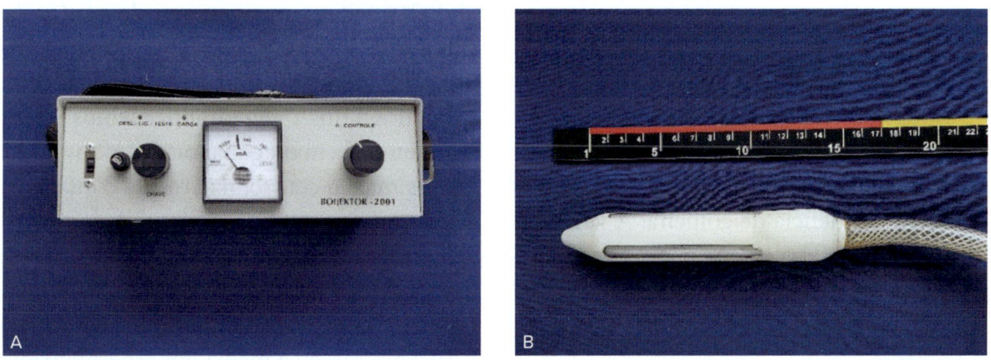

FIGURA 4 A: Eletroejaculador portátil bivolt (110/220 V) para colheita de sêmen de animais, com funcionamento adicional a bateria interna ou externa; B: probe transretal de 15 cm, com eletrodos metálicos paralelos, utilizada para ovinos e caprino.

Fonte: acervo de Alexandre Rossetto Garcia.

AVALIAÇÃO SEMINAL

Após a colheita, o tubo contendo o sêmen deve ser protegido contra luz direta, poeira, agitação e mudanças bruscas de temperatura. Para tanto, o ideal é que o tubo seja mantido coberto por protetor isolante térmico ou pela mão fechada até ser acondicionado em banho-maria a 37 °C. Ressalta-se que a quantidade e a qualidade seminais variam entre indivíduos e entre ejaculados do mesmo indivíduo, sendo influenciadas por vários aspectos como genética, nutrição, estresse, saúde geral e genital, idade e estações do ano.

Cor e odor

O primeiro aspecto a ser avaliado no sêmen é a cor. Em carneiros a coloração varia de branco leitoso a creme pálido e, em bodes, de branco acinzentado a amarelo claro.[1,25,30] Coloração rósea pode estar relacionada à presença de hemácias devido a lesões no pênis ou prepúcio. Infecções no sistema reprodutor podem alterar a coloração seminal para cinza a castanho. Amostras seminais oriundas de eletroejaculação podem conter contaminação por urina, que normalmente promove coloração amarelada associada a odor forte e aspecto mais aquoso.

Volume

Bodes e carneiros ejaculam em pequenos volumes, os quais variam por diversos fatores, como idade, reprodutor, ejaculados, época do ano e frequência de colheita. A variação comumente observada em ambas as espécies é de 0,5 a 2,0 mL.[1,4,25,30]

Aspecto

Por causa da elevada concentração da população espermática nos ejaculados de caprinos e ovinos, o sêmen tende a se apresentar de leitoso a cremoso, sendo o último desejável. Pelo aspecto do sêmen, pode-se estimar subjetivamente a concentração espermática.[30] Assim, ejaculados com aspecto cremoso normalmente possuem concentrações superando os 2×10^9 espermatozoides por mililitros (sptz/mL).

Concentração espermática

A concentração espermática é expressa por número de espermatozoides por mL (sptz/mL). Amostras seminais em ambas as espécies apresentam concentrações na ordem de bilhões ($\times 10^9$) de sptz/mL. As amostras seminais podem variar de 1 a 6×10^9 sptz/mL.[1,4,25,30] A concentração espermática varia em função da idade, do reprodutor, dos ejaculados, da época do ano e da frequência de colheita. As avaliações de concentração espermática são realizadas em microscopia óptica de campo claro ou de contraste de fase, com objetivas de 40, 100 ou 400×.[1]

Para quantificá-la, as alíquotas do ejaculado são diluídas e analisadas comumente em câmaras de Neubauer para contagem celular. Em resumo, 10 μL de sêmen são diluídos em 4 mL de solução de formol 0,1% em salina. Em seguida, utilizando essa amostra diluída (1:400) é feita a contagem nos dois lados da câmara de Neubauer. Durante a contagem, no quadrado grande central, são apenas considerados 5 dos 25 quadrados médios. Esses 5 podem ser em diagonal ou oriundos dos 4 cantos mais o centro, na área de contagem. A contagem é realizada nos dois lados da câmara de Neubauer, e a diferença entre eles deve ser inferior a 10%. A soma dos espermatozoides contados é multiplicada por 10×10^6 sptz/mL ou a média dos espermatozoides contados entre os dois lados é multiplicada por 20×10^6 sptz/mL.[1] O resultado corresponde à concentração espermática do ejaculado, que deve ser apresentada em número de células por mililitro de sêmen.

AVALIAÇÕES ESPERMÁTICAS RELACIONADAS À MOTILIDADE

Turbilhonamento ou movimento de massa

Bodes e carneiros apresentam altas concentrações espermáticas. Essa característica, acompanhada de elevada porcentagem de espermatozoides móveis dotados de movimentos progressivos, promove intensa e desejável motilidade massal das células. O movimento de massa, ou turbilhonamento, é avaliado de 0 a 5 na borda de uma gota de sêmen puro (5-10 μL) sobre uma lâmina de microscópio aquecida a 37 °C, sob aumento total de 40 a 100×.

Na escala de classificação:

- Nota 0: corresponde à ausência de movimento.
- Nota 1: movimento débil de espermatozoides sem ondas.
- Nota 2: movimento lento de espermatozoides sem ondas.
- Nota 3: movimento massal lento com ondas fracas.
- Nota 4: movimento massal rápido com ondas fortes.
- Nota 5: movimento massal intenso com ondas fortes que formam turbilhões ou redemoinhos.[25]

A nota 5 é a ideal, a 4 é boa e a 3 aceitável. Animais com notas inferiores a 3 em geral possuem menos que 40% de espermatozoides móveis.[30]

Motilidade espermática

A motilidade espermática corresponde à porcentagem de espermatozoides que apresenta movimento (%), sendo reportada como a motilidade espermática total da amostra. Ela é avaliada visualmente em uma gota de sêmen diluído com solução fisiológica (NaCl 0,9%), fosfato salina tamponada (PBS) ou citrato de sódio 2,9% (pH 7,4).[1,31] O ideal é que a diluição promova visualização individualizada dos espermatozoides em microscopia de campo claro ou de contraste de fase, sob aumento de 200 a 400×. Para tanto, diluições que permitam alíquotas de sêmen com 50 a 200 × 10^6 sptz/mL promovem essa condição. Assim, diluições na ordem de 1:10 a 1:50 são, comumente, utilizadas. Um método prático é depositar uma gota de sêmen em uma extremidade da lâmina e uma gota do diluidor ao centro. Com o auxílio do vértice da lamínula, transferir uma pequena quantidade sêmen na gota do diluidor, misturar e cobrir com a lamínula. O resultado satisfatório é que carneiros e bodes apresentem pelo menos 80% de espermatozoides móveis.[1] Adicionalmente, pode-se estimar a porcentagem de espermatozoides com movimento progressivo (%), a qual é reportada como motilidade progressiva da amostra e deve ser de no mínimo 30%.[28] Com o advento dos equipamentos de avaliação automatizada de sêmen, a avaliação visual passou a ser referida como "avaliação subjetiva" da motilidade espermática, o que, contudo, não minimiza a assertividade da técnica visual, quando executada por médicos-veterinários bem treinados. A avaliação da motilidade espermática deve ser realizada em pelo menos cinco campos aleatórios, evitando-se campos muito próximos à borda da amostra.

Vigor

É uma nota referente à qualidade média da motilidade dos espermatozoides, categorizada de 0 a 5 pontos, desenvolvida em paralelo à avaliação da porcentagem de espermatozoides móveis.

- Nota 0: espermatozoides com ausência de movimento.
- Nota 1: espermatozoides trêmulos e oscilatórios.
- Nota 2: espermatozoides trêmulos, com movimentos lentos.
- Nota 3: espermatozoides com movimentos circulares.
- Nota 4: espermatozoides com movimento em maioria retilíneo, progressivo e rápido.
- Nota 5: espermatozoides com movimento retilíneo, progressivo e flechante.[1,25]

O resultado satisfatório é que as amostras seminais de bodes e carneiros possuam vigor igual ou superior a 3.

Morfologia espermática

A morfologia espermática é um dos atributos do ejaculado que mais interferem na fertilidade do reprodutor.[32] Caprinos e ovinos são espécies homomórficas quanto à morfologia espermática, sendo satisfatória a ocorrência de alta porcentagem de espermatozoides normais de mesma forma no ejaculado.[33] Para avaliação dos defeitos espermáticos, são realizadas avaliações em esfregaços dos ejaculados ou em amostras fixadas em solução formalina tamponada. Para avaliações de esfregaços, usa-se microscopia óptica de campo claro, enquanto as avaliações em gota úmida são realizadas em microscopia de contraste de fase ou de contraste de interferência diferencial (DIC). Independentemente da técnica adotada, a avaliação das células deve ser feita sob aumento de 1.000× em objetiva de imersão, e devem ser examinadas 200 células por lâmina, em duas lâminas por ejaculado.

Como a concentração espermática em bodes e carneiros é superior a 1×10^9 sptz/mL, é recomendável diluição mínima de 1:10, em solução fisiológica (NaCl 0,9%) ou citrato de sódio 2,9%, nas amostras de sêmen fresco previamente à realização de esfregaços sem corantes. Tanto a preparação do esfregaço como a colheita da alíquota para uso na técnica de gota úmida devem ser realizadas tão logo se deem as avaliações das características de motilidade, em menor tempo possível, a fim de evitar autólise na amostra.

Entre os métodos de coloração mais utilizados, pode-se citar eosina-nigrosina,[1] azul de bromofenol[34] e técnicas derivadas da coloração de Romanowsky, nas quais os corantes ácidos têm afinidade seletiva pelos componentes básicos celulares, e os componentes ácidos atraem os corantes básicos, como a coloração de Giemsa. No método de coloração por eosina-nigrosina, uma pequena gota de sêmen (1 µL) é depositada e misturada a uma gota da solução corante (10 µL), na extremidade da lâmina de microscopia e estendida com o auxílio de uma lamínula ou extensora para produzir o esfregaço. A coloração de eosina-nigrosina é considerada uma coloração supravital, porque também permite a avaliação da integridade de membrana plasmática dos espermatozoides no momento da coloração. Espermatozoides não corados são possuem membrana plasmática íntegra (vivos), enquanto aqueles, total ou parcialmente corados em róseo, são portadores de membrana plasmática lesada (mortos).

As anormalidades de morfologia espermática podem ser classificadas como defeitos maiores ou menores, como anomalias primárias ou secundárias, ou por localização – na cabeça, peça intermediária ou peça principal.[1]

O reconhecimento de defeitos morfológicos em espermatozoides de ruminantes deve ser de completo domínio do andrologista veterinário e pode ser consultado em atlas e publicações específicas[35] (Figura 5). Em caprinos e ovinos são desejáveis pelo menos 80% de espermatozoides normais.[1] Carneiros insatisfatórios possuem menos de 50% de células normais.[27]

A presença de células imaturas da linhagem germinativa e de gotas citoplasmáticas proximais é comum em machos recém-púberes ou com degeneração testicular. Cabeças isoladas em excesso podem estar associadas à degeneração testicular, ao estresse térmico e à epididimite. Defeitos de cabeça e de acrossoma são comumente associados à hipoplasia testicular e à degeneração testicular. Caudas fortemente dobradas ou enroladas também estão associadas a casos de degeneração. Deve-se ter atenção a alterações de cabeça, principalmente, àquelas relativas ao acrossoma, pois alterações acrossomais são associadas com redução da fertilidade.[4]

AVALIAÇÃO ESPERMÁTICA AUXILIADA POR COMPUTADOR

Como já exposto, a avaliação da motilidade de populações espermáticas pelo olho humano é uma avaliação subjetiva. Essa subjetividade promove certa diferença entre

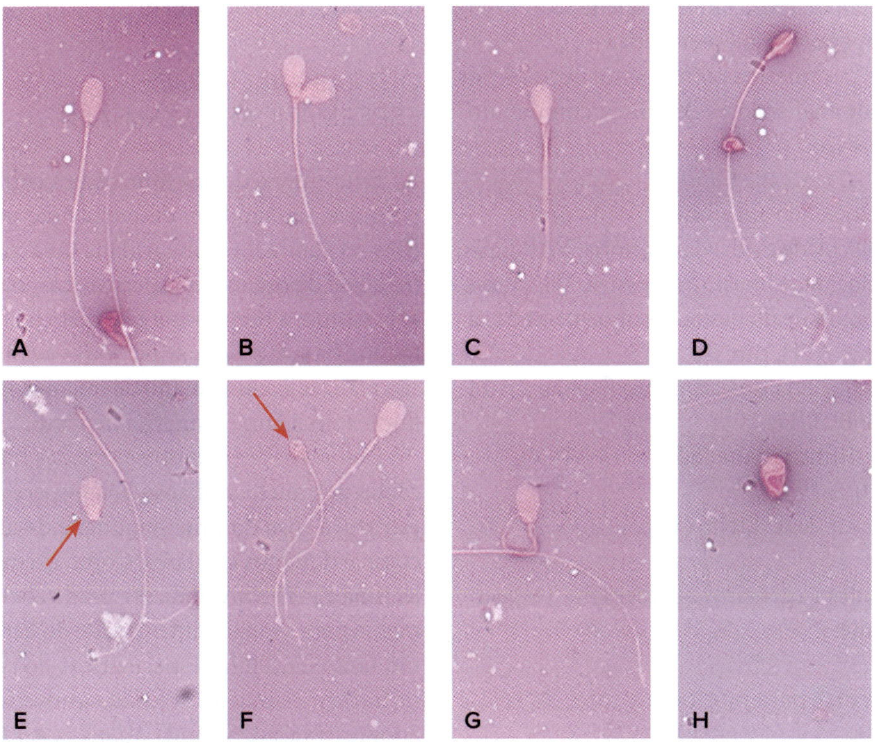

FIGURA 5 Espermatozoides ovinos corados com eosina-anilina azul e visualizados em microscopia óptica sob aumento de 1.000x. A: espermatozoides com morfologia normal; B: com cabeça dupla; C: com cauda dupla; D: com microcefalia; E: com cabeça isolada; F: espermátide; G: com cauda enrolada; H: com cauda enrolada na cabeça.

As setas indicam as células com defeito morfológico.

Fonte: Panyaboriban et al.[36]

avaliadores e não é eficiente para perceber alterações muito sutis entre amostras ou dentro de uma mesma amostra. Para superar essas limitações. têm sido utilizados sistemas de análises espermáticas auxiliadas por computador (*Computer Assisted Sperm Analysis* – CASA). Nesses sistemas, câmeras digitais acopladas a microscópios e ligadas a sistemas computacionais obtêm imagens sucessivas dos espermatozoides, fornecendo informação precisa do movimento individual de cada espermatozoide, bem como resumos estatísticos das subpopulações espermáticas de rápidos, médios e lentos.[37] Esses sistemas também realizam mensurações de concentração, morfologia e viabilidade espermática e, por meio de algoritmos específicos, informam sobre populações com movimento condizente à hiperativação espermática.

Os parâmetros comumente obtidos por meio de analisadores de sêmen computadorizados são:

- Velocidade curvilinear: VCL, μm/s).
- Velocidade média da trajetória: VAP, μm/s.
- Velocidade linear progressiva: VSL, μm/s.
- Amplitude do deslocamento lateral da cabeça: ALH, μm.
- Frequência de batimento flagelar cruzado: BCF, Hz.
- Retilinearidade: STR = (VAP/VCL) × 100, %.
- Linearidade: LIN = (VSL/VCL) × 100, %.[33]

Bodes e carneiros apresentam, respectivamente:

- Médias para motilidade total de 76% e 74%.
- VCL de 162 e 294 μm/s.
- VAP de 115 e 229 μm/s.
- ALH de 2,9 e 3,3 μm.
- BCF de 31 e 36 Hz.
- STR de 85% e 83%.[37]

Ressalta-se que Yániz et al.[33] observaram que entre os parâmetros do sistema CASA, a porcentagem de motilidade progressiva foi o principal indicador de fertilidade a campo de carneiros.

Por serem equipamentos ainda de alto custo, os sistemas CASA são atualmente mais empregados nas rotinas de grandes centrais de processamento de sêmen animal e nas instituições de ensino e pesquisa. Espera-se que o desenvolvimento científico-tecnológico possa torná-los mais acessíveis em um futuro próximo. Contudo, destaca-se que os esforços não devem ser apenas direcionados no desenvolvimento de sistemas CASA superiores, mas também devem ser relacionados à manutenção da qualidade de treinamento dos avaliadores de sêmen.

OUTRAS AVALIAÇÕES ESPERMÁTICAS E SEMINAIS

Em centrais de inseminação e centros de pesquisa, são também desenvolvidas avaliações relacionadas à integridade ou à funcionalidade de organelas espermáticas, como o acrossoma, a membrana plasmática, as mitocôndrias ou a cromatina. Essas avaliações são realizadas com auxílio de microscopia de fluorescência ou citometria de fluxo.

Colorações com base em sondas fluorescentes permitem avaliação mais específica da estrutura e/ou da funcionalidade de alguns compartimentos celulares. Como exemplo, a lecitina FITC-PSA pode ser usada eficientemente para avaliar a integridade do acrossomo tanto de células espermáticas no sêmen *in natura* como de células submetidas à criopreservação. A sonda *Mito Tracker Green* FM (MITO) é um corante que tem especificidade pela membrana mitocondrial ativa e, portanto, indica a potencialidade elétrica das mitocôndrias, requisito fundamental para a movimentação espermática. A fragmentação da cromatina pode ser detectada pelo uso da acridina laranja, um corante metacromático que interage com o DNA e com o RNA por intercalação ou atrações eletrostáticas.[38] As colorações fluorescentes podem ser usadas como marcadores celulares que permitem avaliar as células tanto sob microscopia de epifluorescência como em citometria de fluxo. Porém, embora grandes avanços tenham sido realizados no uso dessas técnicas em pequenos ruminantes, por causa do custo e da falta de um padrão internacional, elas ainda estão restritas a centrais de inseminação e a centros de pesquisa.

Mais recentemente, novas abordagens envolvendo técnicas de biologia molecular têm sido desenvolvidas para ampliar a eficiência da seleção de reprodutores férteis e adaptados. Análises proteômicas têm revelado relação direta entre o perfil de proteínas do plasma seminal e variações nos parâmetros seminais de reprodutores ovinos, principalmente quando submetidos ao estresse pelo calor.[39] Espécies que utilizam massivamente a inseminação artificial, como bovinos, já identificaram potenciais marcadores moleculares de fertilidade. Esses marcadores são representados principalmente por proteínas espermáticas e do plasma seminal, contudo, em pequenos ruminantes, estudos identificaram principalmente marcadores proteicos para funcionalidades espermáticas expressas *in vitro*.[40]

CONSIDERAÇÕES FINAIS

Ao final de uma avaliação clínico-andrológica, um bode ou um carneiro pode ser considerado satisfatório, questionável ou insatisfatório para a reprodução. Porém, a confirmação da fertilidade de um macho depende da produção de descendentes após a cobertura ou a inseminação de fêmeas férteis. Resultados de pesquisa indicam que os principais critérios para machos ovinos serem considerados insatisfatórios durante exames andrológicos foram a baixa qualidade seminal (82%) e as anormalidades testiculares (12%).[41] Adicionalmente, ressalta-se que um macho considerado questionável pode apresentar prognóstico favorável, merecendo ser reavaliado, a depender da causa clínica de sua condição reprodutiva. Também, um animal considerado insatisfatório não necessariamente será subfértil ou infértil, a depender das causas dessa condição. Assim, o resultado de um laudo andrológico exprime uma conclusão relativa àquela avaliação realizada em momento específico da vida do animal, conforme constante na identificação do ato clínico, não havendo prazo de validade. Técnicos e instituições por vezes estipulam validades, por exemplo, de 30 ou 60 dias, a laudos andrológicos por vezes requeridos, mas essa especulação não possui fundamentação científica.[1]

Embora a confirmação da fertilidade dependa da produção comprovada de progênie, o exame andrológico ainda é a principal ferramenta na seleção de bodes e carneiros potencialmente férteis. Sua assertividade depende do conhecimento e da experiência do avaliador, o que justifica o aprofundamento teórico e prático dos médicos-veterinários em cursos e ações de capacitação continuada em andrologia animal, visando a prestação de serviço de excelência nessa área para um mercado cada vez mais exigente e competitivo.

REFERÊNCIAS

1. CBRA – Colégio Brasileiro de Reprodução Animal. Manual para exame andrológico e avaliação de sêmen animal. 3.ed. Belo Horizonte; CBRA; 2013. 104p.
2. Gouletsou PG, Fthenakis GC. Clinical evaluation of reproductive ability of rams. Small Ruminant Res 2010;92(1):45-51.
3. Vaiman D, Pailhoux E, Schibler L, Oustry A, Chaffaux S, Cotinot C et al. Genetic mapping of the polled/in-

tersex locus (PIS) in goats. Theriogenology 1997; 47(1):103-9.
4. Ott RS, Memon MA. Breeding soundness examinations of rams and bucks, a review. Theriogenology 1980; 13(2):155-64.
5. Maia D, Rosalinski-Moraes F, Van Wyk JA, Weber S, Sotomaior CS. Assessment of a hands-on method for FAMACHA system training. Vet Parasitol 2014;200 (1-2):165-71.
6. Moura ABB, Brandão FZ, Esteves SN, Souza GN, Fonseca JF, Pantoja MHA et al. Differences in the thermal sensitivity and seminal quality of distinct ovine genotypes raised in tropical conditions. Theriogenology 2018;123:123-31.
7. Memon MA, Mickelsen WD, Goyal HO. Examination of the reproductive tract and evaluation of potential breeding soundness in bucks. In: Youngquist RS, Threlfall WR (eds.). Current therapy in large animal theriogenology. 2.ed. St. Louis: Saunders Elsevier; 2007. p.515-8.
8. Rocha EF, Dias RFF, Souza JG, Santos JRS, Silva GA, Roberto JVB et al. Scrotum bipartite in sheep as a parameter indicative of adaptation to semi-arid climates: A thermographic and reproductive study. Theriogenology 2018;121:91-6.
9. Machado Júnior AAN, Miglino MA, Menezes DJA, Assis Neto AC, Leiser R, Silva RAB et al. Influence of the bipartite scrotum on the testicular and scrotal temperatures in goats. Pesquisa Veterinária Brasileira 2009;29(10):797-802.
10. Blanchard TL, Varner DD, Bretzlaff KN, Elmore RG. The causes and pathologic changes of testicular degeneration in large animals. Vet Med 1991;86(5):531-6.
11. Hedia MG, El-Belely MS, Ismail ST, Abo El-Maaty AM. Monthly changes in testicular blood flow dynamics and their association with testicular volume, plasma steroid hormones profile and semen characteristics in rams. Theriogenology 2019;123(1):68-73.
12. Kahwage PR, Esteves SN, Jacinto MAC, Junior WB, Pezzopane JRM, de Andrade Pantoja MH et al. High systemic and testicular thermolytic efficiency during heat tolerance test reflects better semen quality in rams of tropical breeds. Int J Biometeorol 2017;61(10):1819-29.
13. Ridler AL, Smith SL, West DM. Ram and buck management. Animal Reprod Sci 2012;130(3-4):180-3.
14. Söderquist L, Hultén F. Normal values for the scrotal circumference in rams of Gotlandic breed. Reprod Domestic Animals 2006;41(1):61-2.
15. CBRA – Colégio Brasileiro de Reprodução Animal. Manual para exame andrológico e avaliação de sêmen animal. 2.ed. Belo Horizonte: CBRA; 1998. 54p.
16. Bongso TA, Jainudeen MR, Siti Zahrah A. Relationship of scrotal circumference to age, body weight and onset of spermatogenesis in goats. Theriogenology 1982; 18(2):513-24.
17. Bulgin MS, et al. Ram breeding soundness and SFT form. In: Soc. Therio. Ann. Mtg., San Antonio; 1992. p.210-5.
18. Gündoğan M. Seasonal variation in serum testosterone, T3 and andrological parameters of two Turkish sheep breeds. Small Ruminant Res 2007;67(2):312-6.
19. Kahwage PR, Esteves SN, Jacinto MAC, Barioni Junior W, Machado R, Romanello N et al. Assessment of body and scrotal thermoregulation and semen quality of hair sheep rams throughout the year in a tropical environment. Small Ruminant Res 2018;160:72-80.
20. Stellflug JN, Berardinelli JG. Ram mating behavior after long-term selection for reproductive rate in Rambouillet ewes. J Anim Sci 2002;80(10):2588-93.
21. Azevêdo DMMR, Martins Filho R, Alves AA, Araujo AA, Lôbo RNB. Comportamento sexual de ovinos e caprinos machos: uma revisão. PUBVET 2008;2(6).
22. Souza JAT, Campelo JEG, Macedo NA, Leal TM, Sousa Júnior A, Medeiros RM et al. Biometria testicular, características seminais, libido e concentração de testosterona em ovinos da raça Santa Inês, criados a campo, na microrregião de Campo Maior, Piauí. Ciência Veterinária nos Trópicos 2007;10(1):21-8.
23. Gouletsou PG, Amiridis GS, Cripps PJ, Lainas T, Deligiannis K, Saratsis P et al. Ultrasonographic appearance of clinically healthy testicles and epididymides of rams. Theriogenology 2003;59:1959-72.
24. Garcia AR. Degeneração testicular: um problema superado ou ainda um dilema? Rev Bras Reprod Animal 2017;41:33-9.
25. Chemineau P, Cagnié Y, Guérin Y, Orgeur P, Vallet JC. Training manual on artificial insemination in sheep and goats. Rome: FAO; 1991. 222p.
26. Abril-Sánchez S, Freitas-de-Melo A, Giriboni J, Santiago-Moreno J, Ungerfeld R. Sperm collection by electroejaculation in small ruminants: a review on welfare problems and alternative techniques. Anim Reprod Sci 2019;205:1-9.
27. Kimberling CV, Parsons GA. Breeding soundness evaluation and surgical sterilization of the ram. In: Youngquist RS (ed.). Current therapy in large animal theriogenology. 2.ed. St. Louis: Elsevier; 2007. p.620-8.
28. Van Metre DC, Rao S, Kimberling CV, Morley PS. Factors associated with failure in breeding soundness examination of Western USA rams. Preventive Vet Med 2012;105(1):118-26.
29. Jiménez-Rabadán P, Soler AJ, Ramón M, García-Álvarez O, Maroto-Morales A, Iniesta-Cuerda M et al. Influence of semen collection method on sperm cryoresistance in small ruminants. Animal Reproduction Sci 2016;167:103-8.
30. Evans, G, Maxwell, WMC. Inseminación artificial de ovejas y cabras. Zaragoza: ACRIBIA; 1990. 192p.
31. McGowan M. Evaluation of the fertility of breeding males. In: Noakes DE, Parkinson TJ et al. (eds.). Veterinary reproduction and obstetrics. 10.ed. St. Louis: Saunders; 2019. p.619-34.

32. Arruda RP, Celeghini ECC, Garcia AR, Santos GC, Leite TG, Oliveira LZ et al. Morfologia espermática de touros: interpretação e impacto na fertilidade. Rev Bras Reprod Animal 2015;39:47-60.
33. Yániz JL, Palacín I, Vicente-Fiel S, Sánchez-Nadal JA, Santolaria P. Sperm population structure in high and low field fertility rams. Animal Reprod Sci 2015;156:128-34.
34. Medeiros AA, Araujo AA, Moura AAA, Cavalcante JMM, Figueiredo EL, Rodrigues LFS. Utilização do azul de bromofenol conservado a 4 °C e 29 °C, como método de coloração vital para avaliação do espermatozoide ovino. Rev Ciências Agrárias 2006;46(1):287-97.
35. Martins CF, Dode MAN, Silva AEDF. Atlas de morfologia espermática bovina. Brasília: Embrapa; 2016. 100p.
36. Panyaboriban S, Suwimonteerabutr J, Swangchan-Uthai T, Tharasanit T, Phutikanil N, Techakumpu M. Effect of heat stress on reproductive performance of an imported dorper ram: a case study in Thailand. Thai J Vet Med 2016;46(4):671-7.
37. van der Horst G. Computer Aided Sperm Analysis (CASA) in domestic animals: current status, three D tracking and flagellar analysis. Animal Reprod Sci 2020:106350.
38. Garcia AR. O uso de sondas fluorescentes na avaliação morfofuncional de espermatozoides bovinos. Rev Ciências Agrárias 2005;43:1-5.
39. Rocha DR, Martins JA, van Tilburg MF, Oliveira RV, Moreno FB, Monteiro-Moreira AC et al. Effect of increased testicular temperature on seminal plasma proteome of the ram. Theriogenology 2015;84(8):1291-305.
40. Druart X, Rickard JP, Tsikis G, de Graaf SP. Seminal plasma proteins as markers of sperm fertility. Theriogenology 2019;137:30-5.
41. Arrebola-Molina FA, Sánchez-Gómez A, Querino-Santiago FJ, Pérez-Marín C, Borjas-Muñoz, Abecia JA. Semen characteristics of a ram population in southern Spain: An on-farm program of elimination of low-fertility males diagnosed by electroejaculation. Small Ruminant Res 2020;183:1-6.

CAPÍTULO **18**

Manejo reprodutivo: métodos de acasalamento natural e divisão de lotes

Bianca Damiani Marques Silva
Jéssica Drechmer

INTRODUÇÃO

Os rebanhos de ovinos e caprinos têm um enorme potencial para rentabilidade financeira, apesar de serem uma atividade secundária, sem muita tecnificação no Brasil. O consumo *per capita* anual de carne de ovinos é considerado baixo, cerca de 400 g/habitante/ano, e apesar disso a produção brasileira não chega a suprir a metade da demanda interna. Existe um déficit de produção de pequenos ruminantes para o abastecimento interno, o que exige continuamente a importação deste produto.

Cerca de 90% do rebanho caprino e 60% do rebanho ovino se encontra na região Nordeste, onde se concentra principalmente a criação de raças localmente adaptadas e seus cruzamentos, que têm melhor adaptabilidade às condições ambientais e diversidades que são encontradas nessas regiões.

Boa parte das propriedades utilizam o sistema de produção extensivo, com os reprodutores junto das fêmeas o ano todo. Esse é o sistema de criação mais simples e que exige menor tecnificação, sem muito controle do rebanho e baixa produtividade. Portanto, além das melhorias nos sistemas de manejo, comercialização e abate, é essencial a melhora nos índices reprodutivos e melhoramento genético dos rebanhos, buscando o aumento da produção, não deixando de lado a qualidade da carcaça.

O manejo reprodutivo é um conjunto de práticas reprodutivas que tem como objetivo aumentar a eficiência reprodutiva do rebanho, o que é de interesse do produtor, pois a reprodução está diretamente relacionada à produtividade do rebanho. Quanto melhor a eficiência reprodutiva, maior a lucratividade do criador.

A eficiência reprodutiva está relacionada ao desempenho do rebanho e pode ser expressa pelo número de filhotes desmamados por fêmea/ano. Essa relação é altamente dependente da fertilidade do rebanho (ovelhas e cabras gestantes/cobertas), da prolificidade das fêmeas (número de filhotes nascidos/número de fêmeas) e da sobrevivência dos filhotes. Obtendo-se maior quantidade de filhotes nascidos e desmamados por fêmea, durante a sua vida reprodutiva, aumentará a possibilidade de reposição de matrizes/reprodutores de qualidade genética superior no rebanho e maior quantidade de animais destinados a venda.[1]

A eficiência reprodutiva apresenta importante impacto econômico sobre a formação de renda da propriedade, isto é, a produtividade do rebanho acarretará eficiência econômica, mas para isso é necessário comprometimento por parte do produtor em trabalhar com animais geneticamente superiores, em associação ao controle sanitário, à alimentação adequada e à implantação do manejo reprodutivo.

A escolha das práticas reprodutivas utilizadas nos rebanhos depende dos sistemas de criação praticados, dos objetivos de cada propriedade e do nível de tecnificação utilizado nas propriedades. Para que haja um uso eficiente das práticas de manejo reprodutivo, algumas medidas devem ser seguidas na aquisição/seleção dos animais como matrizes e reprodutores, na identificação e no controle zootécnico dos animais, no alojamento e no manejo sanitário e nutricional, pois a reprodução é altamente sensível a fatores externos como nutrição, condição corporal, saúde dos animais, tamanho e distribuição do rebanho, alojamento, clima, nível de escolaridade e experiência dos tratadores.[2]

SELEÇÃO/AQUISIÇÃO DOS ANIMAIS

A seleção dos animais do próprio rebanho ou a aquisição de novos animais devem passar por uma rigorosa avaliação antes de iniciar a estação de monta. Entre as avaliações realizadas em matrizes e reprodutores, analisamos a conformação racial, o aspecto feminino/masculino, a condição sanitária, a ausência de defeitos físicos ou defeitos de aprumos, a observação dos cascos, a condição nutricional e a idade. O auge da vida reprodutiva dos ovinos e caprinos ocorre entre 2 e 6 anos de idade, e esta pode ser avaliada por meio da dentição. Ao avaliar a idade pela dentição, avalia-se também a formação dos dentes, que não devem ter falhas nem deformidades anatômicas (agnatismo ou prognatismo), pois a dentição é fundamental para a alimentação adequada dos animais.

Os animais serão utilizados para reprodução na propriedade, dessa forma é fundamental a avaliação dos órgãos reprodutivos. Na fêmea, deve-se avaliar o úbere e a genitália externa e sempre que possível utilizar a ferramenta da ultrassonografia para avaliar os órgãos internos, com visualização de útero e ovários. Identificar se o animal está prenhe ou vazio, se possui alguma patologia uterina ou ovariana, fazer a observação de folículos e corpo lúteo nos ovários, para evitar qualquer problema reprodutivo. As fêmeas do rebanho devem apresentar habilidade materna com forte instinto protetor das suas crias, histórico de gestação, histórico de partos normais e boa produção de leite.

No macho deve-se realizar o exame andrológico completo. Deve-se sempre considerar a avaliação de libido dos machos, expondo-os às fêmeas no cio para observação da aproximação, do interesse pela fêmea e a monta propriamente dita.

Se os animais forem jovens, é recomendado colocá-los para reprodução quando atingirem 70% do peso de um animal adulto, apesar de a puberdade dos ovinos, tanto machos como fêmeas, ocorrer em torno dos 6 a 8 meses de idade e nos caprinos ocorrer a partir dos 4 meses. A observação do peso dos animais é mais importante que a idade no momento de iniciar a vida reprodutiva, pois a utilização de fêmeas muito jovens, de baixo peso, pode prejudicar seu crescimento, o desenvolvimento da cria e aumentar o risco de problemas de parto. Assim como os machos mais jovens são ainda imaturos e ainda não têm experiência para serem colocados junto a um rebanho de fêmeas, eles devem atingir a maturidade sexual e ser colocados em lotes com um menor número de fêmeas.

Os animais jovens devem ser selecionados com base nas performances de seus pais; nas fêmeas, deve-se observar as mães em performance reprodutiva, performance materna, como idade da primeira cria, taxa de prolificidade, frequência de parição, produção de leite e tempo de vida produtiva. Assim como os machos podem ser escolhidos pela performance de seus pais quanto ao peso dos borregos ao nascer, peso ao desmame e ao abate.

Nos caprinos, o caráter mocho é uma característica genética que está associada a perda de fertilidade no animal. O gene que determina o caráter mocho, denominado PIS (*polled intersex syndrome*), é capaz de determinar dois efeitos, ausência de chifres e fertilidade. No momento da seleção dos animais, é importante escolher somente animais com chifres, já que o gene é recessivo para o caráter com chifres, dessa forma, todo cruzamento de animais com chifre gerará somente animais com chifres, evitando animais inférteis no rebanho.[3]

IDENTIFICAÇÃO DOS ANIMAIS E CONTROLE ZOOTÉCNICO

A identificação dos animais é feita individualmente, por meio de brincos e/ou tatuagens, e cada um deve ter um registro de produção individual para uso de um sistema de controle com coleta de informações e indicadores de produtividade. Esse controle zootécnico é fundamental, pois com ele será possível identificar os animais superiores, com eficiência na performance reprodutiva e materna, e eliminar os animais improdutivos. Dessa forma, serão selecionados somente os animais produtivos para serem mantidos no rebanho.

ESCORE DE CONDIÇÃO CORPORAL E NUTRIÇÃO

O escore de condição corporal (ECC) é um método subjetivo para avaliação do estado nutricional, no qual os animais são classificados de acordo com a deposição de gordura e o desenvolvimento muscular, avaliados principalmente na altura dos processos espinhosos e transversos das vértebras, na região lombar. A classificação ocorre na variação de 1 a 5, sendo 1, muito magro, e 5, obeso. O escore de condição corporal, em média, ideal para os animais em estação reprodutiva é 3,0, ou seja, entre 2,5 e 3,5.

As avaliações de ECC devem ser feitas em períodos estratégicos, como na pré-estação reprodutiva, no pré-parto e durante a estação de monta, pois, sendo necessário, é possível realizar suplementação alimentar para ajustar a condição corporal.[4]

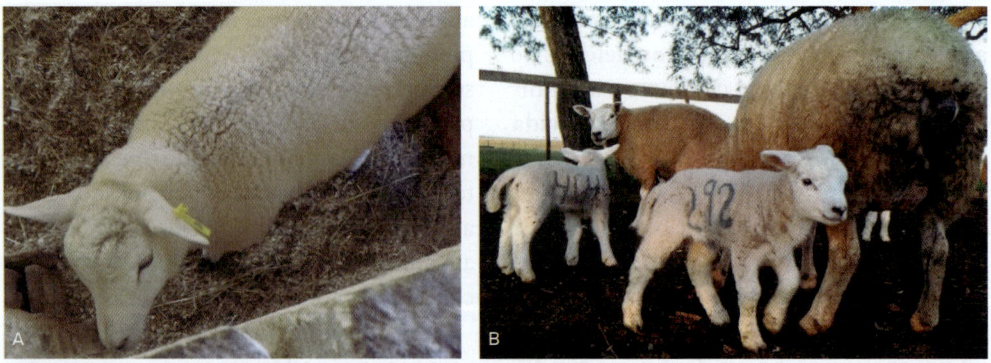

FIGURA 1 Formas de identificação dos animais. A: brincos com numeração sequencial. B: numeração sequencial marcada com tinta na lã.

Fonte: acervo das autoras.

O controle da condição corporal é alcançado pelo manejo nutricional do animal. A nutrição induz mudanças metabólicas que afetam os parâmetros reprodutivos: ovulação, produção de progesterona, função e saúde uterina e sobrevivência embrionária. Baixa condição nutricional também reduz as taxas de prenhez e pode influenciar no crescimento e no desenvolvimento do feto, além de aumentar os dias de anestro pós-parto.[5]

DIVISÃO DE LOTES

Os ruminantes são animais sociais, andam em grupo, por isso a importância de dividir os animais em lotes sociais, homogêneos, isso influenciará nutricionalmente os animais. Um lote homogêneo, ou seja, com um único objetivo, sejam fêmeas em reprodução ou em gestação, possibilitará a formulação de dietas específicas para cada categoria animal.

A dominância de um animal sobre os outros influenciará a alimentação dos subordinados, um grupo mais social minimizará a competição e diminuirá o estresse, principalmente quando se trata de machos em reprodução em um mesmo lote, já que a briga entre eles pode levar a óbito.

Em caprinos, a dominância dentro do rebanho é mais evidenciada, por possuírem chifre, a disputa nos cochos na hora da alimentação é mais demarcada, os animais subordinados tendem a chegar ao cocho somente com a saída dos dominantes. Dessa forma, é preferível a observação, principalmente no momento do fornecimento da alimentação, de quais animais não estão se alimentando por causa da dominância de outros.

Os animais são separados em lotes conforme idade, fase de produção, condição corporal e exigências nutricionais. Os lotes podem ser divididos em lotes de borregos/cabritos para cria e engorda, primeira cria, fêmeas em reprodução, fêmeas gestantes, em parição e lactação, pois cada categoria tem uma exigência nutricional diferenciada.

ESTAÇÃO DE MONTA

É o período em que os animais são colocados para reproduzir dentro de um período limitado, normalmente de 45 a 60 dias. A vantagem de se utilizar a estação de monta é a uniformidade dos nascimentos, pois facilita o manejo das fêmeas gestantes, o manejo sanitário concentrando as vermifugações e vacinações e o manejo da parição, além de produzir lotes uniformes e em épocas nas quais se tenham maiores demandas do mercado.

Deve-se realizar um exame clínico e sanitário nos animais previamente ao início da estação de monta. Vacinação, vermifugação e tosquia (no caso de ovinos de raças lanadas) devem ocorrer entre 30 e 60 dias antes do início da estação de monta, evitando o estresse dos animais. É fundamental também realizar o exame andrológico nos machos 60 dias antes do início da estação de monta.

Uma vez que a demonstração do estro das ovelhas não é muito clara e tem poucas características, sendo a principal delas a aproximação do macho e a permissão para ser montada, para alguns métodos de acasalamento a participação do rufião auxiliará na identificação das ovelhas em estro, além de estimulá-las. O rufião é um macho que não tem capacidade de fecundar a fêmea, seja em razão de meio cirúrgico (vasectomia e/ou desvio peniano) ou criptorquidismo (retenção dos testículos na cavidade abdominal).

A demonstração de estro em caprinos pode ser mais evidenciada. As fêmeas procuram os machos, têm o hábito de subir umas nas outras, fazem movimento de cauda e vocalização. Os bodes têm o hábito de procurar as fêmeas e estimulá-las para entrarem no estro, correm atrás, vocalizam e dificilmente deixam as fêmeas quietas nos cantos.

MÉTODOS DE ACASALAMENTO NATURAL

São métodos de acasalamento que não utilizam hormônios para sincronizar o estro dos animais, porém não agrupam, em curto período, os estros nem os partos. Muito utilizados em propriedades com sistema de criação extensivo e semi-intensivo.

MONTA A CAMPO

Esse é o método de acasalamento mais utilizado nas propriedades, no qual o carneiro/bode é colocado com as fêmeas no piquete, a campo, por um determinado período – de no mínimo 45 dias, podendo chegar a 90 dias. É utilizada uma proporção de 1 macho para 50 fêmeas, ou 2% de machos.

Mais utilizada em propriedades com sistema de produção extensivo, pois tem menor necessidade de mão de obra, mas apresenta como desvantagens menor eficiência reprodutiva, menor velocidade de ganho genético, menor controle zootécnico das coberturas, menor controle de doenças sexualmente transmissíveis, além de aumentar os custos com a manutenção e aquisição de reprodutores.

Para identificação das fêmeas que foram cobertas, pode-se pintar o peito dos machos ou utilizar um colete ou buçal marcador. As fêmeas que forem cobertas serão marcadas na garupa por essa tinta, dessa forma é possível identificar as fêmeas que foram cobertas e fazer um controle zootécnico das coberturas. Assim será possível identificar fêmeas que não manifestaram estro, assim como as que retornaram ao estro e calcular a provável data do parto.

MONTA CONTROLADA

Esse método visa identificar previamente o estro das matrizes para que a fêmea seja encaminhada para a cobertura por um macho selecionado. É mais utilizado em sistema de criação semi-intensivo, aproveitando para fazer o manejo quando os animais vêm para receber a suplementação no cocho. A identificação do estro pode ser realizada pelo próprio macho que realizará a cobertura ou pelo rufião.

O reprodutor é colocado junto das matrizes, identificando as que estão no estro e realizando a cobertura. Ao final da monta natural, a fêmea é apartada do rebanho. A observação do estro é realizada duas vezes ao dia, pela manhã e no final da tarde, e nesse caso também pode-se fazer a pintura do peito do reprodutor para identificar quais fêmeas foram cobertas. Com esse método, é possível saber exatamente quando e com qual reprodutor as fêmeas foram acasaladas e a data provável do parto, além de fazer melhor uso do reprodutor, que pode cobrir mais de 100 animais, já que cobrirá a fêmea uma vez, ao contrário do que acontece a pasto, onde a fêmea pode ser coberta várias vezes pelo mesmo macho.

Ao se utilizar o rufião, este pode permanecer com as fêmeas nos piquetes durante todo o período da estação de monta. Para identificar quais animais entraram em estro, o rebanho deve ser observado duas vezes ao dia, e deve-se realizar uma pintura no peito do rufião (com uma mistura de óleo e pó xadrez) ou fazer uso do buçal marcador (em que também é utilizada uma tinta para marcar a garupa das ovelhas em estro). No momento em que o rufião realizar a monta e a fêmea deixar ser montada, ela ficará com a garupa marcada da tinta (Figura 2). Ao ser

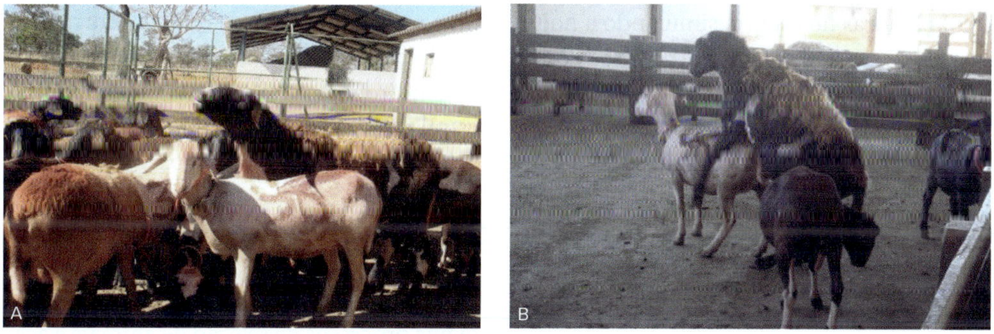

FIGURA 2 A: ovelhas marcadas com tinta (mistura de pó xadrez e óleo) vermelha na garupa, já identificadas em estro. B: matriz em estro, aceitando a monta do rufião.
Fonte: acervo das autoras.

identificada em estro, a fêmea é encaminhada para cobertura com o reprodutor selecionado. Ao utilizar a tinta para identificar as fêmeas em estro, é recomendado fazer a troca das cores a cada 15 dias, iniciando com cores claras para mais escuras, para que seja possível identificar os animais que estão retornando ao estro.

Fazer ultrassonografia para diagnóstico de gestação é uma estratégia do manejo reprodutivo para maximização da eficiência reprodutiva. Ao realizar o diagnóstico de gestação, é possível identificar os animais gestantes, com gestação simples e gemelares, que deverão ser direcionados para o lote de fêmeas prenhes para que recebam todos os cuidados nutricionais e sanitários necessários a essa fase. O diagnóstico de gestação é importante também para identificar as fêmeas com problemas reprodutivos, que não emprenharam durante o período de monta. Esses animais deverão ser separados dos lotes das fêmeas prenhes e depois descartados.

EFEITO MACHO

É um método natural de induzir e sincronizar o estro das fêmeas, utilizado antes do início da estação reprodutiva em fêmeas em anestro estacional. O método se resume em introduzir machos no rebanho das fêmeas após um período com os animais apartados.

Para que o efeito macho seja efetivo, as fêmeas devem estar afastadas dos machos, sem poder vê-los, ouvi-los ou senti-los por pelo menos 4 semanas. Após a reintrodução dos machos, por meio de estímulos hormonais (feromônios), as fêmeas tendem a ovular em um prazo de 6 dias, mas normalmente apresentam esse primeiro cio silencioso, e o ciclo após o retorno à estação reprodutiva é mais curto (duração de 6 a 7 dias), portanto não deve ser utilizado para cobertura, devendo-se esperar o próximo ciclo.

Essa técnica é bastante utilizada em regiões em que os animais entram em anestro estacional como forma de adiantar a entrada na estação de monta, mas é mais efetivo no período de transição, ou seja, quando as ovelhas começam a apresentar estro.

O efeito macho pode ser utilizado associado aos protocolos hormonais de sincronização de estro como forma de estimular a manifestação do estro, assim como a ovulação.

FOTOPERÍODO ARTIFICIAL

Consiste em fornecer luz artificial de modo que os animais permaneçam em ambiente claro, simulando o dia, por 16 horas, e com 8 horas no escuro, simulando a noite, por um período de 60 dias. Após esse período, retira-se a fonte de luz artificial, simulando a redução do dia natural. As fêmeas submetidas a esse tratamento luminoso começam a manifestar sinais de estro entre 30 e 100 dias após a interrupção da luz artificial.

FLUSHING ENERGÉTICO

Já se sabe a ligação entre a alimentação e a reprodução, mas o *flushing* energético consiste em introduzir um suplemento energético na alimentação cerca de duas semanas antes do estro ou do início da estação de monta. Esse aumento de energia estimulará o aumento do índice de ovulação. A suplementação deve permanecer por mais duas semanas após a cobertura.

O *flushing* energético tem melhores respostas em animais com ECC (escore de condição corporal) moderado, entre 2,0 e 2,5, aumentando a chance de concepção.

INTERVALO ENTRE-PARTOS

Em regiões tropicais, onde os ovinos e caprinos se comportam como poliéstricos contínuos, é possível programar as matrizes para parirem 3 vezes a cada 2 anos, totalizando o intervalo entre-partos (estação de monta + gestação + puerpério) em cerca de 8 meses.

A duração da estação de monta deve ser de 45 dias em média (entre 42 e 51 dias), sendo o período gestacional de 150 dias e o puerpério com duração entre 23 e 35 dias, contabilizando os 8 meses.

Para que as matrizes sejam capazes de seguir esse calendário, deve-se realizar uma programação. O período mais crítico seria o retorno à atividade sexual, no pós-parto. Nesse período, o útero retorna ao tamanho fisiológico, à posição e ao tônus necessários para uma nova gestação. Para que ela ocorra dentro do período esperado e o animal seja capaz de entrar em estação de monta com o ciclo estral restabelecido, dependerá da alimentação e da lactação.

MELHORAMENTO GENÉTICO

O melhoramento genético animal consiste nos processos de seleção de animais e acasalamentos direcionados, que objetivam aumentar a frequência de características desejáveis, com a finalidade de aperfeiçoar a capacidade de produção dos animais que apresentam interesse econômico.[6] Para conseguir aumentar as características desejáveis no rebanho, deve-se selecionar indivíduos geneticamente superiores por meio da avaliação pela escrituração zootécnica e da DEP (diferença esperada da progênie) e realizar o acasalamento direcionado destes.

As características que podem ser trabalhadas estão relacionadas a ganho de peso, peso ao nascer, desempenho reprodutivo, sanidade e qualidade de carcaça. Apesar de as características de desempenho reprodutivo não terem alta herdabilidade, devem sempre ser consideradas na seleção dos animais.

A prolificidade, ou seja, a maior capacidade de ovulação, é uma característica de baixa herdabilidade, mas que pode ser melhorada por meio do melhoramento genético. Essa característica está associada à presença de dois genes responsáveis pelo crescimento folicular, o BMP-15 e o GDF-9. Já foram identificados diversos polimorfismos nesses genes com efeito na taxa de ovulação e fertilidade em ovelhas, entre elas o Booroola, identificada primeiramente em ovelhas da raça Merino, e o FEC-G^E, identificado em ovelhas das raças Santa Inês, Morada Nova e Rabo Largo, em que houve aumento de 82% na taxa de ovulação nos animais homozigotos mutantes, aumento na prolificidade do rebanho e na taxa de gestação gemelar, como pode ser verificado na Tabela 1.[7]

TABELA 1 Efeito do polimorfismo FEC-GE na prolificidade das ovelhas Santa Inês

	Genótipo	Prolificidade de F1
Rebanho selecionado	Homozigoto selvagem	1,13[a]
	Heterozigoto	1,44[b]
	Homozigoto mutante	1,78[c]

Prolificidade: média de 764 nascimentos de 334 ovelhas genotipadas separadas de acordo com o genótipo. Letras diferentes na mesma coluna diferem entre si ($P < 0,001$).[7]

DESCARTE

O descarte orientado é muito importante, pois eliminará animais improdutivos do rebanho, permanecendo os saudáveis e produtivos, evitando prejuízo na produção.

Para decisão de quais animais serão descartados, destaca-se a importância do controle zootécnico, pois por meio das fichas individuais poderá ser avaliado quais animais devem permanecer e quais serão descartados.

Para o descarte, deve-se avaliar a idade, pois animais com idade avançada são menos produtivos e têm mais dificuldade de pastejo em razão de falhas na dentição; problemas locomotores que prejudicam pastejo e a reprodução; animais com doenças infectocontagiosas; defeitos congênitos; fêmeas com falhas em emprenhar ou patologias reprodutivas; fêmeas com pouca habilidade materna, baixa produção de leite ou problemas de mastite.

O descarte e a reposição dos animais do rebanho devem ser realizados anualmente. As matrizes devem permanecer no rebanho por cerca de 4 a 6 anos, enquanto os reprodutores devem ser substituídos a cada 2 a 3 anos de uso.

CONSIDERAÇÕES FINAIS

A eficiência reprodutiva dos ovinos e caprinos depende de vários fatores, tanto intrínsecos como do ambiente, instalações, mão de obra, entre outros. Todos esses fatores devem ser observados e praticados nas propriedades para que as práticas de manejo reprodutivo sejam eficientes e tenham o retorno esperado, ou seja, o sucesso reprodutivo dos animais favorecendo a produtividade do rebanho e a eficiência econômica da propriedade.

REFERÊNCIAS

1. Gonzalez CIM, Costa JAA da. Reprodução assistida e manejo de ovinos de corte; 2012. 176 p.
2. Ali A, Derar DR, Alshahed M. Management strategies, reproductive performance and causes of infertility in sheep flocks in the central region of Saudi Arabia. Trop Anim Health Prod 2020 Jul 1;52(4):1691-7.
3. Araujo AM, Pinheiro AA. Carácter mocho e infertilidade em caprinos. Embrapa Comunicado técnico online 60; 2004.
4. Machado R, Corrêa RF, Barbosa RT, Bergamaschi MACM. Escore da condição corporal e sua aplicação no manejo reprodutivo de ruminantes. Circ Técnica [Internet]. 2008;(57):1–16. Available from: http://www.diadecampo.com.br/arquivos/materias/%7BD2FF0A57-5D77-463E-973F-24A5D4BC4463%7D_escore_da_condicao_corporal_e_sua_aplicacao_no_manejo_reprodutivo_de_ruminantes.pdf.
5. Daly J, Smith H, McGrice HA, Kind KL, van Wettere WHEJ. Towards improving the outcomes of assisted reproductive technologies of cattle and sheep, with particular focus on recipient management. Vol. 10, Animals. MDPI AG; 2020.
6. Lobo RNB, Facó O, Lobo AMBO, Morais OR de, Silva K de M, Albuquerque FHMAR. Programa de Melhoramento Genético de Caprinos e Ovinos de Corte (GENECOC): Capacitação Gerencial de Usuários 2011; disponível em: http://srvgen.cnpc.embrapa.br/arquivos/DOC101.pdf.
7. Silva BDM, Castro EA, Souza CJH, Paiva SR, Sartori R, Franco MM, et al. A new polymorphism in the Growth and Differentiation Factor 9 (GDF9) gene is associated with increased ovulation rate and prolificacy in homozygous sheep. Anim Genet 2011;42(1).

CAPÍTULO 19

Diagnóstico da gestação e acompanhamento materno-fetal em ovinos e caprinos

Priscila Del Aguila da Silva
Marcus Antônio Rossi Feliciano
Maria Emilia Franco Oliveira

INTRODUÇÃO

As indicações para o exame ultrassonográfico gestacional incluem diagnóstico da gestação, avaliação do desenvolvimento e viabilidade fetais, determinação da idade gestacional e predição do momento do parto, além da detecção de anormalidades. Esse método diagnóstico é considerado acurado, não invasivo, seguro e de fácil execução para essas avaliações em pequenos ruminantes.[1]

Este capítulo traz aos leitores informações sobre a utilização da ultrassonografia no diagnóstico e no acompanhamento gestacional em pequenos ruminantes, abordando os principais aspectos da técnica de realização dos exames; detalhes do acompanhamento do desenvolvimento embrionário e fetal; e estimativa da idade gestacional nas espécies caprina e ovina.

EQUIPAMENTOS E TÉCNICAS

A seleção da técnica e dos equipamentos adequados para a realização do exame é parte essencial no sucesso da avaliação ultrassonográfica gestacional. Devem-se considerar fatores como o tipo de uso (prática de campo ou pesquisa), necessidade de transporte do aparelho, recurso financeiro disponível, período da gestação em que rotineiramente serão feitas as avaliações, entre outros. Para a avaliação gestacional, podem ser utilizadas três abordagens: transretal, transvaginal (menos utilizada) e transabdominal. A frequência e o tipo de transdutor vão variar com a técnica escolhida, sendo os transdutores lineares e de maior frequência os escolhidos nas abordagens transretal, enquanto os convexos e de menor frequência os preferidos para abordagem transabdominal.

O jejum alimentar prévio não é necessário para a realização do exame pelas técnicas transvaginal e transretal, porém e principalmente em casos de animais com maior escore corporal, quando utilizada a abordagem transabdominal é indicado que o exame seja realizado previamente ao fornecimento da alimentação e/ou do pastejo. Já a repleção da vesícula urinária é ideal para a avaliação, pois fornece janela acústica adequada e facilita a localização das estruturas reprodutivas.

Os exames são realizados, em geral, com o animal em posição quadrupedal, mas outros posicionamentos como em decúbitos dorsal ou lateral (esquerdo e direito) podem ser necessários de acordo com a técnica escolhida. A tricotomia ampla é recomendada na abordagem transabdominal, e o uso de gel acústico é indispensável independentemente da abordagem escolhida.

Técnica transretal

Esta técnica permite a avaliação acurada do útero gravídico de forma precoce (a partir dos 17 dias), pois o útero nessa fase apresenta menor tamanho e está localizado caudodorsalmente, no assoalho pélvico, e é recomendada até o dia 50 da gestação. A proximidade do transdutor posicionado no canal retal com o útero permite a aquisição de imagens com melhor detalhamento. São utilizados transdutores lineares com alta frequência específicos para a abordagem transretal (7,5-10 MHz).

O animal deve ser mantido em posição quadrupedal, podendo ter a parede abdominal comprimida pelo operador para facilitar a visibilização das estruturas uterinas. A remoção prévia das fezes do canal retal é indicada. Após a aplicação de gel para lubrificação e introdução do transdutor no canal retal, localiza-se a vesícula urinária, direcionando o transdutor cranialmente até que o útero possa ser percebido, realizando-se movimentos de rotação suaves ("movimento de leque") para a esquerda e para a direita, a fim de visibilizar todas os órgãos/estruturas do sistema reprodutor feminino.

Técnica transvaginal

A avaliação via transvaginal permite eficiência diagnóstica semelhante à transretal e é indicada na fase inicial da gestação, já que nas avançadas tem a acurácia prejudicada pela descida do útero gravídico para a cavidade abdominal. Essa técnica se baseia na inserção de transdutor cavitário específico no canal vaginal da fêmea contida em posição quadrupedal. É uma técnica pouco utilizada na rotina de pequenos ruminantes.

Técnica transabdominal

A abordagem transabdominal é recomendada a partir dos 50 dias de gestação, por causa do aumento do tamanho e do peso das estruturas materno-fetais, direcionando o útero à cavidade abdominal. Pode ser utilizada para monitoração da viabilidade gestacional ou ainda detecção tardia da prenhez. Transdutores convexos e de frequências menores são preferidos (3,5 a 4,5 MHz). O transdutor deve ser posicionado na região inguinal direita (preferencialmente, em razão do posicionamento do rúmen) ou esquerda, angulando-se em direção ao útero e promovendo a varredura completa nas direções cranial e laterais. Em gestações entre 50 e 100 dias, o posicionamento do transdutor imediatamente cranial ao úbere e os movimentos laterais são suficientes para fazer a avaliação fetal, enquanto em gestações mais avançadas, existe a necessidade de varredura ampla em direção cranial no abdome. Para facilitar o posicionamento do examinador, o animal pode ser colocado sobre uma superfície elevada.

Nos casos de prenhez em torno de 50 dias, o transdutor pode ser posicionado na porção glabra da região inguinal, presente na maioria das raças, enquanto nas gestações mais avançadas a tricotomia ampla de toda a região inguinal (entre 60 e 100 dias) e abdominal (acima de 100 dias) deve ser realizada previamente. O exame pode ser realizado com o animal contido em posição quadrupedal (mais eficiente e confortável ao animal), sentado ou em decúbitos dorsal ou lateral.

DIAGNÓSTICO GESTACIONAL

O diagnóstico da gestação é o primeiro passo no exame gestacional e crucial para otimizar o desempenho reprodutivo e produtivo dos indivíduos e dos rebanhos.[2] O diagnóstico precoce pode ser realizado a partir do 17º ao 20º dia pós-acasalamento, baseando-se na visibilização de pequenas coleções de líquido (anecogênico) no lúmen uterino (Figura 1A), associado à presença de corpo lúteo funcional (indicado, por exemplo, pela presença de vascularização) nos ovários (Figura 1B). A ultrassonografia modo Doppler colorido é indicada como ferramenta confiável e segura para a distinção da vascularização de corpo lúteo entre fêmeas prenhes e não prenhes, a partir de 17 e 20 dias pós-acasalamento para ovelhas e cabras, respectivamente.[3,4] O diagnóstico da prenhez é pautado na determinação de mais de 25% do tecido luteal vascularizado (Figura 2A), enquanto corpos lúteos menos vascularizados são indicativos de não gestação (Figura 2B). Pela ultrassonografia modo B, o tecido luteal com ecogenicidade de hipoecogênica à ecogênica e a ecotextura homogênea (Figura 2C) são indicativos de prenhez, enquanto o corpo lúteo com padrão anecogênico e ecotextura heterogênea (Figura 2D) refere-se à não gestação.[5]

Apesar da importância zootécnica do diagnóstico precoce da prenhez, nessa fase nem sempre é possível a visibilização da vesícula embrionária e/ou do embrião, portanto, são maiores as chances de erros diagnósticos. A repetição do exame ultrassonográfico é indicada também por causa da grande ocorrência de perdas embrionárias no primeiro terço da gestação. A confirmação da prenhez deve ser realizada entre os dias 21 e 28 pós-cobertura ou inseminação artificial, em que é possível identificar a vesícula embrionária, o embrião propriamente dito (Figura 3A) e verificar a presença dos batimentos cardíacos embrionários (Figura 3B).

ACOMPANHAMENTO DO DESENVOLVIMENTO DAS ESTRUTURAS MATERNO-FETAIS

Avaliações seriadas ao longo da gestação possibilitam a obtenção de informações consistentes sobre a morfofisiologia gestacional, permitindo o monitoramento da viabilidade fetal, a detecção de absorções embrionárias, perdas gestacionais, subdesenvolvimento e malformações em geral, além de direcionar

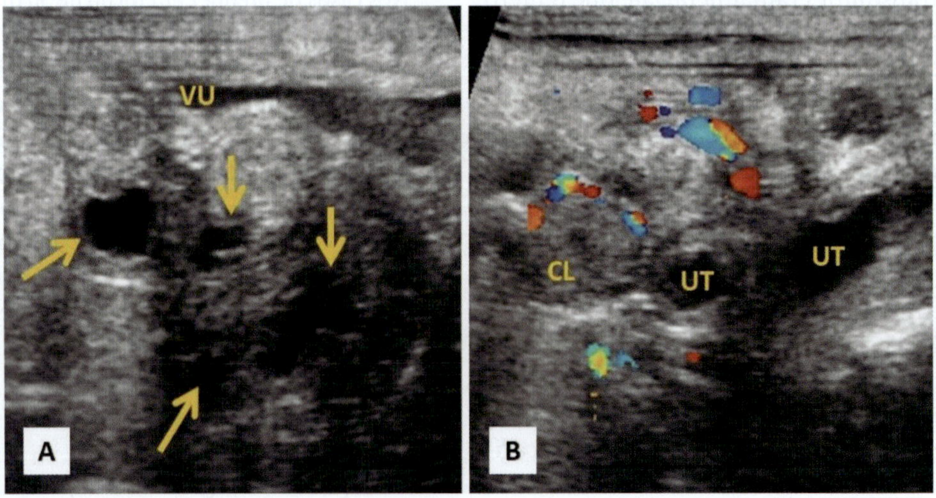

FIGURA 1 Imagens ultrassonográficas, via transretal, de diagnóstico gestacional precoce, no 17º dia pós-acasalamento, em ovelha. A: presença de líquido intrauterino (setas amarelas), indicativo de prenhez. VU: vesícula urinária com pouco líquido. B: coleções de líquido intrauterino (UT) e vascularização aumentada na porção uterina e do corpo lúteo (CL).
Fonte: acervo dos autores.

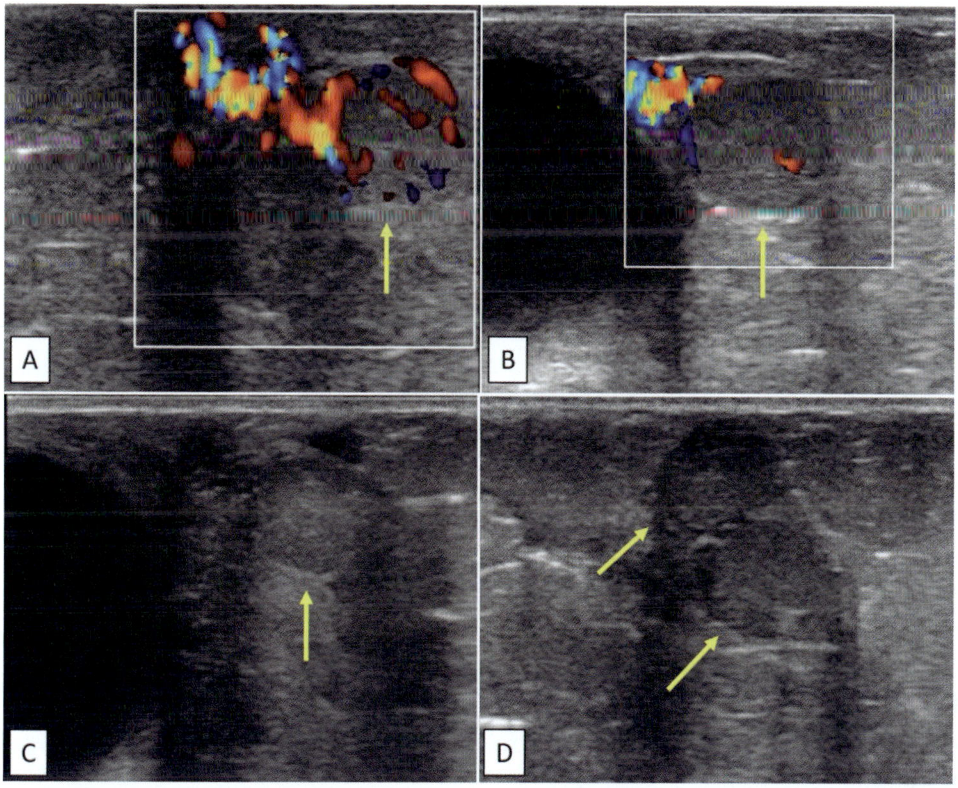

FIGURA 2 Imagens ultrassonográficas, via transretal, de diagnóstico gestacional precoce, no 20° dia pós-acasalamento, em ovelhas. A: corpo lúteo (seta) com mais de 25% do tecido luteal vascularizado, indicativo de prenhez. B: corpo lúteo (seta) pouco vascularizado, confirmatório de não gestação. C: corpo lúteo (seta) com ecogenicidade de hipoecogênica a ecogênica e ecotextura homogênea, indicativo de prenhez. D: corpos lúteos (setas) com padrão anecogênico e ecotextura heterogênea, indicativo de não gestação.

Fonte: acervo dos autores.

os manejos nutricional e sanitário de forma adequada e acompanhar a proximidade do parto. Portanto, após o diagnóstico gestacional, o estudo sistemático e periódico das estruturas materno-fetais permite o acompanhamento do correto desenvolvimento da gestação e, quando possível, é indicado.

Na Tabela 1 estão descritos os achados ultrassonográficos observados nas fases embrionária e fetal da gestação de ovelhas e cabras.[6,7] As datas de detecção ultrassonográfica dos tecidos e estruturas materno-fetais em ovelhas e cabras podem variar, dependendo da experiência do examinador, da qualidade do aparelho e das condições de realização do exame.

Primeiro terço da gestação (0 a 50 dias)

Alguns anexos embrionários, como o saco vitelínico e a membrana alantoidiana, podem ser vistos a partir dos dias 17° e 21° pós-acasalamento. A partir do dia 21 da gestação, o embrião pode ser visibilizado como uma estrutura alongada e ecogênica, envolvido pelo líquido amniótico no interior do lúmen uterino (Figura 3A). A membrana alantoide é visibilizada como uma linha ecogênica que circunda o embrião e separada por fluido anecogênico (Figura 3C). A viabilidade do embrião é determinada a partir do 21º dia pela presença de batimentos cardíacos. O coração é visibilizado quase sem definição, e a movimentação cardíaca é vista como um pequeno foco de vibração rápido, caracterizado por alternância de escalas de cinza dentro do embrião. A frequência cardíaca nesta fase varia de 130 a 160 batimentos por minuto (bpm) em média, e a partir do 28º dia, frequências mais elevadas são esperadas, variando de 180 a 220 bpm em média.

No período fetal o concepto desenvolve-se rapidamente, permitindo a identificação de órgãos internos e seu desenvolvimento. A movimentação fetal já é vista por volta do 40º dia e se inicia com pequenos deslocamentos laterais progredindo para movimentos de

TABELA 1 Idade gestacional aproximada da primeira visibilização dos principais achados embrionários e fetais na gestação de ovelhas e cabras, expressos em semanas gestacionais

Achados gestacionais	Semana gestacional	
	Ovinos (Santos et al.)[6]	Caprinos (Del'Aguila-Silva et al.)[7]
Vesícula embrionária	3	3
Embrião	3	3
Batimentos cardíacos	3	3
Membrana amniótica	3	4
Cordão umbilical	5	4
Placentomas	3	4
Embrião em forma bipolar	4	4
Plexo coroide/líquido cefalorraquídeo	5	4
Botão dos membros	–	5
Câmaras cardíacas	–	6
Rins	6	6
Ossos longos (inicial), crânio e ossos da pelve	6	6
Ventrículos laterais encefálicos	–	6
Coluna vertebral	6	7
Globo ocular	5	7
Distinção pulmão e fígado	8	8
Diafragma	–	8
Estômago e bexiga	7	8
Ossos longos (possível mensurar) e costelas	6	7
Massa amorfa intestinal	8	9
Câmaras gástricas	7	9
Região cortical e medular dos rins	11	12
Estratificação intestinal	12	12
Peristaltismo intestinal inicial	–	19
Peristaltismo intestinal generalizado	–	21

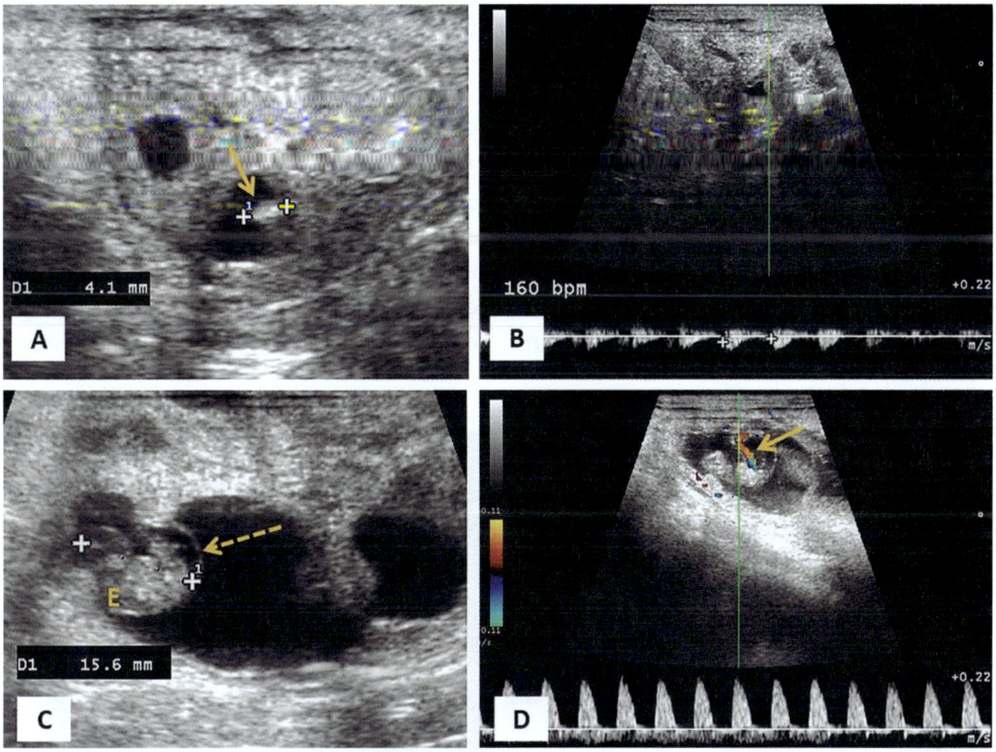

FIGURA 3 Imagens ultrassonográficas em modo B e Doppler de útero gravídico de cabras em fase embrionária. A: diagnóstico gestacional ao 21º dia de gestação com presença de líquido intrauterino (área anecogênica) e do embrião (seta contínua; entre cursores). B: detecção da frequência cardíaca embrionária (em torno de 130 a 160 bpm), confirmatória de prenhez no 21º dia pós-acasalamento. C: embrião (E – entre cursores) no 28º dia de gestação já em formato bipolar (cabeça e tronco diferenciados) e com visibilização da membrana amniótica (seta pontilhada). D: Doppler colorido de embrião em plano sagital no 35º dia de gestação, com visibilização do cordão umbilical (seta contínua) e traçado espectral da vascularização da artéria umbilical.

Fonte: Del-Aguila-Silva et al.[7].

flexão dorsoventral, extensão dos membros, da cabeça e do pescoço por volta do 50º dia. A partir do 42º dia são visibilizados: os ventrículos cerebrais podem ser percebidos com formato de "borboleta" e a simetria desse tecido indica desenvolvimento adequado (Figura 5A); os rins como estruturas ecogênicas alongadas localizadas no abdome, porém com regiões indistintas; as estruturas ósseas fetais, como coluna vertebral, ossos longos, crânio e ossos da pelve. Por volta do 49º dia de gestação as estruturas ósseas já podem ser percebidas com maior detalhamento e se tornam passíveis de mensuração, e o estômago é visto como estrutura única.

Segundo terço da gestação (51 a 100 dias)

Com o desenvolvimento fetal, a partir do 56º dia de gestação, o tecido pulmonar se torna hiperecogênico em relação ao hepático (Figura 5B). As modificações nos aspectos ecogênicos do tecido pulmonar têm sido consideradas parâmetros para avaliar o desenvolvimento e a maturidade fetal em ovinos.

Com o avanço da gestação, ocorre diminuição gradual na ecogenicidade do tecido pulmonar, enquanto o hepático se mantém semelhante durante toda a gestação.[8]

No segundo terço da gestação, é possível identificar: córtex (84º dia), medula (84º dia) e pelve renais (63º dia; Figura 5C); compartimentos do estômago pluricavitário (63º dia), com caracterização da mucosa (Figura 5D); estruturas ósseas, sendo sua mensuração influenciada pelo posicionamento e movimentações fetais; placentomas, caracterizados por superfícies côncavas direcionadas para o lúmen uterino, isoecogênicas em relação à parede uterina, e em formato de "C" ou "O", dependendo do corte realizado (Figuras 4B e 4C). Vários placentomas podem ser vistos na mesma imagem e nota-se discreta redução de ecogenicidade dessas estruturas ao longo das semanas gestacionais (Figura 4D).

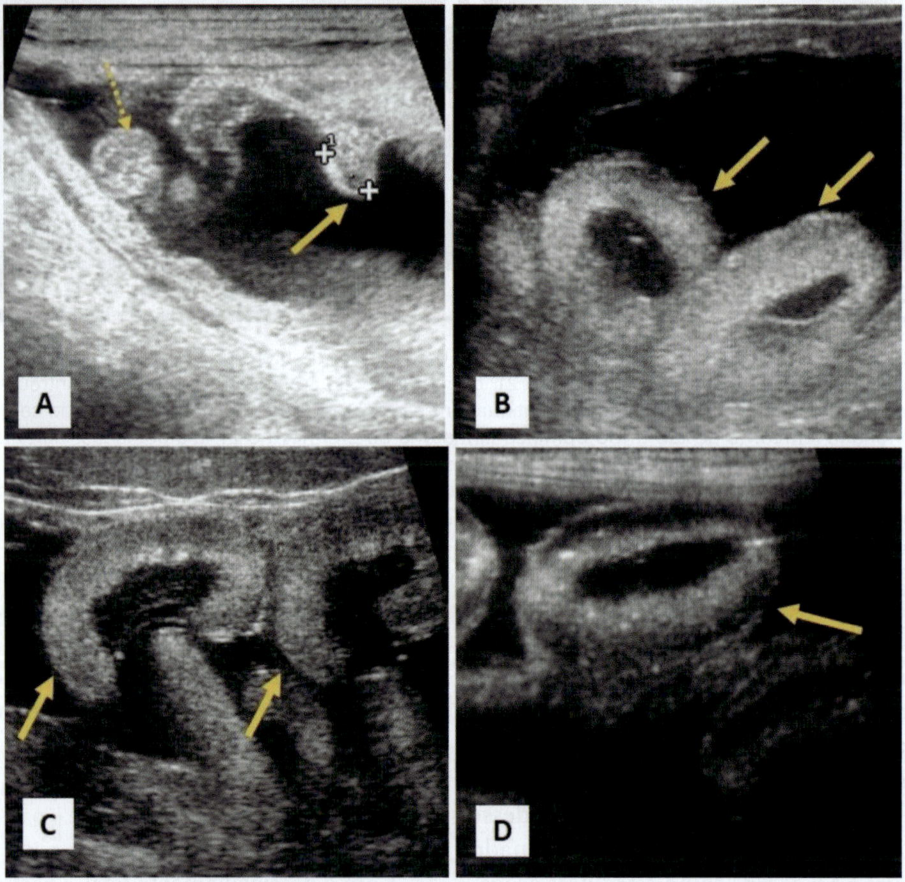

FIGURA 4 Imagens ultrassonográficas em modo B de útero gravídico de cabras, em fases embrionária e fetal. A: visibilização do embrião (seta pontilhada) e placentoma detectado no 28º dia de gestação, visibilizado como estrutura arredondada, ecogênica e voltada para o lúmen uterino (seta contínua – entre cursores). B: placentoma no 63º dia de gestação, em corte longitudinal, em formato circular e ecogênico. C: placentomas (setas contínuas) no 77º dia de gestação, em corte transversal, em formato de "C" (côncavo). D: placentoma (seta contínua) no 149º dia de gestação, em corte longitudinal, com formato circular, presença de áreas anecogênicas e redução na ecogenicidade da estrutura.

Fonte: adaptada de Del'Aguila-Silva et al.[7]

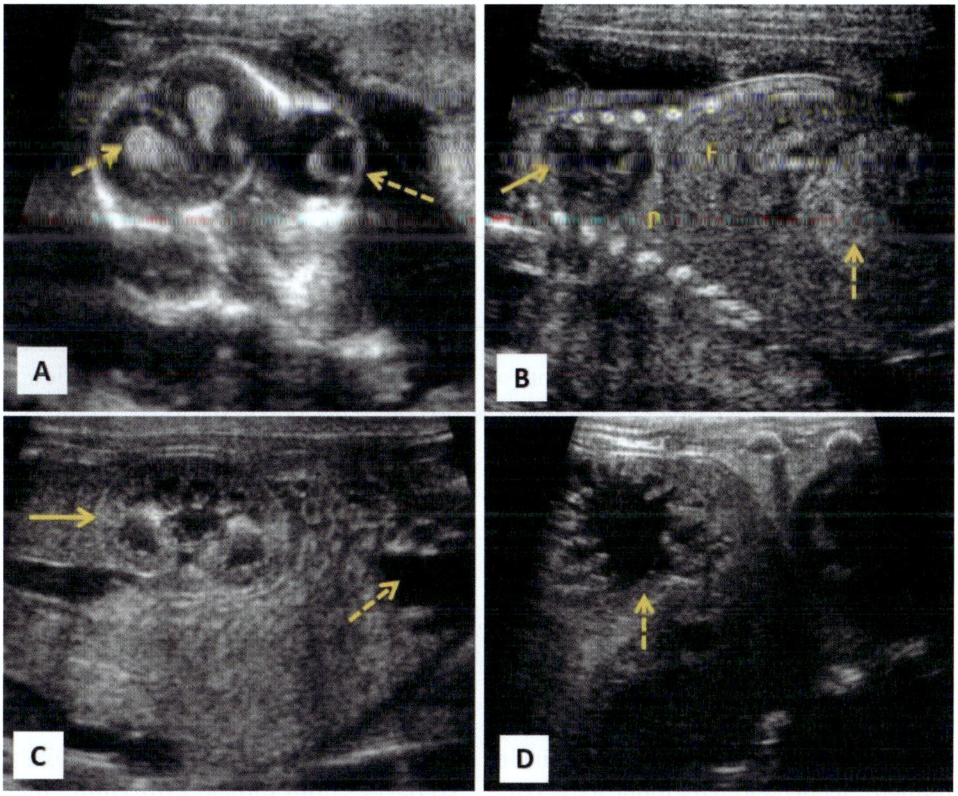

FIGURA 5 Imagens ultrassonográficas em modo B de fetos caprinos. A: crânio fetal no 63° dia de gestação, com visibilização dos ventrículos cerebrais (seta contínua) e olho (seta pontilhada). B: tórax e abdome de feto no 70° dia, com identificação do pulmão (P), fígado (F, menos ecogênico que o pulmão), coração (seta contínua, percebido como uma estrutura circular, hipoecogênica a anecogênica, circundada pelo pulmão ecogênico), costelas (regiões circulares hiperecogênicas) e intestino (seta pontilhada, percebido como região hiperecogênica em relação ao fígado). C: rim fetal, em corte longitudinal, no 91° dia de gestação, com identificação das regiões cortical e medular e destaque para a dilatação da pelve (seta contínua) e a bexiga (seta pontilhada). D: câmaras gástricas no 119° dia de gestação, com destaque ao omaso (seta pontilhada).

Fonte: adaptada de Del'Aguila-Silva et al.[7]

Terço final da gestação (101 a 152 dias)

No terço final da gestação, todas as estruturas estão formadas e pode-se acompanhar algumas características de maturidade dos órgãos e proximidade do parto, como pelo movimento de abertura de boca e reflexo de sucção. As avaliações se tornam difíceis em razão do tamanho das estruturas fetais e do desenvolvimento do esqueleto fetal, que gera sombreamento acústico e impede a visibilização adequada das estruturas. As avaliações nesta fase, entretanto, são importantes principalmente para predição da proximidade do parto e, em casos de toxemia e/ou distocias, o monitoramento da viabilidade fetal é recomendado por meio da aferição da frequência cardíaca fetal.

BIOMETRIA FETAL, ESTIMATIVA DA IDADE GESTACIONAL E PREDIÇÃO DE PARTO

A definição mais comumente usada de idade gestacional é o número de dias pós-acasalamento (monta natural e/ou inseminação artificial). A biometria fetal consiste na mensuração de estruturas embrionárias ou fetais que servem para acompanhar o tamanho do feto e sua compatibilidade com a idade gestacional. Em caso de desconhecimento do dia do acasalamento, a biometria pode também indicar a idade gestacional. A estimativa da idade gestacional é importante para implementação de adequados manejos nutricional e sanitário às fêmeas gestantes e manejos de secagem e pré-natal. É útil ainda para monitorar o *status* de desenvolvimento do concepto e saúde da fêmea gestante, detecção de problemas clínicos e programação para o parto, podendo inclusive servir de parâmetro na decisão para indução da parturição em casos de distocia. A duração da prenhez normal em pequenos ruminantes é de 148 ± 3 dias para ovelhas e 150 ± 5 dias para cabras.

Em pequenos ruminantes, as principais variáveis ecobiométricas avaliadas são: comprimento cefalococcígeo, diâmetro biparietal, área do crânio, diâmetros torácico/abdominal e comprimento de ossos longos, como fêmur, tíbia, úmero e metacarpos. Os parâmetros biométricos utilizados para estimativa da idade gestacional variam de acordo com o período gestacional.[9] O intervalo adequado para a realização de cada mensuração e as fórmulas preditivas de idade gestacional, em semanas, estão sumarizados na Tabela 2. A associação de mais de uma medida é indicada e aumenta a exatidão diagnóstica da idade gestacional. Apesar de o batimento cardíaco fetal não ser considerado um bom preditor de idade gestacional, ele é apontado como um bom indicador de proximidade do parto, quando valores abaixo de 122 bpm indicam proximidade do parto em até 24 horas.

TABELA 2 Biometria fetal e equações para a determinação da idade gestacional (em semanas) de ovelhas Santa Inês

Parâmetro biométrico	Intervalo de visibilização (semanas)	Equação preditiva	R^2 (%)
DBP	4-17	SG = 3,7 + 0,3 × DBP	96,5
MTC	7-15	SG = 7,0 + 0,2 × MTC	93,0
DAB	4-21	SG = 3,9 + 0,2 × DAB	91,7
DTO	6-21	SG = 4,8 + 0,2 × DTO	91,3
RAD	7-18	SG = 7,1 + 0,2 × RAD	91,2
MTS	7-16	SG = 7,4 + 0,2 × MTS	90,3
LCO	4-21	SG = 4,9 + 0,5 × LCO	90,2
FEM	7-16	SG = 7,1 + 0,2 × FEM	89,0
UME	7-16	SG = 7,2 + 0,2 × UME	88,9
DNF	6-14	SG = 4,8 + 0,1 × DNF	88,7

(continua)

TABELA 2 Biometria fetal e equações para a determinação da idade gestacional (em semanas) de ovelhas Santa Inês *(continuação)*

Parâmetro biométrico	Intervalo de visibilização (semanas)	Equação preditiva	R^2 (%)
CRI	7-20	SG = 4,0 + 0,4 × CRI	00,0
ESC	8-14	SG = 7,2 + 0,3 × ESC	87,0
CCO	4-21	SG = 5,1 + 0,4 × CCO	87,8
TIB	7-14	SG = 7,2 + 0,2 × TIB	82,6
OOC	6-14	SG = 6,0 + 0,4 × OOC	81,8
CCC	3-7	SG = 2,65 + 0,11 × CCC	80,4
PLA	3-8	SG = 3,6 + 0,2 × PLA	71,6
VGE	3-7	SG = 3,1 + 0,1 × VGE	68,9
FC*	3-21	SG = −75,9 + 1,9 × HR−0,01 × HR2 + 0,00003 × HR3	46,3

CCC: comprimento craniocaudal; CCO: comprimento do coração (eixo longitudinal); CRI: comprimento do rim; DAB: diâmetro abdominal; DBP: diâmetro biparietal; DNF: distância da nuca ao focinho; DTO: diâmetro torácico; ESC: comprimento da escápula; FC: frequência cardíaca embrionária/fetal; FEM: comprimento do fêmur; LCO: largura do coração (eixo curto); MTC: comprimento do metacarpo; MTS: comprimento do metatarso; OOC: diâmetro da órbita ocular; PLA: comprimento do placentoma; R^2: coeficiente de determinação; RAD: comprimento do rádio; SG: semana gestacional; TIB: comprimento tíbia; UME: comprimento do úmero; VGE: vesícula gestacional.

*O comportamento dessa variável foi expresso por um modelo cúbico de regressão e não linear como as demais. Todas as variáveis foram mensuradas em milímetros, exceto FC (bpm).

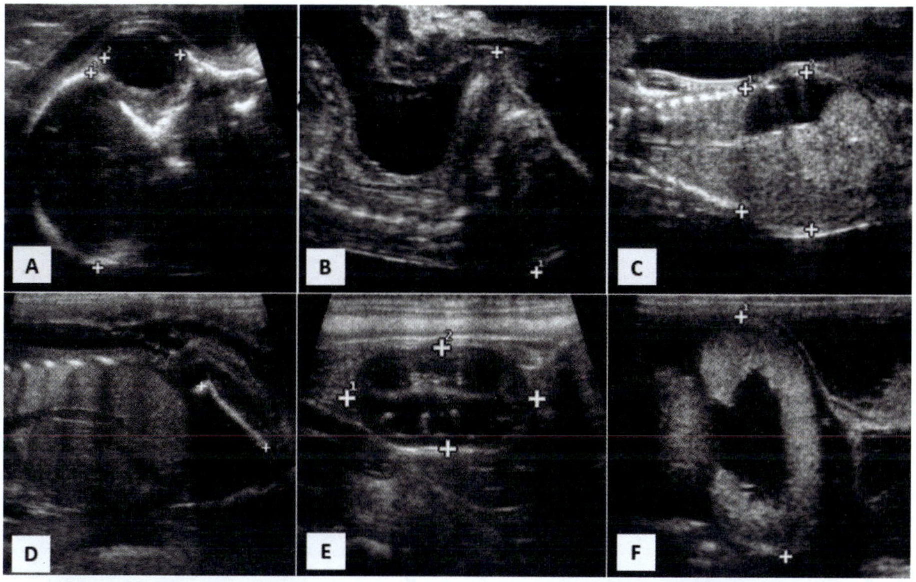

FIGURA 6 Imagens ultrassonográficas representativas da mensuração de diferentes parâmetros de biometria fetal: A: diâmetro biparietal (entre cursores 1) e diâmetro da órbita ocular (entre cursores 2); B: distância da nuca ao focinho (entre cursores); C: diâmetros torácico (entre cursores 1) e abdominal (entre cursores 2); D: comprimento do fêmur (entre cursores); E: comprimento renal (entre cursores 1) e largura real (entre cursores 2); F: comprimento do placentoma (PLA – entre cursores).

Fonte: adaptada de Del'Aguila-Silva et al.[7]

QUANTIFICAÇÃO FETAL

A quantificação dos conceptos por gestação é fundamental para a implementação de manejo nutricional adequado em gestações gemelares, além de facilitar a programação do rebanho. A fase inicial da gestação, especificamente até o 42º dia, é considerada ideal para o diagnóstico de gestações múltiplas por causa da facilidade de posicionar mais de um concepto na mesma imagem (Figura 7A), otimizando a acurácia da contagem. Alta acurácia diagnóstica é obtida pela realização de varredura criteriosa e sequencial de todo o útero, quando a diferenciação dos embriões deve-se basear no posicionamento deles. Gestações acima de três fetos podem dificultar a contagem, reduzindo a acurácia da determinação.

SEXAGEM FETAL

Nos pequenos ruminantes, a sexagem fetal pode ser realizada entre o 40º e o 55º dia da gestação, preferencialmente via transretal. Baseia-se na identificação e no posicionamento do tubérculo genital, caracterizado como linhas hiperecogênicas paralelas. Nas fêmeas, está localizado na região caudal, enquanto nos machos está próximo à inserção do cordão umbilical. A acurácia diagnóstica é influenciada pela experiência do operador, pelo posicionamento e pela idade do concepto.

De forma tardia, a determinação do sexo fetal ocorre pela visibilização da genitália externa totalmente diferenciada, e a via transabdominal é indicada. A identificação de machos é favorecida pela visibilização do testículo e do escroto na região inguinal, próximo à vesícula urinária (Figura 7B).

DOPPLER ESPECTRAL

A ultrassonografia modo Doppler espectral permite o estudo de características hemodinâmicas de tecidos materno-fetais, as quais são correlacionadas com o desenvolvimento do concepto. A perfusão vascular é determinada pela avaliação dos índices de resistência e pulsatividade, velocidade, além do volume de fluxo sanguíneo. Ao longo da

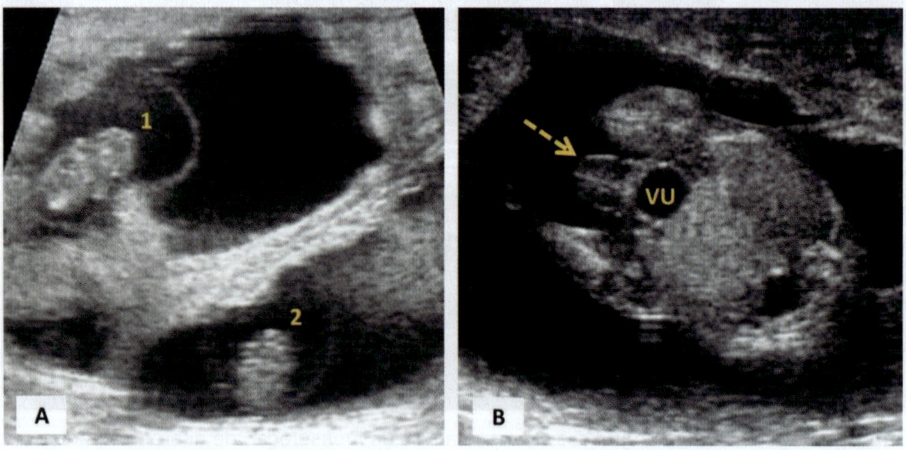

FIGURA 7 Imagens ultrassonográficas em modo B de útero gravídico de ovelha. A: visualização de dois embriões (1 e 2) no mesmo corte, com diagnóstico de gestação gemelar no 30º dia pós-acasalamento. B: visibilização de testículo (seta pontilhada) e da vesícula urinária (VU), com sexagem de feto masculino no 58º dia pós-acasalamento.

Fonte: acervo dos autores.

prenhez, alterações vasculares podem ocorrer e resultar em gestação patológica, nascimento de conceptos subdesenvolvidos ou natimortos. O suporte de nutrientes para o feto é fator importante na regulação do crescimento fetal e depende do tamanho da placenta, da morfologia, do fluxo sanguíneo e da disponibilidade de nutrientes, o que explicaria o aumento em variáveis dopplerfluxométricas durante a prenhez.[10]

O fluxo da vascularização uterina na prenhez é caracterizada inicialmente como de alta resistência e progride para fluxo de baixa resistência. O aumento do fluxo sanguíneo está intimamente relacionado ao início da angiogênese placentária. Nas Tabelas 3 e 4 estão descritos os valores médios de índices vasculares das artérias uterina e umbilical, diretamente associados ao correto desenvolvimento gestacional.[7,11]

ANORMALIDADES GESTACIONAIS

A ultrassonografia é um método acurado de diagnóstico de anormalidades gestacionais, como absorção embrionária, sofrimento e morte fetais, maceração e mumificação, anormalidades placentárias, suprimento sanguíneo inadequado, malformações fetais, entre outras. A morte fetal pode resultar em absorção, abortamento, retenção fetal, maceração ou mumificação. A absorção embrionária refere-se à morte embrionária e à absorção do embrião; processo que ocorre geralmente antes do 30º dia de gestação e tem duração média de 2 a 5 dias.[1] O abortamento refere-se à expulsão do feto e anexos após sua morte, ocorrendo depois do 35º dia de gestação. Os achados ultrassonográficos, portanto, vão variar de acordo com o período de detecção da perda gestacional e seu desdobramento.

TABELA 3 Parâmetros dopplerfluxométricos da artéria uterina em ovelhas gestantes de acordo com o estágio da prenhez

Parâmetro	Primeiro terço (0-50 d) média ± DP	Segundo terço (51-100 d) média ± DP	Último terço (101-parto) média ± DP
VPS (cm/s)	49,32 ± 12,1^{a}	58,76 ± 15,22^{b}	65,23 ± 14,43^{c}
VDF (cm/s)	18,53 ± 4,20^{a}	23,72 ± 7,22^{b}	27,46 ± 7,33^{c}
TAMAX (cm/s)	26,73 ± 6,63^{a}	33,92 ± 9,72^{b}	39,29 ± 9,26^{c}
TAMEAN (cm/s)	14,97 ± 3,70^{a}	18,12 ± 6,52^{b}	20,83 ± 6,28^{c}
IP	1,15 ± 0,20^{a}	1,05 ± 0,20^{b}	0,97 ± 0,20^{c}
IR	0,62 ± 0,06^{a}	0,60 ± 0,06^{b}	0,58 ± 0,07^{b}
S/D	2,69 ± 0,43^{a}	2,53 ± 0,41^{b}	2,40 ± 0,45^{b}
FCM	76,38 ± 15,32^{a}	87,25 ± 27,31^{b}	106,42 ± 26,66^{c}
DA	3,37 ± 0,86^{a}	5,74 ± 1,23^{b}	6,33 ± 1,30^{c}
VFS	155,33 ± 100,31^{a}	573,27 ± 324,64^{b}	778,16 ± 362,49^{c}

Os valores são média e DP de 18 ovelhas (33 gestações). Médias com sobrescritos diferentes (a, b, c) são significativamente diferentes ($p < 0,05$).

DA: diâmetro (mm); FCM: frequência cardíaca materna (bpm); IP: índice de pulsatilidade; IR: índice de resistência; S/D: relação sistólica/diastólica; TAMAX: velocidade máxima na média de tempo (cm/s); TAMEAN: velocidade média na média do tempo (cm/s); VDF: velocidade diastólica final (cm/s); VFS: volume de fluxo sanguíneo (mL/min); VPS: velocidade de pico sistólica (cm/s).

Fonte: adaptada de Beltrame.[11]

TABELA 4 Parâmetros dopplerfluxométricos da artéria umbilical em cabras Saanen obtidos por ultrassonografia Doppler espectral não invasiva durante o período gestacional

Parâmetro	DG	Média	DP	IC 95% LI	IC 95% LS
IR	28	0,96	0,07	0,92	1,00
	35	0,98	0,03	0,96	0,99
	42	0,99	0,03	0,97	1,00
	49	0,98	0,02	0,98	0,99
	56	0,97	0,03	0,96	0,98
	63	0,98	0,04	0,96	1,00
	70	0,96	0,05	0,94	0,99
	77	0,95	0,03	0,93	0,97
	84	0,95	0,04	0,92	0,97
	91	0,92	0,04	0,89	0,95
	98	0,92	0,09	0,86	0,99
	105	0,83	0,06	0,79	0,86
	112	0,88	0,09	0,79	0,96
	119	0,83	0,19	0,68	0,99
	126	0,77	0,13	0,64	0,90
	133	0,85	0,16	0,63	1,07
IP	28	1,53	0,18	1,43	1,63
	35	1,59	0,13	1,54	1,65
	42	1,54	0,14	1,48	1,59
	49	1,56	0,14	1,50	1,61
	56	1,61	0,12	1,56	1,66
	63	1,79	0,23	1,67	1,90
	70	1,92	0,29	1,75	2,09
	77	1,81	0,19	1,69	1,92
	84	1,93	0,17	1,82	2,04
	91	1,81	0,21	1,66	1,96
	98	1,75	0,32	1,51	1,98
	105	1,61	0,26	1,44	1,78
	112	1,69	0,32	1,37	2,01
	119	1,54	0,54	1,11	1,97
	126	1,23	0,24	0,99	1,46
	133	1,61	0,31	1,18	2,04

DG: dias gestacionais; DP: desvio-padrão; IC: intervalo de confiança; IP: índice de pulsatividade da artéria umbilical; IR: índice de resistividade da artéria umbilical; IP: índice de pulsatividade da artéria umbilical; LI: limite inferior; LS: limite superior.
Fonte: adaptada de Del'Aguila-Silva et al.[7]

O principal achado de morte do concepto é a ausência de batimentos cardíacos. No caso de absorção, na fase embrionária, pode ser vista perda de definição de tecidos ou ausência do embrião e, ainda, redução de volume de fluido no lúmen uterino, enquanto no período fetal, há ausência de movimentação do feto e aumento da ecogenicidade de fluidos placentários. A maceração fetal é causada por infecção bacteriana intrauterina, resultando em produção de gás e rápida degeneração dos tecidos fetais. Ao exame ultrassonográfico, as estruturas estão dispersas com grande quantidade de gás ao redor, dificultando a visibilização. A mumificação fetal ocorre quando o feto morto fica retido e há perda de líquidos, caracterizando-se por feto diminuído de tamanho, contorcido e com presença de conteúdo ecogênico ao redor.[1]

AVALIAÇÃO DA INVOLUÇÃO UTERINA NO PÓS-PARTO

O acompanhamento ultrassonográfico do processo de involução uterina pós-parto permite a confirmação do restabelecimento da morfologia padrão da estrutura uterina e da atividade cíclica ovariana, além do diagnóstico de possíveis alterações nesses processos, como acúmulo de lóquios no lúmen uterino, retenção placentária (levando a uma involução uterina prolongada) e outros distúrbios como endometrite, infecção uterina e hemorragia. As características uterinas acompanhadas no pós-parto são: diâmetro uterino; distensão do lúmen uterino; presença, quantidade, ecogenicidade e ecotextura do conteúdo uterino; espessura e ecogenicidade da parede uterina; regressão de carúnculas e fluxo sanguíneo uterino. Na primeira semana pós-parto, fisiologicamente, já deve ser percebida redução abrupta da quantidade de líquido intrauterino e gradual no tamanho das carúnculas uterinas e do útero de forma geral. Entre o 17º e o 30º dia pós-parto, é relatado na literatura involução uterina completa pós-parto. Em média, ocorre redução do tamanho do útero em 50% cinco dias pós-parto e 97% da involução uterina no 17º dia pós-parto. De forma geral, a redução do tamanho uterino em ovelhas com parto gemelar é mais lenta em comparação com parto único.[1,12]

REFERÊNCIAS

1. Feliciano MAR, Vicente WRR, Leite CAL, Muzzi LAL. Novas perspectivas no diagnóstico ultra-sonográfico gestacional em cadelas – revisão de literatura. Clínica Veterinária 2008;73:56-60.
2. Fthenakisa GC, Arsenosb G, Brozosb C, Fragkoua IA, Giadinisb ND, Giannenasa I et al. Health management of ewes during pregnancy. Animal Reproduction Science 2012;130:198-212.
3. Arashiro EKN, Ungerfeld R, Clariget RP, Pinto PHN, Balaro MFA, Bragança GM et al. Early pregnancy diagnosis in ewes by subjective assessment of luteal vascularisation using colour Doppler ultrasonography. Theriogenology 2018;106:247-52.
4. Cosentino IO, Balaro MFA, Leal FSC, Carvalho ABS, Souza PRC, Arashiro EKN et al. Accuracy of assessment of luteal morphology and luteal blood flow for prediction of early pregnancy in goats. Theriogenology 2018;121:104e11.
5. Figueira LM, Fonseca JF, Arashiro EKN. Colour Doppler ultrasonography as a tool to assess luteal function in Santa Inês ewes. Reprod Domest Anim 2015;50:643-50.
6. Santos VJC, Rodriguez MGK, Silva PDA, Mariano RSG, Taira AR, Almeida VT et al. B-mode ultrasonography and ecobiometric parameters for assessment of embryonic and fetal development in sheep. Anim Reprod Sci 2018;197:193-202.
7. Del'Aguila-Silva P, Santos FC, Santos VJC, Simões APR, Uscategui RAR, Padilha-Nakaghi LC et al. B-mode ultrasound and ecobiometric parameters to assess embryonic and fetal development and estimate gestational age in goats. Theriogenology 2021;175:123-133.
8. Silva PDA, Uscategui RAR, Santos VJC, Taira AR, Mariano RSG, Rodrigues MGK et al. Qualitative and quantitative ultrasound attributes of maternal-foetal structures in pregnant ewes. Reprod Domest Anim 2018;53(3):725-32.
9. Kandiel MM, Watanabe G, Taya K. Ultrasonographic assessment of fetal growth in miniature "Shiba" goats (Capra hircus). Anim Reprod Sci 2015:162:1-10.
10. Elmetwally M, Bollwein H. Uterine blood flow in sheep and goats during the peri-parturient period assessed by transrectal Doppler sonography. Anim Reprod Sci 2017;176:32-39.
11. Beltrame RT, Covre C, Littig, LB, Martins AB, Quirino CR, Bartholazzi Jr A et al. Transrectal Doppler sonography of uterine blood flow in ewes during pregnancy. Theriogenology 2017;91:55-61.
12. Ababneh MM, Degefa T. Ultrasonic assessment of puerperal uterine involution in Balady goats. J Vet Med A Physiol Pathol Clin Med 2005;52:244-8.

CAPÍTULO 20

Distúrbios reprodutivos da fêmea gestante

Mario Felipe Alvarez Balaro
Lilian Gregory
Huber Rizzo

INTRODUÇÃO

São vários os fatores que causam distúrbios reprodutivos na fêmea gestante, como doenças infecciosas, distúrbios metabólicos, plantas tóxicas, anomalias congênitas etc. Neste capítulo serão abordadas as principais causas estudadas no Brasil para pequenos ruminantes.

PERDAS GESTACIONAIS

O médico-veterinário normalmente está envolvido na investigação de perdas gestacionais em indivíduos ou rebanho. Nesse contexto, o abortamento é uma das principais causas que afetam o desempenho reprodutivo. É importante ressaltar que muitas das causas infecciosas de abortamento em pequenos ruminantes possuem risco zoonótico, sendo necessário o cuidado no manuseio do aborto e das secundinas.[1] Ainda, é importante reconhecer que os incidentes de abortamentos podem ser multifatoriais, não apenas em termos de agentes infecciosos, mas também envolvendo fatores nutricionais e de manejo.

Em uma criação, se houver perdas gestacionais acima de 5%, deve-se pesquisar quais possíveis fatores são determinantes para a ocorrência desse problema.[2] Uma investigação completa deve ser iniciada o quanto antes para se obter um diagnóstico precoce e reduzir as perdas ao mínimo. O estágio durante a gestação em que o abortamento ocorre não é um guia para a causa específica, mas, em alguns casos, pode direcionar para o momento da infecção, da intoxicação ou do estresse nutricional.[1]

Causas não infecciosas de abortamento

As causas não infecciosas de abortamento costumam ser agrupadas e incluem uma diversidade de fatores genéticos, nutricionais e ambientais, associada à falha reprodutiva. Causas genéticas de perda embrionária prematura, associadas a defeitos cromossômicos ou mutações letais, raramente são detectadas. Já anomalias congênitas que se apresentam no nascimento enquadram-se em defeitos genéticos já conhecidos de determinadas raças/espécie.[2]

Entre as causas não genéticas, fatores nutricionais, estresse, exposição a produtos químicos, doenças crônicas debilitantes (p. ex., linfadenite caseosa, parasitoses gastrointestinais, paratuberculose etc.) ou agudas súbitas (p. ex., complexo respiratório), plantas tóxicas e micotoxicoses são relatadas como possíveis suspeitas no diagnóstico diferencial das perdas gestacionais. Fatores nutricionais, incluindo oligoelementos, principalmente deficiência de selênio, zinco e iodo (Figura 1A) e excesso de cobre, vitaminas, proteínas e energia, podem contribuir para o aumento da perda embrionária/fetal e baixa taxa de sobrevivência pós-natal. Fatores estressantes como transporte ou movimentação, casqueamento, tosquia, problemas no manejo, mudança súbita de dietas, mau comportamento do tratador, instalações inadequadas e presença de predadores também são relevantes causas de perdas gestacionais. Igualmente, a exposição a determinados parasiticidas no início da gestação (p. ex., benzimidazóis, efeito teratogênico) ou alguns produtos químicos podem ter efeitos deletérios no desenvolvimento fetal.[2]

A intoxicação por nitratos e nitritos ocorre em baixa frequência em ovinos e caprinos. O acúmulo de nitrato varia amplamente entre as espécies forrageiras, mas esses níveis estão frequentemente relacionados a fatores como época do ano e técnicas de fertilização do solo.[3] Os abortamentos ocorrem porque o nitrato é capaz de atravessar a placenta, causando metaemoglobinemia fetal, que compromete o transporte de oxigênio pela placenta, causando hipóxia e morte fetal.

No Brasil, existem diversas plantas tóxicas que causam distúrbios reprodutivos em ruminantes. *Aspidosperma pyrifolium* é responsável por abortamentos e natimortalidade, assim como a *Ateleia glazioveana*, *Tetrapterys acutifolia* e *T. multiglandulosa* que causam também fibrose cardíaca e espongiose do sistema nervoso central. *Enterolobium contortisiliquum*, *E. gummiferum*, *Stryphnodendron coriaceum*, *S. obovatum* e *S. fissuratum* possuem propriedades abortivas associadas a sinais digestivos como diarreia e fotossensibilização. Plantas contendo swainsonina, incluindo *Ipomoea* spp., *Turbina cordata* e *Sida carpinifolia*, são associadas a infertilidade, abortamentos, natimortos e nascimento de crias fracas. A ingestão de *I. carnea*, durante a prenhez, pode levar ao desenvolvimento de artrogripose e retrognatia no feto, sugerindo que a swainsonina induza malformações, igualmente, *Mimosa tenuiflora* e, provavelmente, *M. ophthalmocentra* causam malformações e mortalidade embrionária. Cordeiros e cabritos podem nascer com diversos problemas ósseos como artrogripose, micrognatia, palatosquise, hipoplasia ou aplasia unilateral ou bilateral do osso incisivo, cifose, escoliose, torcicolo, graus distintos de opacidade da córnea e/ou microftalmia, dermoides oculares (Figuras 1B e 1C). Malformações adicionais observadas incluem acefalia, bicefalia, hidranencefalia, hipoplasia de língua, meningocele e siringocele.[4] Plantas cianogênicas (gênero Manihot) contêm como princípio ativo o ácido cianídrico (HCN), e a intoxicação crônica pode acarretar anormalidades dos membros como a artrogripose e são frequentemente acompanhadas por outras anormalidades esqueléticas, hidranencefalia, hidrocefalia e/ou anormalidades oculares.

A exposição a múltiplas micotoxinas potencialmente emergentes na alimentação de ruminantes é cada vez mais frequente. Ainda, as interações desses agentes são relativamente desconhecidas em ruminantes, em especial, em pequenos ruminantes. A umidade e a temperatura são os principais fatores que determinam a capacidade de crescimento dos fungos e a taxa na qual produzem micotoxinas. Aflatoxinas (B1, B2, G1 e G2) são produzidas principalmente por *Aspergillus flavus*, *A. parasiticus* e *A. nomius*. Os sinais clínicos de aflatoxicose incluem baixo ganho de peso e conversão alimentar, doença hepática, pelagem áspera, letargia, imunossupressão, hemorragia, abortamento e morte. Micotoxinas de *Fusarium* spp. (desoxinivalenol [DON], 15-AcDON, T-2, HT-2 e zearalenona) estão relacionadas com anorexia, inflamação e hemorragia da boca ao longo do trato gastrointestinal, diarreia com sangue, crescimento deficiente, abortamento, citotoxicidade, supressão imunológica e morte. Já a zearalenona tem efeitos importantes na reprodução que podem levar ao hiperestrogenismo e, possivelmente, abortamentos. A ingestão de fomopsinas produzidas por *Diaporthe toxica* e *D. wooddii* levam ao quadro de lupinose, uma doença com lesão hepática grave, inapetência, letargia, icterícia e morte. Igualmente, abortamentos também podem ocorrer no terço final da gestação.[5]

Causas infecciosas de abortamento

Os abortamentos de origem infecciosa são frequentes e devem ser pesquisados nos rebanhos. Em geral, ocorrem em forma de surtos, e os sinais clínicos podem diferir de acordo com a variante, a virulência, a carga de inóculo do agente, a susceptibilidade, o estado nutricional, a idade da fêmea, as condições ambientais e de manejo. No primeiro contato do agente infeccioso com o rebanho, as perdas reprodutivas podem chegar a mais de 50%, sendo 20% a 30% uma proporção mais comum, reduzindo para índices de 5% a 10% nas estações seguintes, resultado das infecções crônicas. O diagnóstico definitivo é obtido com o isolamento e a identificação do agente no feto e/ou nas secundinas. Pesquisas sorológicas devem ser realizadas em uma amostragem do rebanho, de forma pareada com intervalos de 2 a 3 semanas, para observação do aumento dos títulos de anticorpos, e acompanhadas de dados clínicos-epidemiológicos do rebanho.[2] No Brasil, os principais agentes envolvidos em distúrbios reprodutivos, em cabras e ovelhas, são *Leptospira* spp. e *Toxoplasma gondii*, assim como outros, de forma mais esporádica, que estão compilados na Tabela 1, segundo sua via de transmissão, sinais clínicos, achados de necropsia e material para diagnóstico.

As espécies de *Brucella* de importância aos pequenos ruminantes são a *B. ovis*, nos ovinos, que acomete principalmente os carneiros, causando orquite e/ou epididimite; *B. melitensis*, nos caprinos, ainda não diagnosticada no Brasil; e *B. abortus*, de predileção em bovinos, no entanto, capaz de infectar pequenos ruminantes principalmente via oral, em criações consorciadas, por meio do leite de vacas infectadas fornecido a cabritos e cordeiros e do contato com produtos de seus abortamentos. Como ainda não existe um

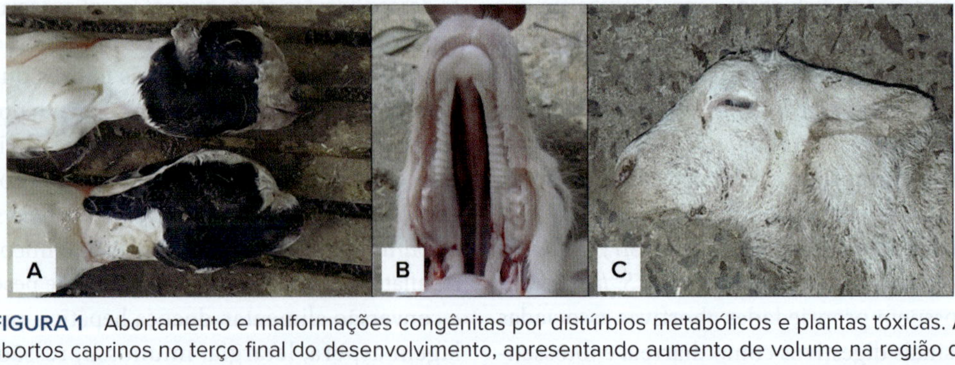

FIGURA 1 Abortamento e malformações congênitas por distúrbios metabólicos e plantas tóxicas. A: abortos caprinos no terço final do desenvolvimento, apresentando aumento de volume na região da glândula tireoide compatível com bócio congênito. B: palatosquise (fenda palatina secundária) em cordeiro demonstrando comunicação das cavidades oral e nasal. C: cordeiro apresentando micrognatia acentuada.

Fonte: acervo dos autores.

TABELA 1 Compilado dos principais agentes infecciosos causadores de abortamento em ovinos e caprinos associado a transmissão, sinais clínicos, achados de necropsia e material para diagnóstico

Agente	Transmissão	Sinais clínicos	Achados necroscópicos	Amostras
Brucellas	Oral (leite, aborto, placenta, catarro genital e/ou fômites e secreções); venérea	Terço final da gestação Retenção de secundinas, metrite, subfertilidade a infertilidade e queda na produção de leite	Placenta: pode ficar retida. Lesões hemorrágicas na junção cotilédone–carúncula Aborto: sem alterações, edema, autólise, coleção de líquido serosanguinolento nas cavidades corporais e broncopneumonia	Matriz: leite, placenta, soro, *swab* vaginal (AAT, FC, ELISA e PCR) Aborto: líquido abomasal, baço e pulmão (cultura e PCR)
Campylobacter spp.	Oral (solo, água e alimentos, produtos do abortamento e fezes de animais, principalmente aves e bovinos) Período de incubação varia de 8 a 60 dias, sendo mais comumente de 14 a 21 dias	Terço final da gestação Fetos abortados cerca de três dias após a morte intrauterina. Infertilidade, nascimentos de neonatos, prematuros, fracos que podem morrer em decorrência de diarreia e/ou gastroenterite	Placenta: placentite leve, cotilédones hemorrágicos e região intercotiledônea edemaciada Aborto: fresco ou autolisado; pleurite fibrinosa leve, peritonite, broncopneumonia e necrose hepática multifocal	Matriz: placenta, *swab* vaginal, fezes (cultura, PCR) Aborto: líquido abomasal (cultura, PCR)
Chlamydophila abortus	Vertical e horizontal, principalmente por via alimentar/oral, além da conjuntival ou genital Eliminada em fluidos fetais, placenta, catarro genital e fluidos vaginais do estro	Terço final da gestação Natimortos, neonatos prematuros, baixo peso ao nascimento, catarro genital amarronzado ou vermelho-amarronzado por até 14 dias Quadros de pneumonia, conjuntivite e/ou poliartrite no rebanho Abortamentos podem ocorrer em forma de surtos	Placenta: placentite purulenta necrótica, espessamento e exsudato amarelo-marrom aderido aos cotilédones e áreas intercotiledôneas Feto: sem alterações ou autólise, pneumonia e hepatite	Matriz: soro, placenta, *swab* vaginal, impressão direta de placenta (FC, cultura, PCR, ELISA e microscopia) Aborto: líquido abomasal, baço e pulmão (cultura e PCR) Diferencial para *C. Burnetii* (RIFI)

(continua)

TABELA 1 Compilado dos principais agentes infecciosos causadores de abortamento em ovinos e caprinos associado a transmissão, sinais clínicos, achados de necropsia e material para diagnóstico (*continuação*)

Agente	Transmissão	Sinais clínicos	Achados necroscópicos	Amostras
Coxiella burnetii	Aerógena (aerossóis); via oral (urina, fezes, leite, sêmen, placenta e fluidos fetais). O agente pode sobreviver por um longo período no ambiente	Maioria dos animais infectados são subclínicos. O aborto pode ocorrer em qualquer fase de gestação, dependendo do momento da infecção e o *status* imunológico dos animais Infertilidade, reabsorção embrionária, aborto, natimortos, nascimento de prole fraca e mortalidade neonatal	Placenta: placentite necrótica, com lesões que afetam tanto os cotilédones quanto espaços intercotiledonares; torna-se bem espessa e necrótica, bem como hemorrágica nas bordas das lesões Aborto: infiltrado mononuclear em alvéolos pulmonares e inflamação hepática e renal	Matriz: placenta, *swab* vaginal, leite e soro (ELISA, isolamento e PCR) Aborto: fígado, pulmão, fluidos fetais e conteúdo abomasal (PCR)
Leptospira interrogans (sorovar não adaptado)	Mucosas e lesões cutâneas (contaminação de coleções de água por urina, roedores, animais silvestres ou outras criações); venérea	Terço médio e final da gestação Maceração fetal, natimortos, fetos prematuros/fracos, subfertilidade a infertilidade, repetição de estro e queda na produção de leite	Placenta: placentite difusa com cotilédones avasculares e castanho--claros e áreas intercotiledôneas amareladas e edemaciadas Aborto: autólise, icterícia, hepatomegalia, hemorragias multifocais no timo, coleção de líquido serosanguinolento em cavidades	Matriz: soro, sangue total, urina e placenta (cultura, PCR, ELISA e MAT) Aborto: rim, pulmão, fígado, líquido cavitário (RIFI, cultura e PCR)
Listeria monocytogenes	Oral (alimentos com silagem contaminada)	Terço final da gestação Matriz pode ter febre e inapetência Quadro oftálmico, neurológico e gastrointestinal no rebanho	Placenta: pode ficar retida Aborto: polisserosite fibrinosa autolisada e focos necróticos brancos no fígado e/ou cotilédones	Matriz: placenta (cultura e PCR) Aborto: líquido abomasal (cultura e PCR) Silagem (cultura e PCR)
Neospora caninum	Transplacentária; oral (colostro, leite e oocistos eliminados das fezes de canídeos); venérea	Infecção no terço inicial: morte embrionária, repetição de cio, subfertilidade a infertilidade Terço médio: abortamento, mumificação fetal, nascimento de cordeiros fracos/débeis Terço final: cordeiros assintomáticos	Placenta: sem alterações ou autólise Aborto: sem alterações, autólise, edema subcutâneo, anasarca, líquido nas cavidades internas	Matriz: placenta e soro (PCR, ELISA e RIFI) Aborto/natimortos: encéfalo, coração, pulmão, fígado, cotilédones e músculo estriado esquelético (inoculação, PCR e histopatologia)

(*continua*)

TABELA 1 Compilado dos principais agentes infecciosos causadores de abortamento em ovinos e caprinos associado a transmissão, sinais clínicos, achados de necropsia e material para diagnóstico (*continuação*)

Agente	Transmissão	Sinais clínicos	Achados necroscópicos	Amostras
Toxoplasma gondii	Transplacentária; oral (colostro, leite e oocistos eliminados das fezes de felídeos); venérea	Infecção no terço inicial: morte embrionária, repetição de cio, subfertilidade a infertilidade Terço médio: abortamento, mumificação fetal, nascimento de cordeiros fracos/débeis Terço final: cordeiros assintomáticos	Placenta: placentite severa, edema e focos de necrose de coagulação e mineralização no cotilédone. Aborto: sem alterações ou mumificados, autólise, líquido nas cavidades internas	Matriz: placenta e soro (PCR, ELISA e RIFI) Aborto/natimortos: encéfalo, coração, pulmão, fígado, cotilédones e músculo estriado esquelético (inoculação, PCR e histopatologia)
Língua azul (LA)	Vetores hematófagos do gênero Culicoides; placenta; iatrogênica (agulhas e outros perfurocortantes compartilhados)	Ovinos: abortamento, mumificação fetal e nascimento de cordeiros fracos com potenciais defeitos congênitos como hidrocefalia, cistos cerebrais e displasia da retina Caprinos: abortamento, parto prematuro, cabritos fracos e queda na produção de leite	Matriz (óbito): alterações circulatórias difusas como hemorragias, petéquias, hiperemia e edema em mucosas e serosas de pré-estômagos, intestinos, pulmão, fígado, baço e coração. A hemorragia na artéria pulmonar também é um achado característico Aborto: autólise	Matriz: soro, sangue total e placenta (IDGA, ELISA, RTqPCR) Aborto: baço, pulmão, fígado e linfonodos (RTqPCR)
Pestivírus (vírus da doença das fronteiras)	Contato direto, iatrogênica e vertical	Antes do 85º dia de gestação: abortamento, maceração ou mumificação fetal; crias sobreviventes podem apresentar distúrbios no cérebro e folículos capilares. Alguns podem nascer persistentemente infectados (PI) Após 85 dias de gestação: crias normais, fracas ou natimortas (soronegativas ou soropositivas).	Placenta: retida, sem lesões específicas Feto: sem lesões específicas, autolisado, mumificado	Matriz: soro e placenta (soro neutralização, isolamento, PCR) Aborto: baço (isolamento e PCR)
Aspergillus sp. (aspergilose)	Oportunismo devido a subnutrição e fatores imunossupressores; fonte de infecção por silagem, resíduo de cervejaria ou grãos mofados	Terço médio ao final Casos esporádicos Broncopneumonia também é relatada	Placenta: placentite necrosante grave, cotilédones aumentados, a área necrótica intercotiledonar é espessada e coriácea Aborto: autolisado; cerca de 30% possuem lesões cutâneas semelhantes a micose, envolvendo principalmente a cabeça e os ombros	Matriz: placenta (cultivo, histopatologia e colorações próprias) Aborto: fígado, pulmão, linfonodo, conteúdo abomasal e lesões cutâneas (cultivo, histopatologia e colorações próprias)

Outros fatores infecciosos que podem causar abortamento em pequenos ruminantes: vírus da parainfluenza 3 (VPI3), akabane vírus, Cache Valley vírus, *Mycoplasma* spp., *Histophilus somni*, *Staphylococcus* spp., *Streptococcus* spp., *Pasteurella* spp., *Salmonella* spp. e *Escherichia coli*.

programa nacional de controle e erradicação da brucelose em pequenos ruminantes, medidas similares às descritas para bovinos no PNCEBT têm sido indicadas no campo.[6]

O aborto enzoótico dos ovinos é causado por *Chlamydophila abortus*, considerada importante agente responsável por abortamentos em muitos países, além de ser um risco à saúde pública, por causa de seu potencial zoonótico. No primeiro surto de abortamento, 30% a 60% do rebanho pode ser acometido com natimortos e neonatos fracos. Existe a tendência de se tornar enzoótico com incidência anual de 5% a 10%, principalmente entre fêmeas jovens e novos lotes introduzidos no rebanho. Crias infectadas congenitamente com frequência apresentam infecção latente que se manifesta logo na primeira gestação. O tratamento dos animais afetados pode ser realizado com oxitetraciclina de longa ação (20 mg/kg/IM) visando reduzir os casos de abortamento ou prevenir com duas aplicações com intervalo de duas semanas no último mês de gestação.[7]

A leptospirose pode manifestar-se de diversas formas, sendo a mais comum a crônica, com quadros de repetição de estro, perdas embrionárias, abortamento (Figuras 2A, 2B e 2C) e raramente com manifestações agudas de pirexia, icterícia, hemoglobinúria, mastite sanguinolenta e/ou agalaxia, hemorragia, nefrite, septicemia em fêmeas e anemia hemolítica em recém-nascidos. Os principais sorogrupos envolvidos são Sejroe (sorovar de referência Hardjo), Icterohaemorrhagie, Pomona e Grippotyphosa. Destacando-se a relação de adaptabilidade das estirpes do sorogrupo Sejroe em relação a ruminantes, fato que tem relação com uma infecção crônica, silenciosa e de impacto da eficiência reprodutiva. O tratamento é realizado utilizando estreptomicina (25 mg/kg/IM/dose única), e o controle é baseado principalmente na vacinação do rebanho, que reduz os casos clínicos, no entanto, não impede a infecção e a eliminação do agente.[8]

A febre Q é uma importante zoonose transmitida via aerossóis e oral, que tem os pequenos ruminantes como fontes de infecção. As fêmeas podem ser assintomáticas ou apresentar alterações reprodutivas. Em casos suspeitos de abortamento por *Coxiela burnetii*, podem ser utilizados tratamentos com duas aplicações de oxitetraciclina (20 mg/kg/IM) ou realizar o preventivo durante o último mês de gestação.[9]

A campilobacteriose genital pode ser ocasionada por *Campylobacter jejuni*, *C. coli*, *C. fetus* ssp. *venerealis* e *C. fetus* spp. *fetus*, que se disseminam pelo trato gastrointestinal, após sua ingestão no solo, na água e nos alimentos contaminados com produtos de abortamento e/ou fezes, principalmente de aves e bovinos que podem eliminá-las de forma intermitente, até atingir o útero gravídico. Durante episódios de abortamentos, as fêmeas podem apresentar diarreia transitória. Para o tratamento de casos clínicos, são empregados antibióticos das classes das tetraciclinas.[10]

A histomonose é ocasionada por *Histophilus somni*, um patógeno oportunista que habita de forma transitória o trato respiratório superior e trato genital, podendo causar distúrbios reprodutivos como: mastite, vulvite, metrite, retenção de secundinas (Figura 3D), abortamento e morte neonatal, principalmente em ovinos, assim como outras manifestações clínicas acometendo cérebro, pulmão e coração. Sua ocorrência em caprinos é rara.[11]

A encefalite é a forma mais frequente da listeriose, no entanto, podem ocorrer casos de abortamentos esporádicos no final da gestação. A *Listeria ivanovii* está associada exclusivamente ao quadro de abortamento, enquanto a *L. monocytogenes* pode causar também a listeriose neural e infecções oculares. São eliminadas no leite e descargas uterinas durante alguns meses pós-infecção.[12]

A toxoplasmose é uma das mais importantes enfermidades reprodutivas em pequenos ruminantes, com maior ocorrência em regiões úmidas com clima e vegetação favoráveis à manutenção de oocistos no solo, eliminados por felinos. Fêmeas não gestantes geralmente não apresentam sintomatologia, ocorrendo a formação de cistos em tecidos nervosos e musculares, levando a uma certa imunidade. A toxoplasmose clínica ocorre quando as fêmeas gestantes se infectam pela primeira vez ou em casos de recrudescência do parasita, a depender de seu genótipo e grau de imunossupressão da fêmea, causando perda embrionária prematura, abortamentos (Figuras 2D, 2E e 2F) e crias com sinais nervosos, ou saudáveis com infecção congênita ou não, a depender do estágio gestacional no momento da infecção. Não há tratamento curativo para toxoplasmose, somente quimioterápicos coccidiostáticos, como a pirimetamina e a sulfadiazina, que dificultam a multiplicação do parasita, mas não eliminam a infecção crônica.[13]

A patogenia da neosporose, infecção por *Neospora caninum*, é semelhante à observada na toxoplasmose, no entanto, com menor ocorrência nos rebanhos. A principal via de transmissão e manutenção do agente é a vertical, ocorrendo também a oral pela ingestão de alimentos contaminados por oocistos eliminados nas fezes de canídeos.[13]

A infecção pelo vírus da língua azul (Orbivírus) em ovelhas gestantes pode levar ao abortamento, à mumificação fetal e ao nascimento de cordeiros fracos com potenciais defeitos congênitos, como hidrocefalia, cistos cerebrais e displasia da retina. Já em caprinos, os sinais clínicos são semelhantes aos apresentados por ovinos, incluindo abor-

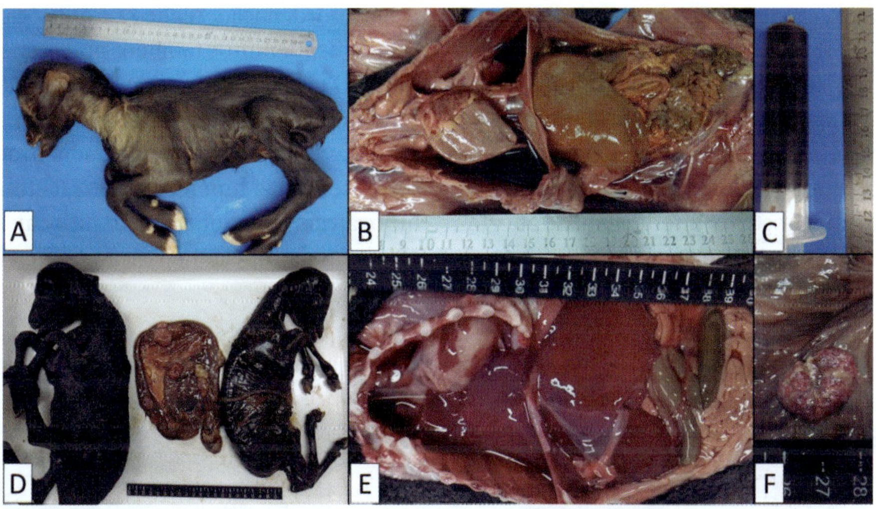

FIGURA 2 Abortamento infeccioso. A: aborto ovino no terço final do desenvolvimento apresentando icterícia (agente isolado *Leptospira* sp.). B: vista ventral de cavidade torácica e abdominal de aborto ovino no terço final do desenvolvimento com derrame pleural serosanguinolento e icterícia em vísceras abdominais (agente isolado *Leptospira* sp.). C: conteúdo aspirado do derrame pleural em seringa. D: abortos ovinos (gêmeos) no terço final do desenvolvimento (esquerda) e mumificado (direita) (agente identificado *Toxoplasma gondii*). E: vista ventral da cavidade torácica e abdominal com derrame pleural serosanguinolento e congestão hepática (agente identificado *Toxoplasma gondii*). F: segmento de placenta contendo cotilédone com áreas difusas amareladas (sugestivas de necrose).

Fonte: acervo dos autores.

tamento, parto prematuro, cabritos fracos e diminuição da produção de leite. Não existem tratamentos específicos para a doença. A antibioticoterapia profilática pode ser adotada visando a prevenção de infecções bacterianas secundárias. O controle é baseado principalmente na vacinação, todavia, ainda não autorizada no país.[14]

A doença das fronteiras é o resultado clínico da infecção por Pestivírus em pequenos ruminantes, com infecção aguda, geralmente subclínica, de viremia transitória e de difícil detecção, podendo ocorrer contaminação pelo contato com bovinos excretores do vírus da diarreia viral bovina. Crias persistentemente infectadas virêmicas, negativas para anticorpos, são capazes de excretar o vírus constantemente, sendo a fonte mais importante de disseminação e manutenção do vírus no rebanho.[15]

Outros agentes infecciosos também podem causar abortamento em pequenos ruminantes como: vírus da parainfluenza 3 (PI3V), vírus Akabane, vírus Cache Valley, *Mycoplasma* spp., *Staphylococcus* spp., *Streptococcus* spp., *Pasteurella* spp. (Figuras 3B e 3C), *Salmonella* spp. e *Escherichia coli*. Desse modo, é importante considerá-los dentro da lista de diagnósticos diferenciais de abortamentos de origem infecciosa.

DISTÚRBIOS METABÓLICOS DO PERIPARTO

Toxemia da prenhez

A toxemia da prenhez (TP) é um distúrbio metabólico e hormonal, com maior expressão em ovelhas e cabras com gestação gemelar no terço final da gestação, quando há aumento na demanda de energia pelo rápido crescimento fetal. Fatores estressantes (p. ex., ataque de cães ou mudanças no manejo) ou que induzam à redução na ingestão de alimentos, como obesidade ou arraçoamento inadequado (subnutrição), assim como a presença de outras comorbidades, contribuem com a intensificação do balanço energético negativo. As manifestações clínicas observadas são: hiporexia ou anorexia, apatia ou depressão, decúbito prolongado, taquicardia, taquipneia e dispneia, emagrecimento e manifestações nervosas, como bruxismo, tremores, incoordenação, cegueira e opistótono. O edema de membros também pode estar presente. O curso clínico pode ser de 2 a 7 dias, sendo mais rápido nos animais obesos.[16-18]

Na avaliação do perfil metabólico, podem ser observadas hipercetonemia, cetonúria, hipocalcemia, hiponatremia, hipocalemia e alteração da função hepática (AST e GGT),

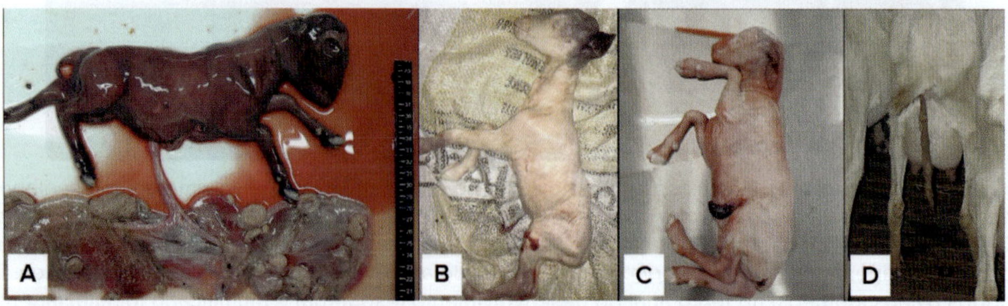

FIGURA 3 Abortamento infeccioso. A: aborto ovino autolisado no terço médio do desenvolvimento. B e C: abortos caprinos no terço final do desenvolvimento em virtude de quadro sistêmico de mannheimiose. D: cabra apresentando retenção de secundinas 24 horas após o parto.

Fonte: acervo dos autores.

atribuída à deposição de gordura no fígado. Valores mais elevados de creatinina, ureia, frutosamina, cortisol, cloretos e amilase também têm sido relatados. Nesse contexto, a análise do perfil glicêmico é de extrema importância e traz informações relativas ao estágio de evolução do distúrbio, à viabilidade fetal e ao prognóstico. O quadro inicial normalmente cursa com hipoglicemia, porém com a progressão da enfermidade, os níveis glicêmicos tendem a se estabilizar e chegam ao estado hiperglicêmico. A elevação da glicose sérica é justificada pela condição de estresse sistêmico e pela elevação do cortisol, que tem características gliconeogênicas, associada à sua ação inibitória à insulina, interferindo nos receptores periféricos a sua utilização e posterior glicólise.[16-18] A hipocalcemia ainda interfere na secreção de insulina pelas células β-pancreáticas, uma vez que já foi identificada a correlação positiva entre cálcio total e insulina ($r = 0{,}65$).[18]

Em condições de campo, pode-se suspeitar de TP pelo histórico, pela anamnese e pelos sinais clínicos procedendo com a dosagem de corpos cetônicos, seja na urina (fita de urinálise) seja no sangue (aparelho dosador de β-hidroxibutirato – BHB), assim como da glicose por glicosímetros portáteis. Esperam-se valores de normalidade para BHB < 0,60 mmol/L e ≤ 0,86 mmol/L e glicose sérica, entre 2,80 a 4,48 mmol/L e 2,78 a 4,16 mmol/L para ovinos e caprinos, respectivamente.[19,20] Para detecção da acidose metabólica, indica-se o exame hemogasométrico. Por fim, a biópsia ou a ultrassonografia hepática também podem auxiliar na determinação da extensão de lipidose no órgão. O diagnóstico diferencial é feito para outros distúrbios metabólicos ou neurológicos, como hipocalcemia, hipomagnesemia, polioencefalomalácia, encefalites, intoxicação por chumbo, abscesso cerebral, cenurose, listeriose, raiva, ataxia enzoótica e botulismo.[16]

Na instituição de protocolos terapêuticos, faz-se imperativo a mensuração prévia de glicose sérica do paciente, considerando sua administração desnecessária e até perigosa para a vida do animal quando quadros hiperglicêmicos são constatados. Igualmente, a data estimada do parto e a ultrassonografia dos fetos para determinar a viabilidade deles são fundamentais. Animais hipoglicêmicos, todavia em estação e alertas com gestação a termo (> 140 dias), podem ser tratados com 5 a 7 g/kg de glicose em solução intravenosa de Ringer com lactato e 30 a 60 mL de glicerol ou propilenoglicol via oral 2 a 3 vezes ao dia. Em casos de acidose metabólica, a correção pode ser realizada após exame hemogasométrico ou pH urinário (condições de campo) para determinar o valor da concentração de base (cBase) ou excesso de base (BE) e reposição utilizando solução de bicarbonato de sódio ($NaHCO_3$; 150 mEq/L) a 1,3% via intravenosa.

Na sequência, pode-se realizar a cesariana ou indução hormonal do parto. Em caprinos (CL dependente), o parto pode ser induzido com 10 mg de dinoprost/IM ou 150 μg de cloprostenol/IM (análogos da prostaglandina F2α). Em ovinos, ou quando não se sabe a data do parto, é preferível administrar 15 a 20 mg de dexametasona, que estimulam a neoglicogênese e a síntese e a liberação de surfactante nos pulmões dos fetos. Em animais com hiporexia a anorexia, recomendam-se a transfaunação ruminal e a suplementação de vitaminas do complexo B (cianocobalamina [B12], biotina, niacina e tiamina). A reposição de cálcio também é recomendada (1 g de Ca/45 kg ou 1 mL/kg/IV lento) em casos de hipocalcemia concomitante, assim como a administração de insulina (20 a 40 UI/IM) nos animais hiperglicêmicos.[16]

A prevenção da TP está baseada no correto manejo nutricional e na redução e eliminação de quaisquer comorbidades, como alta carga parasitária e doenças crônicas, além de fatores estressantes no manejo. No momento do diagnóstico da gestação, é importante a quantificação dos conceptos para a organização do manejo e a formação de lotes (ovelhas com 1, 2 ou 3 conceptos) com planos nutricionais distintos, principalmente no terço final da gestação. Nesse momento, devem ser oferecidos volumosos de alta qualidade, além do aumento na densidade energética e proteica da dieta por meio dos concentrados.[16]

Hipocalcemia

A hipocalcemia é outro distúrbio metabólico, comum e por vezes fatal em ovelhas e cabras adultas no final da gestação e início da lactação. A hipocalcemia está relacionada à diminuição das concentrações de cálcio circulantes, em que fêmeas com idade avançada são mais acometidas pela menor habilidade de mobilização do cálcio ósseo. Todavia, o exercício forçado, o estresse do transporte, a privação alimentar e a ingestão de plantas contendo oxalato também provocam a enfermidade. Os sinais clínicos da hipocalcemia podem se sobrepor ao da TP, pois as doenças podem ocorrer de forma simultânea. Entre as manifestações clínicas destacam-se a dificuldade na locomoção, os tremores musculares, a paresia, o timpanismo, a depressão na consciência e o colapso circulatório, podendo levar ao óbito dentro de 6 a 12 horas se o tratamento não for estipulado.[16]

O diagnóstico em condições de campo pode ser obtido pela resposta favorável ao tratamento com aplicações parenterais de soluções contendo cálcio, pela coleta de sangue e pela avaliação sérica do elemento. Esperam-se valores de normalidade de cálcio total entre 2,8 a 3,2 mmol/L e 2,2 a 2,9 mmol/L, e para o cálcio ionizado entre 1,5 a 1,7 mmol/L e 1,3 a 1,5 mmol/L para ovinos e caprinos, respectivamente. O tratamento de casos clínicos envolve administração intravenosa de soluções de cálcio (1 g de Ca/45 kg ou 1 mL/kg/IV lento) seguido de reposições pela via subcutânea (divididos em diversos pontos do corpo), quando necessário, para evitar recidivas.[16]

Como prevenção, fêmeas no final da gestação e início de lactação não devem ser submetidas a situações de estresse desnecessário e devem receber dietas com teores adequados de cálcio, de acordo com a exigência nutricional e o número de conceptos. Ainda, deve-se verificar a presença de cálcio dentro da mistura mineral. Dietas aniônicas como parte da estratégia nutricional visando a redução de hipocalcemia e edema de úbere também vêm sendo indicadas com bons resultados a campo.[16]

CONSIDERAÇÕES FINAIS

Com base no exposto, fazem-se necessárias medidas sanitárias, nutricionais e de gestão visando a profilaxia de diversos distúrbios que afetam os índices produtivos da fêmea gestante. Igualmente, em casos de surtos de abortamento, a presença do médico veterinário associada a uma investigação epidemiológica e diagnóstica precoce é essencial para reduzir a repercussão econômica dentro da propriedade rural, além da execução de medidas profiláticas.

REFERÊNCIAS

1. Winter AC, Clarkson MJ. A handbook for the sheep clinician. 7.ed. Oxfordshire: Cabi; 2012. 208p.
2. Holler LD. Ruminant abortion diagnostics. Vet Clin North Am Food Anim Pract 2012;28(3):407-18.
3. Medeiros RMT, Riet-Correa F, Tabosa IM, Silva ZA, Barbosa RC Marques AVMS et al. Intoxicação por nitratos e nitritos em bovinos por ingestão de Echinochloa polystachya (capim-mandante) e Pennisetum

purpureum (capim-elefante) no sertão da Paraíba. Pesquisa Veterinária Brasileira 2003;23(1):17-20.
4. Riet-Correa F, Medeiros RMT, Schild AL. A review of poisonous plants that cause reproductive failure and malformations in the ruminants of Brazil. J Appl Toxicol 2012;32(4):245-54.
5. Mostrom MS, Jacobsen BJ. Ruminant mycotoxicosis: an update. Vet Clin North Am Food Anim Pract 2020;36(3):745-74.
6. Alemneh T, Akeberegn D. A review on small ruminants brucellosis. Global J Med Res G Vet Sci Vet Med 2018;18(2).
7. Rodolakis A, Laroucau K. Chlamydiaceae and chlamydial infections in sheep or goats. Vet Microbiol 2015;181(1-2):107-18.
8. Martins G, Lilenbaum W. Leptospirosis in sheep and goats under tropical conditions. Trop Anim Health Prod 2014;46(1):11-7.
9. Van den Brom R, Van Engelen E, Roest HIJ, Van der Hoek W, Vellema P. Coxiella burnetii infections in sheep or goats: an opinionated review. Vet Microbiol 2015;181(1-2):119-29.
10. Sahin O, Yaeger M, Wu Z, Zhang Q. Campylobacter-associated diseases in animals. Ann Rev Anim Biosci 2017;8;5:21-42.
11. Corbeil LB. Histophilus somni host–parasite relationships. Anim Health Res Rev 2007;8(2):151-60.
12. Brugère-Picoux J. Ovine listeriosis. Small Ruminant Res 2008;76(1-2):12-20.
13. Lindsay DS, Dubey JP. Neosporosis, toxoplasmosis, and sarcocystosis in ruminants. Vet Clin North Am Food Anim Pract 2020;36(1):205-22.
14. Balaro MFA, Da Silva PCAR, Brandão FZ. Língua azul: desmistificando a doença. Revista Acadêmica Ciência Animal 2017;15(Supl.2):21-31.
15. Oguzoglu TC. A review of border disease virus infection in ruminants: molecular characterization, pathogenesis, diagnosis and control. Animal Health Prod Hyg 2012;1:1-9.
16. Brozos C, Mavrogianni GC, Fthenakis GC. Treatment and control of peri-parturient metabolic diseases: pregnancy toxaemia, hypocalcemia, hypomagnesemia. Vet Clin North Am Food Anim Pract 2011;27(1):105-13.
17. Souto RJC, Afonso JAB, Mendonça CL, Carvalho CCD, Silva Filho AP, Cajueiro JFP et al. Achados bioquímicos, eletrolíticos e hormonais em cabras acometidas com toxemia da prenhez. Pesquisa Veterinária Brasileira 2013;33(10):1174-82.
18. Souto RCJ, Afonso JAB, Mendonça CL, Dantas AFM, Cajueiro JFP, Gonçalves DNA et al. Biochemical, endocrine, and histopathological profile of liver and kidneys of sheep with pregnancy toxemia. Pesquisa Veterinária Brasileira 2019;39(10):780-8.
19. Bani Ismail ZA, Al Majali AM, Amireh F, Al-Rawashdeh OF. Metabolic profiles in goat does in late pregnancy with and without subclinical pregnancy toxemia. Vet Clin Pathol 2008;4(37):434-7.
20. Kaneko JJ, Harvey JW, Bruss ML. Clinical biochemistry of domestic animals. 6.ed. San Diego: Academic; 2008. 916p.

CAPÍTULO **21**

Distúrbios reprodutivos da fêmea não gestante

Mario Felipe Alvarez Balaro
Ana Lucia Rosa e Silva Maia

INTRODUÇÃO

As condições adequadas do sistema reprodutor feminino são de fundamental importância para garantir a reprodução em qualquer espécie. Algumas enfermidades estão relacionadas a alterações reprodutivas que elevam a idade ao primeiro parto, o período de serviço e o intervalo de partos, podendo comprometer temporária (subfertilidade) ou permanentemente (infertilidade) a função reprodutiva das fêmeas.[1] Dessa forma, o conhecimento das alterações que acometem o sistema reprodutor e os mecanismos que afetam a reprodução da fêmea é essencial para o médico-veterinário e para aqueles que trabalham com animais de produção. A avaliação do material proveniente de abatedouros (*post-mortem*), assim como o diagnóstico ultrassonográfico realizado a campo nos rebanhos (*ante-mortem*), ajuda na identificação e na compreensão de causas de subfertilidade ou infertilidade das fêmeas.[2,3] Neste capítulo, serão abordados os principais distúrbios reprodutivos verificados *ante* e/ou *post-mortem* em cabras e ovelhas não gestantes, que podem comprometer a eficiência reprodutiva do rebanho.

DISTÚRBIOS NO DESENVOLVIMENTO

Intersexo

A anormalidade congênita denominada intersexo envolve a presença de características masculinas e femininas no mesmo animal. Nesse contexto, uma variedade de apresentações pode ser vista. Quando as gônadas femininas e masculinas estão presentes, essa condição de intersexo é chamada hermafrodita. Quando as gônadas de um sexo estão presentes com o fenótipo do sexo oposto, essa condição é chamada de pseudo-hermafrodita. Embora a intersexualidade seja reconhecida em ovinos e caprinos, a ocorrência é maior na espécie caprina, principalmente nos animais mochos, cuja genética já foi amplamente estudada.[4]

Os animais afetados podem apresentar características externas masculinas, femininas ou mistas (Figuras 1A e 1B). Pode ser observada a presença do clitóris aumentado ou a distância anogenital aumentada (entre 3 e 33 cm) em uma fêmea com aparência masculinizada. Ainda, pode ocorrer a malformação congênita hipospadia, em que o óstio uretral externo se encontra ventralmente ao pênis, podendo abrir-se da glande até o arco isquiático. As gônadas (geralmente testículos ou *ovotestis*) podem ter localização escrotal, inguinal ou abdominal e são menores que os testículos de machos normais da mesma idade. No diagnóstico, as variações anatômicas são muito sugestivas do intersexo, se o animal for naturalmente mocho e ambos os pais forem mochos. A esse respeito, deve-se lembrar que alguns criadores mocham os cabritos muito jovens, sem prestar muita atenção aos redemoinhos no pelo que permitiriam a diferenciação entre animais mochos e com chifres (Figuras 1C e 1D). Se uma cabra mocha for fértil, presume-se que ela seja heterozigótica para o gene mocho. A diferenciação de um intersexo mocho de um *freemartin* requer cariótipo; o intersexo mocho é uma fêmea cromossômica. A ocorrência de caprinos intersexo associada à condição mocha pode ser evitada garantindo uma progênie de reprodutores e matrizes que nasceram com chifres e, portanto, homozigotos para o gene para chifres (p). Isso garante que nenhum cabrito nasça homozigótico para a mutação/deleção do gene PIS mocho (P) e seus efeitos recessivos associados na fertilidade.[4]

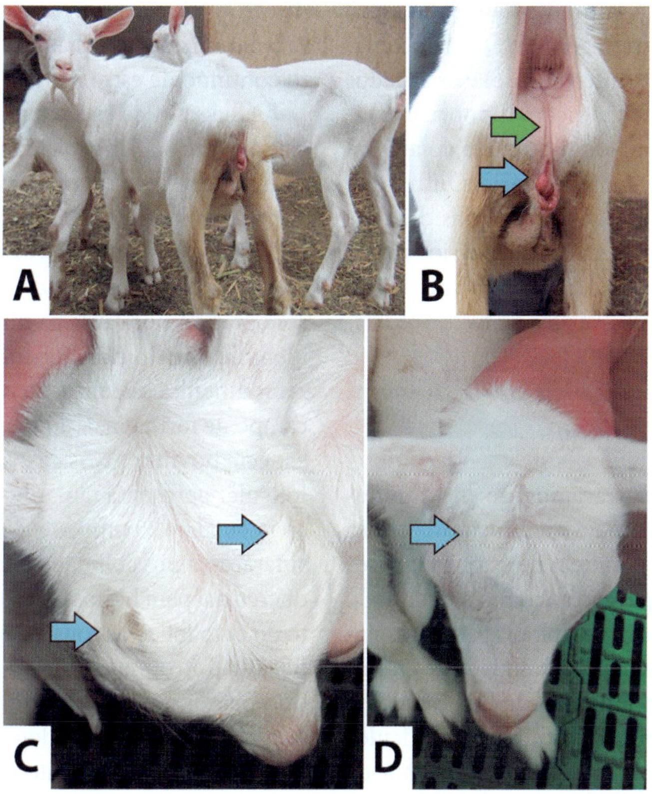

FIGURA 1 Intersexo e caráter mocho no caprino. A: animal intersexo apresentando traços fenotípicos femininos e masculinos. B: detalhe do posterior em que se observa a rafe do períneo com distância anogenital aumentada (seta verde), um pequeno pênis (seta azul) e estrutura compatível com escroto abaixo. C: cabrito chifrudo com 7 dias de vida apresentando redemoinho no pelo em cada botão córneo (seta) na região frontal do crânio. D: cabrito mocho com 7 dias de vida apresentando redemoinho central no pelo (sem botão córneo; seta) na região frontal do crânio.

Fonte: acervo dos autores.

DISTÚRBIOS NOS OVÁRIOS

Hipoplasia e agenesia ovariana

A hipoplasia dos ovários é estudada principalmente em bovinos, mas ocorre em outras espécies. Geralmente é bilateral, mas varia consideravelmente em gravidade e simetria. A diferenciação entre ovários hipoplásicos ou diminuídos em razão do anestro é importante. Enquanto os ovários hipoplásicos têm sulcos característicos que correm longitudinalmente na superfície, os ovários no período de anestro são lisos, arredondados e maiores que os hipoplásicos. No caso da hipoplasia total, geralmente há infantilismo relacionado ao trato genital. Quando a história reprodutiva (infertilidade) e os achados ultrassonográficos indicam hipoplasia ovariana, é recomendado o descarte do animal por causa do caráter hereditário. Outros distúrbios ovarianos congênitos considerados raros incluem agenesia, fusão, ovários supranumerários e acessórios, restos de tecido cortical adrenal no ovário e no tecido ovariano nas adrenais.[5]

Cistos paraovarianos

Os cistos paraovarianos são encontrados próximo ao ovário, e a identificação precisa pode ser obtida por meio de exame ultrassonográfico ou laparoscópico mais detalhado ou por meio de histopatologia. Os cistos paraovarianos são móveis na superfície cranial do ovário e têm uma parede fina de tecido conjuntivo e fibras musculares. Já folículos ou cistos foliculares podem se projetar da superfície do ovário, mas não são móveis. Os cistos parovarianos são um achado casual e normalmente não prejudicam a fertilidade dos animais até que causem pressão nas tubas uterinas.[5,6]

Cisto folicular

Cistos foliculares ocorrem mais frequentemente em cabras que em ovelhas.[7] Acometem um ou ambos os ovários, são únicos ou múltiplos e possuem parede delgada. Seu desenvolvimento envolve a disfunção do eixo hipotálamo-hipófise-gonadal, que leva à liberação inadequada de hormônio luteinizante (LH). O pico pré-ovulatório de LH é ausente, insuficiente ou ocorre em um momento inapropriado durante a maturação folicular.[8] Dessa forma, não há ovulação e o folículo continua a aumentar de tamanho.[9] Geralmente as fêmeas acometidas por esse distúrbio apresentam o ciclo estral com duração reduzida (3-7 dias) ou comportamento contínuo de estro.[10]

O diagnóstico está relacionado à diferenciação entre o diâmetro máximo que folículos normais da espécie atingem no período próximo à ovulação (6-9 mm) e o diâmetro dos folículos anovulatórios.[9,10] Em pequenos ruminantes, a necessidade de avaliações ultrassonográficas por causa da impossibilidade da identificação do cisto folicular por palpação retal dificulta a realização do diagnóstico a campo de forma mais ampla como ocorre na espécie bovina.[11] Nos casos em que o cisto folicular apresenta tamanho muito superior ao normal (~ 25 mm), deve-se levar em consideração a possibilidade de um diagnóstico diferencial para hidrossalpinge.[12] O tratamento do cisto folicular consiste na administração de gonadotrofina coriônica humana (hCG) ou hormônio liberador de gonadotrofinas (GnRH), seguido de análogos da prostaglandina (PGF2α) após um intervalo de 10 dias.[10,11]

Cisto luteinizado

Os cistos luteinizados são estruturas anovulatórias com origem semelhante à dos cistos foliculares. Geralmente, ocorrem apenas em um ovário, são únicos e possuem parede espessa. Sabe-se que a liberação de LH também é inadequada e insuficiente para promover a ovulação. No entanto, o hormônio se encontra em concentrações suficientes para que haja a luteinização de uma quantidade variável de células foliculares responsáveis pela secreção de progesterona.[13] Em estudos com vacas, foram encontradas maiores concentrações plasmáticas de progesterona em fêmeas com cistos luteais que com cistos foliculares, justificando o comportamento de anestro das fêmeas.[9] O tratamento consiste basicamente na administração de um agente luteolítico como análogos da PGF2α.[13]

Aderência burso-ovariana

As aderências burso-ovarianas foram relatadas em cabras e ovelhas em estudos com peças de abatedouro.[2,14] Geralmente, são encontrados vários graus de acometimento das aderências, além de associação com outros órgãos do sistema reprodutor, podendo acarretar ou não a infertilidade das fêmeas. O desenvolvimento de aderências após a ovulação não costuma interferir na motilidade das fímbrias, no entanto, casos mais graves são verificados quando as lesões estão em associação com a piossalpinge.[9] Em ovelhas, foi observada desde a presença de alguns fios de fibrina entre o ovário e a mesossalpinge, até o envolvimento completo de todo o ovário e parte da superfície da bexiga urinária.[2] Caso a aderência ocorra entre a tuba uterina (fímbrias) e o ovário, pode resultar no acúmulo de líquido na bursa ovariana. Essa condição é conhecida como bursa ovariana cística.[9]

DISTÚRBIOS NAS TUBAS UTERINAS

Aplasia segmentar

A aplasia segmentar consiste na ausência de um ou mais segmentos da tuba uterina. É considerada má-formação congênita e, em geral, está mais relacionada a casos de animais *freemartin*, hermafroditas e intersexo.[13,15] Fora dessas circunstâncias, esse tipo de alteração é raro em ovelhas e cabras.[5] A aplasia pode ocorrer uni ou bilateralmente e costuma estar associada ao desenvolvimento de outros distúrbios do sistema reprodutor, como a hidrossalpinge e a hidrometra.[12,15]

Salpingite

Entre os distúrbios que acometem a tuba uterina de animais domésticos, a salpingite é a que apresenta maior prevalência. Na maioria das vezes, ocorre bilateralmente por causa de processos inflamatórios que tiveram origem no útero.[9] Em ovelhas, foi relatado que, durante o estro e três dias após seu término, a presença de edema na junção uterotubárica atua como válvula, prevenindo a entrada de agentes infecciosos na tuba. Dessa forma, a ocorrência de salpingite na espécie parece ser inferior.[16] Em fêmeas acometidas pela forma aguda da enfermidade, o diagnóstico torna-se mais difícil, visto que não costumam ser encontradas alterações macroscópicas. Por sua vez, em casos crônicos, verificaram-se a dilatação da parede da tuba e a presença de exsudato no lúmen do órgão.[2,9] Alterações inflamatórias, mesmo quando pequenas, são consideradas importantes no comprometimento da tuba uterina, em razão da descamação das células epiteliais e da perda dos cílios, estruturas que exercem funções específicas e atuam na manutenção do ambiente adequado para gametas e embriões antes e após a fecundação, respectivamente.[6]

Hidrossalpinge

A hidrossalpinge caracteriza-se pelo acúmulo de líquido seromucoso no lúmen da tuba uterina (Figura 3A), podendo ter origem por causa de má-formação congênita ou sequela de um processo inflamatório.[13] Dependendo de sua ocorrência, uni ou bilateral, pode haver comprometimento parcial ou total da fertilidade da fêmea.[12] Dessa forma, a manutenção do histórico reprodutivo atualizado é fundamental, visto que as fêmeas acometidas pela enfermidade apresentam estro e são acasaladas normalmente, no entanto, na maioria das vezes não ficam gestantes. Em cabras, principalmente nulíparas, verificou-se ao diagnóstico ultrassonográfico transretal a presença de estrutura arredondada, preenchida por líquido anecoico com diâmetro mínimo de 24 mm. Por apresentar imagem ultrassonográfica semelhante à hidrometra ou ao cisto folicular, deve-se ter em mente que, em casos de hidrossalpinge, é possível visualizar o útero. Como não existe tratamento para essa enfermidade, a utilização de GnRH (cisto folicular) ou análogos da PGF2α (hidrometra), seguida de avaliação ultrassonográfica, pode auxiliar no diagnóstico diferencial da hidrossalpinge.[12]

DISTÚRBIOS NO ÚTERO

Distúrbios inflamatórios: endometrite, metrite e piometra

Endometrite e metrite são condições inflamatórias que acometem o útero de forma mais superficial, atingindo apenas a mucosa (endométrio), ou de forma mais profunda, estendendo-se até a camada muscular (miométrio), respectivamente. A maior parte é de origem infecciosa, tem início no endométrio e está associada ao manejo reprodutivo inadequado durante o acasalamento, a inseminação artificial, a gestação, o parto e o pós-parto.[9,13] Ovelhas que apresentaram gestação múltipla ou parto distócico simultaneamente à retenção de placenta demonstraram clara susceptibilidade à infecção uterina por causa do comprometimento do *status* imunológico do útero.[17] Os sinais clínicos observados variam de secreção vaginal esbranquiçada e inodora a marrom avermelhada e fétida.[7,10] Embora menos frequente em pequenos ruminantes, a piometra caracteriza-se pela cronificação do processo inflamatório, com intenso acúmulo de conteúdo purulento no útero e ocasionalmente secreção vaginal.[7] Antibióticos de amplo espectro, como cefalosporinas ou tetraciclinas, devem ser administrados. A utilização de análogos de PGF2α para expulsar o conteúdo uterino apenas surte efeito na presença de corpo lúteo ativo.[10]

Coleções de líquido: mucometra e hidrometra

A mucometra e a hidrometra são distúrbios reprodutivos que possuem alterações patológicas semelhantes por causa do acúmulo de líquido no útero (Figura 2A). No entanto, a consistência e a viscosidade desse conteúdo variam entre aquoso (hidrometra) e mucoso (mucometra). Mais frequente em vacas, a mucometra está relacionada à presença prolongada de cistos foliculares no ovário e a hiperplasia endometrial cística.[9] Em cabras leiteiras, a hidrometra é considerada a principal causa de sub ou infertilidade, atingindo uma prevalência de 10% (268/2.680) nos rebanhos da região Sudeste do Brasil.[3] A presença de quantidades variáveis de líquido no lúmen uterino ocorre em virtude da persistência do corpo lúteo. Algumas vezes a drenagem do líquido (*cloudburst*) ocorre espontaneamente, sem que seja encontrado o concepto e/ou restos placentários.[18] Fêmeas nulíparas ou pluríparas, que foram acasaladas ou não, podem apresentar hidrometra.[18]

Em criatórios localizados na região Sudeste do Brasil, os fatores de risco associados à enfermidade foram: aumento da idade, raça Saanen, indução do estro utilizando protocolos hormonais, aumento no tamanho do rebanho e presença de cães e/ou gatos no rebanho.[19] Os sinais clínicos mais observados são: anestro e distensão abdominal (caso haja muito líquido – Figura 2B). Por causa da semelhança com uma fêmea gestante, sem a avaliação ultrassonográfica, a enfermidade é verificada pelo produtor apenas a partir da não efetivação do parto.[18] O tratamento consiste em duas ou mais administrações de análogos PGF2α para promover a luteólise e expulsar o líquido uterino[18,20] (Figura 2C).

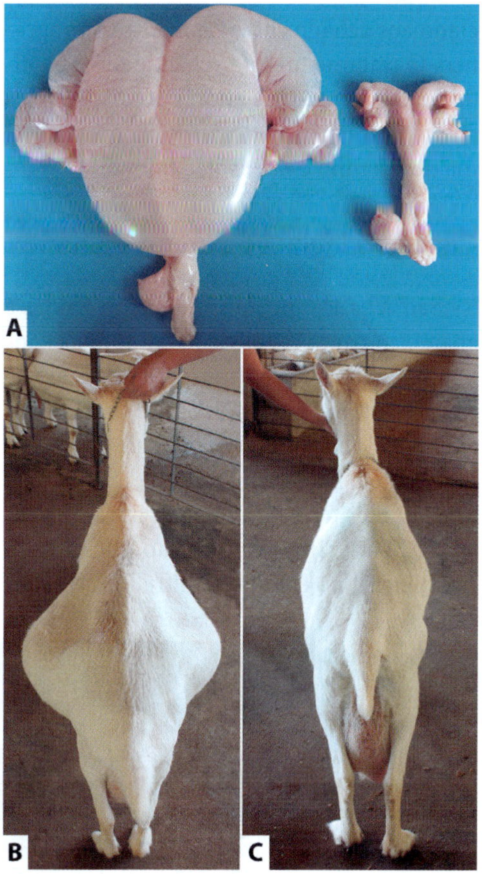

FIGURA 2 Achados macroscópicos e clínicos da hidrometra na cabra. A: à esquerda, trato genital com dilatação da parede uterina, sem aumento de perfusão, por causa do acúmulo de líquido intraluminal – hidrometra; à direita, trato genital não gravídico comparativo. B: distensão abdominal bilateral compatível com diagnóstico diferencial de gestação avançada ou hidrometra. C: mesma cabra com retorno da silhueta abdominal após o tratamento de hidrometra com análogos da PGF2α.
Fonte: acervo dos autores.

Hiperplasia endometrial cística

A hiperplasia endometrial cística é uma expansão endometrial progressiva e patológica causada pelo aumento no tamanho e no número das glândulas endometriais. Essa condição pode se desenvolver secundariamente a cistos foliculares ovarianos ou tumores de células da granulosa. A estimulação hormonal excessiva ou prolongada (estrógenos, progesterona ou ambos) também possui papel importante em seu início. Ainda, o pastejo em locais com plantas contendo fitoestrógenos pode constituir predisposição em ruminantes, especialmente em ovelhas.[21] Os cistos endometriais também podem se desenvolver adjacentes às carúnculas em algumas vacas e ovelhas durante o processo de involução uterina. A adesão da haste caruncular ao tecido glandular adjacente causa o bloqueio das glândulas subjacentes. Assim, os cistos de retenção aumentam progressivamente com a idade e deve-se ter cuidado para diferenciá-los da hiperplasia cística ligada a estrógenos. Ainda, os cistos endometriais também têm sido vinculados a animais mais velhos, associados à endometrite crônica ou à fibrose e distúrbios linfáticos. O diagnóstico pode ser efetuado pelo histórico clínico de infertilidade ou repetição de estro, associado aos achados do exame ultrassonográfico. O tratamento está relacionado à elucidação e à correção de fatores predisponentes quando esse distúrbio aparece como problema de rebanho e não isoladamente.[21]

Cistos de inclusão serosa uterina

São achados incomuns em ruminantes e aparecem como cistos de paredes finas contendo líquido aquoso transparente na superfície do útero (Figura 3B). Eles variam de alguns milímetros a 2 cm ou mais de diâmetro e contêm fluido claro e paredes finas translúcidas. Eles tendem a ocorrer durante a involução uterina ou em associação com perimetrite; no entanto, infiltrados celulares inflamatórios geralmente não estão presentes nesses cistos ou próximo a eles.[6]

Tumores

Os tumores no trato genital feminino em pequenos ruminantes são incomuns e aproximadamente 10% a 50% são originários da musculatura lisa. Os tumores podem afetar vulva, vagina, útero e ovários com diversos graus de malignidade (Figuras 3C e 3D). Esses tumores podem levar a uma perda econômica em decorrência da infertilidade, das perdas de produção e da morte dos animais afetados em casos avançados. Em ovelhas, os tumores mais comuns são os de células da granulosa seguidos de leiomiomas e leiomios-

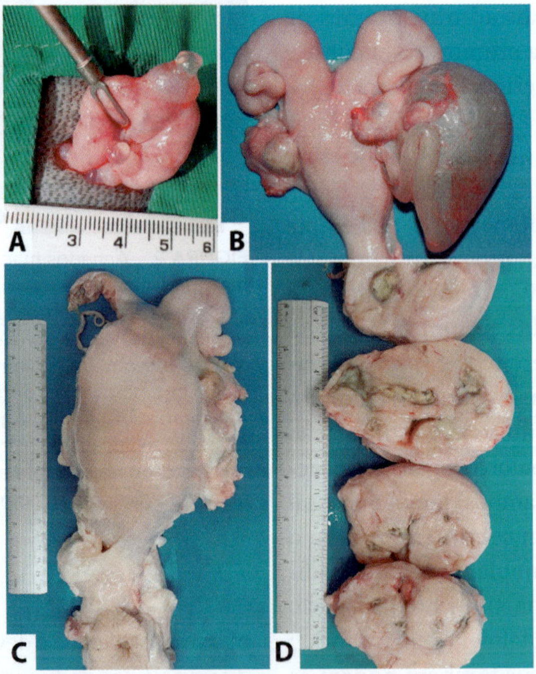

FIGURA 3 Distúrbios no trato genital feminino de caprinos. A: corno uterino de ovelha contendo cistos de inclusão na serosa (cistos de paredes finas contendo líquido aquoso transparente na superfície do útero). B: trato genital de cabra no qual se verifica distensão da tuba uterina direita por causa do acúmulo de líquido intraluminal – hidrossalpinge unilateral. C: trato genital de cabra com massa de 15 × 8 × 7,5 cm em cérvix a corpo uterino, branca-acinzentada, firme e abaulada, compatível com leiomiossarcoma na histopatologia. D: secção transversal da massa uterina com superfície de corte branca-acinzentada, multinodular e necrose na porção central.
Fonte: acervo dos autores.

sarcomas. Já em caprinos, leiomiomas e adenocarcinomas apresentam maior prevalência. Em ambas as espécies, os sinais clínicos mais comuns são infertilidade, perda de peso progressiva, sangramento e corrimento vaginal anormal, polaquiúria, hidrometra e piometra e distensão abdominal. O diagnóstico precoce seguido de excisão cirúrgica, em animais de valor comercial ou de estimação, pode ser válido a depender da situação.[22]

Em conclusão, os distúrbios reprodutivos da fêmea não gestante podem surgir como casos isolados (p. ex., tumores), mas possuem importância quando ocorrem em maior frequência comprometendo a eficiência reprodutiva do rebanho (p. ex., hidrometra). Como apoio diagnóstico para grande parte dos distúrbios descritos, ressalta-se a importância da ultrassonografia, assim como da obtenção de dados relativos ao histórico, à anamnese e à investigação epidemiológica do rebanho. Cuidados na aquisição de animais, atenção ao manejo sanitário e reprodutivo e controle zootécnico constante do rebanho podem reduzir a ocorrência de tais distúrbios na fêmea ovina e caprina.

REFERÊNCIAS

1. Maia ALRS, Oliveira MEF, Souza-Fabjan JMG, Balaro MFA, Brandão FZ, Fonseca JF. Distúrbios reprodutivos em cabras leiteiras e impactos potenciais nos sistemas de produção. Rev Acad Ciênc Anim 2017;15(Supl.2):S77-89.
2. Palmieri C, Schiavi E, Della Salda L. Congenital and acquired pathology of ovary and tubular genital organs in ewes: a review. Theriogenology 2011;75:393-410.
3. Maia ALRS, Brandão FZ, Souza-Fabjan JMG, Veiga MO, Balaro MFA, Facó O et al. Transrectal ultrasound evaluation in tropical dairy goats: an indispensable tool for the diagnosis of reproductive disorders. Trop Anim Health Prod 2018;50:787-92.
4. Smith MC, Sherman DM. Reproductive system. In: Smith MC, Sherman DM (eds.). Goat medicine. 2.ed. Iowa: Wiley-Blackwell; 2009. p.571-646.
5. Ladds PW. Congenital abnormalities of the genitalia of cattle, sheep, goats, and pigs. Vet Clin North Am Food Anim Pract 1993;9(1):127-44.
6. Schlafer DH, Foster RA. Female genital system. Jubb, Kennedy & Palmer's pathology of domestic animals: v.3. St. Louis: Elsevier; 2016. p.358-464.
7. Mobini S, Heath AM, Pugh DG. Teriogenologia de ovinos e caprinos. In: Pugh DG. Clínica de ovinos e caprinos. São Paulo: Rocca; 2004. p.145-208.
8. Vanholder T, Opsomer G, De Kruif A. Aetiology and pathogenesis of cystic ovarian follicles in dairy cattle: a review. Reprod Nutr Dev 2006;46:105-19.
9. Mc Entee K. Reproductive pathology of domestic mammals. San Diego: Academic; 1990. 401p.
10. Matthews J. Diseases of the goat. 4.ed. Hoboken: Wiley-Blackwell; 2016. 242p.
11. Medan MS, Watanabe G, Sasaki K, Taya K. Transrectal ultrasonic diagnosis of ovarian follicular cysts in goats and treatment with GnRH. Domest Anim Endocrinol 2004;27(2):115-24.
12. Maia ALRS, Brandão FZ, Souza-Fabjan JMG, Araújo MCC, Siqueira LGB, Facó O et al. Hydrosalpinx in dairy goats: occurrence, ultrasound diagnosis, macro- and microscopic characterization. Small Rumin Res 2018;160:5-11.
13. Grunert E, Birgel EH, Vale WG. Patologia e clínica da reprodução dos animais mamíferos domésticos: ginecologia. São Paulo: Varela; 2005. 551p.
14. Sattar A, Khan MZ, Siddique M. Incidence, pathology and bacteriology of abnormalities of fallopian tubes in goats. Pak Vet J 1988;8(1)14-7.
15. Smith KC, Long SE, Parkinson TJ. Abattoir survey of congenital reproductive abnormalities in ewes. Vet Rec 1998;143:679-85.
16. Edgar DG, Asdell SA. The valve-like action of the utero-tubal junction of the ewe. J Endocrin 1960;21:315-20.
17. Tzora A, Leontides LS, Amiridis, GS, Manos G, Fthenakis GC. Bacteriological and epidemiological findings during examination of the uterine content of ewes with retention of fetal membranes. Theriogenology 2002;7(15)1809-17.
18. Pieterse MC, Taverne MAM. Hydrometra in goats: diagnosis with real-time ultrasound and treatment with prostaglandins or oxytocin. Theriogenology 1986;26(6):813-21.
19. Maia ALRS, Silva MR, Brandão FZ, Souza-Fabjan JMG, Faria LS, Côrtes LR et al. Epidemiological survey and risk factors associated with hydrometra in dairy goat herds. Small Rumin Res 2019;178:79-84.
20. Maia ALRS, Brandão FZ, Souza-Fabjan JMG, Veiga MO, Balaro MFA, Siqueira LGB et al. Hydrometra in dairy goats: ultrasonic variables and therapeutic protocols evaluated during the reproductive season. Anim Reprod Sci 2018;197:203-11.
21. Benchaib F. Cystic endometrial hyperplasia in algerian goats and ewes. Vet Scan 2011;6(1):60-3.
22. Hananeh WM, Ismail ZB, Daradka MH. Tumors of the reproductive tract of sheep and goats: a review of the current literature and a report of vaginal fibroma in an Awassi ewe. Veterinary World 2019;12(6):778-82.

CAPÍTULO 22

Distúrbios reprodutivos dos machos caprinos e ovinos

Mario Felipe Alvarez Balaro
Lilian Gregory
Huber Rizzo

INTRODUÇÃO

A saúde do sistema reprodutor masculino é de fundamental importância, uma vez que enfermidades nesse sistema comprometem a eficiência reprodutiva do rebanho. O exame clínico, andrológico e ultrassonográfico realizados a campo nos rebanhos, associado ao diagnóstico laboratorial por meio de técnicas de isolamento, PCR, sorologia, histopatologia e provas de cariotipagem ajudam na identificação e na compreensão de causas de subfertilidade ou infertilidade dos reprodutores.[1-3]

DISTÚRBIOS NO DESENVOLVIMENTO SEXUAL

Síndrome do mocho intersexo

Em contraste com outras espécies de ruminantes, o traço de ausência de chifres (mocho) está relacionado com distúrbios do desenvolvimento sexual em caprinos. A intersexualidade nessa espécie é uma característica recessiva que afeta indivíduos geneticamente fêmeas (XX) e está associada à mutação dominante para ausência de chifres em machos e fêmeas. A chamada síndrome do mocho intersexo (PIS – sigla em inglês) é caracterizada por indivíduos homozigotos mochos XX que são inférteis por causa de diversos fenótipos intersexuais. Além de seu efeito de reversão de sexo em indivíduos XX, a mutação PIS também pode ser responsável pela infertilidade em indivíduos XY em homozigose, resultante aparentemente de obstrução mecânica do epidídimo.[4]

Os animais afetados podem apresentar características externas masculinas, femininas ou mistas (Figuras 1A e 1B). Pode ser observada a presença do clitóris aumentado ou a distância anogenital aumentada, entre 3 e 33 cm, em uma fêmea com aparência masculinizada. Ainda, pode ocorrer a hipospadia, uma malformação congênita em que o óstio uretral externo se encontra ventralmente ao pênis, podendo abrir-se da glande até o arco isquiático. As gônadas (geralmente testículos ou *ovotestis*) podem ter localização escrotal, inguinal ou abdominal e são menores que os testículos de machos normais da mesma idade. No diagnóstico, as variações anatômicas são muito sugestivas da PIS, se o animal for naturalmente mocho e ambos os pais forem mochos. Deve-se lembrar de que alguns criadores mocham os cabritos muito jovens, sem prestar muita atenção aos redemoinhos no pelo que permitiriam a diferenciação entre animais mochos e com chifres (Figura 1C).

A diferenciação de um intersexo mocho de um *freemartin* requer cariotipagem. A ocorrência de caprinos intersexo associado à condição mocha pode ser evitada garantindo uma progênie de reprodutores e matrizes que nasceram com chifres e, portanto, homozigotos para o gene para chifres (p). Isso garante que nenhum cabrito nasça homozigótico para a mutação/deleção do gene PIS mocho (P) e seus efeitos recessivos associados à fertilidade.[5]

Hipoplasia testicular, criptorquidismo e monorquidismo

As alterações que ocorrem em casos de hipoplasia testicular podem ser localizadas no órgão, bem como estar associadas a manifestações sistêmicas descritas a seguir. A causa pode ser genética (cromossomos sexuais anormais), deficiência de gonadotrofinas ou ambiente inapropriado para o bom desenvolvimento testicular. A hipoplasia testicular é reconhecida em animais com uma condição semelhante à síndrome de Klinefelter (XXY). Em caprinos que apresentam o gene para ausência de chifres (PIS), a hipoplasia testicular é observada em indivíduos que têm cromossomos sexuais XX, mas possuem testículos e um fenótipo masculino. Fatores ambientais, como toxinas do fungo *Helminthosporium biseptatum* e água com altas concentrações de arsênio, foram consideradas as causas determinantes da hipoplasia testicular congênita em ovinos. A deficiência de zinco também induz a hipoplasia em alguns casos.[6] A hipoplasia testicular pode ser unilateral ou bilateral e é confirmada após a puberdade, quando um testículo não atinge o tamanho padrão.

A criptorquidia, descida incompleta dos testículos e estruturas associadas, é uma das desordens mais frequentes durante o desenvolvimento sexual do macho. Quando casos de criptorquidia são frequentes, há relação com fatores hereditários e estão ligados a um gene autossômico recessivo ou também por causa de um gene dominante com penetrância incompleta. O comprometimento unilateral é mais comum e ocorre mais no testículo direito que no esquerdo. O criptorquidismo também possui prevalência aumentada em animais sem chifres, principalmente em caprinos associado a PIS. Em testículos retidos não ocorre espermatogênese, e a fertilidade é comprometida. Taxas aumentadas de neo-

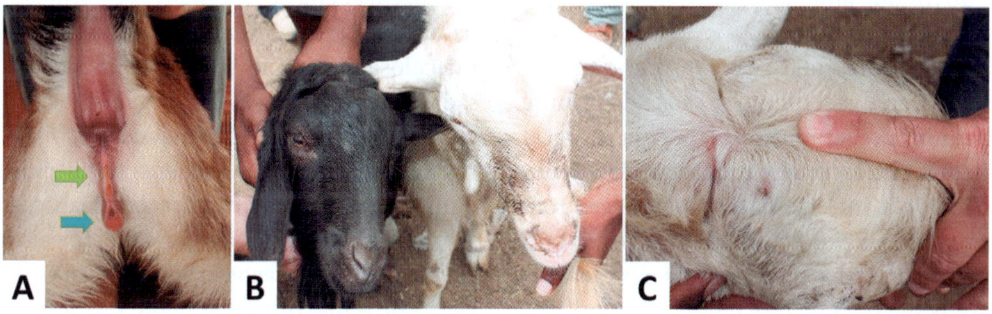

FIGURA 1 Painel caracterizando um intersexo e o caráter mocho no caprino. A: animal intersexo apresentando genitália externa ambígua com traços fenotípicos de ambos os sexos. Observa-se a rafe do períneo com distância anogenital aumentada (seta verde) e estrutura sugerindo um pênis rudimentar (seta azul). B: bodes mochos. C: bode apresentando redemoinho central no pelo (sem sinal de botão córneo) na região frontal do crânio.

Fonte: acervo dos autores.

plasia testicular ocorrem com criptorquidia. A evolução da enfermidade provoca a degeneração ou torção do testículo e apenas um pequeno remanescente permanece. O diagnóstico de criptorquidia em pequenos ruminantes é feito com base na anamnese e no exame físico. O diagnóstico de criptorquidia abdominal é confirmado pela visualização de testículos abdominais por meio da ultrassonografia ou ainda na laparotomia exploratória (abordagem caudal paramediana) em que já pode ser efetuado o procedimento de criptorquidectomia.[6]

Por fim, a monorquidia é a presença de apenas um testículo com agenesia da gônada contralateral. A agenesia ocorre quando há falha no desenvolvimento de um testículo e é considerada rara.[6]

DISTÚRBIOS NO ESCROTO

O escroto é uma bolsa musculocutânea que contém testículos e partes inferiores do funículo espermático. Em animais criados em regiões de temperaturas elevadas, o escroto pode apresentar distintos graus de bipartição que proporciona maior aeração, dissipação de calor, melhor termorregulação e consequentemente melhores índices reprodutivos que animais criados nessas regiões sem essa característica.

Pode apresentar-se com volume aumentado e/ou distendido por causa de orquite, periorquite, epididimite, hérnia escrotal, hematoma escrotal e hidrocele. Alterações climáticas, infecciosas ou dermatite escrotal provocadas por ectoparasitas, como o da sarna corióptica (*Chorioptes bovis*), levam a transtorno da termorregulação, podendo resultar em alterações degenerativas testiculares. Miíases cutâneas e bernes (*C. hominivorax* e *D. hominis*) podem invadir o parênquima testicular evoluindo para aderências e/ou orquite. Na fase crônica da orquite, a pele do escroto torna-se espessa com fibrosamento, restringindo a mobilidade do testículo, ocorrendo inclusive aderências fibrosas obstruindo a cavidade que separa as túnicas.[2]

DISTÚRBIOS NA TÚNICA VAGINAL

O escroto e o conteúdo intraescrotal são cobertos pelas camadas parietal e visceral, que formam os limites da cavidade da túnica vaginal.[6] A hidrocele, constatada pela edemaciação uni ou bilateral do escroto (Figura 2), pode ser originada por processos inflamatórios (sépticos e assépticos), traumatismos, obstruções dos vasos linfáticos, ascite, torção testicular, tumores, ruptura da uretra e até mesmo idiopática ou congênita. Se não for tratada, pode causar queda na qualidade espermática e degeneração testicular ipsilateral e, em menor medida, contralateral. A hematocele é o acúmulo de sangue na cavidade vaginal, geralmente resultado de trauma local como consequência de um coice ou cabeçada de outro animal.

Periorquite, orquites e epididimites causam inflamações agudas e, em sua evolução, produzem alterações supurativas e fibrinosas na túnica vaginal. *Brucella ovis* (epididimite infecciosa ovina) ou *Actinobacillus seminis* são agentes etiológicos/microrganismos que podem causar essas enfermidades.

A piocele é resultado de uma orquiepididimite não tratada ou ruptura de um abscesso intraescrotal com espessamento da pele e calcificações em casos crônicos. Cistos de larvas de tênia, principalmente *Cysticercus tenuicollis*, podem ser encontrados na cavidade escrotal de pequenos ruminantes sem inflamação adjacente.[1,3,6]

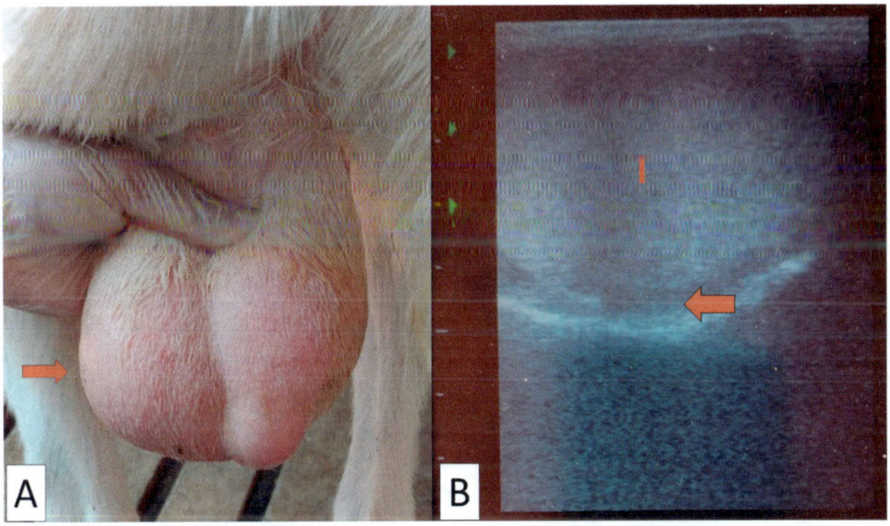

FIGURA 2 Hidrocele unilateral em caprino. A: edema unilateral de escroto (seta). B: diagnóstico ultrassonográfico em que se constata presença de líquido anecoico na cavidade vaginal.
Fonte: acervo dos autores.

DISTÚRBIOS NO CORDÃO ESPERMÁTICO

A varicocele é uma dilatação das veias do plexo pampiniforme. São mais relatadas em reprodutores de maior idade e raramente são diagnosticadas, a menos que haja dilatação considerável das veias e trombose. A patogênese ainda é mal compreendida e pode ter caráter hereditário. Varicoceles pequenas podem não ser prejudiciais, mas as grandes podem comprometer a termorregulação, levando à degeneração testicular. Macroscopicamente, a região do cordão espermático encontra-se aumentada de volume uni ou bilateralmente com vasos vermelhos escuros de até 3 cm de diâmetro com superfície irregular de aspecto multinodular dorsal aos testículos (Figuras 3A e 3B). Elas ainda podem se organizar em formas de lâminas típicas de trombos venosos (Figura 3C). Os diagnósticos diferenciais incluem neoplasia (mesotelioma), hérnia escrotal, linfadenite escrotal e granuloma espermático do epidídimo. O prognóstico para a reprodução geralmente é desfavorável em razão do possível caráter hereditário. Nesses casos, a genética do reprodutor não deve ser perpetuada.[6,7]

A hérnia escrotal surge quando uma estrutura abdominal se desloca para dentro do escroto. Em animais jovens, a hérnia escrotal é provavelmente herdada (congênita) como um caráter recessivo e normalmente uma porção do jejuno se desloca para dentro do saco vaginal. No entanto, em adultos, a hérnia adquirida pode ocorrer em decorrência de um trauma, especialmente em animais alojados em grupo. Durante a evolução da hérnia escrotal, podem ocorrer: aderências que impossibilitem a redução, estrangulamento intestinal com risco de vida ao animal, varicocele e, em casos mais crônicos, degeneração testicular por causa do comprometimento na termorregulação. O diagnóstico é pelo exame físico do animal (inspeção e palpação) e por meio de exames complementares como a ultrassonografia. Quando adquirida, o prognóstico para a reprodução é reservado se diagnosticado precocemente e reduzido de maneira cirúrgica. Animais jovens com qua-

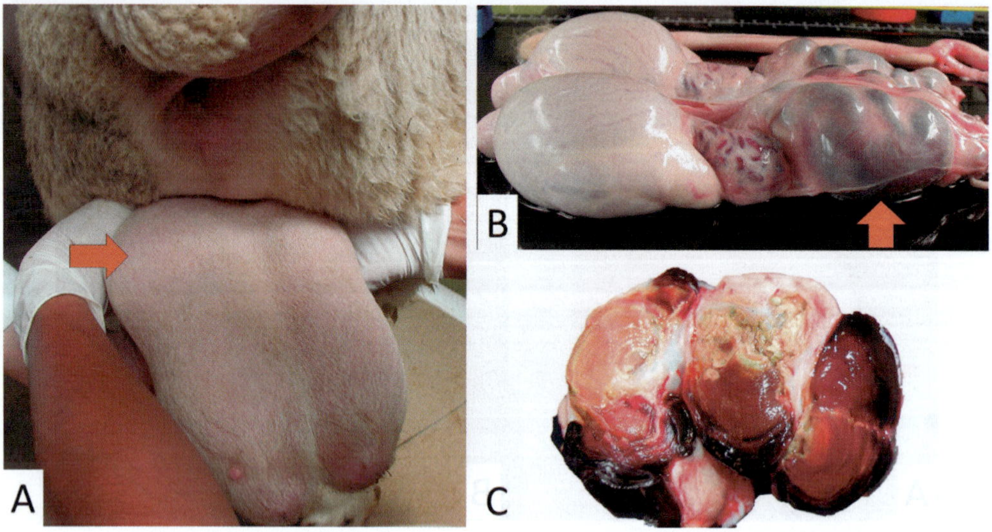

FIGURA 3 Varicocele bilateral em ovino. A: região do cordão espermático aumentada de volume bilateralmente (seta). B: vasos vermelhos escuros com superfície irregular de aspecto multinodular dorsal aos testículos. C: estrutura com aspecto laminar vermelha escura típica de trombos venosos.
Fonte: Luis Miguel Ferrer Mayayo (Universidade de Zaragoza).

dros congênitos devem ser descartados da reprodução.[6,8]

DISTÚRBIOS NO TESTÍCULO E EPIDÍDIMO

Degeneração testicular

A degeneração testicular pode ser definida como um conjunto de alterações do parênquima que causam disfunções bioquímicas e mudanças estruturais nas células da linhagem germinativa, levando à redução da fertilidade nos machos.[6] No Quadro 1, é descrita uma lista de causas potenciais da degeneração testicular.[1,6,9] O testículo é muito suscetível a alterações na sua temperatura, fluxo sanguíneo, tensão de oxigênio e inflamação sistêmica, que podem ocasionar a degeneração. Quando ocorre de forma precoce ou de progressão rápida, o testículo encontra-se macio, flácido e sem turgor à palpação. Durante a evolução do quadro, o testículo vai diminuindo de tamanho, tornando-se mais firme e com coloração amarronzada, por causa da redução do epitélio germinativo em relação ao estroma. O epidídimo geralmente é menos afetado e não regride seu tamanho como o testículo. Por meio do processo de degeneração e fibrosamento, o testículo vai adquirindo uma consistência mais firme.[6]

Orquite e epididimite

Afecções que acometem o trato genital de bodes e carneiros podem ser desencadeadas em razão de infecção bacteriana via ascendente, principalmente daquelas oportunistas que se encontram na biota comensal do prepúcio, como *Actinobacillus seminis* e *Histophilus somni*, ou que estão presentes em ambientes contaminados, como *Salmonella enterica* sorotipo *Diarizonae*, *Escherichia coli* e *Staphylococcus aureus*. Outra via é a hematógena, sendo o principal agente as brucelas

QUADRO 1 Causas de degeneração testicular em ruminantes

- Idade avançada
- Químicos
  1. Quimioterapia
  2. Naftalenos clorados
  3. Compostos halogenados, incluindo hexaclorofeno
  4. Compostos contendo nitrogênio, incluindo benzimidazoles e nitrofuranos
  5. Intoxicação por componentes metálicos
  6. Pesticidas como dibrometo de etileno
- Epididimite
- Estresse térmico
- Hormônios
  1. Dexametasona
  2. Estrogênio
  3. Testosterona
- Micotoxinas
- Neoplasias
- Desordens nutricionais
  1. Balanço de energia negativo
  2. Deficiência de ácidos graxos
  3. Hipovitaminose A
  4. Hipervitaminose A
  5. Hipovitaminose B, C e E
  6. Deficiência de proteínas e aminoácidos
  7. Deficiência de zinco
- Plantas
  1. Gênero *Astragalus* e *Oxytropis*
  2. *Gossypium* ssp. (gossipol)
- Radiação
- Estresse/terapia com corticosteroides
- Trauma
- Ultrassom
- Infecção viral (p. ex., pestiviroses e arboviroses)

(*B. abortus*, *B. ovis* e *B. melittensis*), que se instalam nos órgãos reprodutivos por causa de seu tropismo, além de situações de infecções secundárias, como êmbolos bacterianos originários de quadros de nefrite (*Corynebacterium renale*) e infecções pelo *C. pseudotuberculosis* que causam abscesso(s) testicular(es), que são firmes à palpação e levam à assimetria escrotal.[10,11] Outros agentes que podem causar um quadro de orquiepididimite são: *Arcanobacterium pyogenes*, *Chlamydia abortus* e *Yesinia pseudotuberculosis*.[2,12]

Na fase aguda da infecção, ocorre a inflamação com consequente aumento do diâmetro, da temperatura e da sensibilidade do(s) testículo(s), podendo levar à alteração da marcha (Figuras 4A, 4B e 5). Na presença de material purulento, ocorrerá aderência entre a túnica vaginal parietal e visceral, e o animal poderá apresentar sinais sistêmicos de febre, depressão e anorexia. Após a evolução para a fase crônica, há aparecimento de fibrose intersticial com a presença de hipoplasia testicular, nódulos/grânulos de mineralização no epidídimo, em especial na cabeça, e adesões fibrosas entre a túnica albugínea e vaginal. Se o processo continuar, a degeneração

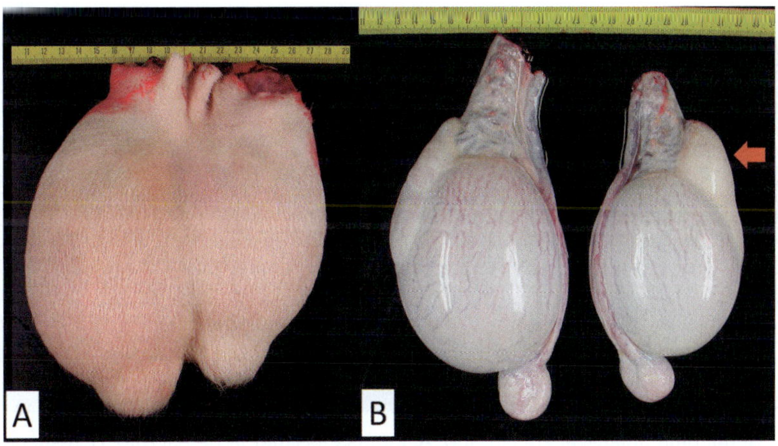

FIGURA 4 Orquiepididimite em ovino. A: assimetria de escroto com aumento do contorno esquerdo. B: aumento do testículo esquerdo e da cabeça do epidídimo direita (seta).

Fonte: acervo dos autores.

do parênquima testicular resultará em um ejaculado de baixa qualidade, contendo anormalidades morfológicas, células inflamatórias (neutrófilos) e consequente infertilidade, em decorrência de baixo vigor e motilidade, podendo chegar à esterilidade permanente no caso de acometimento bilateral.[12]

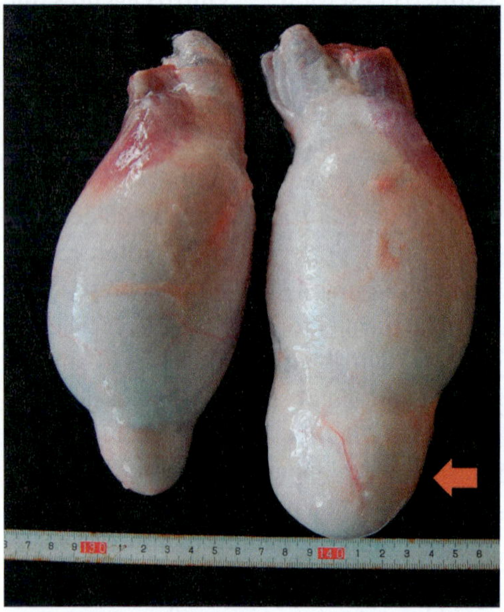

FIGURA 5 Epididimite em ovino. Intenso aumento na cauda do epidídimo direita (seta).
Fonte: acervo dos autores.

O diagnóstico é realizado pelo exame andrológico (alterações da conformação, consistência e/ou temperatura do(s) testículo(s) e epidídimo(s) e baixa qualidade seminal) associado à identificação do agente pelo isolamento, pelo PCR (secreções, sêmen, punções de abscessos e/ou órgãos), pelas técnicas histológicas e pela pesquisa de anticorpos por meio de testes sorológicos. A orquiectomia é indicada em casos de abscessos ou infecções unilaterais que comprometam o tecido gonadal.[10-12]

Neoplasias

Seminomas, leiomiomas e adenocarcinomas são relatados em pequenos ruminantes[1] (Figuras 6A e 6B). Os tumores de células de Sertoli e os intersticiais, mais raramente descritos, podem produzir uma síndrome de hiperestrogenismo e feminização.[6] Já os tumores das células de Leydig e Sertoli também são associados a testículos abdominais em caprinos com a PIS. As neoplasias, embora raras, devem ser incluídas como diagnóstico diferencial, quando há aumento de volume testicular, e o diagnóstico presuntivo pode ser realizado por ultrassonografia, sendo o

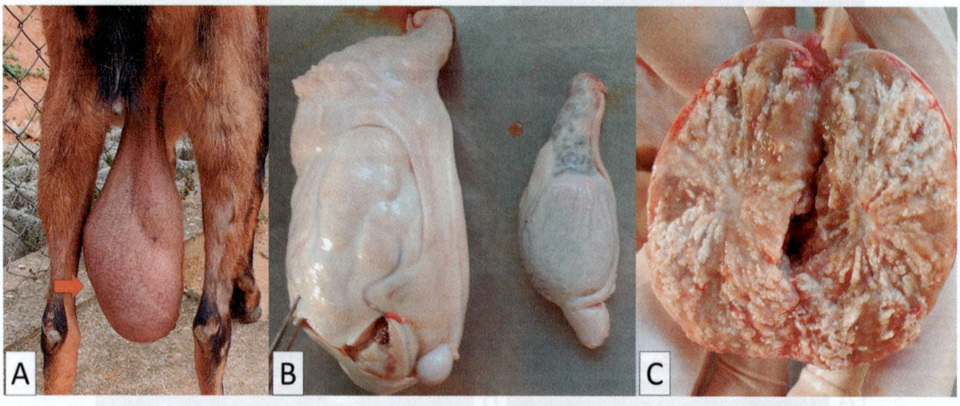

FIGURA 6 Seminoma unilateral em caprino. A: intensa assimetria de escroto. B: testículo esquerdo aumentado com lesões elípticas difusas de tamanhos variados e testículo direito degenerado. C: corte longitudinal de testículo direito com estriações esbranquiçadas difusas no parênquima.
Fonte: acervo dos autores.

diagnóstico definitivo feito por punção aspirativa por agulha fina (PAAF) ou biópsia para análise citológica ou histopatológica, respectivamente. A histopatologia também é recomendada para caracterizar o processo neoplásico e potencial metastático. Se apenas um testículo estiver envolvido, uma hemicastração pode ser realizada para preservar o potencial reprodutivo em machos de alto valor zootécnico e evitar a degeneração testicular contralateral (Figura 6C). Igualmente, machos com testículos criptorquídicos têm risco aumentado para o desenvolvimento de neoplasia testicular no testículo retido, e a criptorquidectomia deve ser recomendada.[1]

DISTÚRBIOS NAS GLÂNDULAS SEXUAIS ACESSÓRIAS

As infecções por *B. ovis*, *A. seminis*, *C. abortus*, micoplasmas ou mista pelo *C. renale* e *E. coli*, causam edema, hiperplasia e abscedação de glândulas sexuais acessórias com destaque para as vesiculares e bulbouretrais.[12] O diagnóstico clínico é difícil e, na fase crônica, podem-se observar alterações de posturas como arqueamento do posterior, prolapso retal, dor ao evacuar e anúria/estrangúria em decorrência de compressão da uretra. Já o diagnóstico ultrassonográfico é bastante sugestivo, e o tratamento é baseado em antibioticoterapia prolongada (p. ex., tetraciclinas).

DISTÚRBIOS NO PÊNIS E NO PREPÚCIO

As balanites e as balanopostites são caracterizadas por edema, inflamação, ulceração da glande e do prepúcio acompanhadas de sangramento e coágulos, podendo evoluir para necrose de tecidos, acometendo principalmente animais jovens. O animal pode apresentar dor e distensão durante a micção, inchaço e, ocasionalmente, estreitamento da abertura do prepúcio. A taxa de prenhez em rebanhos afetados estará reduzida por causa da relutância dos machos ao coito, além da presença de casos de vulvovaginite. Os agentes etiológicos não estão claros, mas são isolados com maior frequência: micoplasmas e *H. somni*, assim como outros ainda não relatados no Brasil, como o *parapoxvírus* em ovinos e herpes-vírus caprino causando balanopostites após transmissão via escoriações e/ou venérea.[13-15] A postite ulcerativa ou podridão da bainha se desenvolve a partir da interação do *C. renale* e a conversão, na mucosa peniana, do excesso de ureia urinária em amônia, danificando sua superfície.[16]

Os reprodutores afetados devem ser isolados do rebanho e tratados com antimicrobianos sistêmicos e locais em forma de irrigação ou cremes antissépticos para prevenir aderências prepuciais. Animais recuperados parecem ter fertilidade normal, no entanto, aqueles com aderências severas podem ser incapazes de exteriorizar completamente o pênis. A parafimose pode ser consequência da balanopostite, assim como traumas, com ou sem infecção secundária, que podem se complicar e tornar-se uma miíase. Tais enfermidades são raras, mas se ocorrerem e não forem detectadas, seus efeitos deletérios sobre o trato genital, montas e taxas de concepção subsequentes podem ser significativos.

DISTÚRBIOS METABÓLICOS

Urolitíase

A urolitíase é uma afecção causada pela formação de cálculos, normalmente na pelve renal e na vesícula urinária, a partir de precipitação de sólidos, tendo comumente um núcleo formado por material orgânico (mucopolissacarídeo, mucoproteína, leucócitos, fibrina, debris celulares e/ou bactérias) e envolto por minerais precipitados na urina. Pode obstruir total ou parcialmente regiões da uretra, principalmente na região da flexura sigmoide e processo uretral, levando a uma síndrome de dor abdominal, com anúria ou estrangúria e consequências sistêmicas de azotemia. A obstrução do fluxo urinário pode resultar em dilatação ou ruptura da uretra ou bexiga, uretrite, hidronefrose, hidroureter, uremia, cistite, nefrite, pielonefrite, uroperitônio, necrose e edema de musculatura abdominal e/ou perineal, assim como do escroto. A glande pode se apresentar necrosada, em alguns casos com processo uretral aderido ou com eliminação de urina por fístula da uretra peniana.

Entre as causas da urolitíase relata-se o fator nutricional, incriminando-se dietas desbalanceadas ricas em fósforo e magnésio e pobres em cálcio, baseadas principalmente em grãos e seus subprodutos. Outras causas como privação hídrica, ou estados mórbidos, em que há alteração do pH urinário, podem favorecer a precipitação de alguns minerais e a formação de urólitos. O diagnóstico pode ser realizado por meio da ultrassonografia, e o prognóstico, pela avaliação dos parâmetros bioquímicos (azotemia, hiperfosfatemia, hipermagnesemia, hipocloremia, hiponatremia com ou sem hipocalcemia) que podem se intensificar ao passar do tempo de obstrução e a presença do uroperitônio. As técnicas cirúrgicas mais indicadas para esses casos são: amputação do processo uretral seguido de uretrostomia peniana ou cistostomia com aplicação de cateter de Foley. No entanto, é importante a estabilização do animal e o tratamento conjunto do quadro de azotemia.

Com base no exposto, fazem-se necessárias medidas sanitárias, nutricionais e de gestão visando a profilaxia de diversos distúrbios que afetam os índices produtivos de carneiros e bodes do plantel. Igualmente, em casos de doenças infectocontagiosas, a presença do médico-veterinário associada a uma investigação epidemiológica e a um diagnóstico precoce é essencial para reduzir o prejuízo econômico dentro da propriedade rural.

REFERÊNCIAS

1. Stewart JL, Shipley CF. Management of reproductive diseases in male small ruminants. Vet Clin North Am Food Anim Pract 2021;37(1):105-23.
2. Tibary A, Boukhliq R, El Allali K. Ram and buck breeding soundness examination. Revue Marocaine des Sciences Agronomiques et Vétérinaires 2018;6(2):241-55.
3. Boukhliq R, El Allali K, Tibary A. Gross anatomy and ultrasonographic examination of the reproductive organs in rams and bucks. Revue Marocaine des Sciences Agronomiques et Vétérinaires 2018;6(2):226-40.
4. Simon R, Lischer HEL, Pieńkowska Schelling A, Keller I, Häfliger IM, Letko A et al. New genomic features of the polled intersex syndrome variant in goats unraveled by long read whole genome sequencing. Animal Genetics 2020;51(3):439-48.
5. Smith MC, Sherman DM. Reproductive system. In: Smith MC, Sherman DM. Goat medicine. 2.ed. New Jersey: Wiley-Blackwell; 2009. p.71-646.
6. Foster RA. Male genital system. In: Maxie M. Jubb, Kennedy & Palmer's pathology of domestic animals. v.3. 6.ed. Philadelphia: W.D. Saunders; 2016. p.465-510.
7. Hassanin AM, Ahmed HH, Kaddah AN. A global view of the pathophysiology of varicocele. Andrology 2018;6(5):654-61.
8. Lacasta D, Ferrer LM, Ramos JJ, Ochoa PG. Ultrasonographic diagnosis of unilateral scrotal hernia, varicocele and sperm granuloma in a ram. Acta Vet Brno 2009;78(4):657-9.
9. Guvvala PR, Ravindra JP, Selvaraju S. Impact of environmental contaminants on reproductive health of male domestic ruminants: a review. Environ Sci Pollut Res Int 2019;27(4):3819-36.
10. Umer M, Abba Y, Abdullah FFJ, Saleh WWW, Haron AW, Saharee AA et al. Caseous lymphadenitis in small ruminants: an overview on reproductive implications. Int J Vet Sci Anim Husbandry 2017;2(2):23-31.
11. Jamie L, Vieson SMD, Shipley CF. Corynebacterium pseudotuberculosis as a pathogen of the reproductive tract of male small ruminants: case study and review. Clin Theriogenol 2018;10(2):107-17.
12. Carvalho Júnior CA, Xavier MN, Costa LF, Silveira SS, Sant'Anna FM, Borges AM et al. Agentes infecciosos que podem promover infertilidade em machos da espécie ovina. Rev Bras Reprod Animal 2010;34(3):160-7.

13. Kidanemariam A, Gouws J, Van Vuuren M, Gummow B. Ulcerative balanitis and vulvitis of Dorper sheep in South Africa: a study on its aetiology and clinical features. J S Afr Vet Assoc 2005;76(4):197-203.

14. Uzal FA, Woods L, Stillian M, Nordhausen R, Read DH, Van Kampen H et al. Abortion and ulcerative posthitis associated with caprine herpesvirus-1 infection in goats in California. J Vet Diagn Invest 2004;16(5):478-84.

15. Billinis C, Mavrogianni VS, Spyrou V, Fthenakis GC. Phylogenetic analysis of strains of Orf virus isolated from two outbreaks of the disease in sheep in Greece. Virol J 2012;9:24.

16. Loste A, Ramos JJ, García L, Ferrer LM, Verde MT. High prevalence of ulcerative posthitis in Rasa Aragonesa rams associated with a legume-rich diet. J Vet Med A Physiol Pathol Clin Med 2005;52(4):176-9.

CAPÍTULO **23**

Tecnologia do sêmen em pequenos ruminantes

Diogo Ribeiro Câmara
Gustavo Ferrer Carneiro
Maria Madalena Pessoa Guerra
Sildivane Valcácia Silva

INTRODUÇÃO

A caprinovinocultura é uma prática zootécnica de distribuição mundial e gera uma diversidade de produtos que contribuem para o fortalecimento do agronegócio e a subsistência familiar. No Brasil, as criações de caprinos e ovinos têm sido cada vez mais tecnificadas para atendimento às demandas mercadológicas, com seleção genética de reprodutores, matrizes e padronização de nascimentos. Um dos objetivos é o fornecimento regular de produtos de qualidade, favorecendo a competitividade econômica no setor pecuário.

Por sua vez, muitas práticas aplicadas aos pequenos ruminantes advêm de adaptações de técnicas desenvolvidas para bovinos, pelo entendimento de uma das principais características que os definem: serem ruminantes. Entretanto, é perceptível que os pequenos ruminantes necessitam de técnicas diferenciadas das aplicadas aos bovinos, tanto no manejo como nas biotécnicas que visam o melhoramento dos rebanhos. Além disso, há ainda diferenças específicas entre caprinos e ovinos que devem ser ponderadas no tocante às tecnologias aplicadas aos reprodutores, visando o beneficiamento do sêmen.

A composição do plasma seminal e da membrana plasmática dos espermatozoides difere entre caprinos e ovinos. Em decorrência dessas diferenças, as biotécnicas devem ser desenvolvidas para o melhor aproveitamento e conservação dos gametas masculinos, aumentando sua aplicabilidade. Entre as similaridades entre caprinos e ovinos, pode-se citar que o ejaculado desses animais contém pouco plasma seminal e alta concentração de espermatozoides, na escala de bilhões de células por mililitro de sêmen. Assim, a tecnologia de sêmen permite o fracionamento desse ejaculado e o uso desse material genético em mais fêmeas, pela técnica de inseminação artificial (IA), comparado a apenas uma, quando se adota o método de monta natural.

As técnicas de conservação do sêmen abaixo da temperatura fisiológica, com o intuito de prolongar a vida útil dos espermatozoides, são denominadas criopreservação, seja por refrigeração seja por congelação, bem como por vitrificação. Dessa forma, um ejaculado pode ser diluído e usado imediatamente pós-colheita; além de ser diluído, pode ser refrigerado e utilizado em intervalo de horas ou poucos dias; ou ainda submetido ao processo de conservação em temperaturas abaixo de 0 °C, pelas técnicas de congelação ou vitrificação, permitindo seu uso por tempo indeterminado. Uma outra possível técnica consiste na identificação do cromossomo sexual presente no espermatozoide, por meio da separação dos gametas portadores de cromossomo X ou Y, com grande possibilidade de utilização associada às demais técnicas de criopreservação, de acordo com o interesse da criação.

REFRIGERAÇÃO DE SÊMEN

O sêmen caprino apresenta algumas particularidades que o diferencia do de outras espécies, sendo a mais importante a síntese e a secreção de algumas enzimas pelas glândulas bulbouretrais liberadas no plasma seminal. Essas enzimas possuem atividade fosfolipase, hidrolisando a lecitina em lisolecitinas e ácidos graxos tóxicos para os espermatozoides. Como a lecitina é o fosfolipídio mais abundante nas membranas plasmáticas dos espermatozoides, assim como presente na gema de ovo, a composição enzimática do sêmen caprino e dos diluidores tem grande importância no processo de conservação do sêmen, seja este refrigerado, seja congelado. O espermatozoide ovino, por sua vez, apresenta maior quantidade de ácidos graxos poli-insaturados na membrana plasmática e menor proporção colesterol:fosfolipídios. Tais insaturações na membrana espermática interferem na fluidez lipídica, aumentando a susceptibilidade do espermatozoide ovino ao choque térmico, com crioinjúria e desorganização da membrana, favorecendo a ação das espécies reativas de oxigênio, diminuindo a atividade respiratória mitocondrial e estimulando a criocapacitação.

No processo de refrigeração, o ejaculado é diluído de forma a fornecer um meio adequado para a conservação dos espermatozoides. Por conseguinte, a diluição do sêmen é realizada por razões técnicas e biológicas. A razão técnica tem por objetivo aumentar o volume do ejaculado, permitindo a inseminação de um maior número de fêmeas, enquanto a razão biológica tem por objetivo fornecer aos espermatozoides nutrientes e proteção contra variações do pH e da temperatura. A utilização de sêmen refrigerado é uma prática comum na equinocultura que foi adaptada para a caprinocultura e ovinocultura, por se tratar de uma técnica economicamente viável, de fácil implementação e que, em geral, resulta em bons índices de fertilidade. A IA com sêmen refrigerado pode ser realizada via vaginal, por deposição de sêmen no colo uterino ou no orifício cervical externo, com resultados satisfatórios, principalmente na espécie caprina. Essa rota é a forma mais simples e econômica de disseminar o uso de sêmen em rebanhos comerciais.

O sêmen refrigerado permite a conservação espermática e sua posterior utilização por meio de IA vaginal, ao contrário do que ocorre com o sêmen congelado, que, na espécie ovina, é extremamente recomendada a deposição intrauterina, por meio da técnica de laparoscopia, que tem custo elevado. Adaptando métodos de sincronização de estro e protocolos de IA aos diferentes sistemas de produção,[1] é possível fazer uso eficiente dessa técnica, alcançando taxas de prenhez aceitáveis, com valores entre 40% e 55%, com sêmen fresco ou refrigerado, respectivamente.

Um ponto controverso na manipulação do sêmen é o plasma seminal. O plasma seminal é caracterizado como uma mistura de fluidos secretados basicamente pelas glândulas vesiculares, com participação mínima do testículo, epidídimo e ducto deferente; e apresenta três funções básicas:

1. Agir como veículo dos espermatozoides, transportando-os pelo sistema reprodutor masculino durante a ejaculação.

2. Servir como meio de ativação de motilidade.
3. Propiciar ambiente adequado para as células espermáticas, por intermédio de um meio tampão rico em nutrientes, que auxilia a sobrevivência dos espermatozoides após o depósito no sistema reprodutor feminino.

A acidez do plasma seminal é mantida por um complexo sistema de tamponamento capaz de manter o pH em torno de 7, protegendo as células espermáticas de variações bruscas que as afetam diretamente. Prostaglandinas são encontradas no plasma seminal de diversas espécies, entretanto, nos pequenos ruminantes, sua concentração é particularmente alta (> 40 μg/mL). Segundo a literatura, a razão dessa alta concentração é desconhecida. Entretanto, como as prostaglandinas agem no estímulo de contração da musculatura do miométrio, deve atuar como coadjuvante no transporte dos espermatozoides no trato reprodutor feminino.

Estudos determinaram que a remoção do plasma seminal é benéfica quando se utiliza diluente contendo gema de ovo. Carneiro et al.[2] observaram em bodes da raça Kalahari média de motilidade progressiva de 65% na ausência do plasma seminal, quando comparado a 20% sem a centrifugação do sêmen. Esses dados indicam, nessa raça, um efeito positivo da centrifugação na motilidade espermática, concluindo que a remoção do plasma seminal do sêmen caprino Kalahari é benéfica para os espermatozoides, com o decorrer do tempo. Por sua vez, Cabrera et al.[3] observaram que o uso de sêmen caprino, não centrifugado, em diluente contendo gema de ovo promoveu melhores resultados, quando comparado ao sêmen centrifugado. Ferreira et al.[4] observaram que concentrações mais altas de diluidor contendo gema de ovo (10%) proporcionaram melhor viabilidade para sêmen caprino. Em contrapartida, a remoção do plasma seminal não contribuiu na congelação do sêmen caprino em diluente à base de citrato, acrescido de 10% de gema de ovo. Nesse experimento, foram utilizadas amostras de sêmen de machos jovens da raça Saanen (10 meses a 1 ano), o que possivelmente denota a diferença entre raças. Além disso, o estudo foi realizado na época da estação reprodutiva, em que, segundo os autores, ocorre diminuição da liberação de fosfolipase A pelas glândulas bulbouretrais.

Em nosso laboratório (ANDROLAB-UFRPE), realizou-se uma série de estudos de avaliação de curva de refrigeração, associado ao uso de diferentes crioprotetores no sêmen de caprinos e ovinos, com resultados satisfatórios. Com relação à motilidade espermática total em caprinos, não houve diferença significativa em até 72 horas pós-refrigeração, enquanto em ovinos não houve diferença significativa em até 48 horas. Com relação à taxa de prenhez em caprinos da raça Boer, com amostras de sêmen após 24, 48 e 72 horas de refrigeração, foram obtidas, respectivamente, as seguintes porcentagens – 65%, 55% e 40% (informações pessoais do Dr. Raimundo Jorge Teles de Araújo Pereira). No geral, é possível observar resultados distintos, provenientes de diferentes grupos que utilizaram as amostras processadas e enviadas (20% a 55% de taxa de prenhez em caprinos, catalogando 32 envios de sêmen, e 32% a 70% de taxa de prenhez em ovinos, catalogando 65 envios de sêmen). Os componentes para a constituição de um diluente utilizado encontram-se no Quadro 1.

QUADRO 1 Diluidor à base de leite desnatado para refrigeração de sêmen caprino

Componentes	Quantidade
Leite em pó desnatado	10 g
Glicose	194 mg
Água destilada	100 mL
Modo operacional: diluir a glicose na água destilada. Em seguida, adicionar o leite em pó e deixar em água a 90 °C durante 10 minutos. Após, deixar esfriar à temperatura ambiente e adicionar antibiótico de largo espectro, como 100 UI de penicilina e 50 mg de estreptomicina por 100 mL de diluidor.	

Com relação à adição de crioprotetor penetrante ao diluente de refrigeração (Quadro 2), não se observou diferença significativa na taxa de prenhez em até 48 horas, tanto em caprinos como em ovinos, utilizando-se 6,4% de glicerol adicionado ao meio de transporte, em comparação com o grupo controle.

QUADRO 2 Diluidor à base de TRIS-gema para refrigeração de sêmen

1. Preparo do TRIS	Quantidades
TRIS-hidroximetilaminometano	3,605 g
Ácido cítrico	2,024 g
Frutose	1,488 g
Água destilada	100 mL
Recomendação	**pH – ajustar para 6,8**
2. Fração sem glicerol	
TRIS	67,2 mL
Gema de ovo	20,0 mL
Água destilada	12,8 mL
3. Fração com glicerol	
TRIS	67,2 mL
Gema de ovo	20,0 mL
Glicerol	12,8 mL

CONGELAÇÃO DE SÊMEN

Para que o sêmen caprino ou ovino seja submetido à congelação, precisa atender a parâmetros mínimos no estado *in natura*, imediatamente pós-colheita, como volume (≥ 0,5 mL), motilidade (≥ 80%), vigor (≥ 3), concentração (≥ 1,0 × 10^9/mL) e células morfologicamente normais (≥ 80%), segundo o Manual de Exame Andrológico do Colégio Brasileiro de Reprodução Animal.[5] Como mencionado, a técnica de congelação do sêmen varia de acordo com a espécie caprina ou ovina. Assim, as particularidades da tecnologia do sêmen caprino precisam ser destacadas.

Particularidade do sêmen caprino

O plasma seminal de caprinos apresenta enzimas que interagem com a membrana plasmática e com os componentes dos diluidores comumente utilizados na congelação, e essa interação promove a desestabilização da membrana por remoção dos fosfolipídios, aumentando a fluidez e induzindo a capacitação espermática, que deve ocorrer no sistema reprodutor da fêmea e não na manipulação *in vitro* do sêmen.

Após a colheita, o sêmen é avaliado e, se aprovado, diluído e submetido à centrifugação, para remoção do plasma seminal. A diluição, no caso do sêmen caprino, deve ser realizada com uma solução-tampão (à base de TRIS ou TES, por exemplo), na proporção de 1:9 (sêmen:diluidor), para que preserve as características seminais. Esse diluidor deve ser colocado delicadamente pela parede do tubo sobre a amostra de sêmen para evitar a ocorrência de choque mecânico. Em seguida, essa amostra deve ser homogeneizada para que o sêmen esteja completamente diluído antes da centrifugação. Para remoção eficiente do plasma seminal, a centrifugação deve ser realizada duas vezes. Outro ponto crítico é a remoção da solução-tampão do tubo, após a centrifugação, uma vez que as células espermáticas sedimentam no fundo do tubo e, dependendo da força realizada para remoção do sobrenadante, elas podem ser ressuspensas e retiradas juntamente com o sobrenadante (solução-tampão), o que compromete a concentração espermática final disponível para processamento.

Outro ponto importante é a força da centrifugação. Se for muito alta, pode causar morte e compactação celular no fim do tubo, não sendo possível ressuspendê-las, ou, se for muito baixa, a remoção do plasma seminal será comprometida. A indicação é que se utilize 600 × g, ou até 3.500 rpm, por 10 minutos. Sêmen de baixa qualidade, mesmo quando se utiliza a força de centrifugação correta, pode apresentar a compactação de gametas no fundo do tubo, resultando na impossibilidade de uso no processo de congelação.

Técnicas de diluição e congelação seminal

Após a centrifugação do sêmen caprino, o processo pode ser o mesmo para ambas as espécies, ou seja, os espermatozoides devem ser diluídos em meio de congelação, o qual consiste em um composto de agentes crioprotetores penetrantes e não penetrantes, com a finalidade de proteger as células das injúrias causadas pela redução da temperatura. Os agentes não penetrantes atuam protegendo a membrana, por cessão de fosfolipídios, e aumentando a osmolaridade do meio para que os espermatozoides permitam a saída de água intracelular para o meio externo, minimizando a formação de cristais de gelo dentro da célula. Enquanto os agentes penetrantes, por causa de seu baixo peso molecular, conseguem entrar na célula espermática e mudar as propriedades coligativas da água, ou seja, a água não congela a 0 °C, mas a temperaturas inferiores, permitindo a saída da água intracelular para o meio externo, em sinergia com a ação dos crioprotetores não penetrantes.

O que difere no processo de congelação do sêmen de caprinos e ovinos são as bases não penetrantes desses diluidores. O diluidor universal para caprinos é à base de leite desnatado, que oferta fosfolipídios para a proteção da membrana, enquanto para ovinos, a base é gema de ovo, que oferece lipoproteínas de baixa densidade para a conservação da membrana plasmática. Como crioprotetor penetrante, o glicerol é o de eleição para ambas as espécies. Há diversos estudos na literatura que buscam crioprotetores alternativos, que não utilizem produtos de origem animal na formulação, com os objetivos de reduzir riscos de transmissão de doenças, promover a padronização da composição e aumentar o tempo de vida útil do diluidor, que necessita de congelação para preservação das características desse produto. Assim, a lecitina de soja, a água de coco liofilizada e a aloe vera são exemplos de fontes alternativas para a conservação do sêmen de pequenos ruminantes.

A diluição para a congelação obedecerá ao cálculo para a dose inseminante que for desejada. Segue um exemplo: um caprino ejaculou 2 mL de sêmen, com motilidade inicial de 90% e, ao fazer a concentração espermática, constatou-se 3.000×10^6 espermatozoides por mL. A dose inseminante que se deseja, por palheta de 250 μL, é de 100×10^6 espermatozoides, visto que a inseminação em caprinos ocorre, comumente, via transcervical. Quantas doses serão obtidas e quanto de diluidor será preciso acrescentar para produzir as doses inseminantes desejadas?

A concentração obtida na câmara de Neubauer é de 3.000×10^6 espermatozoides/mL, logo, precisa-se multiplicar pelo volume do ejaculado, que é de 2 mL, o que resulta em 6.000×10^6 espermatozoides por ejaculado. Na sequência, multiplica-se a concentração espermática pela motilidade, pois se refere ao total de espermatozoides e não à população de células móveis. Ou seja, embora se tenha 6.000 × 10^6 células no ejaculado, 10% dessa população estão inviáveis e não devem ser considerados no cálculo. Assim, 6.000 × 10^6 × 0,9 corresponde a 5.400 × 10^6 espermatozoides móveis no ejaculado. Ao dividir esse valor pela dose inseminante, obtém-se 54 doses (5.400/100). Para calcular o volume de diluidor a ser acrescido, o total de doses será multiplicado pelo volume da palheta, ou seja, 54 × 0,25 (a unidade do sêmen é mL e a unidade da palheta é μL), que resulta em 13,5 mL de volume total. Como o sêmen tinha inicialmente volume de 2 mL, o valor correto a se adicionar é 11,5 mL de diluidor para alcançar a quantidade de células viáveis por palheta. Como o sêmen caprino foi centrifugado, é importante perceber o volume final que está no tubo para efetuar a diluição correta ao final, que seria, no caso desse exemplo, 13,5 mL.

Para o sêmen ovino, como a inseminação pode ser realizada via laparoscópica, diretamente nos cornos uterinos, a dose inseminante pode ser a metade da citada acima (50 × 10^6 espermatozoides/palheta), o que corresponde a 108 doses inseminantes e um volume final de 27 mL. É importante considerar que, quanto mais baixa for a motilidade inicial, mais células inviáveis estarão no procedimento de criopreservação, o que pode comprometer o resultado, após a descongelação, uma vez que espermatozoides mortos aumentam as concentrações de espécies reativas de oxigênio (ROS), que atuam na desestabilização da membrana plasmática dos espermatozoides.

Após a preparação das palhetas, tem início o processo de congelação. As palhetas serão submetidas à curva de refrigeração, que consiste na redução da temperatura fisiológica para a temperatura de 5 °C. Essa redução pode ser realizada de forma controlada, automatizada, em que uma máquina efetuará a redução da temperatura em relação ao tempo de exposição, que pode variar de –0,4 a –1,5 °C/minuto. Outra forma, na ausência do método automatizado, consiste em realizar essa curva em refrigerador com temperatura equilibrada a 5 °C. As palhetas devem ser imersas em um recipiente que tenha água na temperatura ambiental, uma vez que o volume da palheta é muito pequeno, e a curva seria mais rápida que a esperada se expostas diretamente à temperatura do refrigerador, o que pode elevar as crioinjúrias. À medida que a água vai reduzindo de temperatura, as palhetas fazem a curva de refrigeração, que dura, em média, 90 minutos. O refrigerador não deve ser aberto durante o procedimento de refrigeração, com o objetivo de garantir a manutenção da velocidade da curva de refrigeração.

Ao alcançar a temperatura de 5 °C, alguns pesquisadores indicam um período de estabilização, que consiste na manutenção das palhetas na temperatura de refrigeração por duas horas. Após esse período, inicia-se a curva de congelação, que consiste na redução da temperatura de 5 °C até –120 °C. Essa curva é mais rápida e crítica para os espermatozoides, com velocidades que variam entre –5 a –50 °C/minuto, ao se colocar esses gametas no vapor de nitrogênio líquido (NL). Entretanto, melhores resultados são obtidos quando se usa a velocidade de –30 °C/minuto para as espécies caprina e ovina, o que confere tempo médio de 10 minutos em vapor de nitrogênio. Na máquina, o recipiente de refrigeração é colocado em um recipiente contendo NL, em que a curva é realizada, com posterior retirada do carretel de palhetas e imersão no NL. Já na utilização do método convencional, as palhetas, após a remoção do refrigerador, são colocadas em uma rampa dentro de uma caixa de isopor, contendo NL, 4 cm acima do nível de nitrogênio por 10 minutos. Após esse tempo, as palhetas são imersas no NL e armazenadas em raques, dentro das canecas do botijão criogênico, por tempo indeterminado, desde que o nível do nitrogênio líquido seja mantido acima do valor mínimo permitido.

VITRIFICAÇÃO DE SÊMEN

Os princípios bioquímicos básicos que conduziram as primeiras pesquisas com vitrificação espermática utilizaram exemplos advindos da natureza, uma vez que algumas espécies de anfíbios, plantas e microrganismos são capazes de sobreviver em ambientes com temperaturas negativas. Isso ocorre por causa de sua habilidade em armazenar grandes quantidades de carboidratos nos compartimentos extracelulares, permitindo que a célula ou o tecido congele, mas se mantenha viável. No entanto, o sucesso da criopreservação espermática por meio da vitrificação, ao contrário do que muitas vezes se imagina, antecedeu a utilização dos procedimentos de congelação clássica. Luyet e Hodapp conduziram estudos com vitrificação de espermatozoides de sapos ainda em 1930, demonstrando a possibilidade de manutenção da motilidade espermática após os processos de vitrificação e reaquecimento, o que antecede a publicação dos benefícios do uso do glicerol como crioprotetor para a criopreservação espermática por Polge, em 1949.

Na congelação clássica, a lenta redução da temperatura (~ 0,2 a 0,5 °C/minuto até 5 °C, seguido de 12,5 a 25 °C/minuto até –120 °C, e finalmente imersão em nitrogênio líquido) e as características da solução em que as células estão suspensas permitem que as moléculas de água se agrupem, resultando na formação de cristais de gelo de água "pura" e, ao mesmo tempo, a formação de áreas de elevada osmolaridade, em decorrência da baixa quantidade de solvente. Essa dinâmica pode ocasionar lesões físicas nas células espermáticas, decorrentes da ação mecânica dos cristais de gelo sobre as organelas celulares, ou mesmo funcionais, uma vez que as áreas hipertônicas necessitam de uma temperatura inferior à da água para congelar, podendo ocasionar excesso de desidratação celular. Por sua vez, na vitrificação, a alta osmolaridade do meio em razão do uso de açúcares (p. ex., sacarose e trealose), associado ou não a crioprotetores permeáveis (glicerol, etilenoglicol e dimetilsulfóxido) ou mesmo a albumina sérica bovina, com a rápida redução da temperatura (de aproximadamente 20.000 °C/minuto) faz com que a solução não congele, mas assuma aspecto vítreo amorfo, em que as moléculas da solução mantêm padrão de distribuição na solução vítrea similar ao observado quando a solução estava em seu estado líquido (Figura 1). Esse comportamento difere do observado no método clássico, no qual há a formação de cristais de gelo no processo.

Na espécie humana, a vitrificação espermática vem sendo utilizada na rotina de laboratórios de reprodução assistida, principalmente considerando que o espermatozoide humano apresenta maior resistência ao estresse osmótico, consequentemente ao processo de vitrificação, quando comparado aos pequenos ruminantes. Dessa forma, os parâmetros de qualidade pós-reaquecimento, obtidos após a vitrificação, são similares ou superiores à congelação clássica.[6] Todavia, os resultados obtidos com a vitrificação de espermatozoides ejaculados de pequenos ruminantes ainda são muito inferiores aos obtidos após a congelação clássica. Até o momento, só houve relato de resultados promissores após a vitrificação de espermatozoides ejaculados de caprinos, com resultados inferiores aos obtidos por congelação clássica.[7] Os autores utilizaram soluções com concentrações crescentes de crioprotetores permeáveis (etilenoglicol e

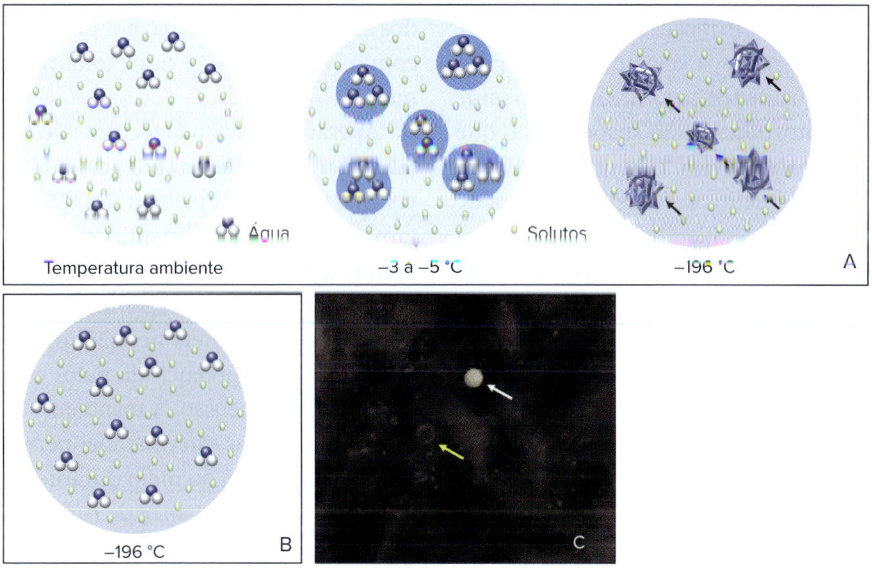

FIGURA 1 A: dinâmica de distribuição de moléculas de água e solutos ao longo do processo de congelação clássica de uma solução, com a formação de cristais de gelo (seta). B: distribuição de moléculas de água e solutos ao final do processo de vitrificação de uma solução. C: gotas (30 μL) de solução Tyrode congelada (seta branca) e vitrificada (seta amarela), mantidas em superfície sólida, após deposição diretamente em nitrogênio líquido. Para a obtenção do alto grau de vitrificação (que pode ser observado pelo aspecto transparente da gota), adicionaram-se 20% de glicerol ao meio Tyrode.

dimetilsulfóxido), associados à albumina sérica bovina. Infelizmente, a capacidade fertilizante dos espermatozoides ou avaliação da qualidade espermática após incubação, pós-reaquecimento, não foi avaliada, sendo esses importantes fatores a serem considerados, uma vez que crioprotetores permeáveis em elevadas concentrações são tóxicos para os espermatozoides.

É interessante observar que, quando se utiliza espermatozoides obtidos da cauda do epidídimo de pequenos ruminantes, os resultados obtidos pós-vitrificação são superiores aos dos espermatozoides obtidos por ejaculação, como relatado para espermatozoides epididimários de espécies exóticas de ovinos (Muflon, *Ovis musimon*) e caprinos (Ibex Ibérico, *Capra pyrenaica*). Foi também relatada a capacidade fertilizante dos espermatozoides vitrificados dessas espécies, tanto *in vivo* (Muflon)[8] como *in vitro* (Ibex Ibérico).[9] Além disso, os espermatozoides ejaculados de caprinos, aparentemente, são mais resistentes à vitrificação que os obtidos de ejaculados ovinos. As diferenças observadas quando da criopreservação de espermatozoides epididimários, em relação aos obtidos após ejaculação, estão provavelmente relacionadas à influência do plasma seminal, uma vez que, entre as várias modificações causadas pelo plasma seminal à célula espermática, observa-se a redução da tolerância celular ao estresse osmótico, o que aumenta a chance de ocorrência de lesões celulares durante a vitrificação. Vale ressaltar que, para a execução da vitrificação, não há necessidade de equipamentos sofisticados, e o tempo necessário para a realização dos procedimentos é curto, facilitando o trabalho com espécies de vida livre, quando os espermatozoides muitas vezes só podem ser obtidos da cauda do epidídimo de animais com óbito recente.

O sucesso da vitrificação está relacionado, entre outros fatores, à velocidade com que é possível reduzir a temperatura do meio onde os espermatozoides estão suspensos, o que ocorre de forma mais eficaz quando se trabalha com pequenos volumes e alta taxa de transferência de temperatura. Atualmente as duas técnicas mais utilizadas são: a diluição do sêmen nos meios de vitrificação e gotejamento (gotas de 20 a 50 μL) diretamente no NL, seguido do armazenamento em criotubos; ou a inserção do sêmen diluído em palhetas de 0,25 mL (volume de 100 a 200 μL) e, em seguida, a inserção das palhetas de 0,25 mL em palhetas de 0,5 mL.

A primeira técnica apresenta como vantagem o pequeno volume e a rápida redução da temperatura, mas pode gerar contaminação das amostras por microrganismos originados de outras amostras, ou mesmo do NL. Além disso, é necessário o reaquecimento de mais de uma gota para gerar uma dose inseminante padrão. Vale ressaltar que a vitrificação das gotas não ocorre imediatamente, em decorrência do efeito *Leidenfrost*, caracterizado pela formação de uma camada de vapor de nitrogênio ao redor da gota, que a faz ficar em suspensão sobre o NL e diminui a velocidade de troca de temperatura (Figura 2). Isso faz com que demore alguns segundos até que a gota atinja o equilíbrio térmico com o NL (–196 °C) e fique totalmente submersa.

Apesar de a segunda técnica não apresentar as desvantagens citadas para a técnica de gotas, a imersão da palheta de 0,25 mL diretamente em NL geralmente causa o rompimento/quebra da palheta, por isso deve ser inserida em palheta de 0,5 mL. É importante também que a palheta de 0,25 mL não seja completamente preenchida pelos espermatozoides em suspensão. A manutenção de um espaço com ar nas extremidades permite que ocorra a expansão do meio durante a vitrificação, com menor chance de ruptura da palheta. Além disso, a extremidade com algodão da palheta de 0,25 mL pode ser removida, permitindo que, após a abertura da palheta de 0,5 mL, a palheta de 0,25 mL e seu conteúdo sejam totalmente imersos no meio de reaquecimento a 37 °C (desde que seja um meio propício para os espermatozoides). Essa estratégia apresenta como desvantagem a excessiva diluição dos espermatozoides, demandando a realização de processos que aumentem a concentração espermática, como a centrifugação, o que pode ocasionar lesões nos espermatozoides.

A temperatura de reaquecimento das amostras vitrificadas é outro aspecto de fun-

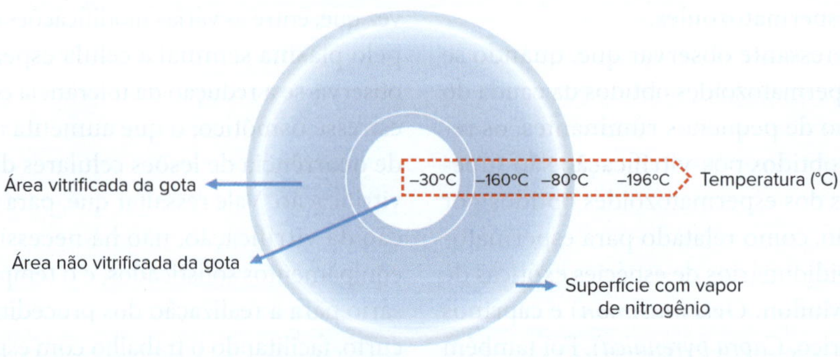

FIGURA 2 Transferência de temperatura que ocorre quando uma gota é depositada diretamente no nitrogênio líquido, objetivando a vitrificação, com a formação de uma camada de vapor de nitrogênio sobre a superfície da gota. Apenas quando a área central apresenta equilíbrio de temperatura com o nitrogênio líquido (–196 °C) a gota submergirá totalmente no nitrogênio líquido.

damental importância, pois, na transição da fase sólida para a líquida, pode ser observada a "recristalização" do meio, mimetizando ou mesmo superando os danos observados quando se utiliza a congelação clássica. Dessa forma, sugere-se que as amostras sejam aquecidas a temperaturas entre 45 e 60 °C por, aproximadamente, cinco segundos e, em seguida, mantidas a 37 °C, podendo ser rediluídas em soluções com osmolaridade mais adequada às células espermáticas. Os danos físicos e funcionais gerados pela vitrificação acometem várias organelas espermáticas, sendo as membranas plasmática e acrossomal as mais sensíveis, além de grande percentual de espermatozoides com patologias de flagelo, o que indica a ocorrência de estresse osmótico. Em contrapartida, praticamente não se observa influência da vitrificação sobre a integridade do DNA espermático.[10]

De forma geral, a sacarose é o carboidrato que tem proporcionado as melhores respostas no processo de vitrificação em espermatozoide de pequenos ruminantes, não sendo observadas vantagens de sua associação com crioprotetores permeáveis, como o glicerol. Além disso, a utilização de gema de ovo, como aditivo ao diluidor, ou a adoção de um período de incubação a 5 °C (15 a 30 minutos), antes da vitrificação, têm proporcionado resultados contraditórios. De forma geral, espermatozoides ejaculados de caprinos, quando vitrificados, apresentam motilidade, aproximadamente, 10% inferior em comparação com a congelação clássica. Enquanto em ovinos a diferença é mais marcante, e a vitrificação de espermatozoides ejaculados induz redução da motilidade de, aproximadamente, 35%, quando comparado ao método clássico, sendo comum ser observados valores de motilidade próximos a zero. Por sua vez, com os espermatozoides de origem epididimária, tanto em ovinos como em caprinos, pode ser observada uma motilidade pós-reaquecimento de, aproximadamente, 35%.

Apesar de, até o momento, os resultados obtidos com a vitrificação de espermatozoides ejaculados de pequenos ruminantes não serem satisfatórios, principalmente quando se utiliza os ovinos, o desenvolvimento de novas estratégias e meios na fase de reaquecimento das amostras pode melhorar os resultados no futuro e contribuir para o aumento da utilização dessa biotecnologia reprodutiva nas espécies caprina e ovina.

SEXAGEM DE SÊMEN

Como se sabe, o ejaculado apresenta milhões ou bilhões de células espermáticas com capacidade de transmitir as características genéticas e definir o sexo do novo produto. Assim, cada gameta masculino apresenta um cromossomo sexual (X ou Y) que, com o cromossomo sexual do oócito (X), determina o nascimento de machos (XY) ou fêmeas (XX). Dessa forma, a separação dos gametas, de acordo com a natureza do cromossomo sexual, é uma prática que tem sido buscada desde o início do século XX (sem fazer referência ao DNA), para proporcionar, preferencialmente, o nascimento de animais do sexo masculino ou feminino e, com isso, aumentar a rentabilidade do sistema de criação.

No início, vários métodos avaliaram a possibilidade de pré-seleção espermática, por acreditarem que os espermatozoides X apresentavam algumas características que os diferenciavam dos Y, como tamanho e morfologia da cabeça, sensibilidade ao pH, carga elétrica, velocidade de migração e massa molecular. Somente na década de 1970, com o advento da citometria de fluxo, possibilitou-se separar as células de acordo com a quantidade de DNA, associado ao corante fluorescente Hoechst 33342, que facilmente cora a membrana celular permeável, ligando-se ao DNA e, de forma quantitativa, distingue os gametas X dos Y.

É importante ressaltar que os requisitos para o sucesso de uma técnica de separação espermática:

- Eficiência, resultando em pouco descarte.
- Acuidade próxima a 100%, possibilitando menos erros na separação celular.
- Facilidade de reprodução.
- Simplicidade e rapidez, resultando em mais amostras em menos tempo.
- Baixo custo, proporcionando maior difusão no mercado.

No final do século XX, surgiram outros métodos de separação espermática, como o uso de diferentes gradientes de concentração (p. ex., Percoll®) e o imunológico. A técnica de gradiente de concentração apresentou resultados promissores, principalmente para identificação de gametas portadores de cromossomo X, por possuírem maior massa celular, não necessitar de equipamentos caros para sua execução e, aparentemente, causar menos danos em espermatozoides bovinos. O método imunológico, que permite a identificação e a separação de proteínas da membrana espermática por antígenos de superfície com anticorpos anti-HY, é uma técnica simples, rápida, com boa acurácia e baixo custo, que pode ser utilizada para separar os gametas portadores de cromossomos sexuais X ou Y.[11] No entanto, essa técnica ainda necessita de mais estudos para possibilitar seu uso em escala comercial.

Citometria de fluxo

Inicialmente, o uso do citômetro de fluxo convencional, apesar de possibilitar a separação dos gametas X dos Y, demonstrou pouca acurácia, evidenciando a necessidade de realizar modificações no equipamento, com o objetivo de proporcionar rotação no eixo das cabeças dos espermatozoides, facilitando a leitura da quantidade do DNA corado, o que resultou em maior acuidade na separação desses gametas. Como consequência, o equipamento passou a ser denominado "citômetro de fluxo modificado", o qual foi patenteado e elevou o custo de aquisição do equipamento, limitando o uso a poucos centros de pesquisa e centrais de processamento de sêmen.

Somente no início do século XXI, a técnica de citometria de fluxo atingiu resultados que possibilitaram a produção de amostras de sêmen bovino sexadas em larga escala. Esse método, que possui grande grau de precisão, utiliza o princípio de que existe diferença de DNA associada ao tamanho do cromossomo, uma vez que os gametas portadores de cromossomos X possuem massa molecular maior que aqueles com cromossomo Y, variando de 2,8% nos espermatozoides do homem a 4,2% nos do ovino.

A técnica de citometria de fluxo utiliza várias etapas, como: diluição da amostra de sêmen, adição do corante Hoechst 33342, incubação a 35 °C por 1 hora, rediluição da amostra, adição de corante (*food dye*), passagem pelo citômetro, centrifugação e rediluição. Essas etapas reduzem a quantidade de células sexadas viáveis, uma vez que induzem alterações que se assemelham à capacitação espermática, que alteram a funcionalidade e reduzem o tempo de vida útil dessas células.

Em ovinos, vários pesquisadores estudaram formas de minimizar os efeitos deletérios do processo de sexagem por citometria de fluxo, como o uso de plasma seminal, colesterol e substâncias antioxidantes.[12] Amostras sexadas de sêmen ovino, congelado-descongelado, tiveram maior taxa de fertilidade que as não sexadas, congelados-descongelados, quando inseminadas em ovelhas superovuladas. Esse resultado pode ser em razão do uso da IA laparoscópica, em que os espermatozoides são depositados na extremidade dos cornos uterinos, reduzindo a necessidade de maior vida útil da célula espermática.

Em caprinos, a seleção de espermatozoides também despertou interesse dos produtores, tendo sido reportado sucesso no uso da citometria de fluxo para a separação das células portadoras de cromossomos sexuais (X ou Y), que resultou no nascimento de cabritos. Dessa forma, verificou-se que o sêmen sexado, congelado-descongelado, de caprinos submetidos a IA laparoscópica é capaz de fertilizar os oócitos e produzir animais saudáveis, do sexo desejado.[13]

Apesar de a citometria de fluxo ser a técnica mais utilizada para a separação espermática, essa técnica tem sido utilizada em escala comercial apenas em bovinos, por causa da elevada susceptibilidade a danos celulares e necessidade dos espermatozoides de outras espécies. Assim, mais estudos devem focar em reduzir os danos causados aos espermatozoides submetidos à citometria de fluxo, desenvolver tecnologias e otimizar a técnica de inseminação.[11]

Gradientes de concentração

Essa técnica consiste na centrifugação dos espermatozoides em solução com diferentes gradientes de concentração, como o Percoll®, que, em função de sua alta densidade, separa os gametas com base na diferença da massa molecular dos espermatozoides portadores de cromossomos sexuais X ou Y.

O tipo de gradiente de densidade pode ser classificado em contínuo, quando há aumento gradual da densidade, da porção superior à inferior, sem separação das camadas formadas; e descontínuo, quando percebe-se as distintas camadas dos gradientes. Segundo Hossepian de Lima,[14] o uso do gradiente contínuo possibilita a utilização de maiores densidades e resolução, o que possibilita o armazenamento ou congelação para uso posterior, enquanto o gradiente descontínuo deve ser preparado com, no máximo, 24 horas de antecedência à sua utilização.

Nesse processo, a centrifugação de amostras de sêmen em meios com gradientes de densidade crescente (Ficoll®, Percoll® etc.) permite que os gametas portadores de cromossomo sexual X, por apresentarem maior massa celular que os Y, sedimentem mais rapidamente no fundo do tubo. Inicialmente, são depositados no fundo do tubo de ensaio 1 mL de Percoll®, na concentração de 90%, seguida da colocação de volumes iguais dessa substância na concentração de 60% e 30%, e as soluções menos concentradas devem ser depositadas sobre as mais concentradas. A quantidade de camadas com diferentes gradientes de concentração pode variar. Por último, coloca-se a amostra de sêmen (*in natura*, refrigerado ou congelado), na concentração de 60×10^6 espermatozoides viáveis/mL sobre as diferentes camadas das concentrações da solução e procede-se à centrifugação (550 a 1.500 × g, por 20 minutos). Em seguida, retira-se o *pellet*, o qual deve conter, aproximadamente, 75% de espermatozoides portadores de cromossomo sexual X. Os demais gametas ficam depositados entre os limites dos diferentes gradientes de concentração, de forma que impossibilite sua obtenção por conter células indesejadas (portadores de cromossomos sexuais Y) ou danificadas. Na sequência, após colocação das células recuperadas (*pellet*) em outro tubo de ensaio, adiciona-se 1 mL do meio de lavagem, podendo ser o Meio Essencial Mínimo (DMEM®) ou outro similar. Em seguida, adiciona-se o diluente desejado (p. ex., TRIS-gema), de maneira que a concentração espermática final seja de 60×10^6 espermatozoides/mL. A seguir, as amostras diluídas são submetidas à refrigeração ou congelação, de acordo com o momento adequado para realizar a IA.

A comprovação da proporção de espermatozoides X e Y das amostras seminais pode ser determinada por meio da técnica de PCR em tempo real.

Da mesma forma que a citometria de fluxo, a utilização da técnica de centrifugação utilizando diferentes gradientes de concentração também causa danos às células espermáticas, em decorrência de fatores como diluição e centrifugação, que aumentam a produção de ROS, resultando em estresse oxidativo e peroxidação lipídica das membranas espermáticas. Dessa forma, a adição de substâncias antioxidantes como o resveratrol, por ser um potente antioxidante das células espermáticas, foi utilizado para minimizar a ocorrência desses danos em espermatozoides caprinos submetidos a separação espermática em diferentes gradientes de concentração do Percoll®.[15]

Ressalta-se que a técnica de diferentes gradientes de concentração para separação de espermatozoides portadores de cromossomos sexuais X ou Y tem sido pouco relatada em ovinos e caprinos, uma vez que estudos experimentais ainda demonstram pouca acurácia, quando comparado ao uso em espermatozoides bovinos. Espermatozoides sexados apresentam limitada aplicação à região de sua produção, necessitando, dessa forma, ser associado ao procedimento de criopreservação para viabilizar a utilização das amostras sexadas a longa distância. Dependendo da técnica de separação espermática utilizada, a criopreservação de espermatozoides sexados requer modificação dos protocolos usados na indústria de IA.

CONSIDERAÇÕES FINAIS

A demanda do uso de biotecnologias do sêmen de caprinos e ovinos tem crescido nas últimas décadas, em virtude da valorização de seus produtos no mercado interno e externo. Uma vez que a maior parte das biotécnicas desenvolvidas é direcionada inicialmente para a espécie bovina, essas biotécnicas necessitam de adequação da metodologia, pelo fato dos espermatozoides caprinos e ovinos terem características morfofisiológicas próprias e muitas vezes não se adequarem aos protocolos desenvolvidos para espermatozoides bovinos. Em decorrência disso, o uso em grande escala de biotécnicas com sêmen caprino e ovino está mais restrito à refrigeração e à congelação, enquanto técnicas mais avançadas, como vitrificação e sexagem espermática, têm sido pouco utilizadas em escala comercial. Dessa forma, ressalta-se a necessidade de mais pesquisas para ampliar e viabilizar o uso de biotecnologias do sêmen caprino e ovino, resultando em maior rapidez no melhoramento genético e melhores índices de fertilidade, com maior contribuição para os sistemas de criação.

REFERÊNCIAS

1. Gibbons AE, Fernandez J, Bruno-Galarraga MM, Spinelli MV, Cueto MI. Technical recommendations for artificial insemination in sheep. Anim Reprod 2019;16: 803-9.
2. Carneiro GF, Fernandes AS, Câmara DR. Effects of washing and one- or two-step dilution on post thaw motility of kalahari goat spermatozoa. Anim Reprod Sci 2004;82-83:483.
3. Cabrera F, González F, Batista M, Calero P, Medrano A, Garcia A. The effect of removal of seminal plasma, egg yolk level and season on sperm freezability of canary Buck (Capra hircus). Reprod Dom Anim 2005;40: 191-5.
4. Ferreira VS, Mello MRB, Fonseca CEM, Dias ACF, Cardoso JM, Silva RB et al. Effect of seminal plasma and egg yolk concentration on freezability of goat semen. Rev Bras Zootec 2014;43(10):513-8.
5. CBRA. Manual para exame andrológico e avaliação do sêmen animal. 3.ed. Belo Horizonte: Colégio Brasileiro de Reprodução Animal; 2013. 46p.
6. Schuz M, Risopatrón J, Uribe P, Isachenko E, Isachenko V, Sánchez R. Human sperm vitrification: a scientific report. Andrology 2020;8:1642-50.

7. Igbokwe AA, Iyasere OS, Sobayo RA, Iyasere S, Animashaun RI, Balogun FA et al. Comparative effect of slow and rapid freezing on sperm functional attributes and oxidative stress parameters of goat spermatozoa cryopreserved with tiger nut milk extender. Reprod Dom Anim 2019;54(3):551-9.
8. Pradieé J, Esteso MC, Castaño C, Toledano-Díaz A, Lopez-Sebastián A, Guerra R et al. Conventional slow freezing cryopreserves mouflon spermatozoa better than vitrification. Andrologia 2017;49(3):e12629.
9. Pradieé J, Sánchez-Calabuig MJ, Castaño C, O'Brien E, Esteso MC, Beltrán-Breña P et al. Fertilizing capacity of vitrified epididymal sperm from Iberian Ibex (Capra pyrenaica). Theriogenology 2018;108:314-20.
10. Arando A, Delgado JV, Arrebola FA, León JM, Alcalá J, Pérez-Marín CC. Vitrification induces critical subcellular damages in ram spermatozoa. Cryobiology 2019;87:52-9.
11. Xi Y, Xu Z, Wu Z, Hong L. Sex manipulation Technologies progress in livestock: a review. Front Vet Sci 2020;7:481.
12. De Graaf SP, Evans G, Gillan L, Guerra MMP, Maxwell WMC, O'Brien JK. The influence of antioxidant, cholesterol and seminal plasma on the in vitro quality of sorted and non-sorted ram spermatozoa. Theriogenology 2007;67:217-27.
13. Bathgate R, Mace N, Heasman K, Evans G, Maxwell WMC, De Graaf S. Birth of kids after artificial insemination with sex sorted, frozen-thawed goat spermatozoa. Reprod Dom Anim 2013;48:893-8.
14. Hossepian de Lima VFM. Seleção do sexo em espermatozoides bovinos por centrifugação em gradiente de densidade [Tese]. São Paulo: Universidade de Sao Paulo; 1998.
15. Silva ECB, Souza HM, Arruda LCP, Silva CC, Carvalho DS, Guerra MMP. Resveratrol as a protective agent of goat sperm submitted to sex sorting in discontinuous Percoll gradient – preliminary results. BMC Proceedings 2014;8:P149.

CAPÍTULO 24

Inseminação artificial em caprinos e ovinos

Jeferson Ferreira da Fonseca
Pedro Henrique Nicolau Pinto

INTRODUÇÃO

Desde sua domesticação há cerca de 10 mil anos, caprinos e ovinos, pequenos em tamanho e notáveis por sua incrível e moldável adaptabilidade, acabaram por se espalhar por todo o planeta como parceiros fiéis do homem. Ao longo desse período, esses animais foram recebendo incrementos em seus sistemas de criação, que incluíram desde a simples seleção fenotípica baseada na coloração dos pelos, até as atuais caracterizações zootécnicas fundamentadas em aspectos produtivos desejáveis. A identificação e a multiplicação de animais superiores favorecem a produtividade dos sistemas de explorações. A necessidade de tornar os sistemas de produção animal mais eficientes e rentáveis, aliada aos avanços científicos, culminou com o desenvolvimento das ferramentas de reprodução assistida. Essas ferramentas transpõem os limites fisiológicos e permitem a multiplicação de animais de genótipo superior em uma velocidade muito maior do que seria possível obter naturalmente. As biotecnologias de primeira geração, como a inseminação artificial e o congelamento de sêmen, associadas aos programas de sincronização e indução de estro, estão entre as mais difundidas nos sistemas comerciais de produção animal. Este capítulo abordará sequencialmente etapas e características da inseminação artificial em caprinos e ovinos.

ETAPAS DA INSEMINAÇÃO ARTIFICIAL

Avaliação do macho e preparação da dose inseminante

Primeiramente é preciso recordar que o ciclo espermático no bode e no carneiro dura cerca de dois meses. Isso implica a necessidade de conhecimento da história clínica do animal com o maior detalhamento possível. Segundo, deve-se atentar para o tempo que os machos estiveram sem copular. Os espermatozoides acumulados por longo período no epidídimo podem sofrer alterações não desejáveis e comprometer a fertilidade. Assim, recomenda-se uma "esgota" (três coletas em um intervalo de dois dias) desse sêmen entre 1 e 2 semanas antes de sua avaliação definitiva. Em terceiro lugar, deve-se atentar para o local de deposição do sêmen que pode variar de vaginal, cervical a intrauterina no corno (laparoscopia) ou no corpo do útero (transcervical). Quanto mais distante do local da fertilização (ampola da tuba uterina) o sêmen for depositado, maior é a necessidade de espermatozoides viáveis. O sêmen pode ser utilizado fresco, refrigerado ou congelado. Cada uma dessas opções também está associada com maior ou menor dose de sêmen.[1] O local de deposição e o instrumento utilizado para a deposição de sêmen exigem volume específico. Assim, enquanto uma inseminação vaginal demanda 500 milhões de espermatozoides em um volume de 0,5 mL, uma inseminação cervical superficial com pistola inseminadora requer 300 milhões de espermatozoides em volumes que variam de 0,05 a 0,1 mL. Inseminações transcervicais ou laparoscópicas são realizadas com volumes de 0,25 a 0,50 mL e quantidade de espermatozoides dependente do tratamento térmico pelo qual o sêmen passará (Tabela 1). Importante lembrar que bodes e carneiros ejaculam de 0,5 a 1,0 mL por vez e que o sêmen deve ser diluído, ou apenas fracionado, em função do número de fêmeas que serão inseminadas e tempo estimado entre a coleta e a inseminação.[2]

Tipos de sêmen e técnica de inseminação artificial

As técnicas de inseminação artificial podem variar desde as mais simples e menos laboriosas até as mais complexas. Em grande parte, a escolha por uma ou outra técnica está associada ao grau de facilidade de transposição cervical da espécie, ao tipo de sêmen utilizado e à habilidade do técnico em sua execução. Estão listadas na Tabela 1 recomendações de parâmetros para os diferentes tipos de doses inseminantes empregados. Na Tabela 2, estão listadas recomendações para inseminação artificial em função da espécie e do local de deposição do sêmen.

A dificuldade de transposição cervical na ovelha segue sendo um impeditivo para a deposição intrauterina de sêmen por essa via. Consequentemente, a laparoscopia segue sendo a técnica recomendada para a inseminação artificial com sêmen congelado em ovinos. Por sua vez, a facilidade de transposição cervical na cabra faz da inseminação via transcervical a técnica de eleição para caprinos.[3]

Avaliação e preparação da fêmea

Assim como os machos, cabras e ovelhas devem ser criteriosamente avaliadas antes de serem submetidas a um programa de inseminação artificial. Uma vez que estejam dentro dos parâmetros (sanitários e zootécnicos) desejados[2] elas devem ser preparadas de acordo com o tipo de sêmen que será utilizado e a técnica de inseminação artificial que será empregada. Entende-se como preparação tudo o que precede o ato da inseminação artificial em si. Recomenda-se que o estro seja induzido ou sincronizado de acordo com a raça e o local de criação, com atenção especial à estacionalidade reprodutiva.[4,5] Atentar para o uso de protocolos conhecidos e de eficiência comprovada, levando em consideração inclusive raça e espécie. Essa eficiência inclui principalmente o percentual de animais em estro, intervalo para o início do estro após o final do protocolo, a sincronia com que apresentam estro e a fertilidade dos animais submetidos à monta natural e à inseminação artificial em programas anteriores (Tabela 3).

TABELA 1 Recomendações de parâmetros para os diferentes tipos de doses inseminantes utilizadas para inseminar caprinos e ovinos

Parâmetro	Tipo de sêmen		
	Fresco	Refrigerado	Congelado
Dose (milhões de espermatozoides)	100 a 500	100 a 200	100 a 120
Volume da dose (mL)	0,05 a 1,00	0,25 a 0,50	0,25 a 0,50
Diluição	Recomendada	Recomendada	Recomendada
Tempo da coleta ao envase (h)	2	2	2
Temperatura de manutenção (°C)	35	5 a 15	–196
Tempo de manutenção (h)	1	24 a 48	Indeterminado
Motilidade espermática mínima (%)	70,00	60,00	50,00
Vigor espermático mínimo (0 a 5)	3,00	3,00	2,50

TABELA 2 Recomendações associadas aos diferentes locais de deposição do sêmen na inseminação artificial em cabras e ovelhas

Parâmetro	Local de deposição do sêmen			
	Vaginal	Cervical	Intrauterina cervical	Intrauterina laparoscopia
Dose (milhões de sptz)	300 a 500	100 a 200	100 a 120	40 a 100
Volume da dose (mL)	0,50 a 1,00	0,25 a 0,50	0,25 a 0,50	0,25 a 0,50
Diluição	Recomendada	Recomendada	Recomendada	Recomendada
Local de deposição	Vagina	Cérvix	Corpo uterino	Corno uterino
Jejum	Não	Não	Não	Sim
Anestesia	Não	Não	Não	Sim
Tempo de execução (min)	1	1	1	1
Recomendação para cabra	Sim	Sim	Sim	Não
Recomendação para ovelha	Sim	Sim	Não	Sim

TABELA 3 Índices associados a protocolos de indução e sincronização de estro em cabras e ovelhas

Protocolo				Intervalo do final do protocolo (h)		
	Duração (dias)	Espécie	Animais em estro (%)	Início do estro* (h)	Ovulação (h)	Referência
Sincronização de estro	7,5	Caprina	90,00	44,80	65,60	[6]
Indução de estro sincronizado	6,00	Caprina	90,00	44,40	76,00	[7]
Sincronização de estro	7,00	Ovina	100,00	36,10	69,60	[8]
Indução de estro sincronizado	6,00	Ovina	90,30	32,90	59,10	[9]

* Após a retirada de implantes intravaginais ou última dose de luteolítico.

Ajustando o momento para a inseminação artificial

Normalmente, fêmeas que iniciam o estro mais precocemente, após o final do protocolo, apresentam estro mais longo. Como a ovulação ocorre próxima ao final do estro,[6,10] a inseminação artificial em tempo fixo (IATF) deve ser programada para acontecer próxima ao momento da ovulação, mas anterior a ela. Esse conceito é válido para a IA realizada em tempo flexível, a IATFx[11] que ajusta a inseminação artificial de acordo com o início do estro dos animais. Dessa forma, cabras com estro precoce são inseminadas mais tarde que as cabras que demoraram mais tempo para manifestar o estro.

Outro aspecto importante e que auxilia na determinação do melhor momento para realizar a inseminação é o muco cervical. Ao longo do estro, de forma fisiológica, a cabra apresenta alterações na aparência do muco cervical, sendo inicialmente cristalino, chegando a caseoso no final do estro. É possível avaliar a característica do muco no momento em que se insere o espéculo para realizar a inseminação. O muco estriado e o estriado-caseoso indicam os momentos mais adequados para se realizar a inseminação.[12] Inseminações feitas após a ovulação tendem a gerar taxas altas de morte embrionária até os 30 dias de gestação.[10]

O tempo necessário para a capacitação espermática deve ser considerado e está associado ao desafio térmico sofrido pelas células espermáticas. Sêmen fresco requer tempo para a capacitação espermática maior que o congelado/descongelado. Ao passo que o sêmen refrigerado ocupa posição intermediária. Dessa forma, o horário ideal para a inseminação artificial também deve ser ajustado considerando o tipo de dose utilizada, a fim de garantir espermatozoides viáveis imediatamente antes e após da ovulação, conforme proposto na Figura 1.

Apesar de ser possível conseguir ganhos em fertilidade na IA, com base no monitoramento do início do estro e de seus sinais, é frequente não ser possível realizar esse acompanhamento em função do alto número de animais, limitações de número ou qualificação da mão de obra e falta de estrutura na propriedade. Para essas situações, uma alternativa interessante é o uso da IATF. Tanto em ovinos como em caprinos bem manejados, são atingidos índices de prenhes de aproximadamente 50% em protocolos de IATF com sêmen congelado. Esses resultados são alcançados com a utilização da técnica de inseminação por laparoscopia em ovinos e transcervical em caprinos. Na Figura 2, estão ilustrados um protocolo de IATF para uso em caprinos e um para uso em ovinos.

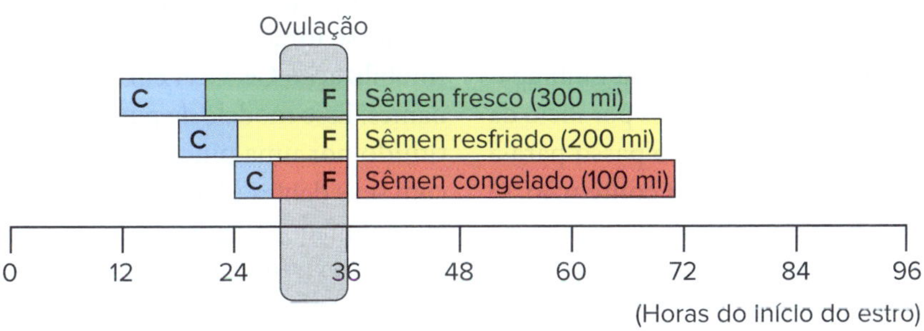

FIGURA 1 Esquema de tempo necessário para a capacitação (C) e tempo apto à fertilização para sêmen fresco, refrigerado e congelado/descongelado em caprinos e ovinos.

Fonte: acervo dos autores.

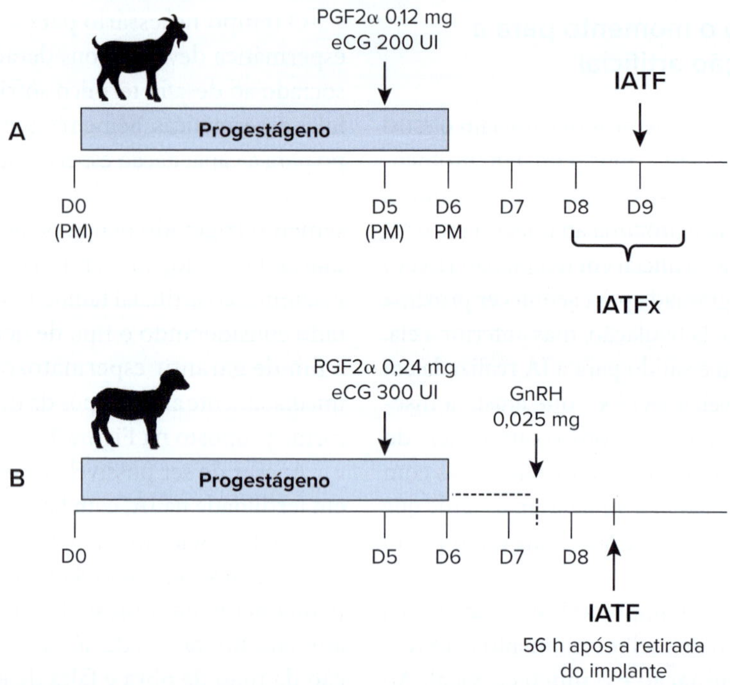

FIGURA 2 Esquema de protocolos para indução e/ou sincronização de estro em caprinos (A) e ovinos (B), com indicação do momento para a realização da inseminação artificial em tempo fixo (IATF) ou inseminação artificial em tempo flexível (IATFx).

eCG: gonadotrofina coriônica equina; GnRH: lecirelina; PGF2α: cloprostenol (aplicação laterovulvar em caprinos).

Fonte: acervo dos autores.

Métodos de inseminação artificial

Inseminação em caprinos

Independentemente do tipo de sêmen a ser utilizado, a técnica de eleição para inseminação artificial (IA) em caprinos é a transcervical. Atualmente, a técnica que apresenta os melhores resultados, além de ser menos nociva para o animal, é a Técnica Embrapa® de IA transcervical em caprinos por meio da fixação cervical.[2] O primeiro passo para a realização deste método é a contenção. O animal deve ficar em estação sobre uma estrutura elevada que permita fácil acesso à região do períneo (Figura 3). Com o animal contido, procede-se a uma limpeza a seco da vulva com papel-toalha. Em seguida, faz-se a introdução do espéculo do tipo Collins (tamanho proporcional ao animal), já lubrificado, na vulva. O espéculo deve ser aberto parcialmente, para permitir um pouco de movimentação dentro do canal vaginal. Com o auxílio de uma lanterna, deve-se localizar o óstio cervical. Uma vez localizado, o óstio deve ser pinçado na sua porção ventral utilizando-se uma pinça modelo Embrapa® de Imobilização Cervical em Pequenos Ruminantes. Esse modelo de pinça pode ser substituído por uma pinça Allis (18 ou 20 cm) com seus dentes e laterais levemente desgastados/limados (Figura 4). É importante que uma das extremidades da pinça seja introduzida no óstio cervical, o que facilitará a introdução do aplicador (Figura 5). Realizado o pinçamento, o operador deve conter em uma mão o espéculo, a pinça e a lanterna, o

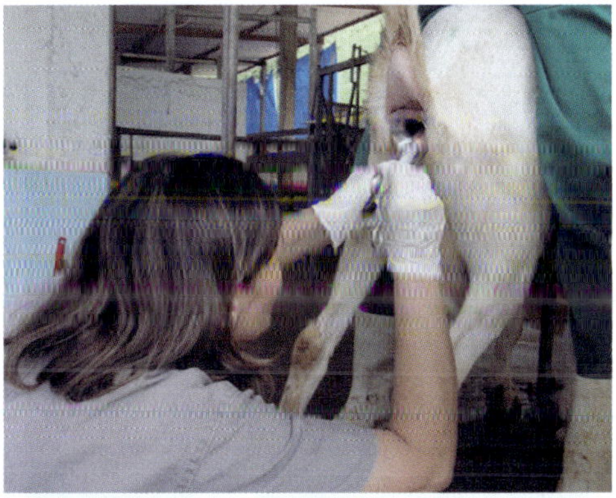

FIGURA 3 Animal contido em linha de ordenha permitindo manipulação da região do períneo. Espéculo do tipo Collins introduzido e aberto para visualização do óstio cervical com o auxílio de uma lanterna.

Fonte: acervo dos autores.

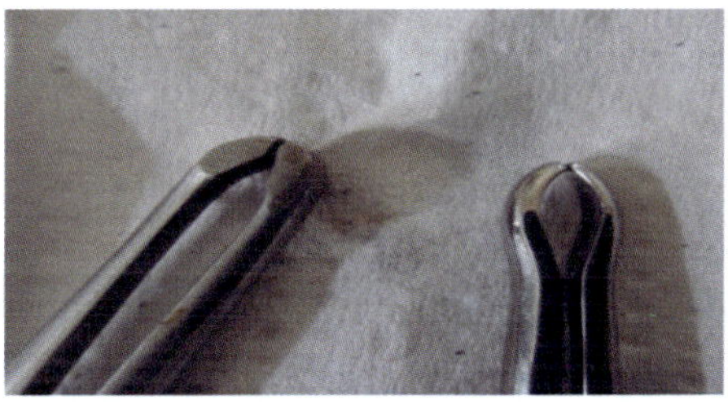

FIGURA 4 Extremidade de uma pinça de Allis com seus dentes e laterais levemente desgastados/limados (imagem da esquerda). Extremidade de uma pinça modelo Embrapa® para imobilização cervical em pequenos ruminantes (imagem da direita).

Fonte: acervo dos autores.

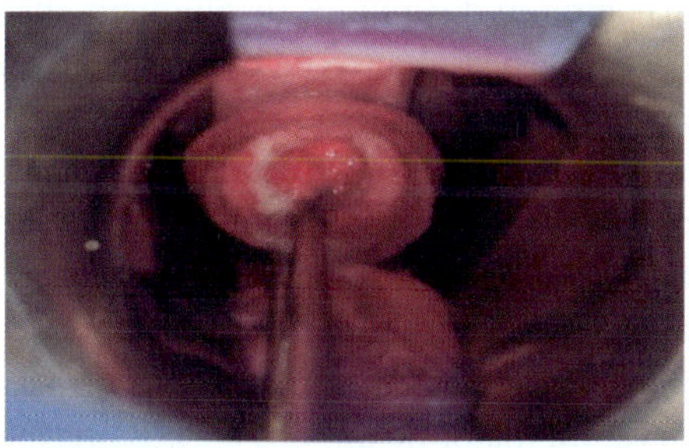

FIGURA 5 Cérvix caprina após pinçamento. Esse procedimento permite que a cérvix não se mova durante a tentativa de transposição dos anéis cervicais.

Fonte: acervo dos autores.

que permitirá que a cérvix fique fixa. Com a outra mão, o aplicador de sêmen deve ser segurado de forma análoga a um lápis (Figura 6). Após a introdução do aplicador no óstio cervical, deve-se realizar movimentos curtos em diferentes direções, buscando passagem e progressão por entre os anéis cervicais. A perda de resistência à progressão do aplicador é o indicativo de que houve transposição cervical. O aplicador deve então ser tracionado caudalmente até o limite inicial onde houve perda da resistência. Dessa forma a deposição do sêmen ocorrerá no corpo do útero. Após a deposição do sêmen, retira-se o aplicador, a pinça, fecha-se parcialmente o espéculo e este é retirado.

Importante lembrar que os materiais devem ser esterilizados entre um animal e outro, principalmente pelo risco de transmissão da artrite encefalite caprina (CAE). Essa esterilização pode ser realizada imergindo os utensílios em água quente (> 80 °C) e, em seguida, em uma solução com amônia quaternária.

Inseminação em ovinos

Conforme comentado anteriormente, a conformação da cérvix ovina dificulta muito a sua transposição, impedindo que esta seja realizada em escala, como exige um progra-

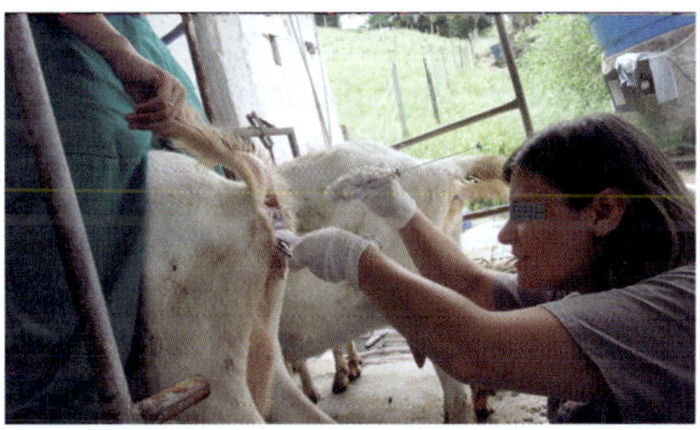

FIGURA 6 Inseminação artificial em caprinos. Contenção em uma das mãos do espéculo, fonte de luz e pinça de imobilização, com a outra mão, manipulação do aplicador para transposição dos anéis cervicais.

Fonte: acervo dos autores.

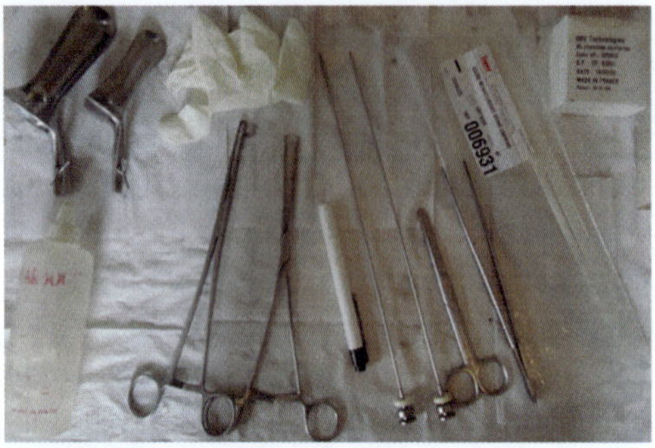

FIGURA 7 Materiais necessários para inseminação artificial em caprinos: espéculo Collins, gel lubrificante, luva de manipulação, pinça para imobilização cervical, lanterna do tipo caneta, aplicador de sêmen para pequenos ruminantes, tesoura, bainha para inseminação, pinça e camisa sanitária.
Fonte: acervo dos autores.

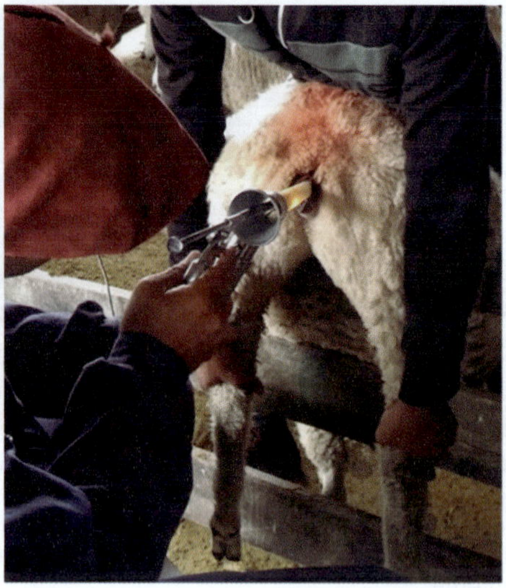

FIGURA 8 Ovelha contida em uma cerca de tábuas com o posterior levantado para realização de inseminação artificial cervical superficial.
Fonte: acervo dos autores.

ma de inseminação. Assim, os dois métodos mais eficazes para a inseminação nesta espécie são: cervical superficial ou a laparoscópica.

Para a deposição de sêmen cervical, o animal pode ser contido com o posterior suspenso em uma cerca baixa (Figura 8). Após uma limpeza a seco da vulva e pequena lubrificação, introduz-se o espéculo do tipo "bico de pato" ou vaginoscópio para pequenos ruminantes. Com o auxílio de uma fonte de luz, embutida ou não no espéculo, localiza-se o óstio cervical. A pistola, específica para inseminação em ovinos, tem sua extremidade bastante fina, o que permite sua introdução no primeiro anel cervical. Aciona-se a pistola e o volume de sêmen previamente selecionado é depositado. Nos casos em que não é possível essa introdução, faz-se a deposição do sêmen o mais próximo possível do óstio cervical. Esse método só é indicado para doses de sêmen fresco, fresco diluído ou resfriado.

A utilização de doses de sêmen congelado em ovinos requer um método mais laborioso, a laparoscopia. Para sua realização, o animal deve ser sedado e contido em decúbito dorsal em uma maca basculante específica para ovinos. O protocolo de sedação fica a critério do técnico, mas uma sugestão seria: 0,1 mg/kg de Acepromazina e 0,3-0,4 mg/kg de diazepan, ambos administrados IV imediatamente antes da contenção. Após a inclinação da maca elevando o posterior do animal, faz-se dois bloqueios anestésicos (± 1,5 mL de lidocaína) nos pontos de inserção dos trocartes: aproximadamente oito centímetros cranial ao úbere e seis centímetros lateral à linha alba. Procede-se a tricotomia e higienização da região anestesiada. Insere-se o primeiro trocarte em um dos pontos de bloqueio, insufla-se CO_2 para dentro da cavidade até que ocorra uma distensão do abdômen e, então, introdução do segundo trocarte. Pelo primeiro trocarte é introduzida a ótica, faz-se a localização dos cornos uterinos. Uma vez localizados, pelo segundo trocarte insere-se o aplicador de sêmen, com este perfura-se a curvatura maior de um dos cornos uterinos e faz-se a deposição de metade da dose inseminante. O mesmo procedimento se repete para o corno uterino contralateral e deposição do restante da dose.

CONSIDERAÇÕES FINAIS

A inseminação artificial em caprinos e ovinos é uma das formas mais simples e sustentáveis de introdução de material genético no rebanho. Uma série de fatores deve ser observada para garantir o sucesso da técnica. É importante se certificar de que todas as etapas envolvidas foram adequadamente executadas, desde a seleção do macho, a avaliação e a preparação do sêmen, a seleção da fêmea, a execução dos protocolos hormonais, até a execução da técnica de inseminação. A soma dos cuidados aplicados em todas as etapas repercutirá no resultado que, além da taxa de concepção, deve propiciar incremento produtivo na progênie.

REFERÊNCIAS

1. Fonseca JF, Alvim GP, Lobo AMBO, Facó O. Técnica Embrapa de inseminação artificial transcervical em caprinos por meio de fixação cervical. Circular Técnica 43. Sobral: Embrapa; 2011. Disponível em: https://ainfo.cnptia.embrapa.br/digital/bitstream/item/57083/1/CT-43.pdf; acesso em: 14 jan. 2021.
2. Fonseca JF, Alvim GP. Recomendações técnicas para execução da inseminação artificial transcervical em caprinos no Brasil. Circular Técnica 46. Sobral: Embrapa; 2018. Disponível em: https://ainfo.cnptia.embrapa.br/digital/bitstream/item/195297/1/CNPC-2018-CT46.pdf; acesso em: 12 jan. 2021.
3. Fonseca JF, Alvim GP, Souza-Fabjan JMG, Oliveira MEF, Brair VL, Brandão FZ, et al. Reproductive features and use of an anti-inflamatory drug is estrus-induced dairy goats artificially inseminated in a standing position with cervix immobilization. Reprod Biol 2017;17(3):268-73.
4. Balaro MFA, Fonseca JF, Oba E, Cardos EC, Brandão FZ. Is the Santa Inês sheep a typical non-seasonal breeder in the Brazilian Southeast? Trop Anim Health 2014;46(8):1533-7.
5. Balaro MFA, Mello SGV, Santos AS, Cavalcanti LM, Almosny NRP, Fonseca JF et al. Reproductive seasonality in Saanen goats kept under tropical conditions. Trop Anim Health 2019;51(2):345-53.
6. Bonato GC, Maia ALRS, Côrtes LR, Oliveira TA, Arrais AM, Figueira LM, et al. Effects of d-cloprostenol administration with 7.5 and 11.5-day intervals between administrations on pregnancy rates after artificial insemination in estrous cyclic dairy goats. Anim Reprod Sci 2019;209:1-7.
7. Carvalho-de-Paula CJ, Souza-Fabjan JMG, Gonçalves JD, Dias JH, Souza GN, Oliveira MEF, et al. Effect of a 12h increment in the short-term treatment regimen on ovarian status, estrus synchrony, and pregnancy rate in artificially inseminated dairy goats. Anim Reprod Sci 2020;221:1-9.
8. Teixeira TA, Fonseca JF, Souza-Fabjan JMG, Carvalheira LR, Fernandes DAM, Brandão FZ. Efficiency of different hormonal treatments for estrus synchronization in tropical Santa Inês sheep. Trop Anim Health Prod 2017;48(3):545-51.
9. Cavalcanti AS, Brandão FZ, Nogueira LAG, Fonseca JF. Effects of GnRH administration on ovulation and fertility in ewes subjected to estrous synchronization. R Bras Zootec 2012;41(6):1412-8.
10. Fonseca JF, Maffili VV, Santos ADF, Fürst R, Prosperi CP, Rovay H, et al. Effects of prostaglandin administration 10 days apart on reproductive parameters of cyclic dairy nulliparous goats. Arq Bras Med Vet Zootec 2012;64(2):349-58.
11. Fonseca JF. Inseminação artificial transcervical em tempo flexível (IATFx) em Cabras Leiteiras. Circular Técnica 49. Sobral: Embrapa; 2020. Disponível em: https://ainfo.cnptia.embrapa.br/digital/bitstream/item/221325/1/CNPC-2020-Art.53.pdf; acesso em: 12 jan. 2021.
12. Fonseca JF, Souza-Fabjan JMG, Oliveira ME, Cruz RC, Esteves LV, Paiva MPSLM, et al. Evaluation of cervical mucus and reproductive efficiency of seasonally anovular dairy goats after short-term progestogen-based estrous induction protocols with different gonadotropins. Repro Biol 2017;17(4):363-9.

CAPÍTULO 25

Métodos hormonais e naturais para controle do ciclo estral

Alejo Menchaca
Rodolfo Ungerfeld

INTRODUÇÃO

O controle do ciclo estral permite sincronizar ou induzir a ovulação nas fêmeas, permitindo a ovulação em um momento predefinido de acordo com as necessidades do criador. Isso permite não depender da manifestação do estro ou da ocorrência da ovulação para emprenhar cabras e ovelhas no momento mais adequado do ano ou do mês, em um ou poucos dias previamente definidos. Além disso, é possível fazê-lo tanto durante a estação do ano em que há atividade sexual, como durante o anestro sazonal, com fêmeas lactantes ou não. Portanto, é possível determinar ou programar os nascimentos e assim o melhor planejamento do uso de instalações e da nutrição para aumentar a sobrevivência de cordeiros ou cabritos; que os nascimentos ocorram quando o clima permitir maior sobrevivência, quando disponível a maior oferta de alimento para a lactação da mãe ou quando a venda de cordeiros ou cabritos coincide com a época de maior valor. O controle do estro também permite otimizar a utilização de machos de maior valor genético, uma vez que essa tecnologia facilita a adoção da inseminação artificial. A inseminação artificial permite rápido avanço genético da população com a utilização de sêmen fresco de machos superiores, mas principalmente por meio do uso de sêmen congelado que possibilita o comércio internacional de machos que impactam ainda mais no melhoramento genético. A sincronização ou a indução do estro também é necessária para a preparação das fêmeas como receptoras de embriões, possibilitando assim a transferência de embriões, outra tecnologia de alto impacto no melhoramento genético da população, focada no uso de fêmeas superiores. Atualmente, não é possível considerar um manejo reprodutivo eficiente na pecuária moderna, sem o uso dessa tecnologia.[1,2]

Para conseguir o controle do ciclo estral, diferentes estratégias têm sido desenvolvidas, algumas mais simples e outras mais complexas, algumas de menor custo e outras que requerem maior investimento, algumas mais modestas e outras com maior impacto no benefício alcançado. Este capítulo resume as principais estratégias de controle do ciclo estral e da ovulação em ovelhas e cabras.

TRATAMENTOS HORMONAIS PARA A SINCRONIZAÇÃO DO ESTRO E/OU DAS OVULAÇÕES

O ciclo estral é controlado pelo sistema endócrino, basicamente pelo eixo hipotálamo-hipófise-ovários, que inclui a secreção de hormônio liberador de gonadotrofinas (GnRH) pelo hipotálamo, hormônio folículo-estimulante (FSH) e hormônio luteinizante (LH) pela hipófise, estrógenos, progesterona e outros hormônios pelo ovário, e prostaglandina F2α ($PGF_{2\alpha}$) pelo útero. Os avanços no conhecimento sobre como esses hormônios controlam as ondas foliculares, a ovulação e a atividade do corpo lúteo permitem que suas formulações farmacológicas sejam utilizadas no controle do ciclo estral. Qualquer estratégia ou protocolo que busque sincronizar o estro e a ovulação de forma precisa e eficiente deve garantir o controle adequado da dinâmica folicular, função luteal e ovulação.

Controle do ciclo estral à base de progesterona ou progestágenos

O uso de progesterona e seus análogos ou progestágenos (acetato de medroxiprogesterona e acetato de fluorogestona) permite que uma fase lútea seja mimetizada para encerrá-la em todos os animais de forma sincrônica, tal como normalmente ocorre durante o ciclo estral fisiológico. Essa estratégia começou a ser testada em meados do século passado, inicialmente administrando uma dose diária de progesterona injetável por vários dias (14 a 16 dias em ovinos e 17 a 20 dias em cabras) para simular uma fase lútea, de forma que, ao final do tratamento, as fêmeas entravam no cio e poderiam gestar de forma sincronizada. Alguns anos depois, surgiram os análogos da progesterona, que desempenham o mesmo papel desse hormônio ao serem reconhecidos pelos receptores de progesterona, com a vantagem de persistirem por mais tempo na circulação. Um novo avanço ocorreu quando os progestágenos passaram a ser utilizados impregnados em inserções de poliuretano (esponjas) que, colocadas na vagina, permitem que o medicamento seja liberado de forma contínua por vários dias, evitando administrações repetidas e o manejo excessivo.[3] No final do século passado, foram desenvolvidos dispositivos de silicone contendo progesterona, muito mais evoluídos que as esponjas tradicionais, chamados dispositivos do tipo CIDR (da sigla em inglês *controlled internal drug release*), após levarem o nome do primeiro que foi desenvolvido comercialmente. A tendência atual é substituir as esponjas por esses dispositivos, porque são mais inócuos nas fêmeas e mais fáceis de inserir e remover, bem como, de acordo com alguns estudos, apresentaram porcentagem maior de gestação comparado com as esponjas. Mas independentemente do tipo, esses dispositivos intravaginais garantem concentrações elevadas do hormônio na circulação sanguínea por vários dias, evitando que as fêmeas apresentem cio durante o tratamento. Em seguida à remoção do dispositivo intravaginal, a maioria das fêmeas entra no cio e ovula em um período limitado.

Embora essa técnica seja útil na estação reprodutiva, a progesterona sozinha não é capaz de induzir a ovulação na maioria dos animais em anestro. Quando esses tratamentos foram desenvolvidos, além dos progestágenos, outro hormônio foi adicionado a fim de controlar a ovulação: gonadotrofina coriônica equina (eCG). Esse hormônio, produzido pelo córion equino durante a gestação, tem efeito duplo de FSH e LH, promovendo o desenvolvimento folicular e induzindo a ovulação, mesmo em animais anestro. Portanto, o uso combinado de progestágenos e eCG permite melhorar o controle da ovulação, mas sobretudo induzir a ovulação nas fêmeas em anestro, resolvendo assim uma das principais limitações da reprodução em ovinos e caprinos: o anestro estacional. E assim se convencionou o uso de um protocolo por várias décadas, o protocolo convencional, que envolve a colocação de um dispositivo do tipo CIDR ou esponja por 12 a 14 dias em ovelhas e 17 a 21 dias em cabras, associado a uma dose de eCG no final do tratamento. Esse protocolo não permitia mais apenas o controle da fase lútea, mas também da ovulação.

Embora esse protocolo permita o controle do ciclo estral, a porcentagem de gestação é um pouco mais baixa que com o estro espontâneo. Isso ocorre em decorrência de algumas alterações resultantes do tratamento, principalmente pelo fato de que, com o passar do tempo, na vagina, principalmente nos últimos dias de tratamento, o dispositivo vai perdendo a capacidade de manter elevadas concentrações séricas do hormônio. Como resultado, uma das primeiras descobertas foi que, após a inseminação, o transporte espermático era afetado negativamente em fêmeas que tinham sido expostas a baixas concentrações de progesterona. Com o conhecimento da dinâmica folicular em ovinos e caprinos, demonstrou-se que as concentrações baixas de progesterona no final de um longo tratamento também inibem as trocas foliculares e promovem a ovulação de folículos mais velhos com oócitos menos férteis. Portanto, no final da década de 1990 e no início dos anos 2000, desenvolveram-se os protocolos curtos, de apenas 5 a 7 dias. Esses consistem no uso de um dispositivo intravaginal durante os mencionados 5 a 7 dias, associado com uma dose de eCG IM e PGF2α ao retirá-lo. A aplicação desses protocolos permite resultados semelhantes ou superiores (nunca inferiores) aos protocolos convencionais ou longos, simplificando o manejo e abreviando o processo. Protocolos curtos são eficazes não só para controlar a função lútea e a ovulação, mas também foram concebidos para controlar a dinâmica folicular, cumprindo assim todas as condições necessárias para uma boa estratégia.

Sincronização de estro baseada na luteólise

Uma estratégia alternativa aos protocolos baseados em progesterona e eCG é o uso de PGF2α para induzir a luteólise e, assim, sincronizar o estro e a ovulação em um grupo de fêmeas.[4] Análogos comerciais desse hormônio estão disponíveis há várias décadas, com meia-vida mais longa que o hormônio natural. A PGF2α tem sido bastante utilizada em bovinos, mas também em ovinos e caprinos, em esquemas de inseminação com cio detectado. Assim, alguns protocolos foram elaborados com base em uma única dose, ou em duas doses separadas por 10 a 14 dias para sincronizar o estro. A dose dupla permite que o estro se manifeste durante os quatro dias após o tratamento em uma grande parte das fêmeas. O intervalo superior a 10 dias baseou-se no fato de o corpo lúteo não ser sensível à PGF2α nos primeiros dias após a ovulação, e com esse intervalo é possível garantir que, ao administrar a segunda dose, um alto percentual de fêmeas já apresenta corpo lúteo sensível a esse hormônio. Deve-se mencionar que a PGF2α só é efetiva se houver corpo lúteo sensível a seu efeito luteolítico, portanto, seu uso é ineficaz durante o anestro estacional. Da mesma forma, nunca deve ser aplicada em fêmeas que possam ter estado em contato com machos, pois isso induziria o abortamento. Porém, em algumas ocasiões pode ser útil, sendo alternativa de baixo custo, principalmente para monta natural ou inseminação para detecção de cio. Em muitos trabalhos, a taxa de concepção obtida é inferior à obtida com dispositivos intravaginais liberadores de progestágenos.

Tratamentos para sincronizar a ovulação (inseminação artificial em tempo fixo IATF)

A inseminação artificial tem evoluído para esquemas de trabalho mais simples e fáceis de implementar. A IATF permite que muitos animais sejam inseminados no mesmo dia, sem a necessidade de detecção de cio e em qualquer época do ano.[5] Os protocolos de IATF baseiam-se nos protocolos curtos descritos anteriormente, associados a uma dose intramuscular de eCG e PGF2α e, em alguns casos, de GnRH. Tanto em ovelhas como em cabras, o tratamento induz a renovação folicular e a ovulação de um folículo relativamente novo, capaz de liberar um oócito com fertilidade aceitável. A ovulação ocorre de forma sincronizada em aproximadamente 60 horas após a remoção do dispositivo, o que permite que a IATF seja realizada de 48 a 54 horas após a remoção. Esse protocolo para IATF pode ser usado com sêmen congelado ou fresco. Quando associada ao uso de sêmen congelado, a inseminação deve ser realizada por via intrauterina, 54 horas após a retirada do dispositivo, tanto em ovinos como em caprinos. Para a inseminação cervical com sêmen fresco, a IATF deve ser realizada 48 horas após a remoção do dispositivo; e para inseminação intracervical ou intrauterina, a IATF é realizada 54 horas após a remoção do dispositivo.

Como alternativa a esses protocolos baseados em progesterona e eCG, a PGF2α foi avaliada em vários regimes ao longo dos anos. No entanto, esquemas de duas doses com um intervalo entre 10 e 14 dias geralmente não resultam em taxas aceitáveis quando associados à IATF. Isso ocorre porque o início do estro ocorre de maneira um tanto dispersa ao longo dos quatro dias após o tratamento e, então, a sincronização não é tão precisa quanto exigido para a IATF. Com a avaliação ultrassonográfica dos ovários para estudo da dinâmica folicular, foi demonstrado que a dispersão no estro e na ovulação após o uso da PGF2α se deve à ineficácia desse hormônio no controle da dinâmica folicular. Esses estudos mostraram que com os intervalos de 10 a 14 dias não é possível controlar as ondas foliculares e, portanto, nem o momento da ovulação. Com base nessas informações, uma nova estratégia baseada na PGF2α foi desenhada em ovelhas para induzir a luteólise, mas também para controlar a dinâmica folicular e, consequentemente, a ovulação. Esse protocolo é denominado "Sincrovine" e consiste na administração de duas doses de PGF2α com 7 dias de intervalo (em vez de 10 a 14).[6] Embora esse protocolo seja muito eficaz na sincronização da ovulação, a porcentagem de gestação com IATF é relativamente baixa, geralmente inferior a 50%. Outros protocolos com resultados promissores também foram avaliados, utilizando duas doses de PGF2α administradas em intervalos maiores que os convencionais, de 14 a 16 dias, embora em protocolos com intervalos superiores a 7 dias na administração de PGF2α seja difícil controlar com precisão a dinâmica folicular e ovulação.[4] Por esse motivo, ainda são necessários mais estudos para se ter uma alternativa segura para a realização do IATF baseada apenas na PGF2α, e que permita resultados pelo menos semelhantes aos obtidos com os protocolos baseados em progesterona e eCG.

Tratamentos de ressincronização do cio

Em geral, os protocolos de IATF permitem taxas de gestação de 50% a 65%, embora, às vezes, sejam obtidos resultados mais elevados. As fêmeas que não emprenham podem emprenhar no próximo cio (em ovelhas entre 15 e 20 dias após a primeira inseminação, em cabras entre 19 e 24 dias), seja por detecção de cio e inseminação, seja simplesmente por meio da monta natural com os machos. Em alguns casos, a ressincronização de estro pode ser útil.[7]

Em pequenos ruminantes, há pouquíssima informação sobre o uso de tratamentos de ressincronização do estro. Essas têm a vantagem de começarem a ser aplicadas antes de se saber se uma ovelha ou cabra está prenhe, o que permite que uma segunda inseminação seja feita em horário determinado e em tempo muito curto, encurtando os períodos de trabalho e tornando mais eficiente o manejo produtivo. A maior limitação desses tratamentos é que eram aplicados a todos os animais, sem saber se haviam emprenhado ou não na primeira inseminação, o que aumenta muito os custos, o manejo dos animais, o uso de hormônios e as doses desnecessárias de sêmen etc. Recentemente, com a adição do diagnóstico da funcionalidade lútea por ultrassonografia Doppler, 17 dias após a inseminação em ovelhas e 21 dias em cabras, é possível diferenciar quais animais não estão gestantes no momento. Isso permite que o processo de ressincronização continue, encerrando o tratamento das gestantes e realizando a inseminação apenas nas fêmeas que não estão prenhes, o que reduz muito os custos e evita a aplicação de tratamentos desnecessários.

Para isso, é iniciado um tratamento para IATF no 12º dia após a inseminação na ovelha ou no 16º na cabra, inserindo um dispositivo intravaginal. Depois de fazer o diagnóstico de gestação, o tratamento de ressincronização da ovulação é concluído apenas nas fêmeas que não estão gestantes, de acordo com a perfusão do tecido lúteo. A limitação para isso é que – além de exigir um profissional com bom domínio da técnica – exige investimento em um equipamento de alto custo que pode ter questionada sua viabilidade econômica em nível comercial. No entanto, a tecnologia está disponível e pode ser útil em um caso particular.

TRATAMENTOS COM MELATONINA E/OU LUZ

Tratamentos de melatonina e tratamentos com luz são usados para induzir a ciclicidade fora da estação reprodutiva, mas por si só não geram resposta sincronizada. Os tratamentos de melatonina consistem na inserção de um implante subcutâneo que libera o hormônio continuamente. Do ponto de vista fisiológico, ao ser administrado, as concentrações circulantes de melatonina aumentam continuamente, o animal sente como se estivesse em escuridão permanente, por isso seu hipotálamo interpreta que a duração do dia foi abruptamente encurtada. A partir do momento em que os tratamentos são aplicados, levam cerca de 45 a 60 dias até que o animal comece a ciclar e, como diferentes fêmeas têm diferentes limiares de sensibilidade, o fazem de forma sincronizada.

Algo semelhante ocorre com os tratamentos de luz, que são muito eficazes em induzir a ciclicidade, mas, sozinhos, não sincronizam os ciclos entre os animais. Na literatura científica existem diversos protocolos para aplicá-los, mas todos se baseiam no fato de que o animal deve registrar uma redução na duração do dia. Uma alternativa é manejar os animais em condições em que possam ficar trancados para não receberem estímulos luminosos externos e variar a duração da luz que os animais recebem de forma controlada, para simular que os dias estão ficando mais curtos. Isso representa a dificuldade prática de isolar efetivamente os animais da luz. A alternativa, mais simples de aplicar, é aumentar as horas de luz, para que, quando o tratamento for interrompido, o animal registre diminuição nas horas de luz, independentemente de não ser um período curto do dia. Nesse caso, deve assegurar-se de que a intensidade da luz fornecida, o alojamento em que estão os animais e a altura em que a luz os atinge são adequados para o organismo reconhecer o estímulo como a luz do dia. Como o tratamento começa com o prolongamento do número de horas de luz, para depois interromper o tratamento, o efeito é mais demorado.

ESTÍMULOS SOCIOSSEXUAIS, INDUÇÃO DE ESTRO E ASSOCIAÇÃO COM TRATAMENTOS HORMONAIS

Estímulos sociossexuais: o efeito macho

Como foi mencionado em outros capítulos do livro, os eventos reprodutivos (sazonalidade, ciclo estral, ovulação, luteólise, estro etc.) são controlados por fatores internos, principalmente endócrinos, mas também existem vários fatores ambientais que modulam ou mesmo controlam esses eventos, como o fotoperíodo, a temperatura, o estado nutricional e as interações sociossexuais. Nesse sentido, em pequenos ruminantes, as interações sociais, tanto entre animais de sexos diferentes como entre indivíduos do mesmo sexo, têm efeitos importantes no estado reprodutivo.[8,9] De fato, dependendo do contexto biológico, os efeitos das interações sociais podem resultar na inibição da reprodução em alguns indivíduos do grupo ou na estimulação e na sincronização da neuroendocrinologia e do comportamento.

Em particular, há várias décadas, sabe-se que a introdução repentina de machos em lotes de ovelhas ou cabras que estão em anestro, e que antes estavam isoladas deles, estimula a ovulação de forma sincrônica em uma porcentagem significativa de animais. Em diversos trabalhos, foi demonstrado que se machos ativos são reintroduzidos a grupos de fêmeas em anestro que permaneceram isolados, a secreção de LH aumenta, podendo desencadear a secreção de um pico de LH que leva à ovulação. Isso ocorre tanto em fêmeas em anestro estacional, como em fêmeas pré-púberes, ou em fêmeas anovulatórias em lactação. Esse efeito é denominado "efeito macho" e, embora tenha diferenças na intensidade dos efeitos, também existem estudos que demonstram seu impacto em suínos e bovinos.

É uma ferramenta simples e barata, mas é importante considerar vários aspectos. Em primeiro lugar, a resposta é altamente variável, sendo maior em raças menos sazonais, em animais que não estão lactando nem pré-púberes, mais perto do início da estação reprodutiva que no meio do anestro. Além disso, embora em alguns casos os efeitos positivos tenham sido alcançados sem um período prévio de isolamento, esse período é necessário para alcançar melhores resultados. Também é importante considerar que ao trabalhar durante o anestro estacional, os machos também terão seu desempenho reprodutivo inibido, inclusive com diminuição da libido, por isso, em muitos casos, é importante realizar tratamentos para aumentar a capacidade estimulatória dos machos.[10] Para isso, foram demonstrados efeitos positivos do uso de tratamentos de luz ou melatonina para machos, do uso de machos de raças não estacionais, da introdução de um grupo de fêmeas com estro induzido de maneira hormonal e simultânea, ou da aplicação de tratamentos hormonais para machos. Em geral, é importante considerar que os resultados podem ser melhorados com ferramentas simples desse tipo.

Resposta das fêmeas ao efeito macho

A resposta das fêmeas ao efeito macho difere em cabras e ovelhas. Em geral, em ambas as espécies ocorre um pico de LH que leva à ovulação 2 ou 3 dias após a introdução dos machos. As cabras manifestam estro associado à ovulação, por isso é possível que os machos as montem ou que seja feita inseminação. No entanto, em um número significativo de fêmeas, o corpo lúteo que se originou após a ovulação dura alguns dias, regredindo precocemente, de forma que essas fêmeas não conseguem manter a gestação. Nesses casos, ocorre uma segunda ovulação acompanhada de cio entre 5 e 7 dias após a introdução dos machos, originando um corpo lúteo de duração normal. Isso permite que a maioria das cabras emprenhe nesse segundo cio, e muitas das que não ficaram gestantes nesse cio podem ovular e entrar no cio novamente 21 dias após a introdução dos bodes.

Em ovinos, produz uma primeira ovulação que não é acompanhada de demonstração de estro, é uma ovulação silenciosa. Em uma porcentagem das ovelhas, essa ovulação é seguida por um corpo lúteo de curta duração, de modo que uma segunda ovulação ocorre alguns dias depois, que também é silenciosa. Após essa segunda ovulação, origina-se um corpo lúteo de duração normal, e tão somente na terceira ovulação é que o cio é manifestado. Em outras ovelhas, depois da primeira ovulação, já se forma um corpo lúteo de duração normal, assim, quando esse regride, em uma segunda ovulação já há demonstração do cio, do qual a ovelha pode emprenhar. Em resumo, nas ovelhas, o estro se manifesta entre 17 e 25 dias após a introdução dos carneiros.

No entanto, a complexidade da resposta ovariana muitas vezes limita a eficácia da técnica, tanto porque as respostas podem ser dispersas como porque, no caso das ovelhas, muitos animais respondem inicialmente e depois retornam ao anestro sem uma ovulação acompanhada de cio. Uma alternativa para modificar a resposta ovariana é administrar progestágenos antes da introdução dos machos. Dispositivos intravaginais podem ser usados, como mencionado no início do capítulo (no tópico "Controle do ciclo estral à base de progesterona ou progestágenos"), quando colocados durante os 6 dias que antecedem a introdução dos machos, e permitem que a primeira ovulação seja acompanhada por manifestação do estro, além de evitar a formação de corpos lúteos de vida curta. Outra alternativa é administrar 20 mg de progesterona injetável no dia anterior à introdução dos machos, evitando assim a formação de fases lúteas curtas, embora em ovelhas isso não seja suficiente para manifestar cio em conjunto com a primeira ovulação. Em qualquer caso, são ferramentas simples que permitem melhorar a resposta ao efeito macho, simplificando o manejo.

Estímulos fêmea-fêmea

Este é um fenômeno muito menos estudado, mas há relatos em que foi demonstrado que o contato próximo de cabras ou ovelhas em anestro com fêmeas em estro induz ciclicidade em parte das primeiras. Em caprinos é possível obter resultados interessantes, com um percentual significativo de fêmeas em anestro retornando a ciclar. Em ovelhas, os trabalhos publicados disponíveis mostram efeitos menos robustos, embora tenha sido até demonstrado que colocar ovelhas de raças mais estacionais com raças de ovelhas lanadas, nas quais algumas ovelhas estavam sempre ciclando, induziu ciclicidade em muitas das primeiras. Porém, antes que isso se constitua em uma ferramenta de uso prático, é necessário compreender melhor os determinantes da resposta.

CONSIDERAÇÕES FINAIS

Nos últimos anos, avanços substanciais foram alcançados no controle do estro e/ou das ovulações, preferencialmente com base no melhor entendimento dos mecanismos que controlam o desenvolvimento folicular. No entanto, um limitador ainda presente para aplicação em massa é que a maioria dos tratamentos mais simples e que leva a melhores resultados inclui o uso de vários hormônios com um custo considerável. Em qualquer caso, a disponibilidade dessas tecnologias é aplicável em muitos sistemas de produção, simplificando as operações e reduzindo outros custos que são gerados pelo não controle eficaz da reprodução. A equação econômica, considerando custos e benefícios dessa tecnologia, em geral é favorável e justifica sua utilização em ovinos e caprinos. Além disso, o avanço no conhecimento dessas tecnologias tem permitido não apenas melhorar sua eficiência, mas também desenvolver alternativas de menor custo, mas de impacto semelhante.

REFERÊNCIAS

1. Balaro MFA, Souza-Fabjan JMG, Cortês LR, Silva Maia ALR, Ungerfeld R, Fonseca JF, et al. Synchronization and induction of estrus in dairy goats. Rev Bras Repr Anim 2017;41:330-9.
2. Mechaca A, Ungerfeld R. Reproductive strategies for goat production in adverse environments. In: Simões J, Gutierrez C (ed.). Sustainable goat production under mountain, semi-arid and arid agro-ecosystems. v.1. Cham: Springer; 2018. p.71-88.
3. Gonzalez-Bulnes A, Menchaca A, Martin GB, Martinez-Ros P. Seventy years of progestagen treatments for management of the sheep oestrous cycle: where we are and where we should go. Reprod Fertil Dev 2020;32:441-52.
4. Fierro S, Gil J, Viñoles C, Olivera-Muzante J. The use of prostaglandins in controlling estrous cycle of the ewe: review. Theriogenology 2013;79:399-408
5. Menchaca A, Rubianes E. New treatments associated with timed artificial insemination in small ruminants. Reprod Fertil Dev 2004;16:403-13.
6. Menchaca A, Miller V, Gil J, Pinczak A, Laca M, Rubianes E. Prostaglandin F2α treatment associated with timed artificial insemination in ewes. Reprod Dom Anim 2004;39:352-5.
7. Cosentino IO, Balaro MFA, Arashiro EKN, Santos JDR, da Silva Carvalho AB, Clariget RP, et al. Hormonal protocols for early resynchronization of ovulation in ewes: the use of progestagens, eCG, and inclusion of early pregnancy diagnosis with color Doppler ultrasound. Theriogenology 2019;133:113-8.
8. Ungerfeld R. Socio-sexual signaling and gonadal function: opportunities for reproductive management in domestic ruminants. In: Juengel JI, Murray JF, Smith MF (ed.). Reproduction in domestic ruminants VI. Nottingham: Nottingham University; 2007. p.207-21.
9. Delgadillo JA, Gelez H, Ungerfeld R, Hawken PAR, Martin GB. The "male effect" in sheep and goats – revisiting the dogmas. Behav Brain Res 2009;200:304-14.
10. Delgadillo JA, Hernández H, Abecia JA, Keller M, Chemineau P. Is it time to reconsider the relative weight of sociosexual relationships compared with photoperiod in the control of reproduction of small ruminant females? Dom Anim Endocr 2020;73:106468.

CAPÍTULO **26**

Múltipla ovulação e transferência de embriões em pequenos ruminantes

Pedro Henrique Nicolau Pinto
Felipe Zandonadi Brandão
Jeferson Ferreira da Fonseca

INTRODUÇÃO

A múltipla ovulação e transferência de embriões (Mote) pode acelerar a multiplicação de animais com fenótipos apropriados aos diferentes sistemas de produção. A Mote também se destaca por sua aplicabilidade em programas de controle sanitário, conservação de fauna e intercâmbio de material genético.

Inicialmente, os animais são submetidos a uma superestimulação ovariana por meio de protocolos hormonais com o intuito de promover múltiplas ovulações e de permitir que um número elevado de oócitos possa ser fertilizado, seja por meio de inseminação artificial ou de monta natural. Entre 6 e 7 dias após a cobertura ou inseminação, procede-se à coleta dos embriões (infusão e recuperação de líquido no lúmen uterino), que pode ser realizada por via cirúrgica ou transcervical (não cirúrgica).[1] O líquido recuperado da lavagem uterina é então encaminhado para rastreamento e seleção dos embriões. O último passo da Mote é a transferência dos embriões viáveis recuperados para receptoras previamente preparadas, podendo esses embriões ser inovulados frescos ou após criopreservados.

Neste capítulo serão abordados os protocolos que têm demonstrado resultados mais consistentes, as principais etapas dos processos de coleta e inovulação, métodos para selecionar animais com maior potencial de resposta à superovulação e o uso de técnicas não cirúrgicas para coleta e inovulação de embriões.

SELEÇÃO DE DOADORAS

Além dos requisitos consagrados para seleção de doadoras, como maior produtividade (seja carne ou leite), fenótipo desejável, desempenho da prole, histórico sanitário e reprodutivo, outra possibilidade que vem ganhando força é selecionar doadoras que tenham maior potencial para produção de embriões. Os métodos que têm se provado capazes de selecionar animais que produzem mais embriões em programas de produção *in vivo* são a concentração plasmática do hormônio antimülleriano (AMH) e a contagem de folículos antrais (CFA).[2,3]

O AMH é uma glicoproteína pertencente à superfamília dos fatores de crescimento TGF-β, sendo produzido majoritariamente pelos folículos pré-antrais e antrais pequenos em crescimento. Tem sido demonstrado em diferentes espécies que as concentrações plasmáticas de AMH estão positivamente correlacionadas com a população dessas categorias de folículos. Por sua estreita relação com a reserva folicular, tem sido utilizado como preditor de resposta a tratamentos superovulatórios em humanos e ruminantes. Recentemente foi demonstrado em ovinos que fêmeas com concentrações plasmáticas de AMH $\geq$ 168 pg/mL produziram em média duas vezes mais embriões viáveis (6,6 ± 3,6) do que fêmeas com concentrações inferiores de AMH (3 ± 2,9). Apesar das pequenas variações de um mesmo indivíduo ao longo do ciclo estral, o melhor momento para a coleta de plasma e mensuração do AMH é logo após a ovulação, no momento do início da primeira onda de crescimento folicular.[2]

Para obter resultados satisfatórios em programas Mote é fundamental que haja uma população significativa de folículos responsivos ao hormônio folículo-estimulante (FSH) no início do tratamento superovulatório. Isso permite maior número de ovulações, maior disponibilidade de oócitos para fertilização e, potencialmente, maior produção de embriões. Em um grupo de borregas Santa Inês, foi observado que a CFA no início da superovulação está correlacionada ($r = 0,42$; $P < 0,05$) com o número de embriões viáveis produzidos.[2] Nesse mesmo estudo os animais com CFA $\geq$ 10 produziram mais embriões viáveis do que os animais classificados como de baixa CFA (< 10 folículos). No entanto, há relatos de não correlação entre a CFA e resposta à superovulação em ovelhas.[3,4] Essas inconsistências de achados podem estar associadas ao tipo de protocolo utilizado e/ou estação reprodutiva.

Outra possibilidade é contabilizar o número de folículos de tamanho mediano (3-4 mm) 12 horas após a primeira aplicação de FSH. Essa CFA também apresenta correlação positiva com o número de embriões viáveis produzidos ($r = 0,44$; $P < 0,05$).[5]

De forma geral, a CFA por ultrassonografia modo B (transretal) em ovinos é uma ferramenta prática para selecionar doadoras com maior potencial para produção de embriões *in vivo* e tem eficiência similar à da seleção de doadoras por meio do AMH.[2] Porém, fêmeas com mutações que geram maior prolificidade podem apresentar concentrações mais baixas de AMH[6] e ainda assim responder de forma satisfatória à superovulação.

PROTOCOLOS SUPEROVULATÓRIOS

Um dos principais entraves na Mote em ovinos e caprinos é a grande variabilidade de resposta aos protocolos superovulatórios. São vários os fatores já listados que podem agir em conjunto ou isoladamente e contribuir para essa variação de resposta, como: idade, raça, genótipo, intervalo entre protocolos, estação reprodutiva, *status* ovariano, dose, frequência e tipo de gonadotrofina utilizada. O que deixa o cenário ainda mais desafiador é o fato de os estudos que buscam identificar e quantificar o grau de interferência dessas variáveis com frequência não serem concordantes. Porém, algumas estratégias têm se mostrado mais sólidas, e há evidências suficientes para indicar sua aplicação. A presença de folículos grandes (> 4 mm) no início dos protocolos superovulatórios, por exemplo, está associada a menores taxas de ovulação e fertilização, além de baixa viabilidade embrionária.

Uma estratégia promissora, mas ainda pouco explorada, capaz de evitar esse problema é a utilização do protocolo "Dia 0", cuja premissa é submeter as doadoras a um protocolo de sincronização e indução da ovulação e iniciar a superovulação imediatamente após a ovulação, de forma quase simultânea ao início da primeira onda de crescimento folicular.[7] Esse método permite que mais de 80% dos animais estejam com uma condição ovariana favorável para superovulação, podendo atingir médias de 7,9 ± 1,4 embriões viáveis por doadora em ovelhas (Merino Superfine) e 5,9 ± 1,2 em cabras (Alpina).[7,8]

Existe uma variedade de protocolos que podem ser aplicados para produção *in vivo* de embriões, e algumas dessas possibilidades estão indicadas na Figura 1. Para protocolos tradicionais (que não utilizam a estratégia Dia 0), o período de manutenção do progestágeno deve ser de 9 dias ou mais. O extrato purificado de hipófise de origem suína é a droga mais amplamente utilizada. Sua administração é realizada em 6 a 8 doses decrescentes, com intervalo de 12 horas, e dose total varia de 133 até 240 mg. Em caprinos, doses de 5 UI de FSH/kg também são empregadas, e nessa espécie também é indicada a aplicação diária de flunixin meglumine (50-70 mg/dia) por 3 dias consecutivos, iniciando no terceiro dia após o início do estro para evitar a regressão prematura de corpos lúteos.

O uso da gonadotrofina coriônica equina (eCG) para induzir superovulação está frequentemente associado à formação de folículos anovulatórios, baixa fertilidade e menor viabilidade embrionária e por isso não é indicado. A associação de eCG com FSH durante a superovulação é utilizada por vários grupos de pesquisa, no entanto não há consenso sobre seus benefícios. Intervalos de 30 dias ou mais entre as superovulações parecem trazer resultados mais consistentes do que intervalos menores. Para fertilização dos oócitos, os animais podem ser submetidos a monta natural ou a inseminação artificial utilizando sêmen fresco ou congelado sem grande influência na produção de embriões. O efeito de raças é recorrente, e, no cenário nacional, têm sido observadas produções superiores de embriões na raça Dorper e taxas menores em animais da raça Santa Inês. A capacidade de um indivíduo possuir um certo padrão de resposta à superovulação não foi comprovada, mas há especulações de que os animais muito superiores à média, em termos de produção de embrião, tendem a repetir esse bom resultado quando submetidos a sucessivos protocolos.

COLETA DOS EMBRIÕES

A porcentagem de animais que não respondem à superovulação pode oscilar entre 20% e até mais de 70%. Por isso, é importante quantificar o número de corpos lúteos (CL) nas doadoras antes de submetê-las a qualquer procedimento de coleta. Identificar os animais não responsivos permite que estes sejam poupados de procedimentos desnecessários e evita desperdício de tempo e material.

Usualmente, a avaliação da taxa de ovulação (número de CL) é realizada por laparoscopia e, algumas vezes, até mesmo por laparotomia. No entanto, foi demonstrado que essa avaliação pode ser realizada de forma eficiente por meio da ultrassonografia (US) modo B e modo *color*-Doppler. Como há grande disseminação de aparelhos de US entre os técnicos de reprodução animal, é factível que a avaliação da resposta à superovulação seja realizada de forma não cirúrgica (US).

Para a realização da coleta cirúrgica é imprescindível associar um protocolo anestésico à contenção mecânica. A definição do protocolo deve levar em conta as competências do técnico responsável e a infraestrutura disponível, devendo majoritariamente assegurar analgesia, segurança e o bem-estar da doadora. São características importantes também: execução simples (para propiciar que vários animais sejam coletados em um curto período) e permitir rápido restabelecimento após o término do procedimento.

Para a contenção mecânica, é indispensável a utilização de macas imobilizadoras basculantes, que permitam manipular o animal em decúbito dorsal (paralelo ao solo) e em posição de Trendelenburg (decúbito dorsal com os membros posteriores elevados).

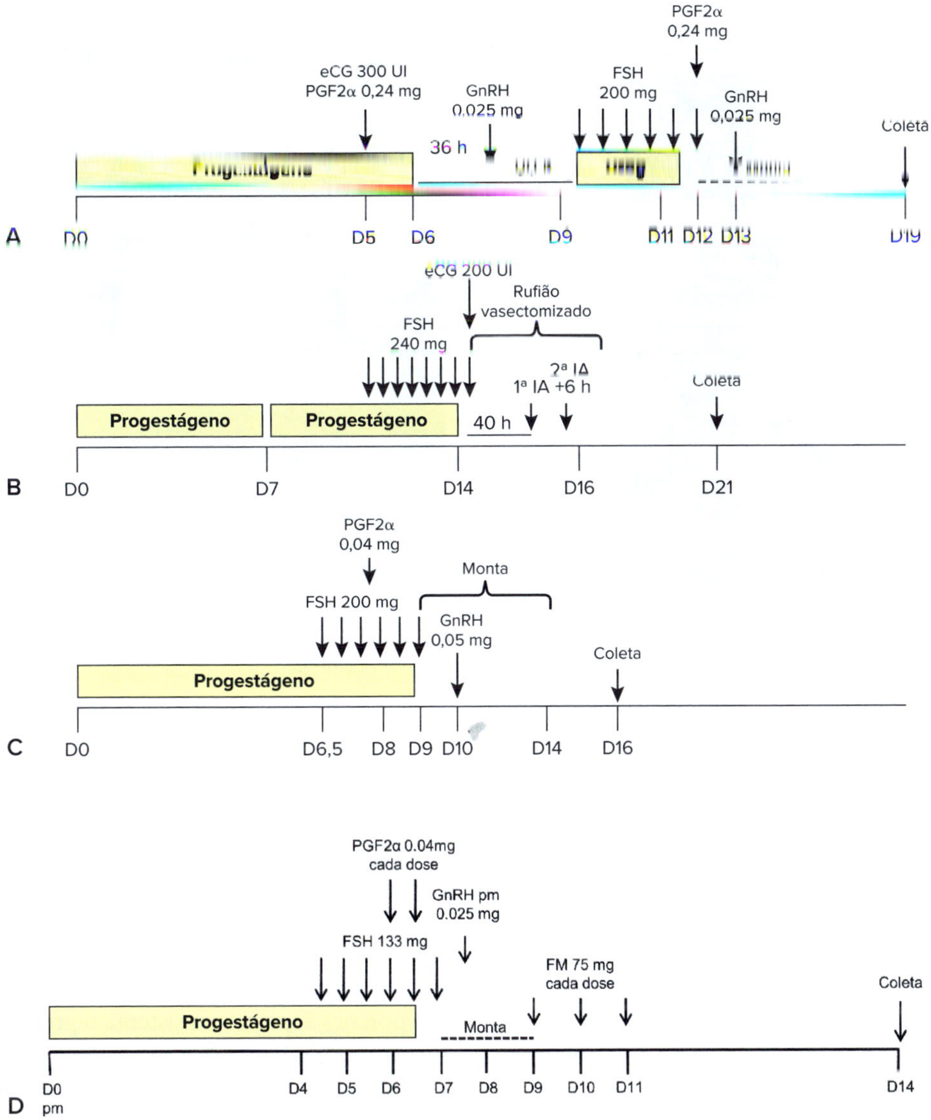

FIGURA 1 Desenho esquemático de protocolos utilizados para produção *in vivo* de embriões em ovinos e caprinos. **Protocolo A**[2] – avaliado em ovelhas da raça Santa Inês, embriões viáveis entre 1,1 ± 2,1 e 4 ± 3,5. **Protocolo B**[9] – avaliado em ovelhas das raças Dorper e White Dorper, embriões totais recuperados entre 6,8 ± 6,3 e 11,3 ± 7,3. **Protocolo C**[10] – avaliado em ovelhas da raça Lacaune em lactação, média de embriões viáveis produzidos 6,9 ± 1,1. **Protocolo D**[11] – avaliado em cabras da raça Saanen e Alpina em lactação, média de embriões viáveis produzidos 4,9 + 1,6. Todos os protocolos citados utilizam doses decrescentes de FSH.

eCG: gonadotrofina coriônica equina; FM: flunixina meglumina; FSH: hormônio folículo-estimulante; GnRH: lecirelina; IA: inseminação artificial; PGF2α: cloprostenol.

Fonte: adaptada de Pinto et al.;[2] Bergstein-Galan et al.;[9] Figueira et al.;[10] Maia et al.[11]

Os procedimentos para coleta dos embriões estão descritos nas Figuras 2, 3 e 4.

A formação de aderências é frequente em animais coletados por via cirúrgica e

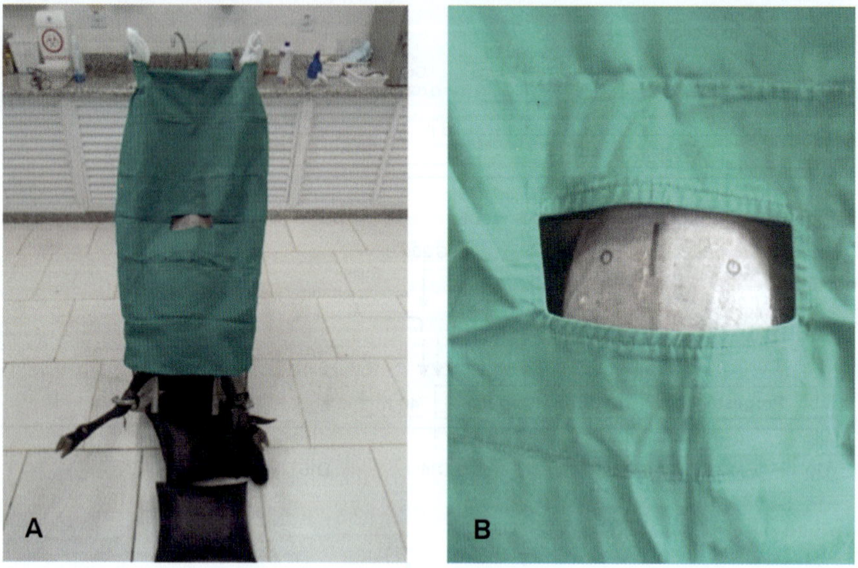

FIGURA 2 A: ovelha preparada para coleta de embrião por via cirúrgica em posição de Trendelenburg, com tricotomia da região abdominal imediatamente cranial à glândula mamária. B: indicação dos locais para inserção dos trocartes (círculos) e incisão para celiotomia (linha).
Fonte: acervo dos autores.

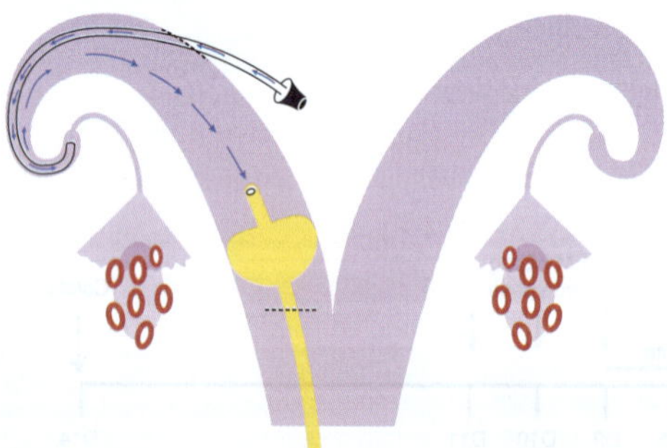

FIGURA 3 Desenho esquemático de lavagem uterina para coleta de embrião. As setas azuis indicam o fluxo da solução de lavagem, em amarelo a sonda de Foley e em preto a sonda uretral. O posicionamento da sonda uretral no ápice do corno uterino promove um fluxo de cranial para caudal, favorecendo a recuperação dos embriões (taxas de recuperação de líquido superiores a 90% neste método).
Fonte: acervo dos autores.

pode variar em grau de intensidade. Tende a ser mais importante em animais submetidos a múltiplas coletas e pode afetar a taxa de recuperação. Uma estratégia para diminuir a severidade das aderências é manter o sistema reprodutor umedecido (solução fisiológica NaCl 0,9% com heparina [5 UI/mL]) durante a manipulação e, ao término do procedimento, aplicar gel com heparina nas porções expostas do sistema reprodutor; instilar na cavidade abdominal 500 mL de solução fisiológica NaCl 0,9% contendo 5 UI/mL de heparina sódica e 10 mg de dexametasona. O procedimento de coleta deve ser realizado com assepsia. No entanto, as condições nas propriedades podem não ser ideais, por isso se recomenda a administração de antibiótico de amplo espectro associado a anti-inflamatório/analgésico. Por exemplo: oxitetraciclina de longa duração, 20 mg/kg em dose única, e meloxican 0,5 mg/kg a cada 24 horas, por 3 dias. Independentemente do protocolo de superovulação utilizado, uma dose de PGF2α deve ser aplicada após a coleta.

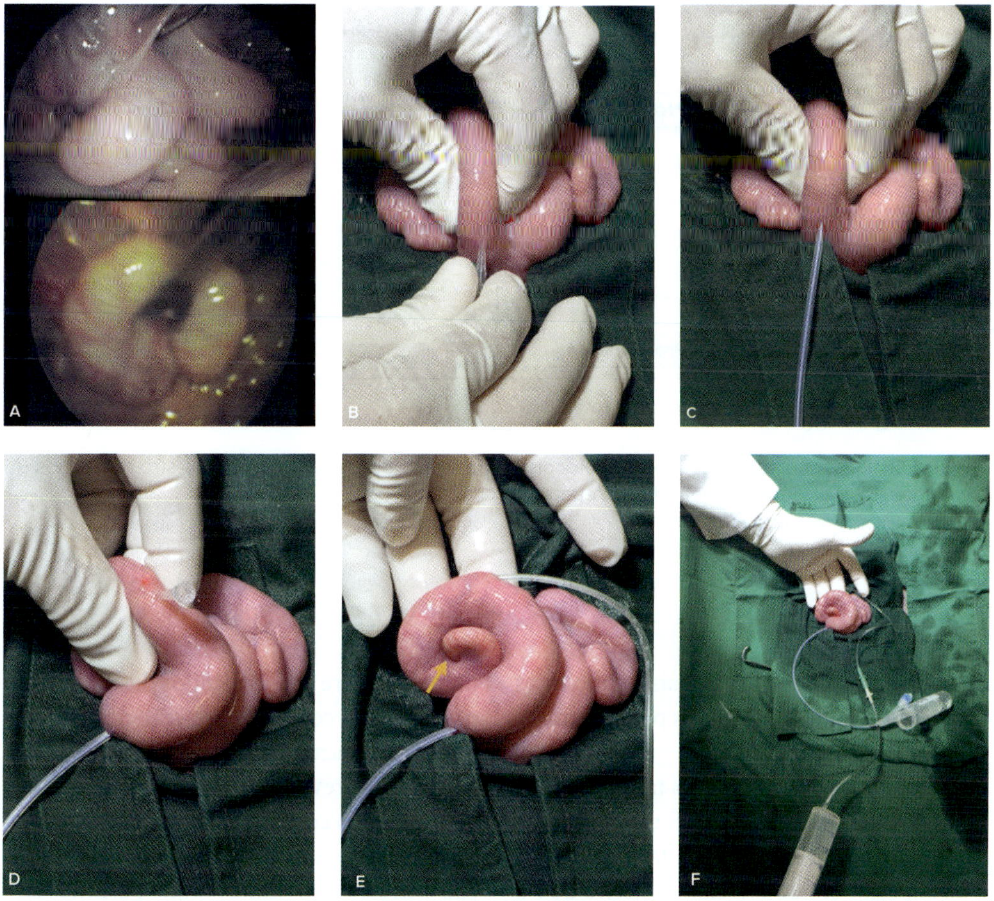

FIGURA 4 Sequência dos procedimentos para coleta cirúrgica de embriões. A: visualização por laparoscopia dos cornos uterinos e apreensão do útero utilizando pinça do tipo Babcock (na ausência de laparoscópio, a incisão na linha média, pela qual o útero é exteriorizado, pode ser utilizada para visualizar e apreender o trato reprodutivo). B: perfuração próxima à base do corno uterino com ponteira para micropipeta (0-10 μL). C: inserção de sonda de silicone específica para coleta, ou uma sonda de Foley n. 8, na base do corno uterino (remover mandril metálico* e inflar o *cuff*). D: perfuração no terço médio do corno uterino com ponteira para micropipeta (0-10 μL). E: inserção (retirar mandril metálico* após introduzir 2 cm da sonda no lúmen) e direcionamento da sonda uretral (n. 6) até o ápice do corno uterino (indicado pela seta amarela). F: seringa com líquido para lavagem acoplada à sonda uretral e recuperação da solução de lavagem em tubo Falcon ou placa de Petri. Recomenda-se jejum sólido mínimo de 24 horas e hídrico de 12 horas. As etapas A e B são realizadas com o animal na posição de Trendelenburg.

* Não há comercialização de mandris metálicos específicos para esses fins, sendo necessário produzi-los.

Fonte: acervo dos autores.

INOVULAÇÃO CIRÚRGICA

O uso da transferência de embrião em tempo fixo é o método de maior aplicabilidade em programas Mote. Assim, para o preparo das receptoras (5-10 por doadora),[12] opta-se pela utilização de protocolos de sincronização e indução da ovulação. Em ovinos, utilizando protocolos curtos (Figura 5), são obtidas taxas de ovulação entre 80% e 90%,

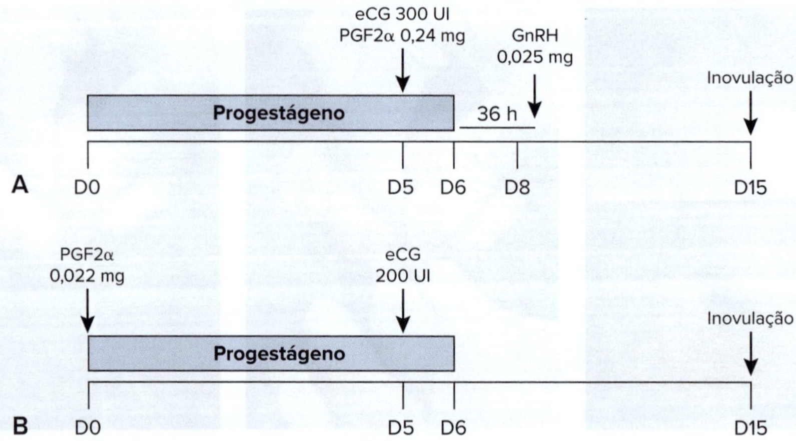

FIGURA 5 Desenho esquemático de protocolos para indução e sincronização de estro em ovinos (A) e caprinos (B), indicados também para preparo de receptoras.

eCG: gonadotrofina coriônica equina; GnRH: lecirelina; PGF2α: cloprostenol (aplicação laterovulvar em caprinos).

Fonte: acervo dos autores.

com formação de CL funcionais, sendo esses protocolos também indicados para sincronização das receptoras.

A avaliação das receptoras também pode ser realizada por meio de US modo Color-Doppler. Animais com vascularização grau 2 ou superior em uma escala subjetiva de 1 a 4 podem ser considerados aptos. A sequência de etapas para a inovulação de embrião em ovinos está ilustrada na Figura 6, e uma adaptação para um inovulador, na Figura 7.

COLETA E INOVULAÇÃO TRANSCERVICAIS

Na cérvix da ovelha, são marcantes o pequeno diâmetro do lúmen e a falta de alinhamento dos anéis, fato este não observado nas cabras. Essas características tornam a transposição cervical bastante desafiadora em ovinos e de execução mais fácil em caprinos. Porém, houve avanços expressivos nos métodos de transposição cervical que permitem a execução de coleta e inovulação de embriões pela via não cirúrgica em pequenos ruminantes. Dentre esses métodos destacam-se o mapeamento cervical e a seleção de doadoras mais aptas (raça e histórico reprodutivo), além de outros já revisados.[12]

Apesar da conformação complexa da cérvix ovina, observa-se uma importante variação entre os indivíduos, o que permite selecionar dentro do rebanho uma subpopulação de animais com conformação mais favorável à transposição cervical. Quando se usa o protocolo com o conceito do "Dia 0" é possível realizar uma tentativa de transposição cervical em todas as doadoras do momento do estro, previamente à superovulação. Os animais com transposição negativa têm alta probabilidade de serem negativos também no momento de transposição para recuperação dos embriões. A remoção desses animais do programa Mote aumenta a eficiência da coleta não cirúrgica.[13]

Outra alternativa para aumentar a eficiência da coleta não cirúrgica é a administração de protocolos para dilatação cervical. Esses protocolos visam induzir relaxamento e dilatação cervical por meio da administração

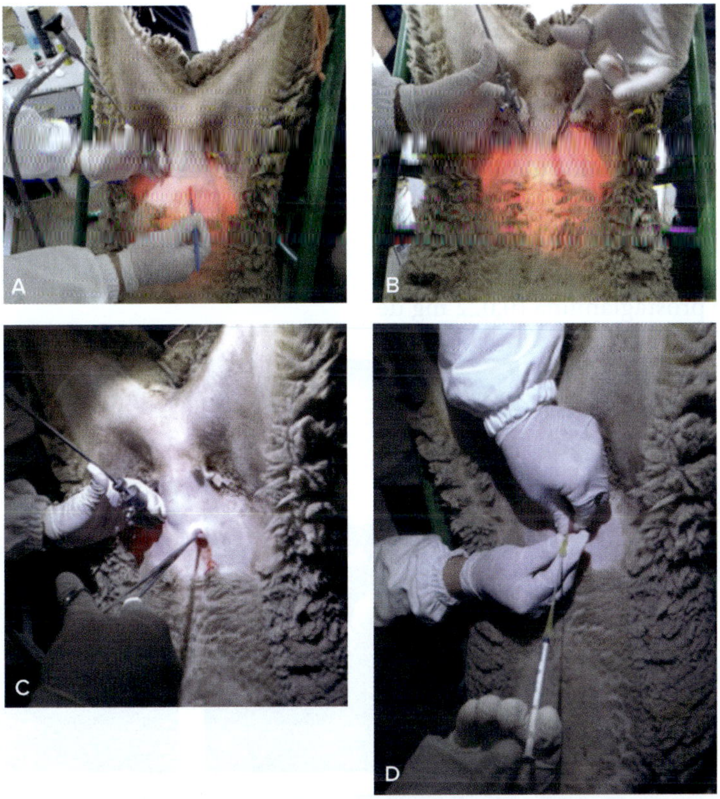

FIGURA 6 Sequência dos procedimentos para inovulação cirúrgica de embriões em ovinos. A: incisão de aproximadamente 1 cm com acesso à cavidade abdominal. B: introdução da pinça Babcock e apreensão do corno uterino. C: exteriorização parcial do corno uterino. D: inovulação do embrião no terço cranial do corno uterino utilizando conjunto de seringa e palheta de 0,25 mL.

Fonte: acervo dos autores.

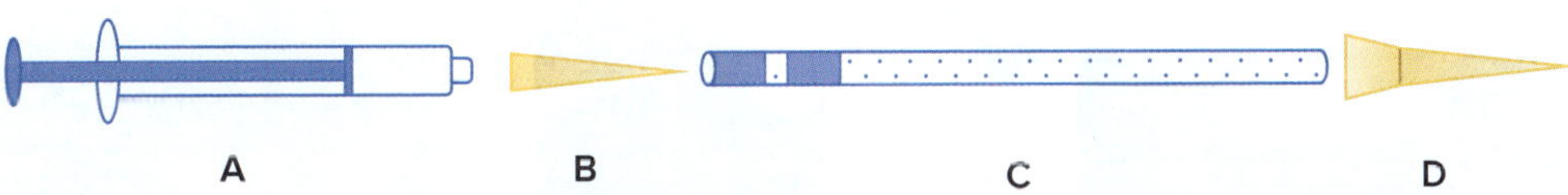

FIGURA 7 Desenho esquemático de uma adaptação para inovulação de embriões em ovinos. A: seringa de 1 mL de bico *slip* sem agulha. B: ponteira para micropipeta de 0 a 200 µL com a porção destinada ao encaixe na micropipeta removida. C: palheta de 0,25 mL. D: ponteira para micropipeta de 0 a 200 µL inteira. Se no momento do envase a bucha da palheta selar (contato com líquido), é necessário removê-la para realizar a inovulação.

Fonte: acervo dos autores.

de hormônios como ésteres de estradiol, ocitocina, prostaglandinas, misoprostol.[14] Os resultados variam muito entre protocolos, raças, categoria animal e método de transposição, porém devem ser priorizados protocolos de comprovada eficiência e com redução no número de drogas e/ou suas concentrações, quando possível.

A associação de sedação e anestesia epidural baixa também facilita a transposição cervical. Em ovinos, é esperada a transposição de 60% a 90% das doadoras com a administração de 0,5 mg de benzoato de estradiol e cloprotenol a 12 a 16 horas da coleta, associados a 50 a 100 UI de ocitocina intravenosa, 15 a 20 minutos antes da coleta. Para as receptoras ovinas a administração de ocitocina (100 UI/IV) 15 minutos antes da coleta permite a transposição em 80% dos animais.[15] Doadoras caprinas necessitam somente de aplicação de prostaglandina (0,022 mg de cloprostenol) 16 horas antes da coleta, associada a sedação e anestesia epidural baixa, para propiciar taxas de transposição próximas a 100%. Já para as receptoras caprinas, a administração de lidocaína para anestesia epidural baixa (2 mL) e no fundo de saco vaginal é suficiente para permitir taxas de transposição superiores a 90%.

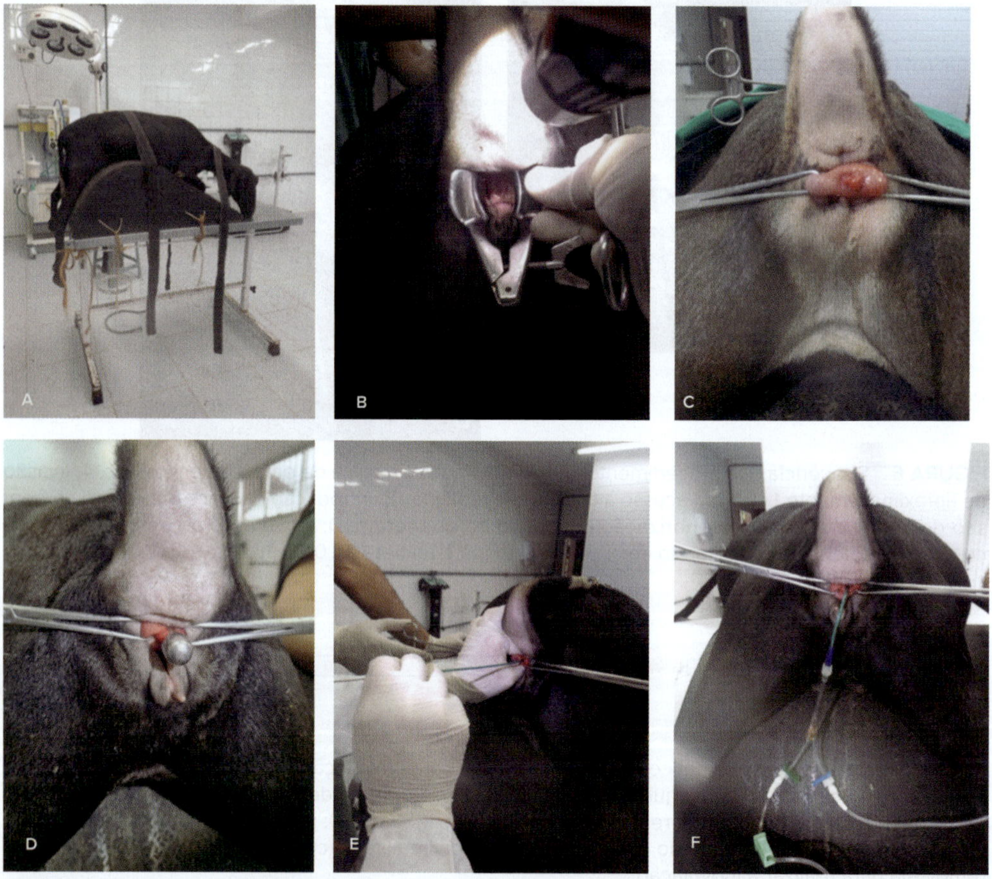

FIGURA 8 Etapas em um procedimento para coleta transcervical de embriões em ovinos e caprinos. A: contenção do animal com boa exposição do períneo; de forma alternativa, o animal pode ser mantido em estação e sustentado por cordas para evitar que deite. B: utilização do espéculo de Collin e visualização da cérvix. C: pinçamento e tração caudal da cérvix. D: transposição dos anéis cervicais utilizando uma vela de Hegar n. 3, que deve ser mantida por 1 minuto. E: transposição cervical com um cateter nasal n. 8 acoplado a um mandril metálico. F: após a remoção do mandril metálico o sistema para lavagem deve ser acoplado. O "sistema Embrapa" para recuperação de embriões em pequenos ruminantes é uma alternativa disponível. Para a coleta não cirúrgica, é importante que o animal esteja sedado, tenha recebido anestesia epidural baixa, analgesia sistêmica e administração de gaze embebida em lidocaína no fundo de saco vaginal.

Fonte: acervo dos autores.

CONSIDERAÇÕES FINAIS

Apesar dos recentes avanços, a Mote em pequenos ruminantes ainda apresenta limitações importantes. São necessários ajustes nos protocolos para aumentar a eficiência, minimizar o número de drogas necessárias e facilitar o manejo. Mais profissionais precisam ser capacitados para que haja difusão das técnicas não cirúrgicas de coleta e inovulação de embriões.

Tanto a coleta como a inovulação cirúrgica de embriões podem trazer riscos ao animal. Entre as possíveis intercorrências estão as perfurações indesejadas no momento da inserção do trocarte e a formação de aderências e lacerações no sistema reprodutor (caso seja aplicada força excessiva durante a tração). Para evitar esses problemas, preservar doadoras valiosas, diminuir o uso de métodos invasivos e simplificar o procedimento, tanto a coleta quanto a inovulação não cirúrgicas devem ser priorizadas.

REFERÊNCIAS

1. Santos JDR, Ungerfeld R, Balaro MFA, Souza-Fabjan JMG, Cosentino IO, Brair VL, et al. Transcervical vs. laparotomy embryo collection in ewes: the effectiveness and welfare implications of each technique. Theriogenology 2020:112-21.
2. Pinto PHN, Balaro MFA, Souza-Fabjan JMG, Ribeiro LS, Bragança GM, Leite CR, et al. Anti-müllerian hormone and antral follicle count are more effective for selecting ewes with good potential for in vivo embryo production than the presence of FecG^E mutation or eCG pre-selection tests. Theriogenology 2018:146-52.
3. Balaro MFA, Brandão FZ, Maia ALRS, Souza-Fabjan JM, Cueto MI, Gibbons AE, et al. Pre-selection test to identify high responder donor goats. Reprod Dom Anim 2016:386-91.
4. Bartlewski PM, Seaton P, Oliveira MEF, Kridli RT, Murawski M, Schwarz T. Intrinsic determinants and predictors of superovulatory yields in sheep: circulating concentrations of reproductive hormones, ovarian status, and antral follicular blood flow. Theriogenology 2016:1-14.
5. Bartlewski PM, Alexander BD, King WA. Ovarian and [illegible] in anestrous ewes. Small Rumin Res 2008:210-6.
6. Monniaux D. Driving folliculogenesis by the oocyte-somatic cell dialog: lessons from genetic models. Theriogenology 2016:41-53.
7. Menchaca A, Vilariño M, Pinczak A, Kmaid S, Saldaña. Progesterone treatment, FSH plus eCG, GnRH administration, and day 0 protocol for MOET programs in sheep. Theriogenology 2009:477-83.
8. Menchaca A, Vilariño M, Crispo M, Pinczak A, Rubianes E. Day 0 protocol: superstimulatory treatment initiated in the absence of a large follicle improves ovarian response and embryo yield in goats. Theriogenology 2007:1111-7.
9. Bergstein-Galan TG, Weiss RR, Kozicki LE. Effect of semen and donor factor on multiple ovulation and embryo transfer (MOET) in sheep. Reprod Dom Anim 2018:401-7.
10. Figueira LM, Alves NG, Maia ALRS, Souza-Fabjan JMG, Batista RITP, Arrais AM, et al. In vivo embryo production and recovery in lacaune ewes after imposing a superovulation treatment regimen is related to pFSH dose. Anim Reprod Sci 2020:106625.
11. Maia ALRS, Arrais AM, Prellwitz L, Batista RITP, Figueira LM, Correia LFL, et al. Embryo development is impaired in goats that are treated for hydrometra and subsequently subjected to superovulation. Vet Rec 2020:1-7.
12. Fonseca JF, Oliveira MEF, Brandão, FZ, Batista RITP, Garcia AR, Bartlewski PM, et al. Non-surgical embryo transfer in goats and sheep: the Brazilian experience. Reprod Fertil Dev 2019:17-26.
13. Santos JDR, Arashiro EKN, Balaro MFA, Souza-Fabjan JMG, Pinto PHN, Souza CV, et al. Cervical transposition test using Hegar dilator at oestrus as a tool to select ewes for transcervical embryo collection. Reprod Dom Anim 2018:126-8.
14. Pinto PHN, Santos JDR, Brandão, FZ, Balaro MFA. Colheita transcervical de embriões em ovelhas e cabras. Anais do XXIII Congresso Brasileiro e Reprodução Animal. 15-17 de maio de 2019. Gramado, Brasil. Rev Bras Reprod Anim 2019;43(2):147-55.
15. Santos VMB, Pinto PHN, Balaro MFA, Santos JDR, Taira AR, Santo CGF, et al. Use of oxytocin to attain cervical dilation for transcervical embryo transfer in sheep. Reprod Dom Anim 2020:1-9.

CAPÍTULO **27**

Produção *in vitro* de embriões em pequenos ruminantes

Joanna Maria Gonçalves Souza-Fabjan
Ribrio Ivan Tavares Pereira Batista
Vicente José de Figueirêdo Freitas
Pascal Mermillod

INTRODUÇÃO

As biotécnicas da reprodução assistida são ferramentas imprescindíveis para acelerar o melhoramento genético das espécies, inclusive pequenos ruminantes, a fim de elevar a produtividade dos animais. Entre essas biotécnicas, a produção *in vitro* de embriões (PIVE) é uma das mais importantes para a difusão do material genético tanto da fêmea quanto do macho.

A PIVE pode ser definida como um conjunto de procedimentos laboratoriais que mimetizam os eventos finais da foliculogênese e o desenvolvimento pré-implantacional em mamíferos. Ela engloba quatro etapas cruciais: a colheita e seleção de complexos *cumulus*-oócito (CCO), a maturação *in vitro* (MIV) dos oócitos imaturos, o preparo do sêmen e a fecundação *in vitro* (FIV) e o desenvolvimento *in vitro* (DIV) dos presumíveis zigotos até o estágio de mórula ou blastocisto, quando normalmente são transferidos a uma receptora ou criopreservados para posterior transferência.[1,2]

Quando comparada à produção *in vivo* de embriões, a PIVE tem como vantagens a possibilidade de usar fêmeas pré-púberes, senis, gestantes ou mesmo após a morte, por meio da recuperação dos ovários. Além disso, ela é essencial para a aplicação de outras biotécnicas, como a clonagem e a transgênese.[1]

Vale a pena ressaltar que a utilização dessas biotécnicas reprodutivas promove maior segurança do ponto de vista sanitário do que, por exemplo, a utilização da monta natural, já que diversas doenças podem ser transmitidas na cópula. Informações sobre o risco de transmissão de doenças e as medidas de controle para atenuar esses riscos em pequenos ruminantes foram compiladas e publicadas na última edição do manual produzido pela Sociedade Internacional de Tecnologia de Embriões (IETS).[3]

O objetivo deste capítulo é revisar conceitos e apresentar as recentes estratégias utilizadas para a PIVE em caprinos e ovinos.

COLHEITA E SELEÇÃO DE COMPLEXOS *CUMULUS*-OÓCITO

Colheita

Dependendo do objetivo, os CCO imaturos utilizados nos procedimentos de PIVE podem ser colhidos a partir de ovários de matadouro, *post mortem* ou por laparoscopia, em fêmeas vivas (Figura 1). A primeira fonte é a de menor custo e é extremamente importante para o desenvolvimento e oti-

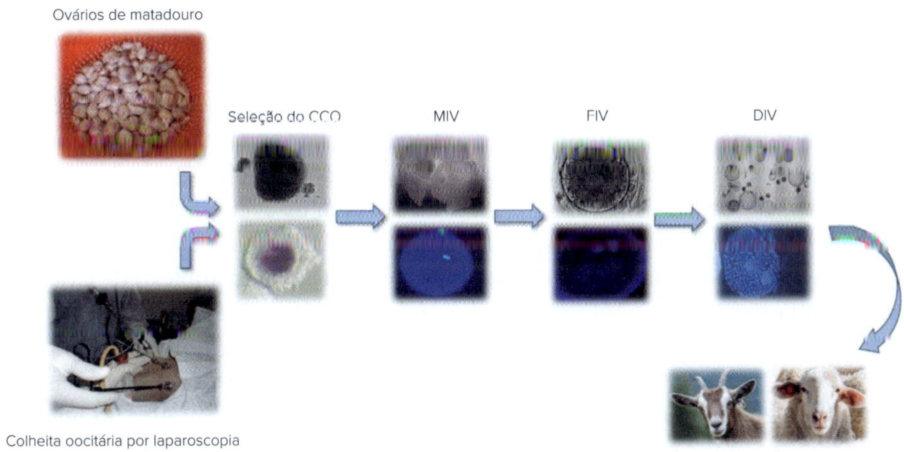

FIGURA 1 Esquema representativo das etapas da produção *in vitro* de embriões em pequenos ruminantes. Após a obtenção dos CCO a partir de ovários de matadouro ou por laparoscopia, estes devem ser selecionados morfologicamente, podendo ser utilizado o corante azul cresil brilhante (BCB). Após a seleção, a MIV deve ser realizada, e a extrusão do primeiro corpúsculo polar é um critério importante para seu sucesso. Posteriormente é realizada a FIV, com o objetivo de formar um zigoto diploide (com dois pronúcleos), para que este possa então começar sua divisão ao longo da etapa de DIV. No final de 7 a 8 dias, almeja-se a produção de embriões no estágio de blastocisto, que podem ter sua qualidade avaliada pela coloração com Hoechst e contagem do número de células. Esses embriões podem então ser transferidos para as receptoras previamente preparadas.

CCO: complexos *cumulus*-oócito; DIV: desenvolvimento *in vitro*; FIV: fecundação *in vitro*; MIV: maturação *in vitro*.

Fonte: acervo dos autores.

mização dos protocolos de PIVE, pois permite testar novas formulações de meios de cultivo, tanto nos laboratórios comerciais como naqueles de pesquisa. Entretanto, para o uso dessa biotécnica visando ao avanço do melhoramento genético, só faz sentido a utilização de gametas provenientes de doadoras conhecidas e de alto mérito genético.[1,2] Para isso, normalmente os CCO são obtidos pela colheita oocitária por laparoscopia (Lopu) de fêmeas vivas estimuladas hormonalmente.

Para a Lopu, as fêmeas devem passar por jejum prévio e receber protocolos anestésicos capazes de fornecer conforto e bem-estar no momento da aspiração. A qualidade do oócito colhido, ou seja, sua competência ao desenvolvimento, é indubitavelmente um dos fatores mais importantes para o sucesso da PIVE.[4] Existem diversos fatores que afetam a qualidade oocitária, como a condição nutricional e sanitária da fêmea, o protocolo hormonal empregado para a superestimulação,[5] a idade da fêmea (pré-púberes e senis produzem gametas de qualidade inferior),[6] a estação do ano (em locais suscetíveis às influências do fotoperíodo), além da própria experiência do técnico no momento da laparoscopia.[1] Independentemente da fonte dos CCO, estes devem ser selecionados antes de seguirem para a etapa da MIV.

Seleção dos complexos *cumulus*-oócito

O principal objetivo dessa etapa é a triagem dos CCO com maior competência de desenvolvimento. Essa inferência normalmente é feita com base nas características morfológicas do ooplasma e das células de *cumulus*. Com base nesses critérios, os CCO são classificados em graus:

- I: duas ou mais camadas de células do *cumulus* compacto e ooplasma homogêneo.
- II: ao menos uma camada completa de células do *cumulus* compacto e ooplasma homogêneo.
- III: desnudos ou parcialmente desnudos.
- IV: degenerado, com células de *cumulus* ausentes ou expandido e ooplasma irregular.

Normalmente, somente CCO que apresentem no mínimo uma camada completa de células do *cumulus*, ou seja, grau I ou II, devem ser utilizados. Entretanto, com o intuito de elevar o aproveitamento de CCO caprinos, nosso grupo testou diferentes estratégias, demonstrando que oócitos grau III podem ser utilizados para elevar o número de embriões produzidos no final do processo.[2,7]

Apesar de o critério morfológico ser o principal método de seleção de CCO para PIVE, é um procedimento extremamente subjetivo, o que demanda a *expertise* de um técnico experiente.[5,6] Para contornar essa limitação, a combinação da seleção morfológica com o corante azul cresil brilhante (BCB) pode ser utilizada para triagem de CCO mais competentes. Esse corante discrimina CCO com alta (BCB^-) e baixa (BCB^+) atividade da enzima glicose-6-fosfato desidrogenase, normalmente elevada durante o crescimento oocitário e baixa ao fim do crescimento. Isso possibilita a seleção apenas de CCO que já terminaram o crescimento, chamados de BCB^+ (Figura 1).

MATURAÇÃO *IN VITRO*

O objetivo da MIV é proporcionar condições para os CCO provenientes de folículos em diferentes estágios de crescimento completarem os eventos nucleares e citoplasmáticos necessários para o desenvolvimento embrionário. Durante essa etapa da PIVE, os oócitos imaturos bloqueados na prófase I irão progredir meioticamente até a fase de metáfase II, quando serão bloqueados novamente, aguardando a fecundação. Concomitantemente com os eventos nucleares, ocorrem mudanças na organização do ooplasma, tais como redução do complexo de Golgi, rearranjo das mitocôndrias e alinhamento dos grânulos corticais próximo à membrana plasmática. Essas mudanças, associadas ao aumento na atividade sintética do oócito que levam ao acúmulo de RNAs, proteínas e estoque lipídico, são necessárias para a fecundação bem-sucedida e o desenvolvimento embrionário. O comprometimento nesses eventos tem sido associado à menor competência de DIV de oócitos recuperados de ovelhas pré-púberes, em comparação com adultas.[8]

O meio de MIV mais rotineiramente utilizado em pequenos ruminantes é o TCM-199 (*Tissue Culture Medium* – 199), suplementado com hormônios, fonte de energia, antibiótico e normalmente com uma fonte proteica indefinida, como soro fetal bovino (SFB).[1] O efeito benéfico do SFB é atribuído à presença de hormônios, vitaminas, fatores de crescimento, lipídios e proteínas que auxiliam tanto na maturação nuclear quanto na citoplasmática. No entanto, a variação de componentes do SFB entre diferentes lotes torna sua utilização limitada, uma vez que não há como estabelecer um meio de cultivo definido.

Nosso grupo demonstrou que o uso do SFB é dispensável quando são utilizados CCO obtidos de ovários de matadouro, sendo possível alcançar altas taxas de sucesso, com meio totalmente definido. Porém, quando são utilizados oócitos oriundos de laparoscopia, isso não ocorre e é necessária a utilização de SFB.[9]

Comumente, os CCO são maturados na temperatura de 38 a 39 °C por 22 a 24 horas, em atmosfera de 5% de CO_2 em ar e 100% de umidade.[9] No entanto, as tensões suprafisiológicas de oxigênio (aproximadamente 20% de O_2) podem potencializar a formação de espécies reativas ao oxigênio (ROS), o que pode comprometer o funcionamento celular. Curiosamente, os CCO oriundos de fêmeas pré-púberes são mais suscetíveis ao estresse oxidativo do que aqueles oriundos de fêmeas adultas, o que requer a utilização de antioxidantes mais potentes durante a MIV.[1,6] Recentemente nosso grupo descreveu com grande detalhamento a composição dos meios e as condições gerais da MIV realizada em pequenos ruminantes.[2]

FECUNDAÇÃO *IN VITRO*

Para a FIV convencional, grupos de CCO são cocultivados por um período de 16 a 18 horas com espermatozoides previamente selecionados.[1,2] No que se refere aos pequenos ruminantes, normalmente a seleção espermática é realizada utilizando gradiente de Percoll® ou *Swim-up*, dependendo da origem espermática. O gradiente de Percoll®, que seleciona os espermatozoides por meio da centrifugação, é a técnica mais difundida, sendo utilizada principalmente para seleção de sêmen congelado/descongelado, em virtude de maior taxa de recuperação. Por outro lado, a técnica de *Swim-up*, que seleciona apenas os espermatozoides com migração ascendente em uma solução rica em energia, é utilizada principalmente para seleção de sêmen fresco.[1]

Após a seleção, os espermatozoides devem ser submetidos à capacitação, imediatamente antes da FIV ou durante sua realização. Diversos agentes podem ser utilizados para a capacitação, sendo a heparina e o soro de cabra ou ovelha em estro os mais utilizados em pequenos ruminantes.[1]

Com a penetração do espermatozoide no oócito, ocorre a retomada da meiose e a extrusão do segundo corpúsculo polar, seguida da formação dos pronúcleos masculino e feminino e da singamia. A fecundação normal ou monospérmica (um pronúcleo masculino e um feminino) pode ser inferida pela análise do número total de pronúcleos presentes no ooplasma após o cocultivo dos gametas, utilizando o corante fluorescente Hoechst 33342.

A penetração do oócito por mais de um espermatozoide, chamada de polispermia, é incompatível com a vida. Geralmente a polispermia resulta em morte embrionária precoce e/ou abortamento espontâneo. Em ovinos e caprinos, a polispermia após a FIV também é a principal anormalidade detectada, afetando aproximadamente 20% dos oócitos inseminados.[10,11] Certamente isso compromete não apenas a taxa de produção de blastocisto, mas também a taxa de gestação após a transferência desses embriões para as receptoras.[12]

A alta incidência de polispermia é atribuída em parte à qualidade dos oócitos utilizados na PIVE e à falha no processo de mimetização do ambiente ovidutal *in vitro*. Atualmente a maioria dos laboratórios de PIVE realizam o cocultivo de espermatozoide e CCO no meio fluido sintético do oviduto (SOF), suplementado com albumina sérica bovina (BSA) e antibiótico.[1] A composição dos nossos meios e as condições gerais da FIV (normalmente 5% CO_2 a 38,8 °C) realizada em pequenos ruminantes pelo nosso grupo foram recentemente descritas.[2]

DESENVOLVIMENTO *IN VITRO*

Durante o DIV o embrião de uma célula, chamada de zigoto, sofre clivagens, compactação e cavitação, para originar, mais posteriormente, uma estrutura denominada blastocisto. Para isso, após a FIV, os presumíveis zigotos devem ser desnudados (por vórtex ou pipetagem) antes de serem transferidos para o meio de DIV, onde permanecem por 7 a 8 dias. Para mimetizar o ambiente oviduttal nas primeiras fases do desenvolvimento embrionário, normalmente é utilizado o meio SOF, suplementado de aminoácidos e BSA. Quanto à atmosfera gasosa, a baixa tensão de oxigênio (5%-7% de O_2) é preferencialmente utilizada por resultar em maior produção de blastocistos comparada à utilização de elevada tensão de oxigênio (20% de O_2).

Assim, normalmente o nosso grupo realiza o cultivo dos presumíveis zigotos em microgotas a 38,8 °C em atmosfera úmida a 5% de CO_2, 5% de O_2 e 90% de N_2. Para impulsionar a produção de blastocisto, o meio de DIV pode ser suplementado com SFB, no entanto sua presença é associada com a ocorrência da "síndrome da cria gigante".[13] A qualidade dos embriões produzidos *in vitro* pode ser incrementada pelo cocultivo destes na presença de monocamadas de células *buffalo rat liver* (BRL), células do *cumulus*, células Vero e especialmente as células epiteliais de oviduto.[14] Essas células exercem influência positiva sobre o desenvolvimento embrionário ao promoverem a eliminação de metabólitos tóxicos do meio e secreção de fatores embriotróficos. A composição detalhada dos meios e condições gerais do DIV realizada em pequenos ruminantes pelo nosso grupo foram recentemente descritas.[2]

Apesar da grande melhoria nos resultados de PIVE, cerca de 40% dos oócitos fecundados não alcançam o estágio de blastocisto quando submetidos ao DIV. Normalmente o bloqueio no desenvolvimento ocorre durante a ativação do genoma embrionário, no estágio de 8 a 16 células.[15] Diversos fatores estão relacionados a esse fenômeno, conhecido como bloqueio do desenvolvimento embrionário. A falha na transcrição dos genes a partir do genoma embrionário está entre os principais fatores relacionados ao bloqueio.

CONSIDERAÇÕES FINAIS

O acúmulo de conhecimento ao longo dos anos, graças à contribuição de inúmeros pesquisadores ao redor do mundo, transformou a PIVE em uma importante ferramenta na produção animal e melhoramento genético. Esses conhecimentos apontaram as diferenças e as similaridades nas diferentes etapas do processo em pequenos ruminantes e bovinos, o que proporcionou atualmente a similaridade na eficiência da PIVE entre os dois grupos animais.

Entretanto, algumas limitações precisam ser superadas para melhorar os resultados. Dentre elas, pode-se destacar melhorias nos protocolos de sincronização do *status* ovariano, visando à obtenção de lotes mais homogêneos de CCO utilizados na MIV; e progressos na mimetização do ambiente *in vivo*, uma vez que a eficiência e a qualidade de embriões PIVE é menor que os derivados *in vivo*, o que sugere condições desfavoráveis de cultivo *in vitro*.

Em resumo, apesar de alguns desafios ainda estarem presentes em pequenos ruminantes, nos últimos anos melhorias substanciais foram alcançadas na PIVE, o que possibilita a aplicação dessa biotécnica em nível comercial.

AGRADECIMENTOS

Joanna Maria Gonçalves Souza-Fabjan é bolsista de produtividade do CNPq e Jovem Cientista do Nosso Estado pela FAPERJ. Ribrio Ivan Tavares Pereira Batista é bolsista de pós-doutorado da CAPES. Vicente José de Figueirêdo Freitas é bolsista de produtividade do CNPq.

REFERÊNCIAS

1. Souza-Fabjan JMG, Batista RITP, Correia LFL, Paramio MT, Fonseca JF, Freitas VJF, et al. In vitro production of small ruminant embryos: latest improvements and further research. Reprod Fertil Dev 2021;33:31-54.
2. Souza-Fabjan JMG, Batista RITP, Freitas VJF, Mermillod P. In vitro culture of embryos from LOPU-derived goat oocytes. Methods Mol Biol 2019:141-53.
3. Souza-Fabjan JMG, Menchaca A. Small ruminant specificity for disease control or transmission via embryos. In: Manual of the International Embryo Technology Society. v.3. 5.ed.; 2020.
4. Sirard MA, Richard F, Blondin P, Robert C. Contribution of the oocyte to embryo quality. Theriogenology 2006;65:126-36.
5. Bragança GM, Batista RITP, Souza-Fabjan JMG, Alfradique VAP, Arashiro EKN, Cosentino IO, et al. Dose and administration protocol for FSH used for ovarian stimulation affect gene expression in sheep cumulus-oocyte complexes. Reprod Fertil Dev 2018; 30:1234-44.
6. Paramio MT, Izquierdo D. Recent advances in in vitro embryo production in small ruminants. Theriogenology 2016;86:152-9.
7. Souza-Fabjan JMG, Locatelli Y, Duffard N, Corbin E, Batista RITB, Freitas VJF, et al. Intrinsic quality of goats oocytes already found denuded at collection for in vitro embryo production. Theriogenology 2016;86: 1989-98.
8. Reader KL, Cox NR, Stanton J-AL, Juengel JL. Mitochondria and vesicles differ between adult and prepubertal sheep oocytes during IVM. Reprod Fertil Dev 2014;27:513-22.
9. Souza-Fabjan JMG, Locatelli Y, Duffard N, Corbin E, Touzé J-L, Perreau C, et al. In vitro embryo production in goats: slaughterhouse and laparoscopic ovum pick up-derived oocytes have different kinetics and requirements regarding maturation media. Theriogenology 2014;81:1021-31.
10. Fukui Y, Glew AM, Gandolfi F, Moor RM. Ram-specific effects on in-vitro fertilization and cleavage of sheep oocytes matured in vitro. J Reprod Fertil 1988;82:337-40.
11. De Smedt V, Crozet N, Ahmed Ali M, Martino A, Cognie Y. In vitro maturation and fertilization of goat oocytes. Theriogenology 1992;37:1049-60.
12. Han YM, Abeydeera LR, Kim JH, Day BN, Moon HB, Prather RS. Growth retardation of inner cell mass cells in polyspermic pig embryos produced in vitro. Biol Reprod 1999;60:1110-3.
13. Young LE, Sinclair KD, Wilmut I. Large offspring syndrome in cattle and sheep. Rev Repro 1998;3:155-63.
14. Rodríguez-Dorta N, Cognié Y, González F, Poulin N, Guignot F, Touzé JL, et al. Effect of coculture with oviduct epithelial cells on viability after transfer of vitrified in vitro produced goat embryos. Theriogenology 2007;68:908-13.
15. Ling Y-H, Zheng Q, Li Y-S, Sui M-H, Wu H, Zhang Y-H, et al. Identification of lncRNAs by RNA sequencing analysis during in vivo pre-implantation developmental transformation in the goat. Front Genet. 2019;10:1040.

CAPÍTULO 28

Criopreservação de embriões de pequenos ruminantes

Viviane Lopes Brair
Lucas Francisco Leodido Correia
Ana Paula Ribeiro Rodrigues
Joanna Maria Gonçalves Souza-Fabjan

INTRODUÇÃO

O primeiro relato bem-sucedido sobre criopreservação (Crio) embrionária em mamíferos foi em 1972, em murinos, e, quatro anos depois, os primeiros cordeiros e cabritos nasceram a partir de embriões congelados/descongelados. A Crio de embriões tem sido essencial para impulsionar outras biotecnologias, como a múltipla ovulação e transferência de embriões (MOTE) e a produção *in vitro* de embriões (PIVE), maximizando o potencial reprodutivo das fêmeas. Além disso, essa técnica facilita a logística, elimina a distância entre os rebanhos e reduz os riscos à saúde associados ao transporte de animais, proporcionando a conservação do material genético e a transferência de embriões em momento mais adequado. A Crio visa a conservação dos embriões em temperaturas extremamente baixas, reduzindo o metabolismo celular. Entretanto, a técnica leva à redução da qualidade embrionária, devido a crioinjúrias causadas, prioritariamente, pela formação de cristais de gelo intracelulares, capazes de danificar as membranas celulares, e pelo estresse osmótico, ativando uma cascata de eventos prejudiciais às células.[1]

A congelação lenta e a vitrificação são os principais métodos de Crio de embriões em pequenos ruminantes, e ambas apresentam características "contrárias" em relação à velocidade de resfriamento e concentração de crioprotetores (CPT).[2] Apesar dos recentes avanços alcançados em ambos os métodos, os danos celulares ainda ocorrem. Em virtude disso, existe uma busca constante por estratégias como utilização de novos CPT e alterações em protocolos e desenvolvimento de novos dispositivos, a fim de elevar a qualidade dos embriões após a descongelação/aquecimento. Assim, o objetivo deste capítulo é revisar conceitos e apresentar as recentes estratégias utilizadas para a Crio de embriões em caprinos e ovinos.

ASPECTOS FUNDAMENTAIS E PRINCIPAIS MÉTODOS DE CRIOPRESERVAÇÃO

Princípios biológicos e crioprotetores

A Crio visa promover uma redução drástica da atividade enzimática intracelular, do metabolismo e da respiração celular, por meio do armazenamento à temperatura de –196 °C (nitrogênio líquido), possibilitando a conservação de células e tecidos por tempo indeterminado. Seu princípio fundamental baseia-se na máxima remoção de água intracelular antes da congelação. A desidratação é necessária, pois o excesso de água no momento da congelação forma grandes cristais de gelo, levando a diversos danos e acarretando morte celular. Durante a congelação, o declínio da temperatura cristaliza a água do meio, o que leva ao aumento da concentração de solutos extracelulares e à desidratação celular. Logo, se a célula for resfriada rapidamente, a água intracelular poderá não sair em quantidade suficiente, resultando na formação de grandes cristais de gelo. A desidratação progressiva provoca uma elevação da concentração de eletrólitos, modificando suas propriedades físico-químicas, fenômeno conhecido como *efeito solução*.

A adição de um CPT à solução de Crio é um fator-chave para o sucesso. O CPT reduz o ponto crioscópico da água, conferindo maior tempo para a desidratação intracelular eficiente e reduzindo o estresse osmótico. Entretanto, os metabólitos resultantes da degradação dos CPT são tóxicos às células. Os CPT possuem composições orgânicas diversas e são classificados em permeáveis ou não permeáveis. Os permeáveis apresentam baixo peso molecular, logo penetram nas células, substituindo uma parcela da água intracelular. Isso leva à redução da temperatura crioscópica da água, aumento da viscosidade e maior proteção contra a formação de cristais de gelo. Os CPT permeáveis tendem a apresentar maior toxicidade do que os não permeáveis; os mais comumente utilizados são o etilenoglicol, o glicerol e o dimetilsulfóxido. Já os CPT não permeáveis normalmente são estruturas de maior peso molecular e baixa toxicidade, por exemplo, a sacarose, a galactose e a trealose. Durante o processo de resfriamento, por efeito osmótico, auxiliam na desidratação gradual das estruturas, além de manterem o equilíbrio na concentração de eletrólitos do meio extracelular e protegerem a membrana celular. A combinação de ambas as classes de CPT varia de acordo com a técnica de Crio e o protocolo empregado. Os maiores benefícios da associação são a redução da toxicidade e o maior controle osmótico.[1,2]

Congelação lenta

A congelação lenta, conhecida como congelação convencional ou tradicional, consiste na formação de um equilíbrio prévio expondo o embrião ao CPT para posterior redução da temperatura de maneira controlada em máquinas programáveis. Isso é possível por meio dos seguintes passos:

- Exposição dos embriões a CPT de baixo peso molecular (permeáveis), promovendo pré-equilíbrio entre a solução e o embrião. Pode ser realizada em uma (*one-step*) ou duas etapas (*two-step*) com concentrações crescentes de CPT.
- *Seeding*, indução da cristalização na temperatura crítica (entre –5 e –7 °C).
- Resfriamento lento e controlado.
- Estabilização da temperatura ao redor de –30 °C e imersão dos embriões no nitrogênio líquido (–196 °C).

O processo de descongelação deve ser rápido e em banho-maria para evitar a formação de pequenos cristais de gelo, não prejudiciais às células, mas que podem se fundir uns aos outros gerando grandes cristais, danosos para as células. Após essa etapa, os embriões podem ser transferidos diretamente para as receptoras. A congelação lenta é um processo longo, podendo durar entre 2 e 3 horas, e requer o uso de máquina de congelação programável e de um grande volume de nitrogênio líquido (Tabela 1). Apesar de apresentar reconhecidas limitações quanto à prevenção na formação de cristais de gelo intracelular, esse método tornou-se altamente padronizado, com pouca variação entre os técnicos treinados, possuindo grande aplicação comercial e industrial.[1,2]

Vitrificação

A vitrificação (VIT) foi primeiramente aplicada para a Crio de embriões murinos, em 1985. Diversos estudos foram conduzidos explorando novas combinações de CPT, protocolos e dispositivos para o armazenamento. A VIT permite a passagem pela temperatura crítica de maneira rápida, impedindo a formação de cristais de gelo, ou seja, a solidificação do embrião é atingida pelo aumento extremo da viscosidade e não pela cristalização. O embrião chega diretamente à fase vítrea, devido à alta concentração de CPT, à curva de resfriamento extremamente rápida e ao baixo volume da solução contendo os embriões. Em razão da toxicidade causada pela alta concentração de CPT, a VIT normalmente é realizada em três ou quatro etapas, sempre na presença de concentrações crescentes de CPT. Devido ao volume reduzido, as palhetas de 0,25 mL utilizadas na congelação lenta foram substituídas por palhetas *open pulled straw* (OPS), que têm metade do diâmetro em sua porção final, possibilitando o uso de menor volume e envase do embrião por capilaridade. Inúmeros métodos já foram desenvolvidos para maximizar a taxa de resfriamento e redução do volume, como grades de microscopia eletrônica, *crioloops*, *hemi-straws*, *cryotops*, entre outros.[3]

Durante o aquecimento dos embriões vitrificados, pode haver a formação de cristais de gelo intracelulares. Essa formação pode ocorrer quando a concentração do CPT permeável é baixa; além disso, o aquecimento deve ser feito em etapas com concentrações decrescentes de CPT para reduzir o estresse osmótico. A utilização de dispositivos de Crio abertos gera risco de transmissão de doenças pelo contato com nitrogênio líquido,[4] logo, alguns dispositivos foram adaptados para serem lacrados. Outro inconveniente na VIT é a impossibilidade da transferência direta para receptoras. Apesar de alguns estudos já terem descrito sucesso com o uso de sacarose, ainda são poucos os dados na literatura que garantem a eficiência dessa estratégia. De modo geral, a VIT requer o estabelecimento

TABELA 1 Principais características dos métodos de congelação lenta e vitrificação para criopreservação de embriões em pequenos ruminantes

Características	Congelação lenta	VIT
Formação de cristais de gelo	Presente	Ausente
Velocidade de resfriamento	Gradual e lenta	Extremamente rápida
Dispositivos para Crio	Fechado	Aberto e fechado
Danos osmóticos	Ausente	Presente
CPT	Baixa concentração	Alta concentração
Praticidade da técnica	Relativamente fácil	Necessidade de maior treinamento
Custo	Mais elevado, necessita de equipamento	Reduzido
Tempo requerido	Mais lenta, 2-3 horas	Rápida, 10-20 minutos
Transferência direta	Possível, recomendado	Não recomendado

CPT: crioprotetores; Crio: criopreservação; VIT: vitrificação.

de um sistema seguro de refrigeração e minimização dos efeitos nocivos dos CPT.[1,3]

FATORES QUE INFLUENCIAM NO SUCESSO DA CRIOPRESERVAÇÃO EMBRIONÁRIA

Vários fatores são capazes de influenciar as taxas de gestação resultantes da transferência de embriões congelados/descongelados ou vitrificados/aquecidos para as receptoras de pequenos ruminantes. Essencialmente, as receptoras devem estar em alto grau de sincronia em relação ao estágio do embrião, com o intuito de promover o ambiente uterino ideal para o desenvolvimento embrionário. Além disso, é fundamental que o técnico responsável pela Crio e transferência dos embriões seja altamente qualificado. Diversos outros fatores podem comprometer o sucesso da Crio, como descrito a seguir.[2]

Origem do embrião (MOTE × PIVE)

Como descrito anteriormente, os embriões de pequenos ruminantes podem ser produzidos por MOTE ou PIVE. Resumidamente, ambos os tipos têm características ultraestruturais e metabólicas distintas, pois os sistemas de cultivo *in vitro* não são capazes de mimetizar integralmente o ambiente oviduário/uterino. Dessa forma, diversos aspectos relativos ao sistema de PIVE podem levar à baixa criotolerância dos embriões, como composição do meio de cultivo, qualidade dos gametas e tensão de oxigênio atmosférico (incubadoras com baixa tensão resultam normalmente em embriões com menos radicais livres).

Os embriões PIVE são frequentemente mais escuros do que os MOTE (Figura 1A), devido ao acúmulo de gotas lipídicas intracelulares. A origem desse acúmulo ainda não

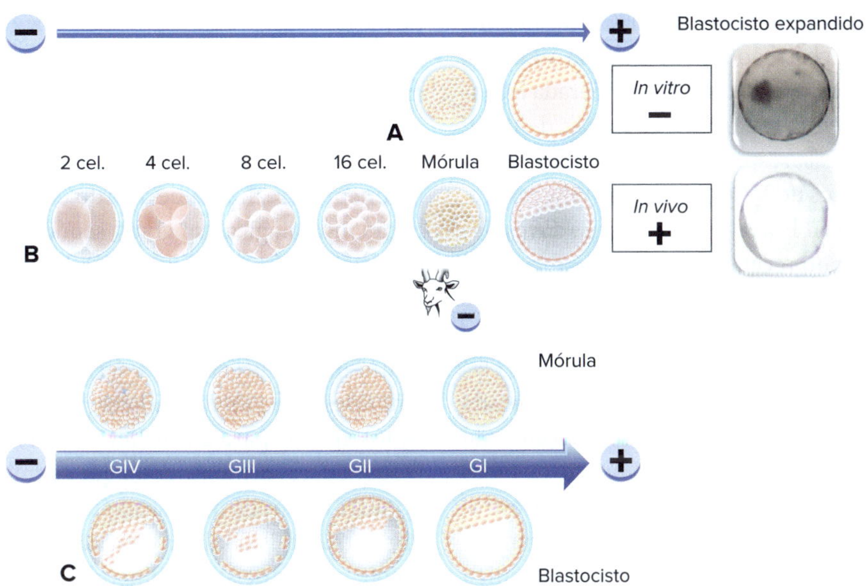

FIGURA 1 Esquema representativo dos fatores que interferem no sucesso da criopreservação de embriões caprinos e ovinos, como (A) a origem dos embriões: os produzidos *in vitro* apresentam maior acúmulo de gotas lipídicas, portanto são mais escuros e têm menor criotolerância, (B) estágio de desenvolvimento – quanto mais jovem, menos criotolerante – e (C) qualidade embrionária: a criotolerância aumenta em função da qualidade dos embriões (grau I, mais criotolerante; grau IV, menos criotolerante).
Fonte: acervo dos autores.

está elucidada, porém sabe-se que há relação com a presença do soro fetal bovino no meio de cultivo. Adicionalmente, embriões PIVE têm metabolismo ineficiente, desregulação da atividade mitocondrial e menor expressão de genes relacionados ao metabolismo lipídico. Esse acúmulo lipídico é um fator relevante para a Crio, pois durante essa técnica os lipídios sofrem mudanças físicas. Por isso, normalmente a VIT é a técnica de eleição para a Crio de embriões PIVE, já que a taxa de resfriamento elevada gera menores alterações na conformação lipídica desses embriões.

Em condições ótimas, a taxa de gestação obtida após Crio de embriões MOTE pode chegar a 65%-75% em ovelhas e a 60%-70% em cabras, enquanto para embriões PIVE estas são consideravelmente inferiores: 25%-35% em ovelhas e 30%-40% em cabras.[5] Similarmente, Santos-Neto et al.[6] relataram taxas superiores de gestação em embriões ovinos oriundos de MOTE (69%) em relação aos oriundos de PIVE (30%). Curiosamente, a taxa de gestação foi superior na VIT pela técnica de *Cryotop* quando comparada à congelação lenta, tanto para embriões de PIVE (39% *vs.* 7%, respectivamente) quanto para os oriundos de MOTE (67% *vs.* 46%, respectivamente). Entretanto, pesquisadores demonstraram recentemente que as alterações moleculares foram significativamente superiores após a VIT, em comparação à congelação lenta em embriões ovinos de MOTE.[7] Embora a VIT seja normalmente indicada para embriões de PIVE e a congelação lenta para embriões de MOTE, em função de todas as minúcias existentes em protocolos e estratégias em cada estudo na literatura é complexo recomendar uma determinada técnica como a ideal para um embrião oriundo de MOTE ou PIVE. Consistentemente, os embriões de PIVE parecem responder melhor à VIT, porém os de MOTE apresentam resultados distintos nos estudos.

Estágio de desenvolvimento embrionário

Em comparação aos blastocistos, as mórulas são mais suscetíveis às crioinjúrias, pelo fato de possuírem células maiores e mais unidas, dificultando a penetração dos CPT, além de seu menor número de células.[1,3] A sobrevivência embrionária segue um ritmo crescente à medida que se desenvolvem: 17% a 31% em embriões de 2 a 12 células, 40% em mórula inicial, 46% em mórula compacta e 84% nos blastocistos ovinos[8] (Figura 1B). Em caprinos, após a VIT de mórulas (oriundas de MOTE) não houve o estabelecimento de gestação (Figura 1B), enquanto mórulas ovinas resultaram em 47% de prenhez.[3] Esses resultados apontam para uma diferença na criotolerância das mórulas de ambas as espécies, à vitrificação. Entretanto, quando mórulas caprinas (provenientes de MOTE) foram congeladas (técnica tradicional), a taxa de parição foi de 38,5%.[9]

Qualidade do embrião

A seleção dos embriões antes da Crio normalmente é realizada de acordo com a avaliação morfológica, em graus, sendo: I) excelente; II) regular; III) ruim e IV) degenerado. Essa avaliação é realizada sob estereomicroscópio com magnificação de 40 vezes. Normalmente se preconiza a Crio apenas de embriões graus I e II, sendo os grau III utilizados apenas para a transferência a fresco. Pesquisadores demonstraram que os embriões grau III foram os mais suscetíveis às lesões ultraestruturais celulares extensas, principalmente os blastocistos submetidos à VIT por OPS, em comparação ao congelamento lento.[10] Dalcin et al.[11] atestaram que as alterações ultraestruturais após a Crio foram inferiores em embriões graus I e II. Entretanto, em cabras foi possível a obtenção de gestação e parição a partir da transferência de embriões grau III congelados, apesar das taxas inferiores àquelas de embriões graus I e II[9] (Figura 1C).

ESTRATÉGIAS PARA ELEVAR A EFICIÊNCIA DA CRIOPRESERVAÇÃO

O processo de Crio promove o estresse oxidativo pelo aumento na produção de espécies reativas de oxigênio (ERO) e, posteriormente, aumento da peroxidação lipídica, além de causar o rompimento da membrana de organelas (como a mitocondrial), afetando a fosforilação oxidativa. Dessa forma, estratégias de suplementação com antioxidantes nas soluções de VIT e/ou aquecimento têm sido adotadas, visando a redução do estresse oxidativo por meio do aumento de sequestradores de ERO. Em ovinos, a adição da L-carnitina no meio de VIT e aquecimento de embriões MOTE alterou a expressão de genes relacionados ao metabolismo mitocondrial e ação antioxidante.[12] Em ovelhas, a *anti-freeze protein* (AFP) da *Anatolica polita* (ApAFP914) foi recentemente avaliada como CPT em protocolos de congelação lenta e VIT. Os autores observaram melhor sobrevivência embrionária à Crio em estágio de desenvolvimento acelerado, comparada aos embriões PIVE com desenvolvimento mais lento (blastocisto aos 6-6,5 ou 7-8 dias pós-fertilização, respectivamente).[13]

Rodríguez-Dorta et al.[14] compararam em caprinos o sistema de cultivo tradicional (controle) com o cocultivo (células epiteliais da tuba uterina) e relataram maior taxa de blastocistos no tradicional (28% *vs.* 20%). No entanto, quando os embriões foram desafiados por VIT, os autores observaram maiores taxas de gestação e parição, respectivamente, em embriões do cocultivo (56% e 33%) do que nos do controle (14% e 9%). Esse aumento na criotolerância dos embriões em cocultivo pode ter ocorrido devido à mimetização do ambiente uterino no cocultivo, e reduzido o estresse metabólico nos embriões e a quantidade de gotas lipídicas, normalmente formadas nos embriões PIVE. Uma ferramenta interessante descrita em ovinos foi a VIT de blastocistos PIVE após delipidação por centrifugação na ausência/presença de citocalasina D, além do cultivo de embriões na presença de *trans*-10 *cis*-12 do ácido linoleico conjugado (CLA; lipolítico). Os embriões delipidados (com citocalasina D) e cultivados com CLA obtiveram maiores taxas de sobrevivência após o aquecimento.[15]

CONSIDERAÇÕES FINAIS

A Crio representa uma grande aliada para as biotecnologias da reprodução como MOTE e PIVE, possibilitando a preservação embrionária por tempo indeterminado. A congelação lenta e a VIT apresentam vantagens/desvantagens, e a escolha do método deve ser avaliada em cada caso. As injúrias causadas pela Crio podem ser minimizadas pela utilização de combinações de CPT que melhorem a eficiência da desidratação intracelular.

Estratégias têm sido desenvolvidas recentemente a fim de elevar a eficiência da Crio dos embriões em pequenos ruminantes, como: adição de antioxidantes, suplementação de proteínas anticongelantes, mimetização do ambiente *in vivo* por meio de cocultivo *in vitro* com células da tuba; e delipidação de embriões PIVE. Com esses avanços, foi possível observar nos últimos anos em pequenos ruminantes uma elevação na taxa de gestação após a transferência de embriões criopreservados.

AGRADECIMENTOS

Viviane Lopes Brair é doutoranda e Lucas Francisco Leodido Correia é pós-doutorando,

Ana Paula Ribeiro Rodrigues é bolsista do CNPq e Joanna Maria Gonçalves Souza-Fabjan é bolsista do CNPq e Faperj. Este estudo foi financiado por CNPq, Faperj e Embrapa.

REFERÊNCIAS

1. Hunt CJ. Cryopreservation: vitrification and controlled rate cooling. In: Stem cell bank: concepts and protocols. Methods Mol Biol 2017;1590:41-77.
2. Marsico TV, Camargo J, Valente RS, Sudano MJ. Embryo competence and cryosurvival: molecular and cellular features. Anim Reprod 2019;16:423-39.
3. Gibbons A, Cueto MI, Pereyra Bonnet F. A simple vitrification technique for sheep and goat embryo cryopreservation. Small Rumin Res 2011;95:61-4.
4. Souza-Fabjan JMG, Menchaca A. Small ruminant specificity for disease control or transmission via embryos. In: Manual of the International Embryo Technology Society. v. 3, 5.ed.; 2020.
5. Youngs CR. Cryopreservation of preimplantation embryos of cattle, sheep, and goats. J Vis Exp 2011;54:1-4.
6. Santos-Neto PC, Cuadro F, Barrera N, Crispo M, Menchaca A. Embryo survival and birth after minimum volume vitrification or slow freezing of in vivo and in vitro ovine embryos. Cryobiology 2017;78:8-14.
7. Brair VL, Maia ALRS, Correia LFL, Barbosa NO, Santos JDR, Brandão FZ, et al. Gene expression patterns of in vivo-derived sheep blastocysts is more affected by vitrification than slow freezing technique. Cryobiology 2020;95:110-5.
8. Garcia-Garcia RM, Gonzalez-Bulnes A, Dominguez V, Veiga-Lopez A, Cocero MJ. Culture of early stage ovine embryos to blastocyst enhances survival rate after cryopreservation. Theriogenology 2005;63:2233-42.
9. Fonseca JF, Batista RITP, Souza-Fabjan JMG, Oliveira MEF, Brandão FZ, Viana JHM. Freezing goat embryos at different developmental stages and quality using ethylene glycol and a slow cooling rate. Arq Bras Med Vet Zootec 2018;70:1489-96.
10. Bettencourt EM, Bettencourt CM, Chagas SJ, Matos CP, Romão RJ, Rocha A. Fertility rates following the transfer of ovine embryos cryopreserved using three protocols. Small Rumin Res 2009;82:12-116.
11. Dalcin L, Silva RC, Paulini F, Silva BDM, Neves JP, Lucci CM. Cytoskeleton structure, pattern of mitochondrial activity and ultrastructure of frozen or vitrified sheep embryos. Cryobiology 2013;67:137-45.
12. Saraiva HFRA, Batista RITP, Alfradique VAP, Pinto PHN, Ribeiro LS, Oliveira CS, et al. L-carnitine supplementation during vitrification or warming of in vivo-produced ovine embryos does not affect embryonic survival rates but alters CRAT and PRDX1 expression. Theriogenology 2018;105:150-7.
13. Li X, Wang L, Yin C, Lin J, Wu Y, Chen D, et al. Antifreeze protein from Anatolia polita (ApAFP914) improved outcome of vitrified in vitro sheep embryos. Cryobiology 2020;93:109-14.
14. Rodríguez-Dorta N, Cognié Y, González F, Poulin N, Guignot F, Touzé JL, et al. Effect of coculture with oviduct epithelial cells on viability after transfer of vitrified in vitro produced goat embryos. Theriogenology 2007;68:908-13.
15. Romão R, Marques CC, Baptista MC, Barbas JP, Horta AEM, Carolino N, et al. Cryopreservation of in vitro-produced sheep embryos: effects of different protocols of lipid reduction. Theriogenology 2015;84:118-26.

CAPÍTULO 29

Ultrassonografia aplicada à reprodução de pequenos ruminantes

Mario Felipe Alvarez Balaro
Eduardo Kenji Nunes Arashiro

INTRODUÇÃO E PRINCÍPIO DA TÉCNICA

A ultrassonografia (US) é uma técnica de diagnóstico por imagem pouco invasiva, sem risco para o animal e para o operador, com geração e interpretação da imagem em tempo real e possibilidade de realizar mensurações com exatidão. Essas características, aliadas ao fato de poder ser utilizada a campo em muitos animais, permitiram uma grande e rápida difusão dessa tecnologia na medicina veterinária, incluindo na área de reprodução animal. Dessa forma, por meio do uso da US, vêm sendo obtidos avanços significativos no conhecimento sobre a fisiologia reprodutiva dos animais de produção.

A técnica de US tem como base a formação de ondas acústicas por meio da expansão e retração dos cristais piezoelétricos presentes no transdutor. Essas ondas acústicas se propagam pelos órgãos e tecidos, e parte delas retorna na forma de eco. Esse eco é convertido em sinais elétricos, e a formação das imagens ocorre de acordo com a posição e a intensidade da onda refletida. Na US em modo B, a imagem formada é uma matriz bidimensional composta por milhares de pixels apresentados dentro de uma escala de cinza, que varia de zero (preto) a 255 (branco). Esse valor do pixel é proporcional à amplitude da onda refletida, *i.e.*, quanto maior a intensidade do eco formado, maior será o valor do *pixel* dentro da escala de cinza. Assim, tecidos, órgãos e/ou estruturas com alta resistência à propagação da onda acústica darão origem a imagens mais claras ou hiperecoicas/hiperecogênicas (p. ex., osso); aquelas com baixa resistência darão origem a imagens mais escuras ou hipoecoicas/hipoecogênicas (p. ex., tecido adiposo); e aquelas que não oferecem resistência nenhuma serão identificadas na imagem como áreas completamente escuras ou anecoicas/anecogênicas (p. ex., sangue e fluidos).

A US Doppler utiliza como base um princípio físico natural caracterizado pela aparente alteração entre a frequência da onda emitida e refletida quando o objeto refletor se desloca em relação ao emissor da onda (efeito Doppler). Nesse caso a imagem pode ser gerada na forma de um traçado (velocidade × tempo) juntamente com um som audível (Doppler espectral) ou dentro de um espectro de uma ou duas cores juntamente com a imagem em modo B (Doppler colorido). Na maioria das vezes, essas duas formas são trabalhadas de forma simultânea no monitor do equipamento.

Em pequenos ruminantes, como a palpação retal não é possível, a adaptação (haste rígida acoplada ao transdutor) para o uso da técnica de US pela via transretal foi um importante marco na década de 1990. Desde então, grandes avanços no conhecimento sobre fisiologia ovariana, dinâmica folicular, dinâmica luteal, diagnóstico inicial da gestação[1] e perfusão uterina e luteal[2-4] vêm sendo alcançados.

BASES ULTRASSONOGRÁFICAS NA AVALIAÇÃO DO SISTEMA REPRODUTOR

A US possibilita a avaliação dos órgãos do sistema reprodutor masculino e feminino de maneira detalhada e segura. Dessa forma, tornou-se uma peça-chave para o correto manejo reprodutivo dos sistemas de produção (Figura 1). O uso da US associada ao controle zootécnico auxilia no acompanhamento constante de indivíduos, garantindo tomadas de decisão estratégicas, necessárias para que se alcance a eficiência reprodutiva do rebanho.

As avaliações ultrassonográficas de âmbito reprodutivo em cabras e ovelhas, em geral, são realizadas utilizando o transdutor pela via transretal ou transabdominal. Para a escolha da via a ser utilizada, é preciso ter em mente a indicação clínica do exame. Dependendo da localização (pélvica ou abdominal) e do período da avaliação (inicial ou mais avançado), deve-se optar pela via transretal ou transabdominal, respectivamente.[6] Utiliza-se na avaliação transretal o transdutor linear com frequência entre 5 e 8 MHz ou os multifrequenciais. Antes de iniciar o exame, a verificação da largura do transdutor é fundamental para que o procedimento seja realizado de forma segura, sem risco à fêmea. Além disso, é indicado o uso de camisas sanitárias para probe retal. Para a via transabdominal é utilizado o transdutor convexo com frequência entre 3,5 e 5 MHz, posicionado na frente da glândula mamária e direcionado caudodorsalmente à direita (para a

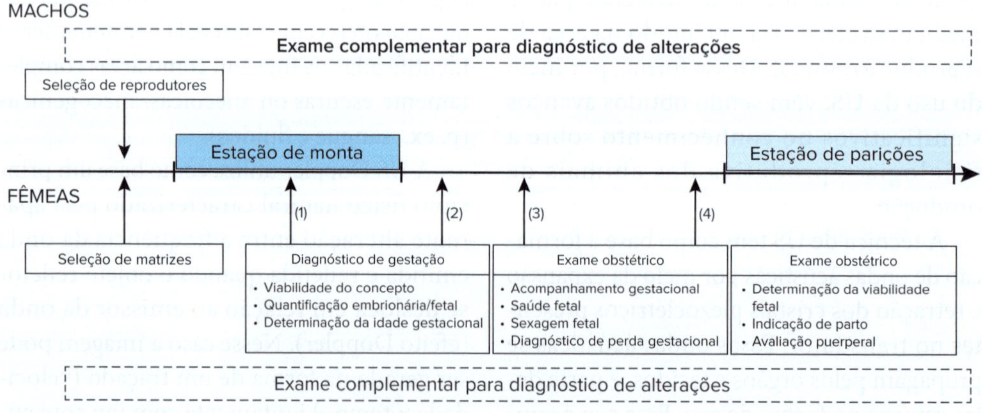

FIGURA 1 Esquema demonstrativo de algumas possibilidades de aplicação da ultrassonografia no âmbito reprodutivo dentro do sistema de produção, desde a seleção de indivíduos para participarem da estação de monta até a avaliação puerperal. (1) diagnóstico de gestação realizado durante a estação de monta, indicado para determinar a eficiência reprodutiva em tempos diferentes ao longo da estação de monta ou mesmo após programa de sincronização de estro; (2) diagnóstico de gestação após a estação de monta; (3) exame obstétrico confirmatório da gestação e de acompanhamento gestacional; (4) exame obstétrico opcional para acompanhamento gestacional em seu terço final.
Fonte: Balaro et al.[5]

região inguinal) para obter a imagem da bexiga. O útero geralmente é visto imediatamente cranial à bexiga.[1,6]

Geralmente em ambas as vias, as fêmeas são mantidas em posição quadrupedal, e, de acordo com a abordagem utilizada, serão geradas imagens em distintos ângulos de "visão" (Figura 2A e B). Quando há dificuldade de localização do sistema reprodutor, a região do úbere ou parede abdominal pode ser comprimida a fim de facilitar a visualização das estruturas respectivas. Na avaliação dos machos, a US auxilia de forma complementar ao exame andrológico. Assim como nas US das fêmeas, dependendo da via de avaliação as imagens são igualmente formadas em distintos ângulos de "visão" (Figura 2C, D e E).[6]

EXAME GINECOLÓGICO

Como já foi dito anteriormente, devido à impossibilidade de realizar a palpação retal em pequenos ruminantes, a US se tornou uma importante ferramenta complementar no exame ginecológico. A técnica possibilita a avaliação morfológica (modo B) e funcional (Doppler) dos ovários e suas estruturas funcionais e do útero, além de permitir o diagnóstico de gestação e de alguns distúrbios reprodutivos. Por se tratar de uma técnica segura e indolor, é possível que por meio de exames seriados sejam realizadas avaliações dinâmicas (p. ex., dinâmica folicular e luteal; progressão da gestação).

Após a inserção do transdutor pela via transretal, o corpo do útero localiza-se dorsal à bexiga com cada corno uterino em seu respectivo lado cranialmente. A posição do útero varia de acordo com a repleção da bexiga, tamanho do útero, idade e número de partos da fêmea. Quando a bexiga é ultrapassada, o transdutor deve ser girado lateralmente no sentido horário (esquerda) e anti-horário (direita) para observação dos cornos uterinos e ovários.

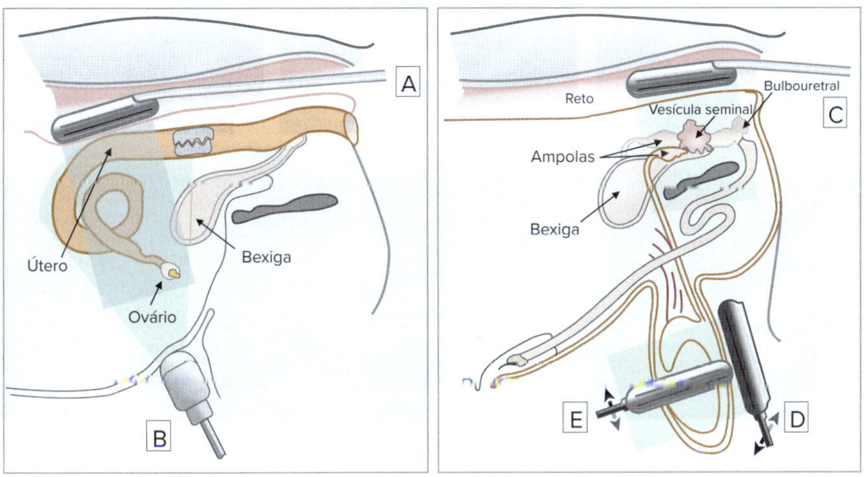

FIGURA 2 Esquemas dos sistemas reprodutores, em vista lateral, da fêmea (à esquerda) e do macho (à direita), com os posicionamentos dos transdutores conforme sua utilização: (A) transretal com manipulação externa para avaliação dos órgãos localizados na região pélvica; (B) transabdominal com transdutor na região inguinal para avaliação dos órgãos localizados na região abdominal; (C) transretal com manipulação externa para avaliação dos órgãos localizados na região pélvica; (D) transcutâneo para avaliação testicular e epididimária em corte longitudinal; e (E) transcutâneo para avaliação testicular e epididimária em corte transversal.

Fonte: Balaro et al.[5]

O exame ultrassonográfico dos ovários se restringe basicamente à avaliação de suas estruturas funcionais, *i.e.*, os folículos ovarianos antrais e o corpo lúteo. Os folículos são observados como estruturas esféricas anecoicas com formação de reforço acústico e localizados na região mais periférica (cortical) do ovário. O número e o diâmetro dos folículos variam de acordo com a fase da dinâmica folicular (recrutamento, seleção, dominância, pré-ovulatório). Na fase de recrutamento, é possível observar um grupo de pequenos folículos com diâmetro entre 2 e 3 mm. Nas fases de seleção e dominância, de 1 a 3 folículos continuam seu desenvolvimento (4-5 mm) até atingirem a fase pré-ovulatória (> 5 mm) (Figura 3A, B e C).

A menos que se realizem exames seriados, o diâmetro do folículo por si só nem sempre indica se ele está ativo (em crescimento) ou não (em atresia). No folículo dominante e pré-ovulatório, o uso do Doppler colorido permite avaliar seu *status* funcional. A presença de sinais coloridos perifoliculares indica a evidência de perfusão e que consequentemente ele está ativo, enquanto a ausência de sinais coloridos denota a ausência de perfusão, indicando um estado de regressão folicular. Em virtude do tamanho reduzido dos folículos, a avaliação dos padrões hemodinâmicos (velocidade de fluxo, índice de resistência e índice de pulsatilidade) é inviável, até o momento.

O corpo lúteo (CL) é observado como uma estrutura esférica ou ovoide, com ecogenicidade característica (cinza escuro), homogênea, bordas bem definidas e às vezes pode apresentar uma cavidade anecoica cen-

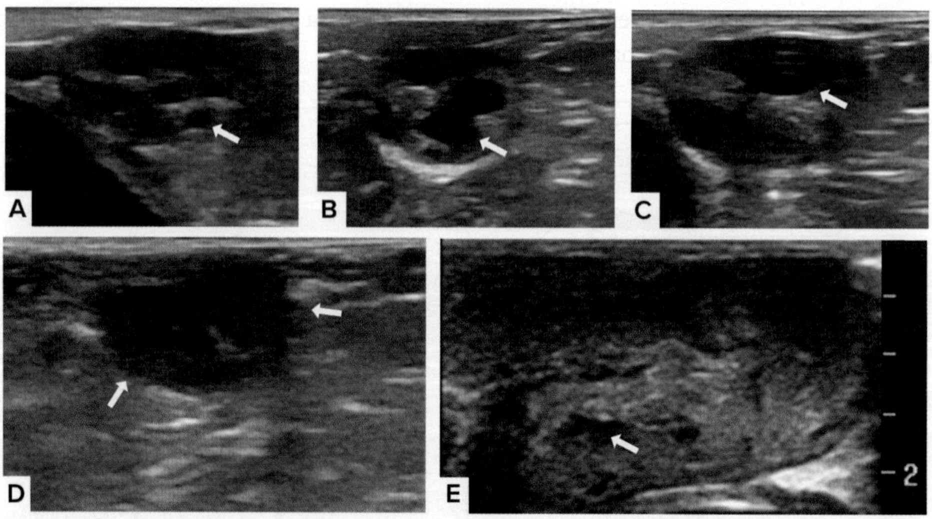

FIGURA 3 Imagens ultrassonográficas do sistema reprodutor de ovelhas. A: ovário em fase de recrutamento folicular apresentando folículos antrais pequenos (seta) com 2 a 3 mm de diâmetro. B: ovário em fase de seleção e divergência folicular apresentando dois folículos antrais médios (seta) com diâmetro entre 4 e 5 mm. C: ovário em fase de dominância folicular ou pré-ovulatória, apresentando um único folículo (seta) com diâmetro acima de 5 mm. D: ovário com dois corpos lúteos (setas), sendo o da esquerda cavitário (cavidade central anecoica). E: útero não gravídico em fase lútea com cornos uterinos em diferentes cortes transversais e sagitais gerados pela US. Cornos uterinos bem definidos com lúmen contendo pouco líquido (seta) (transdutor 7,5 MHz; profundidade 2 cm).

US: ultrassonografia.

Fonte: acervo dos autores.

tral (Figura 3D). Como os pequenos ruminantes podem apresentar múltiplas ovulações, a presença de um CL pode ser identificada nos dois ovários ou mais de um CL dentro do mesmo ovário (Figura 3D). A avaliação do CL pode ser realizada por meio da mensuração de seu diâmetro e/ou área e ainda o cálculo do volume (fórmula da esfera). Durante a fase de luteogênese o CL apresenta um crescimento progressivo com aumento da ecogenicidade e atinge uma fase de platô, onde mantém seu tamanho até o momento da luteólise, quando começa o processo de regressão, reduzindo gradativamente de tamanho.

Igualmente, a área de tecido luteal apresenta correlação positiva com a concentração plasmática de progesterona tanto na fase de luteogênese em ovelhas (r = 0,22) e cabras (r = 0,74) como na luteólise em ovelhas (r = 0,41) e cabras (r = 0,68).[3,7] Já a avaliação da ecogenicidade luteal por meio da análise de *pixels* apresenta fraca correlação positiva com a concentração plasmática de progesterona (r = 0,24-0,37).[7,8] Todavia, uma forte correlação positiva da perfusão luteal pela análise de *pixels* com a concentração de progesterona é observada (r = 0,71-0,80) em caprinos.[3]

Por ser uma estrutura altamente vascularizada, o uso do Doppler colorido na avaliação da funcionalidade do CL vem se consolidando cada vez mais. Assim como ocorre nos folículos ovarianos antrais, não é possível avaliar parâmetros hemodinâmicos, contudo é possível realizar gradações subjetivas (Figura 4).

A parede uterina é composta pelo perimétrio, miométrio e endométrio. O perimétrio e o miométrio compartilham uma estrutura ecogênica similar de difícil diferenciação pela US. Entre o miométrio e o endométrio existe uma fina camada vascular representada como uma linha anecogênica que normalmente se encontra aumentada em casos de infecções uterinas. Após essa camada encontra-se o endométrio mais ecogênico.[1] As imagens usuais dos cornos uterinos têm formas circulares e longitudinais, causadas pelos diferentes cortes transversais gerados pela US (Figura 3E).

O útero não gravídico é uma estrutura muscular que gera uma imagem ecogênica cuja ecogenicidade depende do tônus uterino e do conteúdo luminal afetado pelo estágio do ciclo estral. Durante a fase lútea, os limites das diferentes seções dos cornos uterinos são bem definidos e fáceis de diferenciar, enquanto o lúmen uterino contém muito pouco líquido (Figura 3E). Por outro lado, durante a fase folicular, o útero fica edemaciado e com maior perfusão vascular devido ao efeito estrogênico no endométrio. Assim, a aparência ultrassonográfica é mal definida e predominantemente hipoecogênica.[1]

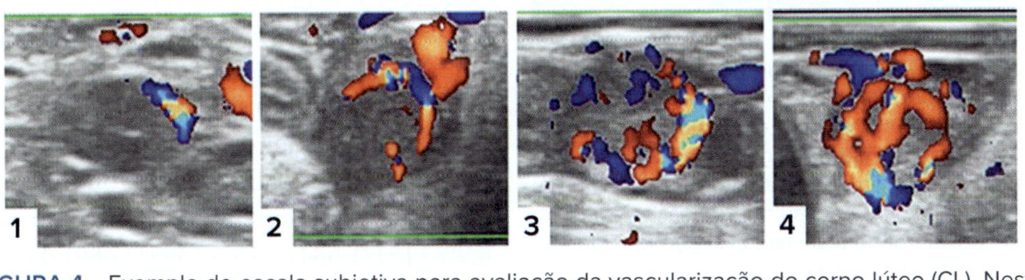

FIGURA 4 Exemplo de escala subjetiva para avaliação da vascularização do corpo lúteo (CL). Nesta escala se estima a porcentagem da área do CL com presença de vascularização detectável pelo equipamento (1: < 25%; 2: 26%-50%; 3: 51%-75%; 4: > 75%) (transdutor 7,5 MHz; profundidade 2 cm).

Fonte: acervo dos autores.

EXAME ANDROLÓGICO

Além do exame andrológico que é realizado tradicionalmente, a US pode ser uma ferramenta adicional para a seleção de reprodutores e detecção precoce de distúrbios reprodutivos. Normalmente são feitas mensurações biométricas das glândulas vesiculares, prostática e bulbouretrais por US transretal modo B (Figura 5A, B e C). Já os testículos são avaliados pela via transcutânea (Figura 5D e E). Igualmente, técnicas objetivas para avaliação das gônadas e glândulas sexuais acessórias também têm sido propostas. As imagens captadas em modo B também podem ser avaliadas quanto ao número e heterogeneidade de pixels (Figura 5F). Antes do início de cada exame pode ser realizada a tricotomia de uma região no escroto utilizando gel de carboximetilcelulose para melhoria da imagem gerada. Por fim, é importante ressaltar que a época do ano e a latitude podem influenciar na fisiologia e morfologia das gônadas e glândulas sexuais.

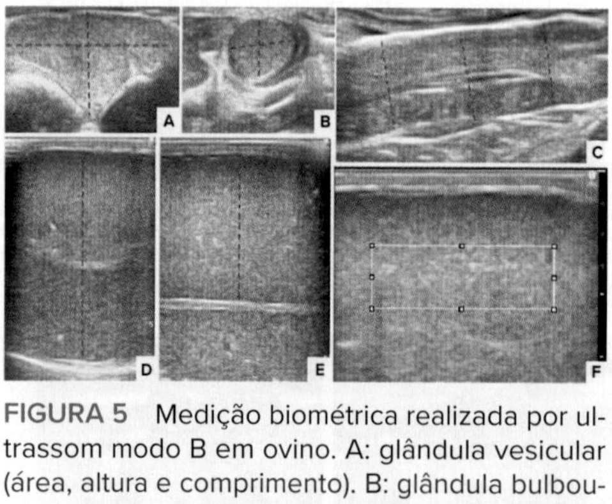

FIGURA 5 Medição biométrica realizada por ultrassom modo B em ovino. A: glândula vesicular (área, altura e comprimento). B: glândula bulbouretral (área e diâmetro). C: glândula prostática disseminada na uretra pélvica (altura média em três pontos distintos). D: seção transversal do testículo. E: seção lateral do testículo. F: seção longitudinal de testículo com definição de janela (w = 250; h = 80) para análise de *pixel* (transdutor 7,5 MHz).

Fonte: acervo dos autores.

DIAGNÓSTICO DE GESTAÇÃO

Dentro do manejo reprodutivo, o diagnóstico da gestação é essencial na melhoria da eficiência reprodutiva e produtividade do rebanho. Principalmente pela realização do diagnóstico precoce da gestação,[9,10] que pode ser rapidamente revertido por um novo acasalamento ou inseminação artificial (IA) a partir da utilização de protocolos hormonais, caso seja necessário. Ainda, a US guia o descarte seletivo de matrizes não gestantes, evitando-se perdas econômicas e produtivas. Além disso, fêmeas diagnosticadas como gestantes podem ser submetidas a estratégias de manejo nutricional considerando o número de conceptos. Na Figura 6 encontra-se a descrição cronológica detalhada do uso da US como ferramenta diagnóstica da gestação e, inclusive, da estimação da idade fetal.[11,12]

É importante o diagnóstico diferencial entre a gestação precoce (entre 17-21 dias após acasalamento ou IA) e o útero na fase estrogênica (proestro e estro) contendo pequenas coleções de líquido intrauterino, mas sem a presença do CL funcional. Ainda, nos casos de condições patológicas, como hidrometra e mucometra, é importante procurar por outras características que confirmem a gestação, como a presença de placentônios, vesícula embrionária, embrião ou feto com batimentos cardíacos.

DIAGNÓSTICO DE DISTÚRBIOS REPRODUTIVOS

Os distúrbios do sistema reprodutor podem ser adquiridos ou congênitos e ocasionam quadros de subfertilidade ou infertilidade. Recentemente foi demonstrado que 8,9% (151/1.684) a 15% (398/2.680) da população de cabras leiteiras estudada no Sudeste brasileiro, respectivamente, possuíam

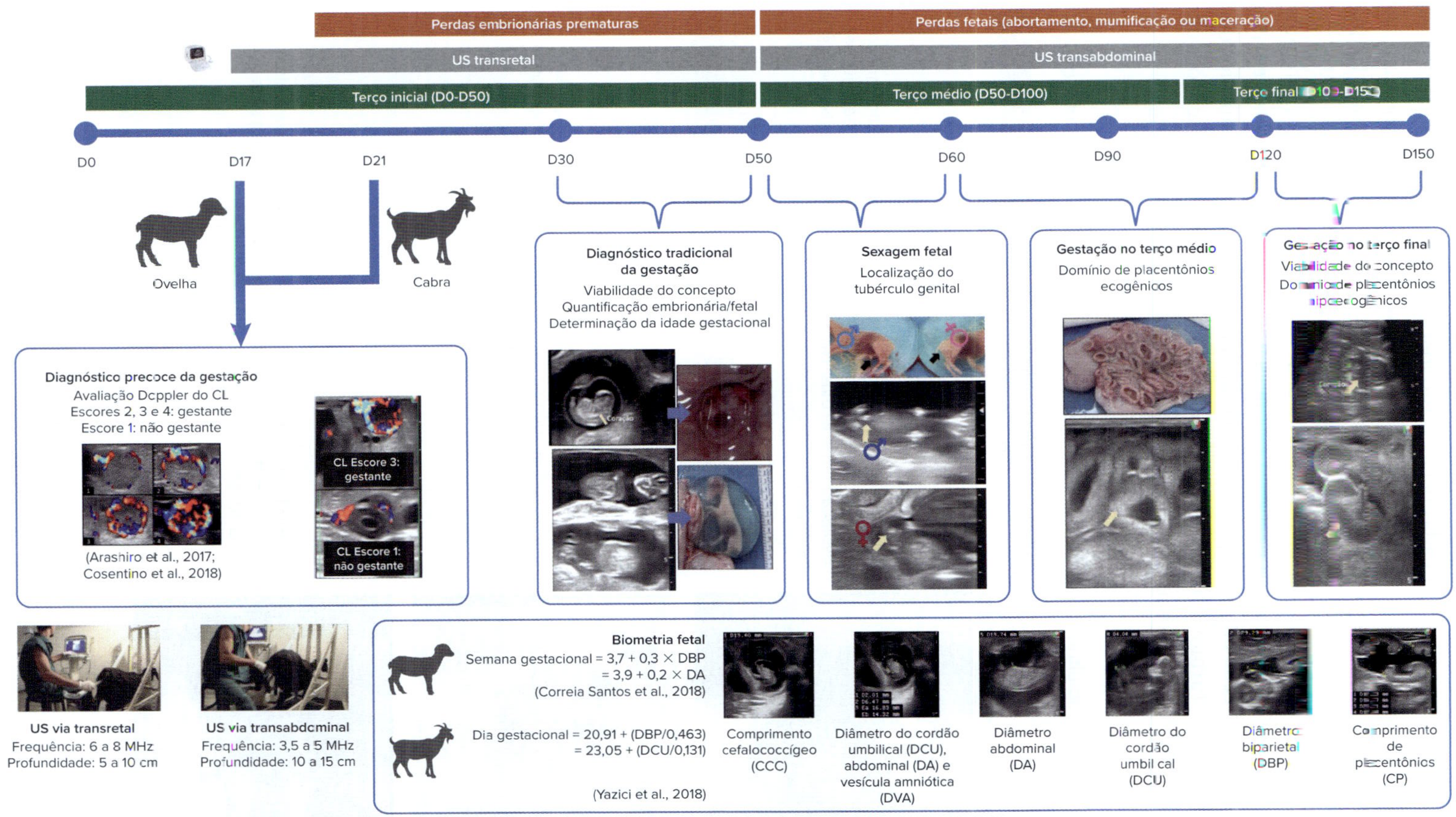

FIGURA 6 Compilado para o diagnóstico ultrassonográfico cronológico da gestação em pequenos ruminantes.
CL: corpo lúteo; CP: comprimento de placentônios; DA: diâmetro abdominal; DCU: diâmetro do cordão umbilical; DPB: diâmetro biparietal; DVA: diâmetro da vesícula amniótica; US: ultrassonografia.

desordens reprodutivas diagnosticadas pela US.[13,14] Os principais achados descritos foram: hidrometra, perda gestacional, hiperplasia endometrial cística e cisto folicular ovariano.[13,14] Em ovelhas, na mesma região, foi descrita uma ocorrência menor (3,9%; 65/1.647) de animais com imagens ultrassonográficas compatíveis com distúrbios genitais, sendo os casos de hiperplasia endometrial cística, cisto folicular e perda gestacional os achados mais frequentes.[13] Já nos machos, a microlitíase testicular foi o achado mais frequente (33,8%; 23/68), seguido de degeneração testicular, varicocele, tumores, criptorquidismo e hérnia inguinal.[13] No Quadro 1 é feito um compilado dos principais distúrbios do sistema reprodutor junto das descrições ultrassonográficas.[5,15,16]

QUADRO 1 Descrição ultrassonográfica dos principais distúrbios do sistema reprodutor de pequenos ruminantes

Ovário	
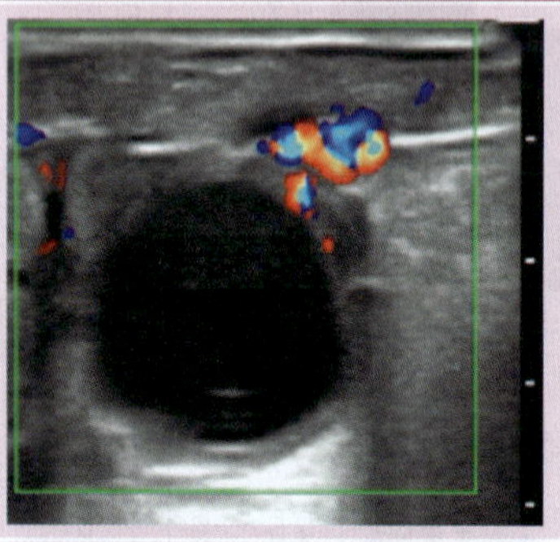	**Cisto folicular:** estrutura esférica preenchida por fluido anecoico (semelhante ao folículo) de diâmetro ≥ 10 mm que persiste sem ovulação após 10 dias. No modo Doppler possui baixa perfusão perifolicular.
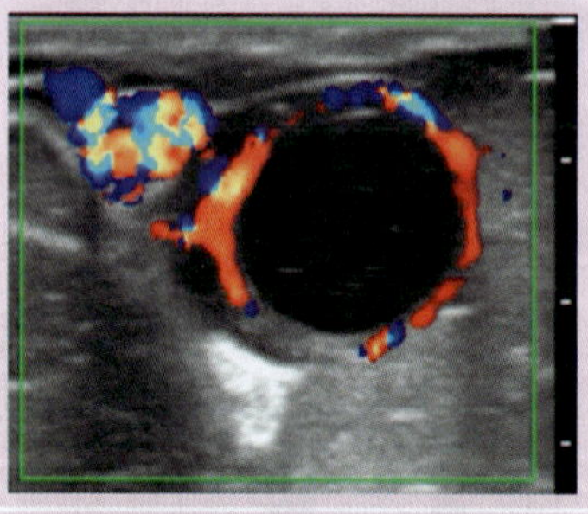	**Cisto luteinizado:** semelhante ao cisto folicular com parede espessada ecogênica (luteinizada). No modo Doppler possui média a alta perfusão perifolicular.
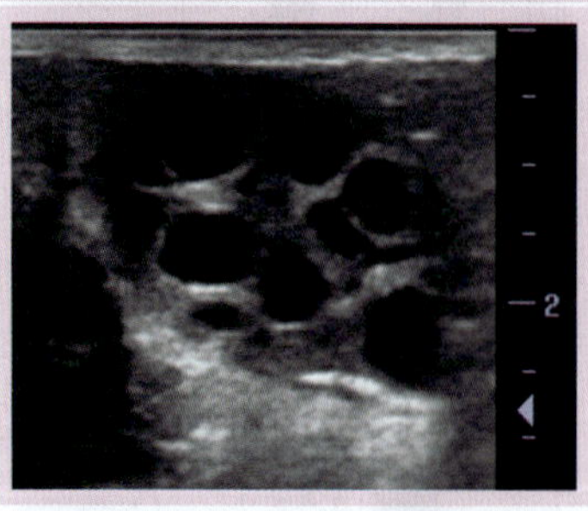	**Ovário policístico:** diversas estruturas esféricas preenchidas por fluido anecoico de diâmetro ≥ 10 mm que persistem sem ovulação após 10 dias.

(continua)

QUADRO 1 Descrição ultrassonográfica dos principais distúrbios do sistema reprodutor de pequenos ruminantes *(continuação)*

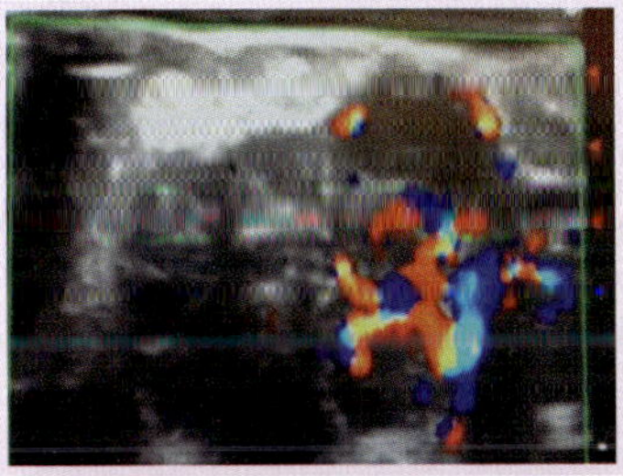	**Tumores:** aumento ou alteração do contorno ovariano (uni ou bilateral), com superfície lisa ou lobulada, cistos múltiplos ou únicos ou imagem mista de tecidos císticos e sólidos. Pode ser encontrada calcificação, necrose, cavitações no estroma e aumento da perfusão vascular.
Tuba uterina	
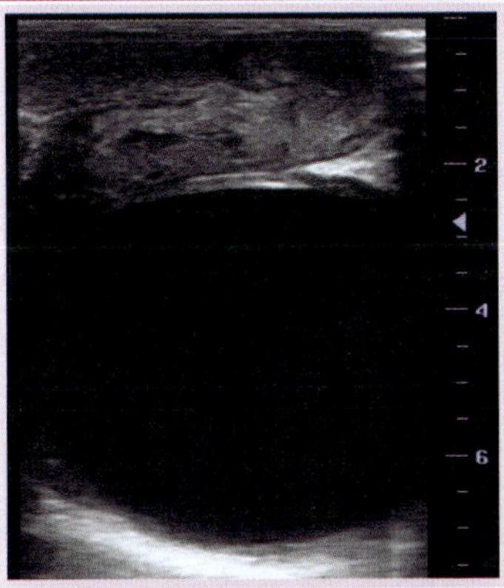	**Hidrossalpinge:** estrutura arredondada contendo fluido anecoico adjacente ao ovário. Ovário e útero com ecogenicidade e morfologia sem alterações.
Útero	
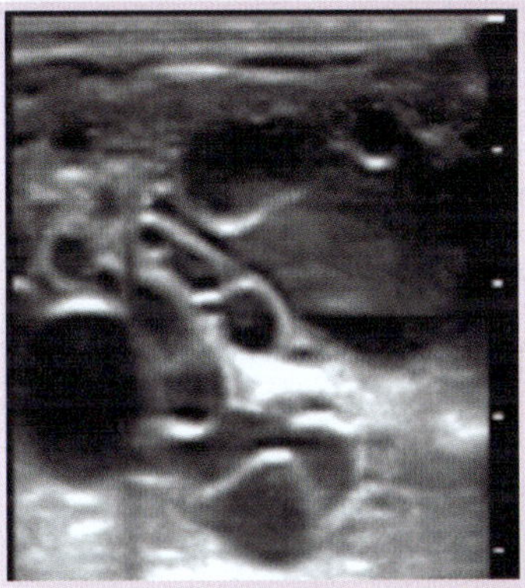	**Hiperplasia endometrial cística:** formação cística anecoica na parede endometrial. Quando grandes e/ou numerosos, os cistos podem se tocar formando a imagem de "teia de aranha" no útero.
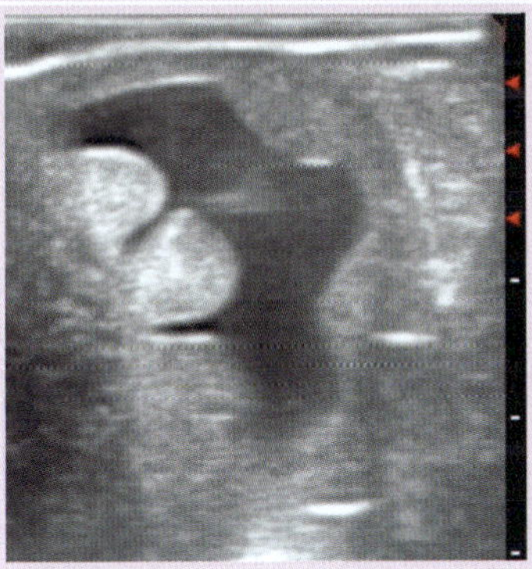	**Endometrite:** endométrio espessado com aumento da ecogenicidade formando projeções papilares e lúmen uterino com fluido ecogênico e presença de partículas hiperecoicas. Aumento da perfusão uterina no modo Doppler. Em casos de metrite também é visualizada uma linha hiperecoica (compatível com submucosa edemaciada) entre endométrio e miométrio, ambos com aumento de ecogenicidade.

(continua)

QUADRO 1 Descrição ultrassonográfica dos principais distúrbios do sistema reprodutor de pequenos ruminantes *(continuação)*

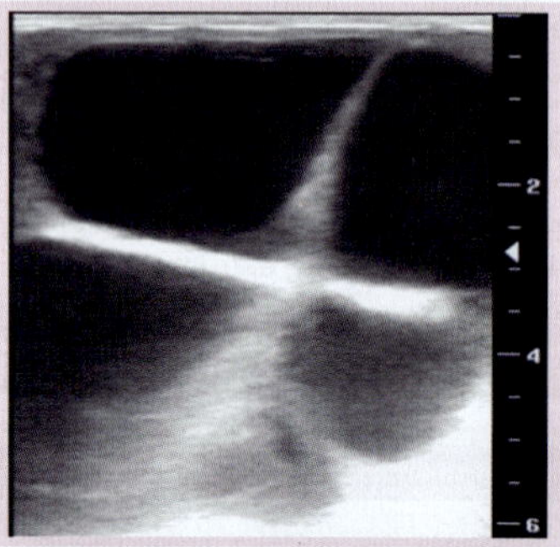	**Hidrometra:** lúmen uterino contendo líquido anecoico, podendo apresentar suspensão de pontos hiperecoicos ao balotamento do abdome. Parede uterina com ecogenicidade variada dependendo de sua espessura. Pode ser classificada em 4 graus de acordo com a quantidade de conteúdo. Mucometra: imagem semelhante à hidrometra, diferenciada por conteúdo mucoso.
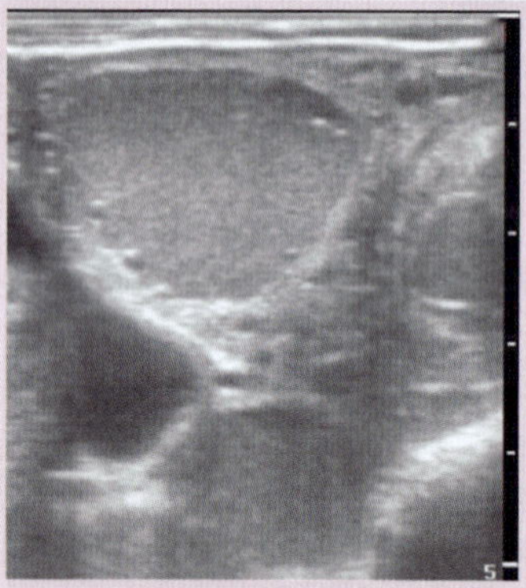	**Piometra:** lúmen uterino contendo fluido hiperecoico e heterogêneo, com suspensão de pontos hiperecoicos ao balotamento do abdome. Normalmente há espessamento da parede uterina, principalmente do endométrio, com presença de cistos em sua superfície (quando crônico).
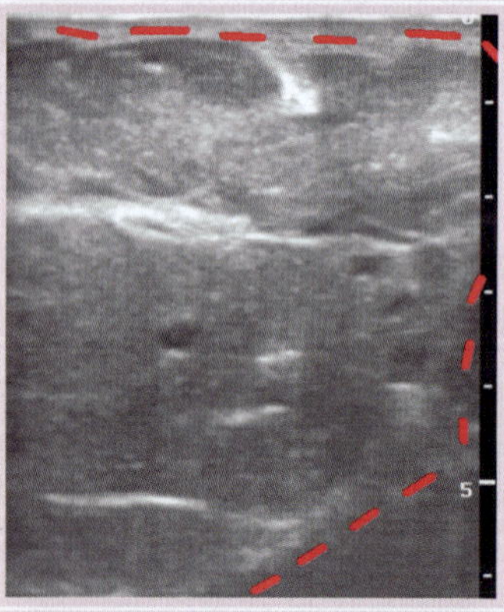	**Tumores:** aumento ou alteração da parede (focal ou difusa). Focal: presença de nódulos homogêneos a massas heterogêneas complexas sem limites definidos (linha interrompida vermelha) e ecogenicidade distinta com superfície lisa ou lobulada; também pode apresentar formação cística. Difuso: alargamento da parede uterina, com perda da definição normal. Ambos geralmente associados ao aumento da perfusão uterina.
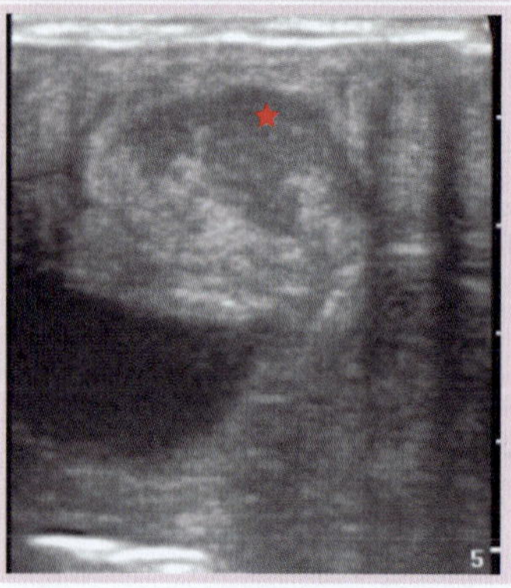	**Cervicite:** espessamento da parede cervical, podendo apresentar conteúdo ecogênico no lúmen (estrela vermelha).

(continua)

QUADRO 1 Descrição ultrassonográfica dos principais distúrbios do sistema reprodutor de pequenos ruminantes *(continuação)*

Perdas gestacionais	
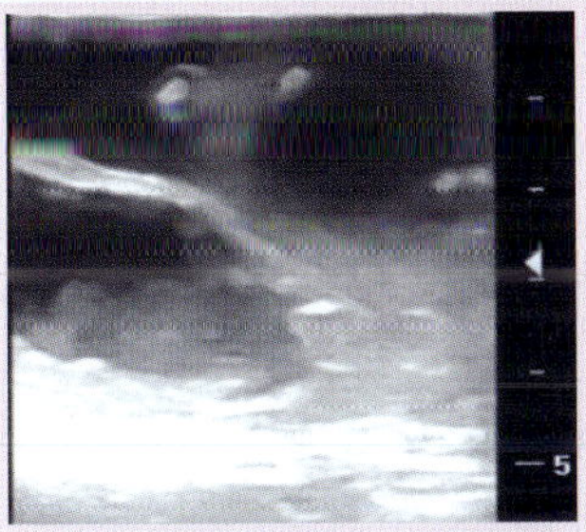	**Perda fetal com útero em regressão:** perda de definição das estruturas fetais com deposição de conteúdo amorfo ecogênico na região ventral do útero; conteúdo líquido anecoico e pontos circunscritos por alos hiperecoicos compatíveis com placentônios em regressão.
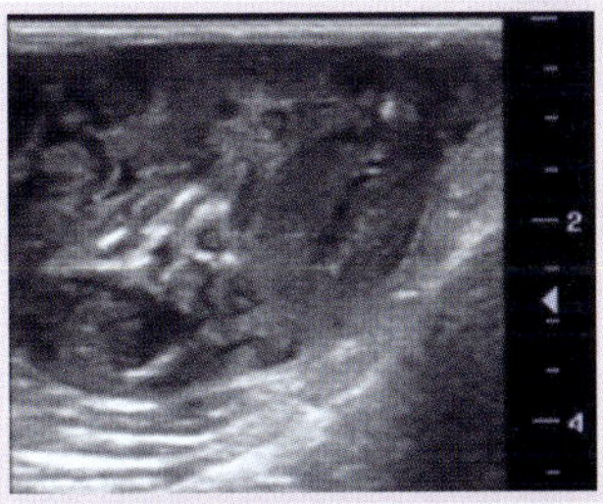	**Maceração fetal:** massa ecogênica mal definida contendo estruturas hiperecoicas compatíveis com osso e presença de líquido ecogênico intrauterino; espessamento da parede uterina, principalmente do endométrio.
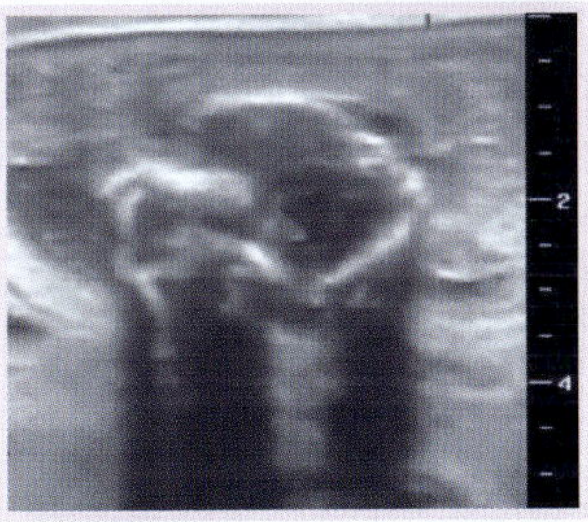	**Mumificação fetal:** massa ecogênica mal definida contendo estruturas hiperecoicas compatíveis com osso e formadoras de sombra acústica; sem conteúdo líquido no lúmen uterino; parede uterina espessada.
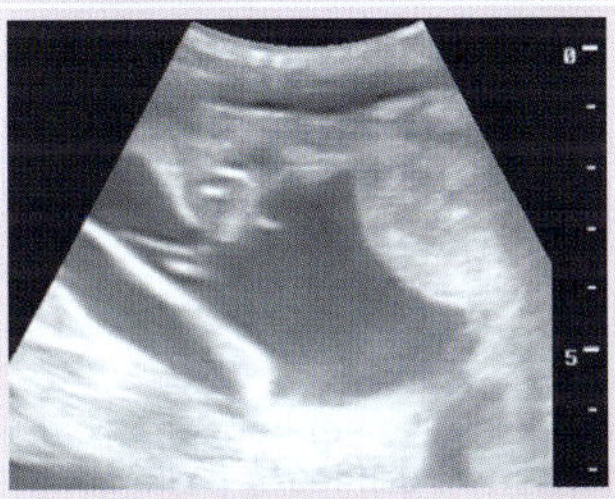	**Retenção de anexos placentários:** conteúdo uterino ecogênico com identificação de carúnculas separadas do cotilédone, além de segmentos de anexos placentários formando linhas ecogênicas dentro do útero.
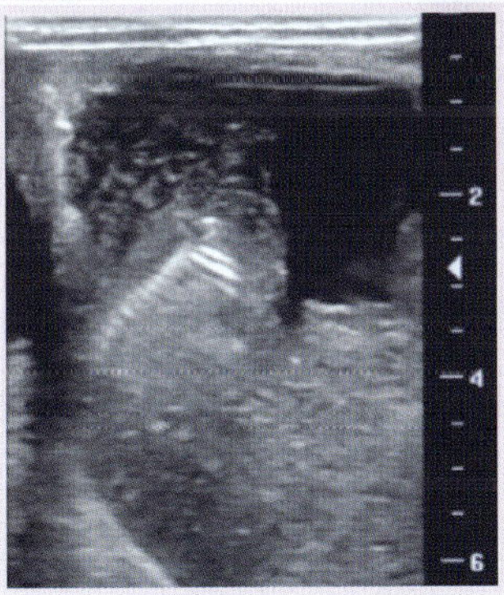	**Perda fetal séptica:** imagem ecogênica intrauterina com detritos hiperecoicos na cavidade amniótica e alantoide ou com perda de definição das estruturas fetais; placentônios, membranas amniótica e corioalantoica hiperecoicas e irregulares; pode apresentar espessamento ecogênico do endométrio (endometrite).

(continua)

QUADRO 1 Descrição ultrassonográfica dos principais distúrbios do sistema reprodutor de pequenos ruminantes *(continuação)*

Distúrbios no macho	
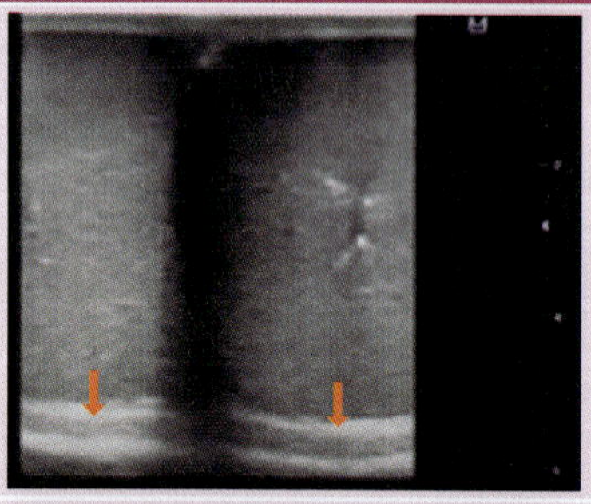	**Hidrocele:** cavidade vaginal ou cordão espermático preenchido com conteúdo anecoico (setas laranja) com comprimento > 2 mm.
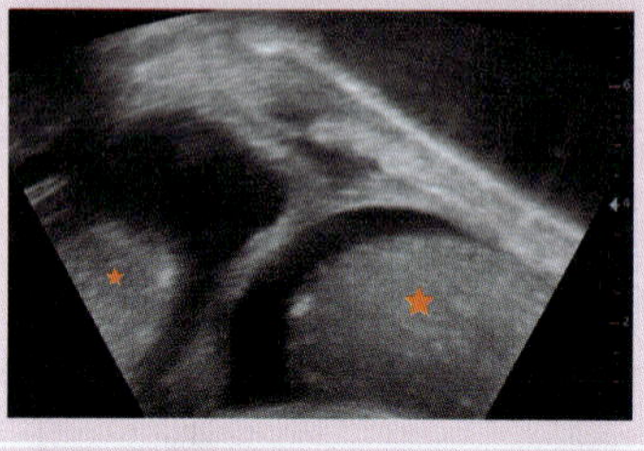	**Hérnia inguinal:** conteúdo ecogênico das alças intestinais dentro da túnica vaginal (estrelas laranja); pode-se observar peristaltismo intestinal e presença de gás nas alças (reverberação).
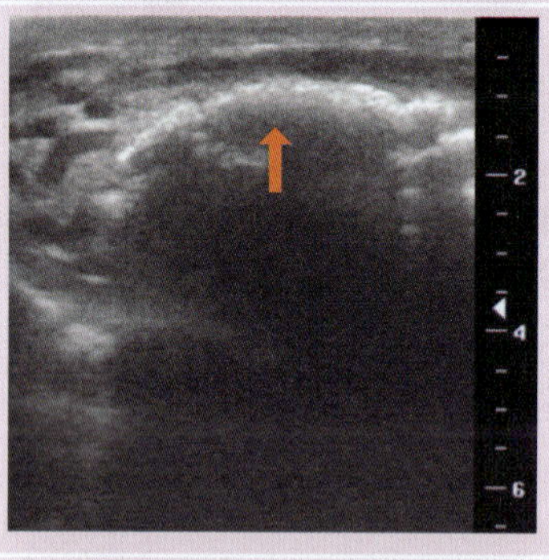	**Degeneração testicular:** perda da arquitetura testicular; padrão hiperecoico heterogêneo em casos avançados (crônicos) com formação de sombras acústicas (seta laranja) devido a pontos hiperecoicos de mineralização na superfície do parênquima testicular.
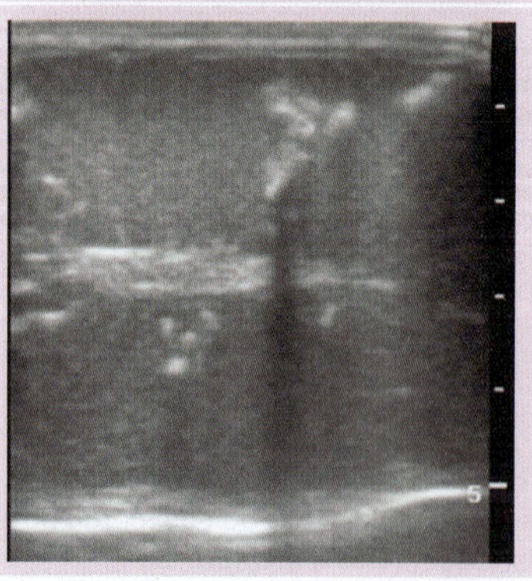	**Microlitíase testicular:** parênquima testicular heterogêneo com múltiplos pontos hiperecoicos (1-3 mm de diâmetro); pode gerar artefatos de cauda de cometa.

(continua)

QUADRO 1 Descrição ultrassonográfica dos principais distúrbios do sistema reprodutor de pequenos ruminantes *(continuação)*

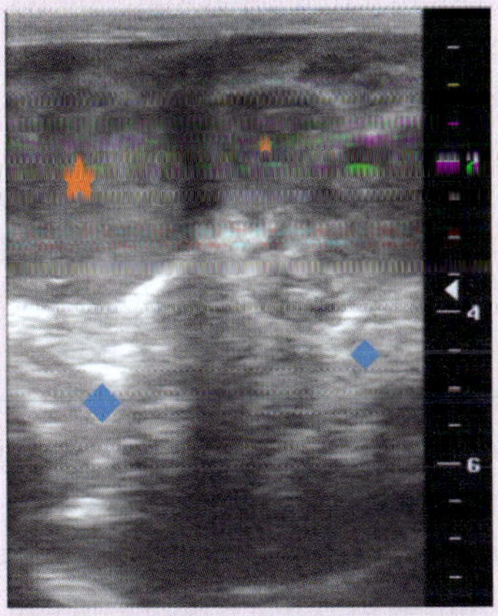	**Tumores:** variação de pequenos nódulos homogêneos circunscritos (estrelas laranja) a massas complexas heterogêneas sem limites definidos e ecogenicidade distinta (losangos azuis); geralmente são distinguíveis do parênquima testicular normal e podem estar associados a imagens de degeneração e microlitíase testicular; aumento da perfusão no modo Doppler.
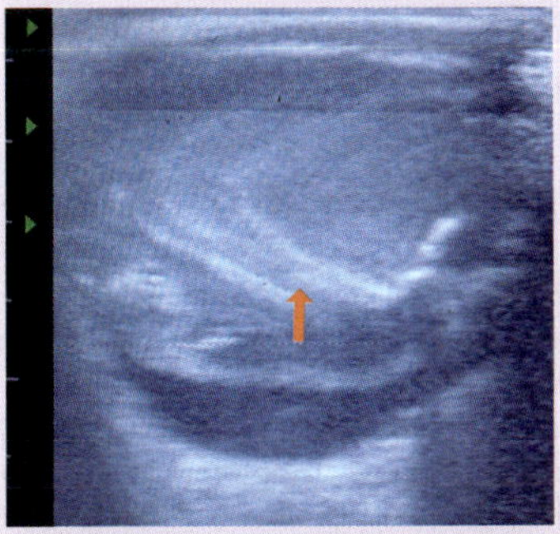	**Varicocele:** áreas hipoecoicas irregulares na periferia do cordão espermático; corte longitudinal revela alargamento dos vasos sanguíneos com padrão laminar (seta laranja) e aumento da ecogenicidade, principalmente na presença de trombose; nenhum ou baixo sinal de perfusão no modo Doppler.
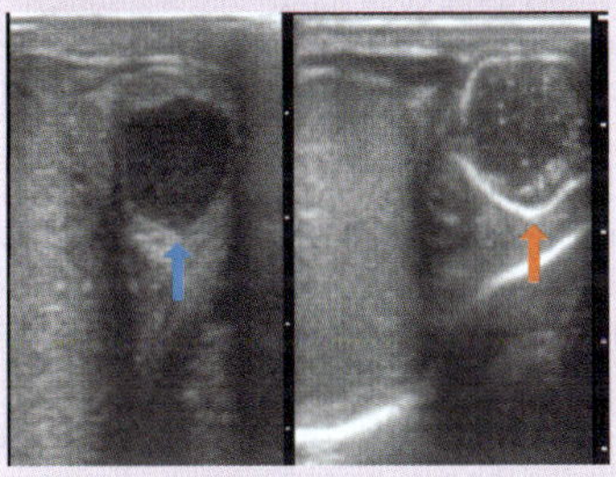	**Alterações de epidídimo:** Cisto epididimário. Percebe-se uma estrutura cística de parede delgada ecogênica composta por conteúdo homogêneo anecoico; na espermatocele o conteúdo aparece mais ecogênico (seta azul) e, às vezes, em camadas de ecogenicidade distintas. Já no granuloma espermático, verifica-se um conteúdo heterogêneo hipoecoico (seta laranja) similar ao padrão ultrassonográfico obtido em abscessos.

Fonte: acervo dos autores.

AUXÍLIO NAS BIOTECNOLOGIAS DA REPRODUÇÃO

Devido à possibilidade de realizar exames seriados, a US comumente é associada a outras biotecnologias da reprodução animal com o objetivo de otimizar os resultados, diminuir custos e evitar que animais passem por procedimentos desnecessários. Nos protocolos hormonais de sincronização do estro e/ou ovulação, a US pode ser utilizada para avaliar o *status* ovariano do animal no início do protocolo, permitindo que animais em anestro, com distúrbios reprodutivos ou que não ovularam em resposta ao protocolo sejam tratados ou excluídos do programa de reprodução assistida. A US também pode ser utilizada para acompanhar e confirmar a ovulação e assim determinar o melhor momento da IA ou acasalamento.

A US também tem uma importante utilidade nos programas de múltipla ovulação e transferência de embriões (MOTE). Inicialmente, ela pode ser utilizada na seleção das doadoras, por meio da contagem de folículos antrais, identificando aqueles animais com maior potencial para produção de embriões *in vivo*.[17] Em um segundo momento, a US pode ser utilizada para verificar se a doadora apresentou uma resposta satisfatória ao protocolo de superovulação ou para estudos que almejam verificar o padrão de resposta ovariana aos hormônios utilizados. Assim, em programas MOTE, a avaliação pode ser realizada imediatamente ao início (população de folículos antrais) ou fim (população de folículos dominantes) do protocolo de superovulação, ou mesmo antes de submeter a doadora ao procedimento de coleta dos embriões. Com a contagem de CL[18] pela US é possível substituir a etapa de laparoscopia prévia à coleta, evitando que animais sejam submetidos ao jejum e procedimento cirúrgico desnecessariamente. Por fim, a US também tem um papel importante no final do programa de MOTE, pela seleção da receptora. A avaliação US do CL no momento da transferência, seja por modo B ou Doppler colorido, possibilita que apenas aqueles animais com CL de tamanho e perfusão adequados sejam utilizados.

CONSIDERAÇÕES FINAIS

A US em pequenos ruminantes demonstra ser indispensável desde a avaliação de reprodutores e matrizes para a composição do rebanho até as biotécnicas reprodutivas. Não é possível pensar em eficiência reprodutiva e produtiva do rebanho sem o uso da US por profissionais competentes e capazes de utilizá-la de forma adequada.

Na área da pesquisa, estudos cada vez mais avançados evidenciam a capacidade da técnica para detalhar minuciosamente estruturas, órgãos e funcionamento do sistema reprodutor, mesmo em animais de produção sob condições de campo, o que reforça sua importância relacionada à reprodução animal. Ainda, a US é capaz de fornecer informações relevantes ao médico veterinário para o estabelecimento de diagnóstico e prognóstico de distúrbios reprodutivos, além de auxiliar no acompanhamento de tratamentos e resoluções clínicas. Desse modo, poupam-se perdas econômicas devido a terapias ou condutas ineficientes, assim como no direcionamento do descarte zootécnico.

REFERÊNCIAS

1. Gonzalez-Bulnes A, Pallares P, Vasquez MI. Ultrasonographic imaging in small ruminant reproduction. Reproduction in Domestic Animals 2010;45:9-20.
2. Miyamoto A, Shirasuna K, Hayashi KG, Kamada D, Kawashima C, Kaneko E, et al. A potencial use of color ultrasound as a tool for reproductive management: new observations using color ultrasound scanning that were not possible with imaging only with black and white. Journal of Reproduction and Development 2006;52:153-60.
3. Balaro MF, Santos AS, Moura LFGM, Fonseca JF, Brandão FZ. Luteal dynamic and functionality assessment in dairy goats by luteal blood flow assessment, luteal biometry, and hormonal assay. Theriogenology 2017;95:118-26.
4. Elmetwally M, Bollwein H. Uterine blood flow in sheep and goats during the peri-parturient period assessed by transrectal Doppler sonography. Animal Reproduction Science 2016;176:32-9.
5. Balaro MFA, Maia ALRS, Oliveira MEF, Cajueiro JFP, Andrade ABP, Brandão FZ. Diagnóstico ultrassonográfico de distúrbios reprodutivos em pequenos ruminantes. Revista Brasileira Reprodução Animal 2019;43(2):137-46.
6. Oliveira MEF, Feliciano MAR, Oliveira LG. Ultrassonografia na reprodução. In: Oliveira MEF, Teixeira PPM, Vicente WRR. Biotécnicas reprodutivas em ovinos e caprinos. São Paulo: MedVet; 2013. p.121-46.
7. Figueira LM, Fonseca JF, Arashiro EKN, Souza-Fabjan JMG, Riveiro ACS, Oba E, et al. Colour Doppler ultrasonography as a tool to assess luteal function in

Santa Inês ewes. Reproduction in Domestic Animals 2015;50:643-50.

8. Arashiro EKN, Fonseca JF, Siqueira LGB, Fernandes CA, Brandão FZ, Oba E, et al. Assessment of luteal function in goats by ultrasonographic image attribute analysis. Small Ruminant Research 2010;94:176-9.
9. Arashiro EKN, Ungerfeld R, Clariget RP, Pinto PHN, Balaro MFA, Bragança GM, et al. Early pregnancy diagnosis in ewes by subjective assessment of luteal vascularisation using colour Doppler ultrasonography. Theriogenology 2018;106:247-52.
10. Cosentino IO, Balaro MFA, Leal FSC, Carvalho ABS, Cortat de Souza PR, Arashiro EKN, et al. Accuracy of assessment of luteal morphology and luteal blood flow for prediction of early pregnancy in goats. Theriogenology 2018;121:104-11.
11. Correia Santos VJ, Rodrigues MGK, Del Aguila da Silva P, Mariano RSG, Taira AR, De Almeida VT, et al. B-mode ultrasonography and ecobiometric parameters for assessment of embryonic and fetal development in sheep. Animal Reproduction Science 2018;197:193-202.
12. Yazici E, Ozenc E, Celik HA, Ucar M. Ultrasonographic foetometry and maternal serum progesterone concentrations during pregnancy in Turkish Saanen goats. Animal Reproduction Science 2018;197:93-105.
13. Balaro M, Cosentino I, Leal F, Barbosa L, Gonçalves F, Carvalho AB, et al. Ultrasound findings of common genital pathologies in small ruminants. In: International Congress on the Breeding of Sheep and Goats. Bonn; 2020.
14. Maia ALRS, Brandão FZ, Souza-Fabjan JMG, Veiga MO, Balaro MFA, Facó O, et al. Transrectal ultrasound evaluation in tropical dairy goats: an indispensable tool for the diagnosis of reproductive disorders. Tropical Animal Health Production 2018;50:787-92.
15. Maia ALRS, Brandão FZ, Souza-Fabjan JMG, Veiga MO, Balaro MFA, Siqueira LGB, et al. Hydrometra in dairy goats: ultrasonic variables and therapeutic protocols evaluated during the reproductive season. Animal Reproduction Science 2018;197:203-11.
16. DesCôteaux L, Gnemmi G, Colloton J. Practical atlas of ruminant and camelid reproductive ultrasonography. Iowa: Wiley-Blackwell; 2010.
17. Pinto PHN, Balaro MFA, Souza-Fabjan JMG, Ribeiro LS, Bragança GM, Leite CR, et al. Anti-müllerian hormone and antral follicle count are more effective for selecting ewes with good potential for in vivo embryo production than the presence of FecG E mutation or eCG pre-selection. Theriogenology 2018;113:146-52.
18. Pinto PHN, Bragança GM, Balaro MFA, Arashiro EKN, Santos GB, Souza GN, et al. Colour-Doppler ultrasound imaging as a laparoscopy substitute to count corpora lutea in superovulated sheep. Reproduction in Domestic Animals 2017;53:266-9.

Índice remissivo

D

E

F

G

H

I

N

O

P

Q

R

S

T